Frederik Haarig, Hanna Schade

Psychische Gesundheit pflegen

Bibliografische Information der Deutschen Nationalbibliothek

Die Deutsche Bibliothek verzeichnet diese Publikation in der Deutschen Nationalbibliografie; detaillierte bibliografische Daten sind im Internet über http://dnb.d-nb.de abrufbar.

Besuchen Sie uns im Internet: www.www.altenpflege-online.net

Druck: gutenberg beuys GmbH, Hannover

Foto Titelseite: notkoo2008, AdobeStock (composing), Illustration: Kadie Schmidt-Hackenberg
IIllustration: Kadie Schmidt-Hackenberg

ISBN 978-3-7486-0284-2

Frederik Haarig, Hanna Schade

Psychische Gesundheit pflegen

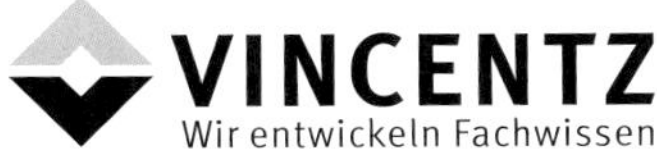

Inhalt

Vorwort **9**
Dank 12

Kapitel 1 | **Psychische Belastung im Alter** **15**
Herausforderungen des Alterns 16
Belastungs- und Schutzfaktoren 17
Literaturverzeichnis 20

Kapitel 2 | **Belastungen im Alter als Grundlage psychischer Störungen** **21**
Stress und Grundlagen von Stress 22
Allgemeine Folgen 25
Verlust von Lebenssinn und -qualität 28
Einsamkeit und Niedergeschlagenheit 29
Schlafstörungen 30
Literaturverzeichnis 32

Kapitel 3 | **Einführung in die Klassifikation psychischer Störungen** **33**
Psychisch gesund – psychisch krank? 34
Die Klassifikationssysteme 37
Literaturverzeichnis 40

Kapitel 4 | **Depression im Alter** **41**
Verbreitung 42
Symptomatik 43
Diagnostik und Klassifikation 48
Entstehung 52
Behandlung 54
Literaturverzeichnis 58

Kapitel 5 | Demenz **61**
Verbreitung 62
Symptomatik 62
Diagnostik und Klassifikation 71
Entstehung 83
Behandlung 85
Literaturverzeichnis 92

Kapitel 6 | Angststörungen im Alter **95**
Allgemeine Informationen zu Angststörungen im Alter 97
Generalisierte Angststörung 99
Spezifische Phobien 113
Soziale Phobie 115
Umgang mit Ängsten und Bedeutung für die Pflegebeziehung 119
Literaturverzeichnis 121

Kapitel 7 | Suchterkrankungen **123**
Die Suchtspirale 124
Vielfalt der Suchtmittel 126
Alkohol 130
Tabak 144
Medikamente 153
Exkurs: Illegale Drogen 160
Umgang mit Suchterkrankungen und Bedeutung für die Pflegebeziehung 162
Literaturverzeichnis 165

Kapitel 8 | Anpassungsreaktion und Anpassungsstörung **169**
Allgemeines 170
Anpassungsreaktion bzw. akute Belastungsreaktion 171
Umgang mit Anpassungsreaktionen und Bedeutung für die Pflegebeziehung 172
Anpassungsstörung 174

Exkurs: Posttraumatische Belastungsstörung 179
Umgang mit Traumareaktionen und Bedeutung für die Pflegebeziehung 182
Literaturverzeichnis 184

Kapitel 9 | Somatoforme Störungen 185
Verbreitung 186
Symptomatik 188
Diagnostik und Klassifikation 189
Entstehung 190
Behandlung 193
Umgang mit somatoformen Symptomen und Bedeutung für die Pflegebeziehung 195
Literaturverzeichnis 197

Kapitel 10 | Kontextbedingungen der Versorgung psychischer Störungen 199
Die psychotherapeutischen und psychiatrischen Leistungserbringer 200
Psychotherapeutische Ausrichtungen 202
Gesetzliche Grundlagen 204
Psychosoziale Unterstützung 206
Literaturverzeichnis 209

Kapitel 11 | Umgang mit psychischen Störungen im Alter 211
Umgang mit Betroffenen 212
Beziehungsgestaltung 212
Autonomie und Individualität erhalten bei Menschen mit psychischen Störungen 214
Herausforderndes Verhalten 215
Ressourcenorientierung 217
Tagesstrukturierende Maßnahmen & Aktivitätenaufbau 220
Schlafstörungen 222
Ideen zur Förderung positiver Stimmung 226
Umgang mit Angehörigen 227
Anhang 228
Literaturverzeichnis 231

Kapitel 12 | Die Bedeutung der Pflegekräfte **233**

Fazit und Implikationen 234

Literaturverzeichnis 239

Lösungen **241**

Autoren 245

Pflegen, begleiten, unterstützen, beraten, steuern, reflektieren und zielgerichtet handeln – ein kleiner Ausschnitt aus dem Spektrum der Tätigkeiten von Pflegekräften, die sich in den Kompetenzbereichen der neuen Ausbildungs- und Prüfungsverordnung für Pflegeberufe widerspiegeln.

Auf Basis dieser Kompetenzbereiche hat eine vom zuständigen Ministerium eingesetzte Fachkommission Rahmenlehrpläne unter anderem auch für den theoretischen Unterricht erarbeitet. Diese Lehrpläne sollen ein Gerüst sein für die Struktur des Unterrichts an den Schulen bzw. Seminaren. Nach diesem Gerüst gibt es 11 verschiedene „curriculare Einheiten" (=CE), von denen dieses Buch den Teil der Einheit CE 11 aufgreift, der sich mit alten Menschen befasst. Hier heißt das Thema: „Alte Menschen mit psychischen Gesundheitsproblemen und kognitiven Beeinträchtigungen personenzentriert und lebensweltbezogen unterstützen".

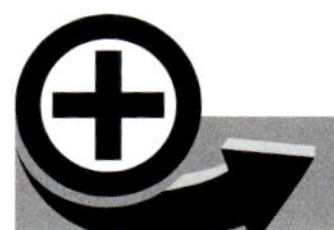

Jetzt Code scannen und mehr bekommen …

http://www.altenpflege-online.net/bonus

Ihr exklusiver Bonus an Informationen!

Hier erhalten Sie Bonus-Material zum Download. Scannen Sie den QR-Code oder geben Sie den Buch-Code unter www.altenpflege-online.net/bonus ein und erhalten Sie Zugang zu Ihren persönlichen kostenfreien Materialien!

Buch-Code: AH1171

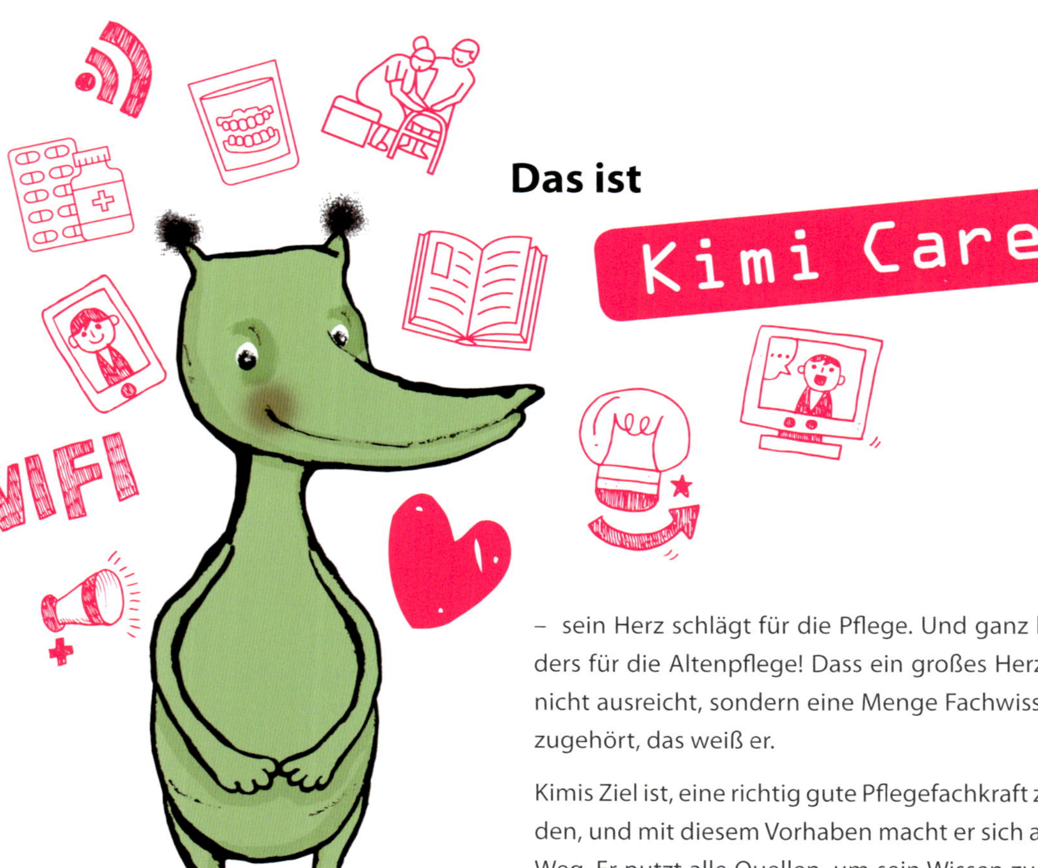

Das ist Kimi Care

– sein Herz schlägt für die Pflege. Und ganz besonders für die Altenpflege! Dass ein großes Herz allein nicht ausreicht, sondern eine Menge Fachwissen dazugehört, das weiß er.

Kimis Ziel ist, eine richtig gute Pflegefachkraft zu werden, und mit diesem Vorhaben macht er sich auf den Weg. Er nutzt alle Quellen, um sein Wissen zu erweitern, und lernt, wann immer er Zeit dafür findet.

Viele Gedanken schwirren in seinem Kopf rum, nicht nur zu der Theorie, sondern auch zu vielen Praxissituationen.

Er liest, befasst sich mit Wiederholungsfragen, versucht Situationen mit der „Brille" des alten Menschen zu betrachten, nimmt seine Gefühle wahr und tauscht sich mit den anderen aus.

Meistens feiert er Erfolge und wenn doch mal eine „Durststrecke" ansteht, meistert er auch diese.

Kimi, selbst stolz auf seine Lernschritte, begleitet Sie von nun an auf Ihrem Weg – übrigens demnächst auch digital mit weiteren Übungsaufgaben und Fallbeispielen zum Selbststudium, siehe www.altenpflege-online.net/shop

Viel Spaß und Erfolg!

Vorwort

Infolge des demografischen Wandels und der gestiegenen Lebenserwartung wird es in den kommenden Jahren zu einem enormen Zuwachs des prozentualen Anteils von älteren Menschen in Relation zur Gesamtbevölkerung kommen (Geißler & Meyer, 2014). 2030 wird jede/r Dritte in Deutschland 60 Jahre oder älter sein (Destatis, 2015). Mit zunehmendem Alter steigt auch das Risiko, an physischen und psychischen Problemen zu leiden, Funktionsbeeinträchtigungen im Alltag zu spüren und Erkrankungen aufzuweisen (Robert Koch-Institut, 2015). Ist man über 65 Jahre alt, steigt das Risiko für psychische Erkrankungen um 25 % (RKI, 2015). Der Schweregrad der Erkrankungen variiert dabei, allerdings bedarf es vor allem bei schwergradigen Störungen einer psychotherapeutischen Behandlung.

Des Weiteren sind Personen höheren Alters häufiger multimorbid erkrankt, leiden also an mehreren Krankheiten gleichzeitig (RKI, 2015). So weisen beispielsweise 60 % aller Patient/innen mit einer Alzheimer-Diagnose eine zusätzliche Depressionsdiagnose auf. Dies kann als eine Versorgungsherausforderung angesehen werden, die eine Betrachtung von körperlichen und psychischen Beeinträchtigungen älterer Menschen notwendig macht. Unter den psychischen Störungen treten vor allem Demenzerkrankungen, Depressionen, Angst- und Schmerzstörungen mit steigendem Lebensalter gehäuft auf (Burns, 1990). Aufgrund des demografischen Wandels wird die Zahl psychisch erkrankter älterer Menschen zukünftig deutlich ansteigen: Denn wenn es mehr ältere Menschen gibt, steigt auch die Häufigkeit altersassoziierter Krankheiten. Prognosen gehen von einer Zunahme um 91,1 % bis 2020 in Deutschland aus (Siewert et al. 2010).

Schwierigkeiten bestehen in der Diagnostik von psychischen Störungen im höheren Alter, welche dazu führen, dass eine angemessene Versorgung nur bedingt erfolgen kann. Eine angemessene, differenzierte und korrekte Klassifikation ist nötig, um zuverlässig festzustellen, inwiefern bei älteren Personen eine psychische Störung vorliegt, bzw. in welcher Form und in welchem Schweregrad. Unterdiagnostik stellt ein spezielles Problem in diesem Altersbereich dar: Aus Scham, Scheu oder Angst, sie könnten „gebrandmarkt" oder für „verrückt erklärt" werden, sprechen ältere Personen häufig nicht über seelische Probleme und Befindlichkeiten. Zudem glauben viele ältere Personen, dass sie sich zusammenreißen müssten. So können (psychische) Erkrankungen nicht immer festgestellt werden.

Gerade ältere Generationen haben diesbezüglich eigene Auffassungen und Grundüberzeugungen, die beinhalten, Probleme „mit sich selbst auszumachen" und Befindlichkeiten nicht an andere weiterzutragen. Eine weitere Schwierigkeit in der Diagnostik: Psychische Probleme verbergen sich, insbesondere in fortschreitendem Alter, hinter körperlichen Symptomen und Erkrankungen. Viele ältere Personen weisen eine enorm lange Krankheitsgeschichte auf, die von unterschiedlichen Expertenmeinungen und der Inanspruchnahme von verschiedenen Behandlungen geprägt ist. Bei Auftreten von ersten psychischen Symptomen im Alter wird noch nicht darauf geschlossen, dass möglicherweise eine psychische Störung vorliegt. Grundsätzlich sind Symptome psychischer Erkrankungen bei älteren Menschen denen von jüngeren Menschen ähnlich, allerdings ist die Wirkweise dieser Symptome häufig eine andere. So erkennen ältere Menschen vor allem physiologische und körperliche Symptome als krankheitswertig an und gehen folglich zu Hausärzten und Allgemeinmedizinern. Die Behandlung erfolgt dann hinsichtlich der körperlichen Beschwerden. Psychisch bedingte Symptome werden allerdings wenig erkannt und selten angemessen behandelt. Auch spezielle diagnostische Instrumente sind nicht auf die altersbezogenen Besonderheiten von psychischen Störungen ausgelegt und decken so manchmal nur bedingt eine seelische Erkrankung im hohen Alter auf.

Gerade psychische Störungen stellen im hohen Alter zuzüglich zu den vorhandenen körperlichen Beeinträchtigungen eine bedeutsame Belastung dar, die sich abrupt entwickeln und das Leben beeinflussen kann (Hegerl, Zaudig & Möller, 2013). Ohne eine zuverlässige Diagnostik sowie störungsbezogene Einordnung kann die genaue Bestimmung nicht ermöglicht werden. Einen diagnostisch wichtigen Part nimmt dabei auch die Fremdbeurteilung ein. So sind die Berichte von Angehörigen, Ärzt*innen oder Pflegepersonal einzubeziehen. Es ist essenziell, dass die darauffolgenden Behandlungen und Therapien auf diesen Berichten basieren und sich der individuellen Symptomatik der Betroffenen annehmen. Neben psychotherapeutischen Maßnahmen existieren zudem pharmakotherapeutische Verfahren, die eine Linderung der Symptome versprechen.

Auszubildende im Bereich der Gesundheitspflege stellen hierbei eine wichtige Kontaktstelle dar, für die es wichtig ist, die vorhandenen Symptombilder unterscheiden zu können. Das vorliegende Buch soll daher speziell für diese Zielgruppe erläutern, welche diagnostischen und versorgungsrelevanten Folgen sich aus psychischen Belastungen im Alter ergeben. Psychotherapie kann auch im Alter die Lebensqualität erhöhen, unabhängig davon, welche psychische Störung konkret vorliegt.

Insbesondere im Bereich der Angst-, somatoformen, depressiven und substanzbezogenen Störungen existieren therapeutische Verfahren, deren Wirksamkeit nachgewiesen und erprobt ist. In diesem Buch soll weiterhin darauf hingewiesen werden, welche Wege gegangen werden können, um beim Vorliegen von psychischen Störungen im hohen Alter eine angemessene Inanspruchnahme von Behandlungen zu ermöglichen. Studien belegen, dass bei älteren Menschen eine Präferenz zum Selbstmanagement bzw. zur Selbsthilfe besteht. So können Ältere selbstbestimmt ihre Gesundheit erhalten oder wiedererlangen. Selbst im hohen Lebensalter ist es also möglich, sich Hilfe und Unterstützung zu holen, wobei hinsichtlich der aktuellen Versorgungslage in Deutschland dennoch Optimierungsbedarf besteht. Dabei gibt es im höheren Alter einige Besonderheiten, auf die in diesem Buch näher eingegangen wird. Aus diesen ergeben sich Tipps und Implikationen für die Praxis, die anhand von Fallbeispielen anschaulich und anwendungsorientiert dargestellt sowie geschult werden. Das vorliegende Buch unternimmt den Versuch einer zuverlässigen Betrachtung unterschiedlicher relevanter Störungsbilder. Es zeigt, wie diese sich voneinander abgrenzen lassen und kommt zu daraus abgeleiteten Schlussfolgerungen für die Gesundheitsversorgung, speziell für die Gesundheitspflege.

Die Rolle der Pflegekräfte

Im Rahmen der Gesundheitsversorgung von Menschen im hohen Lebensalter nehmen Pflegekräfte eine wichtige Rolle ein. Dies wird nicht immer direkt durch ihre fachliche Tätigkeit erkennbar, aber wenn man sich mit den hohen emotionalen Anforderungen beschäftigt, die sie zu bewältigen haben, wird klar, dass dieser Beruf einen hohen Stellenwert in unserer Gesellschaft einnimmt. Pflegekräfte stellen häufig die primären Bezugspersonen ihrer Klienten dar und übernehmen viele wichtige Rollen, die die Lebensqualität und das Wohlbefinden ihrer zu pflegenden Personen verbessern. Zuallererst sind Pflegekräfte nahe „Mitspieler" im Leben der Betroffenen, was zugleich bedeutet, positive wie negative Stimmungen zu erleben und auszuhalten. Des Weiteren fungieren Pflegekräfte als Beobachter, die als primäre Bezugspersonen der Betroffenen stets einen realistischen und neutralen Blick entwickeln. Zu guter Letzt stellen Pflegekräfte Vermittler dar, die zwischen den Belangen und Bedürfnissen von Betroffenen und ihren Angehörigen sowie möglicherweise auch anderen Fachkräften wie Psychotherapeuten, Gerontologen, Gerontopsychotherapeuten sowie Ärzten vermitteln. Das vorliegende Buch setzt in diesem Zusammenhang zwei Schwerpunkte, die Pflegekräften helfen sollen: 1) Zuerst gilt es, Pflegekräfte zu unterstützen, indem Grundlagen und Möglichkeiten im Zusammenhang mit unterschiedlichen im hohen Lebensalter häufig auftretenden psychischen Störungen verdeutlicht werden sowie 2) ihnen zu vermitteln, wie wichtig sie im Umgang mit den Betroffenen und speziell in der Bewältigung und adäquaten Versorgung von psychischen Störungen sind.

An vielen Stellen im Buch wird deutlich, dass Pflegekräfte die Betroffenen sehr gut beobachten und viele wichtige Schlussfolgerungen ziehen können. Das „sehr gut" ist dabei in Richtung einer betroffenenorientierten Umgangsweise zu interpretieren, was bedeutet, den Betroffenen samt ihrer psychischen Auffälligkeiten die angemessenste Versorgung und Therapie zu vermitteln, um ihr Leben besser zu gestalten und einen angemesseneren Umgang zu realisieren. Sie fragen sich an dieser Stelle, was das genau bedeutet und vor allem, wie man das konkret umsetzt. Das vorliegende Buch wird Ihnen Einblicke in verschiedene auftretende psychische Erkrankungen geben, die mit dem hohen Lebensalter eine Relevanz haben. Neben den theoretischen Grundlagen liegt ein wesentlicher Schwerpunkt auf dem Umgang mit den Auffälligkeiten Ihrer Patienten. Die im Buch nicht immer explizit formulierte, aber häufig implizit vermittelte Botschaft im Umgang mit interaktionell schwierigen Patienten lautet stets, sich in erster Linie sicher zu sein, etwas bewirken zu können und im zweiten Schritt den Personen nahe zu kommen, um zusammen mit ihnen die Schwierigkeiten zu besprechen und Strategien zur Bewältigung zu entwickeln.

Dank

Ein besonderer Dank gilt Lisa Schaller, Anna Sauer und Yvonne Albrecht für die Unterstützung bei der Recherche der Inhalte und das Redigieren der Texte.

Literaturverzeichnis

Burns, A., **Jacoby**, R., & **Levy**, R. (1990). Psychiatric phenomena in Alzheimer's disease. III: Disorders of mood. The British Journal of Psychiatry, 157, 81–86.

Destatis (2016). Ältere Menschen in Deutschland und der EU. Wiesbaden: Statistisches Bundesamt.

Geißler, R. & **Meyer**, T. (2014). Struktur und Entwicklung der Bevölkerung. In R. Geißler (Hrsg.), Die Sozialstruktur Deutschlands (S. 27–58). Wiesbaden: Springer-Verlag.

Hegerl, U., **Zaudig**, M., & **Möller**, H. J. (2013). Depression und Demenz im Alter: Abgrenzung, Wechselwirkung, Diagnose, Therapie. Wien, New York: Springer-Verlag.

Robert-Koch-Institut. (2015). Gesundheit in Deutschland. Gesundheitsberichterstattung des Bundes. Berlin: Robert-Koch-Institut.

Siewert, U., **Fendrich**, K., **Doblhammer-Reiter**, G., **Scholz**, R. D., **Schuff-Werner**, P., & **Hoffmann**, W. (2010). Versorgungsepidemiologische Auswirkungen des demografischen Wandels in Mecklenburg-Vorpommern: Hochrechnung der Fallzahlen altersassoziierter Erkrankungen bis 2020 auf der Basis der Study of Health in Pomerania (SHIP). Deutsches Ärzteblatt, 107, 328–334.

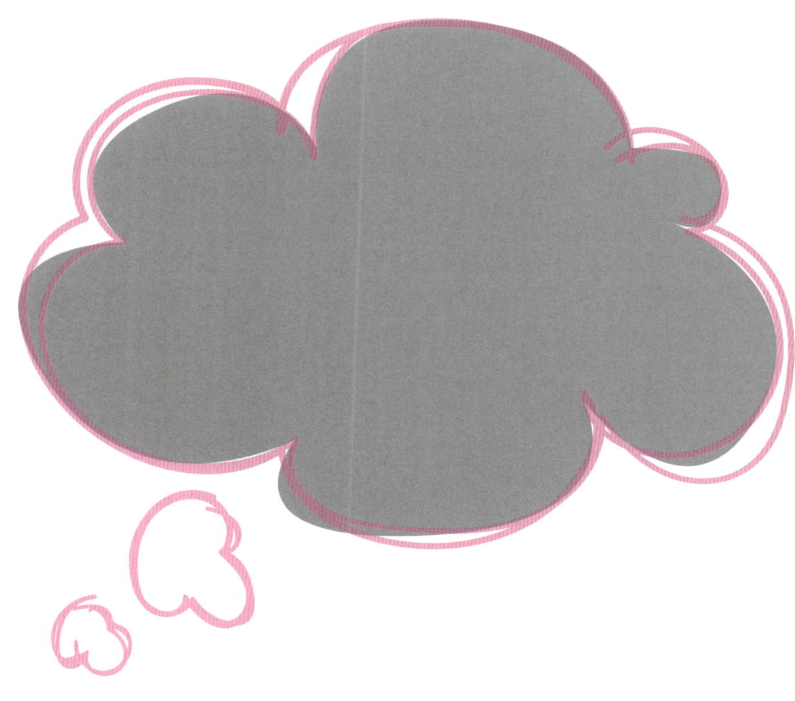

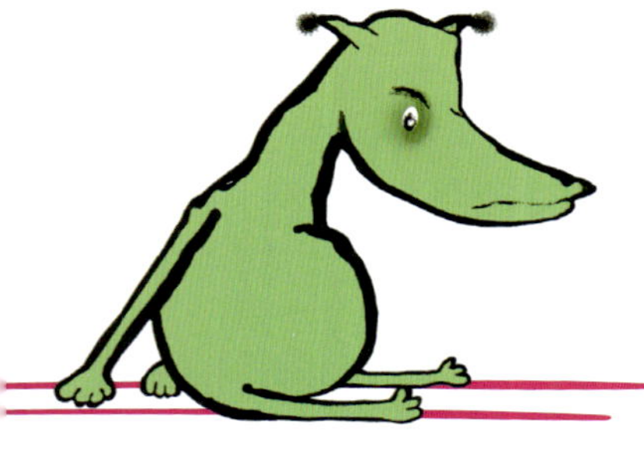

Kapitel 1

Psychische Belastungen im Alter

Herausforderungen des Alterns

DAS Alter gibt es nicht mehr – die Wissenschaft unterscheidet mittlerweile zwischen den „jungen Alten" (65 Jahre bis unter 85 Jahre) und den „Hochaltrigen" oder „alten Alten" (85 Jahre und älter) (Wahl & Rott, 2002). In Anbetracht des demografischen Wandels ist anzunehmen, dass der Anteil der über 65-Jährigen in der Bevölkerung weiter ansteigen wird und damit auch in der Versorgung der psychischen Gesundheit bei Älteren Entwicklungsbedarf besteht. Mit der höheren Lebenserwartung steigt auch der Wunsch, selbst im hohen Lebensalter bei guter psychischer Gesundheit zu bleiben. Die Weltgesundheitsorganisation (WHO) definierte Gesundheit bereits 1946 als einen „Zustand vollkommenen körperlichen, geistigen und sozialen Wohlbefindens und nicht nur das Fehlen von Krankheit und Gebrechen". So gilt es auch im Alter das subjektive (psychische) Wohlbefinden zur Beurteilung des Gesundheitszustandes heranzuziehen.

Die Auftretenswahrscheinlichkeit für psychische Belastungen im hohen Alter beträgt 20 % (Durwen, 2009). Körperliche sowie psychische Krankheiten, nachlassende Attraktivität der eigenen Person, Verringerung der Leistungsfähigkeit, Verlust von Zielen und Aufgaben, schwindende Bedeutsamkeit, Bedrohung von Autono-

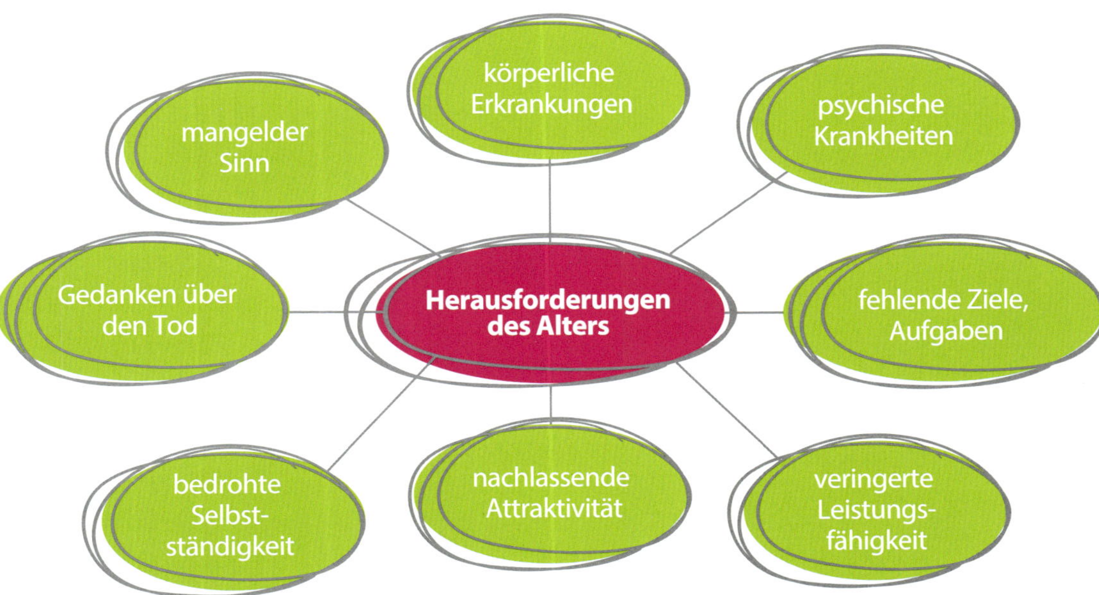

mie und Selbstständigkeit sowie Befürchtungen bezüglich des nahenden Tods sind dabei entscheidende Herausforderungen des Alters.

Diese Belastungen im hohen Alter bedeuten häufig Funktionseinschränkungen und eine verringerte Lebensqualität für die Betroffenen. Problematisch erscheint auf den ersten Blick, inwieweit man Menschen höheren Alters hinsichtlich der Bewältigung dieser Belastungen unterstützen kann. Erfahrung, Wissen und eine sozioökonomische Sicherheit stellen die wesentlichen Ressourcen dar, die man diesen Herausforderungen entgegensetzen kann (Durwen, 2009).

Belastungs- und Schutzfaktoren

Um Herausforderungen des Alterns erfolgreich bewältigen zu können, ist es wichtig zu wissen, welche Umstände, Ereignisse und Faktoren im Alter die Psyche belasten können (Belastungsfaktoren). Vor allem aber sollte man diejenigen Verhaltensweisen und Einstellungen kennen, die psychisch gesundes Altern fördern (Schutzfaktoren). Solche Belastungs- und Schutzfaktoren im hohen Alter können in drei grundsätzliche Kategorien eingeteilt werden:

1. Lebensstil und Gesundheitsverhalten,
2. psychosoziale Faktoren und
3. soziale Ungleichheit (Robert-Koch-Institut, 2009).

Unter Lebensstil und Gesundheitsverhalten versteht sich vor allem die abnehmende körperliche Aktivität durch das Älterwerden sowie die verringerte Inanspruchnahme von Gesundheitsleistungen (bspw. regelmäßige Kontrolluntersuchungen). Gerade die Aufrechterhaltung von körperlicher Aktivität ist als ein präventiver Schutzfaktor hinsichtlich der körperlichen und psychischen Gesundheit zu sehen.

Unter psychosozialen Faktoren sind vornehmlich negative Emotionen (bspw. Feindseligkeit, Angst, Stress) zu verstehen. Diese können zur Entstehung von Krankheiten, z. B. Herz-Kreislauf-Erkrankungen oder Krebserkrankungen, beitragen. Psychische Ressourcen bis ins hohe Alter stellen in diesem Zusammenhang vielmehr Optimismus, Selbstwirksamkeit sowie die positive Sicht auf das Älterwerden dar: Patient/innen, die trotz ihrer Erkrankung positiv in die Zukunft blicken, werden schneller wieder gesund (v.a. durch optimistische Interpretation vergangener Ereignisse). Menschen, die das Älterwerden als positiv bewerten, leben länger, unabhängig von ihrer subjektiven Gesundheitseinschätzung. Als Grund hierfür wird ein geringeres Stresserleben angenommen. Selbstwirksamkeit stellt damit einen wesentlichen Schutzfaktor im hohen Alter dar. Darunter wird die Überzeugung, neue bzw. schwierige Anforderungen aufgrund eigener Kompetenz bewältigen zu können, verstanden. Personen mit hoher Selbstwirksamkeit zeigen ein besseres Gesundheitsverhalten und erzielen bei Interventionsprogrammen zur Änderung des Gesundheitsverhaltens bessere Erfolge.

Einen weiteren bedeutsamen psychosozialen Belastungsfaktor in diesem Zusammenhang stellt der Verlust des sozialen Netzwerks dar. In sozialen Rollen aktiv zu sein (z. B. Großeltern sein), Unterstützung durch andere Menschen zu erfahren, trägt zu einer Erhöhung des Wohlbefindens bei. Zudem verbessert ein funktionierendes soziales Netzwerk indirekt Gesundheitsverhalten und präventive Inanspruchnahme medizinischer Dienste bei Menschen höheren Alters, da man sich mehr umeinander kümmert und bei aufkommenden Schwierigkeiten gemeinsam nach Lösungen sucht. Im Hinblick auf die soziale Ungleichheit können insbesondere Merkmale des Sozialstatus Belastungen darstellen (Robert-Koch-Institut, 2009): geringe Bildung, niedriger beruflicher Status sowie geringes Einkommen bzw. Vermögen. Je höher der Sozialstatus, umso höher ist auch die Lebenserwartung. Geringe Ressourcen an Macht oder Geld gehen mit stärkeren gesundheitlichen Belastungen einher. Weiterhin stehen bei einem niedrigen Sozialstatus häufiger weniger personale und soziale Bewältigungsstrategien zur Verfügung. Das Gesundheitsverhalten (Essgewohnheiten, Alkohol- und Nikotinkonsum, Befolgung ärztlicher Empfehlungen, Inanspruchnahme medizinischer Angebote und Hilfeleistungen) ist bei Personen mit geringerem sozialem

INFO

Selbstwirksamkeit = Einschätzung der eigenen Fähigkeit, eine bestimmte Situation oder Aufgabe bewältigen zu können. Diese Einschätzung wird bestimmt durch:

- die Lerngeschichte der Person (Erfolg oder Misserfolg in ähnlichen Situationen),
- eindrückliche stellvertretende Erfahrungen (Wissen, wie andere sich in ähnlichen Situationen verhalten),
- verbale/soziale Ermutigung (durch andere Personen) sowie
- emotionale Erregung (Stress, Anspannung oder Angst wegen möglichen Versagens).

Je mehr ein Mensch also schon Erfolge erlebt hat, zu wissen glaubt, was zu tun ist, zum Handeln ermutigt wird und Versagen wegen starker Emotionen vermeiden möchte, desto stärker wird sein Wille zum Erfolg sein (Furnham, 2014).

Belastungsfaktoren	Psychische Belastung im Alter	Schutzfaktoren
• kritische Lebensereignisse • mangelnde psychische und physische Aktivität • Isolation und Vereinsamung • materielle Probleme • familiäre Häufung psychischer Erkrankungen • Demenz • körperliche Erkrankungen, Infarkte • negative Emotionen • niedriger Sozialstatus		• körperliche Aktivität • Optimismus • Selbstwirksamkeit • positive Sicht auf das Älterwerden • Ausfüllen sozialer Rollen • Unterstützung durch andere • regelmäßige Inanspruchnahme von Gesundheitsleistungen • Befolgung ärztlicher Empfehlungen

Status ebenfalls weniger gut ausgeprägt. Weitere belastungsrelevante Faktoren stellen die folgenden dar:

- Negative Lebenserfahrungen (bspw. Verlust des Ehepartners oder Angehöriger durch Krankheit oder Unfall),
- kritische, einschneidende Lebensereignisse (z. B. Diagnose einer schweren Erkrankung),
- Nachlassen psychischer und physischer Aktivität im Alter,
- Isolation und Vereinsamung,
- materielle Probleme (bspw. geringe Renten),
- familiäre Häufung von psychischen Erkrankungen (bspw. Schizophrenien, Angststörungen oder Depressionen),
- neurodegenerative Erkrankungen (bspw. Demenz).

Zusätzliche körperliche Erkrankungen stellen ebenfalls einen bedeutsamen Belastungsfaktor dar. Nach koronaren Herzerkrankungen und Myokardinfarkten ist das Risiko für einen Reinfarkt, plötzlichen Herztod oder arrhythmische Ereignisse infolge deutlich erhöht (Robert Koch-Institut, 2009). Dieses Wissen kann zu Befürchtungen oder sogar Depressionen führen.

Literaturverzeichnis

Robert-Koch-Institut. (2009). Gesundheit und Krankheit im Alter. Gesundheitsberichterstattung des Bundes. Berlin: Robert-Koch-Institut.

Durwen, H. F. (2009). Depressionen im Alter. NeuroGeriatrie, 6, 3–8.

Furnham, A. F. (2014). 50 Schlüsselideen Psychologie. Heidelberg: Springer-Verlag.

Wahl, H. W., & **Rott**, C. (2002). Konzepte und Definitionen der Hochaltrigkeit. Expertise im Auftrag der Geschäftsstelle der Sachverständigenkommission für den, 4, 5–95.

Kapitel 2

Belastungen im Alter als Grundlage psychischer Störungen

Stress und Grundlagen von Stress

Stress wird als Wechselspiel zwischen personellen und Umweltfaktoren verstanden, wodurch das Phänomen Stress durch dynamische Prozesse und abhängig von der

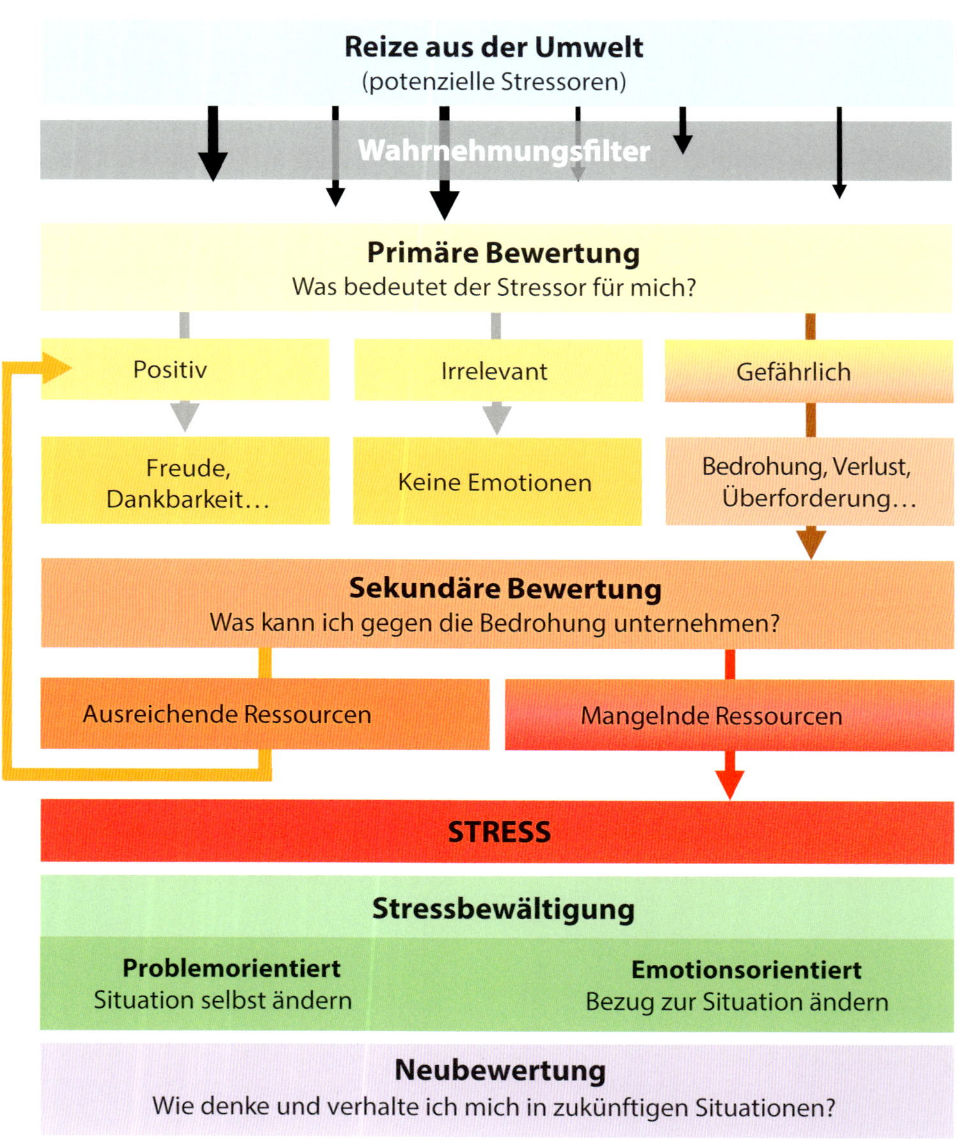

Person und dem Kontext entsteht. Zur Erklärung des Phänomens Stress kann das transaktionale Modell herangezogen werden (Lazarus & Folkman, 1984, Bodenmann & Gmelch, 2008). Sowohl die innere (subjektive Gedanken, Gefühle und Empfindungen) als auch die äußere Umwelt (externe Stressoren) hat einen Einfluss auf die Entstehung von Stressreaktionen.

Wie ist dieses Modell zu verstehen?

Stellen Sie sich folgende Situation vor und verfolgen Sie dabei die Stufen im Modell: Sie erfahren, dass Sie morgen ganz unerwartet einen umfangreichen Test schreiben werden (Reiz aus der Umwelt). Dabei nehmen Sie und Ihre Mitschüler*innen diese Information wahrscheinlich alle ein bisschen unterschiedlich auf (Wahrnehmungsfilter). Nun erfolgt eine spontane Einordnung (Primäre Bewertung):

- POSITIV > positive Gefühle:
  Sie freuen sich darauf, das Thema nun endlich abzuschließen.
- IRRELEVANT > keine Gefühle:
  Der Test und Ihre Noten in diesem Fach sind Ihnen egal.
- GEFÄHRLICH > negative Gefühle:
  Der Gedanke an den Test fordert Sie heraus.

Nehmen wir an, Sie kamen zu letzterer Einschätzung. Nun überlegen Sie, wie Sie eine gute Note schreiben können (Sekundäre Bewertung). Sie schätzen ab, ob die Zeit am Nachmittag und Ihr aktuelles Vorwissen ausreichen werden, um den Test gut zu bestehen. Kommen Sie zu dem Schluss, dass Sie morgen gut vorbereitet sein werden (ausreichende Ressourcen), können Sie sich wieder beruhigen und den Test nun als irrelevantes oder gar positives Erlebnis sehen. Sollten Sie allerdings bemerken, dass Sie am selben Tag noch einen Arzttermin haben, eine weitere Hausarbeit erledigen müssen, am Abend Babysitten gehen und sich bisher in der Thematik auch noch unsicher fühlen (mangelnde Ressourcen), resultiert daraus Stress. Nun haben Sie zwei Möglichkeiten, auf diesen Stress zu reagieren (Stressbewältigung):

- **Problemorientiert**: Sie sagen Ihre Termine ab, um am Nachmittag noch genügend Zeit zum Lernen zu haben und bitten ein*e Mitschüler*in darum, die wichtigsten Dinge noch einmal mit Ihnen durchzugehen. Damit werden Sie dem Stressauslöser selbst, dem mangelnden Wissen, begegnen.
- **Emotionsorientiert**: Da Sie überhaupt nicht wissen, wie Sie das schaffen sollen, lassen Sie Ihren Tränen zu Hause erst einmal freien Lauf, um sich zu

entlasten. Über Ihren termingefüllten Nachmittag hinweg reden Sie sich ein, dass der Test und die Note nicht entscheidend sind und es nicht so wichtig ist, dafür zu lernen. Auf diese Weise verändern Sie nur Ihren Bezug zum Test, nicht aber das mangelnde Wissen.

Nachdem Sie den Test geschrieben haben, werden Sie, bewusst oder unbewusst, ein Fazit über den Verlauf dieser Situation ziehen (Neubewertung), je nachdem, wie gut Sie im Test abgeschnitten haben. Haben Sie beispielsweise den Vortag genutzt, um zu lernen, und eine gute Note geschrieben, werden Sie in zukünftigen Situationen ähnliche Prioritäten setzen und sich merken, dass Sie solch eine Herausforderung gut meistern können, ohne beim nächsten Mal in Stress zu verfallen. Haben Sie sich allerdings nicht auf den Test vorbereitet und sind entsprechend schlecht im Test gewesen, so ist der Stress bei der nächsten ähnlichen Belastung vorprogrammiert.

Zusammenfassend sind also nicht nur objektive Anforderungen und Belastungen (bspw. das Aufkommen von zusätzlichen Aufgaben im Alltag), sondern vielmehr die subjektive Empfindung und Interpretation eines Ereignisses durch die Person selbst von Relevanz für das Stresserleben. In einer ersten Bewertung wird in diesem Zusammenhang eine Situation entweder als herausfordernd, bedrohlich, irrelevant oder positiv wahrgenommen, was jeweils unterschiedliche Reaktionen und Handlungen nach sich ziehen kann (Lazarus & Folkman, 1984). Im zweiten Bewertungsprozess wird eine Einschätzung darüber vorgenommen, inwiefern die vorhandenen Stressoren die eigenen Stressbewältigungsfähigkeiten und/oder Ressourcen beanspruchen oder übersteigen. Das bedeutet, dass abgeschätzt wird, ob der Stress tatsächlich bewältigt werden kann. Je nachdem, wie diese Einschätzung ausfällt, leiten sich in der Konsequenz unterschiedliche Handlungsweisen ab. Später hatte Lazarus noch einen dritten Bewer-

ZUM WEITERDENKEN

- Denken Sie an einige Situationen, in denen Sie selbst Stress empfunden haben, und wenden Sie das Modell darauf an. Wie ist es zum Stress gekommen und wie haben Sie dann darauf reagiert?
- Sammeln Sie nun Situationen, in denen Sie ältere Personen in Pflege- und Gesundheitseinrichtungen häufig gestresst erleben. Welche Bewertungen könnten hinter diesem Stress stehen? Wie könnten Sie den Betroffenen helfen, ihren Stress angemessen zu bewältigen?

tungsprozess ergänzt, indem das Ergebnis des Gesamtprozesses ausgewertet wird. Konnten die beanspruchenden Stressoren durch eigene Fähigkeiten oder das Hinzuziehen von externen Ressourcen (Hilfe anderer, mehr Zeit, mehr finanzielle Mittel usw.) bewältigt werden (oder eben nicht), hat dies einen Einfluss auf zukünftige Stressprozesse. Bei Bewältigungserfolg erhöht sich die Wahrscheinlichkeit, dass zukünftig Stressoren weniger bedrohlich wahrgenommen und die Möglichkeiten zur Bewältigung optimistischer eingeschätzt werden. Im Gegensatz dazu führt ein Misserfolg in der Bewältigung dazu, dass Stressoren eher als bedrohlich und eigene Ressourcen als weniger ausreichend beurteilt werden.

Allgemeine Folgen

Stress durch psychosoziale oder biologische Faktoren stellt häufig die Grundlage für die Entstehung sowie die Aufrechterhaltung psychischer Störungen dar (Bodenmann & Gmelch, 2008), wobei zwei unterschiedliche Dimensionen der Folgen des Stresses zu differenzieren sind. Die zeitliche Dimension unterscheidet kurz- und langfristige Folgen. Je länger man dem Stress ausgesetzt ist, umso stärker sind die Nachwehen und langfristigen Schädigungen.

Kurz- und langfristige Folgen von Stress *(nach Kaluza 2011)*

Zu den kurzfristigen Folgen von (akutem) Stress gehören:

- Aktivierung und Durchblutung des Gehirns,
- reduzierter Speichelfluss, trockener Mund,
- Erweiterung der Bronchien, Atembeschleunigung,
- Schwitzen,
- erhöhte Muskelspannung, verbesserte Reflexe,
- erhöhter Blutdruck, schnellerer Herzschlag,
- Energiebereitstellung (Blutzucker, Fette),
- Hemmung der Verdauungstätigkeit und der Energiespeicherung,
- verminderte Durchblutung der Genitalien, Libidohemmung,
- erhöhte Gerinnungsfähigkeit des Blutes,
- kurzfristig erhöhte Schmerztoleranz,
- kurzfristig erhöhte Immunkompetenz.

Zu den langfristigen Folgen von (chronischem) Stress gehören:

- Störungen der kognitiven Leistungsfähigkeit und Gedächtnisfunktionen,
- Depressionen,
- Tinnitus, Hörsturz, erhöhter Augeninnendruck,
- Atemstörungen,
- Muskelverspannungen, Kopf- und Rückenschmerzen,
- Bluthochdruck, Koronare Herzerkrankung, Gefäßverengungen, Infarkt,
- erhöhte Blutfette, erhöhtes Diabetesrisiko,
- Magen-Darm-Beschwerden,
- Potenzstörungen, Zyklusstörungen,
- Schlafstörungen,
- verminderte Schmerztoleranz,
- Fehlregulationen der Immunkompetenz: häufige Infekte, Autoimmunerkrankungen.

Stress hat kurzfristig viele leistungsförderliche Effekte: Wir können uns besser konzentrieren, schneller reagieren, sind belastbarer und erkranken in Situationen, in denen wir viel leisten müssen, nicht so leicht. Zudem motivieren uns Zeitdruck oder Erwartungen von außen (soziale Stressoren) nicht zuletzt häufig dazu, unser Bestes zu geben und zu zeigen. Nicht jeder Stress muss also automatisch negativ für die körperliche und psychische Gesundheit sein. Die psychische Gesundheit leidet dann langfristig unter Stress, wenn Belastungen sehr stark ausgeprägt sind und/oder immer wieder auftreten (chronifizierter Stress). Dennoch beobachten wir immer wieder Personen, die ihre Lebensfreude trotz Alltagsbelastungen, Verlusterlebnissen oder schwerer Schicksalsschläge aufrechterhalten können und nicht psychisch erkranken.

Für diesen Umstand bietet das Vulnerabilitäts-Stress-Modell (Wittchen & Hoyer, 2011), oder auch Fassmodell genannt, einen Erklärungsansatz. Es geht davon aus, dass unsere psychische Konstitution bzw. Belastbarkeit (als Sinnbild hierfür gilt das Fass) von einer gewissen Erkrankungsbereitschaft und unserem individuellen Stresserleben beeinflusst wird. Die Grundannahme des Modells ist, dass Personen durch ihre frühe Entwicklungsgeschichte (Gene, Einflüsse in der Schwangerschaft, frühkindliche Erlebnisse und Entwicklungsumstände) eine unterschiedlich stark ausgeprägte Anfälligkeit haben, psychisch zu erkranken. Sie verfügen damit über eine niedrigere oder höhere Vulnerabilität (= Erkrankungsbereitschaft, Verletzbarkeit). Im Fassmodell entspricht die Vulnerabilität der Grundfüllmenge im Fass. Personen, die bspw. durch psychische Vorerkrankung der Eltern, Substanzkonsum der Mutter in der Schwangerschaft oder negative Bindungserfahrungen in den ersten Lebensjahren geprägt sind, haben eine höhere Verletzbarkeit. Der Grundwasserstand wäre in diesem Fall schon zu Beginn des Lebens höher und folglich ist im Laufe der Jahre weniger Platz im Fass, um weitere Belastungen aufzunehmen. Die Belastungen (z. B. Stress, soziale Konflikte, Verlusterlebnisse) werden als Wellen dargestellt, die von Zeit zu Zeit verarbeitet werden müssen. Um Wasser aus dem Fass abzulassen, unsere Psyche also zu entlasten, benötigen wir Ressourcen. Diese können wir wie kleine Löcher immer wieder in die Fasswände schlagen. Solche Ressourcen können ganz unterschiedlicher Natur sein und von sozialer Unterstützung über Entspannungs- und Erholungsphasen bis hin zur Ausübung von Hobbys und Sport reichen. Reichen die Ressourcen allerdings nicht aus, um regelmäßig genug Entlastung zu schaffen, oder kommen zu viele Belastungen gleichzeitig, so steigt das Wasser im Fass zu schnell an. Eine (beliebige) weitere Anforderung kann dann ausreichen, um das Fass zum Überlaufen zu bringen. In diesem Moment kann die psychische Erkrankung (bspw. in Form eines Burn-outs, einer Angsterkrankung oder schädlichen Substanzkonsums) entstehen. Personen mit niedriger Vulnerabilität und vielen verschiedenen Ressourcen haben im Gegensatz dazu eine deutlich geringere Wahrscheinlichkeit, im Laufe ihres Lebens psychisch zu erkranken, da das Fass in diesem Fall nicht so schnell überlaufen kann. Daher sollte jeder Mensch das Ziel verfolgen, sich möglichst viele Ressourcen aufzubauen und diese bei Bedarf, aber auch präventiv, zu nutzen (z. B. Erholung planen, Hilfe annehmen, sich Pausen gönnen).

ZUM WEITERDENKEN

1) Welche Umstände, Erlebnisse und Merkmale können die Vulnerabilität (Grundfüllmenge) negativ bzw. positiv beeinflussen? Dabei handelt es sich vor allem um Einflüsse in der Schwangerschaft bzw. in den ersten Lebensjahren.
2) Welche Belastungen könnten über die Lebenszeit hinweg das Fass weiter füllen? Denken Sie dabei an verschiedene Lebensbereiche (Arbeit, Familie, Freizeit …). Sammeln Sie zudem Belastungen, die insbesondere im hohen Lebensalter eine Rolle spielen.
3) Welche Ressourcen können Personen nutzen, um ihre Psyche regelmäßig zu entlasten?

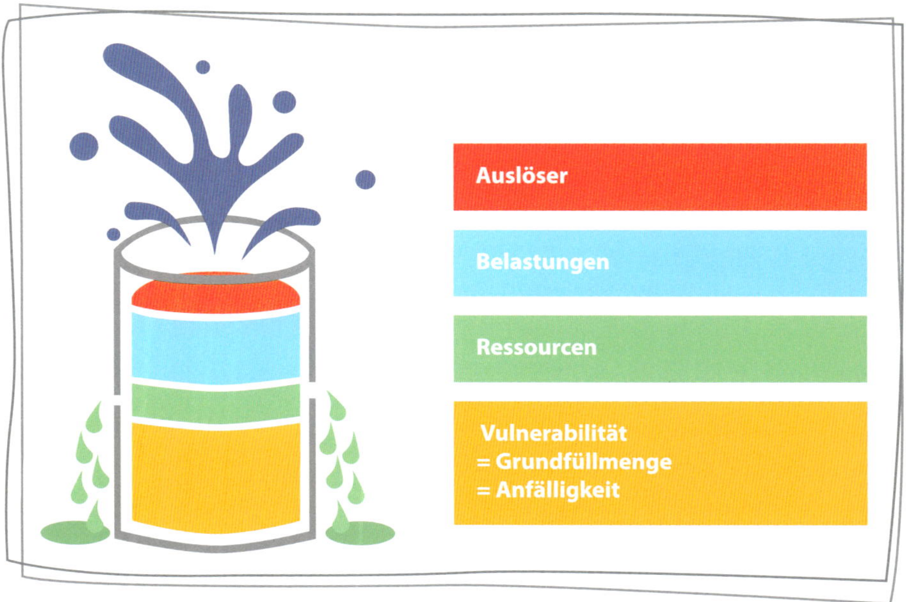

Verlust von Lebenssinn und -qualität

Eine relevante Belastung im Alter stellt der Verlust von Lebenssinn und -qualität dar. Zwei Drittel der 60- bis 79-Jährigen bewerten ihre Gesundheit mindestens als gut (Jacobi, 2002). In vielen Fällen scheint in diesen Beurteilungen das psychische Wohlbefinden als wesentlicher Faktor eine Rolle zu spielen. Nach Ryff & Singer (1996) werden insgesamt sechs Faktoren unterschieden, die das Wohlbefinden beeinflussen:

1. SELBSTAKZEPTANZ
   (z. B. Selbstvertrauen und Wissen über eigene Fähigkeiten).
2. SOZIALE BEZIEHUNGEN
   (z. B. funktionierendes Netzwerk und Unterstützungsmöglichkeiten).
3. PERSONELLES WACHSTUM
   (z. B. lebenslanges Lernen, neue Aufgaben in nachberuflicher Phase).
4. AUTONOMIE
   (z. B. im Hinblick auf das eigene Leben und Möglichkeiten zur Freizeitgestaltung).
5. FÄHIGKEIT ZUR UMGESTALTUNG
   (z. B. der Wohnsituation, wenn Partner*in verstorben ist).

6. LEBENSSINN
   (z. B. sich eine eigene Aufgabe zu geben und diese mit Sinnhaftigkeit zu erfüllen).

Im höheren Lebensalter ist vor allem bei den letzten drei Aspekten mit Einschränkungen zu rechnen, was negative Auswirkungen auf die subjektive Lebensqualität nach sich ziehen kann. Dabei kommt es zum Verlust von Zielen und Aufgaben, wodurch sich ein Gefühl schwindender Bedeutsamkeit breitmachen kann (Perrig-Chiello, 1997). Der Lebenssinn und die Lebenszufriedenheit werden im Alter eher als kognitiver, also gedanklicher Faktor gesehen, da die Bewertung der eigenen Lebenssituation und eine Bilanzierung des eigenen Lebens diese bestimmen. Günstige Bewältigungs- und Bewertungsstrategien erhöhen somit das psychische Wohlbefinden (Hauke & Supprian, 2016). Besonders ersichtlich wird das an typischen Bedürfnissen älterer schwerkranker und sterbender Menschen, die sich in Behandlung befinden (Haupt, Wolter & Gutzman, 2018): Die Bedürfnisse beziehen sich häufig auf Schmerzlinderung bei chronischen Erkrankungen, die Vermeidung von unnötiger Belastung sowie die Erhaltung der relativen Lebensqualität. Menschen im höheren Alter setzen sich stärker mit ihrer eigenen persönlichen Situation, den erlebten Ereignissen und erreichten Lebenszielen sowie mit Ängsten über die Zukunft von sich und der Familie auseinander. Dies führt dazu, dass starke Belastungen entstehen und Menschen sich extrem beansprucht fühlen. Solche häufigen Belastungsfaktoren im hohen Alter gehen meist in Form von Bewertungen und Beurteilungen vom „eigenen Kopf" aus. Hilfreich sind dabei die bereits in Kapitel 2 benannten Schutzfaktoren, bspw. ein funktionierendes soziales System oder Vertrauenspersonen, denen man die aufkommenden Ängste berichten kann. Das verhindert diese nicht, lässt jedoch das Gefühl zu, dass auch in schwierigen Lebenssituationen andere Mitmenschen für einen selbst da sind.

Einsamkeit und Niedergeschlagenheit

Mit dem Alter steigt das Risiko zur Vereinsamung (Petrich, 2011). Der Berliner Altersstudie zufolge (Linden et al., 1998) korreliert das Alter mit emotionaler Einsamkeit mit einem Korrelationskoeffizienten von r=.29, was bedeutet, dass ein mittlerer Zusammenhang besteht: Je älter eine Person ist, desto stärker fühlt sie sich emotional einsam. Rund ein Drittel der über 60-Jährigen in Deutschland fühlt sich manchmal oder öfters einsam. Nach Petrich (2011) erhöhen die folgenden Aspekte das Risiko für eine Vereinsamung im Alter:

- Verwitwung,
- Kinderlosigkeit oder wenig emotionaler Austausch mit den eigenen Kindern,
- Verlassen werden von gleichaltrigen Freunden,
- Übergang in den Ruhestand (kann Verringerung sozialer Kontakte und materieller Ressourcen mit sich bringen),
- schlechterer Gesundheitszustand (vor allem Mobilität) sowie
- geringe Fähigkeit zur Bewältigung von Krisensituationen.

Demnach stellt die Einsamkeit im Alter einen wichtigen Belastungsfaktor dar, der auch in den letzten Lebensphasen zur Entwicklung oder Aufrechterhaltung einer psychischen Erkrankung beitragen kann.

Schlafstörungen

(nach Hoppe & Paulus, 2004)

Schlaf ist ein wichtiger Faktor für das subjektive Wohlbefinden und die Lebensqualität. Schlafstörungen nehmen mit zunehmendem Alter zu. Ältere Menschen mit Schlafstörungen haben eine um das ca. 1,6- bis 2,0-Fache erhöhte Mortalität, was bedeutet, dass gesunder Schlaf einen präventiven Einfluss auf die Gesundheit hat. Die nachfolgende Tabelle weist die Prävalenzzahlen für Schlafstörungen im hohen Lebensalter auf.

	Frauen > 75	Männer > 75
Schlafstörungen	20 %	10 %
Gehäuftes Erwachen	27 %	21 %
Erschwertes Wiedereinschlafen nach nächtlichem Erwachen	41 %	22 %

Dabei bestehen Unterschiede zwischen Frauen und Männern: Frauen berichten häufiger von Ein- und Durchschlafstörungen im Selbstbericht, Männer hingegen weisen häufiger Durchschlafstörungen auf, die mittels EEG-Aufzeichnung erfasst werden können. Zudem leiden Männer häufiger unter schlafbezogenen Atempro-

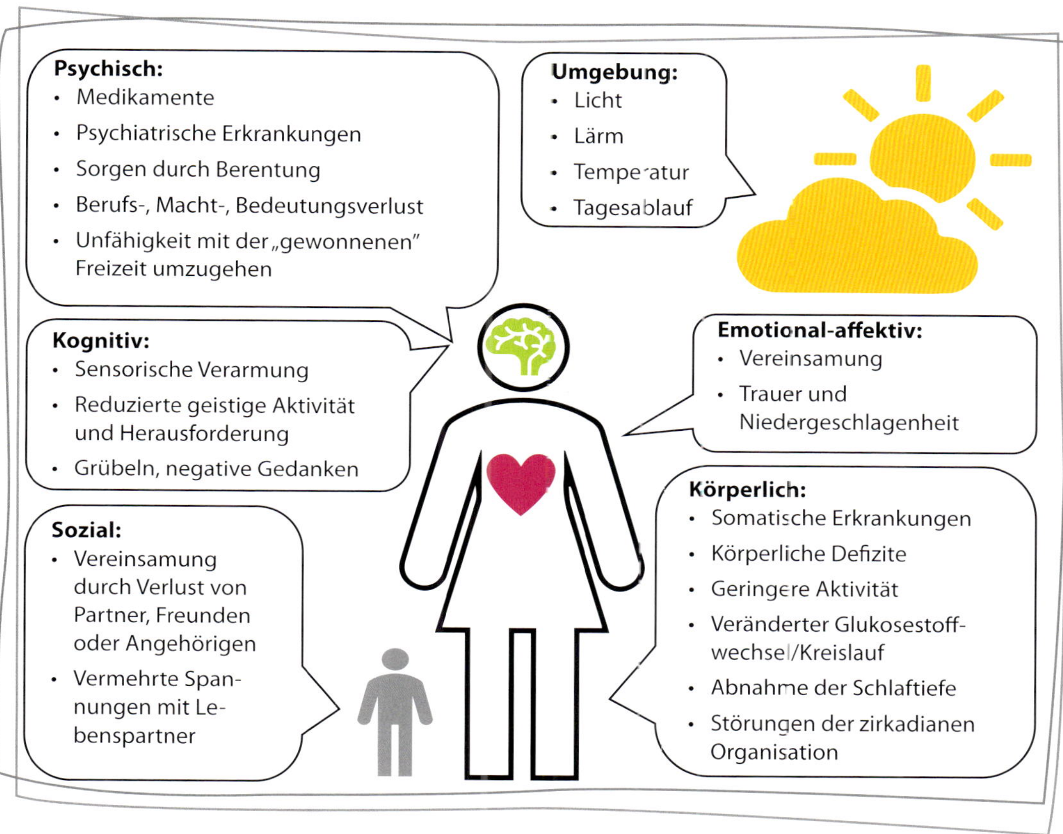

blemen. 30 % der älteren Bevölkerung leiden unter Tagesschläfrigkeit. Schlafprobleme können hierbei eine Folge bzw. das Symptom von anderen psychischen Erkrankungen sein. Zudem kann eine zusätzliche manifeste Schlafstörung als Einzeldiagnose vorliegen (z. B. Schlafapnoesyndrom, Restless-Legs-Syndrom, Insomnie). Allerdings gibt es noch weitere Faktoren, die den Schlaf im Alter stören können, siehe Abbildung oben.

Im Kapitel „Umgang mit psychischen Erkrankungen im Alter" finden Sie Empfehlungen zum Umgang mit Schlafstörungen und Tipps für eine bessere Schlafhygiene.

Literaturverzeichnis

Bodenmann, G., & **Gmelch**, S. (2008). Stressbewältigung. Lehrbuch der Verhaltenstherapie (S. 617–629). Berlin, Heidelberg: Springer-Verlag.

Hauke, C., & **Supprian**, T. (2016). Störungsspezifische Psychotherapie im Alter. Das Praxisbuch. Stuttgart: Schattauer.

Haupt, M., **Wolter**, D., & **Gutzman**, H. (2018). Psychische Störungen im höheren Lebensalter. Psychiatrie, Psychosomatik, Psychotherapie (S. 2849–2873). Berlin, Heidelberg: Springer-Verlag.

Hoppe, S. & **Paulus**, W. (2004). Schlafstörungen im Alter. Aktuelle Neurologie, 31, 188-196.

Jacobi, F., **Wittchen**, H. U., **Hölting**, C., **Sommer**, S., **Lieb**, R., **Höfler**, M. & **Pfister**, H. (2002). Estimating the prevalence of mental and somatic disorders in the community: aims and methods of the German National Health Interview and Examination Survey. International journal of methods in psychiatric research, 11, 1–18.

Kaluza G. (2011). Stressbewältigung. Trainingsmanual zur psychologischen Gesundheits-förderung. Berlin, Heidelberg: Springer-Verlag.

Lazarus, R. S., & **Folkman**, S. (1984). Stress, appraisal, and coping. Berlin: Springer-Verlag.

Linden, M., Kurtz, G., Baltes, M. M., Geiselmann, B., Lang, F. R., Reischies, F. M., & Helmchen, H. (1998). Depression bei Hochbetagten. Ergebnisse der Berliner Altersstudie. Nervenarzt, 69, 27–37.

Perrig-Chiello, P. (1997). Wohlbefinden im Alter: Körperliche, psychische und soziale Determinanten und Ressourcen. Weinheim: Juventa Verlag.

Ryff, C. D., & **Singer**, B. (1996). Psychological well-being: Meaning, measurement, and implications for psychotherapy research. Psychotherapy and psychosomatics, 65, 14–23.

Wittchen, H. U., & **Hoyer**, J. (2011). Klinische Psychologie & Psychotherapie. Heidelberg: Springer-Verlag.

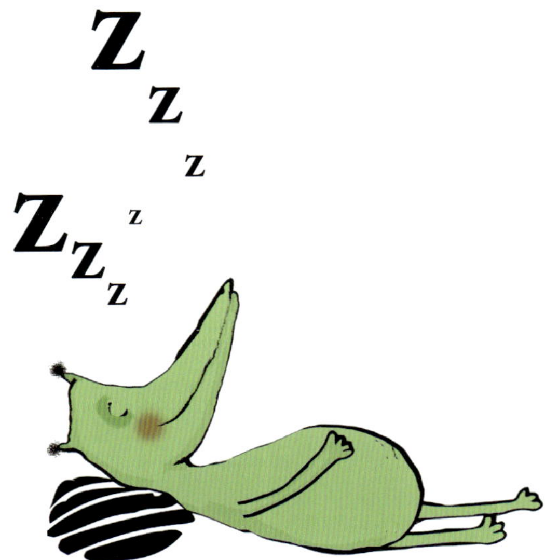

Kapitel 3

Einführung in die Klassifikation psychischer Störungen

Psychisch gesund – psychisch krank?

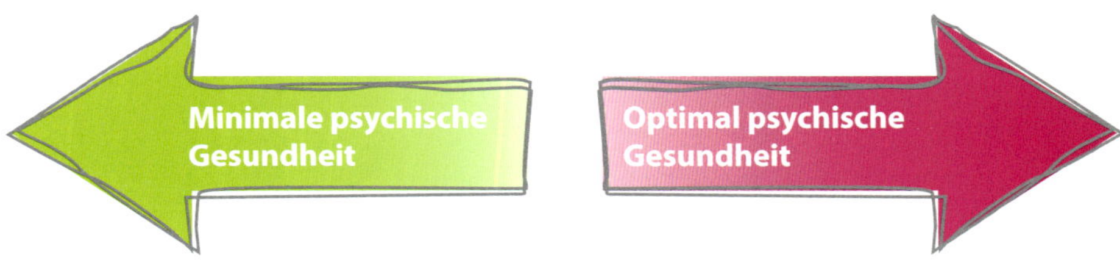

Unsere psychische Verfassung lässt sich auf einem Kontinuum zwischen „optimal" und „minimal" einordnen (Gerrig & Zimbardo, 2008). Insbesondere das subjektive Wohlbefinden, ob Personen sich „wohl in ihrer Haut" fühlen, ist ein wichtiger Ansatzpunkt, um die psychische Gesundheit einzuschätzen. Leiden Personen unter hohem Stress, sind ihre Fähigkeiten und Kompetenzen beeinträchtigt oder unterentwickelt (z. B. mangelnde Konzentration bei Arbeitstätigkeiten) und verfehlen sie ihre Ziele (z. B. können vorgenommene Projekte nicht umgesetzt werden, eigene Ansprüche nicht erfüllt werden), so befindet sich ihre psychische Gesundheit eher im unteren Bereich des Kontinuums. Solche Zustände müssen aber nicht zwingend auf eine psychische Störung hinweisen, sondern können auch nur für Tage oder einige Wochen anhalten (z. B. nach Verlust des Arbeitsplatzes, nach Diagnose einer schweren Erkrankung, bei chronischem Stress am Arbeitsplatz). Die Klinische Psychologie sucht Antworten auf die Fragen, warum Menschen sich auf unerwartete Art und Weise verhalten, denken und fühlen. Sie beschäftigt sich damit primär mit Störungen der Psyche (Davison, Neale & Hautzinger, 2007):

ZUM NACHDENKEN

» Was bedeutet für Sie „psychisch gesund" sein?
» Im Gegensatz dazu: Wann, würden Sie behaupten, ist eine Person psychisch krank?

Eine psychische Störung ist eine erhebliche Abweichung von der Norm im Erleben oder Verhalten, die die Bereiche des Denkens, Fühlens und Handelns betrifft.

Nun stellt sich allerdings die Frage: Was ist normal und was ist abweichend? Um abweichendes Verhalten im Sinne einer klinisch bedeutsamen psychischen Störung einzuordnen, sollte man stets mehrere Kriterien anlegen (vgl. Gerrig & Zimbardo, 2008):

- LEIDENSDRUCK (z. B. ein Mann, der sich selbst so unwohl mit seiner Angst vor großen Plätzen fühlt, dass er es kaum noch aushalten kann, aus dem Haus zu gehen).
- BEEINTRÄCHTIGUNG IM ALLTAG (z. B. eine Frau, die aufgrund ihres Alkoholkonsums schon schwerwiegende Fehler am Arbeitsplatz begangen hat).
- FEHLANPASSUNGEN (z. B. eine übergewichtige Frau, die bei Streitigkeiten mit ihrer Familie aus Frust noch mehr isst als sonst).
- UNBERECHENBARKEIT (z. B. ein Kind, das ohne sichtbaren Grund eine Scheibe einschlägt).
- AUSSERGEWÖHNLICHKEIT (z. B. Personen zeigen Verhalten, das statistisch gesehen sehr selten vorkommt, wie Genialität, geringe Intelligenz).
- IRRATIONALITÄT (z. B. eine Person redet oder verhält sich so, dass es anderen irrsinnig oder unverständlich erscheint).
- UNBEHAGEN BEI BEOBACHTERN (z. B. eine Frau, die mitten auf der Straße läuft und laut mit sich selbst redet).
- VERLETZUNG MORALISCHER/GESELLSCHAFTLICHER NORMEN (z. B. ein Mann schlägt seine Frau).

Besonders zu beachten ist dabei die empfundene Behandlungsbedürftigkeit seitens des Betroffenen: Verspüren Betroffene einen starken Leidensdruck und fühlen sie sich selbst stark beeinträchtigt durch ihre veränderte Stimmung, unangepasstes Verhalten oder unangenehme Gedanken, stellt dies auch eine wichtige Voraussetzung für eine erfolgreiche Therapie der Symptomatik dar. Handlungsbedarf (teilweise auch gegen den Willen der Betroffenen) besteht zudem, wenn das Risiko einer Selbst- und/oder Fremdgefährdung vorliegt (z. B. selbstverletzendes Verhalten, Suizidgedanken oder -versuche bzw. Vernachlässigung der Kinder, fahrlässiges Verhalten im Straßenverkehr oder am Arbeitsplatz, Aggression, Gewalt). Nach der Weltgesundheitsorganisation wird zudem die soziale Teilhabe, das heißt selbst einen Teil für eine soziale Gemeinschaft (z. B. einen Verein, im Freundeskreis) zu leisten, als wichtiges Merkmal von psychischer Gesundheit angesehen. Auch dieser spezielle Aspekt kann aufzeigen, ob man im Sinne der psychischen Gesundheit „gut funktioniert" oder nicht.

Wenden Sie die vorgestellten Kriterien für behandlungswürdige Störungen der Psyche auf das nachstehende Fallbeispiel an.

Aufgabe:

Kreuzen Sie an: Welche Kriterien für „abweichendes" Verhalten und Erleben sind erkennbar?

- ○ Leidensdruck
- ○ Beeinträchtigung im Alltag
- ○ Fehlanpassung
- ○ Unberechenbarkeit
- ○ Irrationalität
- ○ Außergewöhnlichkeit
- ○ Unbehagen bei Beobachtern
- ○ Verletzung von Normen

FALLBEISPIEL

„Herr K. in der Krise"

Nach seiner Berentung begann Herr K. mit sich selbst zu reden. Seine Frau beobachtete immer häufiger, wie er Selbstgespräche führte, und empfand dies zunächst lustig, später aber seltsam. Sie fühlte sich zunehmend unwohl, wenn sie Besuch empfingen und schämte sich für ihren Mann. Im Gespräch mit ihr zeigte sich, dass er in Wirklichkeit mit Stimmen, die er zu vernehmen glaubte, Unterhaltungen führte. Die Stimmen verfolgten ihn und ließen ihn nicht ihn Ruhe, obwohl er große Angst vor ihnen hatte. In den folgenden Monaten begann er sich immer mehr zu vernachlässigen, hörte auf zu duschen und die Kleider zu wechseln. Er blieb zu Hause und besuchte keine Nachbarn mehr, ging nicht mehr Einkaufen oder zum Schwimmen. Eines Nachts wurde seine Frau durch das Gebrüll von Herrn K. geweckt, der sich über sie beugte, sie wild beschimpfte, dann schwer schüttelte und dabei auch verletzte. Der Ehefrau gelang es, Herrn K. zu beruhigen und mit ihm zur Notaufnahme zu fahren.

Die Klassifikationssysteme

Um eine angemessene und störungsspezifische Versorgung von Patienten zu gewährleisten, ist eine exakte und valide Klassifikation der vorhandenen psychischen Auffälligkeiten notwendig. Die in den Fachbereichen von Psychotherapie, Pharmakologie und Psychiatrie anerkannten Klassifikationssysteme sind zum einen das ICD-10 (International Cassification of Disease, Weltgesundheitsorganisation) sowie das DSM-5 (Diagnostical and Statistical Manual of Mental Disorders, American Association of Psychiatry). Für Deutschland gilt in Bezug auf die Realisierung therapeutischer und pharmakologischer Maßnahmen das ICD-10, wohingegen das DSM-5 relevant für die Versorgung speziell in den USA ist. Beide Organisationen (Weltgesundheitsorganisation, American Association of Psychiatry) arbeiten seit Jahrzehnten daran, die zugrunde liegenden diagnostischen Kriterien zu harmonisieren (DSM, ICD, 2016). Im Detail bestehen jedoch auch Unterschiede im Hinblick auf die Diagnostik psychischer Störungen zwischen den Klassifikationssystemen.

ICD = International Classification of Disease	DSM = Diagnostic and Statistical Manual of Mental Disorders
Wird von der Weltgesundheitsorganisation (WHO) herausgegeben.	Wird von der American Psychiatric Association (APA) herausgegeben.
Es enthält sämtliche medizinischen Erkrankungen. Kapitel F (V) gilt für die psychischen Störungen.	Es enthält ausschließlich psychische Störungen.
Jede Störung ist mit einem Code versehen (z. B. F42 für eine Zwangsstörung), dies dient als Grundlage für die Abrechnung von Ärzten.	Keine Nummerierung, aber Diagnosen können einem ICD-Code zugeordnet werden.

Gemeinsamkeiten der beiden Klassifikationssysteme

Beide Klassifikationssysteme sind unabhängig von den Therapieschulen zur Versorgung von Menschen mit psychischen Störungen konzipiert, was bedeutet, dass sie beispielsweise im Bereich der Psychotherapie sowohl von Tiefenpsychologen, Verhaltenstherapeuten als auch Systemischen Therapeuten eingesetzt werden können. Dies ist möglich, da die Störungen auf Basis des Erscheinungsbildes un-

Kodierung	Kategorien	Störungen
F00 – F09	Organische, incl. symptomatische psychische Störungen	· Demenzen · Organisches amnestisches Syndrom · Delir · Persönlichkeits-/Verhaltensstörungen wegen Krankheit oder Schädigung des Gehirns
F10 – F19	Psychische und Verhaltensstörungen durch psychotrope Substanzen	· Akute Intoxikation · Schädlicher Gebrauch, z. B. mit amnestischem Syndrom, Korsakoff-Syndrom
F20 – F29	Schizophrenie, schizotype und wahnhafte Störungen	· Schizophrenie · Schizotype Störung · Akute vorübergehende psychotische Störung · Schizoaffektive Störung
F30 – F39	Affektive Störungen	· Manische Episode · Hypomanie · Bipolare affektive Störung · Depressive Episode · Rezidivierende depressive Störung
F40 – F49	Neurotische, Belastungs- und somatoforme Störungen	· Phobische Störungen · Angststörungen · Zwangsstörungen · Posttraumatische Belastungsstörung · Dissoziative Störungen · Somatoforme Störungen
F50 – F59	Verhaltensauffälligkeiten mit körperlichen Störungen und Faktoren	· Essstörungen (Anorexie, Bulimie, Binge-Eating) · Schlafstörungen · Sexuelle Funktionsstörungen
F60 – F69	Persönlichkeits- und Verhaltensstörungen	· Persönlichkeitsstörungen · Störungen der Impulskontrolle
F70 – F79	Intelligenzstörungen	· Intelligenzminderung in Abstufungen
F80 – F89	Entwicklungsstörungen	· Sprechen/Sprache · Schulische Fertigkeiten · Tiefgreifende Entwicklungsstörungen
F90 – F98	Verhaltens- und emotionale Störungen mit Beginn in der Kindheit und Jugend	· Hyperkinetische Störungen · Störungen des Sozialverhaltens · Emotionale Störungen des Kindesalters · Ticstörungen · Enuresis
F99	Nicht näher bezeichnete psychische Störungen	

abhängig von den Ursachen beschrieben werden. Beide Klassifikationssysteme werden alle 10 – 15 Jahre überarbeitet, wodurch auch neuwertige Erkenntnisse einbezogen werden. Damit kann überdies auch auf aktuelle gesellschaftlich-kulturelle Veränderungen reagiert werden (z. B. Ausschluss von Homosexualität als psychische Störung). Die Klassifikationssysteme enthalten bis auf einige Ausnahmen die gleichen Störungsgruppen und zudem die gleichen Kriterien für eine Störung, um eine größtmögliche Harmonisierung zu erzielen. Eine weitere Gemeinsamkeit ist der kategoriale Ansatz (liegt Symptom vor: ja oder nein?), was beinhaltet, dass psychische Störungen durch ihre Kriterien klar voneinander trennbar sind. In der Praxis bestehen hierbei häufig Schwierigkeiten, sodass Kritik bezüglich der Klassifikationssysteme vor allem im Hinblick auf diesen diagnostischen Grundansatz gesehen wird. Ziel sollte es sein, einen kontinuierlichen Ansatz der Diagnostik zu verfolgen, indem Symptomatiken und bestehende Auffälligkeiten weniger dichotom (vorhanden vs. nicht vorhanden), sondern vielmehr auf einem Kontinuum (bspw. einer Skalierung von 1 bis 10) eingeschätzt werden.

Im für das deutsche Versorgungssystem geltenden ICD-10 sind die psychischen Erkrankungen in Kapitel F klassifiziert. Die Hauptdiagnosegruppen finden Sie in der Tabelle auf Seite 38.

In den nachfolgenden Kapiteln werden einige dieser psychischen Störungen (u. a. Demenz als organische psychische Störung, Depression als affektive Störung, verschiedene Abhängigkeiten als psychische und Verhaltensstörungen durch psychotrope Substanzen, Angststörungen als Neurotische, Belastungs- und somatoforme Störung) näher beleuchtet. Ziel ist es dabei, die Symptomatik einzelner Störungen im Allgemeinen zu erklären und dabei die Besonderheiten, die bei älteren Betroffenen von Relevanz sind, aufzuzeigen.

Literaturverzeichnis

American Psychiatric Association (APA). (1994). Diagnostic and Statistical Manual of Mental Disorders. Fifth Edition (DSM-V). Washington, DC: American Psychiatric Association.

Davison, G. C., **Neale**, J. M., & **Hautzinger**, M. (2007). Klinische Psychologie. Weinheim: Beltz.

Hogrefe. (2016). DSM und ICD. Abgerufen von: https://www.hogrefe.de/themen/klinik/artikeldetailansicht/DSM %20und %20ICD-313

Gerrig, R. J., & **Zimbardo**, P. G. (2008). Psychologie. München: Pearson.

World Health Organization (WHO). (1992). The ICD-10 Classification of mental and behavioural disorders: Clinical descriptions and diagnostic guidelines. Geneva: World Health Organization.

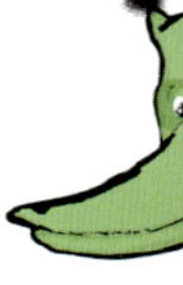

Kapitel 4

Depression im Alter

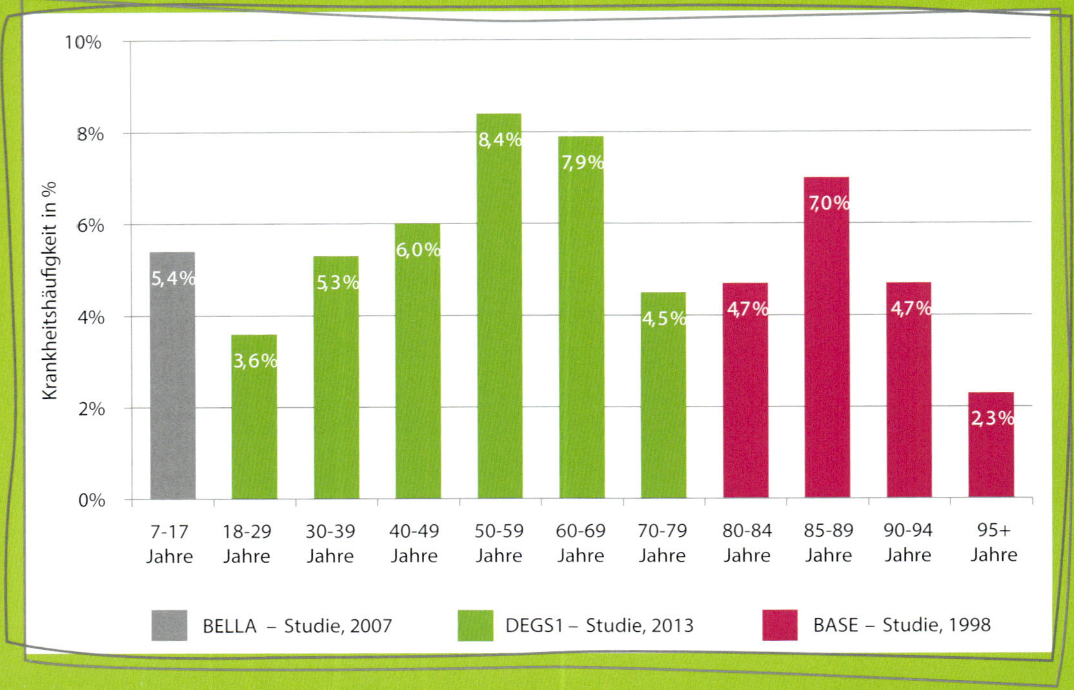

Verbreitung

Depressionen treten in sämtlichen Lebensphasen auf, wobei das durchschnittliche Erkrankungsalter zwischen dem 25. und 35. Lebensjahr liegt. In den letzten Jahren hat sich das Erstauftreten nach vorne verlagert, doch die Ursachen dafür sind noch unklar (BELLA-Studie: Ravens-Sieberer, Wille, Bettge & Erhart, 2007; DEGS1-Studie: Busch, Maske, Ryl, Schlack & Hapke, 2013; BASE-Studie: Linden et al., 1998). Dabei wird deutlich, dass das Risiko, an einer Depression zu erkranken, bei den „alten Alten" (85 – 89 Jahre) noch einmal ansteigt, (wie oben in der Abbildung dargestellt).

Nach der Berliner Altersstudie (BASE, 1998) liegt die höchste Krankheitshäufigkeit hierfür im hohen Alter in der Altersgruppe der 90 – 94-Jährigen (36 %). Allerdings erfolgte diese letzte repräsentative Erhebung im hohen Alter bereits vor 20 Jahren. Neuere Studien gehen davon aus, dass Depressionen im Alter bei bis zu 20 % aller Personen auftreten. In Alten- und Pflegeheimen sind ca. ein Drittel der Menschen depressiv (Durwen, 2009).

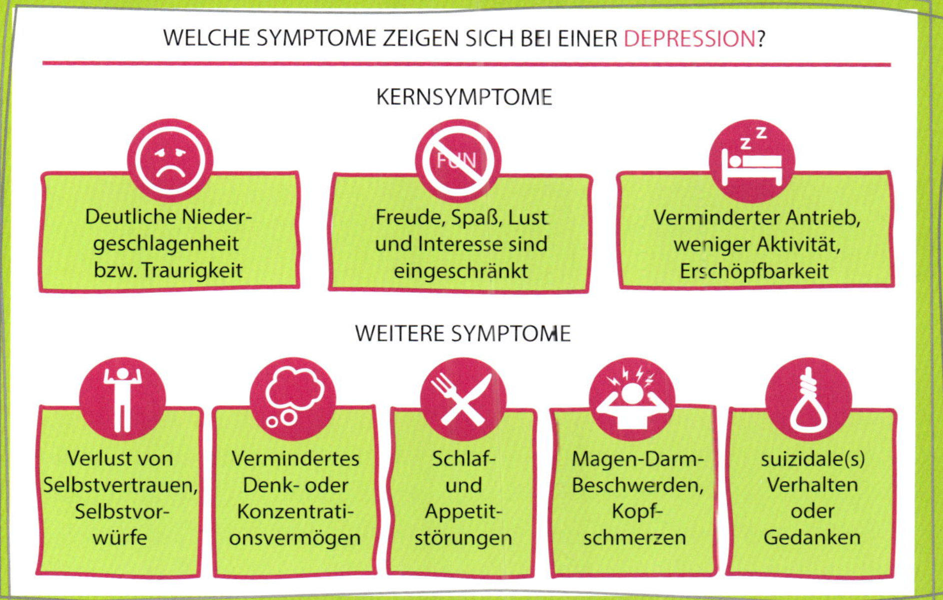

Symptomatik

Depressionen gehören zur Gruppe der internalisierenden Störungen, das bedeutet, dass sie nach außen häufig schwer zu erkennen sind. Die Kernsymptome beziehen sich dabei auf Beeinträchtigungen des inneren Erlebens sowie auf passives, defensives und vermeidendes Verhalten (Pössel, 2009). Auf der nachstehenden Infografik sind die Symptome einer Depressiven Episode zu sehen – liegen mindestens zwei der Kernsymptome über eine Dauer von mindestens 2 Wochen vor, ist die Diagnose zu stellen. Neben Gefühlen von Niedergeschlagenheit und Trauer leiden Betroffene an vermindertem Empfinden von Freude sowie einer

ZUM NACHDENKEN

- Denken Sie an eine Situation zurück, in der Sie sehr traurig und niedergeschlagen waren. Wie haben Sie sich dabei gefühlt, was ging Ihnen in dieser Zeit durch den Kopf?
- Sammeln Sie nun Symptome für die Depression und bedenken Sie dabei die folgenden Erlebensbereiche: (a) Gefühle), (b) Gedanken, (c) Körper und (d) Verhalten.

reduzierten Lust, eigenen Interessen nachzugehen. Weiterhin haben Menschen in Depressionen wenig Antrieb und fühlen sich häufig erschöpft. Diese Symptome haben Auswirkungen auf andere Bereiche: So verlieren sie Selbstvertrauen, sind in kognitiven Prozessen beeinträchtigt, können weniger gut schlafen und zeigen körperliche Symptome wie Magen-Darm-Beschwerden oder Kopfschmerzen.

Die „Depressive Stimmung"

Bei einer „Depressiven Stimmung" handelt es sich um eine im Ganzen stark abgefallene Stimmungskurve, bei der der Zugang zu negativen Gefühlen deutlich verstärkt ist (siehe nachfolgende Abbildung). Hingegen ist der Zugang zu positiven Gefühlen stark vermindert bis nicht mehr vorhanden, was massiv Lebensqualität und Wohlbefinden der Betroffenen einschränkt. Hinsichtlich vorhandener Gedanken ist der Zugang zu negativen Denkmustern ebenfalls verstärkt. Eine positive Bewertung der eigenen Person, von Situationen und der Zukunft ist kaum bis gar nicht mehr möglich. Aus diesen stark negativen Gedanken können sich zudem Suizidgedanken ergeben (siehe Kasten, Exkurs auf S. 46).

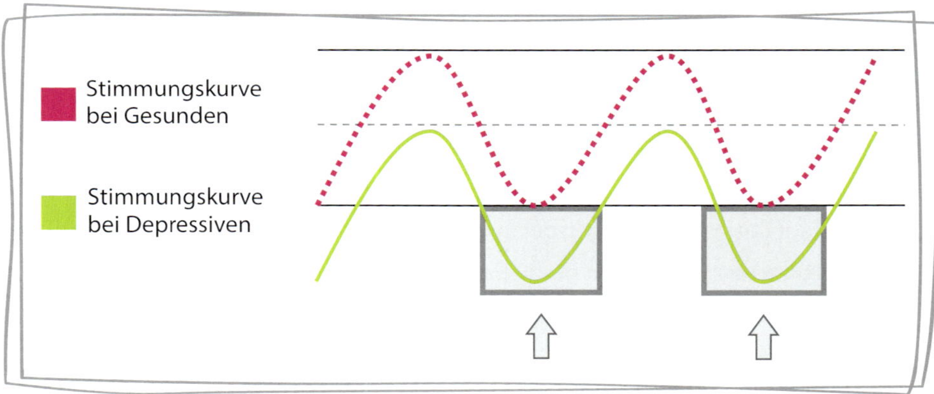

Exkurs: Trauer oder Depression?

Nach kritischen Lebensereignissen wie dem Tod nahestehender Personen treten grundsätzlich bei nahezu allen Menschen Symptome wie Appetitminderung, Gewichtsverlust oder Schlafstörungen auf. Auch ist es vom kulturellen Hintergrund abhängig, wie Dauer und Form dieser Reaktionen ausgeprägt sind. Denkbar ist zudem, dass Symptome mehrere Wochen lang durchgängig bestehen und die Kriterien einer Depression damit erfüllen können. Dennoch sind selbst in den schwersten Trauerreaktionen per se keine depressiven Störungen zu sehen, auch dann nicht, wenn Betroffene professionelle Hilfe aufsuchen und in Anspruch nehmen. Die diagnostischen Kriterien zeigen auf, dass man beim Auftreten eines solchen kritischen Lebensereignisses mit der Diagnosestellung ca. 2 Monate warten sollte, da die jeweiligen Symptome spontan zurückgehen könnten (in diesem Fall handelt es sich dann beispielsweise um eine einfache Trauerreaktion nach ICD-10: Z63.4). Bestehen Symptome länger, sollte geprüft werden, ob im Sinne einer komplexen Trauerreaktion eine depressive Grundstörung zugrunde liegt. Durch diese speziellen Diagnoseregeln soll sichergestellt sein, dass nicht voreilig eine Trauerreaktion fälscherweise für eine depressive Störung gehalten wird. Trauer gehört vor allem im höheren Lebensalter zum Leben dazu, sodass man dies in mögliche Diagnostiken einfließen lassen sollte. Die Pathologisierung eines „natürlichen" Trauerprozesses könnte zudem eine Stigmatisierung der Person zur Folge haben, sodass auch diesbezüglich sensibel mit diagnostischen Beurteilungen vorgegangen werden sollte. Ausnahmen hiervon stellen wiederum Trauerreaktionen dar, die mit suizidalen Tendenzen, psychotischen Symptomen, psychomotorischer Verlangsamung oder Beeinträchtigungen des persönlichen Funktionsniveaus einhergehen. An dieser Stelle sollte klinisch geklärt werden, inwiefern diese Beeinträchtigungen die Alltagsbewältigung behindern.

TRAUER

- Reaktion auf kritisches Lebensereignis inklusive Appetit- oder Schlafstörungen.
- Bei fortbestehender Symptomatik: Diagnosestellung ca. 2 Monate abwarten.
- Bei längerer Dauer sollte depressive Grundstörung abgeprüft werden.
- Ausnahmen: suizidale Tendenzen, psychotische Symptome, psychomotorische Verlangsamung oder Beeinträchtigungen des persönlichen Funktionsniveaus.

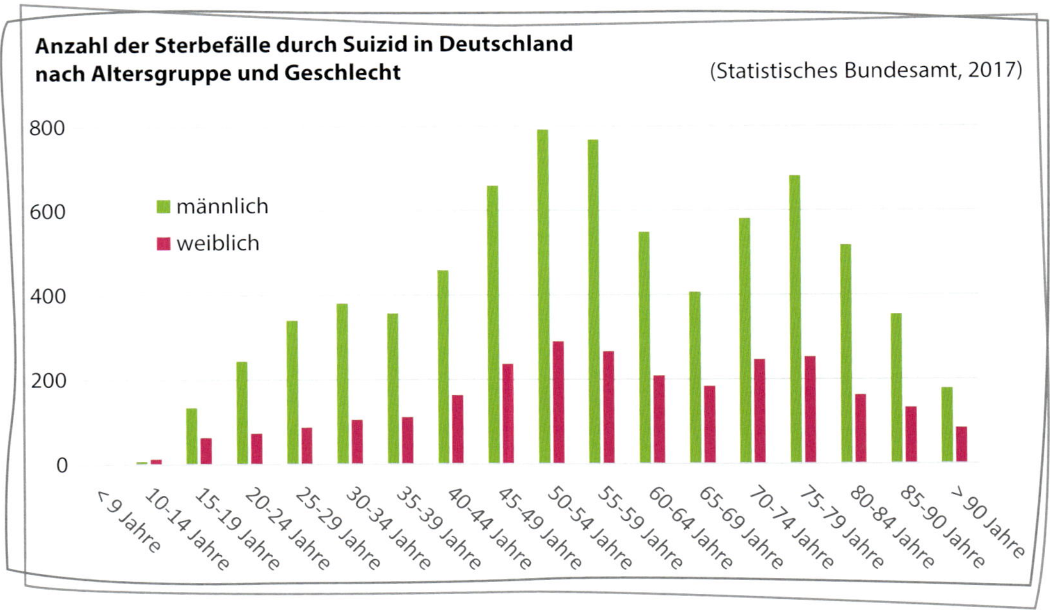

Suizidale(-s) Verhalten oder Gedanken

Depressionen mindern die Lebensfreude, gefährden die Selbstständigkeit und sind mit körperlichen Erkrankungen verknüpft. Dadurch sind Depressionen Hauptrisikofaktor für Suizide (Waern et al., 2002). Unter den jährlich 10.000 Suizidtoten sind überzufällig häufig Ältere (Statistisches Bundesamt, 2017). Suizidale ältere Menschen, insbesondere Männer, suchen seltener Hilfe und führen den Suizid entschlossen durch (Wächtler, 2011). Wie der folgenden Abbildung zu entnehmen ist, ergibt sich hieraus ein wichtiges Thema für die Gesundheitsversorgung. Insbesondere Männer in höherem Alter stellen eine Risikogruppe dar, die es mit entsprechenden (psycho-)therapeutischen Maßnahmen zu behandeln gilt. Auch im Hinblick auf

EXKURS:

Suizidalität (Erlemeier, 2011; Plitt, 2006)

» lateinisch sui „seiner [selbst]", und caedere „[er]schlagen, töten, morden".

» Synonyme: Freitod, Selbsttötung, Selbstmord.

→ 1996 wurde der Begriff „Suizid" festgelegt.

Suizidalität umfasst alle Denk- und Verhaltensweisen von Menschen, die durch aktives Handeln, Handeln lassen, passives Unterlassen oder in Gedanken den eigenen Tod als mögliches Ergebnis in Kauf nehmen oder direkt anstreben.

Suizidprävention ist es essenziell, kontinuierlich zu prüfen, inwiefern Gedanken an den Suizid vorliegen. Ein Problem besteht darin, dass möglicherweise viele Suizide nicht erkannt werden (Plitt, 2006). Daher wird in der Gesundheitsversorgung davon ausgegangen, dass eine hohe Dunkelziffer besteht. Ein denkbarer Grund dafür liegt in der Suizidmethode: Sogenannte „slow methods" (häufig von Betroffenen im hohen Alter angewandt; Hautzinger, 2008) wie Nahrungs-, Behandlungs- und Medikamentenverweigerung oder der Missbrauch von ärztlich verordneten Medikamenten lässt sich nur schwer mit einer intendierten Suizidabsicht verknüpfen.

Faktoren, die Suizidalität allgemein begünstigen (Krankheit, ökonomische Probleme, soziale Isolierung, Verlusterlebnisse, Abhängigkeit) sind gleichzeitig Kennzeichen für hohes Alter. Dennoch gilt, dass Suizidalität kein Phänomen des normalen Alterungsprozesses ist. In der Berliner Altersstudie (N=516) konnte nachgewiesen werden, dass bei 95 % der Studienteilnehmer kein Todeswunsch vorgelegen hatte. Schaut man sich die Gruppe der psychisch erkrankten Älteren an, hegten bei Vorliegen einer Depressionsdiagose 90 % dieser Personen Todeswünsche. Unter der suizidalen älteren Bevölkerung leiden 80 – 100 % unter einer psychischen Erkrankung, meistens einer Depression (BASE, 1998). Ältere Menschen haben folglich keinen generell

EXKURS:

Suizidalität erkennen

Suizidalität im Alter ist dadurch charakterisierbar, dass Lebensmüdigkeit kommuniziert oder notwendige Versorgung (Nahrung, Medikamente) verwehrt werden. Hilfreich dabei ist, das »prä-suizidale Syndrom« nach Ringel (1953) zu kennen und auf Hinweise dazu zu achten:

» Einengung: Wahlmöglichkeiten sind deutlich eingeengt, bis final nur Suizid als Option bleibt. Diese Einengung kann allein auf dem Denken, den Gefühlen und dem Verhalten suizidaler Menschen begründet sein (Depression, Ängste, Befürchtungen), aber auch in der Realität (Krankheit, Vereinsamung, Isolation, Berentung, Arbeitslosigkeit, Verluste).

» Aggressionsumkehr: Aus emotional überlastenden Situationen ergibt sich eine verstärkte, zum Teil gehemmte Aggression, die sich gegen den Betroffenen selbst richtet (Selbstaggression).

» Suizidfantasien: Gefühle, sich mit der Realität nicht mehr auseinandersetzen zu können, ergeben eine irrationale Sichtweise. Der Betroffene baut sich eine eigene subjektiv realistische Welt auf, in der die Bedeutsamkeit von Todesgedanken und schließlich des Suizids steigt.

Wichtig ist, Bewusstsein für Depression und Suizidalität zu schaffen und dies gezielt zu erfragen (Lindner, Hery, Schaller, Schneider & Sperling, 2014).

erhöhten Wunsch zu sterben und Suizide sollten auf psychische Probleme zurückgeführt werden. Dennoch sind diese Zusammenhänge problematisch, da Suizidgedanken alter Menschen weniger ernst genommen werden, suizidale Menschen im hohen Alter häufig allein medikamentös behandelt oder hospitalisiert werden und nur wenige spezielle psychotherapeutische Angebote vorliegen (Hautzinger & Welz, 2008; Plitt, 2006). Wichtig ist es, Anzeichen für Suizidalität frühzeitig zu erkennen (s. Kasten auf S. 47).

Diagnostik und Klassifikation

In der Internationalen statistischen Klassifikation der Krankheiten und verwandter Gesundheitsprobleme (ICD-10) werden psychische Störungen im Kapitel F, Depressionen im Unterkapitel F3 klassifiziert. Neben der Depressiven Episode (mit

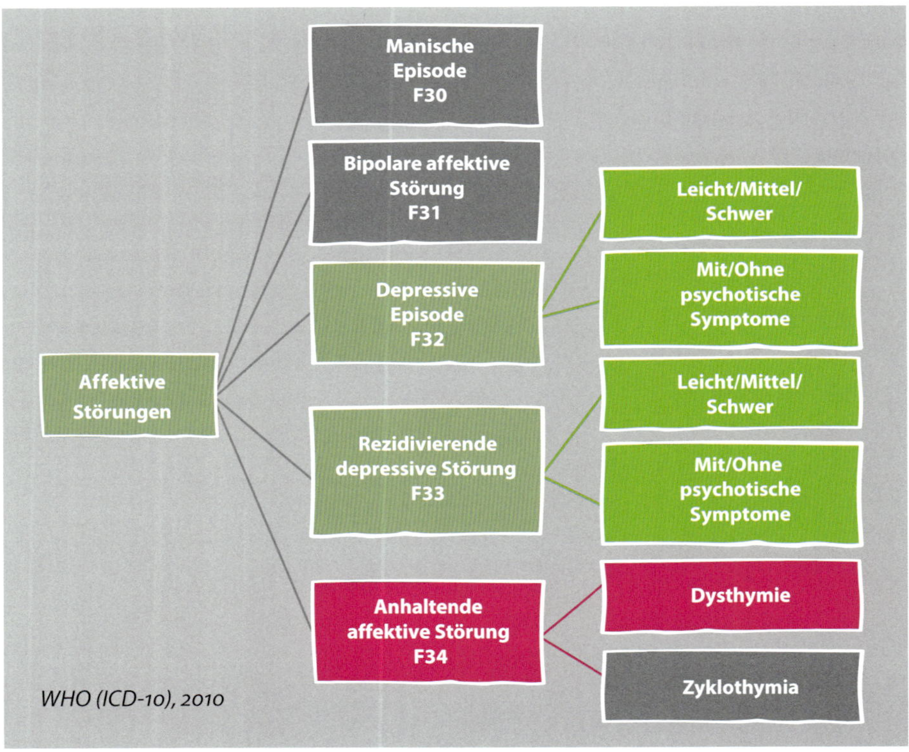

WHO (ICD-10), 2010

Schweregraden von leicht, mittelgradig und schwer) werden die rezidivierende depressive Störung (F33) sowie die Dysthymie (F34.1) unterschieden. Die rezidivierende depressive Störung zeichnet sich durch wiederholte depressive Episoden auf, wobei mitunter auch Phasen der Gesundung zwischen den Episoden bestehen können. Die Störung Dysthymie ist als chronische, wenigstens mehrere Jahre andauernde depressive Verstimmung definiert. Bei depressiven Erkrankungen können zusätzlich psychotische Symptome auftreten (z. B. Halluzinationen oder Wahnvorstellungen).

Der Schweregrad der Depression wird über die Anzahl an Zusatzsymptomen bestimmt. Treten zu mindestens zwei Kernsymptomen zwei weitere Symptome auf, handelt es sich um eine leichte Depression. Bei 3 – 4 Nebensymptomen spricht man von einer mittelgradigen Episode und berichten die Betroffenen mehr als 4 Zusatzsymptome, erhalten sie die Diagnose einer schweren Depression. Eine Übersicht über die affektiven Störungen gibt Ihnen die vorstehende Grafik.

Diagnostik

Zur Messung von Depressionen können unterschiedliche psychometrische Instrumente eingesetzt werden (mit Kurzbeschreibung):

- Geriatric Mental State Interview (GMS-A; Gurland, Copeland, Sharpe & Kelleher, 1976)
- Beck Depressionsinventar-II (BDI-II; Hautzinger, Keller & Kühner, 2006)
- Selbst- und Fremdratingskalen: Hamilton Depressionsskala (HAM-D; Baumann, 1976) und CES-D (Matschinger, Schork, Riedel-Heller & Angermeyer, 2000)
- WHO-5-Fragebogen zum Wohlbefinden (WHO, 1998)
- Allgemeine Depressionsskala (ADS; Hautzinger & Bailer, 1993)
- Gesundheitsfragebogen für Patienten (PHQ-D; Löwe & Spitzer, 2002)

ZWEI-FRAGEN-TEST:

Fühlten Sie sich im letzten Monat häufig niedergeschlagen, traurig, bedrückt oder hoffnungslos?

Hatten Sie im letzten Monat deutlich weniger Lust und Freude an Dingen, die Sie sonst gern tun?

Neben psychometrischen Testungen ist es notwendig, Betroffene anamnestisch zu befragen (um bspw. den Zeitverlauf über das Leben darzustellen), körperlich zu untersuchen (um bspw. hormonelle Störungen auszuschließen) sowie zusätzlich apparativ und laborklinisch zu testen (um bspw. differenzialdiagnostisch Demenz auszuschließen).

Diagnose Depression

FALLBEISPIEL

Die 70-jährige Patientin Frau R. beklagt seit vier Wochen eine sehr schlechte Stimmung. Dabei leide sie zusätzlich unter den folgenden Symptomen: Appetitlosigkeit, Erschöpfung, Zittern, Magendruck. Eine stationäre internistische Untersuchung wenige Tage zuvor zeigte keinen Hinweis auf eine körperliche Erkrankung. Frau R. habe in den vergangenen Monaten fünf Kilogramm abgenommen. Mit dem Einzug neuer Mieter in der Wohnung über ihr hätte alles begonnen. Die jungen Leute seien ständig sehr laut. Beschwerden ihrerseits hätten nichts gebracht. Unmöglich finde sie, dass ihrem Ehemann alles egal sei. Auf die Therapeutin wirkt Frau R. erschöpft und angespannt. Sie spricht mit leiser, heiserer Stimme. Während ihres Berichts scheint sie Konzentrationsschwierigkeiten zu haben und sich nicht mehr an alles genau zu erinnern. Frau R. sei verstimmt, verzweifelt und ohne Hoffnung. Sie mache sich außerdem große Sorgen wegen der sich ihr aufdrängenden Gedanken an Suizid. Frau R. suche nun weniger Kontakt zu Freunden, bliebe häufiger zu Hause und komme nun ihren Interessen und Hobbys nicht mehr nach.

Diagnose: Schwere depressive Episode

Das Fallbeispiel von Frau R. macht die Diagnosestellung anschaulich. Ersichtlich wird, dass die Betroffene infolge einer Lebensumstellung (Einzug neuer Mieter) stark beansprucht ist (Stress, Appetitlosigkeit, Erschöpfung). Aufgrund dieser chronischen Belastung stieg die Anfälligkeit der Betroffenen, sodass sich ihre Stimmung negativ ausprägte (Verzweiflung, Verstimmung, Hoffnungslosigkeit). Neben körperlichen Symptomen (Zittern, Magendruck) weist die Betroffene ebenfalls kognitive Symptome (Konzentrationsschwierigkeiten, Sorgen und Befürchtungen) auf. Aufgrund bestehender Suizidgedanken und des verringerten Funktionsniveaus (Isolation, Verlust sozialer Beziehungen) wird das Leben von Frau R. stark beeinträchtigt.

Sie berichtet neben den Hauptsymptomen (Niedergeschlagenheit, Erschöpfbarkeit, Interessensverlust) mehr als vier Nebensymptome (Suizidgedanken, Appetitlosigkeit, Konzentrationsschwierigkeiten, Magenschmerzen, Hoffnungslosigkeit), wodurch die Diagnose einer schweren depressiven Episode zu stellen ist.

Zur validen Diagnosestellung im hohen Alter ist es nötig zu wissen, dass dieselben Kriterien wie bei anderen Altersgruppen angelegt werden, jedoch die negative Verstimmung von Patienten oft nicht in den Vordergrund gestellt wird. Hierbei ist es klinisch sinnvoll zu fragen, ob Betroffene noch genauso glücklich/traurig sein können wie vor einem Jahr. Patienten mit Depressionen stellen zudem häufiger körperliche Mängel in den Vordergrund (Schlafstörungen, Appetitlosigkeit). Daher ist eine genaue Anamnese (zeitlicher Verlauf, andere Symptomebene) wichtig, um diese körperlichen Aspekte ins Gesamtbild einzuordnen und ggf. andere Symptombereiche näher zu eruieren. Bei Risikopopulationen (bedeutsame Lebensumstellungen wie Tod des Angehörigen, Berentung) ist es zudem sinnvoll, regelmäßig Screeningverfahren (siehe Auflistung auf S. 49) einzusetzen, um kontinuierlich zu prüfen, inwiefern sich ein depressives Muster durch die Nicht-Bewältigung der aktuellen Lebenssituation ergeben könnte.

Differenzialdiagnostisch wichtig ist daher zu prüfen, inwiefern ein Zusammenhang mit einer Trauerreaktion (Verlust einer nahestehenden Person) oder einem einschneidenden Lebensereignis (Berentung) besteht. Weiterhin ist zu prüfen, ob Hinweise auf metabolische (hormonelle Störungen bspw. bezüglich der Schilddrüse) oder substanzinduzierte Störungen (Alkohol, Medikamente) bestehen. Zu klären ist, ob Alternativerklärungen (Hinweise auf Schmerzen, länger andauernde Schlafstörungen) die bestehenden und berichteten Symptome erklären oder diese aus einem vorhandenen depressiven Muster resultieren.

Chronische Depressionen sind international nicht einheitlich definiert. Die rezidivierende depressive Störung sowie die Dysthymie können als Vertreter dieses Bereichs angesehen werden. Einigkeit besteht lediglich im zu erfüllenden Zeitkriterium, das eine andauernde depressive Symptomatik von mindestens zwei Jahren definiert. Im höheren Alter gibt es zudem die Bezeichnung „late-life depression" (LLD; Altersdepression). Diese Form der Depression beschreibt depressive Krisen für einen späten Beginn der eigentlichen Erkrankung (zwischen 50. und 60. Lebensjahr). Empirisch belegt ist, dass diese Patienten mehrheitlich weniger depressive

Störungen in der Familienanamnese berichten und häufiger zerebrovaskuläre Erkrankungen sowie zerebrale Atrophien zeigen als Betroffene, die bereits seit frühem Erwachsenenalter oder der Kindheit an einer Depression leiden (Naismith, Norrie, Mowszowski & Hickie, 2012). Häufiger scheint die Depression bei chronisch depressiven älteren Patienten (in Form einer Dysthymie) nach dem 50. Lebensjahr auszubrechen (Devanand, 2014).

Entstehung

Im hohen Lebensalter steht die Bewältigung wesentlicher Lebensumstellungen an. Diese kann sich dabei auf die folgenden Bereiche beziehen:

- geringere familiäre Eingebundenheit,
- Zukunftsängste,
- Berentung,
- Tod von Angehörigen/Freunden,
- zunehmende Abhängigkeit von anderen, ggf. fremden Personen,
- zunehmende Gesundheitsbeschwerden.

Risikofaktoren im Alter:

Aus der Berliner Altersstudie gehen unterschiedliche Risikofaktoren im Alter hervor (siehe Grafik S. 53).

Zudem bestehen allgemeine Risikofaktoren, die die Entstehung einer Depression bedingen können (Hautzinger, 2000): Vorliegen von körperlichen Gebrechen, depressive Episoden in der Vergangenheit, Verluste nahestehender Personen, Aufgabe sozialer Rollen und (beruflicher) Funktionen, verringerte Fertigkeiten und Ressourcen, reduzierte Interessen, Aktivitäten, Ziele und Beschäftigungen, hohe Ansprüche und Perfektionismus sowie ausgeprägte Misserfolgsorientierung.

Entstehung von Depressionen

Die Entstehung einer Depression kann als multifaktorielles Bedingungsgefüge betrachtet werden (Wolfersdorf, 2006). Neben genetischen spielen vor allem so-

Geschlecht
Der Anteil depressiver Störungen bei Frauen ist in 5 von 6 Altersgruppen etwa doppelt so hoch wie bei Männern; in etwa gleich ist er in der Altersgruppe 85 - 89 Jahre.

Alleinleben
Die Prävalenz von Depressionen bei allein lebenden (30,3 %) vs. verheirateter (14,9 %) Teilnehmern ist zweifach erhöht.

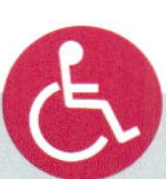

Geriatrische Problemgruppen
Eine erhöhte Prävalenz für Depressionen besteht vor allem bei multimorbiden (36,8 %), immobilen (36,8 %) sowie multimedikamentös behandelten (35,7 %) Älteren.

ziokulturelle (u. a. Leistungsorientierung und -druck, Jugendlichkeitswahn) und familiäre Faktoren (Erziehung, traditionelle Werte) eine Rolle. Aus dem Zusammenspiel ergibt sich eine Disposition (Anfälligkeit bezüglich einer Depression), die für die weitere individuelle, psychologische, soziale und körperliche Entwicklung von Bedeutsamkeit ist. Liegen verschiedene Risikofaktoren über einen längeren Zeitraum vor, kann es zur Ausbildung depressiver Persönlichkeitszüge (negative Gedanken, beeinträchtigte Gefühle) kommen, die sich in der Gestaltung von Beziehung (pessimistische Sichtweisen, passives Beziehungsverhalten) wiederfinden und durch die entsprechende Wertüberzeugungen („Nichts kann ich richtig machen") und Normorientierungen („Wer Schwäche zeigt, ist wertlos") determiniert werden. Folglich steigt das Risiko, dass in der weiteren Entwicklung pathologische Muster der Depression ausgebildet werden („Persönlichkeit mit erhöhter Erkrankungsbereitschaft") und die Bewältigung relevanter Entwicklungsaufgaben (bspw. Tod von Angehörigen) und Alltagsbelange (bspw. Berentung, Umgang mit Stress) wird beeinträchtigt. Das wiederum hat Einfluss auf verschiedene Facetten der Persönlichkeit: Denkmuster werden in ihrer negativen Ausprägung weiter verstärkt, Betroffene neigen zu Aggressivität (vor allem im hohen Alter), depressive Persönlichkeitszüge bilden sich aus und Bewältigungsstrategien sind hingegen weiter blockiert. Je länger solch ein Zustand besteht, umso höher ist die Wahrscheinlichkeit, dass final die Depression ausbricht.

Behandlung

Versorgungssituation

In den USA und Großbritannien haben Versorgungsforscher ältere Menschen mit Depressionen als hoch relevante und unterversorgte Gruppe identifiziert. Selbst nach einer entsprechenden Diagnose fehlte eine angemessene und adäquate Behandlung (Luppa, Sikorski & Motzek, 2012). Psychopharmakologische Interventionen (Gill & Hatcher, 2000) und psychotherapeutische Interventionen (Wolf & Hopko, 2008) zeigen Wirksamkeit auch bei älteren Menschen. Auch psychosoziale Interventionen (Beratung, aufsuchende Ansätze) zeigen Effektivität (Gum et al., 2006). Im Gegensatz zur früheren Annahme, dass ältere Menschen aufgrund von Angst vor Stigmatisierung Psychopharmaka präferieren, kann geschlussfolgert werden, dass psychotherapeutische und psychosoziale Hilfen sinnvolle Alternativen und Zusatzmaßnahmen darstellen. In der Berliner Altersstudie (BASE, 1998) wurde festgestellt,

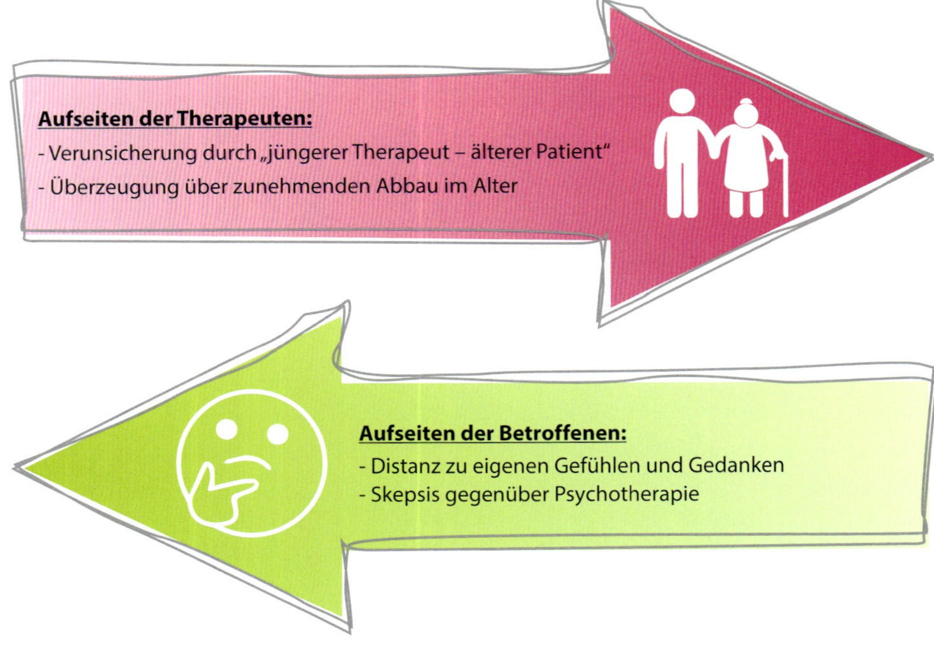

dass 44 % der depressiven Störungen nicht adäquat therapiert wurden. Einschränkend muss jedoch festgehalten werden, dass die Studie 20 Jahre zurückliegt und sich das Gesundheitsversorgungssystem in diesen Jahren verändert und im Hinblick auf die Versorgung von Depressionen verbessert hat. Dennoch findet auch heute noch Psychotherapie jenseits von 65 praktisch nicht statt (u. a. Heuft, Telger, Wolterm & Imai, 2011). Dies kann auf spezielle Hemmnisfaktoren in der speziellen Versorgungssituation zurückgeführt werden (Kessler, 2014; Peters, 2009).

Verlauf und Prognose

Für den Verlauf akuter Depressionen im hohen Alter ist feststellbar, dass vier bis sechs Monate längere Phasenverläufe bestehen sowie Rückfallrisiko und Therapie-Resistenz im Alter wahrscheinlich etwas erhöht sind (Stoppe, 2010). Prognostisch bedeutsam ist dabei die hohe Suizidrate bei älteren Menschen. Es besteht dabei ein Zusammenhang zwischen Selbsttötungen im Alter und dem Vorliegen einer Depressionsdiagnose (90 %). Dies stellt damit den wichtigsten Risikofaktor dar (Cornwell, Duberstein & Caine, 2002), der letztendlich auch in der Versorgung unbedingt Berücksichtigung finden muss. Auch ist das bereits erwähnte Chronifizierungsrisiko im Alter ein wesentlicher Faktor, der in der Versorgung berücksichtigt werden sollte (Charney et al., 2003).

Daraus folgen Anforderungen für die Gesundheitsversorgung (Riedel-Heller, Weyerer, König & Luppa, 2012):

- angemessene Berücksichtigung einer Depression aufgrund eines Herzinfarktes, Schlaganfalls oder aufgrund von Sturzkrankheiten,
- enge Kooperation zwischen Geriatrie und Gerontopsychiatrie,
- ärztliche Konsultation vor Heimeinweisung zur Erkennung einer möglicherweise bereits vorhandenen Depression, um eine Verschlechterung zu verhindern,
- gerontopsychiatrische Qualifikation von Psychiatern und Psychotherapeuten.

Die Versorgungsrealität zeigt, dass mit zunehmendem Alter bei der Versorgung von depressiven Betroffenen vermehrt biologische Therapieverfahren, v. a. Medikamente, zum Einsatz kommen. Die Anwendung von Psychotherapie ist selten, jedoch sollte Psychotherapie genutzt werden, da wirksame Verfahren existieren und Psychopharmaka enorme Nebenwirkungen haben. Die nachfolgende Tabelle beinhaltet unterschiedliche therapeutische Ansätze bei depressiven Störungen (Wolfersdorf, 2006). Die Tendenz hin zur Inanspruchnahme von Psychotherapie ist in den letzten Jahrzehnten auch bei Menschen im höheren Alter steigend (s. a. Peters 2014). Bei Patienten, die Trauerreaktionen aufgrund von kritischen Lebensereignissen oder akute Symptome beim Umzug in Seniorenheime zeigen, ist eine spezifische Psychotherapie zwar nicht nötig, allerdings kann psychosoziale Beratung hilfreich sein (Maercker, 2003). Entsprechend der S3-Leitlinie „Unipolar Depression" ist es sinnvoll, psychotherapeutische Behandlung bei depressiven Störungen anzuwenden. Kessler (2014) weist darauf hin, dass „... die Effektivität psychotherapeutischer Interventionen für sehr alte, multimorbide und kognitiv eingeschränkte Patient*innen geringer (ausfällt) als für jüngere Altersgruppen ... Diese vorläufige Befundlage ist aber nicht nur auf die eingeschränkte neurobiologische Plastizität im sehr hohen Alter zurückzuführen, sondern möglicherweise auch ... darauf, dass die gewählten psychotherapeutischen Vorgehensweisen für die Gruppe der Hochaltrigen und ihre spezifischen Bedürfnisse und Fähigkeiten nicht ausgearbeitet waren." (Kessler 2014, S. 147 f.)

Im Folgenden sind unterschiedliche Formen der Behandlung von Menschen mit Depressionen dargestellt. Grundsätzlich werden neben Psycho- und Pharmakotherapie noch Ansätze der psychosozialen Beratung, Psycho-

EXKURS:

Therapieformen

Beratung:

Ziele: Verbesserung der Fähigkeit zur Problemlösung, Handlungskompetenz und Steuerungsfähigkeit, Vorbeugung von psychischen und seelischen Problemen.

Vorteile: kürzere Wartezeiten, schnelle Anbahnung, problemorientiertes und individuumszentriertes Vorgehen.

Psychoedukation:

Ziele: Vermittlung von Krankheits- und Behandlungswissen, Bewältigungsstrategien und Unterstützung des Patienten zum Selbstmanagement.

Vorteile: Eigenständigkeit des Patienten steht im Vordergrund, individuelles Vorgehen bei der Vermittlung von Informationen.

Gruppentherapie:

Ziele: Erfahrungsaustausch, Entlastung, Einübung alltagsrelevanter Verhaltensweisen in einem geschützten Rahmen, Bearbeitung von Beziehungsthemen.

Vorteile: Förderung neuer sozialer Kontakte, allgemeine Akzeptanz, positives Erleben im Gruppenverbund (Selbstvertrauen).

edukation und Gruppentherapie unterschieden. Die nachfolgende Übersicht verdeutlicht kurz und komprimiert, worin Ziele und Vorteile der jeweiligen Verfahren bestehen. Wichtig ist hierbei, individuell zu schauen, welche Maßnahmen passend zur Person und zur aktuellen Situation sind und inwiefern depressive Symptome akut sind.

Neben der Inanspruchnahme bewährter und wirksamer Therapieverfahren ist der Einbezug der Angehörigen ebenso bedeutsam. Im Umgang und Kontakt mit den Betroffenen können die folgenden Aspekte helfen:

- Geduld im Umgang mit depressiv Erkrankten darf nicht verloren werden,
- „Reiß-dich-zusammen"-Aufforderungen helfen nicht, besser ist die eigene Abgrenzung/Erfüllung der eigenen Bedürfnisse, um die Schwere der Erkrankung mit dem Betroffenen durchzustehen,
- soziale Unterstützung durch Alltagsstruktur, bei positiven Aktivitäten, hinsichtlich Therapiemotivation,
- Selbsthilfe-Gruppen/Selbsthilfe-Tage helfen beim Austausch und zum Verständnis,
- Angehörigen-Selbsthilfegruppen helfen für sich selbst zu sorgen, sich zu entlasten, um wenig beansprucht weiter für Betroffene da zu sein.

EXKURS:

Therapieformen

Einzel-Psychotherapie:

Ziele: Erarbeitung zugrunde liegender Problembereiche, Verbesserung sozialer Kompetenz, die Lösung interpersoneller Konflikte und die Verbesserung der Problemlösestrategien.

Vorteile: höhere Intimität beim Bericht persönlicher oder traumatischer Erfahrungen, Nebenwirkungen sind selten.

Pharmakotherapie:

Ziele: Linderung von Symptomen, Verbesserung des Funktionsniveaus, Verringerung der Krankheitslast.

Vorteile: schnelle Wirklatenz, symptomspezifisches Vorgehen.

FAZIT

- » Bei Menschen im höheren Alter (65 Jahre+) mit einer depressiven Störung ist Psychotherapie wirksam.
- » Psychotherapie kann je nach Schweregrad der Depression als Mittel erster Wahl, als Alternative zu Medikamenten oder in Kombination damit eingesetzt werden.
- » Gerade bei körperlich erkrankten und/oder sozial isolierten älteren Depressiven sind die Kooperation mit dem Hautarzt und der Einsatz sozialtherapeutischer Maßnahmen essenziell.
- » Körperliche Bewegung und Entspannungsübungen, ggf. Ergotherapie und Hirnleistungstraining sind weitere wichtige Behandlungsangebote.

Literaturverzeichnis

Baumann, U. (1976). Methodische Untersuchungen zur Hamilton-Depression-Skala. Archiv für Psychiatrie und Nervenkrankheiten, 222, 359–375.

Busch, M. A., **Maske**, U. E., **Ryl**, L., **Schlack**, R., & **Hapke**, U. (2013). Prävalenz von depressiver Symptomatik und diagnostizierter Depression bei Erwachsenen in Deutschland – Ergebnisse der Studie zur Gesundheit Erwachsener in Deutschland (DEGS1). Bundesgesundheitsblatt - Gesundheitsforschung – Gesundheitsschutz, 56, 733–739.

Charney, D. S., **Reynolds**, C. F., **Lewis**, L., **Lebowitz**, B. D., **Sunderland**, T., **Alexopoulos**, G. S., ... & **Borson**, S. (2003). Depression and bipolar support alliance consensus statement on the unmet needs in diagnosis and treatment of mood disorders in late life. Archives of General Psychiatry, 60, 664–672.

Cornwell, Y., **Duberstein** P. R., **Caine** E. D., (2002). Risk factors for suicide in later life. Biological Psychiatry, 52, 193–204.

Devanand, D.P. (2014). Dysthymic disorder in the elderly population. International Psychogeriatrics, 26, 39–48.

Dilling, H., **Mombour**, W., & **Schmidt**, M. H. (2010). Internationale Klassifikation psychischer Störungen: ICD-10, Kapitel V. Bern: Huber.

Durwen, H. F. (2009). Depressionen im Alter. NeuroGeriatrie, 6, 3–8.

Erlemeier, N. (2011). Suizidalität und Suizidprävention im höheren Lebensalter. Stuttgart: Kohlhammer Verlag.

Gill, D., & **Hatcher**, S. (2000). Antidepressants for depression in medical illness. Cochrane Database of Systematic Reviews, 3.

Gum, A. M., **Areán**, P. A., **Hunkeler**, E., **Tang**, L., **Katon**, W., **Hitchcock**, P., ... & **Unützer**, J. (2006). Depression treatment preferences in older primary care patients. The Gerontologist, 46, 14–22.

Gurland, B., **Copeland**, J., **Sharpe**, L., & **Kelleher**, M. (1976). The geriatric mental status interview (GMS). The International Journal of Aging & Human Development, 7, 303–311.

Hautzinger, M., & **Bailer**, M. (1993). ADS – Allgemeine Depressionsskala. Weinheim: Beltz.

Hautzinger, M. (2000). Depression im Alter. Weinheim: Beltz.

Hautzinger, M., & **Welz**, S. (2008). Kurz- und längerfristige Wirksamkeit psychologischer Interventionen bei Depressionen im Alter. Zeitschrift für Klinische Psychologie und Psychotherapie, 37, 52–60.

Hautzinger, M., **Keller**, F., & **Kühner**, C. (2009). BDI-II Beck-Depressions-Inventar. Revision. 2. Auflage. Frankfurt am Main: Pearson Assessment.

Heuft, G., **Telger**, K., **Wolterm** D., & **Imai**, T. (2011). Versorgungssituation Älterer bezüglich ambulanter Richtlinienpsychotherapie. In: G. Stoppe (Hrsg.), Die Versorgung psychisch kranker alter Menschen. Köln: Deutscher Ärzte-Verlag.

Kessler, E. M. (2014). Psychotherapie mit sehr alten Menschen. Überlegungen aus Sicht der Lebensspannenpsychologie. Psychotherapie im Alter, 11, 145–161.

Linden, M., **Kurtz**, G., **Baltes**, M. M., Geiselmann, B., Lang, F. R., Reischies, F. M., & Helmchen, H. (1998). Depression bei Hochbetagten. Ergebnisse der Berliner Altersstudie. Nervenarzt, 69, 27–37.

Lindner, R., **Hery**, D., **Schaller**, S., **Schneider**, B., & **Sperling**, U. (2014). Suizidgefährdung und Suizidprävention bei älteren Menschen: Eine Publikation der Arbeitsgruppe „Alte Menschen" im Nationalen Suizidpräventionsprogramm für Deutschland. Berlin, Heidelberg: Springer-Verlag.

Löwe, B. P., & Spitzer, R. L. (2002). PHQ-D: Gesundheitsfragebogen Für Patienten. Karlsruhe: Pfizer.

Luppa, M., Sikorski, C., Motzek, T. (2012). Health service utilization and costs of depressive symptoms in late life: A systematic review. Current pharmaceutical design, 18, 5936–5957.

Maercker A. (2003). Alterspsychotherapie. Psychotherapeut, 48, 132–149.

Matschinger, H., **Schork**, A., **Riedel-Heller**, S. G., & **Angermeyer**, M. C. (2000). Zur Anwendung der CES-D bei älteren Menschen: Dimensionsstruktur und Messartefakte. Diagnostica, 46, 29–37.

Naismith, S. L., **Norrie**, L. M., **Mowszowski**, L., & **Hickie**, I. B. (2012). The neurobiology of depression in later-life: clinical, neuropsychological, neuroimaging and pathophysiological features. Progress in neurobiology, 98, 99–143.

Peters, M. (2009). Psychodynamische Psychotherapie im höheren Lebensalter. Psychotherapie, 14, 267–274.

Peters, M. (2014). Strukturbezogene Psychotherapie mit hochaltrigen Patienten. Psychotherapie im Alter, 11, 163–175.

Plitt, S. (2006). Suizidalität im Alter: Ausmaß, Ursachen, Präventionsansätze. Saarbrücken: VDM Verlag.

Pössel, P. (2009). Depression/Suizidalität. In S. Schneider, & J. Margraf (Hrsg.), Lehrbuch der Verhaltenstherapie. Band 3: Störungen im Kindes- und Jugendalter. (S. 663 - 687). Berlin, Heidelberg: Springer-Verlag.

Ravens-Sieberer, U., **Wille**, N., **Bettge**, S., & **Erhart**, M. (2007). Psychische Gesundheit von Kindern und Jugendlichen in Deutschland: Ergebnisse aus der BELLA-Studie im Kinder- und Jugendgesundheitssurvey (KiGGS). Bundesgesundheitsblatt – Gesundheitsforschung - Gesundheitsschutz, 50, 871–878.

Riedel-Heller, S. G., **Weyerer**, S., **König**, H. H., & **Luppa**, M. (2012). Depression in old age: Challenge for aging societies. Nervenarzt, 83, 1373–1378.

Ringel, E. (1953). Der Selbstmord – Abschluss einer krankhaften Entwicklung. Wien: Maudrich.

Tolle, R. (1983). Depressionen Im Alter. Nervenheilkunde, 2, 173–175.

Topp, C. W., **Østergaard**, S. D., **Søndergaard**, S., & **Bech**, P. (2015). The WHO-5 Well-Being Index: a systematic review of the literature. Psychotherapy and psychosomatics, 84, 167–176.

Statistisches Bundesamt. (2017). Anzahl der Sterbefälle durch Suizid in Deutschland nach Altersgruppe und Geschlecht im Jahr 2015. In Statista – Das Statistik-Portal.

Stoppe, G. (2008). Depression im Alter. Bundesgesundheitsblatt – Gesundheitsforschung - Gesundheitsschutz, 51, 406–410.

Wächtler, C. (2009). Suizidalität älterer Menschen: Erkennen, ernst nehmen, behandeln. Psychotherapie, 14, 306–314.

Waern, M., **Runeson**, B. S., **Allebeck**, P., **Beskow**, J., **Rubenowitz**, E., **Skoog**, I., & **Wilhelmsson**, K. (2002). Mental disorder in elderly suicides: a case-control study. American Journal of Psychiatry, 159, 450–455.

Wolf, N. J., & **Hopko**, D.R. (2008). Psychosocial and pharmacological interventions for depressed adults in primary care: a critical review. Clinical Psychology Review, 28, 131–161.

Wolfersdorf, M. (2006). Depression im Alter. Abgerufen unter: https://www.depression-duesseldorf.de/IMG/pdf/alter-Wolfersdorf.pdf

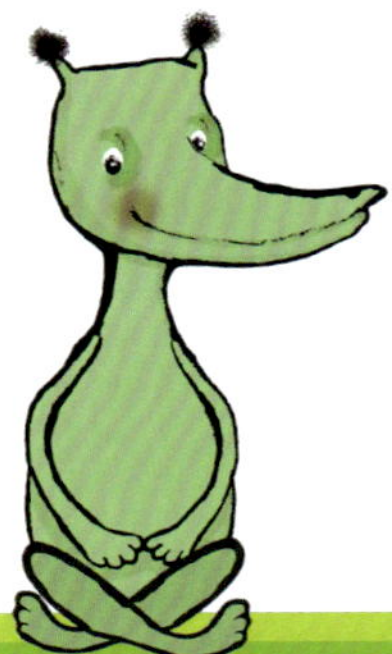

5 Demenz

Verbreitung

Die Wahrscheinlichkeit, eine Demenz zu entwickeln, steigt mit dem Alter. Bei 60-Jährigen ist nur etwa jeder 100. betroffen, wohingegen bei 80-jährigen Menschen bereits jeder Sechste sowie bei 90-Jährigen in etwa jeder Zweite betroffen ist (Deutsche Alzheimer Gesellschaft, 2017). Auch das Geschlecht spielt bei der Entwicklung von Demenzen eine Rolle: Die Verteilung der Diagnose Demenz von Frauen und Männern im Vergleich ist bis zu einem Alter von 80 Jahren gleich verteilt, ab 80 Jahren sind Frauen häufiger betroffen (bspw. Altersgruppe 85 – 89 Jahre: 20 % der Frauen vs. 13 % der Männer; Lobo et al., 2000). Aktuell leiden in Deutschland etwa 1,6 Mio. Menschen an einer Demenz, weltweit sind es 25 Mio. Demenzerkrankte, zwei Drittel davon leben in Entwicklungsländern (Wolf, 2016). In der Zukunft wird die Versorgung von Demenzkranken einen noch bedeutsameren Stellenwert in der Gesundheitsversorgung einnehmen: Schätzungen gehen davon aus, dass im Jahr 2050 mehr als 2 Mio. Menschen mit Demenz in Deutschland zu versorgen sind (Deutsche Alzheimer Gesellschaft, 2017; Wolf, 2016). Gründe hierfür sind in der weiterhin steigenden Lebenserwartung zu sehen. Jährlich bedeutet dies für Deutschland, dass rund 40.000 Menschen zusätzlich an Demenz leiden werden. Gerade für die stationäre Pflege ergeben sich dadurch neue Versorgungserfordernisse, da zwei Drittel der Erkrankten stationär gepflegt werden müssen (Hampel & Pantel, 2011). Mehrheitlich (50 – 80 %) werden Plätze in stationären Pflegeeinrichtungen daher von demenzerkrankten Menschen in Anspruch genommen. Neben (psycho-)therapeutischen Interventionen sind auch medikamentöse Behandlungen von Relevanz für die Versorgung. Demenzpatienten haben in etwa 2,4 chronische Erkrankungen und nehmen durchschnittlich 5,1 Medikamente (Forstmeier & Maercker, 2009). Auch in diesem Zusammenhang lässt sich erkennen, dass sich ein ganz spezieller Versorgungsbedarf für diese Zielgruppe und vor allem in Pflegeeinrichtungen ergibt.

Symptomatik

Die Demenz stellt ein Muster von Symptomen (sog. Syndrom) dar. Das Demenzsyndrom beinhaltet dabei eine fortschreitende bzw. zunehmende Entwicklung vielfältiger geistiger (kognitiver) und psychopathologischer Defizite (Hampel & Pantel, 2011). Dabei werden zentrale und periphere Merkmale unterschieden. Zu den zentralen Merkmalen gehören Merkfähigkeits- und/oder Gedächtnisstörungen. Dazu kommen weitere periphere Merkmale, die sich auf kognitive Einbußen erstrecken (Deutsche Alzheimer Gesellschaft, 2017). Eine Auflistung der wichtigsten Merkmale des Demenzsyndroms sehen Sie in der folgenden Abbildung:

Zentrale Merkmale

- Schwierigkeiten, sich an Personen, Ereignisse, Dinge, Situationen, etc. aus der Vergangenheit zu erinnern
- neue Informationen erlernen fällt schwer

Periphere Merkmale

Schwer fällt

- Einprägen neuer Informationen
- Lenkung der Aufmerksamkeit auf Gegenstände und Gedanken
- Sprache und sprachlicher Ausdruck
- Verstehen von Mitteilungen anderer
- Behalten des Überblicks über Situationen
- Erkennen von Zusammenhängen
- zu planen und zu organisieren
- zeitliche und räumliche Orientierung
- Umgang mit Gegenständen

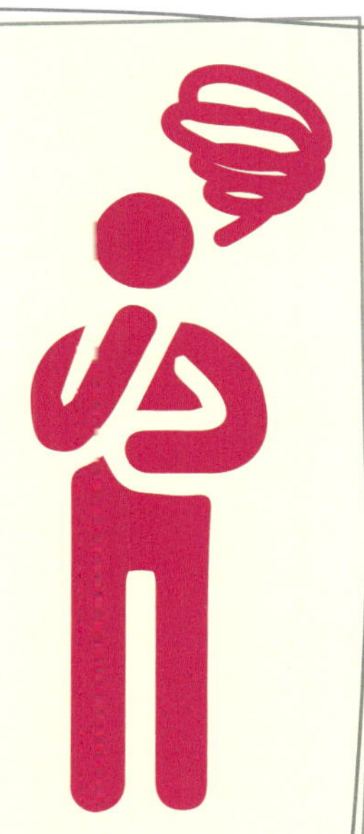

Wenn Menschen plötzlich „seltsam" werden ...

Im Bereich des Sozialverhaltens bestehen ebenfalls Auffälligkeiten. Dieses ist grundsätzlich verändert, was sich anhand der Persönlichkeit, des Antriebs oder der Stimmung bemerkbar macht. Demenzerkrankte gehen weniger außer Haus, suchen weniger Kontakt zu Freunden, Familie und Bekannten, vermitteln ein vermindertes Interesse für ihre soziale Umgebung, treiben weniger Sport, sind leicht reizbar, leiden an Stimmungsschwankungen und sind in ihrer Stimmung zum Teil sehr stark gedrückt (Deutsche Alzheimer Gesellschaft, 2017). Generell gilt, dass sich das Symptommuster von Person zu Person unterscheiden kann, für die kognitiven Defizite gilt allerdings, dass sie seit mindestens sechs Monaten vorliegen müssen (Hampel & Pantel, 2011). Daraus ergibt sich eine besondere Bedeutung für die Bezugspersonen eines potenziell Demenzerkrankten: Sie müssen im Verlauf einschätzen, inwiefern diese zum Teil von den Betroffenen selbst nicht erkannten kognitiven und sozialen Einschränkungen schon über eine Spanne von sechs Monaten vorliegen oder nicht. Die Folgen können sich dann entsprechend auf ganz unterschiedliche Bereiche des Lebens und des Alltags auswirken. Betroffene haben Schwierigkeiten, diese zu bewältigen. Unter anderem kann sich dies beim Autofahren, beim Einkaufen, bei dem Führen des eigenen Haushalts oder der Hygiene bemerkbar machen.

Wichtig ist zu unterscheiden, ob die bestehenden Symptome tatsächlich demenzieller Form sind oder aus einer Amnesie (bspw. durch einen Unfall oder einen Sturz) resultieren. Neben dem Gedächtnis sind bei der Demenz im Vergleich zu einer Amnesie noch weitere kognitive Funktionen beeinträchtigt sowie Alltagstätigkeiten eingeschränkt. Zudem können einzelne Symptome einem sogenannten Delir (akuter Verwirrtheitszustand) entstammen – hierbei ist das Unterscheidungsmerkmal, dass demenzielle Personen bei Bewusstsein, wach und reaktionsfähig sind (Deutsche Alzheimer Gesellschaft, 2017).

Demenz: Ja! Aber wie schwer?

Der Ausprägungs- oder Schweregrad einer Demenz wird an der Selbstständigkeit der Lebensführung gemessen (Hauptkriterium). Unter anderem werden die Schweregrade dabei unterschieden wie in der Grafik dargestellt.

Die Übergänge sind fließend, was eine Einschätzung häufig erschwert. In der Tendenz verschlechtern sich Symptome stetig, sodass eine Einordnung des Schweregrades häufig mehrmals innerhalb kurzer Zeit erfolgen muss (Deutsche Alzheimer Gesellschaft, 2017) (siehe S. 65).

Suizidalität

Wie bereits im Kapitel „Depression im Alter" dargestellt, sind Suizidsymptome vor allem bei Vorliegen einer Depression von Relevanz. Liegt ausschließlich eine Demenz vor, ist die Rate an Suizidversuchen sehr gering (unter 1 %). Damit ergibt sich

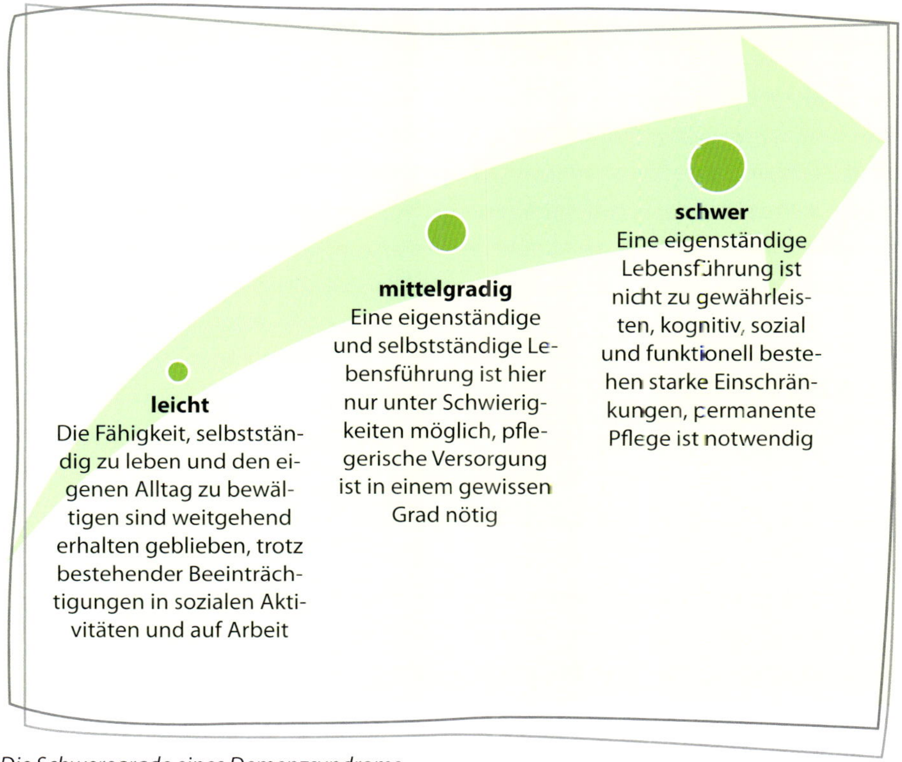

leicht
Die Fähigkeit, selbstständig zu leben und den eigenen Alltag zu bewältigen sind weitgehend erhalten geblieben, trotz bestehender Beeinträchtigungen in sozialen Aktivitäten und auf Arbeit

mittelgradig
Eine eigenständige und selbstständige Lebensführung ist hier nur unter Schwierigkeiten möglich, pflegerische Versorgung ist in einem gewissen Grad nötig

schwer
Eine eigenständige Lebensführung ist nicht zu gewährleisten, kognitiv, sozial und funktionell bestehen starke Einschränkungen, permanente Pflege ist notwendig

Die Schweregrade eines Demenzsyndroms.

kein höheres Suizidrisiko im Vergleich zur Allgemeinbevölkerung. Gründe niedriger Suizidraten liegen unter anderem in den folgenden Aspekten (Schneider, Maurer & Fröhlich, 2001):

- Verzerrungen durch eine mangelnde bzw. blockierte Urteilsfähigkeit sowie
- aufgrund von starker Vergesslichkeit demenzieller Patienten,
- ungenaue und unzureichende Diagnostik zur Identifikation von Frühstadien demenzieller Erkrankungen,
- stärkere Aufsicht und daraus folgend weniger Zugang zu Suizidmitteln und -methoden,
- Defizite in den Exekutivfunktionen, die folglich die Planung und Durchführung eines Suizids behindern,
- generell eine geringe Rate von Suiziden im hohen Alter.

Häufiger erfolgt eine Selbsttötung durch sozialen Rückzug und die Ablehnung von Unterstützung („stiller Suizid"). Bei Suizidopfern mit Demenz besteht, wie bereits in den Kapiteln zuvor ausgeführt, in fast allen Fällen zusätzlich eine psychiatrische Diagnose (am häufigsten: Depression; Cheng, 1995). Bei der Beurteilung der Suizidalität ist essenziell, dass Selbst- und Fremdbeurteilung (durch Bezugspersonen, Pflegekräfte, Nahestehende, Ärzte, Therapeuten) abgeklärt werden. Zudem ist es wichtig, Betroffene angemessen aufzuklären, um bereits bei Beginn einer Behandlung Suizidprävention zu leisten (Schneider, Maurer & Fröhlich, 2001).

Aggressivität

Ein schwieriges und zugleich bedeutsames Thema stellt die Aggressivität von demenziellen Patienten dar. Demenzerkrankte müssen sich permanent mit dem ständigen und unwiederbringlichen Verlust der kognitiven Fähigkeiten auseinandersetzen (Walter, Nau & Oud, 2012). Zudem ist die Person-Umwelt-Beziehung gestört, was bedeutet, dass Empathievermögen und Perspektivübernahme in der Regel eingeschränkt sind. Patienten können den Anforderungen des eigenen Lebens nicht mehr entsprechen, wodurch Betroffene häufig in tief greifende existenzielle Krisen mit ausgeprägtem Leidens- und Belastungsdruck stürzen. Die Folgen können Gefühle wie Frustration, Ärger, Wut und Trauer sein, die dann wieder zur Reizbarkeit und einer aggressiven Grundhaltung anderen Menschen gegenüber führen können. 70 – 80 % aller Pflegenden erleben aggressive Übergriffe Demenzbetroffener (Walter, Nau & Oud, 2012). Die Verteilung der Vorkommnisse ist als relativ konstant über die Wochentage zu beurteilen, wohingegen jedoch vor allem im Winter (möglicherweise vermittelt durch eine saisonal bedingte depressivere Grundstimmung) und Frühling (möglicherweise vermittelt durch mehr Energie) eine erhöhte Häufigkeit zu beobachten ist. 50 % aller Vorfälle finden zwischen 9 und 11 Uhr statt. Eine Ursache hierfür könnte darin liegen, dass vornehmlich in dieser Zeit sehr viele Interaktionen zu den Pflegenden aufgrund des Pflegeablaufs stattfinden und es damit zu mehr Kontakt und Umgang kommt. Zudem ist ein häufiger Ort von Aggressionsübergriffen das Bewohnerzimmer, auch hier liegt die Vermutung nahe, dass dort mehr zwischenmenschlicher Umgang stattfindet. Neben körperlichen Übergriffen lassen sich häufig auch verbale Attacken feststellen. Die Auslöser aggressiver Übergriffe können dabei vielfältig sein, im Folgenden sind die wichtigsten dargestellt (Walter, Nau & Oud, 2012):

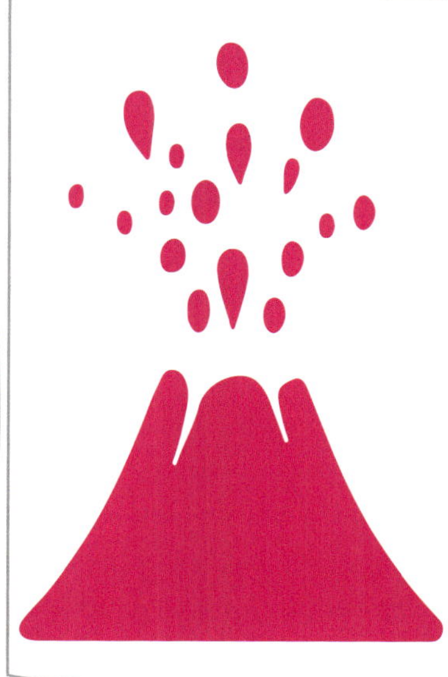

- **Territorialverletzung durch Behandelnden** (daher häufig bei Körperpflege)
- **erlebte Freiheitsbeschränkung** (bspw. durch geschlossene Stationstür),
- **Missverständnisse und Konflikte durch die stellvertretende Übernahme von Aktivitäten des täglichen Lebens** (geringer Selbstwert),
- **Grenzsetzung wegen motorischer Unruhe und Agitiertheit**
- **Anhäufung von Ärgersituationen** (unruhige Stationsatmosphäre, Konflikte, Auseinandersetzungen, Aufkommen von Trauer und Ängsten),
- **unerfüllte Erwartungen oder Forderungen** (z. B. Wunsch nach Autonomie).

Die Pflegesituation, unabhängig ob häuslich oder stationär, stellt damit ein Spannungsfeld für die Versorgung von demenziellen Patienten dar. Das grundsätzliche Bedürfnis von Menschen nach Autonomie und Eigenständigkeit trifft hierbei auf eine Versorgungssituation, in der aufgrund der Krankheitssituation der Patienten Freiheit und Autonomie eingeschränkt sind. Dies wird von den Betroffenen häufig als negativ und frustrierend erlebt, sodass Ärger- und Aggressionspotenzial steigen. In der Folge kann dieser Widerspruch zu aggressiven Verhaltensweisen führen, die jedoch in der Mehrzahl der Fälle nicht die Folge von Feindseligkeit sind, sondern als Bewältigungsstrategie im Umgang mit dieser kritischen Situation verstanden werden können (Walter, Nau & Oud, 2012).

Walter, Nau & Oud (2012) verweisen auf Maßnahmen im Umgang mit Aggression und Aggressivität. Dabei beziehen sich die Lösungsansätze den Autoren nach auf zwei grundsätzliche Strategien, die sowohl das eigene Stressmanagement als auch den Umgang mit Betroffenen auf verbaler und nonverbaler Ebene betreffen:

Eigenes Stressmanagement

Akzeptanz

Für Pflegende ist es wichtig, einen achtsamen Umgang mit dem Geschehen zu erzielen. Es hinzunehmen hilft, bei Aggressionen nicht mit Gegenaggressionen zu reagieren. Ziel ist dabei, das eigene Verhalten so einzusetzen, dass es die Situation nicht weiter zuspitzt und eine Aggressionsspirale entsteht. Betroffene mit dem „Fehlverhalten" zu konfrontieren, sollte vermieden werden, da es die Situation ansonsten noch verschlimmert.

Reflexion

Überlegungen im Hinblick auf die Gründe und Ursachen für das Verhalten erhalten das Empathievermögen und liefern mögliche Erklärungen für die jeweilige Situation. Fragen wie „Er reagiert so, weil ...?" oder „Welche Bedürfnisse und Gefühle könnten dem Verhalten zugrunde liegen?" ermöglichen einen Perspektivwechsel, der hilft, die Situation zu verstehen und selbst wieder handlungsfähig zu sein. Sollte dies in einer Akutsituation nicht möglich sein, ist es ratsam, die Reflexion im Nachhinein oder im Team (bspw. im Zuge einer Kollegialen Fallberatung) umzusetzen.

Selbstbeeinflussungstechniken

Gedankengänge und Selbstgespräche können helfen, die eigene Aufregung und Unruhe zu kontrollieren. Gedanken wie „Ich kann die Situation kontrollieren", „Ich bleibe ruhig und sachlich" oder „Das Verhalten meines Gegenübers hat nichts mit mir als Person zu tun" ermöglichen es, den Überblick über die Situation zu wahren und die jeweilige Verhaltensweise des Betroffenen nicht direkt mit sich selbst in Beziehung zu setzen (wodurch ansonsten innerliche Gefühle von Ärger und Frustration entstehen könnten).

Einsatz nonverbaler und verbaler Verhaltensweisen

Beruhigungsphase

Wichtig in der Beruhigungsphase ist es, körperliche Distanz zu wahren und ein beruhigendes und wohlwollendes Gesprächsangebot zu machen. Bereits eine ruhige und direkte Ansprache kann zur ersten Beruhigung der Betroffenen hilfreich sein.

Zudem ist sinnvoll, die vom Patienten geäußerten Themen in klaren und kurzen Sätzen in seiner eigenen Sprache wiederzugeben. Das kann helfen, dahinterliegende Bedürfnisse, Wünsche und Gefühle des Betroffenen aufzudecken. Zudem ist es wichtig, Konfrontation mit der Realität zu vermeiden und den Patienten vielmehr in seiner eigenen Wahrnehmung zu belassen und ihn dort „abzuholen, wo er sich gerade befindet" (siehe „Exkurs: Validation").

Ablenkung

Durch den Aufbau eines Gesprächs mit dem Patienten kann man ihn ablenken. Biografische Informationen können helfen, die bis dato stattgefundene Kommunikation in eine andere Richtung zu lenken. Waschrituale, Massage, Berührung, visuelle Stimulation oder Aromatherapie können zur Körperorientierung dienen – dies fördert die Wahrnehmung des Betroffenen und senkt den Körpertonus, was zu einer Entspannung führt.

Wahlmöglichkeiten

Um dem Betroffenen zur Autonomie zurückzuhelfen, können Möglichkeiten zur Wahl und Entscheidung angeboten werden.

EXKURS:

Validation

Im Rahmen des Umgangs mit Demenzerkrankten und den aufkommenden Schwierigkeiten im Zusammenhang mit räumlicher und zeitlicher Orientierung kann die Methode der Validation genutzt werden, um Betroffenen zu entgegnen. Dabei handelt es sich um eine Haltung, die durch Wertschätzung und Anerkennung geprägt ist (siehe auch Gesprächspsychotherapie nach Carl Rogers). Hierbei wird das Ziel verfolgt, das Bewusstsein und die Wahrnehmung von Demenzerkrankten als für sie „gültig" (synonym valide) zu akzeptieren. Damit wird ermöglicht, sich stärker in Betroffene hineinzuversetzen, und ihnen Belastungen in Bezug auf die Auseinandersetzung mit anderen Meinungen und Sichtweisen durch das Pflegepersonal zu nehmen. Indem validiert wird, wird eine Kommunikationsform gewählt, die es schafft, angemessener mit dem Verhalten von Betroffenen umzugehen, da kein Druck im Hinblick auf gewünschte Korrekturen und/oder Änderungen aufgebaut wird. Bedürfnisse des Menschen stehen im Vordergrund (bspw. Autonomie, Wertschätzung, Sicherheit), die helfen, auch in schwierigen interfraktionellen Situationen als Pflegekraft besser mit den Stimmungen und Reaktionen der Betroffenen umzugehen und ihnen ein gutes Gefühl zu vermitteln. Daher kann Validation auch für den eigenen angemessenen Umgang mit Stress zuträglich sein, da man sich stärker von eigenen Maßstäben (bspw. „Der zu Pflegende muss sich nun unbedingt anziehen.") abgrenzen kann. Näheres zur Technik der Validation finden sich in Stechl, Küvener, Lämmler, Steinhagen & Brasse (2013).

Bereits kleine Veränderungen von Pflegehandlungen, Situationen oder zeitlichen Rahmenbedingungen (bspw. die geplante Pflegeaktivität auf später zu verlegen) helfen dabei, dem Patienten in seinen Bedürfnissen nach Eigenständigkeit und Kontrolle zu entsprechen.

BEISPIEL:

Eine an Demenz erkrankte Bewohnerin schreckt früh nach dem Aufstehen auf und hat das Gefühl, dass eine nahe Angehörige bei ihr gewesen ist, obwohl dies nicht zutrifft.

Folgende Gesprächs- und Fragetechniken könnten hierbei mit dem Ziel, Verständnis zu signalisieren, angewendet werden:

Patientin: Meine Tochter war heute hier.

Pflegekraft: Sie sind ganz aufgeregt oder?

Patientin: Ja, sie hat mir von Dingen von daheim erzählt.

Pflegekraft: Erzählen Sie mir doch einmal, wie war es denn daheim?

Patientin: Sie hat erzählt, dass es dem Jungen, also dem Sohn, nicht gut geht.

Pflegekraft: Verstehe. Und da waren Sie beunruhigt?

Patientin: Ja, sehr, der Kleine war doch schon damals nicht so rüstig.

Pflegekraft: Ich denke, Ihrer Tochter hat das immer gut getan, dass sie mit Ihnen sprechen durfte.

Patientin: Meinen Sie wirklich?

Pflegekraft: Ja, ich denke, Ihre Tochter möchte Ihnen manchmal Dinge mitteilen, die sie beunruhigen. Und da ist es toll, dass Sie zuhören.

Patientin: Das ist schön.

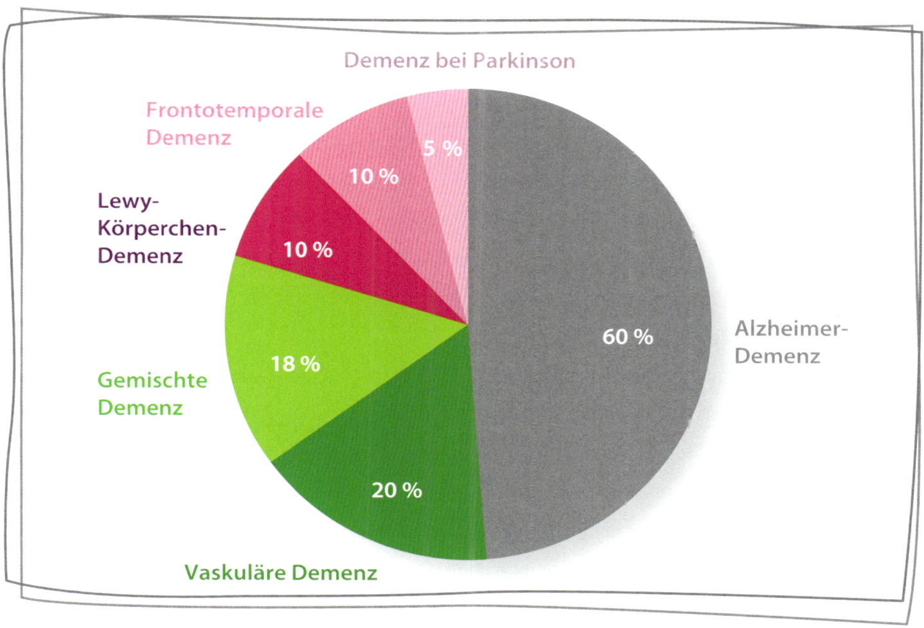

Diagnostik und Klassifikation

Eine Demenz, als Muster unterschiedlicher Symptome, kann ganz unterschiedliche Ursachen haben. Diese Ursachen wiederum sind ausschlaggebend dafür, wie das Syndrom klassifiziert wird. Im ICD-10 wird eine Demenz demnach entsprechend ihrer spezifischen klinischen Symptomatik ätiologisch (d. h. ursachenbezogen) zugeordnet (DGPPN & DGN, 2015). Im Verursachungsprozess können ca. 70 – 100 verschiedene Demenzursachen unterschieden werden (Hampel & Pantel, 2011). Die Mehrheit demenzieller Syndrome ist einer zugrundeliegenden Erkrankung des Gehirns geschuldet, sogenannte primäre Demenzen (siehe obenstehende Abbildung). Sind die kognitiven Beeinträchtigungen hingegen Folge einer anderen körperlichen Erkrankung, d.h. potenziell behandelbar und reversibel, spricht man von sekundären Demenzen. Solche treten beispielsweise bei Stoffwechselkrankheiten, Infektionen, Schädelhirnverletzungen, Tumoren, Blutungen und Vitamin- und Hormonmangelzuständen auf (Hampel & Pantel, 2011).

Die Alzheimer-Erkrankung ist folglich nicht mit einer Demenz gleichzusetzen, sondern lediglich eine mögliche Ursache dieser. Allerdings stellt sie mit 50 – 70 % aller Demenzerkrankungen die häufigste Ursache des demenziellen Syndroms dar (Qiu, De Ronchi, & Fratiglioni, 2007). Es handelt sich bei der Alzheimer-Erkrankung um eine sogenannte neurodegenerative Erkrankung, die durch einen allmählichen Verlust von Neuronen bedingt ist. Grund hierfür ist die mangelhafte Verarbeitung von Proteinen, wodurch sich diese zusammenlagern und die Nervenzellen schädigen. Diese Schädigung führt dazu, dass in den betroffenen Gehirnarealen (Schläfenlappen und Scheitellappen) Gewebe schrumpft (Atrophie). Einschränkungen hinsichtlich der Merkfähigkeit, Sprache und zeitlichen sowie räumlichen Orientierung resultieren aus diesem, bislang aus weitgehend unbekannten Gründen angestoßenen, neurologischen Prozess (Deutsche Alzheimer Gesellschaft, 2017). Die demenzielle Symptomatik setzt bei zugrundeliegender Alzheimer-Erkrankung schleichend ein. So ist sie zu Beginn nicht von neurologischer Symptomatik begleitet und verschlechtert sich fortschreitend ohne wesentliche Sprünge im Verlauf (Wittchen & Hoyer, 2011).

Die zweithäufigste Ursache (etwa 15 – 25 % aller Demenzerkrankungen; Qiu et al., 2007) von Demenzen betrifft die vaskuläre Demenz. Deren Auslöser sind Erkrankungen der Blutgefäße im Gehirn. Biologisch und neuronal gesehen, verengen sich die Blutgefäße, infolge von anderen körperlichen Erkrankungen (Hypertonie, Diabetes mellitus, Fettstoffwechselstörungen) sowie übermäßigen Tabakkonsums. Daraus folgt, dass unterschiedliche Gehirnareale nicht mehr genügend Blut erhalten und sich lochförmige Defekte im neuronalen Gewebe (Infarkte) ergeben. Diese Defekte schädigen wiederum die Nervenfasern, was eine Beschränkung der Weiterleitung neuronaler Informationen innerhalb des Gehirns nach sich zieht. Denkprozesse werden dadurch langsamer und die Aufmerksamkeit lässt nach (Deutsche Alzheimer Gesellschaft, 2017). Roman, Tatemichi & Erkinjuntti (1993) zufolge müssen folgende Kriterien erfüllt sein, um eine vaskuläre Demenz zu diagnostizieren:

1. Demenz,
2. Zerebrovaskuläre Erkrankung,
3. Verknüpfung aus 1. und 2.

Definiert durch mindestens eine der folgenden Bedingungen:

- Beginn der Demenz innerhalb von drei Monaten nach einem Schlaganfall,
- abrupte Verschlechterung kognitiver Funktionen,
- schwankendes oder stufenweises Fortschreiten der kognitiven Defizite.

Unterstützende Merkmale:

- früh auftretende Gangstörungen,
- motorische Unsicherheit und häufige Stürze,
- Blasenstörung (häufiger Harndrang, nicht urologisch erklärbar),
- Pseudobulbärparalyse (Lähmung der Gesichts-, Zungen- und Schlundmuskulatur aufgrund einer beidseitigen Läsion des Tractus corticobulbaris),
- Persönlichkeitsstörungen und Stimmungsänderungen, krankhafte Willenlosigkeit, Depression, emotionale Inkontinenz, andere subkortikale Defizite.

Die vaskuläre Demenz ist im Gegensatz zur Alzheimer-Demenz durch einen sprunghaften Verlauf (mal Verschlechterungen, mal parzielle Rückbildung der Symptomatik) sowie häufiger auftretende neurologische Begleiterscheinungen (u. a. Kopfschmerzen) gekennzeichnet (Wittchen & Hoyer, 2011). Die sichere Abgrenzung zwischen vaskulärer und Alzheimer Demenz ist zwar erst post mortem mittels Autopsie möglich, allerdings liefern die beschriebenen unterschiedlichen Verläufe und Begleitsymptomatiken insbesondere für das therapeutische Vorgehen wichtige Hinweise (Wittchen & Hoyer, 2011).

Die gemischte Demenz beschreibt die Kombination aus dem Vorliegen einer Alzheimer-Demenz-Pathologie und weiteren pathologischen Veränderungen, die gemeinsam eine Demenz bedingen (DGPPN & DGN, 2015). Meist ist damit die Synthese aus Alzheimer und vaskulärer Demenz gemeint, welche etwa 16 – 20 % aller Demenzsyndrome zugrunde liegt (Rascovsky, Hodges & Knopman, 2011). Neue Forschungskriterien fassen jedoch auch die Verbindung von Alzheimer und Lewy-Körperchen-Demenz darunter (DGPPN & DGN, 2015). Für das alleinige Vorliegen letztgenannter Erkrankung liegen bislang nur wenig verlässliche Prävalenzdaten vor, die Angaben schwanken hier zwischen 0 und 30,5 % (Zaccai, McCracken & Brayne, 2005).

Die spezifische Demenzsymptomatik bei zugrunde liegender Lewy-Körperchen-Demenz ist durch Aufmerksamkeitsstörungen, Beeinträchtigungen der exekutiven Funktionen und der visuellen Wahrnehmung, wiederkehrende visuelle Halluzinationen und Parkinson-Symptome gekennzeichnet. Als stark hinweisende Merkmale werden überdies Verhaltensstörungen im REM-Schlaf (Schreien, Sprechen, motorisches Ausagieren von Träumen), ausgeprägte Neuroleptika-Überempfindlichkeit sowie verminderte dopaminerge Aktivität in den Basalganglien benannt

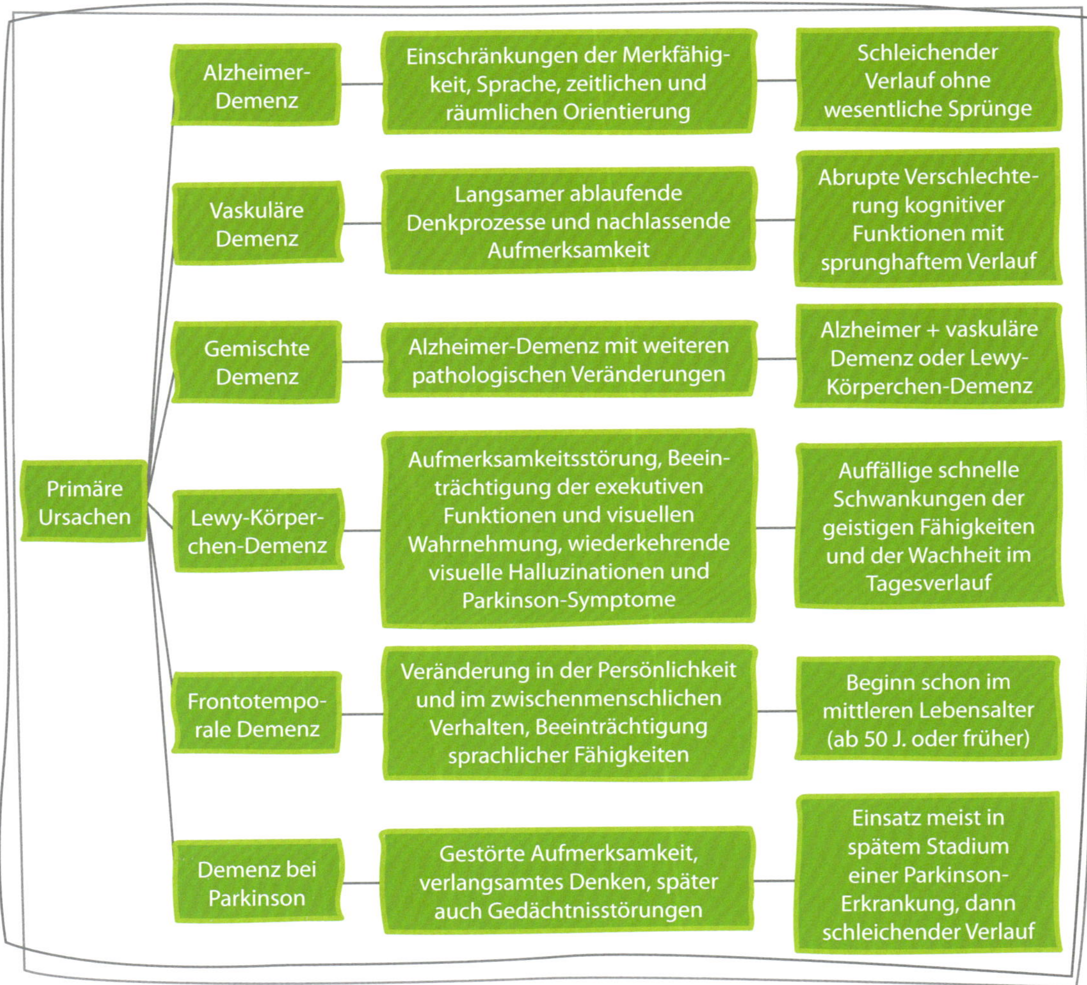

Das Wichtigste zu den Hauptformen demenzieller Erkrankungen

(DGPPN & DGN, 2015). Der Verlust von Neuronen ist bei dieser Form der Demenz durch das Zusammenballen des Proteins alpha-Synuklein (Lewy-Körperchen) verursacht. Dieser Vorgang beginnt in Nervenzellverbänden, die unter der Großhirnrinde liegen und für die Koordination von Bewegung verantwortlich sind. Aufgrund von weiteren Einschränkungen im Stirnhirn und den Schläfen- und Scheitellappen weisen Betroffene starke motorische und kognitive Beeinträchtigungen auf.

Eine weitere Demenzerkrankung stellt die Frontotemporale Demenz dar, welche ihren Beginn im mittleren Lebensalter hat und dabei insbesondere durch eine Veränderung in der Persönlichkeit und im zwischenmenschlichen Verhalten auffällt (DGPPN & DGN, 2015). Betroffene Menschen sind zunehmend aggressiv, taktlos oder auch teilnahmslos (Deutsche Alzheimer Gesellschaft, 2018). Im weiteren Krankheitsverlauf sind zudem die sprachlichen Fähigkeiten stark beeinträchtigt, was sich u. a. in Schwierigkeiten äußert, Wörter zu finden, Dinge zu benennen, Sprache zu verstehen oder dem fehlenden Bedürfnis, sich mitzuteilen (Deutsche Alzheimer Gesellschaft, 2018). Zwar kommt es mit zunehmender Krankheitsschwere auch zu Gedächtnisstörungen, allerdings nicht so stark ausgeprägt wie bei der Alzheimer-Demenz (Deutsche Alzheimer Gesellschaft, 2018). Die Frontotemporale Demenz findet sich etwa ähnlich häufig wie die Lewy-Körperchen-Demenz, wobei auch hier die Angaben stark schwanken (Deutsche Alzheimer Gesellschaft, 2017; Schneider, Arvanitakis, Bang & Bennett, 2007; Weder, Aziz & Wilkins, 2007). Im Rahmen dieser Erkrankung werden Nervenzellen des Stirn- und Schläfenbereichs (Fronto-Temporal-Lappen) abgebaut – diese Bereiche sind zuständig für die Steuerung von Emotionen und Sozialverhalten. Die neurologische Ursache dieser Erkrankungen ist größtenteils noch nicht bekannt, weswegen bisher keine gezielten Therapiemöglichkeiten existieren (Deutsche Alzheimer Gesellschaft, 2018).

Eine letzte primäre Demenzursache stellt die Demenz bei Morbus Parkinson dar. Etwa 20 – 40 % aller Parkinsonpatienten weisen ein demenzielles Syndrom auf, wobei die Wahrscheinlichkeit mit langer Erkrankungsdauer auf bis zu 80 % ansteigt (Aarsland, Andersen & Larsen, 2001; Buter et al., 2008; Hobson & Meara, 2004). Die wichtigsten Merkmale und Informationen zum Verlauf der zuvor beschriebenen Hauptformen demenzieller Erkrankungen finden Sie in der zuvorstehenden Abbildung.

Diagnostik

Die valide und exakte Diagnostik ist aus unterschiedlichen Gründen extrem wichtig (Aminzadeh, Byszewski, Molnar & Eisner, 2007):

- Die Diagnose Demenz ist eine nachvollziehbare und Klarheit gebende Erklärung für eine beobachtbare verminderte Leistungsfähigkeit und verändertes Verhalten (wirkt entlastend für Betroffene und deren Angehörige).

- Durch die Identifikation der Erkrankungen lassen sich Behandlungen indizieren.
- Die Diagnose Demenz ist Voraussetzung für einen Behandlungsplan und erleichtert damit den Zugang zu Hilfsmaßnahmen.
- Da Ursachen familiär gehäuft sein können, ist die Information einer validen, diagnostizierten Diagnose auch für andere Familienmitglieder wichtig.

Im Rahmen der Diagnostik sind zwei Schritte wesentlich (Deutsche Alzheimer Gesellschaft, 2017):

In einem ersten Schritt ist die Feststellung bzw. der Ausschluss einer Demenz essenziell. Die relevante Frage besteht hierbei darin, ob tatsächlich eine demenzielle Erkrankung vorliegt oder ob Alternativerklärungen (Delir, Amnesie) das vorhandene Symptombild besser erklären. Dies ist wichtig für die Prognose sowie die Ableitung von Behandlungsmaßnahmen. Zudem sollte diagnostisch der Schweregrad bestimmt werden, was wiederum wichtig für den relevanten Unterstützungsbedarf bis hin zur Bestimmung von Pflegebedürftigkeit ist (Deutsche Alzheimer Gesellschaft, 2017). Methodisch wird zuerst geschaut, inwiefern kognitive Fertigkeiten beeinträchtigt sind. Häufig verwendete Screeningverfahren sind: Der Mini-Mental-Status-Test (MMST; Kessler, Markowitsch & Denzler, 1990), der Uhren-Zeichen-Test (Shulman, Gold, Cohen & Zucchero, 1993) oder der Dem-Test (Kalbe et al., 2004).

Beispielhaft wird im MMST Folgendes gefragt:
- „In welchem Bundesland befinden wir uns?" (Orientierung)
- „Merken Sie sich die folgenden Begriffe: Auto, Blume, Kerze." (Merkfähigkeit)
- „Bitte schreiben Sie auf dieses Blatt einen vollständigen Satz." (Sprache)

Überdies gibt es Instrumente, die es erlauben, den Schweregrad des demenziellen Syndroms einzuschätzen, wie beispielsweise:
- die Global Deterioration Scale (GDS; Reisberg et al., 1982) oder
- das Functional Assessment Staging (FAST; Reisberg 1988).

Bekannte Testbatterien, d.h. diagnostische Verfahren, die mehrere Tests umfassen, sind:
- die Alzheimer's Disease Assessment Scale (ADAS; Rosen et al., 1993) oder
- das Consortium to Establish a Registry for Alzheimer's Disease (CERAD; Morris et al., 1989).

Zur Abklärung einer Demenz wird weiterhin eruiert, inwiefern Persönlichkeit, Stimmung, Verhalten und Antrieb signifikant verändert sind (im Hinblick auf die Vergangenheit). Dabei ist wichtig, sowohl das Gespräch mit dem Betroffenen selbst als auch den Angehörigen zu suchen.

Der zweite Schritt in der Diagnostik besteht in der Klärung zugrunde liegender Ursachen. Hierbei werden Hinweise aus

1. der Vorgeschichte (familiäre Erkrankungen, frühere und/oder aktuelle eigene Krankheiten und damit verbundene medikamentöse Interventionen, Verletzungen, Wunden oder Operationen, missbräuchlicher Substanzmittelgebrauch),
2. das aktuelle Symptommuster,
3. die gegenwärtige körperliche Gesundheit (mittels körperlicher Untersuchung) sowie
4. Laboruntersuchungen (neuronal, hormonell)

genutzt und in ein Gesamtbild überführt (Deutsche Alzheimer Gesellschaft, 2017). Essenziell ist dabei zu prüfen, inwiefern behebbare Gründe für die Symptome ausgeschlossen werden können. Hierbei ist abzuklären, ob nicht eine depressive Störung, operable Tumore, Zustände von Vitamin- und Hormonmangel oder ein missbräuchlicher Gebrauch von Medikamenten vorliegt (Deutsche Alzheimer Gesellschaft, 2017).

Eine frühe Erkennung der Demenz und eine abgesicherte Diagnose ist realisierbar durch bildgebende Verfahren zur neuronalen Betrachtung (Computer-Tomografie, Magnet-Resonanztherapie). Dadurch sind Blutungen, Aneurysmen, Tumore oder Durchblutungsstörungen erkennbar, in deren Folge sich Gehirnareale verkleinern und Neuronen verloren gehen. Weiterhin sind Biomarker abzuprüfen, indem das Nervenwasser des Gehirns (Liquor) untersucht und analysiert wird. Unter anderem können Hinweise der Ablagerung von beta-Amyloid und der nachweisliche Verlust von Gehirnzellen die Alzheimer-Demenz markieren (Deutsche Alzheimer Gesellschaft, 2017). Den Ablauf der wichtigsten Schritte sehen Sie in der Abbildung auf Seite 78.

Die Vermittlung der Diagnose ist zudem ein besonders wichtiges und sensibles Vorgehen für Ärzte und Ärztinnen (Aminzadeh, Byszewski, Molnar & Eisner, 2007). Die Diagnosestellung kann auf den Patienten starke Auswirkungen, vor

1. Feststellung bzw. Ausschluss einer Demenz
2. Bestimmung des Schweregrades
3. Prüfung der Beeinträchtigung der kognitiven Fertigkeiten
4. Prüfung der Veränderungen von Persönlichkeit, Stimmung, Verhalten und Antrieb
5. Klärung zu Grunde liegender Ursachen

Die wichtigsten Schritte auf dem Weg zur Diagnose „Demenz".

allem emotionaler Natur, haben. Betroffene können sich zurückgewiesen fühlen und folglich besteht eine geringe Krankheitseinsicht. Dadurch entwickeln sie Ärgergefühle und gehen häufig in Abwehrhaltung („Jeder macht mir hier nur sinnlose Vorschläge."). Zudem werden Beeinträchtigungen bagatellisiert („Ich komme doch gut klar!"). Weiterhin sind tiefe emotionale Trauerreaktionen und Krisen möglich, bei denen Gefühle der Hoffnungslosigkeit und Verzweiflung gegeben sind („In solchen Situationen wäre ich lieber tot."). Im Gegensatz dazu können sich allerdings auch positive Bewältigungsstrategien ergeben, indem Optimismus entwickelt wird und auf eine Linderung der Symptome durch unmittelbare Inanspruchnahme von Vorsorgemaßnahmen gehofft wird (Aminzadeh, Byszewski, Molnar & Eisner, 2007).

Gründe für eine Unterdiagnostik sind dabei in folgenden Aspekten zu sehen:

1. Diagnosestellung erfolgt anhand etablierter ICD-10-Kategorien
   - Prinzipiell stellt dies die richtige Vorgehensweise dar, da Symptome ähnlich zu jenen in jüngeren Jahren sind. Allerdings bestehen diagnostische Probleme.
   - Allerdings: Im hohen Alter werden oftmals Schlafstörungen, Gereiztheit und innere Unruhe berichtet, was für das durchschnittliche Erscheinungsbild der Depression eher untypisch ist.

2. Demenz und Depression ähneln sich in ihrer kognitiven Symptomatik
   - Symptome wie Konzentrations- und Gedächtnisstörungen werden fälschlicherweise als Demenz interpretiert, sodass eine valide und exakte Diagnostik nur in Abgrenzung von demenziellen Symptomen möglich ist.

3. Ältere Menschen sind nicht mehr in Erwerbstätigkeit und soziale Rollen eingebunden
   - Motivations- und Leistungseinbußen sind schwerer zu erkennen, da Lebensbereiche sich umstellen (bspw. Berentung) und Funktionsfähigkeit sowie soziale Teilhabe damit nur bedingt eingeschätzt werden können.

Im Folgenden sind Symptome dargestellt, die sowohl bei kognitiver Beeinträchtigung vor dem Hintergrund einer depressiven Störung als auch bei demenziellen Grunderkrankungen auftreten (können) (Hampel & Pantel, 2011) (siehe Abb. S. 81).

Die Abgrenzung von primär depressiven und demenziellen Erkrankungen ist bei Betroffenen höheren Alters kein einfaches Unterfangen. Bislang gibt es kaum Evidenz, die dazu beiträgt, eindeutig und verbindlich eine Unterscheidung zu begründen. Für die Differenzialdiagnose ist wichtig, das klinische Erscheinungsbild des Betroffenen zu beurteilen (Hampel & Pantel, 2011). Die nachfolgende Tabelle fasst die Unterscheidungs-

EXKURS:

Depression oder Demenz?

Da ein Großteil demenziell erkrankter Patienten zusätzlich eine Depression aufweist (rund 60 % aller Patienten mit Alzheimer-Demenz weisen mindestens ein typisches depressives Symptom auf; Burns, Jacoby & Lewy 1990), müssen Versorgungsmaßnahmen stärker auf diese spezielle Kombination von Krankheitsbildern abgestimmt werden. Demenzielle Patienten weisen ein viermal so hohes Risiko im Vergleich zur Allgemeinbevölkerung auf, eine Depression zu haben (Haltenhof & Schröter, 1994). Grundsätzlich gilt die Häufigkeit depressiver Störungen bei Personen im hohen Alter als deutlich niedriger als bei Erwachsenen jüngeren und mittleren Alters. Das Kapitel zu „Depression im Alter" verwies darauf, dass empirische Studien durchaus zu anderen Ergebnissen kommen. Vielmehr ist zu prüfen, ob hinsichtlich depressiver Störungen nicht eine Unterdiagnostik besteht.

Depression	Demenz
kognitive Symptome	
Von Beginn an Kurz- und Langzeitgedächtnis betroffen	Zunächst nur Kurzzeitgedächtnis betroffen
Keine Orientierungsstörungen	Desorientierung (zeitlich und räumlich)
Keine Defizite höherer kortikaler Funktionen	Aphasie, Apraxie
Beginn und Verlauf	
Relativ plötzlicher Beginn	schleichender Beginn
Erinnerung an Symptombeginn	keine Erinnerung an Symptombeginn
Rasches Fortschreiten	langsamer Verlauf (Monate, Jahre)
Erstkontakt und Krankheitseinsicht	
Patient erscheint meist aus eigenem Antrieb mit vegetativer Symptomatik beim Hausarzt	Patient wird meist von Angehörigen, Fremden oder offiziellen Institutionen gedrängt/gebracht, „spürt, dass etwas nicht stimmt"
Klagsame Haltung und Herausstellung der kognitiven Defizite	Leugnung und Bagatellisierung der Beeinträchtigungen
Starker Leidensdruck	Leidensdruck sekundär durch Reaktionen bzw. Veranlassungen der Umwelt
Affekt	
Stabil; konstant depressiv	labil; ängstlich-depressiv bis dysphorisch, euphorisch oder unauffällig
Wenig schwingungsfähig	leicht umstimmbar/ablenkbar
Stimmungstief am Morgen	Stimmungstief am Abend
Vegetative Symptome	
Typische Schlafstörungen	Umkehrung des Schlaf-Wach-Rhythmus; Zunehmende nächtliche Unruhe und Umtriebigkeit
Appetitstörungen	
Verhalten in Testsituationen	
Häufige Antwort: „Ich weiß nicht."	Antworten schnell, aber ungenau und falsch
Variierende Leistung; verstärkte Leistungseinbuße nach Misserfolgen	konsistent eher schlechte Leistung; manchmal Verweigerung/Abbruch, wenn Pat. sich überführt fühlt
Vorgeschichte	
Depressive Episoden und /oder Belastungsfaktoren/ Lebensereignisse in der Vergangenheit	
Familiäre Belastung mit psychischen Störungen	familiäre Belastung mit Alzheimer Demenz

- Müdigkeit
- Formale Denkstörungen
- Eingeschränkte Kritikfähigkeit
- Psychomotorische Verlangsamung
- Reduzierte allgemeine Leistungsfähigkeit
- Beeinträchtigungen im Sozialverhalten
- Vermindertes Auffassungsvermögen
- Unruhe, Ungeduld und Rastlosigkeit
- Reduzierte Konzentrationsfähigkeit
- Defizite in Abstraktionsvermögen und Urteilsfähigkeit

merkmale zusammen und stellt sie bezüglich Depression und Demenz gegenüber. Letztendlich könnten diese im beruflichen Pflegealltag als Hilfe für klinische Entscheidungen genutzt werden.

Versuchen Sie sich an den folgenden Fallbeispielen – liegt eine Demenz oder eine Depression vor?

FALLBEISPIEL 1

Herr F. ist 67 Jahre alt und vor Kurzem in Rente gegangen. Seitdem ist er launisch, allgemein unzufrieden und andauernd müde. Er hat außerdem gar kein Interesse mehr an der Familie oder am Geschehen in seiner Gemeinde. Herr F. blättert zwar ab und zu in der Zeitung, kann aber nicht mehr richtig über das Gelesene nachdenken. Seiner Familie ist aufgefallen, dass er Termine und Absprachen vergisst. Mit dem Appetit hat er keine Probleme, klagt aber über seinen schlechten Schlaf. Tagsüber nickt Herr F. dafür häufig ein, wacht dann oft sogar erst nach Stunden wieder auf und weiß dann oft nicht, wie spät es ist. Nachts dagegen liegt er wach, kann gegen Morgen nicht mehr einschlafen und wandert dann durch die Wohnung. Seiner Frau sind wenige Stimmungsschwankungen aufgefallen, allerdings wird er bei abendlichen Veranstaltungen von Freunden öfters auf seine schlechte Laune angesprochen. Dazu ist er jedes Mal ganz durcheinander, wenn er Besuch von Verwandten bekommt.

Lösung: Ab Seite 241

FALLBEISPIEL 2

Herr K. (68 Jahre alt) hat immer größere Schwierigkeiten, seinen Alltag zu bewältigen. Er ist ständig erschöpft, müde und kann sich nicht dazu aufraffen einkaufen zu gehen, da er eh keinen Hunger hat. Er schafft es nicht, sich um Haus und Hof zu kümmern oder Besuch zu empfangen. Er klagt in letzter Zeit außerdem über Magen-Darm-Beschwerden und Schlafstörungen. Obwohl die Beschwerden so stark sind, dass er täglich darüber klagt, hat Herr K. das Gefühl, dass keiner ihn ernst nimmt. Auch verschiedene Ärzte konnten ihm bislang nicht helfen. Als früher Witwer einer kinderlosen Ehe war er zwar daran gewöhnt, viel allein zu sein, doch in den vergangenen Monaten hatte er auch kein Interesse mehr an seinen wenigen Bekanntschaften. Wenn er es morgens wieder einmal nicht schafft, das Bett zu verlassen, macht er sich viele Gedanken über das Leben. Dabei überkommt ihn immer häufiger die Angst vor der Zukunft – wird die schmale Rente ausreichen? Sein Nachbar, der ihn ab und zu auf einen Kaffee besuchen kommt, hat festgestellt, dass Herr K. immer wortkarger wird, vergesslich ist und selbst mit alltäglichen Aufgaben überfordert scheint. Herr K. bestätigt, dass er sich überhaupt nichts mehr merken kann.

Lösung: Ab Seite 241

FALLBEISPIEL 3

Frau S. ist 75 Jahre alt und sorgt sich in letzter Zeit häufig über ihre „geistige Frische". Obwohl sie früher liebend gern Briefe an Freunde und Verwandte verfasste, fällt es ihr immer schwerer, sich beim Schreiben zu konzentrieren. Daher hat sie sich schon länger gar nicht mehr daran versucht. Als ehemalige Kinderkrankenschwester liebt sie es, Zeit mit ihren (Ur-)Enkeln zu verbringen und hütet diese regelmäßig. In den vergangenen Wochen hat sich die Kleinste dabei wegen ihrer Unachtsamkeit mehrfach gestoßen und einmal sogar ernsthafter verletzt. So etwas ist ihr noch nie passiert! Ihrem Mann ist aufgefallen, dass sie im Gespräch oft nach den passenden Worten sucht oder mitten im Satz aufhört zu sprechen. Sie ist schnell reizbar, fühlt sich öfters niedergeschlagen und ist an den meisten Tagen am liebsten allein. Nach einem Gespräch mit dem Hausarzt empfiehlt ihr dieser eine Gedächtnissprechstunde. So schlimm sei es nun auch wieder nicht, denkt sich Frau S., und sucht die Sprechstunde nicht auf.

Lösung: Ab Seite 241

Entstehung

Obwohl durchaus empirische Studien zur Entstehung von Demenzen bestehen, gibt es noch keine abschließend geklärte Theorie darüber, welche konkreten Faktoren in welchem Zusammenspiel das Auftreten bedingen. Gründe der neuropathologischen Veränderungen sind hierbei weitgehend ungeklärt (Forstmeier & Maercker, 2009). Dennoch lassen sich eine Reihe an Schutz- und Risikofaktoren identifizieren (Forstmeier & Maercker, 2009). In der nachstehenden Abbildung sind einige dieser empirisch nachgewiesenen Faktoren dargestellt.

Soziodemografische Risikofaktoren beziehen sich beispielsweise auf das steigende Alter sowie das weibliche Geschlecht, vor allem im hohen Alter. Weiterhin konnten genetische Faktoren (bspw. autosomaldominante Mutationen bei familiärer Häufung) sowie vaskuläre Faktoren (bspw. Bluthochdruck, Diabetes, Herzerkrankungen, Kopfverletzungen) ausgemacht werden. Auch andere Störungen wie eine generelle leichte kognitive Einschränkung oder Depressionen können das Risiko für die Entstehung von Demenzen erhöhen. Weitere und sonstige Risikofaktoren sind in erhöhtem Stress, traumatischen Ereignissen, einer wenig stressresistenten Persönlichkeit oder dysfunktionalen Beziehungsmustern in der Partnerschaft (Unterlegenheit und Abhängigkeit) zu sehen.

Hingegen können Schutzfaktoren das Risiko der Entstehung von Demenzen senken, unter anderem sind hierbei moderater Alkoholkonsum, Impfungen bestimmter Stoffe in der Vergangenheit, Konsum von cholesterinsenkenden Statinen, Konsum von Antioxidanzien (Vitamin C, E und beta-Carotin), hohe Selbstwirksamkeit bei der Arbeit, berufliche Herausforderungen und hohe soziale Erfordernisse bei der Arbeit gesehen werden. Zudem schützt es potenziell Betroffene, ein aktives soziales Netzwerk zu haben sowie in einer Beziehung zu leben.

Schutzfaktoren

- Langzeitanwendung von nichtsteroidalen Antiphlogistika
- Impfungen bestimmter Stoffe
- Konsum von cholesterinsenkenden Statinen
- Konsum von Antioxidanzien
- moderater Alkoholkonsum
- stimulierende (kognitiv, sozial, körperlich) Aktivitäten
- prämorbide Intelligenz
- Selbstbestimmung bei der Arbeit, berufliche Herausforderungen
- aktives soziales Netzwerk, Verheiratetsein

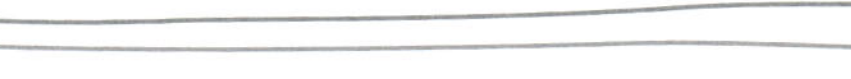

Risikofaktoren

- zunehmendes Alter
- weibliches Geschlecht
- Autosomaldominante Mutation
- Apoli-protein-E4-Gen
- arterieller Bluthochdruck, Diabetes mellitus, erhöhtes Cholesterin
- Herzerkrankungen, Kopfverletzungen
- leichte kognitive Beeinträchtigung
- Depression
- Stresserzeugende Lebensereignisse
- Traumatische Ereignisse
- Anfälligkeit für Stress
- Neurotizismus
- Dysfunktionale Beziehungsmuster

Risiko- und Schutzfaktoren einer Alzheimer-Erkrankung.

Anhand der Gegenüberstellung von Schutz- und Risikofaktoren lässt sich ableiten, dass gerade Lebensstil und Lebensführung einen wesentlichen Beitrag zur Milderung des Risikos, eine Demenz zu entwickeln, beitragen. Neben dem Alkoholkonsum, einer angemessenen Ernährung spielen auch die Themen Stressbewältigung, sich Herausforderungen und Sinn im Leben zu schaffen sowie aktiv soziale Beziehungen und Aktivitäten aufrechtzuerhalten eine bedeutsame Rolle. Für die Pflege ist es daher empfehlenswert, diese Faktoren im Einzelfall zu prüfen und Möglichkeiten in Betracht zu ziehen, Schutzfaktoren aufzubauen (bspw. Veränderung von Ernährung, sinnhafte Tätigkeiten in der Pflege) oder aktiv in die Therapie einzubeziehen (bspw. soziales Umfeld) (Forstmeier & Maercker, 2009). Die Deutsche Alzheimer Gesellschaft (2017) empfiehlt in diesem Zusammenhang, vor allem darauf zu

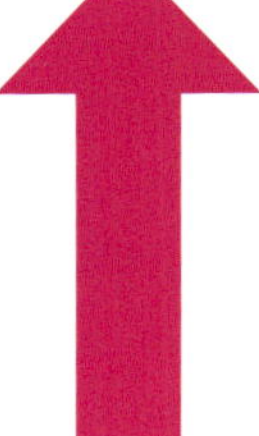

achten, dass Betroffene sich gesund ernähren, sozial eingebunden sind, keinen Alkohol trinken, nicht rauchen, körperlich und geistig aktiviert bleiben sowie bei Depressionen professionelle Hilfe in Anspruch nehmen.

Behandlung

Eine Heilung kann nur bei vaskulären Demenzen erfolgen. Andere Formen können allerdings dennoch behandelt werden. Dies ist bedeutsam, um das Fortschreiten der Verschlechterung der Erkrankung zu verhindern und damit den Krankheitsverlauf zu verlangsamen und positiv zu beeinflussen (Deutsche Alzheimer Gesellschaft, 2017). Im Rahmen der Versorgung von Menschen mit Demenz werden insgesamt vier Behandlungsformen unterschieden:

a. die medizinische Grundbehandlung,
b. medikamentöse Behandlung zur Erhaltung kognitiver Leistungen und Alltagsfähigkeiten,
c. medikamentöse Behandlung zur Milderung von Verhaltensänderungen sowie
d. nicht-medikamentöse Behandlungen (Deutsche Alzheimer Gesellschaft, 2017).

a. Medizinische Grundbehandlung

Bei der medizinischen Grundbehandlung handelt es sich um Maßnahmen, die sich nicht direkt auf die Demenz beziehen. Ziel ist es, den allgemeinen körperlichen Zustand gut zu erhalten. Insgesamt beinhaltet dies vier Bausteine (Deutsche Alzheimer Gesellschaft, 2017):

- SCHMERZTHERAPIE:
  Minimierung von körperlichen Schmerzen durch Verabreichung von schmerzstillenden Mitteln,
- ERNÄHRUNGSTHERAPIE:
  Aufnahme von ausreichend Nahrung und Flüssigkeit,
- BEWEGUNGSTHERAPIE:
  Behandlung von Einschränkungen der Bewegung sowie
- FUNKTIONELLE MASSNAHMEN:
  Kontrolle und Behandlung von Zähnen, Hör- und Sehfähigkeiten.

b. Medikamentöse Behandlung zur Aufrechterhaltung von kognitiver Leistung und Alltagsfähigkeiten

Medikamente, unter anderem Antidementiva, werden im Rahmen dieser Maßnahme 1- bis 2-mal täglich kontinuierlich eingenommen. Wichtig ist dabei, möglichst früh mit der Behandlung zu beginnen (Forstmeier & Maercker, 2009). Antidementiva wirken hierbei hemmend auf die Bildung von Enzymen (Cholesterase-Hemmer) und verbessern somit die Übertragung von Informationssignalen zwischen den Neuronen, welche durch Acetylcholin vermittelt werden. Je nach Schweregrad der vorliegenden Demenz müssen die Medikamente spezifisch eingesetzt werden (Deutsche Alzheimer Gesellschaft, 2017). Zwar kann es zu Nebenwirkungen (u. a. Appetitlosigkeit, Übelkeit, Erbrechen, Durchfall, Schwindel, Kopfschmerzen, Müdigkeit, Verstopfung, erhöhter Blutdruck) kommen, allerdings besteht damit die Chance, die Krankheitsentwicklung um 1 – 3 Jahre hinauszuzögern (Demenz-aktuell, 2018b).

c. Medikamentöse Behandlung zur Milderung von Verhaltensänderungen

Verabreichte Medikamente können auch bei beobachtbaren Verhaltensänderungen eingesetzt werden. Beispielsweise können Neuroleptika (Risperidon, Aripiprazol, Haloperidol, Clozapin, Quetiapin) gegen Unruhe, wirklichkeitsferne Einstellungen, Sinnestäuschungen oder Aggressivität eingesetzt werden. Antidepressiva (Citalopram, Fluoxetin, Paroxetin, Sertralin) können dagegen bei Angst und depressiver Grundstimmung verabreicht werden (Wolf, 2016). Auch hierbei gilt es auf die typischen Nebenwirkungen zu achten: Neuroleptika können unter anderem mit Schläfrigkeit, Harnwegsinfekten, Inkontinenz, Bewegungsstörungen, Verwirrtheit und Antidepressiva mit Schlafstörungen, Übelkeit, Mundtrockenheit, Magen-Darm-Beschwerden, Nervosität, Kopfschmerzen und Halluzinationen einhergehen. Wichtig ist gerade zu Beginn der Verabreichung zu beobachten, in welcher Stärke mögliche Nebenwirkungen auftreten. Sollten Betroffene kognitiv noch in der Lage sein, Entscheidungen zur Medikamentenvergabe mit zu übernehmen, sollten sie unbedingt dabei beteiligt werden. Manche Nebenwirkungen sind für Betroffene erträglicher als andere. Wichtig ist hier das Prinzip, so viel wie nötig, allerdings so wenig wie möglich an Medikamenten einzusetzen. Dies gilt für Häufigkeit, Dosis der Einnahme sowie Anzahl der Medikamente. (Deutsche Alzheimer Gesellschaft, 2017)

d. Nicht-medikamentöse Behandlung

Neben der medikamentösen Behandlung ist eine zweite Behandlungsform für Personen mit Demenz besonders wichtig, hierbei geht es um ein gesamttherapeutisches Behandlungskonzept. Ziel ist im Allgemeinen, kognitive und motorische Ressourcen zu fördern und zu erhalten sowie das Wohlbefinden zu stärken. Dazu gibt es ganz verschiedene Behandlungsansätze, die unterschiedliche Bereiche angehen und mit verschiedenen Methoden und Strategien ansetzen (Demenz-aktuell, 2018b; Deutsche Alzheimer Gesellschaft, 2017; Wolf, 2016):

- HIRNLEISTUNGS- UND GEDÄCHTNISTRAINING:
  Ziel: Training und Aufrechterhaltung von kognitiven Fähigkeiten; Methoden: Gesichter- und Bildererkennung, Umgebungsorientierung;
  Besonderheit: kann individuell und fähigkeitsorientiert mit Beteiligung des Betroffenen durchgeführt werden,

- ERGOTHERAPIE:
  Ziel: Verbesserung und Erhaltung von Alltagsfähigkeiten; Methoden: motorische und kognitive Arbeiten wie Korbflechten, Kerzenziehen oder Stricken;
  Besonderheit: findet im Lebensraum der Betroffenen statt (Selbstversorgung, Freizeit, Familie, Produktivität),

- VERHALTENSTHERAPIE:
  Ziel: Verbesserung von Lebensqualität und Wohlbefinden. Abbau von negativen Verhaltensweisen wie innere Unruhe oder Gereiztheit; Methoden: Korrigieren von negativen Gedanken, Stimuluskontrolle (Verändern von auslösenden Umgebungsfaktoren), Tagesstruktur, problemorientiertes Vorgehen;
  Besonderheit: Verhaltenstherapie setzt an konkreten Symptomen, Verhaltensweisen und Problemen an und kann Selbstwert und Selbstvertrauen steigern,

- PHYSIOTHERAPIE:
  Ziel: Erhöhung der körperlichen Fitness; Methoden: Übungen zu Ausdauer, Kraft und Balance;
  Besonderheit: Therapie lässt sich individuell und fähigkeitsorientiert abstimmen,

- MUSIKTHERAPIE:
  Ziel: Minimierung depressiver Stimmungen, Vermittlung von Entspannung und Ruhe; Methoden: Singen, Spielen von Liedern, Hören, Trommeln;

Besonderheit: Therapie kann anhand von Präferenzen von Betroffenen individuell abgestimmt werden, auch in Gruppe möglich,

- ERINNERUNGSTHERAPIE/BIOGRAFIEARBEIT:
  Ziel: Verbesserung der Stimmung und kognitiver Fertigkeiten; Methoden: Gespräche einzeln oder in Gruppe über frühere Zeiten, Erlebnisse und Ereignisse;
  Besonderheit: Fotos, Texte, Bücher, Musik, Alltagsgegenstände können von den Betroffenen selbst eingebracht werden,

- LOGOPÄDIE:
  Ziel: Verbesserung von Sprache und Kommunikation, Unterstützung bei Schluckbeschwerden; Methoden: manualisierte Übungsprogramme für Verständnis und Produktion von Sprache;
  Besonderheit: Angehörige werden mit einbezogen (bspw. bei der Gestaltung von Nahrungsaufnahme).

Die wichtige Rolle der Angehörigen

Angehörige nehmen bei der Versorgung und Pflege von Demenzkranken eine bedeutsame Rolle ein. Etwa zwei Drittel aller Demenzkranken werden von Partnern, Freunden, Kindern oder Nachbarn versorgt (Deutsche Alzheimer Gesellschaft, 2017). Die Betreuung ist dabei zeitintensiv und geht mit großen körperlichen und psychischen Anforderungen einher. Mit Fortschreiten der Demenz werden diese meist noch umfassender und anstrengender. Belastungen für die Angehörigen sind vor allem darin zu sehen: Sie müssen mit zum Teil schwierigen (das heißt peinlichen, aggressiven oder belastenden) Verhaltensweisen der Betroffenen zurechtkommen, der Kontakt zu Freunden verringert sich, die eigene Gesundheit und Hobbys werden vernachlässigt, die Auseinandersetzung mit einem langwierigen Abschied vom Erkrankten beginnt (Deutsche Alzheimer Gesellschaft, 2017). Viele Pflegende nehmen ohne angemessene Vorbereitung plötzlich die Rolle der hauptverantwortlichen Pflegeperson ein. Um dennoch auf die eigene körperliche und psychische Gesundheit achten zu können und die eigene Lebensqualität zu erhalten, ist es wichtig, sich zuallererst mit den Anforderungen an Pflegende von Demenzkranken auseinanderzusetzen (Deutsche Alzheimer Gesellschaft, 2017). Hierbei geht es darum, Wissen zu erwerben. Die Krankheit und damit einhergehende Veränderungen in Stimmung und Verhalten zu verstehen kann dazu bei-

Depressive Stimmung:
Einbeziehung der Betroffenen in den Alltag führt zu Aktivierung, Einbau von positiven Aktivitäten und Erlebnissen in die Tagesstruktur,

Unruhe:
Zufriedenheitserlebnisse beruhigen, körperliche Bewegung (Spaziergänge, Sport) lässt entspannen,

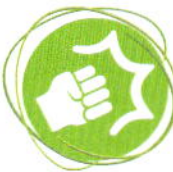

Aggressives Verhalten:
Vermeiden von Konfrontation, aus der Situation gehen und Raum für Ruhe lassen,

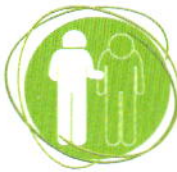

Wahnhafte Einstellungen:
Gefühle und Sorgen ansprechen und darauf eingehen,

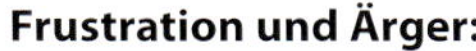

Frustration und Ärger:
kein Appell an Vergangenheit, Erinnerung oder Vernunft, sondern Versuch unternehmen, Gefühle und Befürchtungen des Gegenübers nachzuvollziehen, Verständnis dafür aufzubringen und Angebote zu vermitteln (Unterstützung und Hilfe), wichtig ist hierbei auch lobend und wertschätzend zu kommunizieren,

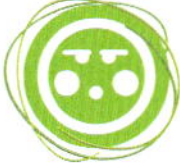

Enthemmung, peinliches Benehmen:
Betroffene mit Hobbys, positiven Erinnerungen, bevorzugten Spielen aktivieren, körperliche Bewegung zur Aggressionsprävention.

tragen, bestimmte Verhaltensweisen angemessen einzuordnen und einen sachlichen Umgang damit zu gewährleisten. Im Einzelnen werden nun Symptome und etwaige Möglichkeiten des Umgangs damit aufgelistet (Deutsche Alzheimer Gesellschaft, 2017), siehe Abbildung oben.

Für die Pflege von demenziellen Patienten ergeben sich hier verschiedene Ansätze. Es wäre zu prüfen, welche Strategien des Umgangs mit den jeweiligen schwierigen Verhaltensweisen und zur Symptombewältigung eingesetzt werden können.

Beispielsweise:

- Raum zur Abreaktion für Betroffene vorhalten,
- bei aggressiver Grundhaltung einzelne Pflegemaßnahmen flexibel zeitlich später durchführen,

- Entspannungsübungen und -methoden anwenden,
- durch Gespräche und Arbeit mit positiven Erinnerungen den Betroffenen individuell Gehör widmen.

Was die medikamentöse als auch die (psycho-)therapeutische Versorgung angeht, ist es für Pflegeeinrichtungen notwendig zu wissen, wer diese professionelle Arbeit im Zweifel leisten kann. Auch hier haben Pflegekräfte eine wichtige Funktion, da sie primäre Bezugspersonen der Betroffenen sind und kleinste Verhaltensänderungen genau beobachten und erfahren. Das Ziel könnte hierbei sein zu prüfen, in welcher Form man die Betroffenen individuell unterstützen könnte, um so zusätzliche Therapien zur Verbesserung der persönlichen und körperlich-geistigen Situation zu erzielen. Grundvoraussetzung dafür ist der Aufbau eines Netzwerks mit anderen Leistungserbringern und die konkrete Absprache bei bestehendem Behandlungsbedarf zwischen den einzelnen Akteuren. Zudem hilft es, Angehörige darüber aufzuklären, welche Umgangsformen und Strategien bei Betroffenen nützlich sind. Wichtig ist hierbei die Angehörigen aufzuklären und am Pflegeprozess, auch stationär, zu beteiligen, da sie als soziales Umfeld des Patienten eine wichtige und bedeutsame Rolle einnehmen.

Die Versorgung und Therapie von demenziell erkrankten Menschen gehen mit dem Ziel einher, vorhandene Fähigkeiten und Interessen zu erhalten und zu fördern (Deutsche Alzheimer Gesellschaft, 2017). Demenzerkrankte möchten weiterhin selbstständig und nützlich sein. Sie mit einzubinden und ihnen Verantwortung zu übertragen, wo immer möglich, ist daher wichtig. Hilfreich ist es, die Selbstständigkeit so lange zu erhalten, bis die geistigen Fähigkeiten dafür zu gering sind (bspw. durch Schreiben von Einkaufszetteln, Geben von Orientierungshilfen wie Schildern an der Toilette, im Bad und anderen Räumen. Beschriften von Objekten, Uhren gut ablesbar hinstellen, Kalender aufstellen). Neben der Autonomie sind Demenzbetroffene häufig mit Ängsten und negativer Stimmung konfrontiert, sodass es ebenfalls hilfreich ist, für Sicherheit zu sorgen. Darüber hinaus sollte die Umgebung übersichtlich und hell beleuchtet sein. Weiterhin ist es wichtig, Stolperfallen zu beseitigen, Substanzen zu entfernen, Etiketten mit Namen zu tragen, Adresse und Telefonnummer einer Bezugsperson an der Kleidung anzubringen oder ggf. Personenortungsgeräte zu verwenden (Deutsche Alzheimer Gesellschaft, 2017).

Von besonderer Relevanz ist es allerdings, Unterstützungs- und Hilfsangebote wahrzunehmen. Da Angehörige wiederholt Gefühle von Ekel, Frust, Aggressivität oder Ärger gegenüber den Erkrankten empfinden, ist es hilfreich, dass auch

Angehörige professionelle und/ oder ehrenamtliche Angebote für Angehörige in Anspruch nehmen. Information liefern das Internet, Sachbücher oder Broschüren sowie die Alzheimer Gesellschaft in Deutschland. Zur eigenen Entlastung können Angehörigenselbsthilfegruppe genutzt werden. Diese sind kostenlos, dienen dazu, über die negativen Gefühle zu sprechen, sich bei alltäglichen Problemen mit anderen Mit-Betroffenen auszutauschen, um am Ende die Zuversicht nicht zu verlieren (Deutsche Alzheimer Gesellschaft, 2017). Schulungskurse (bspw. Hilfe beim Helfen, Deutsche Alzheimer Gesellschaft) helfen, sich auf die Situation angemessen einzustellen und vorbereitet zu sein. Weiterhin sinnvoll und hilfreich können technische Unterstützungsmethoden, wie Bügeleisen und Elektroherde, die sich selbst abschalten, Apps für Smartphones zur Terminerinnerung oder Sensoren bei Stürzen, sein. Sollte die Belastung zu groß werden, gibt es weiterhin Unterstützungsformen des Versorgungssystems, die zusätzlich nutzbar sind. Unter anderem gehören dazu: Betreuungsgruppen, Helferinnen- und Helferkreise, Ambulante Pflegedienste, Tages- und Nachtpflege, Kurzzeitpflege, Betreuter Urlaub, Gerontopsychiatrische Kliniken, Rehabilitationsangebote und Tages- oder Ganztagspflegeheime (Deutsche Alzheimer Gesellschaft, 2017).

FAZIT

» Bei Menschen im höheren Alter ist es wichtig, demenzielle Symptome genau zu diagnostizieren und Ursachen klar zu bestimmen.

» Sollte Demenz früh erkannt werden, bestehen verschiedene therapeutische Möglichkeiten, um den Verlauf der Demenz im positiven Sinne zu beeinflussen.

» Präventive Vorsorgemaßnahmen beinhalten unter anderem die Förderung der Mobilität der Betroffenen, ein aktives soziales Netzwerk sowie angemessene Ernährung.

» Neben medikamentöser und psychotherapeutischer Behandlung ist Angehörigenarbeit sehr wichtig, um Angehörige von demenziell Betroffenen zu entlasten und Angehörige für die Therapie zu motivieren.

» Nur die Gesamtschau aller Befunde (neuropsychologisch, neuroradiologisch, neurologisch und labormedizinisch) und die Beobachtung klinischer Anhaltspunkte sowie des Krankheitsverlaufs lassen eine sichere Beurteilung im Spannungsfeld Depression und Demenz zu (Gunzelmann & Oswald 2005).

» Für das Pflegepersonal ergibt sich daher eine wichtige Beobachtungsaufgabe. Nur, wenn man die bestehenden Symptome gut zuordnen kann, kann eine passende Therapie geplant werden. Beobachtungen sollten daher mithilfe eines Beobachtungsbogens erfolgen, mit dem die jeweiligen relevanten Merkmale beschrieben werden können.

Literaturverzeichnis

Aarsland, D., **Andersen**, K., **Larsen**, J. P., **Lolk**, A., **Nielsen**, H., & **Kragh-Sørensen**, P. (2001). Risk of dementia in Parkinson's disease A community-based, prospective study. Neurology, 56, 730–736.

Aminzadeh, F., **Byszewski**, A., **Molnar**, F. J., & **Eisner**, M. (2007). Emotional impact of dementia diagnosis: exploring persons with dementia and caregivers' perspectives. Aging and Mental Health, 11, 281–290.

Burns, A., **Jacoby**, R., & Levy, R. (1990). Psychiatric phenomena in Alzheimer's disease. IV: Disorders of behaviour. The British Journal of Psychiatry, 157, 86–94.

Buter, T. C., van den Hout, A., **Matthews**, F. E., **Larsen**, J. P., **Brayne**, C., & Aarsland, D. (2008). Dementia and survival in Parkinson disease: a 12-year population study. Neurology, 70, 1017–1022.

Carney, S. S., **Rich**, C. L., **Burke**, P. A., & **Fowler**, R. C. (1994). Suicide over 60: The San Diego study. Journal of the American Geriatrics Society, 42, 174–180.

Cheng, A. T. (1995). Mental illness and suicide: a case-control study in East Taiwan. Archives of General Psychiatry, 52, 594–603.

Demenz-aktuell. (2018a). Demenz – Pflegegrade (2017/2018). Abgerufen von https://www.demenz-aktuell.de/leistungen-der pflegeversicherung

Demenz-aktuell. (2018b). Therapie: Gesamttherapeutisches Konzept. Abgerufen von https://www.demenz-aktuell.de/therapie

Deutsche Alzheimer Gesellschaft. (2017). Demenz. Das Wichtigste. Ein kompakter Ratgeber. Abgerufen von https://www.deutsche-alzheimer.de/fileadmin/alz/broschueren/ das_wichtigste_ueber_alzheimer_und_demenzen.pdf

Deutsche Alzheimer Gesellschaft. (2018). Frontotemporale Demenz. Abgerufen von https://www.deutsche-alzheimer.de/die-krankheit/frontotemporale-demenz.html

DGPPN & DGN. (2015). S3-Leitlinie „Demenzen". Abgerufen von https://www.dgn.org/images/ red_leitlinien/LL_2015/PDFs_Download/Demenz/REV_S3-leiltlinie-demenzen.pdf

Forstmeier, S., & **Maercker**, A. (2009). Altersprobleme. In J. **Margraf** & S. **Schneider** (Hrsg.), Lehrbuch der Verhaltenstherapie (S. 583 – 616). Berlin, Heidelberg: Springer-Verlag.

Gunzelmann, T., & **Oswald**, W. D. (2005). Gerontologische Diagnostik und Assessment. Stuttgart: Kohlhammer.

Haltenhof, H., & **Schröter**, C. (1994). Depression beim Parkinson-Syndrom. Fortschritte der Neurologie - Psychiatrie, 62, 94–101.

Hampel H., & **Pantel** J. (2011) Demenz. In: H.J. **Möller**, G. **Laux** & H.P. **Kapfhammer** (Hrsg.), Psychiatrie, Psychosomatik, Psychotherapie (S. 13–86). Berlin, Heidelberg: Springer Verlag

Hobson, P., & Meara, J. (2004). Risk and incidence of dementia in a cohort of older subjects with Parkinson's disease in the United Kingdom. Movement Disorders, 19, 1043–1049.

Kalbe, E., Kessler, J., Calabrese, P., Smith, R., Passmore, A. P., Brand, M., & Bullock, R. (2004). Dem-Tect: a new, sensitive cognitive screening test to support the diagnosis of mild cognitive impairment and early dementia. International Journal of Geriatric Psychiatry, 19, 136–143.

Kessler, J., Markowitsch, H. J., & Denzler, P. (1990). Mini-Mental-Status-Test (MMST). Deutschsprachige Fassung. Weinheim: Beltz.

Lobo, A., Launer, L. J., Fratiglioni, L., Andersen, K., Di Carlo, A., Breteler, M. M. B , Copeland, J. R. M., Dartigues, J.-F., Jagger, C., Martinez-Lage, J., Soininen, H., & Hofman, A. (2000). Prevalence of dementia and major subtypes in Europe: A collaborative study of population-based cohorts. Neurology, 54, 4–9.

Morris, J. C., Heyman, A., Mohs, R. C., Hughes, J. P., Van Belle, G., Fillenbaum, G., Mellits, E. D., & Clark, C. (1989). The consortium to establish a registry for Alzheimer's disease (CERAD): Part I. Clinical and neuropsychological assessment of Alzheimer's disease. Neurology, 39, 1159–65.

Qiu, C., De Ronchi, D., & Fratiglioni, L. (2007). The epidemiology of the dementias: an update. Current Opinion in Psychiatry, 20, 380–385.

Rascovsky, K., Hodges, J. R., & Knopman, D. (2011). Sensitivity of revised diagnostic criteria for the behavioural variant of frontotemporal dementia. Brain, 134, 2456–2477.

Reisberg, B., Ferris, S. H., de Leon, M. J., & Crook, T. (1982). The Global Deterioration Scale for assessment of primary degenerative dementia. The American Journal of psychiatry, 139, 1136–9.

Reisberg, B. (1988). Functional assessment staging (FAST). Psychopharmacology bulletin, 24, 653–659.

Roman, G. C., Tatemichi, T. K., & Erkinjuntti, T. (1993). Vascular dementia: diagnostic criteria for research studies. Neurology, 43, 250–260.

Rosen, D. R., **Siddique**, T., **Patterson**, D., **Figlewicz**, D. A., **Sapp**, P, **Hentati**, A., **Donaldson**, D., **Goto**, J., **O'Regan**, J. P., **Deng**, H. X., & **Rahmani**, Z. (1993). Mutations in Cu/Zn superoxide dismutase gene are associated with familial amyotrophic lateral sclerosis. Nature, 362, 59–62.

Schneider, B., **Maurer**, K., & **Fröhlich**, L. (2001). Demenz und Suizid. Fortschritte der Neurologie - Psychiatrie, 69, 164–169.

Schneider, J. A., **Arvanitakis**, Z., **Bang**, W., & **Bennett**, D. A. (2007). Mixed brain pathologies account for most dementia cases in community-dwelling older persons. Neurology, 69, 2197–2204.

Shulman, K. I., **Gold**, D. P., **Cohen**, C. A., & **Zucchero**, C. A. (1993). Clock-drawing and dementia in the community: A longitudinal study. International Journal of Geriatric Psychiatry, 8, 487–496.

Stechl, E., **Knüvener**, C., **Lämmler**, G., **Steinhagen-Thiessen**, E. & **Brasse**, G. (2013). Praxishandbuch Demenz: Erkennen-Verstehen-Behandeln. Frankfurt am Main: Mabuse.

Walter, G., **Nau**, J., & **Oud**, N. (2012). Aggression und Aggressionsmanagement. Bern: Verlag Hans Huber.

Weder, N. D., **Aziz**, R., **Wilkins**, K., & **Tampi**, R. R. (2007). Frontotemporal dementias: a review. Annals of general psychiatry, 6, 15

Wittchen, H.-U., & **Hoyer**, J. (2011). Klinische Psychologie & Psychotherapie. Berlin, Heidelberg: Springer-Verlag.

Wolf, R. (2016). Demenz vom Alzheimer-Typ und andere Demenzerkrankungen. In T. Supprian & C. Hauke (Hrsg.), Störungsspezifische Psychotherapie im Alter: Das Praxisbuch (S. 222–237). Stuttgart: Schattauer.

Zaccai, J., McCracken, C., & Brayne, C. (2005). A systematic review of prevalence and incidence studies of dementia with Lewy bodies. Age and ageing, 34, 561–566.

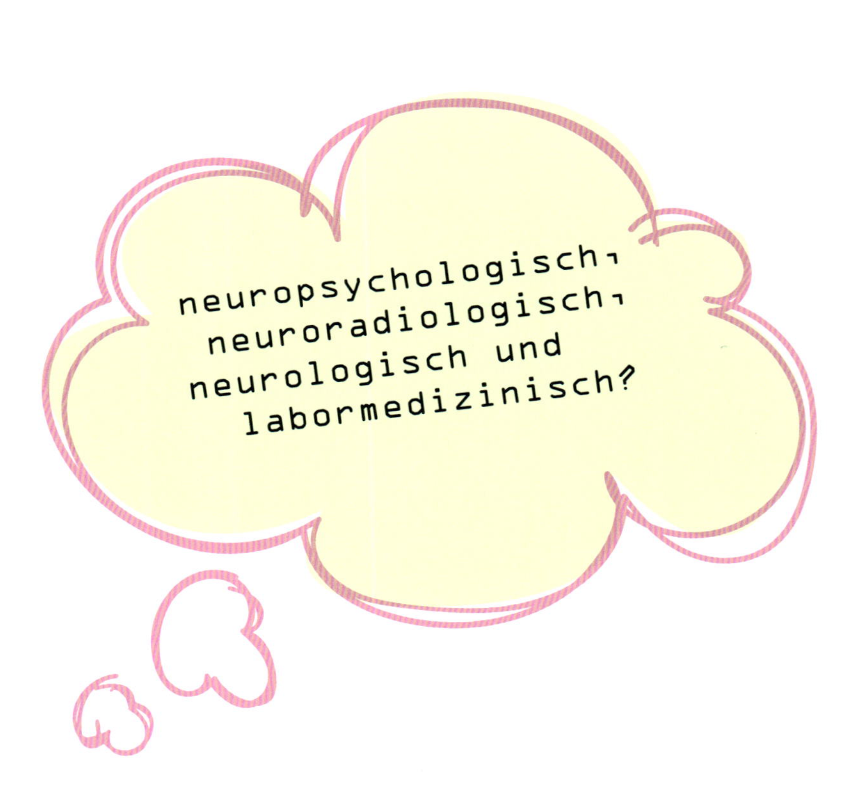
neuropsychologisch,
neuroradiologisch,
neurologisch und
labormedizinisch?

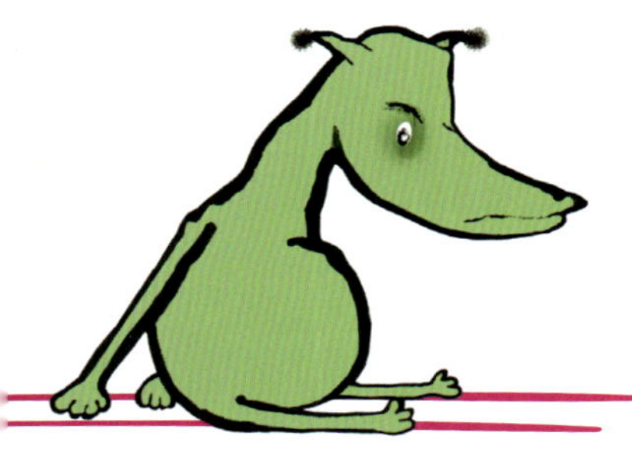

Kapitel 6

Angststörungen im Alter

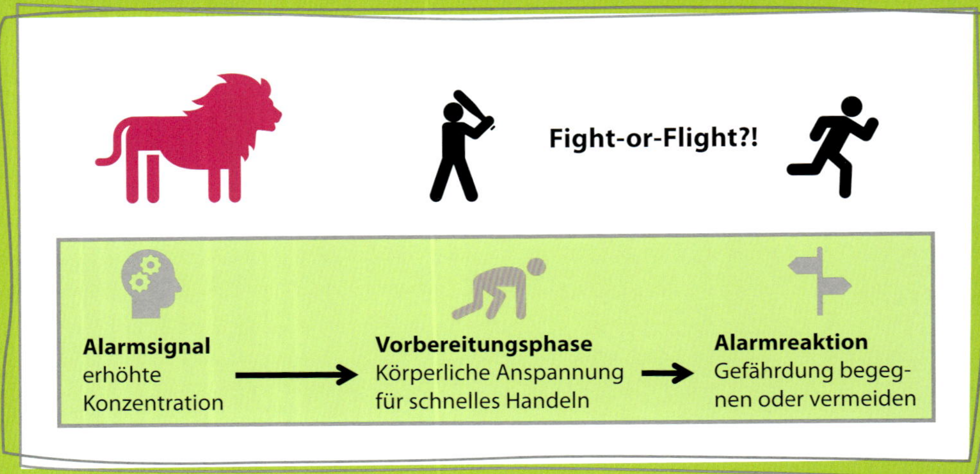

Angst ist als evolutionäres Überlebensprogramm zunächst sinnvoll und notwendig. Stellen Sie sich vor, Sie sind ein kleiner Höhlenmensch und treffen in freier Wildbahn auf ein wildes Tier. Sie müssen diese Gefahr nun in Sekundenbruchteilen einschätzen können: Kann ich das Tier besiegen (Kämpfen = Fight) oder sollte ich lieber schnell das Weite suchen (Fliehen = Flight)? Die ausgelöste Angstreaktion erhöht 1) Ihre Konzentration. So können Sie sehr schnell abwägen, ob Sie beispielsweise genügend Waffen zur Hand haben, andere potenziell helfende Personen in Reichweite sind oder ein Baum zum Daraufklettern in der Nähe steht. Die körperlichen Prozesse mobilisieren 2) auch Ihre körperlichen Energiereserven. Ihre Grundmuskelspannung erhöht sich, damit Sie nun schnell springen, laufen, kämpfen oder klettern könnten. Sind Sie zur Entscheidung „Fight or Flight?“ gekommen, können Sie sich dem wilden Tier nun entgegenstellen oder die Flucht antreten. In „modernen“ Angstsituationen (z. B. vor dem Fahrstuhl, der mündlichen Prüfung oder der Bewertung durch andere) laufen exakt die gleichen körperlichen Prozesse ab, wie vor Tausenden von Jahren. Angst wird dann zur Krankheit, wenn sie unangemessen stark ist, sie zu häufig und zu lange auftritt, man das Gefühl hat, die Kontrolle zu verlieren, man Angstsituationen häufig vermeidet oder aus ihnen flüchtet („Angst vor der Angst“) und man einen starken Leidensdruck verspürt.

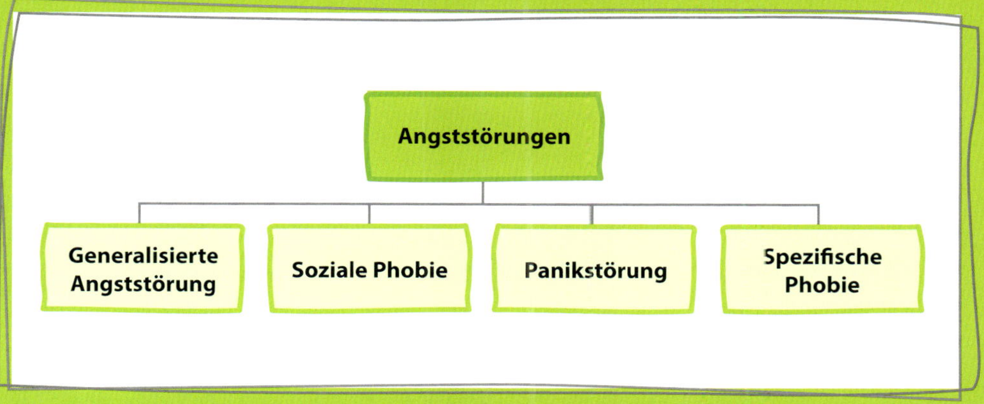

Die hier in diesem Kapitel dargestellten Ausführungen beziehen sich im Kern auf die in der folgenden Abbildung dargestellten vier Formen von Angst: die Generalisierte Angststörung, die Soziale Phobie, die Panikstörung sowie die Spezifischen Phobien. Dabei wird für jede Störung auf die Epidemiologie (Verbreitung), relevante Belastungsfaktoren, die Versorgungssituation, die Diagnostik, den Verlauf und die Prognose, bestehende Versorgungsprobleme sowie therapeutische Ansätze eingegangen.

Allgemeine Informationen zu Angststörungen im Alter

(nach Boerner, 2004)

Mit einer Prävalenzrate von 10 % stellen Angststörungen eine der besonders häufig auftretenden psychischen Störungen im hohen Lebensalter dar. Die größte Problematik dabei stellen die Nichterkennung (Unterdiagnostik) sowie die daraus folgende Nichtbehandlung dar, wobei Angststörungen insgesamt sehr wirksam behandelt werden können. Eine mögliche Ursache hierfür besteht darin, dass sich pathologische Angstformen nicht leicht von normalpsychologischen Phänomenen abgrenzen

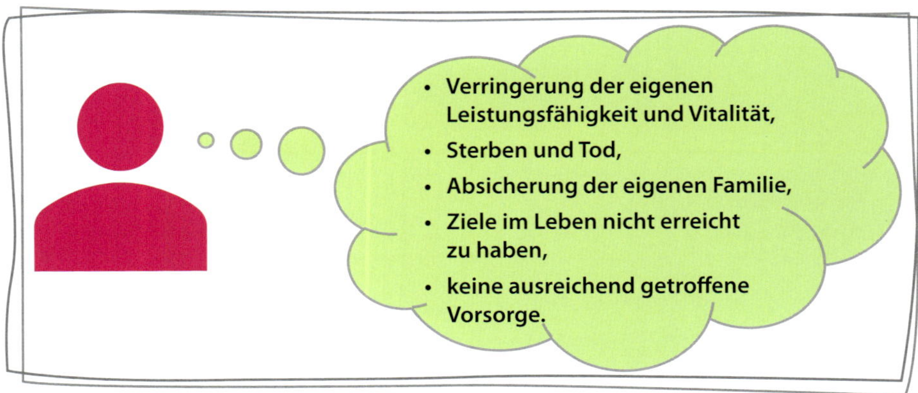

lassen. Zudem besteht häufig eine Komorbidität, das heißt ein gemeinsames Auftreten, mit depressiven Störungen, sodass Angstsymptome dann eher als Depression diagnostiziert werden. Die aus Angsterkrankungen resultierenden psychosozialen Folgen sind unter anderem chronische körperliche Erkrankungen, kognitiver Abbau, funktionelle Beeinträchtigung, eine grundsätzlich subjektive Gesundheitsbeeinträchtigung sowie Isolation und Vereinsamung.

Risikofaktoren, die solche stressbezogenen Reaktionen bedingen können, sind im hohen Lebensalter vor allem in kritischen Lebensereignissen wie dem Verlust von Lebensgefährten oder anderen geliebten Personen zu sehen. Basale therapeutische Strategien sind sowohl in psychotherapeutischen als auch pharmakotherapeutischen Ansätzen zu sehen. Unter anderem kann mithilfe von verhaltenstherapeutischen Maßnahmen (bspw. Kognitive Umstrukturierung mit Wirklichkeitsprüfung) versucht werden, angstbezogene Gedanken zu bearbeiten und zu verändern. Außerdem hilft die Konfrontation mit angstauslösenden Themen, Reizen oder Situationen dabei, sich an Angstzustände zu gewöhnen, wodurch die gefühlte Angstreaktion über die Zeit verringert wird. Zusätzlich stellen Entspannungsverfahren, Emotionskontrolle, Verbesserung des eigenen Gesundheitsverhaltens, Schlafhygiene, Schmerz- und andere medikamentöse Therapien weitere Ansatzpunkte dar, um Angstsymptome zu bewältigen bzw. zu verringern. Besonders wirksam ist die Kombination von Medikamenten mit psychotherapeutischen Techniken, wobei Versorgungsprobleme dahingehend bestehen, dass häufig Benzodiazepine (Beruhigungsmittel) eingesetzt werden, obwohl Antidepressiva der Goldstandard für die Behandlung sind. Durch diese Medikation werden therapeutische Effekte nicht selten untergraben.

Generalisierte Angststörung

Die Generalisierte Angststörung (GAS) stellt eine der häufigsten Angststörungen im hohen Lebensalter dar (Schmidt-Traub, 2011). Durch funktionelle Beeinträchtigungen, eine subjektiv empfundene Verschlechterung der Lebensqualität sowie häufiger auftretende kritische Lebensereignisse entstehen Sorgen und Befürchtungen, die das Risiko für eine GAS erhöhen. Menschen im hohen Lebensalter weisen zum Teil sehr viele Sorgen auf, die sich auf die in der gegenüberliegenden Grafik genannten Themen beziehen können.

Daraus resultieren eine stärkere Inanspruchnahme des Gesundheitsversorgungssystems, eine erhöhte Morbidität, situationsspezifische Ängste (bspw. in Gegenwart mit den eigenen Kindern, in Bezug auf Pflegeeinrichtungen) sowie Befürchtungen über zukünftige Ereignisse und Situationen (Schmidt-Traub, 2011). Dadurch, dass die Zukunft aufgrund des hohen Lebensalters nur bedingt beeinflusst werden kann, entsteht eine ungewisse und extrem besorgniserregende Situation, die Betroffene häufig in eine Sorgenkette manövriert. Sorgen bauen sich auf Sorgen auf, wodurch die eigentlichen Befürchtungen noch verstärkt werden. Die aufgebaute Stressreaktion mündet dann in Anspannung und massiven negativen Emotionen. Wird die Sorgenkette nicht durchbrochen, summieren sich die Ängste auf:

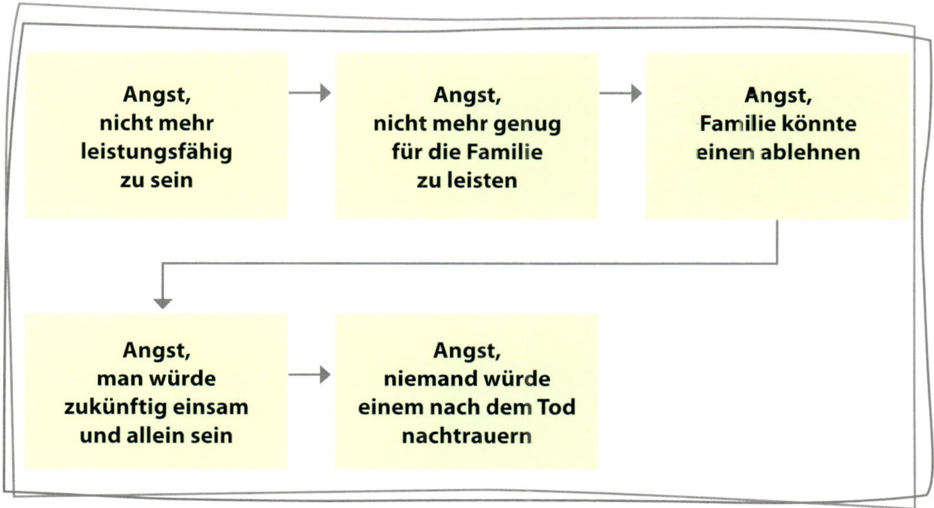

ZUM NACHDENKEN:

- » Jede Person kennt das Gefühl der Angst. Haben Sie schon einmal beobachtet, welche Gedanken, Gefühle, körperlichen Symptome und Verhaltensweisen Sie in Angstsituationen erleben?
- » Denken Sie an andere Personen – erleben diese Angst genauso wie Sie selbst?

Wichtig ist es, in diesem Zusammenhang Ängste vorsichtig aufzulösen, indem Ängste als verständliche Sorge verstanden und angesprochen werden. Ein Teufelskreis kann dann entsprechend unterbrochen werden und Ängste bauen sich nicht kontinuierlich auf. Können die Sorgenketten nicht gestoppt werden, führt das stundenlange Grübeln zu Erschöpfung und Niedergeschlagenheit.

Diagnostik

Folgende diagnostische Kriterien werden nach ICD-10 (F41.1) definiert:

a. Ein Zeitraum von mindestens 6 Monaten mit vorherrschender Anspannung, Besorgnis und Befürchtungen in Bezug auf alltägliche Ereignisse und Probleme.

b. Mindestens vier Symptome der nachfolgenden Liste müssen vorliegen (davon eins von den Symptomen 1. bis 4.):

Vegetative Symptome	1. Palpitationen, Herzklopfen oder erhöhte Herzfrequenz 2. Schweißausbrüche 3. Fein- oder grobschlägiger Tenor 4. Mundtrockenheit (nicht infolge von Medikation oder Dehydration)
Symptome, die Thorax und Abdomen betreffen	5. Atembeschwerden 6. Beklemmungsgefühl 7. Thoraxschmerzen und -missempfindungen 8. Nausea oder abdominelle Missempfindungen (bspw. Magenkribbeln)
Psychische Symptome	9. Gefühl von Schwindel, Unsicherheit, Schwäche und Benommenheit 10. Gefühl, die Objekte sind unwirklich (Derealisation) oder man selbst ist weit entfernt oder „nicht wirklich hier“ (Depersonalisation) 11. Angst vor Kontrollverlust, verrückt zu werden oder „auszuflippen“ 12. Angst zu sterben
Allgemeine Symptome	13. Hitzegefühle oder Kälteschauer 14. Gefühllosigkeit oder Kribbelgefühle

Symptome der Anspannung	15. Muskelverspannung, akute und chronische Schmerzen 16. Ruhelosigkeit und Unfähigkeit zum Entspannen 17. Gefühl von Aufgedrehtsein, Nervosität und psychischer Anspannung 18. Kloßgefühl im Hals oder Schluckbeschwerden
Andere unspezifische Symptome	19. Übertriebene Reaktionen auf kleine Überraschungen oder auf Erschreckt werden 20. Konzentrationsschwierigkeiten, Leeregefühl im Kopf wegen Sorgen oder Angst 21. Anhaltende Reizbarkeit 22. Einschlafstörungen wegen der Besorgnis

c. Die Störung erfüllt nicht die Kriterien für eine andere Angststörung.
d. Ausschluss: Die Störung ist nicht zurückzuführen auf eine organische Krankheit wie eine Hyperthyreose, eine organische psychische Störung (F0) oder auf eine durch psychotrope Substanzen bedingte Störung (F1), bspw. auf einen exzessiven Genuss von amphetaminähnlichen Substanzen oder auf einen Benzodiazepinentzug.

Diagnostische Erhebungen gehen dabei stets mit einer ausführlichen Exploration der Symptome einher. Dazu werden psychometrische Testverfahren (Screening-Verfahren) wie das Inventar „Generalized Anxiety Disorder 7/2 GAD-7/2" (Spitzer, Kroenke, Williams & Lowe, 2006; deutsche Fassung in Volz & Stieglitz, 2010) oder der „Anxiety Screening Questionnaire ASQ-15" (Wittchen & Pfister, 1997) eingesetzt. Bei Verdacht auf eine GAS sollten diese Screening-Verfahren angewendet werden, wobei hier Voraussetzung ist, bereits eine empathische, tragfähige Beziehung zum Betroffenen aufgebaut zu haben. Ebenso können Selbstbeurteilungsverfahren eingesetzt werden, um die jeweiligen Symptome im Alltag konkreter beschreiben zu können. Die Explorationsvorgehensweise bezieht sich dabei vor allem auf die individuellen Befürchtungen und Ängste, die auftreten. Gleichfalls ist es wichtig, zu erfragen, wie intensiv die Ängste vorliegen, welche Inhalte diese aufweisen und wie lange die Ängste bereits bestehen (Schmidt-Traub, 2011). Ein GAS-Patient hat sich mindestens über einen Zeitraum von sechs Monaten Sorgen in drei bis vier unterschiedlichen Themenbereichen gemacht (siehe Abbildung zur Sorgenkette auf S. 99).

Differenzialdiagnostisch ist zu beachten, dass Angstzustände oder -episoden nicht allzu abrupt auftreten wie beispielsweise Panikattacken. Dennoch ist wesentlich, dass sie durchaus bis zu Stunden anhalten können. Der Unterschied zu einem

Panik-Patienten besteht vor allem dahingehend, dass keine Erwartungsangst vor einer potenziellen Grübelattacke zu beobachten ist. Es besteht also keine „Angst vor der Angst". Ängste bei GAS-Patienten haben stets einen konkreten Inhalt, bei Menschen im hohen Lebensalter vor allem im Hinblick auf zukünftige Entwicklungen (z. B. Verarmung, Vereinsamung, Tod). Wichtig ist, dass die Sorgen der Betroffenen nicht von anderen Angststörungen abgedeckt werden dürfen (Schmidt-Traub, 2011). Ein diagnostisches Problem bezieht sich häufig darauf, dass es Vermischungen mit sozialen Phobien und/oder Depressionen gibt. Depressive Patienten sind meist passiver und hilfloser als GAS-Betroffene, wobei Sozialphobiker deutlich häufiger soziale und Leistungssituationen vermeiden. GAS-Betroffene sind in ihrer Persönlichkeit häufig ängstlich-vermeidend, was bedeutet, dass sie sich aufgrund der vorliegenden Angstproblematik wenig zutrauen, nicht auf andere Menschen zu gehen oder nur selten in nicht vorhersehbaren Situationen aktiv werden. Wichtig ist hierbei sie zu ermutigen und möglichen Einsamkeitssituationen aufgrund der Problematik vorzubeugen (Schmidt-Traub, 2011).

Ältere Menschen sehen oft die selbstständige Lebensführung und Unabhängigkeit bedroht, da Vitalität und Kraft abnehmen. Menschen im hohen Alter (stille Generation) sprechen zudem weniger gern über eigene psychische Probleme, was zugleich eine Unterdiagnostik nach sich ziehen kann. Eine oftmals falsche Ernährung kann zudem das Immunsystem schwächen und damit die Angstbereitschaft intensivieren. Erleben potenziell risikobehaftete Menschen zuzüglich kritische Lebensereignisse wie das Versterben guter Freunde oder von Familienmitgliedern, verstärkt

INFO

Prävalenz ist eine Kennzahl für Krankheitshäufigkeiten. Sie ist definiert als der Anteil der Personen in einer definierten Population, der zu einem bestimmten Zeitpunkt bzw. innerhalb einer konkreten Zeitspanne die interessierende Krankheit aufweist (Perrez & Baumann, 2011). Je nach untersuchtem Zeitintervall wird unterschieden zwischen:

» Punkt-Prävalenz: Anteil von Personen mit der Störung zu bestimmtem Zeitpunkt;
» Perioden-Prävalenz: Anteil von Personen mit der Störung in bestimmtem Zeitintervall, z. B. innerhalb von 12 Monaten;
» Lebenszeit-Prävalenz: Anteil von Personen, der zumindest einmal im Leben die Störung gezeigt hat.

Beispiel: Bei einer Lebenszeit-Prävalenz von 13 % erkranken durchschnittlich 13 von 100 Personen mindestens einmal in ihrem gesamten Leben an der entsprechenden Störung.

sich die Anfälligkeit für Ängste, wodurch als Folge auch körperliche Konsequenzen auftreten können (z. B. Gewichtsverlust). Zudem können psychische (z. B. Demenz) sowie somatische Erkrankungen (z. B. Herzinfarkt, Hirnschlag, Krebserkrankung) das Risiko für eine GAS erhöhen.

Verbreitung

Mit einer Prävalenz von über 7 % stellt die GAS die häufigste Angststörung im Alter von 55 – 85 Jahren dar (Wittchen, Kessler & Beesdo, 2002). Frauen weisen dabei doppelt so häufig eine GAS auf wie Männer. Jeder Vierte mit GAS weist zudem zusätzliche Schmerzen auf (Wittchen, 2006). Die Lebenszeitprävalenz beträgt laut National Comorbidity Survey 5,1 %, die 12-Monats-Prävalenz dagegen 3,1 % (Kessler et al., 2001). Die Erkrankungsdauer liegt bei durchschnittlich 10 Jahren und länger, womit die Erkrankung als eine chronische eingeschätzt werden kann. Fluktuierende Verläufe kommen vor, spontane Remissionen dagegen nur in ca. 20 – 33 % aller Fälle (Volz & Stieglitz, 2010).

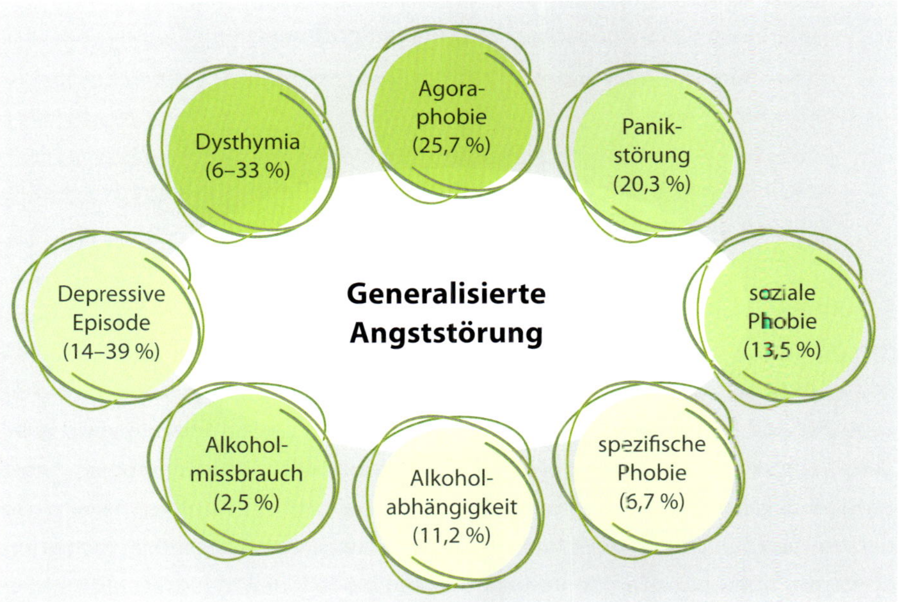

Agoraphobie = Angst vor weiten Plätzen und Menschenmengen, Dysthymia = chronische Depression schwacher Ausprägung.

Die Komorbiditätsraten liegen bei über 90 %, wobei die Hälfte der GAS-Patienten dabei drei und mehr weitere Störungen zeigt (Lieb, Schreier & Müller, 2003). Die häufigsten komorbiden Störungen sind in der vorstehenden Abbildung dargestellt (12-Monats-Prävalenzen, Alonso et al., 2004; Volz & Stieglitz, 2010). Je dunkler die Farbe eines Kreises gehalten ist, desto häufiger tritt diese Störung zusätzlich zur GAS auf. Leiden Betroffene an einer Generalisierten Angststörung mit komorbiden Störungen (v. a. Depressionen) erhöht dies die Wahrscheinlichkeit von Suizidhandlungen (Volz & Stieglitz, 2010).

Belastungsfaktoren

Nach dem Makromodell von Volz & Stieglitz (2010) ergeben sich verschiedene Faktoren, die die Entstehung einer GAS im hohen Lebensalter bedingen können:

- Vererbungsfaktoren (bspw. genetische Disposition im Hinblick auf Persönlichkeitsmerkmale von Ängstlichkeit und Schüchternheit),
- Lerntheoretische Grundlagen (bspw. Modelllernen im Hinblick auf den Umgang mit Ängsten und Sorgen),
- Kognitive Konzepte (bspw. katastrophisierende Bewertungen von Alltagssituationen mit stark negativen erwarteten Konsequenzen),
- Früher Beginn (wenn schon im jungen Erwachsenenalter erste Anzeichen gezeigt wurden),
- Konfrontation mit angstauslösenden Situationen (bspw. Berentung, veränderte Lebensführung oder Partnerschaft, körperlicher und kognitiver Abbau, Verlust näherstehender Personen).

Im Hinblick auf die genetischen Dispositionen kann ein überreaktives Temperament (geringe emotionale Stabilität in angstauslösenden Situationen) mit Persönlichkeitseigenschaften einer verstärkten Verhaltenshemmung bezüglich nicht vorhersehbarer und tendenziell unangenehmer Situationen einhergehen (Kagan, 1998). Betroffene verhalten sich dann eher passiv. In Verbindung mit einer erhöhten Angstsensibilität kann bereits in neutralen Situationen gehemmtes Verhalten gezeigt werden (Anxiety Sensitivität, Reiss, 1991). Erfahrungs- und Lernprozesse (klassisches und operantes Konditionieren, Lernen am sozialen Modell) gelten hierbei als wichtige verursachende Bedingungen, die implizieren, dass Ängste und Befürchtungen auch im Umkehrschluss wieder verlernt werden können, unabhängig vom Lebensalter.

Lerntheoretische Grundlagen psychischer Störungen

(nach Perrez & Baumann, 2011)

Die Verhaltenstherapie geht davon aus, dass psychische Störungen bewusst oder unbewusst erlernt werden können. Im Wesentlichen könnten hierbei drei verschiedene Lernprozesse unterschieden werden:

- *KLASSISCHES KONDITIONIEREN: Ein unkonditionierter Reiz, der auf natürliche Weise eine unkonditionierte Reaktion hervorruft, wird an einen neutralen Stimulus gekoppelt. Der neutrale Stimulus wird damit zu einem konditionierten Stimulus und ruft eine konditionierte Reaktion hervor (Bsp.: Menschen mit Flugangst haben bereits Angst, wenn sie den Flughafen sehen, da dieser mit dem Fliegen assoziiert ist).*
- *OPERANTES KONDITIONIEREN: Verhalten, das belohnt wird, wird häufiger gezeigt (Bsp. Menschen mit Spinnenphobie meiden den Gang in den Keller und haben keine Angst mehr. Daraus ergibt sich, dass sie auch zukünftig dieses Verhalten zeigen.); Verhalten, das bestraft wird, wird seltener gezeigt. (Bsp.: Menschen mit Platzangst fahren auf der Autobahn in einen Stau und entwickeln Angstsymptome. Zukünftig wird die Autobahn gemieden.)*
- *MODELLLERNEN: Verhalten oder Einstellungen werden auch indirekt gelernt, indem Vorbilder sie uns vorleben (Bsp.: Sozial phobische Eltern können ihre Angst an ihre Kinder weitergeben).*

Aus diesen Grundlagen ergibt sich die Basis für den therapeutischen Ansatz zur Behandlung von psychischen Störungen. Das erlernte Verhalten soll verlernt werden, was bedeutet, dass Strategien genutzt werden, um die bereits bestehenden Verhaltensweisen durch Gegenlernprozesse zu verändern. Beispielsweise ist bei Angstpatienten wichtig, dass sie nicht das erlernte Vermeidungsverhalten zeigen, sondern sich mit den angstauslösenden Reizen konfrontieren („sich der Angst aussetzen"). Damit „sammeln" Patienten neue Erfahrungen, die helfen, das vorhandene Verhalten zu verändern. Sie sollen erleben, dass die jeweiligen Auslöser für sie nicht gefährlich sind (sog. „korrektive Erfahrung").

Verlauf und Prognose

Alle Angstreaktionen folgen dem gleichen Mechanismus (siehe Abbildung auf S. 107): Ein Angstpatient gerät in Kontakt mit einer angstauslösenden Situation (z. B. Gedanken an Unfall eines Familienmitglieds). Im Fall der GAS beginnt die Grübelspirale sich nun zu drehen („Was, wenn mein Sohn wieder einmal zu schnell gefahren ist? Und wenn er auch noch die Enkel mit an Bord hatte? Es ist ja auch heute Morgen ziemlich glatt gewesen. Er hat heute auch noch gar nicht angerufen. Bestimmt ist ihm etwas passiert!"). Das Gefühl der Angst wird immer stärker, bis die Person das Gefühl hat, dass die Angst ins Unermessliche steigen wird (Erwartungsangst, „Angst vor der Angst"). Aus diesem Grund wird aus der angstbehafteten Situation geflohen, sprich: Vermeidungsverhalten gezeigt (z. B. Sohn anrufen oder gar zu ihm fahren, um zu kontrollieren, dass alles in Ordnung ist). Die Angst geht schlagartig zurück, die betroffene Person beruhigt sich wieder. Durch solche Vermeidungsreaktionen (Nicht-Aushalten der Angst) wird dieses Verhalten negativ verstärkt, was bedeutet, dass sich zwar kurzfristig die Angst verringert. Langfristig können die Ängste durch das weiterhin bestehende Muster des Vermeidungsverhaltens dadurch allerdings nicht bewältigt werden. Durch dieses Muster manifestieren sich die entsprechenden Verhaltensstrategien, sodass sich das Risiko einer Chronifizierung der Erkrankung erhöht. Zudem begünstigt die Unfähigkeit, sorgenvolle Gedanken unter Kontrolle zu bringen, das eigene subjektive Angstlevel sowie das depressive Erleben (sekundäre Depression), wodurch auch zusätzlich noch Depressionen oder andere Erkrankungen auftreten können (siehe vorangestellte Abbildung zu Komorbiditäten auf S. 103).

ZUM WEITERDENKEN:

- Denken Sie an Situationen, in denen Sie selbst Angst empfinden. Welche Vermeidungsstrategien wenden Sie dann an?
- Fällt Ihnen eine Situation ein, in der Sie es geschafft haben, sich erfolgreich zu konfrontieren? Warum ist es Ihnen in dieser Situation geglückt, in anderen vielleicht aber nicht?

Wird im Gegensatz dazu eine Konfrontationsstrategie gewählt (z. B. Selbstkontrolle, das Wohlergehen des Sohnes nicht zu kontrollieren, Gedanken aushalten), gewöhnen sich Körper und Psyche nach einer gewissen Zeit selbstständig an die stresserzeugende Situation und reduzieren das Erregungsniveau, wodurch das Gefühl der Angst nachlässt. Diesen Grundsatz nutzen die bei Angsterkrankungen häufig angewandten Konfrontations- und Expositionstherapien (nähere Ausführungen dazu finden Sie im Abschnitt „Therapie").

Der Verlauf der GAS beginnt schleichend, wobei häufig Belastungsfaktoren den ausschlaggebenden Auslöser darstellen. Weiterhin sind eine zu starke Auf-

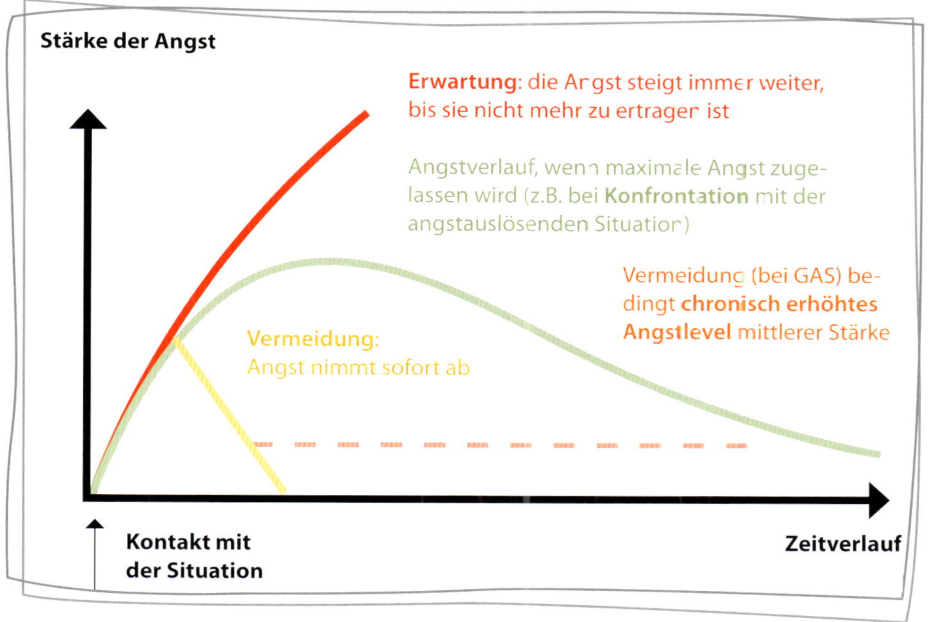

merksamkeitsfixierung (bspw. auf die zukünftige Lebensführung), eine gestörte Informationsverarbeitung (bspw. zu negative Bewertungen der eigenen Situation) sowie eine verminderte Herzratenvariabilität die Basis dafür, dass körperliche Symptome eher mit deutlich mehr Argwohn wahrgenommen und negativ interpretiert werden. Dadurch schaukelt sich die Sorgenbereitschaft und Sensibilität auf, was intensivere Angst nach sich zieht, und Ängste entstehen schon allein durch die Erwartung, dass neue Befürchtungen auftreten könnten (Teufelskreis der Angst, Schneider & Margraf, 1998). Diese Erfahrungen werden anschließend auch biochemisch und neurophysiologisch verknüpft, indem Lernerfahrungen zu dysfunktionalen Veränderungen des serotonergen, adrenergen und GABAergen Transmittersystems führen. Damit wird die Angst durch mangelhafte Angst- und Stressbewältigungsfähigkeiten (geringe Kontroll- und Problemlösefähigkeiten) sowie durch Vermeidungsreaktionen (Sorgen werden bspw. nicht zu Ende gedacht) aufrechterhalten. Befürchtungen sind damit ein Zusammenspiel von kognitiven Bewertungen sowie körperlichen Verstärkungsprozessen, die durch die Ausschüttung von Neurotransmittern die entsprechenden Reaktionen verstärken bzw. verhindern. GAS-Patienten benötigen mehr Sicherheitsvorkehrungen und Rückversicherungen (bspw. weichen sie realen Situationen aus, die sie als unbehaglich oder bedrohlich erleben).

Therapie

Zinbarg, Craske, Barlow (2006) führten erfolgreich ein GAS-Behandlungsprogramm mit zwölf Therapiesitzungen durch, bei dem folgende Elemente kombiniert wurden:

- Psychoedukation (Aufklärung über die Erkrankung),
- Kontrolle von körperlichen Symptomen (mittels kognitiver und verhaltensbezogener Techniken),
- Konfrontation in sensu (gedanklich) und in vivo („in echt"),
- Neubewertung der Annahmen über Sorgen (Hinterfragen der Befürchtungen) und
- Aufmerksamkeitstraining (achtsamkeitsorientierte Techniken).

Konfrontation

= Die Auseinandersetzung mit einem angstauslösenden Reiz.
Konfrontationsbehandlungen werden bei verschiedenen Störungen eingesetzt (z. B. bei Süchten, Essstörungen und allen Angststörungen). Die Durchführung von Konfrontationsübungen erfolgt:

- ***in vivo** (Erleben einer Realsituation, z. B. Teilnahme an einem Flug bei Flugangst),*
- ***in sensu** (Vorstellen einer Angstsituation, z. B. Fantasiereise in ein Terrarium bei Spinnenphobie).*

Möglich ist zudem die Konfrontation in Rollenspielen oder über Virtual-Reality-Therapien (Wittchen & Hoyer, 2011).

Ausschlaggebend sind dabei die Betroffenen selbst, die häufig komorbide Störungen in unterschiedlichen Ausprägungen aufweisen. Beispielsweise weisen manche eher eine stärkere innere Erregung auf, manche sind zusätzlich depressiv erkrankt. Grundsatz bei der Behandlung ist dabei zu prüfen, inwiefern starke innere Anspannungen und/oder noch andere Angststörungen vorliegen. Eine besonders hohe Wirksamkeit bei der Behandlung von Angsterkrankungen zeigt der Einsatz von Entspannungsverfahren und Konfrontationstechniken. Liegen depressive Züge vor, sollte im Hinblick auf die kognitive Therapie das Grübeln über Sorgen und Befürchtungen als Schwerpunkt festgelegt werden.

Therapiebeispiel: Kognitive Therapie

Die Kognitive Therapie setzt an dysfunktionalen - das heißt für das eigene Funktionieren -nachteiligen Gedanken an. Häufig werden Techniken eingesetzt, um die Wirklichkeit zu prüfen (sind die Ängste und Befürchtungen tatsächlich realistisch?) und Betroffenen bewusst zu machen, dass es möglicherweise auch alternative Gedanken und Erklärung für ein- und dieselbe Situation geben könnte. Ein zentraler Aspekt besteht dabei in der Art und Weise, wie Betroffene Gefahren, Befürchtungen und angstauslösende Ereignisse interpretieren. Auslöser für negative kognitive Kreisläufe sind dabei vor allem gestörte Informationsverarbeitungsprozesse, die beinhalten, dass eine Wahrnehmung einer (unrealistischen) Gefahr eine Aktivierung des evolutionär gegebenen Angstprogramms nach sich zieht und damit kognitive, emotionale und behaviorale Veränderungen bedingt (Beck & Emery, 2005).

Durch negative Gedanken entstehen dysfunktionale Gedanken, die charakteristische Merkmale aufweisen (Beck et al., 2005). Zunächst sind dysfunktionale Gedankenmuster automatisiert. Es handelt sich dabei um eigenwillige, unvernünftige, fehlerhafte Denkmuster, Vorstellungen und Bewertungen, die meist reflexhaft und unbewusst zwischen internen und externen Ereignissen und damit einhergehenden emotionalen Erlebnissen auftreten. Den negativen Denkmustern liegen zudem bestehende Grundannahmen zugrunde. Erwartungen, Leitideen, Wertvorstellungen und Verhaltensregeln, die in der Regel von wichtigen Bezugspersonen in der Kindheit übernommen wurden, steuern das eigene Erleben, Urteilsvermögen sowie das Verhalten.

Beispiele für typische Denkfehler nach Beck, 2005:

- Alles-oder-Nichts-Denken: „Nie mache ich etwas richtig." „Niemand liebt mich." „Da blamiere ich mich jedes Mal."
- Willkürliches Schlussfolgern: „Wenn sie mich respektieren würde, dann wäre sie pünktlich gewesen." „Sie hat mich nicht gegrüßt, weil ich ihr egal bin."
- Katastrophisieren: „Ich weiß, dass ich vor Nervosität nichts schaffen werde." „Was ist, wenn ich vorm Chef einen Panikanfall bekomme?" „Ich bin die Erste, der sie kündigen."
- Emotionale Beweisführung: „Wenn meine Gedanken nicht stimmen würden, dann würde ich mich doch nicht so fühlen." „Die lachen alle über mich, weil ich mich so unsicher und dumm fühle."

- Gedankenlesen: „Ich weiß genau, was er von mir hält." „So wie die mich ansehen, denken die bestimmt, dass ich schuld bin."

Dysfunktionale Grundannahmen haben eine besonders dominante Qualität, erscheinen häufig unabänderlich und können sehr stark die eigene Leistungsfähigkeit (Alltag, Beruf, Soziales) beeinträchtigen. Mithilfe kognitiver Therapien werden negativ empfundene Sorgen und dysfunktionale Grundannahmen identifiziert und verändert. Durch das Infragestellen von irrationalen Gedanken lassen sich diese beeinflussen und dafür neutralere Gedanken quasi „einsetzen" (Prinzip von Inception).

Panikstörung

Diagnostik

Bei der Panikstörung handelt es sich um einen heftigen psychophysiologischen Erregungszustand, begleitet von intensiver Angst. Die Panikattacke allein ist keine eigenständige Diagnose. Sie wird ausschließlich zusammen mit anderen Störungen diagnostiziert. Die häufigste Diagnose in diesem Zusammenhang stellt die Panikstörung dar. Panikattacken kommen ohne Vorwarnung, sind nicht situationsgebunden (im Vergleich zu anderen Angststörungen) und sind nicht vorhersehbar. Dies ist gleichzeitig eine große Belastung für Betroffene. „Panische Angst" definiert sich also als ort-, zeit- und situationsunabhängige Angst. Die Panikattacke erreicht innerhalb kürzester Zeit ihr Angst-Maximum und dauert dann mindestens

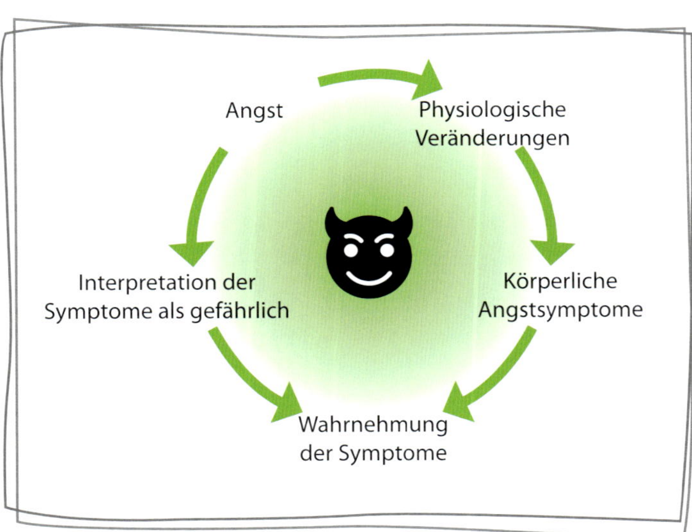

Verschiedene Fehlinterpretationen sind in nachfolgender Tabelle dargestellt (in Anlehnung an Margraf & Schneider, 1990):

Symptom	Körperliche Bedeutung	Interpretation
Erhöhung Herzfrequenz, stärkerer Herzschlag, „Brustenge“	Erhöhter Transport von Sauerstoff und Glukose in Gewebe und Muskulatur, mit dem Ziel, die Sauerstoffversorgung zu verbessern und Muskeln leistungsfähig zu halten	Ich bekomme einen Herzinfarkt.
Taubheitsgefühle	Blutumverteilung durch gefäßmotorische Veränderungen, um die Schmerzschwelle zu senken. So halten wir in Gefahrensituation mehr aus und bluten weniger.	Ich werde gelähmt, bin schwer krank.
Trockener Mund, flaues Gefühl im Magen bis zur Übelkeit, Durchfall, Harndrang	Einschränkung der Verdauungsfähigkeit durch Reduktion der Magensäureproduktion, um „überschüssigen“ energieverbrauchenden Ballast loszuwerden (über After, Blase oder Speiseröhre).	Mein Körper spielt völlig verrückt.
Benommenheit, verschwommene Sicht	Versorgung des Gehirns mit Blut und Sauerstoff wird reduziert, da alle Energie vermeintlich in den Muskeln benötigt wird, um zu handeln. Denken wir stattdessen, verändert sich die Durchblutung und damit kommt es zu Kreislaufproblemen.	Ich habe einen Hirntumor.
Atemnot, Kloß im Hals, Würgegefühl, Beklemmungen	Flache und schnelle Atmung, um Muskeln für mehr Leistungsfähigkeit mit viel Sauerstoff zu versorgen. Ohne echte Gefahr verhalten wir uns eher ruhig, ohne viel Bewegung, der Sauerstoff wird nicht genügend verbraucht. Durch die Hyperventilation kommt es zu Verhärtungen der Muskulatur.	Ich ersticke.
Zittern, Unruhe, Beben, Kribbeln, Hitzegefühle	Vorspannung zum „Warmmachen“ im Rahmen einer Erhöhung der Muskelspannung. Die verhärtete Muskulatur wird durch Zittern und Kribbeln wieder aufgewärmt und gelockert.	Ich bekomme einen Schlaganfall.
Schwindel, Schwächegefühle	Hyperventilation und das veränderte Blickverhalten (schnelles Hin- und Herhuschen) signalisieren dem Körper Bewegung, während unser Gleichgewichtsorgan aber Stillstehen meldet, weswegen uns schwindelig wird.	Ich falle in Ohnmacht.
Unwirklichkeitsgefühle (Geräuschüberempfindlichkeit)	Erweiterung der Pupillen und Steigerung der Empfindlichkeit von Hörapparat und Gleichgewichtsorgan, um Informationen aufzunehmen.	Ich verliere die Kontrolle über mich.
Rasende Gedanken, Konzentrations störungen	Mobilisierung aller kognitiven Ressourcen sowie starke Filterung der Informationen zur schnellen Entscheidungsfähigkeit in möglicher Gefahrensituation.	Ich werde verrückt.

einige Minuten an (ICD-10). Panikpatienten interpretieren grundsätzlich harmlose körperliche Symptome (bspw. veränderte Herzrate) drastisch fehl, sodass Empfindungen wie Ohnmacht, Sterben, Tod, Kontrollverlust oder Verrücktwerden entstehen können. Das Auftreten körperlicher Symptome wird daher aufgrund subjektiver Bewertungen missinterpretiert, was wiederum die Angst befördert (Teufelskreis der Angst).

Besonderheiten der Panikstörung im Alter

Ein erster Panikanfall wird im hohen Alter häufig als erschütternd und extrem bedrohlich erlebt, was gleichzeitig eine Erwartungsangst bezüglich weiterer Anfälle begünstigt. Die Panikreaktion ist damit stärker als im Vergleich zu jüngeren Menschen. Durch Missempfindungen können ältere Menschen oft nicht zwischen Symptomen der Angst und kardiologischen, neurologischen oder anderen somatischen Beschwerden unterscheiden, wodurch die differenzialdiagnostische Abklärung erschwert wird (Hesley & Vanin, 2008). Viele Ältere verbergen Angstsymptome (um nicht als „verrückt" zu gelten). Betroffene haben weniger Angst vor der eigentlichen Situation, im Gegensatz dazu jedoch viel mehr vor dem, wofür die Anzeichen (häufig interpretiert als „Vorboten") stehen könnten: Häufig werden Kontrollverlust, Ohnmacht oder gar Sterben empfunden. Menschen im hohen Alter reagieren häufig eher körperlich im Hinblick auf Ängste, indem Missempfindungen entstehen. In der Folge werden Angstsituationen vermieden, das Angsterleben schaukelt sich auf bis hin zum Höhepunkt der Angst, was zugleich den Körper extrem belastet.

Verlauf und Prognose

Das 2-Faktoren-Modell der Angst von Mowrer (1947) besagt, dass sich bei Panikattacken ein neutraler Reiz mit einem Gefühl von Unwohlsein/Angst verbindet (Klassisches Konditionieren). Dadurch nimmt der ehemals neutrale Reiz bedrohliche Qualität an, wodurch er selbst Auslöser für Ängste werden kann. Berichtet beispielsweise die Tochter ihrer Mutter im hohen Lebensalter, dass sie aktuell in finanziellen Schwierigkeiten ist, und macht sich die Mutter infolge Gedanken darüber (Angst und Befürchtung), kann zukünftig die Tochter (als eigentlich neutral oder gar positiv besetzter Reiz) das Angstempfinden auslösen, ohne dass beide ein Wort gesprochen haben. Eine Remission (Verringerung der Paniksymptome) im Alter ist eher unwahrscheinlich – meist verschlechtert sich der Verlauf bei 50 % der unbehandelten panischen Senioren sogar (Forstmeier & Maercker, 2008).

Therapie

Wichtigstes Behandlungsziel ist es, in allen Situationen Kontrolle über Angstreaktionen zu erhalten (Schmidt-Traub, 2011). Die kognitive Verhaltenstherapie versucht daher auch in diesem Zusammenhang dysfunktionale Kognitionen zu rekonstruieren. Entspannungsverfahren werden häufig im Vorfeld eingesetzt, um dann mit den beruhigten Patienten Konfrontationstechniken anzuwenden. Konfrontationen in vivo und in sensu mit willkürlich hervorgerufenen Angstsymptomen (bspw. Herzrasen, flache Atmung, Schwindel) in angstbesetzten Situationen helfen dabei, Panikreaktionen in ihrer Ausprägung zu verkürzen (Schmidt-Traub, 2011). Therapeuten achten bei älteren Menschen besonders darauf, dass körperliche Erkrankungen (welche mit Angsterleben einhergehen) medizinisch behandelt werden. Wichtig hierbei ist ein angepasstes Krankheitsmanagement (Motivation, Fördern und Fordern), um die Therapiemotivation der Patienten möglichst hoch zu halten. Bei den meisten Patienten wird eine Kombinationstherapie aus der Kognitiven Verhaltenstherapie in Ergänzung durch Serotonin-Wiederaufnahme-Hemmer (medikamentöse Behandlung) angewandt, wobei die Medikamente dann später schleichend abgesetzt werden (Schmidt-Traub, 2011).

Spezifische Phobien

Spezifische Phobien beziehen sich auf einzelne Reize, Situationen oder Stimuli, die als aversiv negativ erlebt werden und eine Angstreaktion auslösen. Besonders verbreitet bei älteren Menschen ist dabei die Angst vor dem Fallen und Stürzen (Schmidt-Traub, 2011). Weitere alterstypische Ängste sind die Krankheitsangst (nicht zu verwechseln mit der Hypochondrie, der Annahme, bestimmte Krankheiten zu haben, nicht wie im Falle der Phobie, einer Angst, diese zu bekommen) oder die Herzphobie (Angst vor Herzrasen und Herzinfarkt).

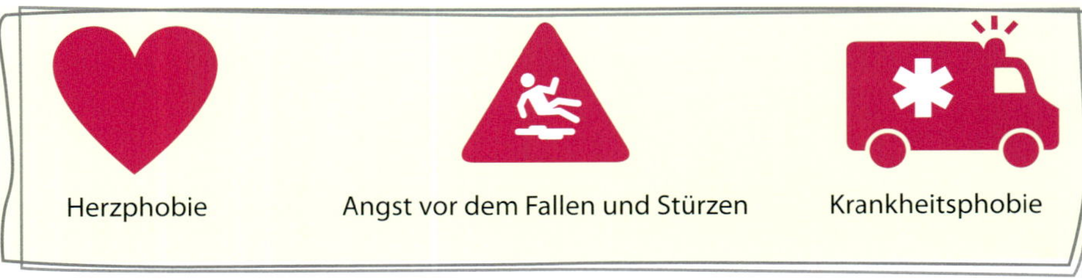

Verbreitung

Fast 50 % der älteren Menschen sind in unterschiedlichem Ausmaß betroffen, wobei ein konkretes Störungsmodell aktuell noch nicht vorliegt (Schmidt-Traub, 2011). Die meisten Patienten sind bereits mindestens einmal gefallen und fürchten sich entsprechend vor einem weiteren Sturz. Einige Betroffene trauen sich nicht mehr rauszugehen, körperliche Aktivitäten auszuführen oder sozialen Kontakten nachzugehen. Infolge vereinsamen sie und das eigene Selbstvertrauen sinkt (Schmidt-Traub, 2011). Auch die Konfrontation mit Herzerkrankungen oder -infarkten im Bekanntenkreis oder der Familie nimmt im hohen Alter zu, wodurch Phobiker häufiger in angstauslösende Situationen geraten.

Belastungsfaktoren

Skelettmuskelveränderungen, eine verringerte Leistungsfähigkeit sowie zusätzliche Beanspruchungen (bspw. durch eine/n verstorbene/n Lebenspartner/eine Lebenspartnerin) können im Alter das Risiko von Stürzen und damit einer manifestierten Fallangst erhöhen. Eine dreijährige Längsschnittuntersuchung (ca. 1300 selbstständige Personen, 65 und älter, Amsterdamer Altersstudie LASA) ergab, dass 325 Personen in dem entsprechenden Untersuchungszeitraum wiederholend stürzten (Peeters et al., 2010), wodurch eine deutliche Vulnerabilität gegenüber Fallängsten entstanden ist.

Therapie

Auch im Hinblick auf spezifische Phobien ist es nötig, zunächst die dysfunktionalen Grundüberzeugungen herauszuarbeiten und durch Wirklichkeitsüberprüfung zu verändern (Schmidt-Traub, 2011). Zudem sollten Sicherheitsvorkehrungen für die häusliche Umgebung geschaffen werden, indem Hausärzte, Orthopäden und andere beteiligte Professionelle Empfehlungen formulieren. Damit die Skelettmuskulatur stabil bleibt, sollte eine vitalstoffreiche Ernährung gewählt werden. Zudem kann Muskelkraft durch Sport, individuelle physiotherapeutische Anleitung oder Seniorengruppen für Rückengymnastik trainiert werden (Schmidt-Traub, 2011). Für andere spezifische Phobien (z. B. Straßenbahnfahren) empfiehlt sich wie für alle Angsterkrankungen die begleitete Konfrontation.

Soziale Phobie

Bei der Sozialen Phobie handelt es sich um eine pathologische Angst vor negativer Bewertung durch andere (in sozialen oder Leistungssituationen). Soziale Ängste gehen generell nicht mit schwächeren sozialen Kompetenzen einher, vielmehr sind die eigentlich vorhandenen Fähigkeiten blockiert (Schmidt-Traub, 2011). Sozialphobiker fürchten sich, ihre Handlungen könnten dumm oder albern wirken. Einige sorgen sich um Leistungssituationen, bei denen vor Menschen gesprochen bzw. Wissen demonstriert werden muss, andere um Small Talk in Seniorenclubs oder ähnlichen Quartierseinrichtungen (Schmidt-Traub, 2011). Ältere Menschen leiden seltener und nicht so heftig wie junge Menschen unter der Sozialen Phobie. Sozial phobische Menschen in hohem Lebensalter beschränken den Kontakt häufig auf die eigene Familie (bspw. in der nachberuflichen Lebensphase nach der Berentung). Prauresis tritt häufig bei Sozialphobie mit auf, das heißt, dass Betroffene Angst vor dem Urinieren auf öffentlichen Toiletten (doppelt so viele Männer wie Frauen sind betroffen) haben (Schmidt-Traub, 2011). Es bestehen genetische Prädispoitionen in Bezug auf Schüchternheit, Verhaltenshemmung und eine geringe Herzratenvariabilität, wodurch sich übersteigerte Stressreaktionen ergeben (Kagan, 1998).

Diagnose

Soziale Phobiker verspüren in vielen sozialen Situationen (z. B. beim Essen, Sprechen in der Öffentlichkeit, Begegnung mit Bekannten, ICD-10) eine deutliche Furcht, im Zentrum der Aufmerksamkeit zu stehen oder sich peinlich bzw. erniedrigend zu verhalten und vermeiden diese Situationen daher häufig. Umfassendere soziale Phobien sind in der Regel mit niedrigem Selbstwertgefühl und Furcht vor Kritik verbunden. Zusätzlich zu typischen Angstsymptomen beobachtet man häufig, dass Personen erröten, zittern, an Übelkeit leiden oder einen Drang zum Wasserlassen verspüren. Trotz der Einsicht, dass die starke Angstreaktion oder das Vermeidungsverhalten übertrieben und unvernünftig sind, verspüren Betroffene eine deutliche emotionale Belastung und können die hinderlichen Gedanken nicht abstellen.

Therapie

Therapiebeispiel: Entspannungsverfahren

Im Zusammenhang mit sozialen Phobien können Entspannungsverfahren angewandt werden, um physiologische Erregungen zu reduzieren und innere Anspannungen durch bspw. Atemübungen, meditative Techniken (siehe auch Anhang „Meditation der Selbstliebe") sowie körperliche Bewegungen zu bewältigen. Progressive Muskelrelaxation stellt hierbei eine wirksame Methode dar, um Ängste besser zu verarbeiten und zu kontrollieren (da Angst mit einer erhöhten Muskelanspannung einhergeht, die in der Progressiven Muskelentspannung gezielt gelöst wird, Schmidt-Traub, 2011). Visualisierungsübungen wie das Liegen am Meer (Imagination, Fantasiereisen) lassen den Körper in einen positiven Zustand bringen und durch angenehme bildliche Vorstellungen beruhigen. Die Bauchatmung (z. B. beim Autogenen Training) kann helfen, Erregungszustände, die aufgrund einer zu flachen und raschen Atmung (Hyperventilation) entstehen, zu verringern, indem die Zwerchfellatmung (Tiefenatmung) aktiviert wird (Schmidt-Traub, 2011). Entspannende Beschäftigungen können zudem ebenfalls helfen.

Bei der Begleitung des alten Menschen ist es daher wichtig, herauszufinden, welche Aktivitäten ihm Freude bringen, z. B. Musizieren, Ausmalen, Zeichnen, Musikhören. Positive Erlebnisse setzen Glückshormone frei und helfen bei der Bewältigung negativer Stimmungen. Kenne ich sinnvolle Aktivitäten, kann ich diese auch stets im Alltag gezielt einsetzen. Oberstes Prinzip ist es hierbei, zu sozialen Kontakten zu ermutigen (entspricht bei dieser Form der Angsterkrankung einer Konfrontationstechnik, Schmidt-Traub, 2011).

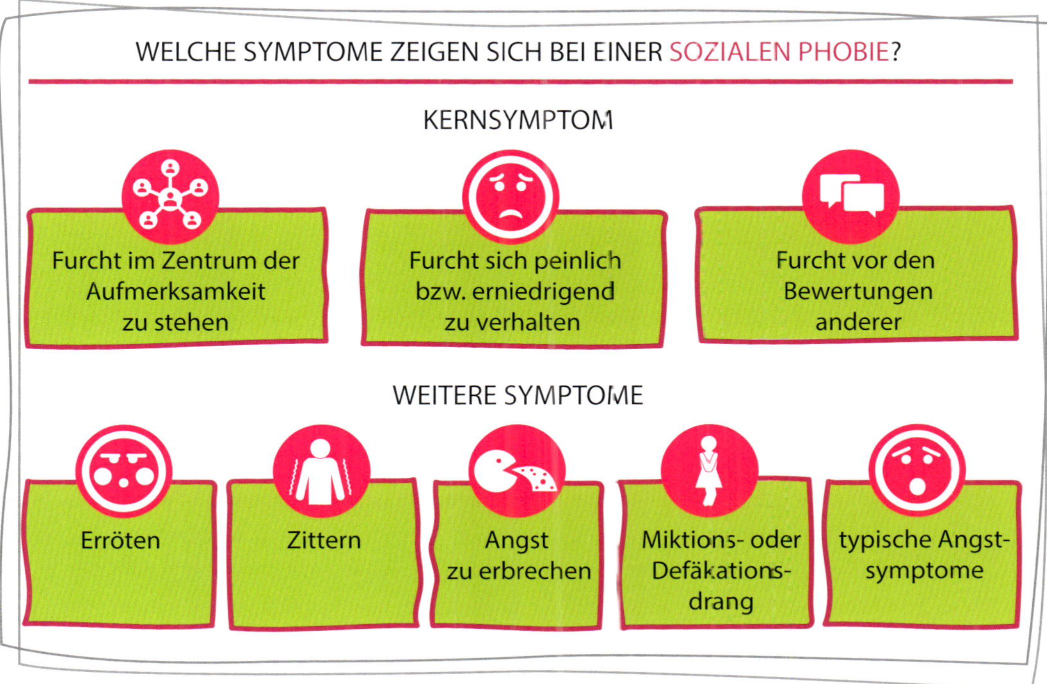

Versuchen Sie sich doch einmal an den folgenden Fallbeispielen – welche Form der Angsterkrankung liegt vor?

FALLBEISPIEL 1

Herr L. erlebe mittlerweile fast täglich, wenn er das Haus verlasse, Herzrasen, eine flache Atmung und Hitzewallungen; egal, ob er zum Einkaufen gehe, in der Straßenbahn sitze oder zum Dienstagsfilm ausgehe. Das erste Mal seien ihm die Symptome auf dem Rummel mit seinen Enkeln aufgefallen – damals habe er spontan an einen Herzinfarkt gedacht, wegen der starken Schmerzen in der Brust und der tauben Hände. Verschiedene Ärzte hätten ihm bereits versichert, dass mit seinem Herzen und den Blutwerten alles in Ordnung sei und er sich keine Sorgen machen müsse. Nun habe er ständig Angst und frage sich häufig, ob er verrückt werde und sich alles nur einbilden würde. Zur

Sicherheit nehme er immer eine Wasserflasche mit und setze sich in die Nähe des Ausgangs.

Lösung: Ab Seite 241

FALLBEISPIEL 2

Frau S. berichtet, schon als Kind sehr vorsichtig und sensibel gewesen zu sein. Doch seitdem sie in Rente ist, mache sie sich viele Gedanken um ihre Kinder. Ihre älteste Tochter trinke viel zu viel und der jüngste Sohn übernehme sich völlig mit dem Hausbau, der Management-Position und den Hunden. Die neue Freundin des mittleren Sohns habe sich schon einige Male negativ über sie geäußert, obwohl Frau S. sich sehr bemüht, es ihr recht zu machen. Nun habe sie Angst, dass ihr Sohn jetzt weniger Zeit mit ihr verbringen möchte. Ihr Mann müsse zudem nun einige Medikamente nehmen (Blutdruckmittel, Insulin), weswegen sie sich große Sorgen mache, dass er sterben könnte und sie als Witwe zurechtkommen müsste. Mit ihrer Rente habe sie eh große Schwierigkeiten, da die Ersparnisse bald aufgebraucht seien und der Kredit fürs Haus noch abgezahlt werden müsse. Da sie nicht in Altersarmut enden wolle, versuche sie nun kein Fleisch mehr zu kaufen, um Geld zu sparen.

Lösung: Ab Seite 241

FALLBEISPIEL 3

Herr P., 72 Jahre alt, hatte im Alter von 56 Jahren einen Herzinfarkt, den er ohne gravierende Folgeschäden überstanden hat. Der verschriebene Reha-Sport habe ihm solchen Spaß bereitet, dass er seitdem zweimal wöchentlich ein Fitnessstudio besucht habe. Als vor Kurzem ein sehr guter Freund an einem Herzinfarkt gestorben sei, habe ihn das sehr mitgenommen. Er traue sich nun nicht mehr zum Sport, weil er dort immer seinen schnellen Herzschlag spüre. Selbst beim Spazieren oder Treppensteigen schwitze er sich vor Angst „klitschnass". Aus der Apotheke habe er sich nun einige Herzwohl-Mittel gekauft, um sein Herz zu stärken. Gespräche im Bekanntenkreis über Blutdruckmittel oder Herzerkrankungen könne er nicht ertragen und wechsle dann stets schnell das Thema.

Lösung: Ab Seite 241

Umgang mit Ängsten und Bedeutung für die Pflegebeziehung

Ängste gehören häufig im hohen Lebensalter dazu und entstehen infolge von kritischen Lebensereignissen. Angst kann allerdings auch aus dem Nichts entstehen. Pflegerisch gesehen geht es hierbei im akuten Zustand darum, Betroffene zu beruhigen und ihnen zur Entspannung zu verhelfen. Fußbäder, Einreibungen oder Wickel können helfen, den Körper zu beruhigen. Körperliche Nähe, indem man Betroffene sanft berührt oder einfach räumlich da ist, können ebenfalls unterstützend sein, um Anspannungen des Körpers zu verringern. Ansonsten gilt grundsätzlich, Ängste als nachvollziehbare Sorgen anzuerkennen. Sind Betroffene dann bereits in der Lage, darüber zu sprechen, kann dies als Beginn der Verarbeitung angesehen werden. Setzen Sie sich zu den Betroffenen, bauen Sie Nähe auf und motivieren Sie die Betroffenen, über ihre Ängste und Sorgen zu sprechen. In den Tag hineinzukommen kann durchaus schwerfallen, da Ängste lähmen können. Daher kann es helfen, Betroffene körperlich zu aktivieren, z. B. kann ein Morgenspaziergang geplant werden. Angstattacken gehen mit flacher Atmung, Schwindel sowie Herzklopfen einher – durch gemeinsame Atemübungen (bspw. in Form von autogenem Training) lässt sich durch tief gehendes Ein- und Ausatmen der körperliche Kreislauf entspannen, zudem spüren Betroffene dann auch sehr bewusst, dass sie zusammen mit einer anderen Person die schwierige Situation durchstehen und nicht alleine sind. In Abstimmung mit der

WIEDERHOLUNGSFRAGEN

1. Was versteht man unter der sogenannten „Fight-or-Flight-Reaktion"?
2. Was verbirgt sich hinter einer Generalisierten Angststörung?
3. Was bedeutet „Prävalenz" und zwischen welchen Angaben kann man dabei unterscheiden?
4. Welche Besonderheiten weist eine Panikstörung auf?
5. Wie wirken sich Erwartung, Konfrontation oder Vermeidung auf die Stärke der Angst in einer akuten Angstreaktion aus?
6. Was haben typische (dysfunktionale) Denkmuster mit der Entstehung und Aufrechterhaltung von Angsterkrankungen zu tun?
7. Woran können Sie eine Soziale Phobie bei Betroffenen erkennen?
8. Welche Grundsätze und Techniken nehmen Sie sich für die Arbeit mit ängstlichen Personen mit?

medizinischen Abteilung sollten zudem der Blutdruck und eine etwaige Medikationsgabe geprüft werden. Ängste bedeuten, dass Betroffene keine Sicherheit empfinden. Sicherheitsgefühl und Kontrolle sollten in solchen Situationen zurück vermittelt werden. Hierbei helfen bereits kleine Dinge wie gemeinsames Brettspielen, ein Spaziergang oder zu entscheiden, wie und was zum Abendbrot gegessen werden soll. Pläne helfen Struktur und Ordnung zu vermitteln. Betroffenen hilft dies.

Für Pflegekräfte ist es ebenfalls wichtig zu wissen, dass jeder Angstanfall ein Ende hat. Dabei zu sein, die Angst mit den Betroffenen zu bewältigen und das Gefühl zu vermitteln, dass trotz negativer Emotionen jemand an der Seite bleibt, hilft den Anfall zu verkürzen. Sollten Ängste häufiger vorkommen, sollte man als Pflegekraft wissen, dass diese Ängste nichts mit einem selbst zu tun haben, sondern in regelmäßigen Abständen entstehen können. Auch hier helfen Übungen, die zur Entspannung führen. Progressive Muskelrelaxation, Snoozelen, das Angebot von anderen Sinneseindrücken oder Körperübungen helfen in diesen schwierigen Phasen Körper und Geist zu beruhigen. Nach kürzerer Zeit geht die Angstreaktion zurück und die Begleitung des Betroffenen kann weitgehend entsprechend des geplanten Tagesablaufs verlaufen. Innerlich ist auch in diesem Zusammenhang wichtig, Ängste als Reaktion von Menschen im hohen Lebensalter zu akzeptieren und diese nicht auf sich selbst persönlich zu beziehen. Ängste kommen und gehen, und daher ist es wichtig, den Betroffenen den Halt und die Unterstützung zu bieten. Sollten Angstattacken häufig auftreten und mit starker körperlicher Panik einhergehen, empfiehlt es sich, Psychiater aufzusuchen, um abzuklären,

FAZIT

- Ängste gehören neben Depressionen zu den häufigen Störungsbildern bei älteren Menschen.
- Zu den Angststörungen gehören die Generalisierte Angststörungen, die Soziale Phobie, Spezifische Phobien, die Panikstörungen sowie die Agoraphobie und eine Mischform aus Angst und Depression.
- Für eine valide Diagnosestellung ist eine genaue differenzialdiagnostische Abklärung (Testverfahren, Anamnese) wichtig.
- Medikamentöse, aber vor allem verhaltenstherapeutische Behandlungsmaßnahmen (Kognitive Therapie, Konfrontation) können wirksam zur Linderung von Ängsten eingesetzt werden.
- Pflegekräfte können unterstützend einwirken, indem sie Ängste von Betroffenen als verständliche Sorgen akzeptieren, mit ihnen darüber ins Gespräch kommen und generell Entspannungs- und/oder Aktivitätsmaßnahmen in den pflegerischen Alltag integrieren.

ob eine unterstützende medikamentöse Behandlung nützlich sein könnte. Durch die Gabe eines Präparats kann so auch körperliche Entspannung bewirkt werden.

Literaturverzeichnis

Alonso, J., **Angermeyer**, M. C., **Bernert**, S., **Bruffaerts**, R., **Brugha**, T. S., ... & **Gasquet**, I. (2004). Prevalence of mental disorders in Europe: results from the European Study of the Epidemiology of Mental Disorders (ESEMeD) project. Acta psychiatrica scandinavica, 109, 21–27.

Beck, A. T., & Emery, G. (2005). Anxiety disorders and phobias. New York: Basic Books.

Boerner, R. J. (2004). Angst im Alter – Epidemiologie, Diagnostik und therapeutische Optionen. Fortschritte der Neurologie. Psychiatrie, 72, 564–573.

Forstmeier, S., & **Maercker**, A. (2008). Probleme des Alterns. Göttingen: Hogrefe.

Helsley, J. D., & **Vanin**, S. D. (2008). Geriatric anxiety and anxiety disorders. In J. R. Vanin & J. D. Helsley (Hrsg,), Anxiety disorders: A pocket guide for primary care. Current clinical practice. (S. 221–242). Totowa, NJ: Humana Press.

Kagan, J. (1998). Three seductive ideas. Cambridge: Harvard University Press.

Kessler, R. C., **Berglund**, P., **Demler**, O., Jin, R., **Merikangas**, K. R., & **Walters**, E. E. (2005). Lifetime prevalence and age-of-onset distributions of DSM-IV disorders in the National Comorbidity Survey Replication. Archives of general psychiatry, 62, 593–602.

Lieb, R., **Schreier**, A., & **Müller**, N. (2003). Epidemiologie von Angststörungen. Psychotherapie, 8, 86–102.

Margraf, J. & **Schneider**, S. (1990). Panik. Angstanfälle und ihre Behandlung. Berlin: Springer.

Mowrer, O. H. (1947). On the dual nature of learning as a reinterpretation of ‚conditioning and problem solving'. Harvard Educational Review, 17, 102–148.

Peeters, G. M., **Verweij**, L. M., **Van Schoor**, N. M., **Pijnappels**, M., **Pluijm**, S. M., **Visser**, M., & **Lips**, P. (2010). Which types of activities are associated with risk of recurrent falling in older persons? Journals of Gerontology, 65, 743-750.

Perrez, M., & Baumann, U. (2011). Klinische Psychologie – Psychotherapie. Bern: Verlag Hans Huber.

Reiss, S. (1991). Expectancy theory of fear, anxiety, and panic. Clinical Psychological Review, 11, 141–153.

Schmidt-Traub, S. (2011). Angststörungen im Alter. Göttingen: Hogrefe.

Schneider, S., & **Margraf**, J. (1998). Agoraphobie und Panikstörung. Göttingen: Hogrefe.

Spitzer, R. L., **Kroenke**, K., **Williams**, J.B. & **Lowe** B. (2006). A Brief Measure for Assessing Generalized Anxiety Disorder: The GAD-7. Archives of Internal Medicine, 166, 1092–1097.

Volz, H. P., & **Stieglitz**, R.-D. (2010). Generalisierte Angststörung. Krankheitsbild, Komorbiditäten, Psycho- und Pharmakotherapie. Stuttgart: Schattauer.

Wittchen, H.-U., & **Pfister**, H. (1997). DIA-X Interviews. Frankfurt am Main: Swets & Zeitlinger.

Wittchen, H.-U., **Kessler**, R. C., **Beesdo**, K. et al. (2002). Generalized Anxiety disorder and Depression in primäre care: prevalence, recognition, and Management. Journal of Clinical Psychiatry, 63, 24–34.

Wittchen, H.-U. (2006). Epidemiologie der GAS. In B. Bandelow (Hrsg.), Taschenatlas GAD. Generalisierte Angststörung in Klinik und Praxis (S. 50–65). Linkenheim-Hochstetten: Aesopus.

Wittchen, H.-U., & **Hoyer**, J. (2011). Klinische Psychologie & Psychotherapie. Heidelberg: Springer-Verlag.

World Health Organization (WHO). (1992). The ICD-10 Classification of mental and behavioural disorders: Clinical descriptions and diagnostic guidelines. Geneva: World Health Organization

Zinbarg, R. E., **Craske**, M. G., & **Barlow**, D. H. (2006). Mastery of your anxiety and worry: Therapist guide. New York: Oxford University Press.

Kapitel 7

Suchter-krankungen

Missbrauch

Wiederkehrender Gebrauch einer Substanz, **trotz konsumbedingter** sozialer, psychologischer oder körperlicher **Probleme**

Abhängigkeit

Wiederkehrender, schädlicher, durch ein übermächtiges **Konsumverlangen** bedingter Gebrauch einer Substanz mit **Kontrollverlust.**

Bei Suchterkrankungen unterscheidet man zunächst zwischen schädlichem Missbrauch und Abhängigkeit. Ihnen ist gemeinsam, dass das Suchtmittel trotz der Vernachlässigung anderer Verpflichtungen oder Aktivitäten fortwährend oder periodisch eingenommen bzw. zugeführt wird (Hartmann, Filipek & Berking, 2012). Da die Sucht eine psychische und körperliche Abhängigkeit nach sich zieht, ist sowohl eine Entzugs- als auch Entwöhnungstherapie nötig, um die Sucht zu behandeln. Zentrale Merkmale der psychischen Abhängigkeit sind das sogenannte „Craving" (Suchtdruck, starkes Konsumverlangen), das mit einem starken Heißhunger auf das Suchtmittel verglichen werden kann. Zudem bestehen Schwierigkeiten, Zeitpunkt, Dauer und Menge des Konsums zu kontrollieren (zwar ist der Wille da, z. B. weniger Zigaretten täglich zu rauchen, es kann allerdings nicht in die Tat umgesetzt werden). Auf körperlicher Seite stehen die Toleranzentwicklung (Betroffene benötigen immer mehr Substanz, um die gleiche Wirkung zu erzielen) sowie Entzugssymptome beim Absetzen des Suchtmittels im Vordergrund.

Die Suchtspirale

Eine Suchterkrankung tritt keineswegs plötzlich auf. Vielmehr nimmt der Weg in die Abhängigkeit meist eine gewisse Zeit in Anspruch. Die sogenannte Suchtspi-

Normalverhalten geprägt von Ausweichen	Nach Streitigkeiten mit den Kindern konsumiert die Betroffene am Abend ein Glas Wein mehr als üblich, um abzuschalten.
Schmerzgrenze	Indem die Betroffene nun auch ab und zu tagsüber trinkt, um sich zu entspannen, wird die Schmerzgrenze überschritten.
Kritisches Verhalten	Der Gedanke an die Nachmittagsbetreuung ihrer Enkel versetzt sie in Stress, weswegen sie sich mit Alkohol runterholt. Trotz alkoholisiertem Zustand holt sie die Enkel mit dem Auto aus der Kita ab.
Suchtgrenze	Sie nutzt Alkchol nun nicht mehr nur als Schutz vor sozialem Stress, sondern auch als Belohnung nach getaner Hausarbeit und zum Einschlafen.
Sucht	Sie hat die Kontrolle über den Konsum verloren.

rale beschreibt diesen Prozess näher. Zunächst befinden sich Menschen in einer Phase des normalen Verhaltens, das nur ab und an durch abweichendes Verhalten (Einnahme von oder Kontakt mit einem potenziellen Suchtmittel) gekennzeichnet ist. Dieses abweichende Verhalten kann dabei aus ganz verschiedenen Motiven heraus gezeigt werden. Nun gibt es Momente und Situationen, in denen das suchtgefährdende Verhalten in stärkerem Ausmaß gezeigt wird. Eine gewisse „Schmerzgrenze" wird überschritten und mögliche Folgeschäden werden in Kauf genommen. In der folgenden Phase wird immer häufiger kritisches Verhalten gezeigt, aus dem Konflikte mit der Familie, dem Arbeitsumfeld oder gar dem Gesetz entstehen können. Sobald die Motive zum Suchtmittelkontakt vielfältiger werden und keine

ZUM WEITERDENKEN:

1) Welche Beweggründe und Motive fallen Ihnen für Suchtmittelkontakt ein?

2) Denken Sie an eine Situation, in der eine Person aus einem bzw. mehreren Gründen mit ausweichendem (suchtgefährdendem) Verhalten reagiert. Um welches Suchtmittel es sich dabei handelt, ist Ihnen überlassen.

- Wie reagiert die Person mit ausweichendem Verhalten und wann überschreitet sie die Schmerzgrenze?
- Welches kritische Verhalten könnte hieraus resultieren?
- In Ihrem Fallbeispiel: Wann wäre für Sie die Suchtgrenze erreicht?

bewusste Kontrolle mehr über das Suchtverhalten ausgeübt werden kann, ist die Suchtgrenze überschritten.

Der Austritt aus der Suchtspirale ist umso einfacher, je früher das Problem erkannt und insbesondere durch die Betroffenen anerkannt wird. Ziel ist es dann, alternative Strategien zu entwickeln, um Probleme nicht durch das Suchtmittel „zu lösen". Hilfe können hierbei Suchtberatungsstellen, Selbsthilfegruppen bzw. Angehörigengruppen, Ärzte und Psychotherapeuten bieten. In der Abbildung auf S. 125 ist eine beispielhafte Suchtspirale für eine Alkoholabhängigkeit dargestellt.

ZUM NACHDENKEN:

- » Süchtig werden kann man von vielen Dingen. Sammeln Sie so viele potenzielle Suchtmittel wie möglich.
- » Schauen Sie sich die gesammelten Suchtmittel einmal genauer an. Können Sie diese in zwei Kategorien einteilen?

Vielfalt der Suchtmittel

Zu den häufigsten Suchterkrankungen zählen beispielsweise die Kaufsucht, die Arbeitssucht, das pathologische Glücksspiel oder die „hoarding"-Disorder (synonym: Messie-Syndrom, zwanghaftes Sammeln) sowie die Abhängigkeit von Alkohol, Nikotin, Medikamenten oder illegalen Drogen. Bestimmt sind Ihnen darüber hinaus noch einige weitere potenzielle Suchtmittel eingefallen. Bezüglich der Art des Suchtmittels unterteilt man Suchterkrankungen in nicht-stoffgebundene und stoffgebundene Süchte. Bei den stoffgebundenen Süchten handelt es sich um eine psychische sowie körperliche Abhängigkeit aufgrund der Einnahme einer psychotropen Substanz. Psychotrope Suchtmittel beeinflussen das zentrale Nervensystem und wirken somit auf das psychische Erleben, z. B. euphorisierend, entspannend, antriebssteigernd oder schlafunterdrückend (Elsesser & Sartory, 2009). Das ICD-10 nennt im Kapitel F1 neun psychotrope Substanzmittelklassen (siehe nachfolgende Abbildung).

Risiko- und Schutzfaktoren

(nach Küfner & Metzner, 2011)

Für die substanzgebundenen Süchte liegen Untersuchungen zu verschiedenen Risikofaktoren vor, die die Anfälligkeit für problematischen Konsum steigern. Dazu

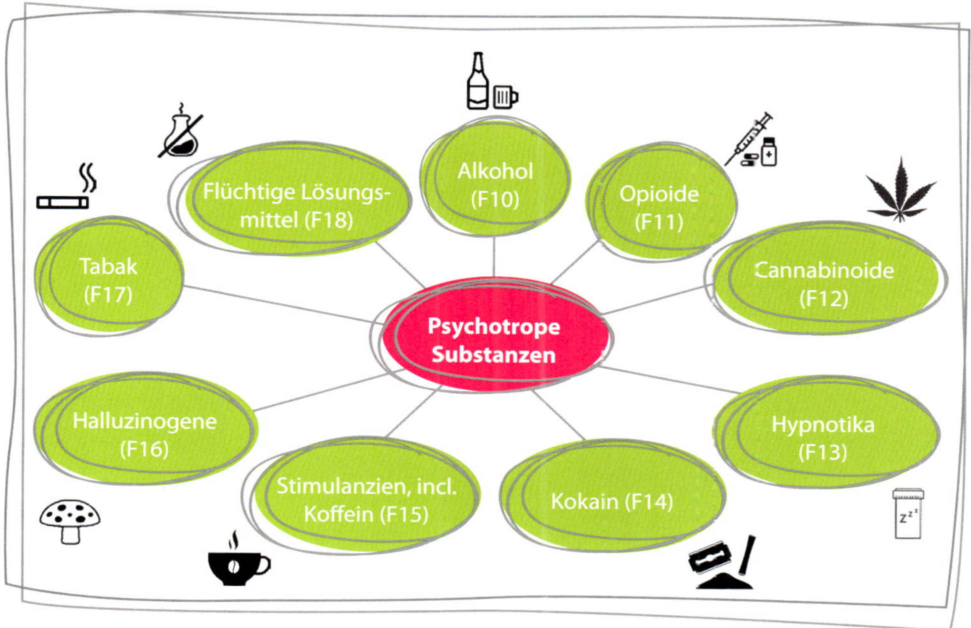

zählen unter anderem bestimmte Persönlichkeitseigenschaften, wie beispielsweise Neugier („Ich möchte das so gern mal ausprobieren"), eine niedrige Impulskontrolle („Ich kann jetzt nicht einfach aufhören") oder eine starke Beeinflussbarkeit durch sozialen Druck („Was die wohl von mir denken, wenn ich „nein" sage?!"). Damit einhergehend erhöht eine starke Bindung an eine soziale Bezugsgruppe mit problematischem Konsum („Wenn meine Freunde das jetzt machen, muss ich das auch") die Wahrscheinlichkeit einer Suchterkrankung. Die Verfügbarkeit bzw. leichte Erreichbarkeit des Suchtmittels („Zigaretten bekomme ich an jeder Ecke") ist ein weiterer Risikofaktor. Erwarten Personen eine positive Wirkung einer Substanz („Wenn ich heute Beruhigungsmittel einwerfe, kann ich den Flug viel leichter überstehen") oder beobachten sie positive Konsequenzen durch den Konsum bei Dritten („Durch das Cannabis ist meine Freundin viel entspannter mit allem"), ist das Risiko einer Substanzkonsumstörung ebenfalls erhöht.

Auf der anderen Seite schützen ein positives Selbstwertgefühl („Ich muss mich vor niemandem beweisen, um mich akzeptiert zu fühlen"), eine realistische Selbsteinschätzung („Ich weiß, wann ich aufhören sollte zu trinken") sowie erfolgreiche Bewältigungsstrategien im Umgang mit Stress, die ohne Substanzkonsum auskommen, vor problematischem Substanzkonsum.

Altersspezifische Ursachen von Suchtentwicklung

Schnoz und Kollegen (2006) sehen im Zusammenhang mit einer altersspezifischen Entwicklung von Sucht multifaktorielle Ursachen, die damit einhergehen. Neben körperlichen Ursachen wie einem verlangsamten Stoffwechsel, einem erhöhten Fettanteil und/oder einem geringeren Wassergehalt im Körper (bei dem niedrigere Dosen dieselbe Wirkung bedeuten bzw. ein langsamerer Abbau von Substanzen erfolgt) stellen vor allem gesellschaftliche Umstände wichtige Faktoren dar. Gerade das gesellschaftliche Altersbild spielt im hohen Alter eine wichtige Rolle, da sich jugendliche, als positiv empfundene Eigenschaften wie Attraktivität, Gesundheit, Vitalität und Leistungsfähigkeit abbauen und damit Sinnfindungskrisen bedingen können. Folglich erleben ältere Menschen häufiger weniger Selbstvertrauen und Selbstzufriedenheit, was das Risiko des Konsums von Alkohol, Tabak und anderen Drogen erhöhen kann. Auch biologische und psychische Probleme können dabei eine Rolle spielen: Krankheit, Leid und Tod stellen im hohen Lebensalter wesentlichere Lebens- und Alltagsthemen dar (Schnoz, Gross, Grubenmann & Uchtenhagen, 2006). Nach Amlacher und Kollegen (2004) sind auch in folgenden Faktoren weitere Ursachen für eine Suchtentwicklung zu sehen:

- misslungene Anpassungsprozesse ans Altern,
- Einsamkeit (v.a. ältere Frauen vom Verlust des Partners bedroht),
- Gefühle der Nutzlosigkeit, Resignation,
- narzisstische Krisen, Identitätskrisen,
- Verlust an Sozialkompetenzen,
- allgemeine Funktionsverluste, Aktivitäts- und Kontaktverluste,
- somatische Störungen sowie
- altersbedingte Schmerzen und Behinderungen.

Bei 81 % der Spätmanifestationen von Suchterkrankungen gehen ganz konkrete ungünstige, kritische Lebensereignisse voraus (bspw. Verlust des Partners, Verlust des Arbeitsplatzes, Wohnortwechsel).

Behandlung von Konsumstörungen

Bei der Behandlung von Konsumstörungen bedarf es eines multimodalen Therapieansatzes (siehe nachstehende Abbildung). Eine Motivation zur Veränderung und Behandlung der substanzbezogenen und daraus resultierenden Schwierigkeiten ist dabei die wichtigste Voraussetzung. Ohne Einsicht über die bestehende Suchtproblematik ist es schwer, Betroffene in der Therapie zu halten (Bühringer & Behrendt, 2011). Nach der körperlichen Entgiftung der Substanz liegt der Fokus psychotherapeutischer Maßnahmen darauf, die persönlichen Kompetenzen der Person zu stärken und individuelle Ressourcen zu nutzen (z. B. Nein-Sagen-Können, Selbstwertsteigerung, funktionale Stressbewältigungsstrategien erlernen). Dabei wird das langfristige Ziel verfolgt, Rückfälle zu vermeiden. Je nach Ausprägung der Problematiken mit dem Umfeld (z. B. konsumbedingte Streitigkeiten mit der Familie, Verschuldung wegen Substanzbeschaffung) kann auch eine Familien- bzw. Soziotherapie durchgeführt werden. Langfristig kann die Mitwirkung in Selbsthilfegruppen

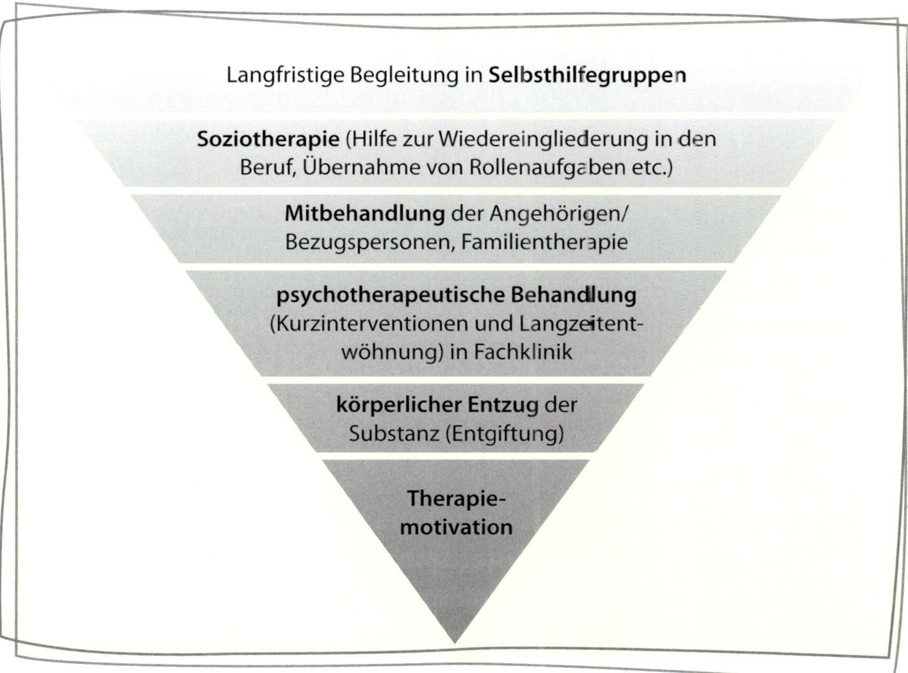

(z. B. Anonyme Alkoholiker) entlastend wirken und die Abstinenz stabilisieren (Bühringer & Metz, 2009). Nichtsdestotrotz gehören (kleinere und größere) Rückfälle zum typischen Lebensverlauf eines Abhängigen: Je nach Substanz erleiden zwischen 50 – 70 % aller behandelten Betroffenen einen Rückfall in den ersten zwei Jahren nach der Therapie. Die meisten sogar in den ersten Tagen nach dem Behandlungsende (Bühringer & Behrendt, 2011).

In den nachfolgenden Kapiteln führen wir die Grundlagen einiger substanzbezogener Suchterkrankungen (Alkohol, Tabak, Medikamente, illegale Drogen) im Alter aus.

Alkohol

Verbreitung

Konservative Schätzungen ergeben im Bereich der über 60-Jährigen 400 000 alkoholabhängige Personen sowie über 2 Millionen Personen mit riskantem Alkoholkonsum (Lieb, 2001). Über die Lebensspanne hinweg ergibt sich eine deutliche Zunahme alkoholbezogener Störungen, da die Anzahl von Menschen im hohen Alter aufgrund des demografischen Wandels wächst und zugleich Konsumgewohnheiten der aktuell alternden Kohorte Trends in Richtung eines stärkeren Alkoholkonsums aufweisen (Wolter, 2015). Die nachberufliche Lebensphase stellt hierbei eine wichtige Lebensspanne dar, in der Substanzkonsumstörungen in höherer Wahrscheinlichkeit auftreten. Kritische Lebensereignisse wie die Beendigung der eigenen Arbeit sowie das Fehlen von Sinnhaftigkeit in der nachfolgenden Lebensphase können bedingen, dass eine Anfälligkeit für psychische Krisen entsteht. Insgesamt ist zu verzeichnen, dass sowohl der Alkoholverbrauch in absoluten Zahlen als auch die Zahl alkoholabstinenter Personen in Europa steigt. Dies bedeutet zugleich, dass die jeweiligen Konsumenten pro Kopf mehr trinken als früher (Lieb, 2001). Neben den bestehenden Einstellungen zum Alkohol sind hierbei vor allem auch die wenig vergleichbaren diagnostischen Kriterien der Klassifikationssysteme ursächlich. Die in Deutschland durch das ICD-10 noch immer gegebene Unterscheidung zwischen Drogenmissbrauch und Drogenabhängigkeit ist nicht vergleichbar mit der durch das DSM-5 neu eingeführten Kategorie der Substanzkonsumstörungen (synonym: Substanzgebrauchstörungen). Die Konsumstörungen (DSM-5) können in moderater

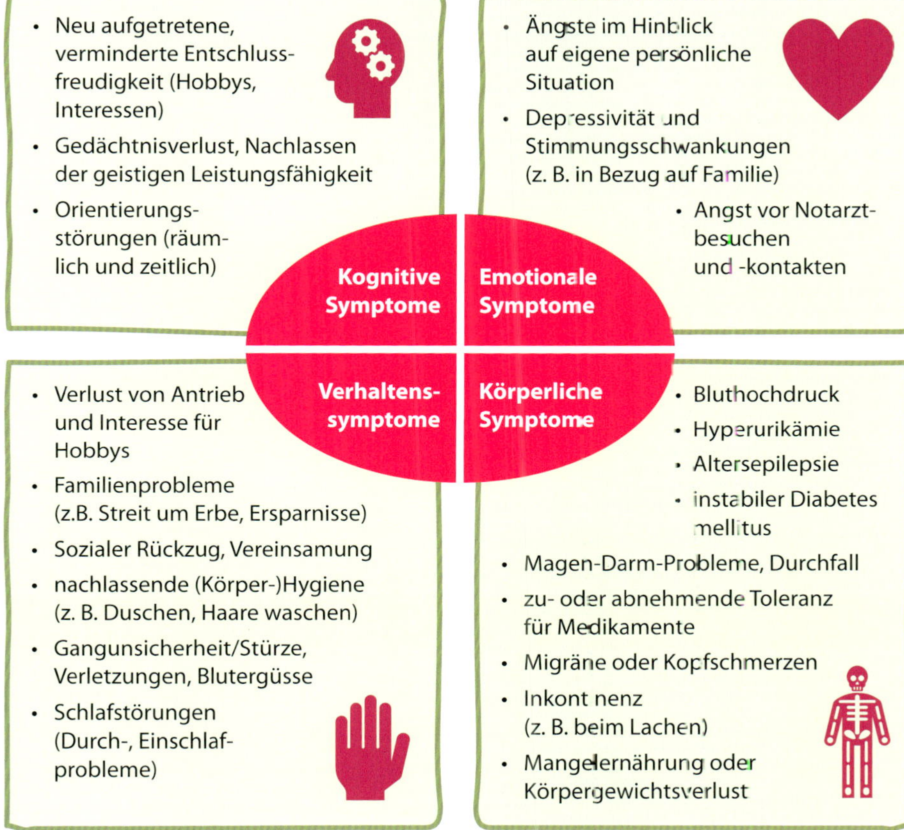

Typische alkoholassoziierte Beschwerden im Hinblick auf das Vorliegen einer alkoholbezogenen Störung stellen bei über 60-Jährigen die folgenden dar (Wolter, 2015; Lieb, 2001).

oder schwerer Ausprägung vorliegen. Durch die kontinuierlichere Diagnosestellung würden mehr Personen eine behandlungsbedürftige Alkoholerkrankung aufweisen.

Ein riskanter Konsum (ICD-10) ist definiert als täglicher Konsum von mindestens 20 g reinen Alkohols für Frauen bzw. 30 g für Männer. Nach BMA-Kriterien (British Medical Association) betreiben 15,4 % der über 59-Jährigen in Deutschland einen riskanten Alkoholkonsum, was darauf hindeutet, dass diese Schwierigkeiten immanent sind und es diese in der Versorgung zu berücksichtigen gilt (Weyerer, 2009). Nach Weyerer (2009) nehmen die Raten des riskanten Konsums nach dem 75. Lebensjahr wieder ab (allerdings flossen in die Berechnungen nur wenige Studien ein). Angaben der Bundeszentrale für gesundheitliche Aufklärung (2000) zufolge weisen 27 % der Männer und 8 % der Frauen über 60 Jahren einen riskanten Alkoholkonsum auf. Grundsätzlich ergeben sich daraus Forschungs- sowie Versorgungslücken. Eine angemessene und professionelle Behandlung kann ausschließlich in spezialisierten Instituten stattfinden, sodass in diesem Zusammenhang ein großes Defizit in der eigentlichen Versorgung besteht.

Symptomatik

Warum ist zu viel Alkohol so gefährlich?

(nach Kenn-dein-Limit.de)

Der Begriff Promille bezieht sich auf den Alkoholgehalt im Blut einer Person (1 Promille = 1 Gramm Alkohol pro 1 Kilogramm Blut). Dabei sind zwei Dinge entscheidend für den Promillewert: (1) die aufgenommene Alkoholmenge, (2) die Flüssigkeitsmenge im Körper. Bei gleicher Alkoholmenge steigt der Promillewert, je weniger Wasser der Körper enthält. Die Wassermenge in einem Körper hängt wiederum mit dem Körpergewicht zusammen. Da Frauen meist weniger wiegen und damit weniger Flüssigkeit im Körper gespeichert haben, steigt ihr Promillewert meist schneller als der eines Mannes, auch wenn sie exakt die gleiche Menge Alkohol aufnehmen. Als psychotrope Substanz überwindet der Alkohol im Blut die sogenannte „Blut-Hirn-Schranke" und wirkt im Gehirn auf unsere Wahrnehmung, unser Erleben und Verhalten. Das Ausmaß der Wirkungen ist dabei abhängig vom Blutalkoholwert.

In der nachfolgenden Übung sollen Sie diese Wirkungen den entsprechenden Promillewerten zuordnen. Gerade bei den ersten Stufen werden Sie vielleicht überrascht sein, welche Auswirkungen bereits wenig Alkohol im Blut hat.

Diagnostik und Klassifikation

Typologien alkoholbezogener Störungen im Alter

Risikogruppen können in Bezug auf Alkoholabhängigkeiten hinsichtlich verschiedener soziodemografischer Kriterien und personaler Faktoren beschrieben werden. Die von frühem Beginn betroffenen Personen unterscheiden sich dabei deutlich von den Personen, die erst im höheren Alter eine Alkoholsucht entwickeln. Laut Ameri-

Die Promille und ihre Wirkung – Ordnen Sie zu!

Bei welchem Blutalkoholspiegel treten welche Veränderungen auf?

Lösung: Ab Seite 241

AB 0,1 PROMILLE

AB 0,3 PROMILLE

AB 0,5 PROMILLE

AB 0,8 PROMILLE

1,0 BIS 2,0 PROMILLE

2,0 BIS 3,0 PROMILLE

AB 3 PROMILLE

Im Rauschstadium kommt es zur weiteren **Verschlechterung** der Sehfähigkeit und v. a. des **räumlichen Sehens**. Wir sind verwirrt und haben deutliche **Sprech-, Reaktions-, Gleichgewichts- und Orientierungsstörungen**. Wer so viel Alkohol im Blut hat, **verliert** auch seine **Kritikfähigkeit**. Deutliche Warnsignale für eine Alkoholvergiftung.

Nun ist professionelle Hilfe gefragt. Wer das Betäubungsstadium erreicht, **reagiert kaum noch** und **bewegt sich unkoordiniert**. Durch **Erbrechen** versucht der Körper, sich des Alkohols im Magen zu entledigen. Gleichzeitig kann es zur **Muskelerschlaffung** kommen.

Nun tritt häufig eine **leichte Verminderung der Sehleistung** ein. Unsere **Aufmerksamkeit** und das **Reaktionsvermögen lassen nach**, die Kritikfähigkeit ist herabgesetzt und die **Risikobereitschaft steigt**.

Wer so viel Alkohol zu sich nimmt, bringt sein Leben in Gefahr. **Bewusst- und Reflexlosigkeit, Gedächtnisverlust** und **schwache Atmung** sind die Symptome einer gefährlichen Alkoholvergiftung. Es drohen Lähmungen, Koma, Atemstillstand und Tod.

Wir sehen immer schlechter, etwa **15% Sehleistung** haben wir bei diesem Promillewert schon eingebüßt. Auch das **Hören ist beeinträchtigt** und wir können **Geschwindigkeiten nicht mehr richtig einschätzen** (z.B. jemanden im Vorbeigehen anrempeln). Nicht selten werden wir sauer, weil wir **reizbarer** sind als im nüchternen Zustand.

Schon kleine Mengen Alkohol wirken **enthemmend**. Wir werden **kontaktfreudiger**, unsere Stimmung ist gelöst. Was uns noch nicht auffällt: Bereits jetzt **schätzen** wir **Entfernungen falsch ein**.

Wir können uns kaum noch konzentrieren und es kommt zum **Tunnelblick** (Blickfeld ist um etwa ein Viertel eingeschränkt). Nun **verlängert** sich unsere **Reaktionszeit** um etwa 30 – 50 % und wir kämpfen mit **Gleichgewichtsstörungen**. Gleichzeitig sind viele **enthemmt, euphorisch und überschätzen sich** – gefährliche Kombination.

can Medical Association entwickeln 1/3 der Alkoholabhängigen schon früh (jünger als 60 Jahre) eine Sucht und 1/3 der Betroffenen erst spät (ab 60 Jahre). Im Folgenden sind die Typologien für die Diagnose Alkoholabhängigkeit dargestellt (Wolter, 2015). In diesem Zusammenhang wird konkret dargestellt, wie sich ein früherer von einem späteren Beginn unterscheidet.

Kriterium	Früher Beginn	Später Beginn
Alter (Jahre) bei Beginn des Alkoholproblems	< 60	≥ 60
Geschlecht	Eher männlich	Eher weiblich
Häufigkeit	Zwei Drittel der Prävalenz	Ein Drittel der Prävalenz
Persönlichkeit	Eher instabil	Eher stabil
Wohnsituation	Häufig wechselnd	Eher konstant
Soziales Netzwerk	Häufig alleinstehend, geschieden	Häufig familiäre Bindung
Sozioökonomischer Status	Häufiger niedriger Status	Häufiger höherer Status
Bildungsniveau	Eher niedrig	Eher höher
Konfliktverhalten	Eher vermeidend	Eher problemlösend
Probleme mit der Justiz	Häufiger	Selten
Familiäre Erfahrung mit Alkoholmissbrauch	Häufig	Selten
Intoxikationstage	Häufig	Seltener
Raucherstatus	Meist Langzeitraucher	Häufiger Nichtraucher
Kognitive Beeinträchtigung	Eher ausgeprägt	Eher gering
Therapieprognose	Mäßig	Gut

Aus den Erkenntnissen lassen sich Risikoprofile ableiten. Menschen mit Alkoholabhängigkeit im höheren Alter sind eher weiblich, weisen eher ein höheres Bildungs- und Sozialniveau auf, zeigen problemlösendes Konfliktverhalten und bleiben in ihrer Wohnsituation eher konstant. Kognitive Beeinträchtigungen sind nicht gegeben, Probleme mit der Justiz spielen keine Rolle. Da Alkohol in Deutschland gesellschaftlich akzeptiert ist und in vielen Zusammenhängen als Genussmittel gilt, ergeben sich nicht ausschließlich abhängigkeitsbezogene Problematiken, sondern insbesondere Schwierigkeiten im missbräuchlichen Gebrauch.

Klassifikation nach DSM-5 und ICD-10

Obwohl in Deutschland die Diagnostik nach ICD-10 im ärztlichen und psychotherapeutischen Versorgungssystem genutzt wird, stellen wir im Folgenden zusätzlich die Diagnosekriterien einer Substanzkonsumstörung nach DSM-5 vor. Dies liegt einerseits darin begründet, dass die Diagnostik nach DSM-5 kontinuierlicher möglich ist (Unterteilung in Schweregrade statt in Missbrauch und Abhängigkeit). Zudem ist damit zu rechnen, dass die Folgeversion ICD-11 eine Diagnosestellung in ähnlicher Weise umsetzen wird.

Kriterien für eine Substanzkonsumstörung nach DSM-5 (APA, 1994):

- ZEITAUFWAND:
  - Hoher Zeitaufwand für Beschaffung und Konsum der Substanz oder zum Erholen von den Konsumwirkungen
- KONTROLLVERLUST:
  - Fortgesetzter Konsum trotz gegenteiliger Absicht
  - Kenntnis um körperliche oder psychische Probleme durch den Konsum
  - Konsum der Substanz auch in gefährlichen Situationen
  - Konsum in größeren Mengen oder länger als geplant
- KÖRPERLICHE ABHÄNGIGKEIT:
  - Erleben von Craving
  - Toleranzentwicklung
  - Körperliche Entzugssymptome (z. B. Zittern, Schwitzen, Schlafstörung, Unruhe)
- KONSEQUENZEN:
  - Versagen wichtiger Verpflichtungen bei der Arbeit, in der Schule oder zu Hause
  - Soziale und zwischenmenschliche Probleme
  - Aufgabe oder Reduzierung wichtiger Aktivitäten infolge des Konsums.

Schweregrad = wird bestimmt durch Anzahl der vorliegenden Symptome.		
Leicht: 2 – 3 Kriterien	Mittel: 4 – 5 Kriterien	Schwer: > 6 Kriterien

Kriterien für ein Abhängigkeitssyndrom nach ICD-10

Ein ABHÄNGIGKEITSSYNDROM ist „eine Gruppe körperlicher, Verhaltens- und kognitiver Phänomene, bei denen der Konsum einer Substanz oder einer Substanzklasse für die betroffene Person Vorrang hat gegenüber anderen Verhaltensweisen, die von ihr früher höher bewertet wurden. Ein entscheidendes Charakteristikum der Abhängigkeit ist der oft starke, gelegentlich übermächtige Wunsch (...) Alkohol zu konsumieren" (Dilling, Mombour & Schmidt, 2005, S.92).

Die Diagnose wird vergeben, wenn 3 oder mehr der folgenden Kriterien (a) für mindestens einen Monat gleichzeitig oder (b) innerhalb von 12 Monaten wiederholt vorhanden waren:

- Starker Wunsch oder Art Zwang, psychotrope Substanz zu konsumieren
- Verminderte Kontrollfähigkeit bezüglich Beginn, Beendigung und Menge des Konsums
- Körperliches (substanzspezifisches) Entzugssyndrom bei Beendigung oder Reduktion des Konsums
- Nachweis einer Toleranz
- Fortschreitende Vernachlässigung anderer Interessen zugunsten des Substanzkonsums, erhöhter Zeitaufwand, für Beschaffung und Konsum der Substanz und für Erholung
- Anhaltender Substanzkonsum trotz eindeutiger schädlicher Folgen (z. B. Leberschädigung, depressive Verstimmungen oder drogenbedingte Verschlechterung kognitiver Funktionen)

Der RISKANTE KONSUM bzw. schädliche Gebrauch wird definiert als „deutlicher Nachweis, dass der Substanzgebrauch verantwortlich ist (...) für körperliche oder psychische Schäden, (...) die zu negativen Konsequenzen in zwischenmenschlichen Beziehungen, im Job oder der Bewältigung des Alltags führen können. Die Kriterien liegen dabei unterhalb der klinischen Schwelle für eine Abhängigkeit (d.h. es liegen weniger als drei Kriterien nach ICD-10 vor). Bezüglich der Alkoholmenge definiert die WHO eine Konsumgrenze von 20 g (Frauen) bzw. 30 g (Männer) reinen Alkohols täglich. Die deutsche Hauptstelle für Suchtfragen setzt allerdings niedrigere Grenzen: Mehr als 12 g (Frauen) bzw. 24 g (Männer) reinen Alkohols pro Tag sind bereits schädlich (Infobroschüren der DHS). In der nachfolgenden Tabelle sind die Empfehlungen der WHO und der DHS in Einheiten getrennt für Männer und Frauen dargestellt:

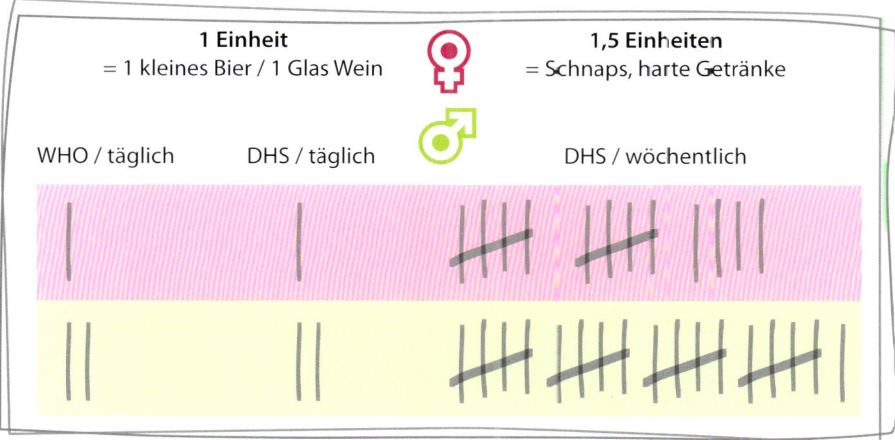

Versuchen Sie sich doch nun einmal am folgenden Fallbeispiel – Welche Diagnose würden Sie nach ICD-10 bzw. DSM-5 für Herrn K. vergeben und welche Kriterien sind erfüllt?

FALLBEISPIEL

Frau L. (84 Jahre) lebt nun in einer stationären Pflegeeinrichtung. Die an Demenz erkrankte Frau L. verliebt sich in ihren Zimmernachbarn Herrn K. (81 Jahre). Laut Aussage der Pflegekräfte hat Herr K. bislang weder nach alkoholischen Getränken gefragt noch sich eigenständig Alkohol besorgt. Frau L. liebte es, ab und zu ein Glas „guten Wein" zu trinken. Herr K. blühte in den ersten Wochen nach ihrem Einzug deutlich auf (Spaziergänge mit Frau L., häufig gute Laune), wurde jedoch gleichzeitig auch sturer und verschlossener gegenüber den Pflegekräften. Auch seine Kinder schienen ihn seltener zu besuchen. Er verweigerte wiederholt die Teilnahme an gemeinsamen Abendveranstaltungen. Bei der Medikamentengabe fiel den Pflegekräften zudem das neu aufgetretene leichte Zittern der Hände auf. Etwa 1 Jahr nach Frau L.'s Aufnahme brach sich Herr K. bei einem Sturz den linken Arm. Als eine Pflegerin ihn auffand, lag er sichtlich alkoholisiert am Boden und konnte sich kaum noch verständlich zum Unfallgeschehen äußern. Im Nachhinein stellte sich heraus, dass die beiden Verliebten täglich bis zu einer Flasche Wein konsumiert hatten, er davon den Löwenanteil. Bei Herrn K. seien noch etliche Gläser Cognacs hinzugekommen, den er sich von einem Bekannten mitbringen ließ. *Lösung: Ab Seite 241*

Diagnostik

Standardisierte Fragebögen haben sich trotz des Problems sozialer Erwünschtheit als valide erwiesen (Lieb, 2001). Dennoch müssen objektive Verfahren eingesetzt werden, die ein größtmögliches Maß an objektiver Einschätzung einer bestehenden Drogenintoxikation darstellen. Nach der Labordiagnostik können Carbohydrat-defizientes Transferrin (CDT; Blutwert zur Validierung des Verdachts von Alkoholkonsum; Lieb, 2001) oder Äthanolmetaboliten Ethylglucuronid (EtG; Haarmessung) eine besonders hohe Treffsicherheit bewirken, da EtG ein Stoffwechselprodukt des Trinkalkohols und somit ein direkter Marker für Alkoholkonsum ist (Schweizer Gesellschaft für Rechtsmedizin, 2012). Indirekte Fragebögen (weniger valide als direkte standardisierte Fragebögen) sind allerdings ebenfalls häufig im Einsatz. Praktische Kurztests (Wolter, 2015) stellen folgende dar:

ZUM WEITERDENKEN:

» Welche Hindernisse könnten bei der Diagnostik von alkoholbezogenen Störungen im Allgemeinen und insbesondere bei älteren Menschen auftreten?

» Wie könnte man diese Hindernisse abbauen? Sprich: Welche Voraussetzungen müssen vorliegen, damit Alkoholkonsumstörungen frühzeitig entdeckt und behandelt werden können?

- die **Kurzversion AUDIT-C** (C = Consumption) des Alcohol Use Disorders Identifications Test (AUDIT; dt. Version: Rumpf et al., 2003) mit nur 3 Fragen ➜ siehe nächste Seite
- der geriatrische Alkoholabhängigkeits- und -missbrauchs-Screening-Test (GAST); speziell für ältere Personen geeignet ➜ in Deutschland wenig verbreitet
- der **CAGE-Test** (dt. Version: John et al., 1996) mit 4 Fragen:
  - Cut down on drinking: Hatten Sie schon das Gefühl, dass Sie Ihren Alkoholkonsum reduzieren sollten?
  - Annoyed by criticism: Hat es Sie auch schon aufgeregt, wenn andere Leute Ihr Trinkverhalten kritisieren?

- Guilty feeling: Hatten Sie wegen Ihres Alkoholkonsum auch schon Gewissenbisse?
- Eye opener: Haben Sie morgens nach dem Erwachen auch schon als Erstes Alkohol getrunken, um Ihre Nerven zu beruhigen oder den Kater loszuwerden?
- **Auswertung:**
- Im mittleren Alter deuten 2 positive Antworten auf Alkoholmissbrauch.
- Bei 3 oder 4 positiven Antworten ist die Wahrscheinlichkeit eines Alkoholmissbrauchs sehr hoch.
- Im Alter (über 65 Jahre) kann zur Verbesserung der Sensibilität auf 1 positive Antwort heruntergefahren werden.

Kurztest AUDIT-C incl. Auswertung (nach Alter-Sucht-Pflege.de)

Punkte	**0**	**1**	**2**	**3**	**4**
Wie oft trinken Sie Alkohol?	Nie ☐	Etwa 1-mal pro Monat ☐	2- bis 4-mal pro Monat ☐	2- bis 3-mal pro Woche ☐	4-mal oder häufiger pro Woche ☐
Wenn Sie an einem Tag Alkohol trinken, wie viele alkoholhaltige Getränke trinken Sie dann typischerweise?	1 oder 2 ☐	3 oder 4 ☐	5 oder 6 ☐	7 oder 8 ☐	10 oder mehr ☐
Wie oft haben Sie im letzten Jahr an einem Tag 6 oder mehr alkoholische Getränke getrunken?	Nie ☐	Seltener als 1-mal pro Monat ☐	1-mal pro Monat ☐	1-mal pro Woche ☐	Täglich oder fast täglich ☐

Gesamtpunktwert (Summe der Punkte aller Fragen): ______________ Punkte

Auswertung: Es handelt sich beim AUDIT-C um ein sehr kurzes Screening, das in der Regel auf Akzeptanz bei den Befragten stößt. Die nachfolgenden Grenzwerte sind nicht an älteren Menschen normiert.

Es ist wahrscheinlich, dass bei dieser Personengruppe schon eine niedrigere Punktzahl ausreicht, um einen gestörten Alkoholkonsum aufzudecken. Maximal können 12 Punkte erreicht werden (4 Punkte pro Frage).

RISIKO FÜR EINE ALKOHOLBEZOGENE STÖRUNG

Ab 4 Punkten (für Männer) und 3 Punkten (für Frauen) besteht ein erhöhtes Risiko für alkoholbezogene Störungen.

RISKANTER ALKOHOLKONSUM

Ab 5 Punkten (für Männer) und 4 Punkten (für Frauen) liegt ein riskanter Alkoholkonsum vor.

Entstehung

Durch eine verringerte Alkoholtoleranz im Alter verringert sich auch gleichzeitig der Konsum von Alkohol im höheren Alter (Lieb, 2001). Gleichzeitig bedeutet dies, dass die Einstellung zum Alkoholkonsum deutlich vorherbestimmt wird. Altern ist ein mehrdimensionaler Prozess, wodurch es keine pauschale Erklärung für die Entstehung einer Alkoholanhängigkeit im Alter gibt: Vielmehr beeinflussen biologische, psychologische und soziale Faktoren sowie lebensgeschichtliche und altersspezifische Einflüsse die Entstehung einer möglichen Abhängigkeitserkrankung (Lehner & Zeiler, 2012). Im Rahmen des umfassenden biopsychosozialen Modells (Rode, 2010) zur Entstehung von Abhängigkeitserkrankungen sind verschiedene Faktoren für mehr oder weniger Alkoholkonsum verantwortlich. Dabei nehmen neurobiologische Faktoren eine bedeutsame Rolle für das Trinkverhalten trotz gesundheitlicher und sozialer Probleme ein. Durch Veränderungen im Leben verändern sich zugleich die Hormone im eigenen Körperhaushalt. Diese hormonellen Veränderungen haben wiederum einen Einfluss auf das Erleben unserer Umwelt (z. B. Gleichaltrige). Individuen sind hierbei als Träger biologischer (genetischer) und psychologischer Merkmale anzuerkennen. Dabei umfassen diese Merkmale unterschiedliche Funktionen:

- Psychologische Merkmale schließen unter anderem die psychische Entwicklung ein, die durch das Umfeld beeinflusst wird (z. B. Beobachtung von Alkoholkonsum der Eltern),
- ein wichtiger psychologischer Faktor ist die Qualität der Bindungsfamilie (psychische, körperliche oder sexuelle Gewalt als Risikofaktor für spätere Alkoholabhängigkeit),
- direkte, dominante Vererbung von Abhängigkeit für bestimmte Substanzen ist wissenschaftlich nicht belegt, dennoch spielen genetische Faktoren bei Alkoholismus eine bedeutsame Rolle.

Das zentrale Nervensystem reagiert unterschiedlich auf Alkohol und ist abhängig von der Umgebung. Soziale Faktoren wie kulturelles und direktes Umfeld können dabei eine Rolle spielen (z. B. in Kulturen, in denen Alkohol verboten ist, sollten weniger Alkoholsüchte beobachtet werden). Wichtiger sozialer Faktor ist die Primärfamilie (dabei spielt bspw. die Reihenfolge der Geschwister oder Stellung innerhalb der Familie eine Rolle).

Aus lerntheoretischer Perspektive spielen sowohl Prozesse der klassischen als auch der operanten Konditionierung eine zentrale Rolle. Klassisch konditioniert werden sogenannte Hinweisreize: Der Substanzkonsum wird an vormals neutrale Reize geknüpft (z. B. Ort des Konsums, Begleitpersonen, Gerüche usw.). In erneuten Situationen wirken diese Umgebungsfaktoren dann als Hinweis für den Organismus, wieder Alkohol zuführen zu wollen. Daher trinken Personen meist an den gleichen Orten mit den gleichen Menschen oder in ähnlichen Situationen. Zusätzlich wirkt die operante Konditionierung als Belohnungsmechanismus. Durch den Konsum werden negative Stimmungen beendet und positivere Wirkungen herbeigeführt (z. B. Traurigkeit wird ersetzt durch Heiterkeit). Diese Form der „Selbstmedikation" führt dazu, dass der Alkoholkonsum zukünftig häufiger eingesetzt wird, um unangenehme Situationen zu beenden (Hartmann, Filipek & Berking, 2012). Der Alkoholgebrauch wird zum Mittel der Wahl bei der Bewältigung von Belastungen und führt so schleichend in die Alkoholabhängigkeit.

Behandlung

Bei der Behandlung von Alkoholabhängigkeiten kann wie bei allen Konsumstörungen im Allgemeinen auf verschiedene Versorgungsangebote zurückgegriffen werden (siehe Abschnitt „Behandlung" in der Einführung zu Suchterkrankungen). Im Folgenden sind speziell für Alkoholkonsumstörungen konzipierte Behandlungsmöglichkeiten näher beschrieben.

Psychotherapie

Unter den psychotherapeutischen Maßnahmen sind insbesondere Kurzinterventionen und die Kognitive Verhaltenstherapie als wirksam einzuschätzen. Late-Onset-Alkoholabhängige (späterer Beginn) profitieren hierbei mehr von Psychotherapie als Early-Onset-Alkoholabhängige (früher Beginn) (Lieb, 2001).

KURZINTERVENTION

Kurzinterventionen werden bei riskantem Konsum bis hin zu schädlichem Gebrauch angewandt. Interventionen, die am Therapiekonzept „FRAMES" orientiert sind, verfolgen die nachstehenden Grundsätze (Lieb, 2001):

- FEEDBACK: Rückmeldung über Trinkverhalten und körperliche Veränderungen bzw. Laborwerte im Vergleich zur Referenzgruppe geben
- RESPONSIBILITY: Eigenverantwortung des Patienten für die Veränderung des Konsums betonen
- ADVICE: Ratschlag zu Veränderungsstrategien geben
- MENU: therapeutische Angebote zur Unterstützung der Verhaltensänderung
- EMPATHY: Empathie für das Erleben des Patienten
- SELF-EFFICACY: Selbstwirksamkeit des Patienten zur Veränderung seines Verhaltens betonen und stärken

WIEDERHOLUNGSFRAGEN

1. Was unterscheidet Substanzmissbrauch und Substanzabhängigkeit voneinander?
2. Können Sie die Mechanismen der Suchtspirale erklären?
3. Von welchen psychotropen Substanz(klassen) können Personen abhängig werden?
4. Welche allgemeinen Risiko- und Schutzfaktoren für eine Suchterkrankung kennen Sie?
5. Was sind Promille und warum können Sie uns gefährlich werden?
6. Woran erkennt man eine Substanzkonsumstörung bzw. welche verschiedenen Symptome/ Kriterien werden für eine Diagnose abgeprüft?
7. Wie erklären lerntheoretische Ansätze die Entstehung und Aufrechterhaltung einer Abhängigkeit?
8. Worauf sollte man bei der Behandlung von alkoholbezogenen Störungen im hohen Alter achten?

Meist sind dafür die Hausärztinnen/Hausärzte zuständig. Gespräche sollten hierfür nichtkonfrontativ und motivierend sein und von sachlicher Aufklärung über Grundlagen und Folgen der Sucht begleitet werden. Zwar existieren nur wenige Studien zur Wirksamkeit von Kurzinterventionen bei Älteren. Diese bestätigen jedoch, dass für über 65-Jährige der Alkoholkonsum und das Rauschtrinken nach Kurzinterventionen (wenige Gespräche mit Beratungscharakter) bedeutsam zurückgeht (Lieb, 2001).

KOGNITIVE VERHALTENSTHERAPIE (CBT)

Kognitive Verhaltenstherapie wird direkt im Zuge psychotherapeutischer Langzeitentwöhnung sowohl bei schädlichem Gebrauch als auch bei Abhängigkeit angewandt. Die Wirksamkeit ist durch viele Studien belegt. Basierend auf lerntheoretischen Modellen der Entwicklung von Sucht (siehe Abschnitt „Entstehung") müssen bestimmte Verhaltensweisen und Reizkombinationen wieder gelöscht werden („Verlernen" von konditioniertem Suchtverhalten). Zudem werden Denkinhalte, die das Suchtverhalten auslösen (z. B. „Ich darf nicht „nein" sagen", „Ich habe Angst, meine Traurigkeit aushalten zu müssen"), identifiziert und bearbeitet. Altersspezifische Formen der CBT können wirksamer sein als altersunabhängige, allerdings gibt es bisher nur wenige Studien zur Wirksamkeit spezifischer Verfahren. Eines dieser altersspezifischen Therapieprogramme ist das KOALA (Kognitive Verhaltenstherapie der Alkoholabhängigkeit im Alter; nach Lieb & Rosien, 2010). Ziel des Manuals ist es, (1) die Therapielänge dem Alter der Patienten anzupassen (z. B. durch Nutzung von Kurzinterventionen) sowie neben suchtspezifischen Elementen auch altersgemäße Themen zu bearbeiten. Die nachfolgende Tabelle zeigt die Inhalte der Therapiesitzungen:

Alkoholspezifische Inhalte	Altersspezifische Inhalte
Aufbau von Veränderungsmotivation	Depressive Verstimmung
Kognitives Modell zur Rückfallentstehung	Aufbau angenehmer Aktivitäten
Umgang mit Risikosituationen	Schlafstörungen
Suchtdruck	Schmerzen
Notfallplan	

Pharmakotherapie

Pharmakotherapie ist ein wesentlicher Strang in der Versorgung von Menschen mit alkoholbedingten Schwierigkeiten. AnsprechpartnerInnen sind hier die medizinischen Leistungserbringer wie Hausärzte, Psychiater, Neurologen und Nervenärzte. Gerade bei älteren Patienten sollte jedoch aufgrund der häufigen Einnahme weiterer Medikamente auf mögliche Nebenwirkungen geachtet werden.

FAZIT

- Es besteht eine zu starke Unterversorgung der älteren Menschen mit alkoholbezogenen Störungen in Deutschland.
- Es werden insgesamt zu wenige Therapieprogramme, die an ältere Menschen angepasst sind, eingesetzt.
- Obwohl Hinweise für die Wirksamkeit bestehen (bspw. Kognitive Verhaltenstherapie), bleiben aktuell die bestehenden Möglichkeiten ungenutzt.
- In der Pflege sollte vor allem darauf geachtet werden, inwiefern BewohnerInnen heimlich trinken und an manchen Tagen oder zu manchen Uhrzeiten nicht ansprechbar sind.
- Alkoholismus sollte direkt angesprochen werden, zudem sollten motivierende Gesprächstechniken (bspw. Vereinbarung von Zielstellungen, Aufzeigen positiver Folgen bei Nicht-Konsum) Anwendung finden.

Tabak

Verbreitung

Um die Relevanz tabakbezogener Konsumstörungen einordnen zu können, folgen zunächst einige Zahlen und Statistiken (s. Abb. S. 145):

Die Anzahl an Todesfällen durch das Rauchen ist trotz rückläufigem Trend zum Rauchen alarmierend hoch. Rauchen stellt daher im Allgemeinen, aber auch im höheren Alter einen bedeutsamen Risikofaktor in Bezug auf Gesundheit dar. Die Menge des Konsums unterscheidet sich dabei stark zwischen verschiedenen Altersgruppen: Jeder zweite 18- bis 20-jährige Raucher raucht nur gelegentlich. Mit zunehmendem Alter steigt sowohl bei Männern als auch bei Frauen der Anteil der täglichen Raucher. Starkes Rauchen ist vor allem unter den älteren Altersklassen verbreitet. Bei den über 60-Jährigen rauchen 45 % der Männer und 32 % der Frauen täglich mehr als 20 Zigaretten (Tabakatlas, 2015). Daher ist zu schlussfolgern, dass bei Konsumierenden im höheren Lebensalter eher eine Abhängigkeit und weniger ein alltäglicher Gebrauch vorliegt.

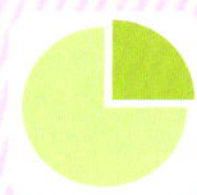

Der Anteil an Rauchern in der Gesamtbevölkerung beträgt in 2020 vermutlich 24,6%. Männer sind dabei häufiger betroffen als Frauen (27% vs. 22%; WHO, 2015).

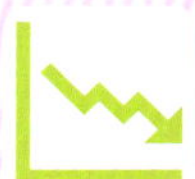

Die Anzahl der Raucher nimmt seit Jahren ab: Im Jahr 2000 rauchte noch knapp ein Drittel (31,5%) der deutschen Bevölkerung (WHO, 2015).

Die direkten und indirekten Kosten des Rauchens für das Versorgungssystem sind enorm: 25,41 Mrd. € fallen jährlich auf direktem Wege im Gesundheitssystem an (u. a. Kosten durch Krankheiten, Passivrauchen, Pflege, Rehabilitation). Die indirekten Kosten (u. a. Ressourcenverlust durch Sterblichkeit, Langzeitarbeitslosigkeit, Arbeitsunfähigkeit, Pflegebedürftigkeit) belaufen sich sogar auf 53,68 Mrd. € im Jahr (Tabakatlas, 2015).

Im Jahr 2013 starben in Deutschland 121.087 Menschen an den Folgen des Rauchens (Tabakatlas, 2015). Dies entspricht einem Anteil von 13,5% an allen in Deutschland beobachteten Todesfällen. Die häufigsten Ursachen sind dabei rauchbedingte Krebserkrankungen, Herz-Kreislauferkrankungen und Atemwegserkrankungen (Deutsches Krebsforschungszentrum).

Symptomatik

Nikotin kann sich auf ganz unterschiedliche Funktionen des Organismus auswirken (siehe Abschnitt „Entstehung"). Je nach Person und Menge wirkt Nikotin unterschiedlich. Durch Nikotin können kurzfristig beispielsweise Aufmerksamkeit und Konzentration gesteigert, der Umgang mit negativen Gefühlen verbessert und Entspannung hervorgerufen werden (Gaßmann, Koeppe & Merfert-Diete, 2015). Dennoch ist Rauchen ein besonders relevanter Risikofaktor für die Gesundheit. Besteht eine Tabakabhängigkeit, ergeben sich häufig sehr schnell Entzugssymptome, wie Schlafstörungen, Konzentrationsschwierigkeiten, erhöhte Reizbarkeit, affektive Verstimmungen (z. B. Ängstlichkeit) sowie gesteigerter Appetit (Batra & Buchkremer, 2011). Die Folgeschäden von langjährigem Tabakkonsum können dabei sehr schwerwiegend sein (Gaßmann, Koeppe & Merfert-Diete, 2015): Neben Herz- und Kreislauferkrankungen sind Raucher stärker infektanfällig. Weiterhin ergeben sich eine vorzeitigere Hautalterung, Faltenbildung sowie Rückenbeschwerden und Potenzprobleme bei Männern. Hingegen tritt bei Frauen die Menopause zeitlich eher ein. Osteoporose ist eine vor allem im hohen Alter relevante Konsequenz des Rauchens, da bei Stürzen eher Knochenbrüche entstehen. Weiterhin minimieren sich Fähigkeiten des Gedächtnisses, des Gehörs und des Sehens, was ebenfalls eine besondere Relevanz im höheren Alter bedeutet. Unabhängig vom Alter besteht ein deutlicher Zusammenhang zwischen Rauchen und Krebs (4-fach erhöhtes Risiko einer Krebserkrankung bei vorliegendem Rauchen). Zudem sind in Arteriosklerose, chronischer Bronchitis und Anfälligkeit für Lungenemphysem weitere körperliche Krankheiten zu sehen, die einen direkten Einfluss auf die Gesundheit alternder Menschen darstellen.

Diagnostik und Klassifikation

Für eine Diagnosestellung einer Tabakabhängigkeit (ICD-10) bzw. einer Tabakkonsumstörung (DMS-5) werden analog zu den Ausführungen im Abschnitt „Suchterkrankungen – Alkohol" die gleichen Diagnosekriterien angelegt. Dabei betrachtet man jeweils den Konsum von Tabak. Zudem weist das DSM-5 auch Kriterien für das Nikotinentzugssyndrom auf. Neben depressiven und dysphorischen Stimmungen können zudem Schlafstörungen, Reizbarkeit oder Aggressivität, Nervosität, Unruhe und Besorgnis, eine verminderte Konzentrationsfähigkeit sowie ein gesteigerter Appetit und in der Folge eine Gewichtszunahme resultieren. Zudem kann sich ein verlangsamter Puls ergeben. Neben den Klassifikationskriterien bedarf es einer angemessenen und störungsspezifischen Diagnostik, die beispielsweise durch den Fagerström-Test der Nikotinabhängigkeit erfolgen kann (Fagerström, 2012). Dieser Test kann genutzt werden, um den Schweregrad der Nikotinabhängigkeit einzuschätzen und die Erfolgsaussichten von standardisierten therapeutischen Behandlungen abzuschätzen. Die Fragen des Tests gehen mit bereits vorgegebenen Antwortkategorien einher:

Wann nach dem Aufwachen rauchen Sie Ihre erste Zigarette?

- *nach 5 Minuten (3 Punkte)*
- *nach 6 – 30 Minuten (2 Punkte)*
- *nach 31 – 60 Minuten (1 Punkt)*
- *nach mehr als 60 Minuten (0 Punkte)*

Finden Sie es schwierig, an Orten, wo das Rauchen verboten ist, das Rauchen zu unterlassen?

- *Ja (1 Punkt)*
- *Nein (0 Punkte)*

Auf welche Zigarette würde Sie nicht verzichten wollen?

- *die erste am Morgen (1 Punkt)*
- *andere (0 Punkte)*

Wie viele Zigaretten rauchen Sie im Allgemeinen pro Tag?

- *31 und mehr (3 Punkte)*
- *21 – 30 (2 Punkte)*
- *11 – 20 (1 Punkt)*
- *bis 10 (0 Punkte)*

Rauchen Sie in der ersten Zeit nach dem Aufstehen allgemein mehr als am Rest des Tages?

- *Ja (1 Punkt)*
- *Nein (0 Punkte)*

Kommt es vor, dass Sie rauchen, wenn Sie krank sind und im Bett bleiben müssen?

- *Ja (1 Punkt)*
- *Nein (0 Punkte)*

Gesamtpunktzahl	0 – 2	3 – 4	5 – 6	7 – 10
Körperliche Abhängigkeit	gering	mittelgradig	stark	sehr stark

Entstehung

Auf die Frage, warum Menschen rauchen, gibt es verschiedene Antworten. Wenn man Raucher nach ihren Erfahrungen mit der ersten Zigarette fragt, hört man nicht selten Äußerungen wie „Nein, ein Genuss war sie absolut nicht. Ich musste extrem stark husten, hatte einen ekelhaften Geschmack im Mund, dazu kamen dann auch noch Schwindelgefühle", „Ich konnte mich vor Übelkeit kaum beherrschen" oder „Das Ding schmeckte absolut widerwärtig!". Die Motive für den Beginn und insbesondere das Aufrechterhalten regelmäßigen Rauchens sind dabei sozialer, neurobiologischer und lerngeschichtlicher Natur.

Zu den „sozialen" Ursachen von Tabakabhängigkeit im hohen Alter zählen nach Schnoz und Kollegen (2006) beispielsweise, dass ältere Generationen mit dem Rauchen begannen, bevor die gesundheitlichen Auswirkungen einer Tabaksucht bekannt wurden. Sie glaubten seltener daran, dass Rauchen der Gesundheit schaden könnte. Zudem enthielten Tabakprodukte früher noch mehr Nikotin (1 mg). Als es dann Produkte mit weniger Nikotingehalt gab, blieben jedoch 58 % dieser Population bei der hohen Dosierung (rauchten also folglich mehr Zigaretten, um die Dosis aufrechtzuerhalten). Gerade Männer, die in militärischen Einrichtungen arbeiteten, wurden durch die Werbung für das Rauchen des Stereotyps „Soldat" durch die Armee beeinflusst (v.a. in den USA). Günstige damalige Preise bedingten, dass Rauchen eher als Bewältigungsstrategie genutzt wurde, um mit schwierigen Situationen und Gefühlen umgehen zu können. Frauen, deren Partner aus dem Krieg zurückkamen, begannen häufig selbst zu rauchen und damit Ko-Abhängigkeiten zu schaffen. Meist leben Raucher und Raucherinnen mit einem Partner, der ebenfalls raucht, was die langfristige Abstinenz erschwert, wenn nicht beide versuchen die Nikotinabhängigkeit zu beenden. Überdies hatte das Rauchen über eine lange Zeit hinweg eine deutliche sozialkommunikative Wirkung (z. B. gemeinsame Raucherpausen bei der Arbeit). Gerade im jungen Erwachsenenalter, in dem viele Raucher die ersten Raucherfahrungen machen, spielen zudem Werthaltungen der gleichaltrigen Bezugspersonen (peergroup) eine wichtige Rolle. Können junge Menschen dem Gruppendruck nicht standhalten, ist die Wahrscheinlichkeit hoch, dass sie selbst mit dem Rauchen beginnen. Außerdem signalisierten Werbebotschaften lange Zeit, dass Unabhängigkeit, Selbstbewusstsein und Spaß mit dem Rauchen verbunden seien.

ZUM WEITERDENKEN:

» Stellen Sie sich selbst einmal die Frage: Warum rauchen Menschen?
» Falls Sie selbst rauchen sollten, worin bestehen diesbezügliche Gründe?
» Welche Relevanz hat das Rauchen für Sie in Bezug auf Ihre Arbeit?
» Könnten Sie sich vorstellen, aufzuhören? Wenn ja, wie würden Sie das realisieren?
» Falls Sie weiterhin rauchen würden, wie könnten Sie dies so gestalten, dass tabakabhängige BewohnerInnen keinen Anreiz dadurch erhalten, Sie beim Rauchen zu sehen?

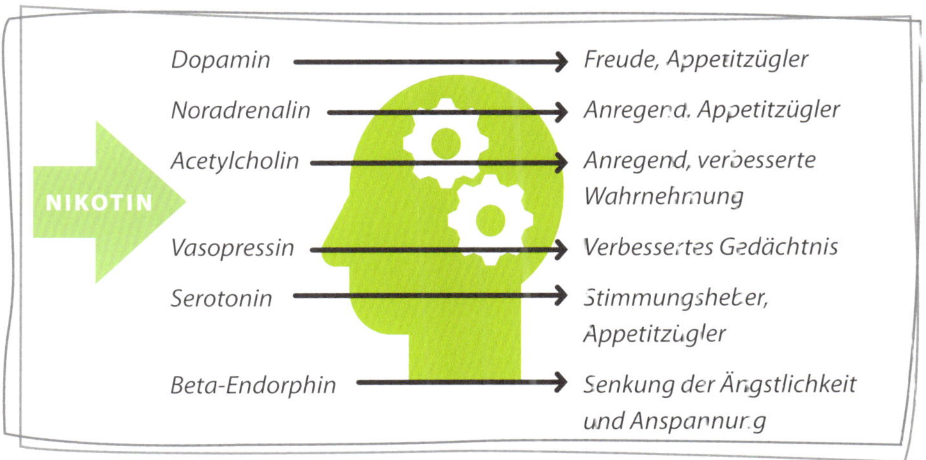

Für die neurobiologischen Bedingungen und damit die körperliche Abhängigkeit ist das im Tabak enthaltene Nikotin entscheidend (nähere Infos in Tabakatlas, 2015). Im Gehirn bindet sich Nikotin an nikotinerge Acetylcholin-Rezeptoren. Dadurch wird der Botenstoff Dopamin in unserem Belohnungszentrum freigesetzt. Dopamin löst in größeren Mengen ein Wohlgefühl aus (wie z. B. beim Verliebtsein). Dies ist der erste Schritt in die Abhängigkeit, denn das Wohlgefühl fördert weiteren Nikotinkonsum (operantes Konditionieren). Wird nun weiter regelmäßig geraucht, werden die Rezeptoren schnell unempfindlicher, sie stumpfen ab: In der Folge ist es schwerer, mit geringen Mengen das Belohnungszentrum zu stimulieren, und es werden immer größere Mengen Nikotin nötig, um das Wohlgefühl auszulösen. Gleichzeitig werden neue Rezeptoren gebildet, wodurch ein Überschuss an Rezeptoren entsteht. Diese ungenutzten Rezeptoren verursachen Entzugserscheinungen (die den ursprünglichen Wirkungen des Neurotransmitters entgegengesetzt sind), wie z. B. Antriebslosigkeit, Reizbarkeit, innere Unruhe oder Angst, sobald eine bestimmte Anzahl von Rezeptoren nicht mehr besetzt ist. Dies ist in der Regel etwa vier bis sechs Stunden nach dem letzten Rauchen der Fall. Analog zu dieser Kette neurobiologischer Prozesse wirkt Nikotin auch auf andere Neurotransmitter, die durch die Stimulation zwar zunächst stärker ausgeschüttet werden, ...durch die Überproduktion von Rezeptoren aber bald nicht mehr genügend angesteuert werden können (Benowitz, 1999). In der oben stehenden Abbildung sehen Sie die durch Nikotin kurzfristig verstärkt freigesetzten Neurotransmitter und ihre Wirkungen.

Aus lerngeschichtlicher Sicht ergibt sich durch einen fortwährenden Gebrauch von Nikotin und Tabak eine Parallelität von Problemen: die Abhängigkeit von Nikotin einerseits sowie die Gewöhnung an das Rauchen andererseits. Durch das häufige Rauchen in unterschiedlichen Situationen werden sowohl wiederkehrende Gefühle als auch Situationen und Bedürfnisse der Person zu Schlüsselreizen, die das zukünftige Rauchen eher anzeigen und erwirken. Raucht man häufig bei einer Tasse Kaffee am Morgen oder einem Glas Wein am Abend, reicht irgendwann die Tasse Kaffee oder das Glas Wein aus, das Bedürfnis nach Rauchen auszulösen. Zugrunde liegende körperliche Mechanismen sind dabei in klassischen und operanten Konditionierungsprozessen zu sehen. Neutrale Reize wie die Tasse Kaffee werden mit dem Rauchen verknüpft (klassisches Konditionieren), wobei durch die positiven Wirkungen des Rauchens (operantes Konditionieren) die Wahrscheinlichkeit des zuvor gezeigten Rauchverhaltens erhöht wird. Daraus resultiert, dass bei bestehender Tabakabhängigkeit nicht ausschließlich bewusste Prozesse diese beeinflussen können, sondern automatische körperliche Abläufe verändert werden müssen.

Behandlung

Bereits wenige Wochen nach dem Rauchstopp gehen die körperlichen Entzugssymptome zurück. Die Verknüpfung mit äußeren Reizen und Stimmungen bleibt jedoch über Jahre („Suchtgedächtnis") bestehen und erschwert so den langfristigen Ausstieg aus der Abhängigkeit (Tabakatlas, 2015). Für den Rauchstopp unterscheidet

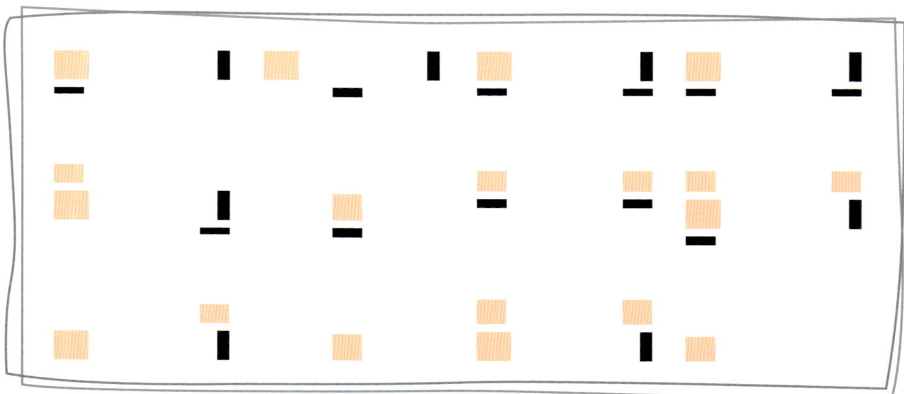

man zwischen der Punktschlussmethode (sofortige Beendigung) und der Reduktionsmethode (schrittweise Reduktion). Nachfolgend werden verschiedene Behandlungsmöglichkeiten für eine Tabakabhängigkeit geschildert.

WIEDERHOLUNGSFRAGEN

1. Weshalb ist Rauchen im Allgemeinen, besonders aber im hohen Alter eine Gesundheitsgefahr?
2. Durch welchen neurobiologischen Prozess entsteht die körperliche Abhängigkeit?
3. Welche Behandlungs- und Unterstützungsmöglichkeiten würden Sie einem Rauchstopp-Interessierten empfehlen?

Rauchentwöhnung ohne therapeutische Hilfe

Ungefähr 10 – 15 % aller Raucher im hohen Lebensalter schaffen es nur auf Basis der eigenen Willenskraft, abstinent zu werden (Tölle & Buchkremer, 1989). Häufig wird dabei die Punkt-Schluss-Methode angewandt, indem schlagartig das Rauchen vollständig aufgeben wird. Dies gelingt vor allem bei Raucherinnen und Rauchern, die bisher wenig erfolglose Rauchbeendigungsversuche hatten. Zusätzlich notwendig sind Maßnahmen zur Rückfallverhütung (z. B. durch Bekanntmachung der Entscheidung zu Abstinenz im Freundes- und Familienkreis).

Verhaltenstherapeutische Gruppentherapien:

Die Wirksamkeit von Gruppenprogrammen für ausstiegsbereite Personen konnte in mehreren Studien belegt werden (vgl. Stead, Carroll & Lancaster, 2017). Die Gruppentherapien zur Rauchentwöhnung bauen meist auf den folgenden Phasen auf (www.rauchfrei.de):

Abstinenzvorbereitung

(Psychoedukation, Vorteilsbegründung, Verhaltensbeobachtung zur Bedeutung des Rauchens in verschiedenen Situationen)

Rauchstopp

Stabilisierung des Nichtrauchens

(Aufbau von Alternativverhalten, Vermittlung gesundheitsförderlichen Verhaltens, Stärkung der Kompetenz im Umgang mit Risikosituationen, z. B. durch Rollenspiele)

 **Relevanz aufzeigen** (Verknüpfung an Gesundheit, familiäre und soziale Situation)

 **Risiken benennen**

 **Reize und Vorteile** des Rauchstopps verdeutlichen

 **Riegel** (Schwierigkeiten) vor Rauchstopp ansprechen (Entzugssymptome, Angst zu scheitern, fehlende Unterstützung, Gewichtszunahme usw.)

 **Repetition** (Wiederholung bei Misserfolg)

FAZIT

» Rauchen stellt einen bedeutsamen Risikofaktor für die Gesundheit im hohen Alter dar.

» Wichtig ist hierbei die Unterscheidung von Tabakkonsum und dem Vorliegen einer Tabakabhängigkeit.

» Bei bestehender Abhängigkeit ist es nötig, Personen zu motivieren, den Konsum zu verringern, da ein Risiko für körperliche und psychische Folgeerkrankungen besteht.

» Die Kombination von psychotherapeutischen mit pharmakotherapeutischen Maßnahmen zur Raucherentwöhnung weist die höchste Wirksamkeit auf.

» Pflegekräfte können im positiven Sinne auf Betroffene einwirken, indem sie sie beim Aufhören unterstützen und ihnen in konsumrelevanten Situationen Alternativen (Bewegung, Aktivität, Hobbys) aufzeigen.

Medikamentöse Unterstützung

Die medikamentöse Unterstützung ist bei Rauchentwöhnungsprogrammen meist optional. Nikotinagonisten (Cytisin, Anabasin) imitieren die Wirkung von Nikotin und dämpfen das Rauchverlangen. Bupropion (ein Antidepressivum) hingegen senkt das Craving und reduziert die Entzugssymptome. Die populären Nikotinersatzprodukte (optimalerweise Nikotinpflaster) sorgen dafür, dass die Nikotinzufuhr vom tatsächlichen Rauchvorgang entkoppelt wird, und sind daher aus suchttherapeutischer Sicht zu empfehlen (Buchkremer & Batra, 2009).

Kurzinterventionen

Wie schon bei der Alkoholabhängigkeit aufgezeigt, können auch kurze Maßnahmen, insbesondere in Akutsituationen mit hoher Rückfallgefahr, dazu beitragen, nicht wieder zu rauchen. Beispielhaft für tabakbezogene Kurzinterventionen stehen die motivierenden Gespräche nach Struktur der 5 R's (Buchkremer & Batra, 2009), siehe S. 152.

ZUM AUSPROBIEREN:

Stellen Sie sich vor, eine Bekannte möchte gern aufhören zu rauchen. Versuchen Sie sich in einem kleinen Rollenspiel darin, ein Motivationsgespräch nach den 5 R's zu führen.

Medikamente

Verbreitung

Medikamentenmissbrauch und -abhängigkeit kann sich daher sowohl auf frei verkäufliche Analgetika (Schmerzmittel) als auch auf verschreibungspflichtige Medikamente beziehen, wobei bei Letzteren das Risiko einer Abhängigkeit durch stärkere Dosis-Wirkungs-Effekte höher ist. Je nach zugrundeliegenden Klassifikationskriterien (DSM-5, ICD-10) variieren die konkreten Zahlen zu Missbrauch und Abhängigkeit von Medikamenten (Klöppel & Jessen, 2018). Die größte Schwierigkeit hierbei besteht vor allem in der Differenzierung zwischen Arzneimittelanwendung und dem chronischen Gebrauch. Es wird davon ausgegangen, dass die Dunkelziffern für einen Medikamentenmissbrauch deutlich höher sind als im Vergleich zu den Zahlen aus empirischen Studien (Klöppel & Jessen, 2018), was die Situation noch zusätzlich erschwert.

Gut zwei Drittel der älteren Bevölkerung nehmen psychotrope Pharmaka ein, das heißt Medikamente, die eine neuronale Wirkung erzeugen; gut 25 % der älteren Bevölkerung nehmen Psychopharmaka, das heißt primär psychische Funktionen verbessernde Medikamente (bspw. Trauer, Ängste, Depressivität, Schlafstörungen) ein (Klöppel & Jessen, 2018). Den Daten der DEGS1-Studie (2014) zufolge steigen mit dem Alter zudem die Verschreibungszahlen in Bezug auf Sucht erzeugende Medikamente (unter anderem Benzodiazepine und Opioidanalgetika). Nach Schätzungen der Deutschen Hauptstelle für Suchtfragen (2006) weisen 5 – 10 % der über 60-jährigen Frauen mindestens einen problematischen Gebrauch von psychoaktiven Medikamenten oder Schmerzmitteln auf. Frauen sind insgesamt häufiger betroffen als Männer.

Nach Schätzungen zu urteilen, entfällt 80 % des problematischen Umgangs mit psychotropen Medikamenten in Deutschland auf die Einnahme von Benzodiazepinen (wirken angstlösend, beruhigend, muskelentspannend sowie schlaffördernd). Metaanalysen belegen, dass bei 47 % der älteren Bevölkerung, der Benzodiazepine verordnet werden, ein chronischer Gebrauch vorliegt (Klöppel & Jessen, 2018). Nach der Berliner Altersstudie (1998) nahmen knapp 20 % der Patienten im hohen bis sehr hohen Lebensalter regelmäßig Benzodiazepine ein, wobei geschätzt wurde, dass in etwa die Hälfte dieser Patienten eine Low-Dose-Abhängigkeit aufwies. Dies bedeutet, dass eine körperliche Abhängigkeit in Bezug auf kleinste Mengen zu beobachten war. High-Dose-Abhängigkeiten wurden hingegen nur sehr selten im hohen Alter diagnostiziert. Weiterhin konnte belegt werden, dass Heimbewohner häufiger und regelmäßiger Benzodiazepine erhalten, um den Schlaf zu verbessern und das Befinden zu steigern (Förster & Thomas, 2009). Im Hinblick auf Analgetika (schmerzstillende Wirkung) nahmen Verordnungen bis 2009 insgesamt zu (Förster & Thomas, 2009). Im Arzneimittelreport zeigte sich, dass Analgetika die am häufigsten verordneten Medikamente sind, wobei Sucht-

ZUM NACHDENKEN:

- Welche Medikamente bzw. Gruppen von Medikamenten kennen Sie?
- Nehmen Sie gewisse Medikamente selbst regelmäßig ein? Kennen Sie Nebenwirkungen dieser Medikamente?
- Tauschen Sie sich über die folgende Episode aus:
- Wenn Martin als Junge seine Großmutter besuchte, ging es der alten Dame fast immer schlecht. Weil sie an hohem Blutdruck litt, bekam sie eine Tablette zur Wasserausscheidung und ein herzstärkendes Mittel. Gegen ihre eigentlichen Beschwerden schien das aber nicht zu helfen. Ständig war sie verwirrt, wusste kaum noch, wo sie war oder was sie gerade tat, und außerdem war ihr fast immer übel. Schließlich musste sie sogar regelmäßig eine Tablette gegen den Brechreiz schlucken. Doch eines Tages ging es ihr plötzlich blendend. „Hat der Hausarzt endlich das richtige Mittel für dich gefunden?", fragte Martin seine Großmutter. „Nee, min Jung. Der Hausarzt ist gestorben." (Hackenbroch, 2002)

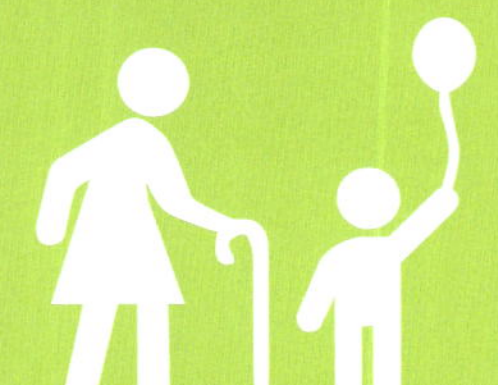

probleme in diesem Zusammenhang bei circa 15 – 35 % der Patienten vermutet werden (Schwabe & Paffrath, 2004). Damit besteht ein relevantes Problem im Hinblick auf Medikamentenmissbrauch und eine vorhandene Abhängigkeit in der Gesundheitsversorgung.

Symptomatik

Symptome einer Suchterkrankung aufgrund von Medikamenten im hohen Alter gleichen den Symptomen von Personen in anderen Lebensaltersphasen. Neben körperlichen Symptomen wie Zittern, Schwindelgefühlen, motorischer Unruhe oder Gewichtsverlust treten sowohl emotional-affektive (bspw. Ängste, Depressionen, Stimmungsschwankungen, Aggressivität, Gereiztheit, Schlafstörungen, Persönlichkeitsveränderungen), kognitive (bspw. Unaufmerksamkeit, Verwirrtheit, Fahrigkeit, Konzentrations- und Gedächtnisprobleme) sowie alltagsbezogene Symptome (bspw. erhöhtes Sturz- und Unfallrisiko, Vernachlässigung der Körperhygiene, Desorientierung) auf (Hoff, Isfort, Kuhn & Kuhn, 2016).

Diagnostik und Klassifikation

Klassifikation nach DSM-5 und ICD-10

Für eine Diagnosestellung einer Medikamentenabhängigkeit (ICD-10) bzw. einer Medikamentenkonsumstörung (DMS-5) werden analog zu den Ausführungen im Abschnitt „Suchterkrankungen – Alkohol“ die gleichen Diagnosekriterien angelegt. Dabei betrachtet man jeweils den Konsum von Medikamenten. Neben der primären Substanzgebrauchsstörung in Bezug auf Medikamente werden zusätzlich davon noch substanzinduzierte Störungen unterschieden. Diese beziehen sich auf psychische Symptome, die infolge des Medikamentenkonsums auftreten, wie beispielsweise das Erleben von psychotischen Zuständen (Halluzinationen, Wahngedanken), negative Stimmung bis hin zu Depressivität oder Panikattacken infolge von starken körperlichen Symptomen durch die Medikamenteneinnahme.

Diagnostik

Um die Diagnose einer Medikamentenabhängigkeit zu stellen, sind störungsspezifische psychometrische Inventare und Testbatterien hilfreich. Zu den am häufigs-

Severity of Dependence Scale	Kurzfragebogen zum Medikamentenmissbrauch
– Haben Sie jemals das Gefühl gehabt, dass Ihr Medikamentenkonsum außer Kontrolle geraten ist? – Ängstigt oder beunruhigt Sie die Aussicht, Ihre nächste Medikamenteneinnahme auszulassen? – Machen Sie sich Sorgen über Ihren Medikamentenkonsum? – Würden Sie sich wünschen, einfach aufhören zu können? – Wie schwierig würden Sie es finden, mit Ihrem Medikamentenkonsum aufzuhören oder ohne Medikamente zu leben?	– Ohne Medikamente kann ich schlechter einschlafen. – Ich habe mir sicherheitshalber schon mal einen kleinen Tablettenvorrat angelegt. – Wenn ich keine Medikamente nehmen würde, wäre ich mit mir zufrieden. – Zeitweilig möchte ich mich von allem zurückziehen. – Es gibt Situationen, die schaffe ich ohne Medikamente nicht. – Andere glauben, dass ich Probleme mit Medikamenten habe. – Einmal möchte ich aufhören Medikamente zu nehmen, dann wieder nicht. – Weil ich Schmerzen habe, nehme ich oft Medikamente. – In Zeiten erhöhter Medikamenteneinnahme habe ich weniger gegessen. – Ich fühle mich auch ohne Medikamente sehr wohl. – Manchmal war ich über mich erstaunt, wenn ich mir überlegte, wie viele Tabletten ich an einem Tag eingenommen hatte. – Mit Medikamenten fühle ich mich oft leistungsfähiger.
Die Antworten erhalten zwischen 0 (nie) und 3 Punkten (sehr häufig).	Die Patienten können den jeweiligen Aussagen zustimmen oder diese ablehnen.
Ab 6 Punkten gilt der Test als positiv.	Ab drei Zustimmungen gilt der Test als positiv.

ten verwendeten Tests gehören das Trierer Inventar für Medikamentenabhängigkeit (TIM; Funke, Funke, Klein & Scheller, 2015), die adaptierte Severity of Dependence Scale (SDS; Rumpf, 2009) oder der Kurzfragebogen zum Medikamentenmissbrauch (KFM; Watzl, Rist, Höcker & Miehle, 1991). Grundsätzlich dienen diese Screening-Verfahren einer groben Abschätzung, inwiefern ein Problem mit der Einnahme von Medikamenten bestehen könnte. Sie dienen nicht dazu, eine konkrete Diagnose abzuleiten. Fragen aus der adaptierten SDS bzw. dem KFM beziehen sich dabei unter anderem auf die in der folgenden Tabelle dargestellten Inhalte. Bei positivem Testergebnis ist es angezeigt, sich stärker mit dem Konsum des Medikaments zu beschäftigen.

Entstehung

(nach Flöppel & Jessen, 2018)

Bei der Entstehung einer Medikamentenabhängigkeit greifen erneut die allgemeinen Grundprinzipien zur Entstehung von Suchterkrankungen. Zudem bestehen spezifische Risikofaktoren wie beispielsweise eine lange Behandlungsdauer mit Medikamenten, kontinuierliche Dosissteigerungen, psychosoziale Belastungen (bspw. Alltagsstressoren, Übergang in die Rente), Multimorbidität (psychische und/oder körperliche Erkrankungen) sowie Schlaflosigkeit und chronische Schmerzen. Alterstypische kritische Lebensereignisse wie der Verlust des Lebensgefährten/der Lebensgefährtin erhöhen ebenfalls die Vulnerabilität. Zudem kann eine verringerte Suchtmitteltoleranz im Alter dazu führen, dass Alkohol und Drogen (unter anderem auch Medikamente) durch einen veränderten Metabolismus (Stoffwechsel) langsamer abgebaut werden und gefährliche Wirkstoffinteraktionen bei Menschen im hohen Lebensalter aufgrund der Polymedikation damit wahrscheinlicher werden.

Langzeitbehandlungen mit Benzodiazepinen und Opioidanalgetika bergen ein hohes Risiko für die Entstehung einer Medikamentensucht. Benzodiazepine und Z-Substanzen sind kurzfristig zur Behandlung von Schlafstörungen zwar gut geeignet, sollten aber in der Regel nicht länger als 4 Wochen eingenommen werden, da ansonsten das Abhängigkeitsrisiko signifikant steigt (Hoff at al., 2016).

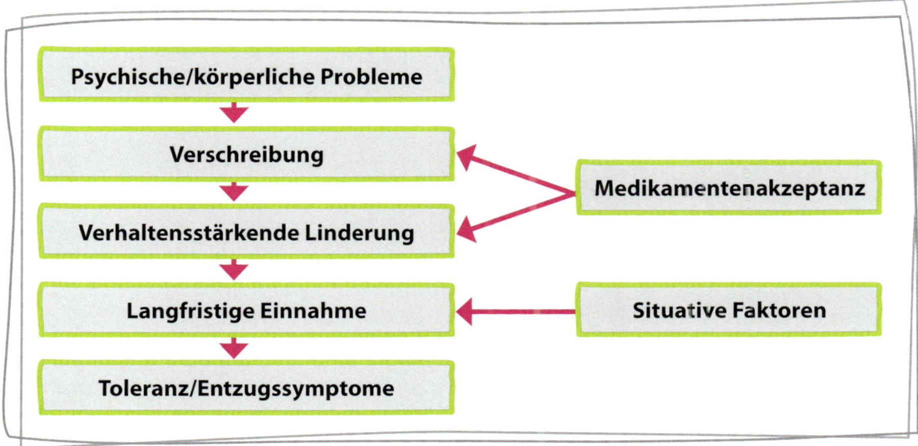

Behandlung

Ziele der Suchtbehandlung bei jüngeren sind auch für ältere Patienten anwendbar (Förster & Thomas, 2009). Benzodiazepine sollten unbedingt schrittweise abgesetzt werden, wobei die Geschwindigkeit des Absetzens von Entzugserscheinungen und stationärem oder ambulantem Setting abhängig gemacht werden sollte (Förster & Thomas, 2009). Voraussetzung dafür ist eine gute Aufklärung über Nebenwirkungen, Entzugssymptome sowie Schlafphasenprobleme, die möglicherweise auch beim Absetzen entstehen können. In Bezug auf wirksame Behandlungen sind sowohl das systematische Absetzen (Rumpf, 2009) als auch die Kognitive Verhaltenstherapie (KVT; Soyka, 2015) zu nennen. Ziel der KVT ist es, ein besseres Verständnis von Gedankenmustern zu entwickeln, um auf angstauslösende Situationen angemessener und ohne den Einsatz von Medikamenten reagieren zu können. Dazu werden sogenannte „Coping skills" (Strategien zur Stressbewältigung) eingeübt. Nützlich kann hierbei auch die Motivierende Intervention sein (Crackau et al., 2017). Grundsatz ist dabei die proaktive Intervention auf Basis der motivierenden Gesprächsführung. Patienten erhalten ein Beratungsgespräch, das von Empathie geprägt ist (Patient wird nicht kritisiert; vielmehr wird versucht, sich in den Patienten hineinzuversetzen, um Ansätze zur Motivation des Patienten zu finden). In der Folge werden diese Motivationsansätze weiterbearbeitet, indem eine Diskrepanz zwischen dem aktuellen Verhalten und den besprochenen Zielen des Patienten entwickelt wird. Diese soll dabei helfen, den Patienten zu motivieren, sein eigenes Verhalten (also den Medikamentenkonsum) zu verändern. Damit wird die Selbstwirksamkeit des Patienten gefördert. Dies bedeutet, dass

FAZIT

» Medikamentenabhängigkeit wird häufig im hohen Lebensalter nicht diagnostiziert. Daher besteht eine Unterrepräsentation von Diagnosen.

» Bei Verdacht sollten spezifische diagnostische Instrumente eingesetzt und anhand von Klassifikationskriterien eine entsprechende Diagnose abgeleitet werden.

» Darauf basierend lassen sich qualifizierte Entwöhnungsmaßnahmen ableiten.

» Benzodiazepine und Analgetika stellen im hohen Lebensalter das größte Problem dar.

» Pflegekräfte sollten vor allem auf Medikamente achten, die möglicherweise bereits Jahrzehnte eingenommen werden.

der Patient ein stärkeres Erleben hat, Dinge, die er sich vornimmt (weniger oder kein Konsum von Medikamenten) tatsächlich auch zu realisieren. Die beratende Person sollte mit den Gegenreaktionen des Patienten konstruktiv umgehen, indem beispielsweise durch Zuhören und Betonen der Entscheidungsfreiheit des Patienten ihm Raum für eigenes autonomes Handeln gegeben wird. Worauf sich konkrete Gesprächstechniken beziehen zeigt die nachfolgende Grafik.

WIEDERHOLUNGSFRAGEN

1. Welche Arzneimittel bergen im hohen Alter das höchste Suchtpotenzial?
2. Was ist der Unterschied zwischen Low-Dose- und High-Dose-Abhängigkeiten?
3. Welche Faktoren und Umstände stellen spezifische Risiken für die Entwicklung einer Medikamentenabhängigkeit dar?
4. Beschreiben Sie Behandlungsmöglichkeiten für eine Medikamentenabhängigkeit.

Wichtig ist, in jeglichen Gesprächen mit den Betroffenen Vor- und Nachteile des aktuellen Verhaltens zu explorieren (Entscheidungswaage) und stets einen Bezug zu den von dem Betroffenen benannten eigenen Zielen herzustellen. Dies macht die Ziele klar, konkret und verfügbar, sodass eine höhere Motivation (auch in schlechten Zeiten) gewährleistet wird.

Offenes Fragen
„Worin sehen Sie Probleme, Ihren Konsum zu verringern?"

Aktives Zuhören
„Verstehe ich Sie richtig, dass Sie in der Verbesserung Ihres körperlichen Zustands ein mögliches Ziel zur Konsumreduktion sehen?"

Zusammenfassen
„Über die letzten 12 Wochen haben Sie sehr stark an sich gearbeitet, vor allem sehen Sie selbst in der Verringerung des Konsums einen Erfolg, der dazu führte, dass Sie sich sowohl körperlich als auch psychisch besser und fitter fühlen."

Bestätigen
„Dass Sie Ihren Konsum in den letzten vier Wochen halbiert haben, ist ein toller Meilenstein. Weiter so."

Exkurs: Illegale Drogen

Verbreitung

Im Vergleich zu Konsumenten legaler Drogen sind Prävalenzraten zum illegalen Drogenkonsum bei Menschen im hohen Lebensalter als gering einzuschätzen (Hoff et al., 2016). Aufgrund der älter werdenden Generation ist jedoch von einem steigenden Anteil älterer Drogenkonsumenten (auch bezüglich des illegalen Drogenkonsums) auszugehen. Zuverlässige Prävalenzraten für den Konsum illegaler Drogen im hohen Lebensalter liegen nicht vor.

Symptomatik

(nach Hoff et al., 2016)

Neben gesundheitlichen Belastungen (abhängig von der konsumierten Substanz) kommt es beim Gebrauch illegaler Drogen durch ältere Menschen auch zu extremen Belastungen im Bereich der sozialen Situation im Vergleich zu jüngeren. Im Vergleich zu jüngeren weisen ältere Konsumenten zwar meist einen festen Wohnsitz auf, sind dafür allerdings stärker isoliert und vereinsamt (bspw. aufgrund der eingeschränkten Mobilität). Weiterhin verfügen sie über weniger finanzielle Mittel oder haben hohe Schulden. Durch eventuelle drohende Verurteilungen sind sie zudem belastet aufgrund von Bewährungs- und Strafauflagen. Opiatabhängige weisen im Vergleich zu anderen Drogenkonsumenten deutlich früher altersspezifische Krankheiten wie Diabetes mellitus 2, Altersdemenz oder Osteoporose auf. Zudem ist in den letzten Jahren ein leichter Risikoanstieg für HIV-Neuinfektionen bei älteren Drogenabhängigen (zurückführbar auf schwächeres Immunsystem und sinkender Bereitschaft zu Safer-Sex-Praktiken) erkennbar.

Diagnostik und Klassifikation

Auch in Bezug auf illegale Drogen lassen sich die bereits in diesem Kapitel ausgeführten Kriterien von DSM-5 und ICD-10 anwenden. Diagnostisch kann hier als Screening die „Severity of Dependence Scale" (SDS; Gossop et al., 1995) Einsatz finden. Die Fragen (siehe Abschnitt „Medikamentenabhängigkeit") werden dann auf den Konsum illegaler Drogen bezogen.

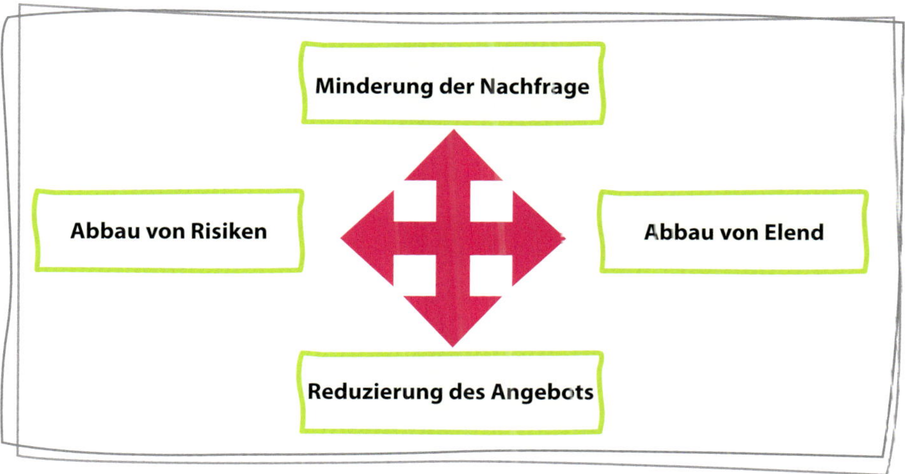

Behandlung

Nach der Drug-Policy-Strategy der Weltgesundheitsorganisation sind insgesamt vier relevante Therapieziele in der Behandlung von illegalen Drogen zu unterscheiden (Frietsch, 2011), siehe obenstehende Grafik.

Diese Ziele beziehen sich auf verschiedene Ebenen, wobei der Abbau von Elend und Risiken auch unmittelbar auf Suchtkranke zutrifft. Hierbei geht es darum, im Rahmen der Therapie durch die Drogen erzeugtes körperliches und psychisches Leid zu lindern und das Risiko für körperliche und psychische Folgeerkrankungen zu minimieren. Dies erfolgt durch die Unterstützung von Betroffenen abstinent zu werden. Im Suchthilfesystem in Deutschland werden diesbezüglich verschiedene Strukturen (siehe Abschnitt „Behandlung" im Einführungskapitel) unterschieden. Für die Behandlung von Suchterkrankten mit illegalen Drogen ist eine qualifizierte professionelle Entwöhnungsbehandlung essenziell. Suchterkrankungen gehen mit Toleranzentwicklung einher und Betroffene weisen in der Regel keine Krankheitseinsicht auf. Bei schwergradig ausgeprägter Substanzkonsumstörung ist daher zu überlegen, inwiefern sich Betroffene in einer spezialisierten stationären Entwöhnungseinrichtung behandeln lassen sollten. Neben einer körperlichen Entgiftung wird über eine Dauer von mehreren Wochen das grundsätzliche Problem der Sucht bearbeitet. Im Zuge von psychotherapeutischen Strategien wird den Betroffenen aufgezeigt, was genau Sucht bedeutet (Aufklärung) und wie erlerntes Suchtkonsumverhalten zukünftig verändert werden kann. Neben der konkreten Auseinandersetzung mit konsumrelevanten Situationen werden therapeutisch auch andere Möglichkeiten aufgezeigt, wie in zukünftig schwierigen Situationen auf Drogenkonsum verzichtet werden kann. Gerade beim Vorliegen einer starken psychischen Abhängigkeit (Tabak, Methamphetamin) kann dies Betroffene bis an die eigene körperliche Grenze bringen. Allerdings wird nur so die Widerstandsfähigkeit der Betroffenen gefördert. Neben Einzelgesprächen und Gruppentherapien versuchen sich Betroffene im Rahmen unterschiedlicher anderer Therapien (Ergotherapie, Physiotherapie, Sporttherapie, Musiktherapie) auszuprobieren, die eigene Vitalität zu steigern und alltagsnahe Tätigkeiten auszuführen. Damit soll Selbstvertrauen gestärkt und die Alltagstauglichkeit vorbereitet werden. Im Zuge der Beendigung einer Therapie ist es nötig, Betroffene auf die „Zeit danach" vorzubereiten. Dazu wird ein sogenanntes Rückfallmanagement aufgebaut. Betroffene erarbeiten mit ihren Therapeuten zusammen Pläne, wie mit möglichen Situationen, die ein Rückfallrisiko bürgen, umgegangen werden kann. Nach Therapieende können Nachsorgeeinrichtungen (bspw. ambulante Suchttherapie, Beratungsstellen) oder Selbsthilfegruppen hilfreich sein, um bei eventuellen Schwierigkeiten sowie dem Auftreten stressiger Alltagssituationen Kontakt zu Leuten zu haben, denen die bestehenden Probleme nicht fremd sind und die Hilfe anbieten.

Umgang mit Suchterkrankungen und Bedeutung für die Pflegebeziehung

Dadurch, dass Suchterkrankungen im hohen Lebensalter häufig nicht oder erst sehr spät bemerkt werden, gilt es für Pflegekräfte genauestens zu beobachten und Auffälligkeiten genau zu dokumentieren. Pflegekräfte sind hierbei wichtige Bezugspersonen, die Änderungen in Verhalten, Stimmung oder dem Wesen schneller erkennen können als eigene Angehörige. Im Rahmen der pflegerischen Versorgung von älteren Menschen ist es für Pflegekräfte wichtig, etwaige Drogenprobleme der Betroffenen zu erkennen, sie klar anzusprechen und zusammen mit dem Betroffenen zu besprechen, wie damit umgegangen werden kann. Motivation ist hierbei das Stichwort – ohne sie wird niemand eine Therapie beginnen. Allerdings gibt es Möglichkeiten, motivierend zu agieren, indem man Ziele erarbeitet und die Betroffenen dazu einlädt (sofern die eigene Zeit dafür ausreicht), sich zu überlegen, welche Vorteile die Beendigung des Konsums haben könnte (bspw. höhere Fitness, besserer körperlicher Zustand, mehr Geld). Werden Suchterkrankungen frühzeitig erkannt, erhöht das die Wahrscheinlichkeit einer erfolgreichen Behandlung sowie eines eigenständigen Bewältigens der Problematik. Grundsätzlich gilt, dass Suchterkrankungen eine Bewältigungsstrategie darstellen, um mit anderen Stressoren (bspw. kritische Lebensereignisse, Emotionen wie Ärger, Depressivität und Niedergeschlagenheit) umzugehen. Aus Sicht der Pflegekräfte stellt sich daher die Frage, inwiefern man Betroffene unterstützen kann, auf andere Strategien zur Lebensbewältigung anstatt des Suchtmittelgebrauchs zurückzugreifen. Etablierte Vorgehensweisen in diesem Zusammenhang bestehen in den Einrichtungen nur bedingt, sodass strukturelle Konzepte (Suchtprävention im Rahmen des Betrieblichen Gesundheitsmanagements) entwickelt werden müssten. Anderenfalls bleibt ausschließlich die individuelle Umgangsweise damit. Hierbei ist es wichtig, bei einem möglichen Suchtproblem weder wegzuschauen noch zu „strafen". Wird das Ansprechen von problematischem Verhalten und ein offener Umgang damit vermieden, wird gleichzeitig die Möglichkeit, das Verhalten zu verändern, unterbunden. Im Gegensatz dazu können zu harte Sanktionen und Bestrafung dazu führen, dass sich Menschen in ihrer Situation nicht verstanden fühlen und damit keine Einsicht in Bezug auf das problematische Verhalten entwickeln. Ein Zwischenweg könnte sein, beobachtete Probleme und Auffälligkeiten klar und deutlich anzusprechen und mit dem Betroffenen gemeinsam zu überlegen und zu entscheiden, welche Maßnahmen gewählt werden, um etwaige Veränderungen anzustreben. Denkbar wäre hierbei, den Betroffenen entscheiden zu lassen, welche Form der Therapie oder Beratung gewünscht ist. Je nachdem, welche Droge primär konsumiert wird, ist es nötig, professionelle Unterstützung hinzuziehen, sofern die Betroffenen eine Krankheitseinsicht haben und Motivation aufweisen. Dies gilt es zuvor durch die Pflegekräfte zu überprüfen. Um dem heimlichen Drogenkonsum zuvorzukommen, ist es essenziell, sich mit den Kolleginnen und Kol-

WIEDERHOLUNGSFRAGEN

1. Welche Besonderheiten weisen Suchterkrankungen im Zusammenhang mit illegalen Drogen im höheren Alter auf?
2. Welche Behandlungsstrategie ist bei illegalen Drogen zu empfehlen?
3. Welche Grundsätze nehmen Sie sich für die Arbeit mit Suchterkrankten mit?

FAZIT

- Substanzkonsumstörungen im Alter sind unterdiagnostiziert und untertherapiert, was dazu führt, dass wenig störungsspezifische Versorgung stattfindet.
- Neben einer validen Diagnostik ist die Planung professioneller Behandlung zur Entwöhnung vonnöten.
- Essenzielle Voraussetzungen sind die Fähigkeit und die Bereitschaft von Betroffenen, sich entwöhnen zu lassen.
- Pflegekräfte können Betroffenen motivierend gegenübertreten und mit ihnen zusammen erarbeiten, worin mögliche Vorteile des Nicht-Konsums bestehen.
- Bei erreichter Abstinenz können Pflegekräfte helfen, die Abstinenz auch zu verstetigen (bspw. durch gemeinsame Unternehmungen und Aktivitäten bei Konsumdruck).

legen über den Umgang mit dem Problem sowie dem Betroffenen abzustimmen. Kollegiale Fallberatungen eignen sich hierfür hervorragend, um Verhaltens- und Handlungspläne (ggf. auch mit Regeln für den Betroffenen und entsprechenden Konsequenzen bei Nicht-Einhaltung) auszuarbeiten. Ziel ist es, Betroffenen die bestehenden Schwierigkeiten aufzuzeigen, diese auch klar belegen zu können sowie frühinterventiv auf sie einzuwirken, um negativen Folgen und Konsequenzen vorzubeugen. Des Weiteren können Pflegekräfte für sich reflektieren, wie man eventuellen Ursachen für den Drogenkonsum begegnen kann. So kann bei Menschen im hohen Lebensalter auch ein etwas veränderter Tagesablauf, das häufigere Unternehmen von Aktivitäten außerhalb der Wohnung oder Abreagieren in Form von Sport und Bewegung helfen, die allgemeine körperliche und psychische Situation zu verbessern, um so die Widerstandsfähigkeit in Bezug auf den Drogenkonsum zu erhöhen. Um Betroffene davon zu überzeugen, substanzbezogenes Verhalten zu verändern, ist es absolut notwendig, stets motivierend auf sie einzuwirken (bspw. indem man mit ihnen Ziele erarbeitet) und vorurteilsfrei mit ihnen umzugehen (bspw. bei Rückfällen). Wichtig ist es, die Menschen mit Drogenproblemen so anzunehmen, wie sie sind, und einen Halt zu bieten, indem man sie nicht aufgrund des Konsums und der bestehenden Probleme abwertet.

Literaturverzeichnis

American Psychiatric Association (APA). (1994). Diagnostic and Statistical Manual of Mental Disorders. Fifth Edition (DSM-V). Washington, DC: American Psychiatric Association.

Amlacher, H., **Bauer**, U., **Bertram**, W., **Burmeister**, E. M., **Schäfer**, E., **Ulrich**, G. F., & **Witzenhausen**, C. (2004). Praxisleitfaden Suchtmedizin. Thüringer Ratgeber für Ärzte.

AUDIT-C-Fragebogen. (o. D.). Abgerufen von: https://www.alter-sucht-pflege.de/Handlungs empfehlungen/Download/AUDIT-C.pdf

Batra, A., & **Buchkremer**, G. (2011). Tabakabhängigkeit. In H. J. Möller, G. Laux & H. P. Kapfhammer (Hrsg.), Psychiatrie, Psychosomatik, Psychotherapie (S. 1410–1418). Berlin, Heidelberg: Springer.

Batra, A., & **Buchkremer**, G. (2009). Tabakabhängigkeit und -entwöhnung. In J. Margraf & S. Schneider (Hrsg.), Lehrbuch der Verhaltenstherapie, Band 2 (S. 371–382). Berlin, Heidelberg: Springer.

Bühringer, G., & **Behrendt**, S. (2011). Störungen durch Substanzkonsum: Eine Einführung. In H.-U. Wittchen & J. Hoyer (Hrsg.), Klinische Psychologie & Psychotherapie (S. 697–714). Berlin, Heidelberg: Springer.

Bühringer, G., & **Metz**, K. (2009). Störungen durch Konsum von Alkohol und illegalen Drogen. In J. Margraf & S. Schneider (Hrsg.), Lehrbuch der Verhaltenstherapie, Band 2 (S. 345–370). Berlin, Heidelberg: Springer.

Crackau, B., **Zahradnik**, A., **Löhrmann**, I., **Otto**, C., **Bischof**, G., **John**, U., & **Rumpf**, H. J. (2008). Kurzinterventionen bei Medikamentenabhängigen. Prävention und Gesundheitsförderung, 3, 43–47.

Deutsche Hauptstelle für Suchtfragen. (2006). Möglichkeiten und Defizite in der Erreichbarkeit ausgewählter Zielgruppen (sozial benachteiligte Frauen und ältere Menschen) durch Maßnahmen und Materialien zur Reduzierung von Medikamentenmissbrauch und -abhängigkeit: Bewertung anhand aktueller Forschungsergebnisse und Beispielen aus der Praxis. Abgerufen von https://www.dhs.de/fileadmin/user_upload/pdf/Projekt_Medikamente/medikamente_dhs_expertise.pdf

Deutsche Hauptstelle für Suchtfragen. (o. D.). Empfehlungen des wissenschaftlichen Kuratoriums der DHS zu Grenzwerten für den Konsum alkoholischer Getränke. Abgerufen von https://www.dhs.de/fileadmin/user_upload/pdf/dhs_stellungnahmen/Grenzwerte_Alkoholkonsum_Jul10.pdf

Deutsche Hauptstelle für Suchtfragen. (o. D.). Ob ich ein Alkoholproblem habe? Weiß nicht, mal sehen. Abgerufen von https://www.dhs.de/fileadmin/user_upload/pdf/Broschueren/FB_Ob_ich_ein_Alkoholproblem_habe.pdf

Deutsches Krebsforschungszentrum. (2015). Tabakatlas Deutschland 2015. Abgerufen von http://www.dkfz.de/de/tabakkontrolle/download/Publikationen/sonstVeroeffentlichungen/Tabakatlas-2015-final-web-sp-small.pdf

Dilling, H., **Mombour**, W., & **Schmidt**, M. H. (2005). Internationale Klassifikation psychischer Störungen: ICD-10, Kapitel V. Bern: Huber.

Elsesser, K., & **Sartory**, G. (2009). Medikamentenabhängigkeit. In Lehrbuch der Verhaltenstherapie (S. 383–405). Berlin, Heidelberg: Springer.

Fagerström, K. (2011). Determinants of tobacco use and renaming the FTND to the Fagerström Test for Cigarette Dependence. Nicotine & Tobacco Research, 14, 75–78.

Frietsch, R. (2011). Kernprozesse der Suchthilfe. Hannover: Fachverband Drogen und Suchthilfe.

Förster, M., & **Thomas**, C. (2009). Aspekte der Substanzabhängigkeit im Alter aus geriatrisch-gerontopsychiatrischer Sicht. Suchttherapie, 10, 12–16.

Funke, J., **Funke**, W., **Klein**, M., & **Scheller**, R. (2001). Trierer Inventar für Medikamentenabhängige (TIM). Sucht, 47, 88–103.

Gaßmann, R., **Koeppe**, A., & **Merfert-Diete**, C. (2015). Suchtprobleme im Alter – Informationen und Praxishilfen für Fachkräfte und Ehrenamtliche im Sozial-, Gesundheits- und Bildungswesen. Abgerufen von: https://www.dhs.de/fileadmin/user_upload/pdf/Broschueren/Suchtprobleme_im_Alter.pdf

Gossop, M., **Darke**, S., **Griffiths**, P., **Hando**, J., **Powis**, B., Hall, W. & **Strang**, J. (1995). The Severity of Dependence Scale (SDS): psychometric properties of the SDS in English and Australian samples of heroin, cocaine and amphetamine users. Addiction, 90, 607–614.

Hackenbroch, V. (07.01.2002). Putzmunter im Sterbezimmer. Spiegel Online. Abgerufen von https://www.spiegel.de/spiegel/print/d-21133632.html

Hartmann, M., **Filipek**, M. & **Berking**, M. (2012). Missbrauch und Abhängigkeit von Substanzen. In M. Berking & W. Rief, Klinische Psychologie und Psychotherapie für Bachelor (S. 173–184). Berlin, Heidelberg: Springer.

Hoff, T., **Isfort**, M., **Kuhn**, U. & **Kuhn**, S. (2017). Sucht im Alter – Grundlagen. In Sucht im Alter– Maßnahmen und Konzepte für die Pflege (S. 1–13). Berlin, Heidelberg: Springer.

John, U., **Hapke**, U., **Rumpf**, H. J., **Hill**, A., **Dilling**, H., & Bundesministerium für Gesundheit. (1996). Prävalenz und Sekundärprävention von Alkoholmissbrauch und -abhängigkeit in der medizinischen Versorgung. Baden-Baden: Nomos.

Klöppel, S., & **Jessen**, F. (2017). Praxishandbuch Gerontopsychiatrie und -psychotherapie. München: Elsevier Health Sciences.

Küfner, H., & **Metzner**, C. (2011). Drogenmissbrauch und -abhängigkeit. In H.-U. Wittchen, & J. Hoyer (Hrsg.), Klinische Psychologie & Psychotherapie (S. 715–742). Berlin, Heidelberg: Springer.

Lehner, N., & **Zeiler**, E. (2012). Alkoholabhängigkeit im Alter (Dissertation). Wien: Universität Wien. Abgerufen von: https://othes.univie.ac.at/23550/

Lieb, B., **Rosien**, M., **Bonnet**, U. & **Scherbaum**, N. (2001). Alkoholbezogene Störungen im Alter – Aktueller Stand zu Diagnostik und Therapie. Stuttgart: Georg Thieme Verlag.

Lieb, B., & **Rosien**, M. (o.D.). KOALA – KOgnitive Verhaltenstherapie der ALkoholabhängigkeit im Alter, ein Therapiemanual in 12 Sitzungen. Essen: unveröffentlicht. Abgerufen von https://www.dhs.de/fileadmin/user_upload/pdf/Veranstaltungen/Fachkonferenz_2010/Lieb_Ambulanz_f %c3 %bcr_aeltere_Abhaengige.pdf

Linden, M., **Kurtz**, G., **Baltes**, M. M., **Geiselmann**, B., **Lang**, F. R., **Reischies**, F. M., & **Helmchen**, H. (1998). Depression bei Hochbetagten. Ergebnisse der Berliner Altersstudie. Nervenarzt, 69, 27–37.

Rode, F. (2010). Sucht im Alter – Riskanter Alkoholkonsum im höheren Lebensalter – zu tolerieren oder zu behandeln? (Bachelorarbeit). Halle: Universität Halle.

Rumpf, H. J., **Meyer**, C., Hapke, U., & **John**, U. (2003). Deutsche Version des Alcohol Use Disorders Identification Test (AUDIT-G-L). In A. Glöckner-Rist, F. Rist & H. Küfner (Hrsg.), Elektronisches Handbuch zu Erhebungsinstrumenten im Suchtbereich (EHES). Mannheim: Zentrum für Umfragen, Methoden und Analysen.

Rumpf, H. (2009). Behandlung der Benzodiazepinabhängigkeit. Stuttgart: Georg Thieme Verlag.

Schnoz, D., **Gross**, C. S., **Grubenmann**, D., & **Uchtenhagen**, A. (2006). Alter und Sucht. Recherche und Dokumentation zu evaluierten Interventionen. Forschungsbericht aus dem Institut für Sucht- und Gesundheitsforschung.

Schwabe, U., & **Paffrath**, D. (2004). Arzneiverordnungsreport 2004. Berlin: Springer.

Schweizer Gesellschaft für Rechtsmedizin (2012). Bestimmung von Ethylglucuronid (EfG) in Haarproben. https://www.fasv.ch/files/SGRM_EtG_Haar_2012_1.pdf

Soyka, M. (2015). Medikamentenabhängigkeit: Entstehungsbedingungen – Klinik – Therapie. Stuttgart: Schattauer.

Stead, L. F., **Carroll**, A. J., & **Lancaster**, T. (2017). Group behaviour therapy programmes for smoking cessation. Cochrane database of systematic reviews, 3.

Tölle, R. & **Buchkremer** G. (1989). Zigarettenrauchen. Berlin, Heidelberg: Springer.

Watzl, H., **Rist**, F., **Höcker**, W., & **Miehle**, K. (1991). Entwicklung eines Fragebogens zur Erfassung von Medikamentenmißbrauch bei Suchtpatienten. In M. Heide & H. Lieb (Hrsg.), Sucht und Psychosomatik Beiträge des 3. Heidelberger Kongresses (S. 123–139). Bonn: Nagel. Abgerufen von http://www.alter-sucht-pflege.de/Handlungsempfehlungen/Download/KFM.pdf

Weyerer, S. (2009). Riskanter Alkoholkonsum im höheren Lebensalter. Sucht, 55, 262–265.

WHO. (2015). Anteil der Raucher in Deutschland nach Geschlecht in den Jahren 2000 bis 2025. Abgerufen von https://de.statista.com/statistik/daten/studie/596512/umfrage/verbreitung-des-rauchens-in-deutschland-nach-geschlecht/

Wolter, D. K. (2015). Alkohol im Alter. Zeitschrift für Gerontologie und Geriatrie, 48, 557–570.

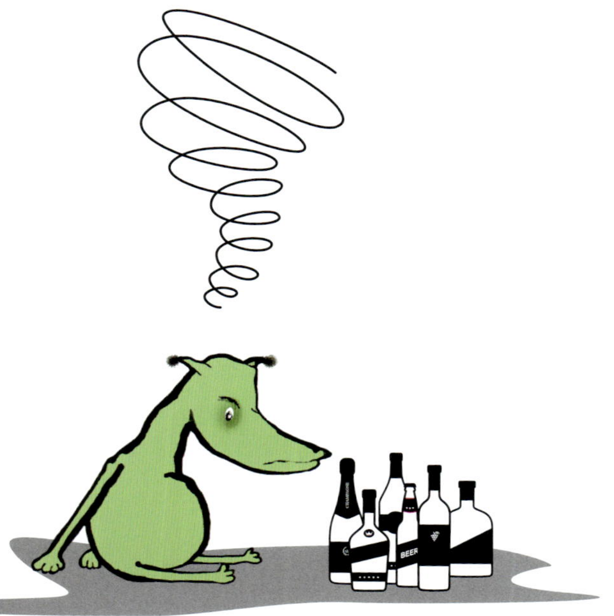
BEER

Kapitel 8

Anpassungs-reaktion und Anpassungs-störung

Allgemeines

Aus rein psychologischer Sicht gehören Veränderungen in den kognitiven, emotional-affektiven, motivationalen sowie sozialen Funktionen wie bereits in den Kapiteln 1 und 2 dargestellt zum Altern dazu. Um gesund zu bleiben, ist es jedoch nötig, dass Verluste und Gewinne in einer gleichmäßigen Balance zueinanderstehen. Die zwischen 60- und 80-Jährigen sind heute im Vergleich zu vorherigen Generationen relativ fit, während es bei den 90 – 100-Jährigen zu einem stärkeren Kräfteabfall kommt (Schmidt-Traub, 2011). Hierbei wird angenommen, dass 25 % der Langlebigkeit auf genetische Unterschiede, 10 % auf Lebensbedingungen in den ersten Lebensjahren und 65 % auf unterschiedliche Bedingungen im weiteren Lebenslauf zurückzuführen sind (Schmidt-Traub, 2011). Daraus ergeben sich spezielle Anforderungen für das hohe Alter, sich mit den altersbedingten Herausforderungen und auf-

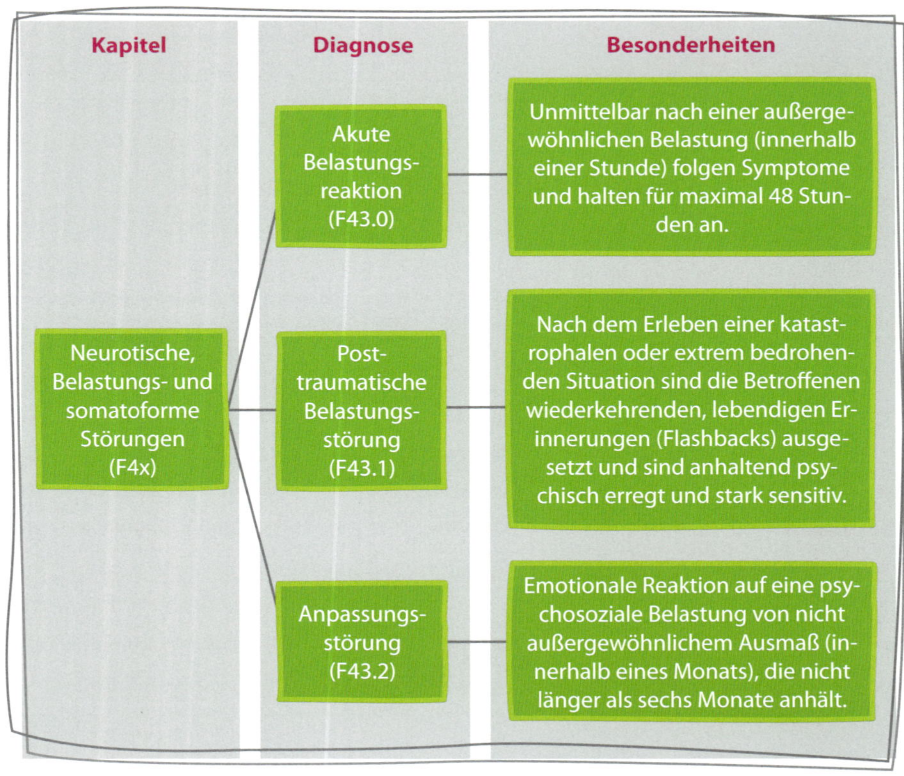

kommenden kritischen Lebensbedingungen auseinanderzusetzen. Die Fähigkeit, diese zu bewältigen, wird dabei als Anpassungsleistungen bezeichnet. Wenn konkrete Belastungen nicht adäquat bewältigt werden können, können daraus emotionale und kognitive Anpassungsstörungen resultieren.

Im ICD-10 ist die akute Belastungsreaktion (F43.0) zusammen mit der Posttraumatischen Belastungsstörung (=PTBS, F43.1) sowie der Anpassungsstörung (F43.2) unter den Belastungsstörungen eingeordnet, die in diesem Kapitel näher beleuchtet werden.

Anpassungsreaktion bzw. akute Belastungsreaktion

Symptomatik

Die Klassifikation von Anpassungsreaktionen erfolgt nach ICD-10 Code F43.0 als akute Belastungsreaktion sowie im DSM-5 als akute Belastungsstörung. Im Zuge einschneidender Lebensereignisse, in der Regel kritische Lebensereignisse wie Unfälle, schwerwiegende Erkrankungen, Tod einer nahestehenden Person oder partnerschaftliche Trennung, wirken ungewöhnlich belastende Stressoren auf die Betroffenen ein. Im Vergleich zur Anpassungsstörung treten die Symptome häufig mit einer höheren Intensität auf. Reaktionen können dabei aus zwei Symptomgruppen stammen: Einerseits ähneln sie den Symptomen einer generalisierten Angststörung (siehe Kapitel „Angststörungen"), andererseits sind sie ein Muster aus den in der folgenden Abbildung dargestellten Symptomen. Die zeitlichen Kriterien beziehen sich dabei auf das Auftreten sowie die Dauer der Symptome: Sie beginnen zeitnah nach der Belastung und sind für gewöhnlich rückläufig und mehrheitlich nach maximal zwei Tagen nur noch minimal vorhanden. Charakteristische und gewöhnlich wechselnde Symptome bestehen vor allem in den folgenden: Betäubung, eingeschränkte Aufmerksamkeit, Desorientiertheit, Unruhe sowie vegetative Zeichen panischer Angst (Bengel & Hubert, 2009).

Differenzialdiagnostisch sind Anpassungs- und Belastungsreaktionen von der Anpassungs- oder posttraumatischen Belastungsstörung abzugrenzen (Bengel & Hubert, 2009). Unterscheidungsmerkmale liegen hierbei im Ausmaß und Erscheinungsbild der Symptomatik (bspw. charakteristische Flashbacks bei der PTBS),

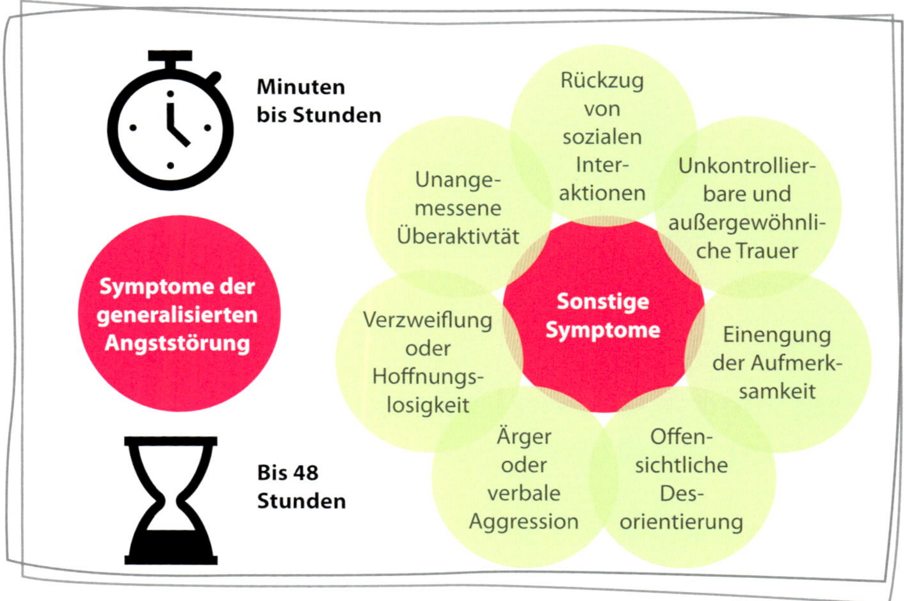

im subjektiven Leiden der Personen und der Dauer der Reaktion (bspw. bei Anpassungsstörungen deutlich länger anhaltend, dafür weniger intensiver Schweregrad der Symptome). Die fließenden Übergänge zwischen den einzelnen Störungsbildern sowie die zum Teil redundanten Kriterien zur Dauer der Symptomatik erschweren insgesamt die Differenzialdiagnostik.

Umgang mit Anpassungsreaktionen und Bedeutung für die Pflegebeziehung

Anpassungsreaktionen gehen häufig mit kritischen Lebensereignissen einher. Als Pflegekraft ist es notwendig, diese Ereignisse zu kennen. Je nachdem, welches Ereignis vorliegt, können Betroffene in ihren Trauer- und Verarbeitungsprozessen unterstützt werden. Wichtig ist hierbei, stets zu ermöglichen, sich über das Erlebte auszutauschen. In gemeinsamen Gesprächen, Gesprächsrunden mit anderen Betroffenen oder bei Kurzkontakten im Rahmen der pflegerischen Versorgung können Pflegekräfte stets prüfen, inwiefern Betroffene von möglichen Gefühlen und

Gedanken übermannt sind. Durch gemeinsames Reden lassen Betroffene ihren inneren Zuständen „freien Lauf" und fangen an, Dinge zu verarbeiten. Reden ist hier Gold, Schweigen dagegen nur Silber. Als Pflegekraft könnte man bei zeitlichen Möglichkeiten versuchen, mit Betroffenen in Kontakt zu kommen. Das Erfragen des allgemeinen Befindens kann dabei ein guter Start in das Gespräch sein, vermieden werden explizite Nachfragen zu dem jeweilig Erlebten, da dies zu einer Re-Traumatisierung (das heißt einem neuerlichen Erleben von negativen Erfahrungen und Eindrücken) führen könnte. Kontakt und Beziehung sind hierbei gute Voraussetzungen. Reden Betroffene (noch) nicht, reicht zum Teil die bloße Anwesenheit von Pflegekräften. Isolation und Einsamkeit kann vorgebeugt werden, sodass auch keine weiteren psychischen Probleme (wie bspw. soziale Phobien oder Depressionen) entstehen. Je negativer und intensiver das Ereignis wahrgenommen wurde, umso stärker können die Reaktionen der Betroffenen ausfallen. Dies sollte von Pflegekräften entsprechend wahrgenommen werden. Auch an dieser Stelle wird den Pflegekräften eine wichtige Rolle zuteil, da sie als primäre Bezugsperson kleinste Stimmungsänderungen oder Verhaltensauffälligkeiten bei den Betroffenen sehr schnell mitbekommen. Wiederum können sie bei Belastungsreaktionen umgehend Einfluss auf die Betroffenen ausüben, indem sie beruhigen, entspannen, Gespräche führen oder mit ihrem Dasein Betroffenen das Gefühl von Nähe und Sicherheit bieten. Außerdem kann helfen, Betroffene in akuten Belastungsreaktionen abzulenken und auf andere Gedanken zu bringen. Etwas gemeinsam zu lesen, Musik vorzuspielen oder Fotos von früheren Zeiten anzuschauen kann dabei unterstützen, in eine andere emotionale Verfassung zu gelangen und sich auch gedanklich mit anderen Dingen, Situationen und Ereignissen zu beschäftigen. Belastungsreaktionen sind gut therapierbar, allerdings sollte stets darauf geachtet werden, wie lange diese vorliegen. Bei traumatischen Ereignissen können Reaktionen zu einer Posttraumatischen Belastungsstörung führen, die chronisch bestehen bleibt (siehe Exkurs „Posttraumatische Belastungsstörung, siehe S. 178"). Hier ist essenziell, professionelle psychiatrische und/oder psychotherapeutische Hilfe in Anspruch zu nehmen, um begleitend die Traumaproblematik zu bearbeiten. Beobachtungen und Dokumentationen von Pflegekräften könnten hierbei den professionellen Leistungserbringern zur Verfügung gestellt werden, was die Planung des Behandlungsplans deutlich vereinfacht. Nach der therapeutischen Versorgung sollte ein Austausch zwischen den Behandlern und den Pflegekräften erfolgen, um in der Nachsorge (wenn bspw. Betroffene wieder zurück in die Einrichtung kommen) problemfokussiert auf die Betroffenen einzuwirken. Eine kontinuierliche Erhaltung bestimmter Strategien zur Bewältigung von Belastungsreaktionen ist nützlich, damit die therapeutischen Effekte nachhaltig bestehen bleiben. Auch hier gilt es, Wahrnehmungen direkt anzusprechen, Gesprächsangebote zu unterbreiten und Maßnahmen zur Entspannung und Stressbewältigung mit den Betroffenen zusammen anzuwenden.

Anpassungsstörung

Verbreitung

Je nach Patientengruppe bestehen im Hinblick auf Anpassungsstörungen, die zusätzlich zu einer primären Erkrankung auftreten können, Prävalenzraten von 5 – 30 % (Sonnenmoser, 2007). In Bezug auf die Allgemeinbevölkerung treten Anpassungsstörungen eher selten auf (Gesamt: 0,5 %; davon Männer: 0,3 %, Frauen: 0,6 %) (Kapfhammer, 2011; Sonnenmoser, 2007). Bei Menschen im hohen Lebensalter erhöht sich die Prävalenzrate auf ca. 2,3 %, was darauf hinweist, dass Anpassungsstörungen mit Zunahme des Lebensalters eher auftreten können (Sonnenmoser, 2007; Kapfhammer, 2011). Gründe hierfür könnten in den bereits zuvor dargestellten speziellen Anforderungen mit steigendem Lebensalter liegen, die es zu bewältigen gilt.

Symptomatik

Die Anpassungsstörung tritt innerhalb eines Monats nach Beginn der jeweiligen Belastung auf und dauert nicht länger als 6 Monate nach Ende der Belastung an, wobei spezielle Symptome auftreten können (Söllner, Wunner, Wentzlaff, Reichhart & Stein, 2017). Die Primärsymptome beziehen sich hierbei auf Ängste (in Bezug auf das Leben, grundsätzliche Sorgen oder im Speziellen bezogen auf das erlebte Ereignis) sowie depressive Reaktionen (bspw. Niedergeschlagenheit, Trauer, Reizbarkeit, Suizidgedanken) (Söllner et al., 2017). Typische psychische und somatische Symptome können dabei die folgenden sein (Zank, Peters & Wilz, 2010):

- depressive Verstimmung (bspw. frühmorgendliches Tief, wenig Freude an Freizeitaktivitäten),
- verändertes Sozialverhalten bis zu sozialem Rückzug (bspw. in Bezug auf die eigene Familie, den Freundeskreis oder Vereinsaktivitäten),

- Grübeln (bspw. permanentes Nachdenken über bestimme Belastungen oder Ängste),
- Ängste und Sorgen (bspw. bezüglich des Alleinseins, der Absicherung der eigenen Familie, finanziellen Schwierigkeiten),
- Überforderungsgefühl (bspw. bei plötzlichem Verlust des Partners/der Partnerin),
- mangelnde Zuversicht beziehungsweise Lebensperspektive (bspw. bei Verlust von sinnhaften Tätigkeiten),
- Probleme bei der Alltagsbewältigung (bspw. bei aufkommenden Gedächtnis- und Konzentrationsproblemen aufgrund körperlicher Erkrankungen) sowie
- erhöhtes Suizidrisiko und Suizidgedanken (bspw. infolge der depressiven Verstimmung).

Kapfhammer (2011) beschreibt zudem, dass diese Symptome im Vergleich zu anderen psychiatrischen Störungen (bspw. Depression, Angststörungen) geringgradiger in ihrer Intensität ausfallen. Im Unterschied zu anderen psychischen

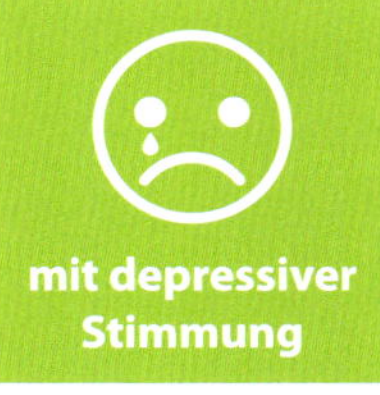

- **Kernsymptome**: Weinerlichkeit, Bedrücktheit, Traurigkeit, Missmut, Hoffnungslosigkeit, Gereiztheit, Selbstzweifel, Demoralisierung, Suizidalität, Affektlabilität
- Schwere der Symptomatik liegt unter einer depressiven Episode oder einer Dysthymie

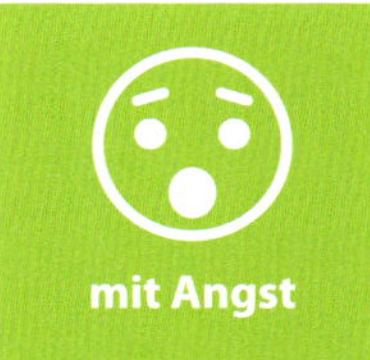

- **Kernsymptome**: Ängstlichkeit, Beunruhigung, Furcht, Nervosität, Besorgnis

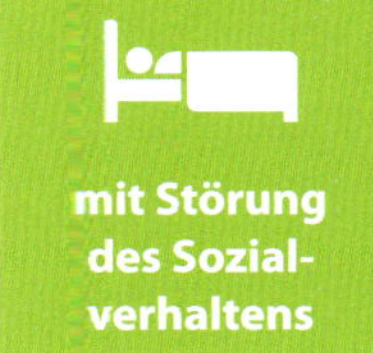

- **Kernsymptome**: alterstypische Rollenerwartungen und -aufgaben werden nicht mehr erfüllt, Vernachlässigung
- häufig gepaart mit Substanzmissbrauch

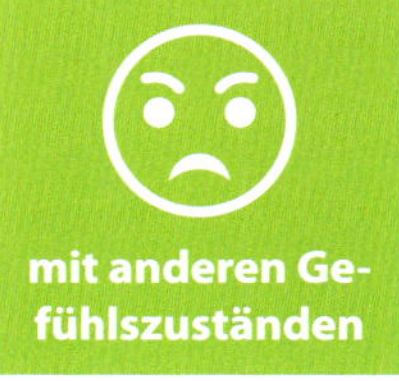

- **mögliche Gefühlszustände**: Scham, Schuld, Eifersucht, Demütigung, Ärger, Zorn, Gefühl des Mobbings, Ratlosigkeit, affektive Indifferenz und Orientierungslosigkeit
- zusätzlich können somatoforme und dissoziative Symptome (z. B. Flashbacks) sowie Vermeidungsverhalten auftreten

Störungen (bspw. der Posttraumatischen Belastungsstörung) würde nicht nahezu jeder auf den erlebten Stressor so reagieren, wodurch davon ausgegangen werden kann, dass eine maladaptive Reaktion (synonym: Fehlanpassung) vorliegt. Im Bereich der Anpassungsstörungen ergibt sich damit ein sehr breites Spektrum von Symptomen, die unterschiedliche Subtypen als Folge haben (Kapfhammer, 2011), siehe Grafik S. 175.

Diagnostik und Klassifikation

Nach dem ICD-10 handelt es sich bei der Anpassungsstörung um „Zustände von subjektiver Bedrängnis und emotionaler Beeinträchtigung, die im Allgemeinen soziale Funktionen und Leistungen behindern und während des Anpassungsprozesses nach einer entscheidenden Lebensveränderung oder nach belastenden Lebensereignissen auftreten" (ICD-10, S. 170). Differenzialdiagnostisch muss abgeklärt werden, inwiefern eine akute Belastungsreaktion (Abklingen der Symptomatik nach mehreren Tagen) vorliegt, da die Anpassungsstörung bis zu einem halben Jahr andauern kann (Zank et al., 2010). Die Störung geht in der Regel mit belastenden Lebensereignissen einher, die nicht von außergewöhnlichem oder katastrophalem Ausmaß sind (Unterscheidung zur Posttraumatischen Belastungsstörung). Die Auslöser können hier klar und konkret identifiziert werden (Sonnenmoser, 2007). Das ICD-10 schließt traumatische und katastrophale Auslöser aus, allerdings muss mindestens eine entscheidende Lebensveränderung (bspw. Verlust des Partners/der Partnerin, Aufgabe beruflicher oder gemeinschaftlicher Rollen, Streitigkeiten in der Familie, Tod eines Familienmitglieds oder eines nahen Bekannten) gegeben sein (Kapfhammer, 2011). Organische Ursachen sowie andere spezifische psychische Störungen müssen ausgeschlossen werden (Sonnenmoser, 2007). Beim Zeitkriterium gilt, dass eine Anpassungsstörung nicht länger als 6 Monate nach Beendigung des belastenden Ereignisses auftritt (ICD-10, DMV-5) (Sonnenmoser, 2007). Eine Ausnahme bilden chronische Belastungen (bspw. die langzeitige Pflege des Partners/der Partnerin), bei denen diese Grenze von 6 Monaten bei der Diagnosestellung überschritten werden kann (Kapfhammer, 2011).

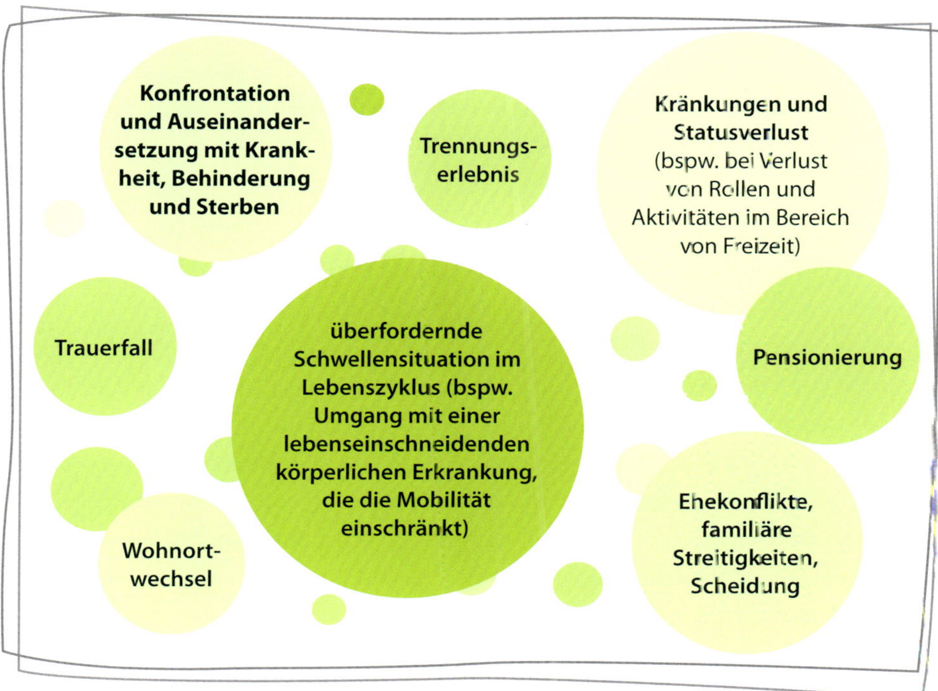

Entstehung

Anpassungsstörungen treten immer nach einer vorangegangenen Belastung auf, die das soziale Netz, die soziale Unterstützung oder die sozialen Werte betreffen (Zank et al., 2010). Mögliche auslösende Ereignisse können hierbei Lebensveränderungen sein, siehe Grafik oben (Sonnenmoser, 2007; Kapfhammer, 2011).

Nur sehr wenig ist dabei über die Ursachen der Anpassungsstörung im hohen Lebensalter bekannt (Sonnenmoser, 2007). Eine vermutete Ursache ist hierbei das Zusammenwirken des auslösenden Ereignisses, individueller Risikofaktoren, genetischer Faktoren und Umweltfaktoren (Sonnenmoser, 2007). Man kann dabei von einem vielschichtigen, multifaktoriellen Wechselspiel zwischen verschiedenen intervenierenden Variablen ausgehen (Kapfhammer, 2011). Die Natur des Stressors kann dabei zwei unterschiedlichen Dimensionen folgen (Kapfhammer, 2011):

- Häufigkeit des Auftretens: einzeln vs. kumulativ (Bedeutung: entweder treten stressreiche Ereignisse einmalig (einzeln) oder wiederkehrend (kumulativ auf) – je nachdem, wie häufig Stress aufkommt, kann dies einen stärkeren oder geringeren Einfluss auf die gesundheitliche Situation haben),

- Intensität des Stressors: akut ereignet vs. chronisch persistierend (Bedeutung: Persistenz beschreibt das fortwährende, langfristige Auftreten von stressbezogenen Ereignissen, wohingegen ein akutes Ereignis einmalig auftritt und auf Leib und Seele einen kurzfristigen Einfluss hat).

Daraus lässt sich schlussfolgern, dass die Anzahl an stressbezogenen Ereignissen sowie der damit verbundene Verlauf entscheidend dafür ist, ob Betroffene in psychische Krisen geraten oder das Risiko für psychische Störungen erhöht ist.

In einer Studie von Despland, Monod & Ferrero (1995) ließ sich feststellen, dass bei allen untersuchten Patienten mit einer Anpassungsstörung psychosoziale Belastungen in der Historie vorlagen (DSM). Die subjektive Bedeutung der Auswirkungen eines externen Stressors kann bewusste und unbewusste Aspekte enthalten und ist maßgeblich für die adaptive oder maladaptive Reaktion auf diesen (Kapfhammer, 2011). Für die Bildung einer Anpassungsstörung sind Lebensereignisse relevant, die als Risiko- und Schutzfaktoren wirken. Wichtig sind hierbei die Ich-Stärken, Begabungen, Copingstrategien und Abwehrmechanismen (Kapfhammer, 2011). Für die Arbeit mit gerontologischen Patienten ist es folglich wichtig zu wissen, welche Belastungsereignisse erlebt wurden und wie die Betroffenen darauf (auch in der Historie) reagieren bzw. reagierten. Dies kann helfen, eine konkrete Handlungsstrategie im Umgang mit diesen Patienten abzuleiten.

Behandlung

Es existieren bisher keine speziellen psychotherapeutischen Verfahren zur Behandlung von Anpassungsstörungen im hohen Lebensalter, weswegen meist an den Einzelfall angepasste Interventionen angewandt werden (Sonnenmoser, 2007). Teilweise werden zur ersten Entlastung Psychopharmaka (bspw. angstlösende oder stimmungsaufhellende Medikamente) eingesetzt, jedoch ist deren Wirksamkeit bisher kaum evaluiert (Sonnenmoser, 2007). Nur wenige empirische Studien existieren zur psychotherapeutischen Versorgung der Störung, doch bei den Therapien werden die folgenden Prinzipien eingesetzt (Kapfhammer, 2011), siehe Tabelle S. 179.

Psychotherapie
– Kognitive Klärung der jeweiligen Belastungssituation (Aufarbeitung des belastenden Ereignisses), – Entlastung von bedrängenden Gefühlszuständen (Emotionsarbeit, indem aufkommende Gefühle wie Ärger, Wut oder Trauer angemessener verarbeitet bzw. reguliert werden können), – Einsicht im Hier und Jetzt fördern (Bezug zur aktuellen Realität, Ängste werden als verständliche Sorgen akzeptiert und anerkannt), – Ressourcen im sozialen Umfeld mobilisieren (bspw. Familie, Freundeskreis, Verein) – Ziel: Gefühl der Selbstkontrolle und Selbstwirksamkeit in der Auswahl der Problemlösestrategien vermitteln, innere affektive Balance herstellen.
Kombinierter Interventionsansatz
– Psychoedukation (Wissensvermittlung über Anpassungsstörungen und Belastungen im hohen Alter), – problemlösende und gestuft-aktivierende Therapieelemente (bspw. Verbesserung des Umgangs mit zukünftig weiterhin auftretenden belastenden Ereignissen wie Arztbesuchen, bei denen Ängste aufkommen).
Psychopharmakologie
– Sollte in Erwägung gezogen werden, wenn heftige Affekte, ausgeprägte psychovegetative Störungen oder Spannungszustände vorliegen. – Psychopharmaka wird syndromorientiert ausgewählt (bspw. in Bezug auf die primär vorhandene Symptomatik: bei depressiven Symptomen Antidepressiva, bei Ängsten Benzodiazepine).
Soziotherapeutische und andere Maßnahmen
– Kontaktaufnahme zum konflikthaft veränderten Umfeld kann nützlich sein, um Maßnahmen bezüglich Therapie und Umgang zu generalisieren und auf das alltägliche Umfeld auszuweiten.

Exkurs: Posttraumatische Belastungsstörung

Die Posttraumatische Belastungsstörung beschreibt eine psychische Störung, die aufgrund von traumatischen Ereignissen entsteht. Traumatische Ereignisse sind dabei in nicht-natürlichen Ereignissen (bspw. Vergewaltigungen, extremen Gewaltübergriffen, Folter, Kriegserlebnissen, Überfällen, schweren Unfällen, Missbrauchserfahrungen) zu sehen. Die drei relevanten Symptome bestehen dabei in:

einer hohen **körperlichen Anspannung** („arrousal", sichtbar z. B. durch übermäßige Schreckreaktionen, Schlafstörungen oder erhöhte Reizbarkeit)

dem **Wiedererleben** der traumatischen Situation (in Form von Intrusionen, Albträumen oder Flashbacks)

der **Vermeidung** von Situationen, die der Traumatisierung ähneln (dazu zählen auch traumarelevante Gerüche, Geräusche, Orte oder Personen)

Bezüglich des besonders belastenden Wiedererlebens des Traumas unterscheidet man zwischen Intrusionen und Flashbacks (Schönfeld, Boos & Müller, 2011): Bei Intrusionen handelt es sich um Gedankeninhalte, die sich den Betroffenen plötzlich und unkontrollierbar aufzwingen (traumarelevante Bilder, Gedanken oder Wahrnehmungen wie Gerüche oder Geräusche) – z. B. der Geruch von Feuer, das Geräusch von einschlagenden Bomben, ohne dass diese tatsächlich real sind. Ein Flashback ist eine besonders heftige Form der Intrusion, bei der das Trauma (oder Teile davon) vollkommen realistisch mit allen Sinneseindrücken wiedererlebt wird, als würde es in diesem Moment erneut stattfinden. Während eines Flashbacks gehen daher häufig die zeitliche und örtliche Orientierung sowie die Ansprechbarkeit völlig verloren. Betroffene leiden neben körperlichen stressbezogenen Reaktionen vor allem an Schwierigkeiten, sich an der sozialen Gemeinschaft wieder zu beteiligen. Häufig lässt sich eine gegebene Berufsfähigkeit nach einem erlebten Trauma nicht mehr gewährleisten. Betroffene berichten diesbezüglich oftmals, dass die normalen, allgegenwärtigen Anforderungen maximal unter größten Beanspruchungen bewältigt werden können.

Posttraumatische Belastungsstörungen können wirksam behandelt und versorgt werden, indem auf das erlebte Trauma eingegangen wird. Neben den klassischen verhaltenstherapeutischen Verfahren existiert mit „Eye Movement Desensitization and Reprocessing (EMDR)" eine extrem nützliche Therapiemethode. Dabei handelt es sich um ein Verfahren, das versucht, zwischen den beiden Gehirnhälften

„zu vermitteln". Die emotionale Informationsverarbeitung findet eher in der rechten Gehirnhälfte statt, die Verarbeitung von Sprache hingegen in der linken Hemisphäre. Bei erlebten traumatischen Ereignissen werden die beiden Gehirnhälften im Sinne einer adäquaten Verarbeitung voneinander getrennt, da die Intensität des Erlebten zu hoch ist. Daraus resultiert, dass häufig für das Erlebte „keine Worte" gefunden werden können. EMDR setzt an diesem Punkt an, indem versucht wird, die Gehirnhälften in Bezug auf erlebte Ereignisse zu synchronisieren. Die Synchronisation erfolgt visuell oder akustisch. Gängige Möglichkeiten sind, einen Finger zwischen dem linken und rechten Auge hin und her zu bewegen. Der Blick des Betroffenen folgt dem Finger, sodass der Sehnerv stimuliert wird und beide Gehirnhälften aktiviert werden. Eine weitere Option stellt die Darbietung von akustischen Reizen durch einen Taktgeber dar. Hörimpulse werden Betroffenen vorgespielt, sodass auch hier das linke und rechte Ohr abwechselnd stimuliert werden. EMDR beinhaltet diese verschiedenen Varianten der Reizdarbietung, um vorbereitend die Gehirnhälften zu trainieren. Nach ungefähr jeweils 10 Sekunden Reizdarbietung werden die erlebten Ereignisse besprochen. Wichtig ist hierbei nicht bis ins kleinste Detail nachzufragen, sondern der Betroffenen Raum zu geben, sich in eigener, individueller Art und Weise darüber mitzuteilen, was erlebt worden ist. Durch die Kombination von Reizdarbietung und dem anschließenden Gespräch über das erlebte Trauma ermöglicht dies, die bessere neuronale Verknüpfung von dem Erlebten (Emotion) sowie dem sprachlichen Ausdruck darüber. Infolge dessen sollte eine bessere Verarbeitung des traumatischen Ereignisses realisiert werden. EMDR weist als Therapie eine hohe Effektivität in Bezug auf die Behandlung von Posttraumatischen Belastungsstörungen auf, da Betroffene häufig zu sich selbst finden und im Endeffekt erlebte belastende Ereignisse adäquater verarbeiten (Bradley, Greene, Russ, Dutra & Westen, 2005). Neben EMDR existieren auch andere Therapieformen, die versuchen PTBS als Störung zu bearbeiten. Beispielsweise können konfrontative Techniken (Auseinandersetzung mit den traumatischen Erfahrungen), Entspannungsverfahren (Autogenes Training) oder Virtual Reality-Maßnahmen (Konfrontation mit traumatischen Ereignissen im Rahmen eines Computerspiels) genutzt werden, um sich mit eigenen Ängsten, Befürchtungen und Sorgen auseinanderzusetzen. Wichtig ist hierbei immer, zu schauen, dass die Auseinandersetzung mit dem traumatischen Ereignis nicht zu einer Re-Traumatisierung führt (d.h., das Ereignis aufgrund von vorgegebenen Fragen wiederzuerleben). Zur Behandlung der PTBS können daher Psychiater oder Psychotherapeuten aufgesucht werden, die eine spezielle Weiterbildung in Traumatherapie absolviert haben.

Umgang mit Traumareaktionen und Bedeutung für die Pflegebeziehung

Reaktionen auf traumatische Ereignisse stellen extreme und intensive Akutsituationen dar. Für Pflegekräfte ist primär wichtig, genau dies zu wissen und sich darauf einzustellen. In akuten Fällen können sehr schwergradige Reaktionen auftreten, mit denen man konfrontiert werden könnte. Sicherheit geht hierbei vor Handlungsbereitschaft. Pflegekräfte sollten prüfen, inwiefern sie die akute Situation bewältigen können oder nicht. Sollte dies von Pflegekräften bejaht werden, ergeben sich Möglichkeiten, Traumareaktionen zu unterstützen. Durch Nähe und Beziehungsaufbau zu den Betroffenen werden Betroffene „geerdet", das hilft mit den häufig irrationalen Reaktionen wie Trauer, Angst und Flashbacks umzugehen. Pflegekräfte sollten hier einen „kühlen Kopf" bewahren, da auf der Gegenseite „heiße, emotionsgeladene" Prozesse stattfinden können. Die Behandlung von Reaktionen auf traumatische Ereignisse kann im Grunde genommen nur durch professionelle psychotherapeutische Maßnahmen erfolgen, sodass Pflegekräften hierbei Grenzen gesetzt sind. Allerdings kann geprüft werden, um welches Trauma es sich möglicherweise handelt. Zusammen mit den ambulant behandelnden Ärzten (bspw. Hausärztin) sowie vor allem auch mit Familienangehörigen könnte gesprochen werden, um eventuelle Auslöser (bspw. das morgendliche Waschen durch einen männlichen Mitarbeiter) zu identifizieren, die die Erinnerung an ein erlebtes Trauma (bspw. eine Vergewaltigung zu Kriegszeiten)

FAZIT

- Da Belastungsfaktoren im hohen Alter durch das Alter selbst auch zusätzlich auftreten können, mehren sich Anpassungsstörungen, die eine Krankheitswertigkeit aufweisen.
- In diesem Zusammenhang ist es wichtig zu wissen, dass Menschen höheren Lebensalters in „psychische Krisen" infolge von Erleben dieser Belastungsereignisse geraten können.
- Anpassungsstörungen werden aktuell nur als Restkategorie verwendet, allerdings bilden sie häufig den primären Kern der Bewältigung belastender Ereignisse.
- Damit ist es essenziell, in der Arbeit mit gerontologischen Patienten genau zu wissen, welche Belastungsfaktoren in der Historie vorlagen und welche in der Gegenwart vorliegen, da unterschiedliche individualisierte therapeutische Maßnahmen genutzt werden können, um die Betroffenen adäquat und wirksam zu unterstützen.

erzeugen. Infolgedessen könnte man überlegen, Gegenmaßnahmen zur Vorbeugung stressiger und beanspruchender Reaktionen zu treffen (bspw. Waschen der Person durch weibliche Kolleginnen). In Akutsituationen, wenn der Traumaprozess bereits in Gang gesetzt wurde, erschwert sich die Situation, tatsächlich symptomorientiert auf Betroffene einzuwirken. Wichtig ist, den Kontakt nicht zu verlieren und Betroffene vor sich selbst oder anderen Einflüssen zu schützen. Eine traumatische Reaktion findet nach einer gewissen Zeit ein Ende, allerdings kann diese durchaus länger (mehrere Stunden) anhalten, obwohl man es selbst nicht so einschätzen würde. Sollte man diese Zeitspanne rein von den pflegerischen Aufgaben nicht realisieren können, ist es nötig, eine genaue Übergabe zu planen. Betroffene sollten nicht allein sein, auch wenn das in der Gesundheitspflege aufgrund zeitlicher Schwierigkeiten schwer umzusetzen ist. Durch Nähe und Kontakt finden Betroffene zur tatsächlichen Realität und damit zu einem rationalen Denken zurück. Emotionen werden gebändigt und kühlen sich aus, was die traumatischen Reaktionen entsprechend auch verringert. Sollte man als Pflegekraft in solch eine akute Situation geraten, ist im Anschluss wichtig, sich selbst zu entlasten und durch Gespräche mit eigenen Vertrauten (bspw. Kollegen, Freunden, Partner/in) die Verarbeitung des Erlebten in Gang setzen. Selbstfürsorge beinhaltet in diesem Zusammenhang auch, anschließend darauf zu achten, sich nicht noch mehr Belastungen und Stressoren auszusetzen und daheim auf andere Gedanken zu kommen. Hierbei helfen banale Dinge und Aktivitäten, wie Spaziergänge, Filme schauen, sich ein gutes Essen gönnen oder mit Freunden weggehen. Ablenkung hilft, das Erlebte nicht im Kopf zu behalten, abzuschalten und anschließend mit neuer psychischer Energie wieder dem Arbeitsalltag zu entsprechen.

WIEDERHOLUNGSFRAGEN

1. Welche zeitlichen Kriterien unterscheiden eine Belastungsreaktion, eine Posttraumatische Belastungsstörung und eine Anpassungsstörung?
2. Welche Besonderheiten gibt es hinsichtlich der vorausgehenden Belastungen bei den Störungen?
3. Welche verschiedenen Typen der Anpassungsstörung gibt es und welche Symptome sind für diese charakteristisch?
4. Wie werden Anpassungsstörungen behandelt?
5. Worin liegt der Unterschied zwischen Intrusionen und Flashbacks bei einer Posttraumatischen Belastungsstörung?

6) Was verbirgt sich hinter der Abkürzung „EMDR"?

Literaturverzeichnis

Bengel, J., & **Hubert**, S. (2009). Anpassungsstörung und Akute Belastungsreaktion. Göttingen: Hogrefe.

Bradley, R., **Greene**, J., **Russ**, E., **Dutra**, L., & **Westen**, D. (2005). A multidimensional meta-analysis of psychotherapy for PTSD. American Journal of Psychiatry, 162, 214–227.

Despland. J. N., **Monod**, L., & **Ferrero**, F. (1995). Clinical relevance of adjustment disorder in DSM-III-R and DSM-IV. Comprehensive Psychiatry, 36, 456–460.

Kapfhammer, H.-P. (2011). Anpassungsstörung, akute und posttraumatische Belastungsstörung. In H.-J. Möller et al. (Hrsg.). Psychiatrie, Psychosomatik, Psychotherapie. Berlin, Heidelberg: Springer.

Schmidt-Traub, S. (2011). Angststörungen im Alter. Göttingen: Hogrefe.

Sonnenmoser, M. (2007). Anpassungsstörungen: Wenig beachtet und kaum untersucht. Deutsches Ärzteblatt, 6, 171.

Söllner, W., **Wunner**, C., **Wentzlaff**, E., Reichhart, C., & Stein, B. (2017). Psychosomatik im Alter. Zeitschrift für Gerontologie und Geriatrie, 50, 713–725.

Schönfeld, S., **Boos**, A., & **Müller**, J. (2011). Posttraumatische Belastungsstörung. In H.-U. Wittchen & J. Hoyer (Hrsg.), Klinische Psychologie & Psychotherapie (S. 985-1003). Berlin, Heidelberg: Springer.

World Health Organization (WHO). (1992). The ICD-10 Classification of mental and behaviou an disorders: Clinical descriptions and diagnostic guidelines. Geneva: World Health Organization.

Zank, S., **Peters**, M., & **Wilz**, G. (2010). Klinische Psychologie und Psychotherapie des Alters. Stuttgart: Kohlhammer.

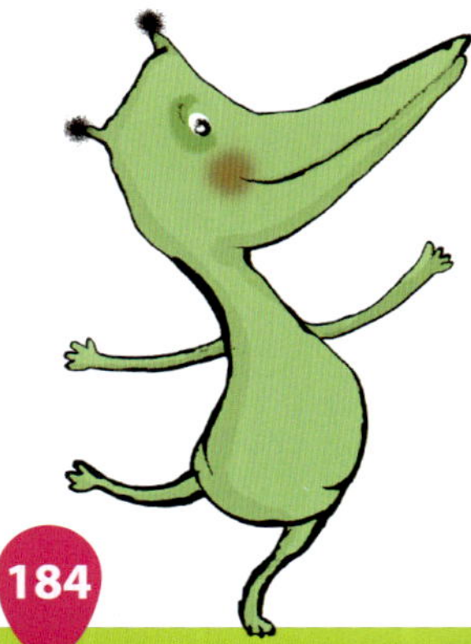

Kapitel 9

Somatoforme Störungen

Multiple, wiederholt auftretende und häufig wechselnde körperliche Symptome, die wenigstens zwei Jahre bestehen

Somatisierungsstörung – F45.0

Mindestens sechs Monate anhaltende beharrliche Beschäftigung mit der Möglichkeit, an einer oder mehreren schweren und fortschreitenden körperlichen Krankheiten zu leiden

Hypochondrie – F45.2

Andauernder, schwerer und quälender Schmerz über eine Dauer von mindestens sechs Monaten, der durch einen physiologischen Prozess oder eine körperliche Störung nicht hinreichend erklärt werden kann

Schmerzstörung – F45.4

Verbreitung

Den somatoformen Störungen ist gemeinsam, dass Betroffene körperliche Beschwerden verspüren, für die keine (ausreichende) organische Ursache durch medizinische Diagnostik identifiziert werden kann (F45, ICD-10). Grundsätzlich kann jedes Organ oder jede Körperpartie des Menschen betroffen sein, zu den häufigsten Beschwerden gehören jedoch die Schmerzsymptome (Martin & Rief, 2011). Bei einer Erhebung im Jahr 2003, bei der eine umfangreiche Symptom-Checkliste abgefragt wurde (u. a. verschiedene Schmerzen, Übelkeit, Durchfall, Herzrasen, Schwäche, Hautveränderungen, Lähmungen, Schweißausbrüche) litten mindestens 91 % der befragten Personen über 60 Jahren unter mindestens einem somatoformen Symptom, 85,1 % berichteten mindestens zwei zumindest leicht vorhandene Beschwerden, 78,2 % gaben drei mindestens leicht ausgeprägte Beschwerden an und 11,4 % berichteten mind. 20 verschiedene somatoforme Beschwerden (Hessel, Brähler, Gunzelmann, Rief & Geyer, 2003). Gut zwei Drittel der über 60-jährigen Befragten gab an, dass sie in den letzten 7 Tagen unter „Rückenschmerzen" litten, wobei Rückenschmerzen das Wohlbefinden und damit die Le-

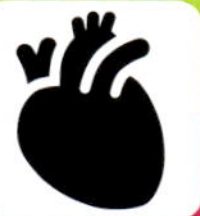

Kardiovaskuläre Symptome
(bspw. Atemlosigkeit ohne Anstrengung, Brustschmerzen)

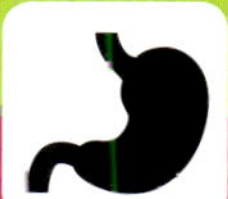

Gastro-intestinale Symptome
(bspw. Übelkeit, Bauchschmerzen, schlechter Geschmack im Mund oder stark belegte Zunge, Erbrechen oder Würgen, Durchfall)

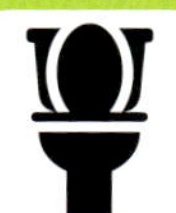

Urogenitale Symptome
(bspw. Dysurie, unangenehme Empfindungen im oder um den Genitalbereich, Klagen über ungewöhnlichen oder verstärkten vaginalen Ausfluss)

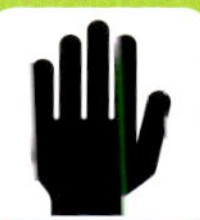

Haut- oder Schmerzsymptome
(bspw. Gliederschmerzen, Klagen über Fleckigkeit oder Farbveränderungen der Haut, unangenehme Taubheit oder Kribbelgefühl)

bensqualität ernsthaft und langfristig beeinträchtigen. Die Häufigkeit somatoformer Symptome ist bei über 60-Jährigen damit deutlich höher als bei jüngeren Personen (Hessel et al., 2003). Dabei schilderten Männer und Frauen im hohen Alter in gleichem Maße Beschwerden. Mit zunehmender dem Alter konnte zudem eine weitere Zunahme somatoformer Symptome beobachtet werden. Somatoforme Beschwerden und Störungen erfahren im hohen Lebensalter somit eine wachsende Bedeutung, da körperbezogene und psychosomatische Sichtweisen auf den alternden Körper bedeutsamer werden. Die Relevanz der Diagnostik somatoformer Beschwerden stellt folglich eine wichtige Versorgungsaufgabe dar, um Betroffenen eine adäquate Versorgung zu gewährleisten.

Im Rahmen der Klassifikation durch das ICD-10 werden verschiedene somatoforme Störungen unterschieden. Für das hohe Lebensalter wesentliche somatoforme Störungen sind im Folgenden näher beschrieben:

Symptomatik

Somatisierungsstörung

Typische Symptome der Somatisierungsstörung beziehen sich auf insgesamt vier verschiedene Funktionsbereiche. Um die Diagnose zu vergeben, müssen mindestens acht Symptome aus diesen Bereichen gegeben sein. Zeitlich gesehen liegt der Störungsbeginn vor dem 30. Lebensjahr, und die Störungsdauer beträgt mindestens zwei Jahre und besteht meist über mehrere Jahre hinweg (ICD-10).

Schmerzstörung

Rein symptomatisch sind eine oder mehrere Körperregionen von Schmerzen betroffen. Per Definition existiert für die Schmerzen keine organische Ursache (bzw. erklärt die körperliche Ursache nicht das Ausmaß der Schmerzen), sodass psychische Faktoren von Relevanz für die Symptomatik, das Auftreten, den Verlauf und eine eventuelle Verschlimmerung der Symptome sowie bezüglich der Aufrechterhaltung sind. Eine Unterscheidung bezieht sich auf die Langfristigkeit der Symptome: Eine akute Schmerzstörung liegt bei einer Dauer der Symptome bis sechs Monate vor, von chronischen Schmerzen wird bei einer anhaltenden Symptomatik über sechs Monaten hinweg und länger gesprochen. Spielen psychische Faktoren eine Rolle (bspw. Überforderung im Alltag, zwischenmenschliche Konflikte, andere kritische Lebensereignisse), wird dies auch genauso in der Diagnosestellung berücksichtigt (F45.40 in Verbindung mit psychischen Faktoren). Sollten zusätzlich medizinische Faktoren (bspw. zusätzliche chronische körperliche Erkrankungen) eine Rolle spielen, kann dies ebenfalls mit einer spezifischen Diagnose verdeutlicht werden (F45.41 in Verbindung mit psychischen und medizinischen Faktoren). Diagnostisch ist es extrem wichtig, dies zu berücksichtigen, um anschließend eine störungsorientierte therapeutische Maßnahme zu planen.

Hypochondrie

Die Hypochondrie ist geprägt von einer übermäßigen Angst oder der Überzeugung, eine schwere Krankheit zu haben, die auf einer Fehlinterpretation körperlicher Beschwerden beruht. Trotz angemessener Inanspruchnahme zum Teil zahlreicher medizinischer und/oder psychotherapeutischer Angebote und damit gleichzeitiger Abklärung sowie Rückversicherung besteht die Problematik fort. Für die Diagnosestellung muss die Symptomatik mindestens sechs Monate vorliegen. Die Hypochondrie weist eine hohe Ähnlichkeit mit Angststörungen auf (im DSM-5 mittlerweile auch darunter klassifiziert), da Ängste, Sorgen und Überzeugungen, an einer schlimmen Krankheit zu leiden, das wesentliche Charakteristikum darstellen. Normale Körperwahrnehmungen werden von den Betroffenen meist als abnorm und belastend interpretiert. Ihre Aufmerksamkeit ist stark auf ein oder zwei Organe oder Körperteile fokussiert (ICD-10).

Diagnostik und Klassifikation

Um angemessen zu diagnostizieren, wird empfohlen, entsprechende Tests zur Erfassung von körperlichen, somatoformen und funktionellen Einbußen bzw. Einschränkungen zu verwenden. Unter anderem existiert der Gießener Beschwerdebogen (GBB-24; Brähler & Scheer, 2006), der speziell die Symptome Erschöpfung, Magenbeschwerden, Herzbeschwerden sowie Gliederschmerzen im Rahmen von Selbstbeurteilungen erfasst. Das Screening für Somatoforme Störungen (SOMS; Rief, Hiller & Heuser, 1997) nutzt ebenfalls das Selbstbeurteilungsverfahren, um Symptome somatoformer Störungen zu erkunden, die nicht auf organische Ursachen zurückführbar sind. Eine Besonderheit im Bereich der somatoformen Störungen stellt der Somatic Symptom Index (Escobar, Rubio-Stipec, Canino & Karno, 1989) dar. Seit Jahren wird kritisiert, dass die meisten Menschen mit multiplen körperlichen Beschwerden die diagnostischen Kriterien für eine Somatisierungsstörung nicht erfüllen und deshalb eher in die Restkategorie der undifferenzierten somatoformen Störungen fallen, wodurch eine angemessene Versorgung nur bedingt erfolgen kann. Daher wurde durch Escobar und Kollegen der Versuch unternommen, das multiple Somatisierungssyndrom auf andere Art und Weise zu diagnostizieren. Dazu wurde der SSI entwickelt, der versucht, weniger die Diagnose als Kategorie zu belegen, sondern vielmehr anhand der tatsächlich vorhandenen somatischen Symptome den Schweregrad der vorliegenden Problematik abzuleiten. Bei Männern müssen mindestens vier und bei Frauen sechs somatoforme Symptome (siehe Symptome der Somatisierungsstörung auf S. 187) vorliegen, um die Relevanz einer klinischen auffälligen und behandlungsdürftigen Problematik zu erfüllen. Der Index kann daher als gute klinische Annäherung an die Diagnosen „Somatisierungsstörung" sowie „undifferenzierte somatoforme Störung" angesehen werden. Schon bei einem unterschwelligen Beschwerdebild wie diesem lassen sich ähnliche soziodemografische und klinische Charakteristika wie bei einem Vollbild der Somatisierungsstörung beobachten.

Differenzialdiagnose und Komorbidität *(nach Martin & Rief, 2011)*

Somatoforme Störungen müssen von willentlich herbeigeführten Körperbeschwerden abgegrenzt werden. Bei Simulationen von psychologischen Beschwerden werden Symptome bewusst vorgetäuscht, um Gewinne (finanzielle Entschädigung, Rückstellung vom Militär) zu erzielen. Ein weiterer, nicht äußerer Anreiz kann die Annahme der Rolle des/der Kranken sein (z. B. um mehr Aufmerksamkeit zu bekommen). Zudem können psychische Faktoren tatsächliche medizinische Krankheitsfaktoren beeinflussen. Im Gegensatz zu somatoformen Störungen ist dabei eine organisch-pathologische Ursache vorliegend (Migräne, Asthma, Hypertonie etc.). Wichtig ist hierbei die medizinische Abklärung, da zusätzlich ein ungünstiger Einfluss psychischer Faktoren auf die Grunderkrankung besteht, die das Auftreten oder die Intensivierung der Beschwerden bzw. Verlauf oder Behandlung beeinflussen (z. B. durch „Hineinsteigern", verstärkte Aufmerksamkeit auf Beschwerden, Schonhaltungen aus Angst). Auch andere psychische Störungen gehen teilweise mit unklaren somatischen Beschwerden einher (bspw. Erschöpfung in Depression, Herzklopfen und Atemnot bei Angst und Panik), sodass bei der Diagnostik geklärt werden muss, ob die genannten Symptome nicht zielführender durch eine andere psychische Störung zu erklären sind. Die Komorbidität bei somatoformen Störungen ist sehr hoch: In ca. 50 % der Fälle sind zusätzlich die Kriterien einer affektiven Störung erfüllt, in 30 – 40 % die Kriterien einer spezifischen Angststörung.

Entstehung

Psychologische Risikofaktoren

Im Hinblick auf mögliche Risikofaktoren für die Ausbildung einer somatoformen Störung werden insgesamt sechs verschiedene Bereiche unterschieden (Martin & Rief, 2011):

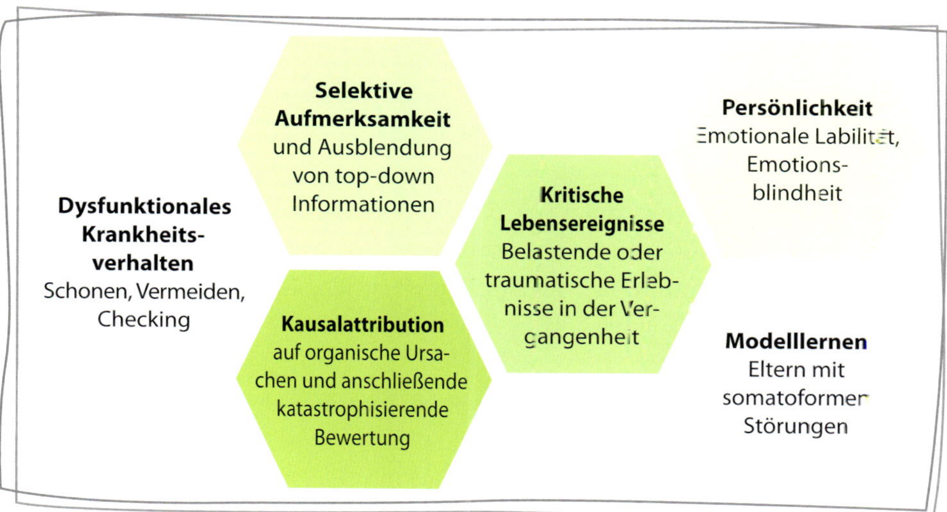

1. Persönlichkeit

Neurotizismus (das heißt eine tendenziell geringe Fähigkeit zur Bewältigung emotionaler Konflikte sowie von Anstrengungen und Stress) geht häufiger mit somatoformen Symptomen einher. Allerdings ist anzumerken, dass die Erhebung dieser Merkmale oft mittels Selbstbeurteilungsverfahren erfolgt, sodass unklar ist, wie stark die tatsächlichen Symptome durch subjektive Einschätzungsprozesse erklärbar sind. Im Gegensatz dazu gilt das Persönlichkeitsmerkmal Alexithymie als Risikofaktor. Dabei handelt es sich um die reduzierte Fähigkeit, eigene Emotionen wahrzunehmen, auszudrücken und von körperlichen Symptomen zu unterscheiden. Ungünstige Folge könnte dabei sein, dass sich die Aufmerksamkeit der Personen verstärkt auf körperliche Aspekte von Gefühlen und Belastungsreaktionen richtet und sich eine Prägung auf körperliche Anzeichen ergibt.

2. Kritische Lebensereignisse

Somatoforme Störungen können vor allem infolge von kritischen Lebensereignissen entstehen, da hierbei Anpassungsleistungen vonnöten sind, die den Umgang und die Auseinandersetzung mit negativen Emotionen und/oder Stressoren beinhaltet. Bei somatoformen Störungen wurden belastende Ereignisse in Beziehungen, Tod, schwere Krankheit von Bezugspersonen (teilweise bereits in der Kindheit) gefunden, wobei in verschiedenen Studien auch auf die Bedeutung traumatischer Ereignisse hingewiesen wird. Beispielsweise zeigten israelische Soldaten, die lebensgefährliche Situationen im Libanonkrieg erlebt hatten, zwei Jahre später noch gehäuft körperliche Beschwerden und gesteigerten Alkohol- und Medikamentenkonsum (Solomon, Mikulinger & Kotler, 1987). Selbst, wenn diese Soldaten immigrierten, ergab sich weiterhin ein relevantes Risiko. Ereignisse wie sexuelle Übergriffe, sexueller Missbrauch im Kindes- und/oder Erwachsenenalter stellen ebenfalls massive Belastungen dar, die ein Auftreten somatoformer Formen begünstigen.

3. Modelllernen und Verstärkungslernen

Häufig finden sich somatoforme Störungen bei Kindern, deren Eltern oder nahe Angehörige ebenfalls an somatoformen Störungen oder schweren organischen Krankheiten leiden. Eltern können als Modell für Krankheitsverhalten fungieren und die Konsequenzen aus der Krankenrolle können Verstärkungscharakter erhalten (da bspw. Kinder lernen, dass das Wahrnehmen und Anzeigen von Symptomen zu Aufmerksamkeit führt). Dabei übernimmt das direkte Verstärkungslernen eine zentrale Funktion:

- positive Verstärkung (bspw. Aufmerksamkeit, Trost) von verbalen Schmerzäußerungen und offenem Krankheitsverhalten (Stöhnen oder Humpeln beispielsweise),
- negative Verstärkung (bspw. Schmerzabnahme) bei Einstellung körperlicher Aktivität und Medikamenteneinnahme sowie
- mangelnde positive Verstärkung von „Gesundheitsverhalten“ (bspw. Wiederaufnahme von Alltagsaktivitäten oder Gang zur Schule).

4. Kausalattribution und katastrophisierende Bewertung der Symptome

Kausalattributionen sind Ursachenzuschreibungen. Im Zusammenhang mit somatoformen Symptomen stellt sich hierbei die Frage, welche Ursache den wahrgenommenen körperlichen Symptomen zugeschrieben wird. Werden organisch-somatische Ursachen empfunden und erfolgt anschließend eine katastrophisierende Bewertung dieser Ursachenzuschreibung (bspw. „Wenn ich wirklich diese Krankheit habe, werde ich bald sterben“), steigt das Risiko, eine somatoforme Störung (bspw. Hypochondrie) auszubilden, exorbitant. Weiterhin sind in diesem Fall risikoerhöhende Ausprägungen in negativen Verlaufserwartungen (bspw. „Es wird immer schlimmer.“) sowie niedrigem Kontrollerleben (Bspw. „Ich kann es eh nicht beeinflussen.“) zu sehen.

5. Selektive Aufmerksamkeit für körpereigene Vorgänge (somatosensorische Verstärkung)

Die sensomotorische Verarbeitung von Informationen erfolgt im menschlichen Körper sowohl bottom-up (das heißt von „unten nach oben", vom Körper zum Gehirn) als auch top-down (das heißt von „oben nach unten", vom Gehirn zum Körper). In Bezug auf somatoforme Symptome neigen Betroffene dazu, interne und körperliche Vorgänge genauestens zu betrachten (bottom-up), was zu Überdramatisierung und Überreaktionen führt. Hingegen werden Reize aus der Umwelt, bspw. Informationen von Ärztinnen und Ärzten (top-down), ausgeblendet, sodass die Symptomatik weiterhin aufrechterhalten bleibt. Werden intern Symptome wahrgenommen, beschäftigt man sich damit extrem und intensiv, woraus weitere Probleme und Ängste entstehen.

6. Krankheitsverhalten

Dysfunktionales Krankheitsverhalten (bspw. Rückversichern, Schonverhalten, Körper-Checking durch häufiges Abtasten, Puls messen u. Ä.) ist an der Aufrechterhaltung beteiligt. Bei chronischen Beschwerden stellt das Vermeidungsverhalten eine wenig gute Bewältigungsstrategie dar, da es den Abbau körperlicher Fitness (da sich weniger bewegt wird), negative affektive Reaktionen (Ängste und Befürchtungen) und die gedankliche Beschäftigung mit Beschwerden (Grübeln und Überdramatisierung) fördert. Bei Schmerzstörung ist das Vermeidungsverhalten (von Bewegung) extrem stark ausgeprägt, wenn Angst vor negativen Erfahrungen besteht. Angst vor Schmerzen und Vermeidungsverhalten können noch größere Beeinträchtigung hervorrufen als die Schmerzen allein, da ein Teufelskreis entsteht, dem der Betroffene nicht entweichen kann.

Behandlung

Auch im Rahmen der Behandlung von somatoformen Störungen ist es notwendig, zu Beginn der Therapie eine tragfähige Vertrauensbasis aufzubauen (Schaefert et al., 2012). Ziel ist es, vom meist stark dichotom ausgeprägten Denken der Betroffenen (meine Erkrankung ist entweder körperlich oder psychisch bedingt) hin zu einem kontinuierlicheren Wahrnehmen (sowohl – als auch) zu arbeiten (Schaefert et al., 2012). Der zweite Schritt bezieht sich auf die Aufklärung der Patienten und die

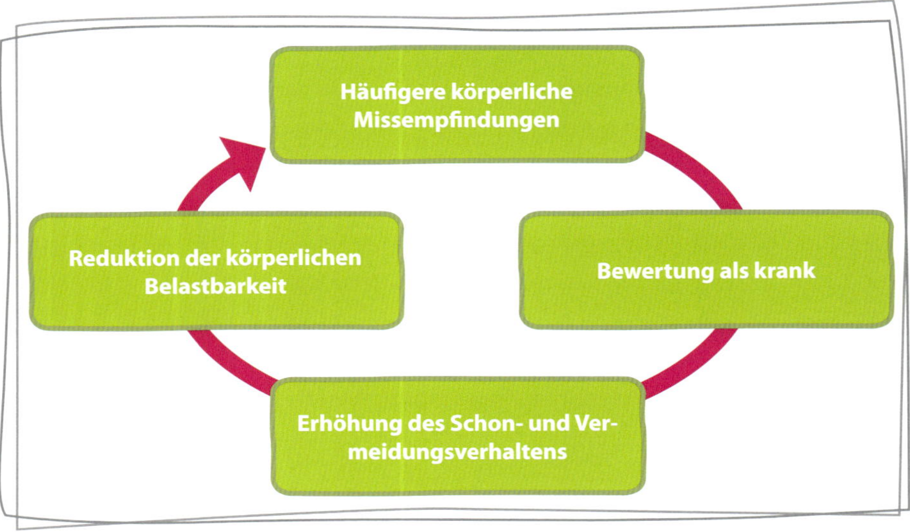

Informationsvermittlung zur Störung (Psychoedukation), unter anderem beinhaltet dies Informationen zu: (1) Somatoformen Störungen im Allgemeinen und (2) der Interaktion zwischen psychischen und körperlichen Prozessen und andersherum. So kann beispielhaft die Wirkung von Schonverhalten bei Schmerzstörungen bearbeitet werden, indem der eingeengte Bewegungsspielraum schrittweise und langsam durch gezielte Bewegung (auch gegen anfangs vorhandene Schmerzen) erweitert wird, um den vorliegenden Kreislauf zu durchbrechen und die körperliche Belastbarkeit wieder zu steigern (nach Martin & Rief, 2011), siehe obenstehende Grafik.

80 % der Betroffenen können durch ihren Hausarzt (Allgemeinmediziner, Internist) im Rahmen der psychosomatischen Grundversorgung angemessen betreut und versorgt werden (Lahmann, Henningsen & Dinkel, 2010), wobei schwergradig erkrankte Betroffene eine weiterführende psychosomatische und/oder psychotherapeutische Behandlung in Anspruch nehmen sollten. Diese kann sowohl ambulant als auch stationär erfolgen (Lahmann, Henningsen & Dinkel, 2010). Für die störungsbezogene Versorgung von somatoformen Patienten liegen Therapiemanuale samt Wirksamkeitsuntersuchungen vor (u. a. Sattel et al., 2012; S3-Leitlinie der DGPM, 2012). Stationäre Akutbehandlungen werden von der gesetzlichen Krankenkasse, Rehabilitation von der Rentenversicherung bezahlt (Schneider et al., 2011).

Umgang mit somatoformen Symptomen und Bedeutung für die Pflegebeziehung

Der Umgang seitens Pflegekräften mit somatoformen Auffälligkeiten bei Betroffenen beinhaltet neben der Beobachtung und systematischen Dokumentation der relevanten Symptome die Abwägung, inwiefern man in der Rolle als Pflegekraft etwas bewirken kann. Wichtig ist stets, zu prüfen, ob eine professionelle Bearbeitung der Problematik nötig ist oder nicht. Krankheitszeichen können auch in diesem Zusammenhang gesammelt und anschließend an den medizinischen oder psychologischen Leistungserbringer weitergegeben werden. Was bei somatoformen Störungen häufig parallel auftritt, ist die Angst vor körperlichen Erkrankungen. Gerade im hohen Lebensalter stellen „der Körper und die eigene Funktionsfähigkeit" ein zentrales Lebensthema dar. Pflegekräfte könnten hierbei ähnlich wie bei Angststörungen im Speziellen unterstützend wirken, indem sie versuchen, den Betroffenen die Angst (bspw. vor einer schweren Erkrankung, Demenz) zu nehmen. Dies kann durch Entspannungs- und Achtsamkeitsübungen erfolgen. Dabei wird die Aufmerksamkeit der Betroffenen im Rahmen von Körper- oder Wahrnehmungsübungen auf andere Sinneseindrücke (weg von Schmerzen) gelenkt, um so einen neuen Impuls zu setzen. Das fördert die Verarbeitung der Situation und hilft den Menschen, sich von den kognitiv fokussierten körperlichen Auffälligkeiten abzuwenden. Weiterhin können Pflegekräfte die Vitalität von Betroffenen unterstützen. Wenn sie durch Bewegung, kognitive Aktivierung oder das eigenständige Bewältigen von (kleineren) Alltagsaufgaben gefordert werden, hilft dies Körper und Geist zu trainieren. Damit steigt die Widerstandsfähigkeit gegenüber körperlichen und psychischen Anfälligkeiten. Den Körper mit seinen

FAZIT

- Somatoforme Symptome treten häufig im hohen Lebensalter auf.
- Durch eine höhere Sensibilität für die altersbedingte verringerte körperliche Leistungsfähigkeit kann es zudem zu Ängsten vor Erkrankungen und/oder Symptomen kommen.
- Neben verhaltenstherapeutischen Verfahren können zudem auch medikamentöse Präparate wirksam eingesetzt werden.
- In der Pflege können Betroffene durch Aktivität und Bewegung dabei unterstützt werden, weniger häufig Symptome wahrzunehmen.
- Eine höhere Vitalität von Menschen im hohen Lebensalter erhöht die Widerstandsfähigkeit gegenüber Empfindungen von Symptomen.

Grenzen zu akzeptieren, ist ein weiterer Schritt, um mit etwaigen somatoformen Besonderheiten umzugehen. Hierbei ist es für Pflegekräfte essenziell, sich mit den Betroffenen auseinanderzusetzen und sie darin zu unterstützen, den Verlust der eigenen Vitalität zu akzeptieren. Das kann ermöglicht werden, indem man verbal darauf eingeht und den Betroffenen die Angst nimmt. Grenzen und der Verlust von Fähigkeiten gehören zum Leben, speziell zum hohen Lebensalter, dazu. Zuzüglich ist wichtig, Betroffenen ihre noch vorhandenen Fertigkeiten und Möglichkeiten (Ressourcen) aufzuzeigen. Im Rahmen eines ressourcenorientierten Arbeitens kann den Betroffenen zurückgemeldet werden, was sie im Alltag noch eigenständig leisten und bewältigen, und es können Strategien eingeübt werden, die Betroffene selbst anwenden können, um ein besseres Selbstwertgefühl zu schaffen. Ein Beispiel hierfür ist die positive Selbstinstruktion, hierbei kann den Betroffenen vermittelt werden, sich selbst für Fertigkeiten, Leistungen im Alltag und andere Erfolge zu danken und diese sich selbst zuzuschreiben. In der Folge entstehen mehr Selbstbewusstsein und Selbstvertrauen, was zugleich die Lebensqualität fördert, da man explizit erkennt, nicht nur Schmerzen oder andere negative Symptome aufzuweisen, sondern Aufgaben auch bewältigen zu können. Pflegekräfte haben hier einen prägenden Einfluss auf Menschen im hohen Lebensalter, da sie genau wissen, was Menschen können und was nicht. Durch eine gezielte Rückmeldung und wertschätzende Anerkennung (also ein lobendes Wort) kann den Menschen ein positives Gefühl vermittelt werden. Damit werden Ängste genommen und trotz bestehender somatoformer Symptomatik andere positive Impulse gesetzt. Bei Vorliegen von schweren somatoformen Störungen mit möglicherweise auch einhergehenden zusätzlichen körperlichen Erkrankungen (starke Schmerzen) ist zu prüfen, inwiefern Medikamente eingesetzt werden kön-

WIEDERHOLUNGSFRAGEN

1. Welche besonders häufigen somatoformen Störungen gibt es und welche Gemeinsamkeiten und Unterschiede haben diese?
2. Aus welchen Bereichen stammen die körperlichen Symptome einer Somatisierungsstörung?
3. Worauf sollte man bei der Feststellung einer somatoformen Störung achten?
4. Welche psychologischen Risikofaktoren begünstigen die Entstehung einer somatoformen Störung?
5. Welche Grundsätze nehmen Sie für den Umgang mit somatoformen alten Menschen mit?

nen, um Betroffenen den Alltag zu verbessern und ggf. auch Symptome zu lindern. Bspw. in der Palliativmedizin oder bei einer Hospizbegleitung ist es essenziell, die Schmerzen von Betroffenen zu lindern und sich ausschließlich diesen mit samt ihren Wünschen und Ängsten hinzugeben. Dazu sollte Kontakt zu Ärzten und Ärztinnen, ggf. psychiatrischen Leistungserbringern, aufgenommen und im Rahmen einer gemeinsamen Fallbesprechung geklärt werden, wie Betroffenen in dieser Situation am besten geholfen werden kann. Auch hier übernehmen Pflegekräfte erneut eine wichtige Funktion, indem sie beobachten, dokumentieren und am besten Bescheid wissen über das Befinden ihrer Patienten.

Literaturverzeichnis

Brähler, E., & **Scheer**, J. W. (1995). Der Gießener Beschwerdebogen. Bern: Huber.

Escobar, J. I., **Rubio-Stipec**, M., **Canino**, G., & **Karno**, M. (1989). Somatic symptom index (SSI): a new and abridged somatization construct: prevalence and epidemiological correlates in two large community samples. Journal of Nervous and Mental Disease, 177, 140–146.

Hausteiner-Wiehle, C. (2013). Umgang mit Patienten mit nicht-spezifischen, funktionellen und somatoformen Körperbeschwerden: S3-Leitlinien mit Quellentexten, Praxismaterialien und Patientenleitlinie. Stuttgart: Schattauer.

Hessel, A., **Geyer**, M., **Gunzelmann**, T., **Schumacher**, J., & **Brähler**, E. (2003). Somatoforme Beschwerden bei über 60-Jährigen in Deutschland. Zeitschrift für Gerontologie und Geriatrie, 36, 287–296.

Lahmann, C., **Henningsen**, P., & **Dinkel**, A. (2010). Somatoform disorders and functional somatic syndromes. Der Nervenarzt, 81, 1383–94.

Lawton, M. P., & **Brody**, E. M. (1969). Assessment of older people: Self-maintaining and instrumental activities of daily living. The Gerontologist, 9, 179–186.

Lübke, N., **Grassl**, A., **Kundy**, M., **Meier-Baumgartner**, H. P. & **Wilk**, J. (2001). Hamburger Einstufungsmanual zum Barthel-Index. Geriatrie Journal, 1, 41–46.

Martin, A., & **Rief**, W. (2011). Somatoforme Störungen. In H.-U. Wittchen & J. Hoyer (Hrsg.), Klinische Psychologie & Psychotherapie (S. 1022–1038). Berlin, Heidelberg: Springer.

Rief, W., **Hiller**, W., & **Heuser**, J. (1997). SOMS – Das Screening für Somatoforme Störungen: Manual zum Fragebogen. Bern: Huber.

Sattel, H., **Lahmann**, C., **Gündel**, H., **Guthrie**, E., **Kruse**, J., **Noll-Hussong**, M., ... & **Schneider**, G. (2012). Brief psychodynamic interpersonal psychotherapy for patients with multisomatoform disorder: randomised controlled trial. The British Journal of Psychiatry, 200, 60–67.

Schaefert, R., **Hausteiner-Wiehle**, C., **Häuser**, W., **Ronel**, J., **Herrmann**, M. & **Henningsen**, P. (2012). Klinische Leitlinie - Nicht-spezifische, funktionelle und somatoforme Körperbeschwerden. Deutsches Ärzteblatt, 109, 803

Solomon, Z., **Mikulinger**, M., & **Kotler**, M. (1987). A two year follow-up of somatic complaints among israeli combat stress reaction casualities. Journal of Psychosomatic Research, 31, 463–469.

Schneider, A., **Hörlein**, E., **Wartner**, E., **Schumann**, I., **Henningsen**, P., & **Linde**, K. (2011). Unlimited access to health care-impact of psychosomatic co-morbidity on utilisation in German general practices. BMC family practice, 12, 51.

World Health Organization (WHO). (1992). The ICD-10 Classification of mental and behavioural disorders: Clinical descriptions and diagnostic guidelines. Geneva: World Health Organization.

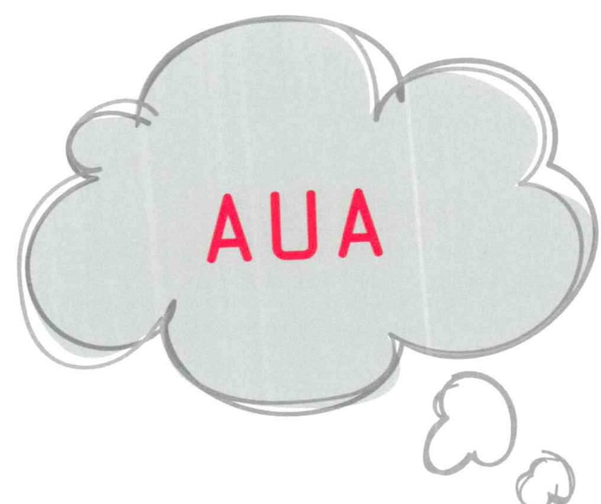

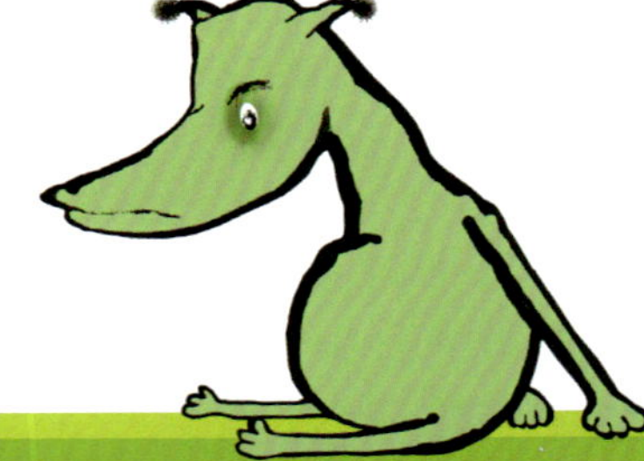

Kapitel 10

Kontext-bedingungen der Versorgung psychischer Störungen

Die psychotherapeutischen und psychiatrischen Leistungserbringer

Im Rahmen der Gesundheitsversorgung werden unterschiedliche Versorgungssektoren im deutschen Versorgungssystem unterschieden. Neben dem stationären Sektor können auch teilstationäre Einrichtungen, ambulante Leistungserbringer und Institutionen sowie kommunale Ansprechpartner aufgesucht werden. Ziel für eine angemessene Unterstützung von Menschen im hohen Lebensalter mit psychischen Auffälligkeiten ist es, zu prüfen, inwiefern sie

1. professionelle Unterstützung benötigen,
2. welche Behandlung bzw. welche Maßnahme den größten Nutzen bringen könnte und
3. wie der Zugang zu den jeweiligen Stellen gewährleistet werden kann.

Durch die sektorale Ausrichtung des Systems ist gerade die Erreichung der letzten Zielstellung erschwert, da zum Teil sehr stabile Barrieren zwischen den einzelnen Sektoren bestehen. Nichtsdestotrotz ist es nützlich, Anlaufstellen zu kennen und diese bei Möglichkeit und Kapazität mit der eigenen Einrichtung oder in Bezug auf die eigene Pflegearbeit mit Menschen im hohen Lebensalter zu verknüpfen und sich mit Ansprechpartnern zu vernetzen. Im Bereich der Versorgung von Menschen mit psychischen Störungen kann dies nur von (Kinder- und Jugendlichen-) Psychotherapeuten, Ärzten und Heilpraktikern vorgenommen werden (Stellpflug, Pucher-Matzner & Holzberger, 2009). Im Heilpraktikergesetz (§ 1, Abs. 1) ist definiert, dass ohne Erlaubnis oder das Aufweisen einer ärztlichen Profession keine Heilkunde ausgeübt werden darf (Stellpflug et al., 2009). Der Begriff Heilkunde wird in § 1, Abs. 2 näher definiert als berufs- oder gewerbsmäßig realisierte Tätigkeit mit folgenden einzelnen Elementen (Stellpflug et al., 2009):

- Feststellung und Diagnostik,
- Heilung oder Linderung von Krankheiten, körperlichen Schäden und Auffälligkeiten sowie von seelischem und/oder psychischem Leid.

Das Psychotherapeutengesetz (§ 1; PsychThG) regelt hierzu ergänzend die Rolle der Berufsgruppen des Psychologischen Psychotherapeuten sowie des Kinder- und Jugendlichenpsychotherapeuten. Notwendige Voraussetzung ist hierbei die Approbation als Psychologischer Psychotherapeut oder Kinder- und Jugendlichenpsychotherapeut (KJP), die im Rahmen einer eigens dafür zur Verfügung stehenden Ausbildung im Anschluss an ein Psychologiestudium (oder Pädagogik/Sozialpädagogik für den KJP) absolviert werden kann. Der Unterschied zwischen dem Psychologischen Psychotherapeuten und dem Kinder- und Jugendlichenpsychotherapeuten ist unter § 1, Abs. 2 geregelt. Letztere verfügen dabei über die Berechtigung Patienten zu behandeln, die das 21. Lebensjahr noch nicht vollendet haben (Stellpflug et al., 2009). Psychologische Psychotherapeuten leisten psychologische Arbeit im Bereich der Erwachsenen. Vertragsärztlich verankert ist Psychotherapie von Psychotherapeuten im Sozialgesetzbuch V (§ 95 und § 317 SGB V Psychotherapeuten). Psychotherapeuten werden zur vertragsärztlichen Versorgung zugelassen, wenn eine Approbation nach dem Psychotherapeutengesetz und der Fachkundenachweis nach § 95c Satz 2 Nr. 3 vorliegt. Konkret bedeutet dies, dass Psychotherapeuten eine Ausbildung zu absolvieren haben, um damit den Fachkundenachweis zu erhalten, ehe sie Leistungen über die vertragsärztliche Versorgung abrechnen lassen können. Das SGB V für Psychotherapeuten gibt des Weiteren Auskunft über Zulassungsverfahren sowie die relevante Verteilung von psychologisch oder ärztlich psychotherapeutisch tätigen Leistungserbringern.

Ergänzend zu beiden Berufsgruppen gibt es Ärztliche Psychotherapeuten (studienbezogen ausgebildet in der Medizin), die ebenfalls anschließend an ihr Studium eine praktische und theoretische Psychotherapeutenausbildung absolvieren. Für die pflegerische Versorgung von Menschen im hohen Lebensalter ist das Wissen um diesen Fakt bei der Behandlung von psychischen Störungen und Auffälligkeiten wichtig. Grundsätzlich bedeutet eine psychotherapeutische Behandlung die Diagnostik von psychischen Störungen sowie die Planung psychotherapeutischer Methoden zur symptomorientierten Behandlung der Leidenszustände von Patienten. Da einige der in diesem Buch dargestellten psychischen Störungen sinnvollerweise auch zusätzlich oder ausschließlich medikamentös (pharmakologisch) behandelt werden sollen, ist häufig eine ergänzende Behandlung durch Ärzte wichtig. Hierbei handelt es sich um spezifische Fachärzte für Psychiatrie und Psychotherapie, für Neurologie oder Psychosomatik (siehe folgende Abbildung).

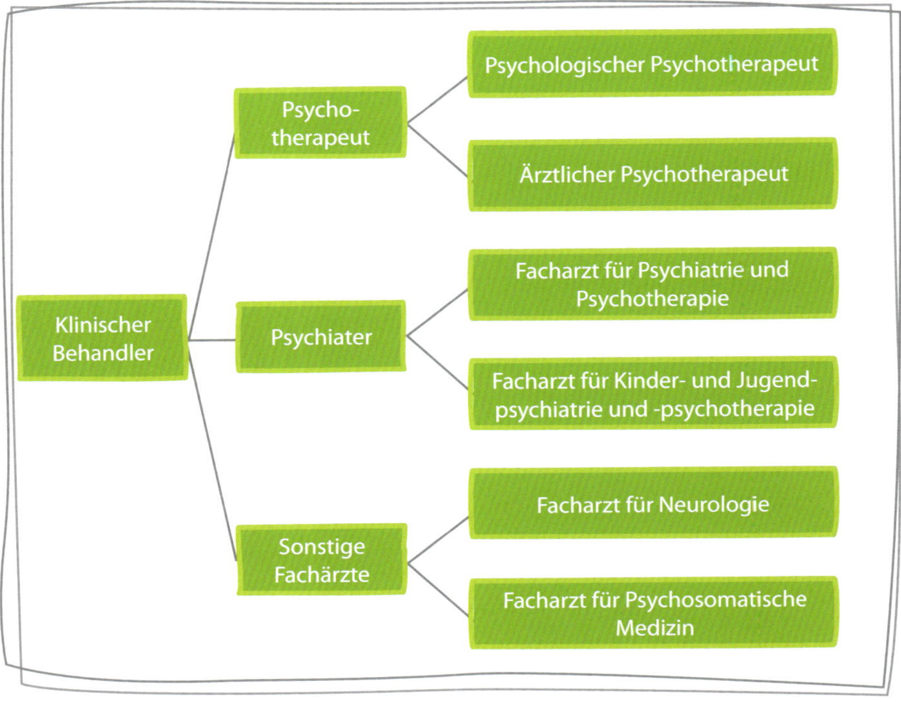

Psychotherapeutische Ausrichtungen

Im Besonderen unterscheiden sich psychotherapeutisch tätige Leistungserbringer zudem in ihrer fachlichen Ausrichtung (sog. Therapieschule). Hierbei werden drei Formen, die über das kassenärztliche Versorgungssystem abrechenbar sind, unterschieden: die Verhaltenstherapie, die tiefenpsychologisch fundierte Therapie sowie die Psychoanalyse. Zudem wurde die Systemische Therapie als weitere Schule im Jahr 2018 als wissenschaftlich und wirksam anerkannt und wird zukünftig in die Versorgung mit aufgenommen. Für die Gesundheitsversorgung ergibt sich durch den Eingang der Systemischen Therapie in die kassenärztliche Versorgung ein großes Potenzial, da es möglich sein wird, enger mit Einrichtungen und Institutionen, die relevant für Pflege und Gesundheitsversorgung älterer Menschen zuständig sind, zusammenzuarbeiten. Der Ansatz einer ganzheitlichen Versorgung (sowohl medizinisch als auch psychisch) kann somit besser und stärker forciert und umgesetzt werden.

Komprimiert auf das Wesentliche heruntergebrochen, existiert für jede Therapieschule ein eigenes Störungs- und Behandlungskonzept (siehe nachfolgende Abbildung). Die noch spezifischere Darstellung der psychotherapeutischen Fachrichtungen würde an dieser Stelle des Buches zu weit führen. Für einen umfassenden Überblick zu den verschiedenen Verfahren sei daher auf folgende Literaturquellen verwiesen: Möller, Laux & Kapfhammer (2017) sowie Margraf & Schneider (2018). Für eine nähere Darstellung der bestehenden Evidenz (Wirksamkeitsprüfungen) der einzelnen Therapieverfahren in Bezug auf die Behandlung psychischer Störungen kann zudem die Homepage des wissenschaftlichen Beirats für Psychotherapie aufgerufen werden.

Verhaltenstherapie (Margraf & Schneider, 2009)

- **Störungskonzept**: Psychische Störungen und die zugrundeliegenden dysfunktionalen Verhaltensweisen werden erlernt und verlernt.
- **Behandlungskonzept**: Durch spezielle verhaltensbezogene Techniken (bspw. Konfrontation, Entspannungsverfahren, Trainings für Kommunikations- oder Problemlösekompetenz) werden Lernprozesse bei den Betroffenen in Gang gesetzt, um Verhaltensänderungen zu bewirken.

Tiefenpsychologisch fundierte Therapie (Kornbichler, 2006)

- **Störungskonzept**: Psychische Störungen entstehen aufgrund von Erfahrungen (Beziehungen und Bindungen) und Einflüssen der frühen Kindheit.
- **Behandlungskonzept**: Durch die Besprechung und Aufarbeitung von Ursachen bestimmter psychischer Störungen wird indirekt eine Verbesserung der Symptomatik erzielt.

Psychoanalyse (Gumz & Hörz-Sagetter, 2018)

- **Störungskonzept**: Psychische Störungen entstehen aufgrund von nicht-befriedigten unbewussten Motiven, Wünschen oder Bedürfnissen, wobei diese häufig in der frühen Kindheit, das heißt in den frühen Entwicklungsphasen von Menschen entstehen.
- **Behandlungskonzept**: Mit verschiedenen Techniken (bspw. Übertragung, freie Assoziation) werden Konflikte durch die frustrierten Bedürfnisse und Wünsche ins Bewusstsein geholt, um rückwirkend ein Gleichgewicht herzustellen. Da Konflikte oft unbewusst wirken, kann dies auch indirekt erfolgen.

Systemische Therapie (Wissenschaftlicher Beirat Psychotherapie, 2008)	• **Störungskonzept**: Die Interaktion mit den sozialen Kontexten, in denen wir erzogen werden, leben und arbeiten (bspw. KiTa, Schule, Arbeitsplatz), beeinflussen unsere psychischen Muster. Der Schwerpunkt liegt auf Kontakten und Kommunikation mit nahestehenden Personen, die bei negativer Ausprägung Krisen begünstigen. • **Behandlungskonzept**: Durch verschiedene systemische Techniken (bspw. Soziogramm, zirkuläres Fragen) sollen bestehende Interaktionsmuster betroffener Personen in verschiedenen sozialen Kontexten identifiziert und auf eine negative Funktionen überprüft werden. Ziel ist es dann, dysfunktionale Beziehungen zu verändern.

Gesetzliche Grundlagen

Für die Versorgung von Menschen im hohen Lebensalter mit psychischen Erkrankungen ist zudem das „Gesetz zur Weiterentwicklung der Versorgung und Vergütung für psychiatrische und psychosomatische Leistungen (PsychVVG)" wichtig. Dabei handelt es sich um ein Gesetz, das zur Verbesserung der Versorgungslage von alten Menschen mit psychischen Erkrankungen beitragen möchte. Es soll Transparenz in den Versorgungsmöglichkeiten geschaffen und eine bessere sektorenübergreifende Behandlung ermöglicht werden. Für die Pflege bedeutet dies, dass mehr Personal im psychiatrischen Sektor zur Behandlung der Betroffenen existiert (damit der Zugang verbessert wird) und spezielle Interventionsformen (wie Therapie im häuslichen oder institutionellen Umfeld, aufsuchende Interventionen) möglich sind. Das PsychVVG ist ab 1.1.2017 in Kraft getreten. Vom Bundesministerium für Gesundheit wurden den Krankenkassen in diesem Zuge insgesamt 1,5 Milliarden Euro zur Verfügung gestellt, um die bestehende Versorgungssituation für alte Menschen zu verbessern.

Weiterhin sind für die Pflege von alten Menschen mit komplexem Hilfebedarf die Sozialgesetzbücher IX, X und XI von Relevanz. Komprimiert und kurz zusammengefasst ergeben sich daraus folgende relevanten Schlussfolgerungen für die pflegerische Praxis:

- SGB IX: Im Mittelpunkt stehen Menschen mit Behinderungen (sowohl körperlich als auch psychisch). Grundlage der Förderung dieser Menschen sind die Prinzipien Fürsorge und gesundheitliche Versorgung im Sinne der

Erhaltung einer selbstbestimmten Teilhabe am gesellschaftlichen Leben. Daraus ergeben sich Möglichkeiten, Menschen mit Behinderungen zu beteiligen und an Aktivitäten im Rahmen der Organisationen (bspw. Pflegeheimen) mitwirken zu lassen. Beispielhaft könnte das bedeuten, dass in diesem Rahmen intensive therapeutische Maßnahmen beantragt werden können (wie Bewegungs-, Sprach-, Ergo- oder kognitive Therapie), um Menschen im hohen Lebensalter zu rehabilitieren bzw. sie zu fördern, weiterhin mit ihren Angehörigen aktiv zu sein oder größtmöglich selbstständig in Pflegeheimen leben können.

- SGB X: Der Fokus liegt auf den rechtlichen Grundlagen sozialrechtlicher Verwaltungsverfahren. Diese sind u. a. relevant für Jobcenter, Krankenkassen, Unfallversicherungsträger, aber auch für Rentenversicherungsträger und Pflegekassen. Es wird hierbei das Recht für Verfahrensbeteiligte festgelegt, wie von Behörden und Akteuren (bspw. Pflegekassen) vorgegangen werden muss, um etwaige Pflegeanfragen von alten Menschen mit Hilfebedarf zu regeln. Das beinhaltet u. a. geltende Fristen und Termine sowie das formale Vorgehen.

- SGB XI: Im Rahmen des SGB XI erfolgt unter anderem die Vergabe von Pflegesachleistungen. Ein Auszug: „Pflegebedürftige der Pflegegrade 2 bis 5 haben bei häuslicher Pflege Anspruch auf körperbezogene Pflegemaßnahmen und pflegerische Betreuungsmaßnahmen sowie auf Hilfen bei der Haushaltsführung als Sachleistung (häusliche Pflegehilfe). Der Anspruch umfasst pflegerische Maßnahmen in den in § 14 Absatz 2 genannten Bereichen Mobilität, kognitive und kommunikative Fähigkeiten, Verhaltensweisen und psychische Problemlagen, Selbstversorgung, Bewältigung von und selbständiger Umgang mit krankheits- oder therapiebedingten Anforderungen und Belastungen sowie Gestaltung des Alltagslebens und sozialer Kontakte." (SGB XI, § 36) Zudem regelt es den Inhalt von Leistungen, wenn Betroffene vollstationär gepflegt werden bspw. in Pflegeheimen oder Krankenhäusern (§ 43). Hier sind die pauschalen Leistungsbeiträge durch die Pflegekassen in Abhängigkeit vom Pflegegrad geregelt. Neben den finanziellen Aspekten zur Versorgung von pflegebedürftigen Menschen liegt damit ein Fokus auf der Förderung des Funktionsniveaus, unter anderem auch im sozialen und psychischen Bereich, was den Hilfebedarf bei psychischen Störungen einschließt.

Psychosoziale Unterstützung

Die nachfolgende Tabelle zeigt die verschiedenen Institutionen und Leistungserbringer auf, die sowohl in Bezug auf eine Behandlung von psychisch kranken Menschen als auch in puncto Alltagshilfe unterstützend wirksam werden können. Häufig sind Allgemeinärzte der erste Zugang in das Versorgungssystem. Allgemeinärzte vermitteln dann entsprechend der vorgetragenen psychischen Symptomatik weiter an die zuständigen Fachärzte oder psychotherapeutisch tätigen Akteure. Pflegekräfte nehmen auch an dieser Stelle wieder eine wichtige Rolle ein, da sie im Verlauf der Pflegetätigkeit genauer als Allgemeinärzte beobachten können, welche Probleme bei den Betroffenen anfallen. Eine kontinuierliche Dokumentation von Symptomen, Auffälligkeiten und dem Verlauf der Beschwerden ist hilfreich, um die behandelnden Ärzte entsprechend aufzuklären, damit eine angemessene Beurteilung und Weitervermittlung erfolgt. Neben ambulanten Psychotherapeuten und Psychiatern, die in diesem Kapitel bereits erwähnt wurden, sei auf Tageskliniken, stationäre psychiatrische Krankenhäuser sowie Institutsambulanzen hingewiesen. Sollten akute psychische Krisen vorliegen, ist es essenziell, eine medikamentöse Versorgung zu ermöglichen. Diese erfolgt in der Regel stationär in psychiatrischen Einrichtungen – wichtig für Pflegeeinrichtungen ist hier, die umliegenden Einrichtungen auf eine gerontologische bzw. gerontopsychiatrische Ausrichtung zu prüfen, damit Menschen im hohen Lebensalter zielgruppenorientiert geholfen wird. Tageskliniken als teilstationäre Einrichtungen können unterstützend wirken, wenn Pflegekräfte einschätzen, dass es für Betroffene wichtig ist, nicht vollkommen aus dem vorhandenen Pflegeall-

FAZIT

- Im Rahmen der Pflege von Menschen im hohen Lebensalter mit psychischen Störungen ergeben sich verschiedene rechtliche Grundlagen sowie die Sozialgesetzbücher V, IX, X und XI.
- Für die psychotherapeutische Versorgung sind das Heilpraktiker- sowie das Psychotherapeutengesetz von Relevanz.
- Neben Behandlungsmöglichkeiten (medizinisch, psychiatrisch und psychotherapeutisch) bestehen ebenfalls Möglichkeiten zur Alltagshilfe wie Betreutes Wohnen, Krisennotdienste oder Tagesstätten.
- Pflegekräfte sollten ein ungefähres Bild von den rechtlichen Grundlagen haben und können unterstützend wirken, indem sie sich mit anderen Leistungserbringern vernetzen und bei Bedarf nötige Informationen austauschen.

tag in Pflegeheimen herausgerissen zu werden. Psychotherapeutische und medizinische Behandlungen finden dann quasi „halbtags" statt und Betroffene kehren alltäglich wieder zurück in ihre gewohnte Umgebung. Institutsambulanzen gehören dem ambulanten Sektor an. Häufig agieren hier verschiedene Leistungserbringer, zum Teil auch unterschiedlichen Professionen angehörig, miteinander, um die Versorgung zu gewährleisten. Je nachdem, ob solche Ambulanzen im nahen regionalen Umfeld vorhanden sind, könnten sich Pflegeeinrichtungen ebenso mit diesen vernetzen. Die Versorgung von psychischen Störungen erfolgt dann 1- bis 2-mal pro Woche. Zu prüfen wäre zudem, ob dies aufsuchend (also in der Pflegeeinrichtung) erfolgen könnte. Im Rahmen der Alltagshilfen existieren ebenfalls Möglichkeiten, sich professionell unterstützen zu lassen. Beratungsstellen (Sucht-, Familien-, psychosoziale oder Lebensberatungsstellen) bieten niedrigschwellige Angebote an, die die aktuelle Situation von Betroffenen aufgreifen. Neben einer stark personenzentrierten Ausrichtung werden die vorhandenen Probleme fokussiert. Zudem ermöglichen Beratungsstellen eine angemessene Vorbereitung auf eine mögliche (geronto-)psychotherapeutische Behandlung, indem Wartezeiten überbrückt werden. Beratungsstellen vergeben in der Regel zeitnaher Termine und klären in ersten Linie Angehörige oder die Betroffenen selbst über die bestehenden Probleme (die psychischen Auffälligkeiten) auf. Weitere Maßnahmen im Bereich der Alltagshilfe stellen die folgenden dar (www.psychiatrie.de, 2019):

Behandlung	Alltagshilfe
– Allgemeinärzte	– Beratungsstellen
– Niedergelassene Psychiater	– Betreutes Wohnen/Wohnheime
– Psychotherapeuten	– Krisennotdienste/Krisenhilfe
– Psychiatrische Abteilungen (stationär)	– Sozialpsychiatrischer Dienst
– Tageskliniken (teilstationär)	– Tagesstätten
– Institutsambulanzen	

Im Bereich der Alltagshilfen ist das Betreute Wohnen zu nennen. Hierbei handelt es sich um das Angebot einer langfristigen und verantwortlichen Betreuung (durch Sozialarbeiter, Psychologen, Erzieher, Therapeuten, Pflegekräfte) für psychisch kranke Menschen ohne Verlegung des Lebensmittelpunkts. Die Teilhabe am Leben und an der Arbeit wird ermöglicht, indem Hilfen zur Alltagsbegleitung direkt am Wohnort der hilfebedürftigen Person erbracht werden (in der eigenen Wohnung, in einer therapeutischen Wohngemeinschaft, in einem (Übergangs-)Wohnheim)). Das betreute Wohnen orientiert sich an der Lebenslage und den individuellen Bedürfnissen der Betroffenen. Zuständig ist meist der regionale Gemeindepsychiatrische Verbund.

Krisennotdienste stellen das Pendant zum ärztlichen Notdienst dar, die schnelle psychologische Hilfe anbieten und als unbeteiligte Außenstehende oftmals wirksam zur Entspannung der Situation bei psychischen Krisen beitragen und ggf. weitere Hilfen einleiten können. Zuständig sind dabei Ärzte, Sozialarbeiter, Psychologen, Krankenschwestern sowie Mitarbeiter anderer psychiatrisch Tätiger.

Psychiatrische oder psychologische Tagesstätten dienen zur Unterstützung bei der Tagesstruktur- und Freizeitgestaltung bis hin zu ausgeprägten sozialtherapeutischen Programmen. Der zeitliche Rahmen der Betreuung orientiert sich am Berufsleben (Fünf-Tage-Woche), kann allerdings individuell genutzt werden (stunden-, tageweise). Auf dem Tagesprogramm stehen hier üblicherweise Gesprächsgruppen, gemeinsame Mahlzeiten, Beschäftigungstherapie, Sport, Ausflüge, hauswirtschaftliche Tätigkeiten einschließlich Einkauf und Zubereitung der Mahlzeiten. Kliniken (Ärzte, Psychologen, Therapeuten) oder die Gemeinde/Stadt ist für den Betrieb solcher Tagesstätten zuständig und beschäftigt ein meist multiprofessionelles Team aus Sozialarbeitern, Psychologen, Erziehern, Pädagogen, Therapeuten und Pflegekräften.

WIEDERHOLUNGSFRAGEN

1. Welche psychotherapeutischen und psychiatrischen Behandler gibt es und wodurch werden sie unterschieden?
2. Wie werden die vier großen psychotherapeutischen Therapieschulen voneinander abgegrenzt?
3. Welche psychosozialen Behandlungs- und Unterstützungsmöglichkeiten kennen Sie?

Der Sozialpsychiatrische Dienst ist in der Regel eine dem Gesundheitsamt angegliederte Dienststelle, die mit Ärzten und Sozialarbeitern, seltener auch mit Krankenschwestern und Psychologen besetzt ist. Als Bestandteil des öffentlichen Gesundheitswesens mit kostenloser Beratungsfunktion stellt der sozialpsychiatrische Dienst die Versorgung und Hilfen für die chronisch psychisch kranken Menschen der jeweiligen Region sicher, indem Bausteine wie Tagesstätten, Außensprechstunden der Institutsambulanz, Soziotherapie und die Angebote anderer Einrichtungen zusammengeführt und miteinander vernetzt werden.

Zudem gibt es spezielle berufliche Rehabilitation und Arbeitsmöglichkeiten für psychisch Kranke. Diese fokussieren die berufliche Rehabilitation und soziale Wiedereingliederung von psychisch kranken Menschen, indem spezielle, mehr oder minder geschützte Arbeitsplätze für psychisch kranke Menschen vorgehalten werden. Dieses Angebot ist regional unterschiedlich gut ausgebaut. Zudem weisen gerade größere Unternehmen und Institutionen ein eigenes „Reha-Konzept" auf. An der Rehabilitation und der Wiedereingliederung sind insbesondere Psychologen, Psychiater, Therapeuten, Erzieher, Sozialarbeiter, Sozialpädagogen, Werksmeister sowie Ergo- und Soziotherapeuten beteiligt. Verschiedene Ansprechpartner und Konzepte finden Sie unter:

ARGE: www.arge-sgbz.de, Bundesagentur für Arbeit: www.arbeitsagentur.de, Bundesarbeitsgemeinschaft der Integrationsämter und Hauptfürsorgestellen: www.integrationsaemter.de, Bundesarbeitsgemeinschaft Rehabilitation: www.bar-frankfurt.de, EBBA - Online-Beratung für Menschen mit seelischer Behinderung: www.ebba.kompetenzplus.de, MELBA - Verfahren zur beruflichen Rehabilitation: www.melba.de, REHADAT - Informationssystem zur beruflichen Rehabilitation: www.rehadat.de, ZERA - Zusammenhang zwischen Erkrankung, Rehabilitation und Arbeit: www.zeratraining.de.

Literaturverzeichnis

Gumz, A., & **Hörz-Sagstetter** (2018). Psychodynamische Psychotherapie in der Praxis. Weinheim: Beltz.

Kornbichler, T. (2006). Die tiefenpsychologisch fundierte Psychotherapie: eine praktische Orientierungshilfe. Hamburg: Kreuz.

Margraf, J., & **Schneider**, S. (2018). Lehrbuch der Verhaltenstherapie. Band 1: Grundlagen, Diagnostik, Verfahren, Rahmenbedingungen psychologischer Therapie. Berlin, Heidelberg: Springer.

Möller, Laux & **Kapfhammer** (2017). Psychiatrie, Psychosomatik, Psychotherapie. Berlin, Heidelberg: Springer.

Psychiatrienetz. (o.D.). Abgerufen von https://www.psychiatrie.de/behandlung.html

Stellpflug, M. H., **Pucher-Matzner**, I., & **Holzberger**, B. (2009). Rechtliche Rahmenbedingungen In J. Margraf, & S. Schneider (Hrsg.), Lehrbuch der Verhaltenstherapie, Band 1 (S. 859-887). Berlin, Heidelberg: Springer.

Wissenschaftlicher Beirat Psychotherapie. (o.D.). Abgerufen von https://www.wbpsychotherapie.de/wissenschaftliche-beurteilungen-gutachten/

Wissenschaftlicher Beirat Psychotherapie. (2008). Gutachten zur wissenschaftlichen Anerkennung der Systemischen Therapie. Abgerufen von https://systemische-gesellschaft.de/wp-content/uploads/2014/05/GutachtenSystemischeTherapie20081214-1.pdf

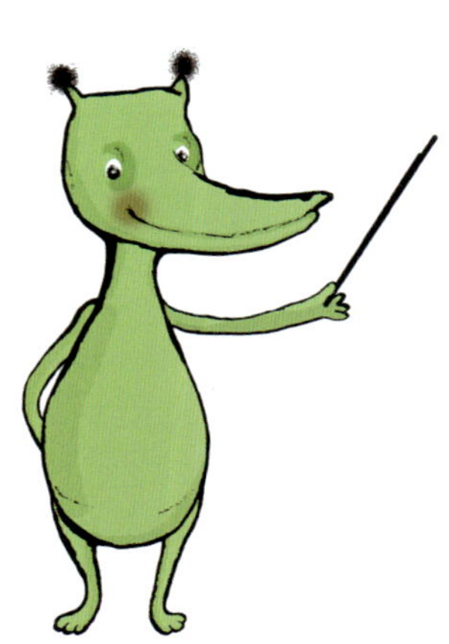

Allgemeinärzte

Niedergelassene Psychiater

Psychotherapeuten

Psychiatrische Abteilungen (stationär)

Tageskliniken (teilstationär)

Institutsambulanzen

Kapitel 11

Umgang mit psychischen Störungen im Alter

Umgang mit Betroffenen

In diesem Kapitel werden verschiedene Handlungsfelder im Umgang mit psychisch Kranken betrachtet. Im Umgang mit Menschen im hohen Lebensalter ist es bedeutsam, das pflegerische Verhalten individuell und betroffenenorientiert an die Person und an die spezifischen krankheitsbedingten Merkmale anzupassen. Für sämtliche psychischen Auffälligkeiten im hohen Alter ergeben sich einige Gemeinsamkeiten in den Krankheitsbildern, die ähnliches pflegerisches Handeln erfordern. Allerdings ergeben sich aus den Charakteristika der Krankheiten auch teils unterschiedliche Anforderungen. Im Folgenden soll auf einige Aspekte hingewiesen werden, auf die es im Umgang mit psychisch auffälligen Betroffenen zu achten gilt und die andererseits eines krankheitsspezifischen pflegerischen Verhaltens bedürfen. So werden im Folgenden näher beleuchtet:

1. Beziehungsgestaltung
2. Autonomie und Individualität erhalten bei Menschen mit psychischen Störungen
3. Herausforderndes Verhalten
4. Ressourcenorientierung
5. Tagesstrukturierende Maßnahmen & Aktivitätenaufbau
6. Schlafstörungen
7. Ideen zur Förderung positiver Stimmung
8. Umgang mit Angehörigen

Beziehungsgestaltung

Relevant für den Umgang mit alten Menschen im Allgemeinen, wie auch speziell beim Vorliegen psychischer Probleme wie der Demenz, ist der neue Expertenstandard zur Beziehungsgestaltung in der Pflege von Menschen mit Demenz (DNQP, 2018). Im Rahmen des Standards wird ein bedeutsames Thema angesprochen, das Thema der personenzentrierten Haltung gegenüber Menschen mit Demenz. Dabei liegt der Fokus auf der Art und Weise, wie ich Beziehung und Interaktion gestalten kann. Menschen mit Demenz haben wie andere Patienten auch Bedürfnisse, die häufig durch die Pflegebedürftigkeit extrem eingeschränkt sind. Als Pflegekraft ist es wichtig, diesen so gut wie möglich zu entsprechen, was der Expertenstandard aufgreift und ebenfalls Möglichkeiten vermittelt, dies zu realisieren. Die mit der Demenz einhergehenden Veränderungen in Interaktion und Kommunikation sind bedeutsam für die Beziehungsgestaltung, was impliziert, dass Pflegekräfte entsprechend ihr eigenes Verhalten anpassen sollen. Demenz erzeugt Ängste, Wut, aber auch Trauer und Niedergeschlagenheit und gerade mit dem Hintergrund zusätzlicher psychischer Störungen, die vorhanden sind, zeigt der Expertenstandard auf, wie interaktionell diesen aufkommenden Befindlichkeiten und Gefühlen entsprochen werden kann, um eine professionell-personenzentrierte Beziehung herzustellen. Der Standard definiert zudem Voraussetzungen für die Beziehungsgestaltung: Die Ausrichtung der Pflege hin zu einer lebensweltorientierten und individuumszentrierten Gestaltung von Interaktionen. Insgesamt werden fünf Handlungsempfehlungen unterschieden:

- ERFASSUNG UND EINSCHÄTZUNG (bspw. vom Unterstützungsbedarf der Betroffenen in Bezug auf Beziehung, Vorlieben und Ressourcen),
- PLANUNG (der individuellen Maßnahmen für eine personenorientierte Beziehungsgestaltung, bspw. Aktivitäten, gemeinsame Unternehmungen),
- INFORMATION, ANLEITUNG UND BERATUNG (ggf. auch von Angehörigen),
- PLANUNG VON BEZIEHUNGSFÖRDERNDEN ANGEBOTEN IN DEN EINRICHTUNGEN (bspw. Gruppenaktivitäten) und
- EVALUATION (Überprüfung des Nutzens und der tatsächlichen Anwendung).

Kommunikativ und umgangsbezogen stellt der Expertenstandard trotz bestehender Kritik die aktuellste Grundlage der Beziehungsgestaltung von Pflegekräften mit ihren Patienten dar. Auch im Hinblick auf zusätzliche psychische Störungen zeigt sich die Bedeutsamkeit des Standards, denn häufig gehen psychische Störungen (u. a. Depressionen, Angststörungen, somatoforme Störungen, Substanzabhängigkeit) mit Veränderungen in Interaktion und Kommunikation einher, worauf Pflegekräfte reagieren können sollten. Der Expertenstandard kann unter www.dnqp.de abgerufen werden. Außerdem sei an dieser Stelle auf die Leitlinien zu „freiheitseinschränkenden Maßnahmen" (www.leitlinie-fem.de) sowie auf die S3-Leitlinie zur „Verhinderung von Zwang: Prävention und Therapie aggressiven Verhaltens bei Erwachsenen" (www.awmf.org) verwiesen, die das Thema Begrenzung und Förderung von Autonomie bei zu pflegenden Menschen behandeln.

ZUM NACHDENKEN:

- Welche menschlichen Bedürfnisse fallen Ihnen ein und welche beobachten Sie häufig bei den zu Pflegenden?
- Denken Sie an eine kritische Situation in der Pflege zurück:
  - Welches kritische Verhalten wurde gezeigt?
  - Welche Bedürfnisse, Wünsche, Erwartungen hätten dahinterstecken können?
  - Wie hätten Sie als Pflegekraft trotz der Pflegebedürftigkeit auf das Bedürfnis des Patienten reagieren können?

Wichtig ist in diesem Zusammenhang, sich stets bewusst zu sein, dass Pflegebedürftigkeit von Menschen die Ausübung und Befriedigung anderer Bedürfnisse (wie Autonomie, Eigenständigkeit, Wohlbefinden) einschränkt und somit auch interaktionell schwierige Situationen im Pflegekontext entstehen können.

Die Leitlinien geben Hinweise, wie Pflegekräfte in solchen Situationen agieren können, um Eskalationen zu vermeiden und Zwang vorzubeugen. Zudem liegt ein weiterer Fokus darauf, wie im Nachhinein mit ggf. erlebten Situationen im Sinne der Selbstfürsorge und -pflege umgegangen werden kann. Deeskalationsschulungen und Konfliktmanagement fallen in den Verantwortungsbereich des Betrieblichen Gesundheitsmanagements, was Einrichtungen für ihre Angestellten nutzen und umsetzen können, um „schwierigen" Pflegesituationen vorzubeugen.

Autonomie und Individualität erhalten bei Menschen mit psychischen Störungen

Menschen mit psychischen Auffälligkeiten werden häufig über ihre Erkrankung definiert. Demgegenüber steht jedoch, dass es sich bei den Erkrankten dennoch um Individuen mit eigenen, unterschiedlichen Bedürfnissen und Wünschen handelt, die damit die eigene Krankheit sehr verschieden, das heißt individuell, erfahren (Stiftung Wohlfahrtspflege NRW, 2009). Trotz Erkrankung haben Betroffene das Recht auf Autonomie und Eigenverantwortlichkeit, was durch die bestehende Pflegebedürftigkeit per se eingeschränkt ist. Gerade deshalb ist es umso wichtiger, Betroffene in den Belangen selbst entscheiden zu lassen, in denen es möglich ist, und ihnen möglichst viel Kontrolle zu überlassen. Selbst bei einer verminderten Einwilligungsfähigkeit können Pflegekräfte Vorstellungen, Erwartungen, Wünsche und Befürchtungen erfragen (mutmaßlicher Wille), um damit eine möglichst große Betroffenenorientierung und -beteiligung am pflegerischen Prozess zu ermöglichen.

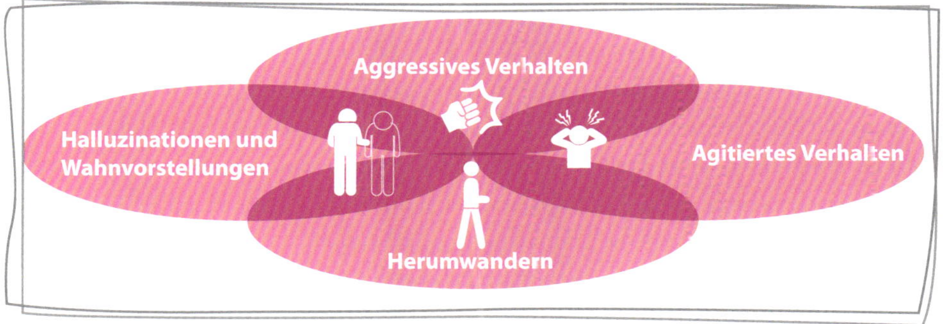

Gleichzeitig führt dies zu einer größeren Zufriedenheit der Betroffenen, was den Pflegealltag etwas erleichtern kann. Eigenständigkeit ist Betroffenen ebenfalls häufig sehr wichtig, sodass es diese ebenso zu erhalten gilt (bspw. wenn Betroffene gern mit einer Entspannungsmusik einschlafen möchten, spricht dem nichts entgegen). Um geplante Maßnahmen zu individualisieren, ist es hilfreich, biografische Informationen zu erfragen und individuelle Präferenzen und Wünsche zu identifizieren (Stiftung Wohlfahrtspflege NRW, 2009).

Herausforderndes Verhalten

Je nachdem, welches herausfordernde Verhalten gerade aktuell gezeigt wird, ist es wichtig, gezielt damit umzugehen. Im Folgenden sind die wesentlichen Arten von herausforderndem Verhalten dargestellt und mögliche Ansätze des Umgangs skizziert (nach Stiftung Wohlfahrtspflege NRW, 2009).

1. Aggressives Verhalten

Bei aggressivem Verhalten (bspw. infolge von Drogenintoxikation, Schmerzen, Trauer oder in Demenzschüben) ist es notwendig, körperliche Ursachen (bspw. Schmerzen, Halluzinationen) abzuklären. Eine gute Beobachtung und Dokumentation sowie Anamnese mit den Bezugspersonen ist essenziell, um Auslöser von Aggressivität zu identifizieren. In der Situation ist es wichtig, ruhig zu bleiben, nicht zu diskutieren und alternative Verhaltensweisen anzubieten (bspw. Entspannungsmöglichkeiten, Rückzugsgelegenheiten, Betätigung) oder die Situation durch eine Ablenkung (bspw. Holen eines Getränks) zu entspannen. Sobald Pflegekräfte bei einem Betroffenen eine höhere Anspannung erkennen, sollte Kontakt hergestellt werden. Wichtig ist hierbei, Raum zu lassen, aber gleichzeitig auch Grenzen zu setzen, die sowohl für den Betroffenen als auch für die Pflegekraft selbst wichtig sind. Häufig sind negative Gefühle (bspw. Angst, Wut, Trauer) sowie frustrierte Bedürfnisse und Erwartungen (bspw. Autonomie, Nähe, Anerkennung, Wertschätzung) Ausgangspunkt für aggressives Verhalten. Betroffene sollten daher nicht in die Enge gedrängt und Gefühle offen angesprochen werden. Nach der Situation sollte durch Kontakt signalisiert werden, dass das aggressive Verhalten keine Relevanz für die Beziehung zwischen Betroffenem und Pflegekraft hat.

2. Agitiertes Verhalten

Im Hinblick auf unruhiges Verhalten ist es wichtig, Stressfaktoren für Unruhe und Ängste zu identifizieren und zu eliminieren (bspw. Anforderungen, Lärm, zu viele Mitbewohner an einem Esstisch). Gegebenenfalls sollte geprüft werden, inwiefern die Zimmerbelegung (zu viele, mit wem) einen Zusammenhang zum beobachtbaren Verhalten aufweist. Gewohnheiten und Routinen sollten erhalten bleiben. Kontinuität (vor allem bei Ängsten) hilft Vertrauen aufzubauen und Nähe herzustellen. Gerade bei notwendigen invasiven Maßnahmen ist essenziell, dass jegliche Handlungen ausführlich und in einfacher Sprache angekündigt und erläutert werden.

3. Herumwandern

Herumwandern entsteht häufig aufgrund von Verwirrtheit und Orientierungslosigkeit (Demenz, somatoforme Störungen). Wichtig ist in diesem Zusammenhang, die Orientierung (durch Hilfen) zu unterstützen. Dem Bewegungsdrang sollte nachgegeben und auch über die Situation hinausgehend eine regelmäßige Betätigung und Bewegung ermöglicht werden. Letzteres kann mit ehrenamtlichen Helfern, Auszubildenden, Praktikanten und Angehörigen erfolgen, vor allem dann, wenn Zeitnot beim Pflegepersonal herrscht. Suchen Sie nach kreativen Lösungen, um die Laufbereitschaft zu erhöhen.

4. Halluzinationen und Wahnvorstellungen

Etwaige Halluzinationen und Wahnvorstellungen (bspw. auch infolge von starken Schmerzen oder Drogenintoxikationen) sind zu akzeptieren. Es sollte nicht darüber diskutiert werden, denn Diskussion erzeugt häufig Streit und Eskalation. Da Wahnvorstellungen häufig mit anderen primären Erkrankungen einhergehen (bspw. Schizophrenien, Psychosen), muss davon ausgegangen werden, dass hier die Echtheit der Realität unüberwindbar ist, sodass eine Argumentation dagegen kaum Erfolg verspricht. Pflegepersonal sollte jedoch auf die unterschwelligen Gefühle eingehen (bspw. „Zwar kann ich niemanden sehen, allerdings spüre ich, dass Sie Angst haben. Möchten Sie mir sagen, was ich tun kann, damit es Ihnen besser geht?“). Betroffene sollten zudem nicht beschuldigt werden, dass verloren gegangene Gegenstände selbst verloren oder versteckt wurden.

Ressourcenorientierung

Menschen im hohen Lebensalter sind aufgrund ihrer verminderten Leistungsfähigkeit sowie der Anfälligkeit für körperliche und geistige Beschwerden zunehmend auf Hilfe angewiesen. Häufig führt dies zu einer Abhängigkeit von anderen Bezugspersonen. Dieser Fakt, selbst nur noch teilweise oder gar nicht mehr in der Lage zu sein, das eigene Leben selbstbestimmend und autonom zu gestalten, kann eine enorme Belastung darstellen. Daher ist es wichtig, ebenso bei Menschen höheren Lebensalters nicht ausschließlich krankheits- und defizitorientiert zu versorgen, sondern ebenfalls Ressourcen zu fokussieren. Ressourcen bedeuten ein wichtiges Potenzial für die Förderung von Wohlbefinden und Lebensqualität (Robert-Bosch-Stiftung, 2007). Ressourcenorientierung in der Pflege bedeutet, die Potenziale einer pflegebedürftigen Person zu identifizieren, die anschließend in Ziele für die pflegerische Gesamtversorgung überführt werden (Möbius & Friedrich, 2010). Dies trägt dazu bei, Betroffene stärker am Pflegeprozess zu beteiligen und ihnen einen Teil ihrer Autonomie (in den Bereichen, die ermöglicht werden können) zurückzugeben. Neben körperlichen (bspw. Vitalität) werden psychische (bspw. Selbstvertrauen, Religion, Mut, positive Grundhaltung) und soziale Ressourcen (bspw. Vereinstätigkeit, soziales Umfeld, Familie) unterschieden (Stefan et al., 2009). Die Nutzung von Ressourcen soll zum einen die pflegerische Versorgung um die größtmögliche Beteiligung und Aktivierung des Betroffenen erweitern und zum anderen Betroffene dazu befähigen (sog. Empowerment), Probleme durch die Inanspruchnahme der eigenen verfügbaren Fähigkeiten selbstständig zu bewältigen (Möbius & Friedrich, 2010): Unter der Maxime „Nur so viel Unterstützung, wie unbedingt notwendig“ sollen vorhan-

S	M	A	R	T
Spezifisch	**Messbar**	**Akzeptabel**	**Realistisch**	**Terminiert**
Die Ziele müssen konkret und spezifisch sein	Wie und wodurch ist erkennbar, dass das Ziel erreicht wurde	Zusammenhang zu gemeinsam vereinbarten Zielen der Pflege	Das Ziel sollte für Betroffene erreichbar sein	Zeitpunkt zur Zielerreichung festlegen
Zum Beispiel: statt „mehr Bewegung": *Ich möchte es schaffen, 10 Minuten zu spazieren*	Zum Beispiel: *Insgesamt möchte ich mehr als 500 Meter spazieren gehen*	Zum Beispiel: *Spazieren gehen zielt auf Förderung der Leistungsfähigkeit*	Zum Beispiel: *30 Minuten Spazieren könnten bereits „zu viel" sein*	Zum Beispiel: *kommende Woche möchte ich den Spaziergang durchführen*

dene Ressourcen und Potenziale trainiert und angewandt werden, um neue Fähigkeiten zu erschließen (Friedrich, 2010). Durch Rückmeldung und positive Verstärkung durch das Pflegepersonal wird ermöglicht, auch bestehende Fertigkeiten aufrechtzuerhalten und zum Teil auch neue Fertigkeiten aufzubauen.

Unter anderem können so a) Interessen, Wünsche und Ziele, b) Lebenskompetenzen sowie c) Problemlösekompetenzen und -strategien eruiert werden (Möbius & Friedrich, 2010). Zur Erhebung von Interessen, Wünschen und Zielen kann hierbei die SMART-Methode angewandt werden (Hekele, 2005). Ziele sollten danach wie folgt klassifiziert werden, siehe obenstehende Grafik.

Bei der Beschreibung von Lebenskompetenzen können sowohl kompetenzorientierte (bspw. Fähigkeiten zur eigenständigen Gesundheitsförderung, Bewältigung von Alltagsaufgaben, Pflegen von Kontakten) als auch zielgruppennahe Fertigkeiten (bspw. die eigene Kleidung waschen, Essen selbstständig kochen, Zimmer aufräumen) infrage kommen. Neben der Beschreibung und Nutzung dieser Fertigkeiten ist hierbei zudem auf die individuelle Selbsteinschätzung der Betroffenen zu achten. Gerade im Kontrast zur Fremdwahrnehmung ist es enorm wichtig, die Selbstwahrnehmung zu erfassen.

Problemlösekompetenzen und -strategien sollten sich auf konkrete Situationen beziehen. In pflegerischen Einrichtungen können vor allem soziale Situationen zu Konflikten führen, wodurch Problemlösekompetenz von Relevanz sein kann. In diesem Zusammenhang ist es wichtig, die Situation, das heißt Konflikt und Lösung, konkret zu beschreiben und mit Personen zu erarbeiten, wie diese Lösungen auch auf andere Situationen übertragen werden können. Letzteres setzt eine Basis an kognitivem Auffassungsvermögen voraus, was bei einigen Patientengruppen (z.B. fortgeschrittene Demenz) nicht gegeben ist. Dennoch können Problemlösekompetenzen helfen, Betroffenen eine ressourcenorientierte Sichtweise (Wozu bin ich fähig? Was kann ich?) zu vermitteln und Selbstvertrauen zu stärken.

Die Förderung von psychisch kranken älteren Menschen bezieht sich vor allem darauf, den Krankheitsverlauf günstig zu beeinflussen, die krankheitsbedingten Probleme (beispielsweise sozial: Förderung der familiären Beziehungen, körperlich: Vitalität und physische Fitness, psychisch: Sinnstiftung und Autonomie) einzudämmen, Selbstvertrauen und Selbstwertgefühl der Betroffenen zu steigern und die Lebensqualität aufrechtzuerhalten (Robert-Bosch-Stiftung, 2007). Hierbei nehmen Fördermaßnahmen, die das Empowerment, also die „Hilfe zur Selbsthilfe" verbessern, einen wichtigen Stellenwert ein. Das bedeutet, dass es wichtig ist, Betroffenen das Gefühl zu vermitteln, Dinge selbstständig kontrollieren zu können, selbst wenn es sich dabei um Kleinigkeiten des Alltags handelt. So kann ein gemeinsam zubereitetes Abendessen oder unterstütztes Ankleiden ein Gefühl von Eigenständigkeit und Autonomie bei Betroffenen erzeugen. Um Fähigkeiten zu trainieren und Betroffenen eben jenes Gefühl der Eigenständigkeit zu vermitteln, können Pflegekräfte über Erinnerungsarbeit Förderung leisten. Durch den Bezug zu positiven, die Identität von Betroffenen bildenden biografischen Erinnerungen und Erlebnissen lassen sich Ressourcen und Potenziale erkennen und aktivieren (Robert-Bosch-Stiftung, 2007).

„Die Fähigkeit des alten Menschen, Erinnerungen adressatenbezogen weiterzugeben, ist Ressource an sich. Ein durch professionelle Impulse erhöhtes Mitteilungsbedürfnis, insbesondere ein positives emotionales Beteiligtsein an Alltagskommunikation und Interaktion, spricht offensichtlich deutlich motivationale und soziale Ressourcen an." (Lesker, 2008)

In der ressourcenorientierten Versorgung von psychischen Erkrankungen stellt vor allem das soziale Umfeld einen wichtigen Schutzfaktor dar, der bei älteren Personen häufig verloren geht (Hautzinger, 2003). Wichtiges Therapieelement im Rahmen psychotherapeutischer Maßnahmen ist deshalb die Verbesserung sozialer Fertigkei-

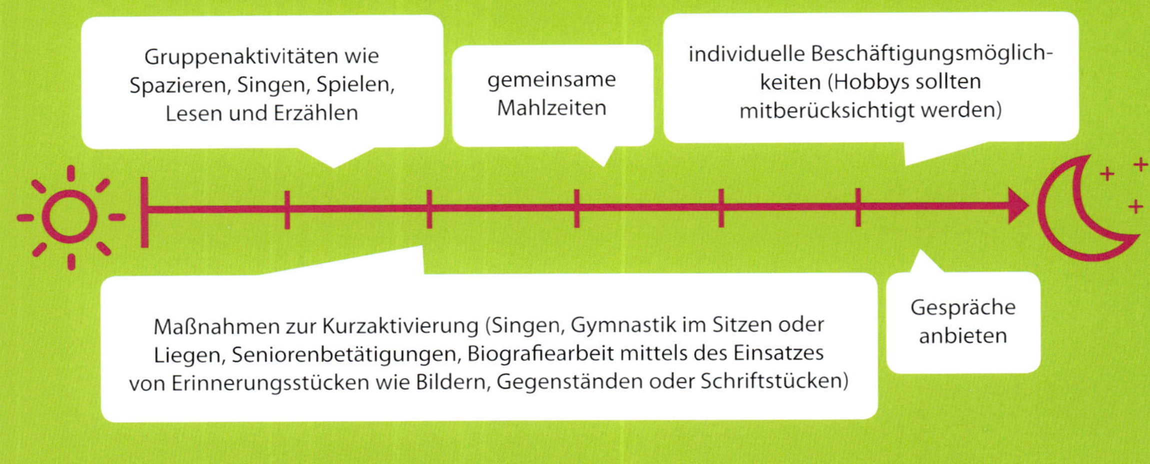

ten. Diese werden trainiert, um Schwierigkeiten zu überwinden, Gespräche mit anderen Personen zu beginnen oder am Laufen zu halten, Gefühle auszudrücken sowie eigene Bedürfnisse und Vorstellungen in sozialen Situationen angemessen umzusetzen (Hautzinger, 2003). Ratsam ist daher, ältere Personen mit depressiven, schmerzbezogenen, ängstlichen oder vermeidenden Zügen im Hinblick auf ihren sozialen Kontakt zu unterstützen und zu fördern. Durch einen positiven Kontakt ergeben sich positive Erfahrungen, die für Betroffene eine verbesserte soziale Teilhabe und Integration bedeuten. Unterstützt werden können zu pflegende Betroffene auch im Hinblick auf das Erfragen eigener Wünsche (bspw. Beteiligung an der Tagesgestaltung), Äußern von (positiven) Gefühlen (bspw. bei freudigen Erfahrungen, siehe Abschnitt Positive Psychologie), Anbahnen sozialer Aktivitäten (bspw. gemeinsames Essen, Teilnahme an Gruppenprogrammen) sowie die Anwendung von Problemlösestrategien (bspw. Bewältigung von sozial schwierigen Situationen) (Hautzinger, 2003).

Tagesstrukturierende Maßnahmen & Aktivitätenaufbau

Viele psychisch betroffene Menschen im hohen Lebensalter sind nicht mehr in der Lage, ihren Tag zu strukturieren und zu gestalten. Durch monotone Abläufe in Krankenhäusern und Pflegeheimen verlieren sie zudem das Zeitgefühl, was gleichzeitig

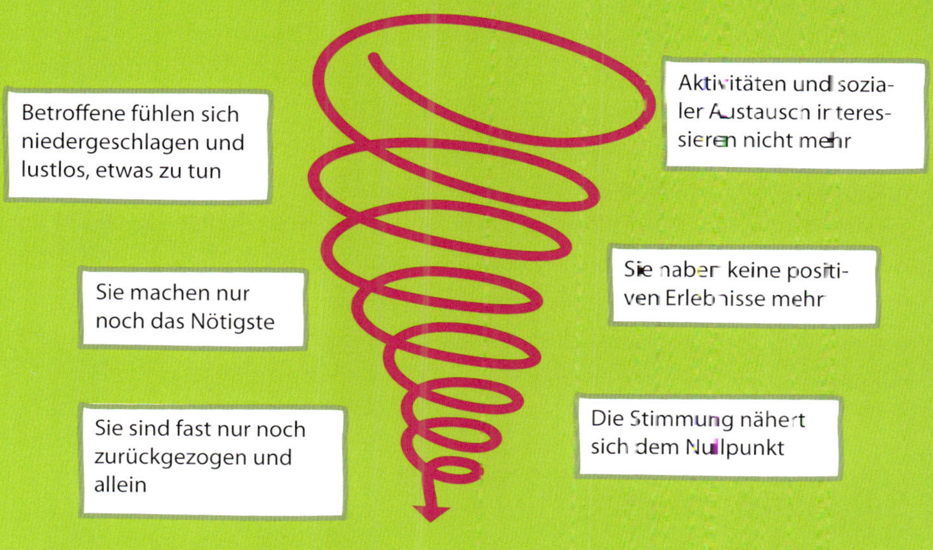

den Antrieb mindert (bspw. depressive Störungen). Des Weiteren gilt es zu beachten, dass sich bei bestimmten Störungen (z. B. Demenz), der Biografie des Betroffenen sowie individuellen Präferenzen nicht alle Maßnahmen für alle Betroffenen eignen. Zudem sollten die jeweiligen Maßnahmen Patienten weder über- noch unterfordern. Interventionen und hilfreiche Maßnahmen könnten in diesem Zusammenhang sein, siehe Grafik, S. 220

Der fehlende Antrieb in Zusammenhang mit einer deutlich stabilen gedrückten Stimmung oder aufkommenden ängstlichen Symptomatik (bspw. bei Generalisierten Angststörungen, Panik oder somatoformen Störungen) stellt bei psychisch auffälligen Patienten ebenfalls ein bedeutsames Problem dar. Daraus ergibt sich ein Teufelskreis (Hautzinger, 2003): siehe obenstehende Abbildung.

Durch das niedrige Niveau von positiven Aktivitäten verringert sich die Stimmung deutlich und führt zur Deprimiertheit. Die Folge daraus besteht in einer noch geringeren Aktivität und niedrigeren Wahrscheinlichkeit von positiven Erfahrungen (bspw. ein gutes Gespräch mit anderen Betroffenen oder dem Pflegepersonal, körperliche Betätigung), was anschließend die Stimmung noch mehr verschlechtert. Hierbei sollte das Ziel darin liegen, diese Abwärtsspirale so schnell wie möglich aufzuhalten. Voraussetzung dafür ist die Identifikation von individuell bedeutsamen Aktivitäten, die auch in mitunter schlechten Stimmungsphasen eingesetzt werden können (Hautzinger, 2003). Nicht jede Aktivität zeigt in jeder Stimmungsphase die gleiche Wirkung. Daher ist es wichtig, den Betroffenen Angebote zu unterbreiten, die in ihrer jeweiligen Situation für sie realisierbar und umsetzbar sind (bspw. gemeinsames Essen, kurze Spaziergänge). Schon kleine Verhaltensweisen können helfen, den Teufelskreis zu stoppen, wodurch Betroffenen das Gefühl vermittelt wird, dass mithilfe solcher „positiven" Aktivitäten tatsächlich eine negative Stimmung zumindest aufgehalten werden kann. Diese Erfahrung hilft letztendlich positive Verhaltensweisen aufzubauen, die zukünftig einem erneuten Stimmungstief entgegensetzt werden können.

Schlafstörungen

Mit höherem Alter zeigt sich häufiger ein bi- oder polyphasisches Schlafmuster, das sich durch deutlich verkürzte Schlafphasen, auch am Tag, auszeichnet (Wolfersdorf & Schüler, 2004). Im Vergleich zu jüngeren Menschen sinkt der Schlafbedarf bei Menschen über 60 Jahren auf eine durchschnittliche Schlafdauer von 6,5 Stunden (Schwarz, 2010). Wichtig für ältere Menschen ist bereits die Kenntnis, dass ein möglicher subjektiver Schlafmangel kein Ausdruck einer pathologisch relevanten Krankheit, sondern eine Folge der natürlichen Änderungen des Schlafbedarfs im Alter ist (Schwarz, 2010). Pathologisch bedeutsame Schlafstörungen können mithilfe von Kriterien der Weltgesundheitsorganisation diagnostiziert werden. Folgende Kriterien sind hierbei zu beachten:

☐	Betroffene klagen über Ein- und/oder Durchschlafstörungen
☐	Betroffene klagen über eine schlechte Schlafqualität
☐	Häufigkeit der Schlafstörungen beträgt wenigstens 3-mal pro Woche
☐	Schlafstörung dauert über mindestens einen Monat an
☐	Betroffene sind nachts überwiegend mit der Schlafstörung selbst beschäftigt, tagsüber entstehen übertriebene Sorgen hinsichtlich möglicher negativer Folgen
☐	Aufgrund der subjektiven Belastung, unbefriedigenden Schlafdauer und/oder Schlafqualität entsteht Leidensdruck bei den Betroffenen und/oder entstehen Einbußen für die soziale und berufliche Leistungsfähigkeit

Empfehlungen von Schwarz (2010) folgend sollte eine ausführliche (Differenzial-)Diagnostik durchgeführt werden. Hierzu ist im Speziellen wichtig, die jeweilige Symptomatik neurologisch, psychiatrisch und internistisch abzuklären. Generell gilt es, bei bestehenden Schlafstörungen professionelle Hilfe aufzusuchen und das Muster durch verschiedene Leistungserbringer abklären zu lassen. Zuvor können Schlaftagebücher helfen, etwaige Muster zu ergründen. Nachfolgend sehen Sie ein Beispiel für ein Schlaftagebuch, bei dem über einen Zeitraum von mindestens zwei Wochen täglich je ein Morgen- und Abendprotokoll ausgefüllt werden sollte (angelehnt an Scharfenstein & Basler, 2004):

Abendprotokoll (vor dem zu Bett gehen)	Beispiel	Mo	Di	Mi	Do	Fr	Sa	So
Wie war Ihre Stimmung heute? (1 = sehr gut, 6 = sehr schlecht)	3							
Wie war Ihre Leistungsfähigkeit heute? (1 = sehr gut, 6 = sehr schlecht)	4							
Wie stark haben Sie sich heute belastet gefühlt? (1 = gar nicht, 6 =sehr stark)	4							
Wie sehr hat ein angenehmes Ereignis am Tag Ihr Befinden beeinflusst? (1 = gar nicht, 6 = sehr stark)	2							
Wie frisch/müde fühlen Sie sich jetzt? (1 = sehr frisch, 6 = sehr müde)	4							
Haben Sie heute tagsüber geschlafen? Wenn ja, wann und wie lang?	15:00 45 Min.							
Haben Sie in den letzten 4 Stunden a) viel gegessen, b) Alkohol getrunken, c) viel geraucht und/oder d) Kaffee getrunken?	a, d							
Wann sind Sie zu Bett gegangen?	22:15							

Morgenprotokoll (nach dem Aufstehen)	Beispiel	Mo	Di	Mi	Do	Fr	Sa	So
Wie frisch/müde fühlen Sie sich jetzt? (1 = sehr frisch, 6 = sehr müde)	3							
Wie ist Ihre Stimmung jetzt? (1 = sehr gut, 6 = sehr schlecht)	2							
Wann haben Sie gestern das Licht gelöscht?	22:45							
Wie lang hat es danach gedauert, bis Sie einschliefen? (in Minuten)	ca. 60							
Waren Sie nachts wach? Wenn ja, wie oft und wie lange?	2x 30 Min.							
Sind Sie während der Nacht aufgestanden? Wenn ja, wie oft?	1x							
Wann sind sie endgültig aufgewacht?	6:15							
Wie lang haben Sie insgesamt geschlafen? (in Stunden:Minuten)	5:30							
Hat etwas, das Sie gestern erlebt haben, eine Wirkung auf Ihren Schlaf gehabt?	Gedanken an Sohn							
Haben Sie heute Schlafmittel genommen? Wenn ja, welche und wie viel?	½ Zolpidem							

Schlafstörungen sind ein häufiges Begleitsymptom vorliegender Primärstörungen, sodass Menschen im hohen Lebensalter häufig an Schlaflosigkeit und nächtlicher Unruhe leiden, da ihr Tag-Nacht-Rhythmus verändert sein kann. Wichtig ist es, den möglichen Ursachen für diese Schlafstörungen nachzugehen. Diese können in Schmerzen, Hunger und/oder Durst sowie Harn- und/oder Stuhldrang liegen. Weiterhin können das Fehlen von vertrauten Geräuschen, Unruhe auf der Station und/oder durch Mitpatienten, Angst oder innere Unruhe sowie ein fehlendes Zeitgefühl Schlafstörungen auslösen. Schlafstörungen können durch spezielle Maßnahmen vorgebeugt oder sie können dadurch eingedämmt werden. Beschäftigungen am Tag können helfen, dass über den Tag hinweg keine Müdigkeit entsteht. Besondere, in-

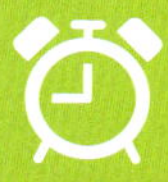

Kein Schlaf tagsüber
Betroffene sollen sich über den Tag nicht zu Bett legen sowie nicht schlafen. Am Abend sollte nicht zu früh ins Bett gegangen werden.

Vermeidung von Aktivitäten, die den Schlaf negativ beeinflussen
Am späten Nachmittag und abends sollten weder Alkohol, schweres Essen, Nikotin, Tee noch Kaffee zu sich genommen werden.

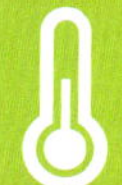

Optimierung der Schlafumgebung
Geringer Lärmpegel, Lüftung, angenehme Temperatur, angemessene Beleuchtung sowie Bettwäsche können helfen, die Schlafumgebung zu verbessern.

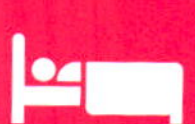

Das Bett wird nur zum Schlafen genutzt
Sollten Betroffene nicht schlafen können, sollten sie umgehend das Bett verlassen und sich mit anderen Dingen beschäftigen. Erst wenn sie wieder müde sind, sollten sie das Bett wieder aufsuchen und weiterschlafen.

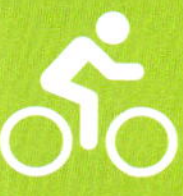

Aktivitäten zur Förderung eines guten Nachtschlafs
Körperliche und geistige Beschäftigung am Tag helfen, einen guten Nachtschlaf zu fördern. Individuelle Maßnahmen (Entspannungsübungen, Yoga, Schlaftee) und Rituale zum Schlafen (warmes Bad, Entspannungsmusik) helfen, schneller in den Schlaf zu kommen.

dividuell gestaltete Abendrituale (bspw. Kirschkernkissen, Wärmflasche, heiße Milch mit Honig, Musik) können helfen, schneller in den Schlafprozess zu gelangen. Zudem erzeugt leichte Bewegung vor dem Schlafen Müdigkeit (Aufregung sollte aber vermieden werden). Auch bei der Beleuchtung gilt es zu beachten, dass diese am Tag hell und in der Nacht dunkel eingestellt wird. Nachtleuchten können bei der Orientierung helfen sowie Verwirrungen und Ängste beim Aufwachen vermeiden. Sollten Sie nachts angesprochen werden, führen Sie das Gespräch mit dem Betroffenen ruhig und freundlich. Wichtig ist dabei, ihn/sie zu erinnern, dass noch Nacht ist und er/sie zurück ins Bett gehen darf. Beruhigungsmittel sollten eher abends verabreicht werden (nach Besprechung mit zuständigen Ärzten), um Tag-Müdigkeit zu vermeiden. Es sollte weiterhin darauf geachtet werden, dass vor dem Schlafen ein letzter Toilettengang erfolgt. Neben pharmakotherapeutischen Maßnahmen können nicht-pharmakologische Therapien (bspw. Verhaltenstherapie; Schlafhygiene, siehe obenstehender Kasten) in Anspruch genommen werden.

FAZIT

- Im Gegensatz zu anderen Leistungserbringern wie Ärzten oder Therapeuten verbringen Pflegekräfte viel Zeit im normalen Alltagsgeschehen mit den Patienten. Daraus ergibt sich eine Möglichkeit, auf etwaige Symptome einen besseren Blick werfen zu können.
- Sinnvoll ist es, beobachtbare Symptome über einen längeren Zeitraum zu dokumentieren.
- Die unterschiedlichen psychischen Störungen weisen gemeinsame Symptomebenen auf, allerdings bestehen auch spezielle Unterschiede zwischen den Krankheitsbildern.
- Ressourcenorientierung in der Arbeit und Pflege kann den Erkrankten unabhängig von den vorliegenden Problemen ein Gefühl von Selbstwirksamkeit vermitteln.
- SMARTe Ziele helfen dabei, die konkreten Maßnahmen betroffenenorientiert zu gestalten.
- Effektive Maßnahmen sind dabei unter anderem Schlafhygiene, Erinnerungsarbeit, Positives Schreiben oder Meditation.
- Außerdem existieren Pflegestandards, die den Umgang mit Menschen in der Pflege beschreiben und Strategien zum Beziehungsaufbau vermitteln.

Patienten mit Angst-, depressiven oder Schmerzsymptomen leiden vor allem unter Ein- und Durchschlafstörungen („typische Schlafstörungen") (Wolfersdorf & Schüler, 2004). Die oben beschriebenen Maßnahmen (insbesondere Schlafhygiene) helfen hier aber gleichwohl. Der Informationsaustausch mit Angehörigen kann weiterhin helfen, noch besser Maßnahmen auf die Betroffenen abzustimmen und ggf. Anschaffungen für eine schlafförderliche Umgebung zu ermöglichen.

Ideen zur Förderung positiver Stimmung

Mit Ausgangspunkt in der positiven Psychologie, die Menschen zu einem erfolgreicheren und erfüllteren Leben verhelfen sowie ihre Talente und Begabungen fördern möchte, wurden verschiedene Interventionen und Maßnahmen entwickelt. Diese sollen positive Emotionen wie Optimismus, Dankbarkeit oder Lebenszufriedenheit befördern. Positive Emotionen können den Umgang mit negativen Anforderungen von außen (z.B. negatives Feedback durch Angehörige) und negativen Gedanken (Pessimismus, Unsicherheit, Grübeln) verbessern. So können beispielsweise regelmäßige Mediationssitzungen mit dem Thema Selbstliebe das Selbstbild der Patienten stärken und den Erkrankten helfen, wieder eine positivere Sicht auf sich selbst zu entwickeln. Eine andere Möglichkeit ist es, mithilfe positiver Schreibinterventionen den Blick für Positives im Alltag zu erweitern. Hierbei können Dankbarkeitstagebücher mit oder ohne Leitfragen eingesetzt werden. Forschungsergebnisse legen nahe, dass das regelmäßige Schreiben über positive Erlebnisse, Liebe, Sympathie oder Dankbarkeit langfristig die Gesundheit verbessert (Cohen & Sherman, 2014). Im Anhang finden Sie eine Anleitung für eine geleitete Meditation der Selbstliebe sowie eine Vorlage für ein Dankbarkeitstagebuch.

Umgang mit Angehörigen

Ein letzter wichtiger Aspekt im Umgang mit psychisch erkrankten Menschen ist der Kontakt mit den Angehörigen der Betroffenen. Es ist essenziell und Voraussetzung, diesen Kontakt kontinuierlich aufzubauen und zu erhalten, um die Lage der Betroffenen stetig in Erinnerung zu rufen und Bewusstsein für die krankheitsbezogene Situation zu schaffen. Wichtig ist hierbei, die emotionale Situation zu verstehen (Mace & Rabins, 1996): Angehörige von psychisch belasteten Menschen empfinden häufig Trauer, da sie zunehmend feststellen, eine geliebte Person aufgrund der Veränderungen in Persönlichkeit und dem Verhalten zu verlieren. Angehörigen wird mehr und mehr klar, dass ein Abschied bevorsteht. Zudem haben Angehörige mitunter auch Schuldgefühle, vor allem, wenn Betroffene in Einrichtungen der Pflege „gegeben“ wurden. Auch Ängstlichkeit und Ungewissheit können sich breitmachen, da man nie ganz genau sagen kann, wie der Verlauf der psychischen Erkrankung erfolgt. Scham hingegen tritt vor allem auf, wenn Betroffene aufgrund ihrer Veränderungen in Persönlichkeit und Stimmung zu enthemmtem oder unberechenbarem Verhalten neigen (Mace & Rabins, 1996). All das kann Ange-

WIEDERHOLUNGSFRAGEN

1. Welche Grundsätze zur Beziehungsgestaltung bei psychisch erkrankten älteren Personen nehmen Sie sich mit?
2. Welche Handlungsmöglichkeiten werden bei verschiedenen Formen herausfordernden Verhaltens empfohlen?
3. Was verbirgt sich hinter dem SMART-Prinzip und wie kann man dieses zur Ressourcenaktivierung einsetzen?
4. Wieso ist der Aktivitätenaufbau bei psychischen Erkrankungen so wichtig? Welche Möglichkeiten kennen Sie, positive Stimmung aufzubauen?
5. Wann spricht man von einer Schlafstörung und welche Grundsätze zur Schlafhygiene können Sie Betroffenen empfehlen?

hörige überfordern und sehr stark belasten. Pflegekräfte fungieren hier häufig als Vermittler zwischen Angehörigen und Betroffenen, was neben der Informationsvermittlung über die aktuelle Situation des Betroffenen die Entlastung durch Gespräche miteinschließt. Gerade Letzteres kann dazu führen, dass in verschiedenen Situationen, in denen Angehörige mit Gefühlen konfrontiert sind, Pflegekräfte als „Blitzableiter" genutzt werden.

Wichtig ist daher für Pflegekräfte, eine wertschätzende und verständnisvolle Haltung gegenüber der Situation der Angehörigen zu entwickeln und in konkreten Gesprächen auch zum Ausdruck zu bringen (Stiftung Wohlfahrtspflege NRW, 2009). Das Gespräch mit Pflegekräften bringt Entlastung seitens der Angehörigen. Die Beratung und Unterstützung der Angehörigen hinsichtlich:

1. Informationen und Wissen zum Krankheitsbild, des Verlaufs und der Behandlungsmöglichkeiten,
2. Fragen zu finanziellen Aspekten, Versicherungs-, Sozial- und Betreuungsrecht,
3. Psychosozialer Unterstützung (Gespräche) sowie
4. der Klärung von Pflegesituation und Besprechung möglicher Entlastungsmöglichkeiten ist dabei essenziell, da dies auch die Situation des Betroffenen verbessert.

Anhang

Meditation der Selbstliebe

Setzen oder legen Sie sich bequem hin. Richten Sie es sich so ein, dass Sie sich wirklich wohlfühlen. Schließen Sie Ihre Augen. Atmen Sie einige Male tief ein und aus – Finden Sie dann zu Ihrer normalen Atmung zurück. Wenn Sie mögen, legen Sie eine Hand auf Ihre Herzregion – als Zeichen dafür, dass Sie Ihr Herz öffnen wollen. Ziehen Sie nun Ihre Mundwinkel leicht nach oben. Es entsteht ein Lächeln, an dem auch Ihre Augen beteiligt sind.

Entspannen Sie nun Ihren ganzen Körper. Nun ist es an der Zeit, dass Sie mit Ihrer ganzen Aufmerksamkeit langsam von unten nach oben durch Ihren Körper streifen. Beginnen Sie in Ihren Zehenspitzen und wandern Sie langsam hinauf bis zu Ihrem Scheitel. Erfahren Sie, wo Sie sich in Ihrem Körper besonders wohlfühlen oder wo möglicherweise Spannungen sitzen. Ega,l was Sie dabei spüren: Lächeln Sie sich weiter zu. Es ist okay, so wie es jetzt ist. Sie müssen nichts verändern oder etwas leisten. Ihr Lächeln wandert durch den ganzen Körper, Ihre Muskeln entspannen sich.

Nun gehen Sie einen Schritt weiter und versetzen sich in die wunderbare Erfahrung der Liebe und Akzeptanz. Erinnern Sie sich an schöne Situationen oder Momente in Ihrem Leben. Sprechen Sie sich selbst ein positives Motto zu, das Sie sich für Ihr Leben wünschen. Meinen Sie diesen Satz so aufrichtig wie möglich. Wiederholen Sie dabei immer wieder Sätze wie:

Ich fühle mich sicher und geborgen. / Ich bin gesund. / Ich lebe unbeschwert. / Ich bin glücklich.

Verbinden Sie diese Wünsche miteinander. Sagen Sie sich weitere folgende Sätze:

Ich vertraue meinem Verstand. / Ich sehe, was ich sehe, und weiß, was ich weiß. / Ich bin es wert, glücklich zu sein.

Atmen Sie ruhig und natürlich. Strengen Sie sich nicht an, wenn Sie Ihre Sätze sprechen. Lassen Sie los und seien Sie ganz bei sich. Sobald Sie bemerken, dass Ihre Gedanken abschweifen, kommen Sie einfach zurück zu sich und Ihren positiven Wünschen für sich selbst.

Nun Zeit zum freien Meditieren lassen.

Spüren Sie nun für einen Augenblick Ihren Wünschen nach. Lächeln Sie sich noch einmal ganz bewusst selbst zu. Nehmen Sie sich vor, diese neue Energie, das Mitgefühl für sich selbst und die positiven Gedanken mit in den Tag oder die Woche zu nehmen.

Kommen Sie nun mit tiefen Atemzügen wieder zurück ins Hier und Jetzt.

WOFÜR ICH HEUTE DANKBAR BIN

Woche:

Montag

Dienstag

Mittwoch

Donnerstag

Freitag

Samstag

Sonntag

Literaturverzeichnis

Cohen, G. L., & **Sherman**, D. K. (2014). The psychology of change: Self-affirmation and social psychological intervention. Annual Review of Psychology, 65, 333–371.

Hautzinger, M. (2003). Kognitive Verhaltenstherapie bei Depressionen. Weinheim: Beltz.

Hekele, K. (2005). Sich am Jugendlichen orientieren. Ein Handlungsmodell für subjektorientierte Soziale Arbeit. Weinheim: Beltz.

Landesverband der Alzheimer Gesellschaften Nordrhein-Westfalen e.V. (2018). Hilfen zur Selbsthilfe-Selbstfürsorge und Burnout-Prophylaxe für Pflegende von Menschen mit Demenz. Abgerufen von https://www.google.com/rl?sa=t&rct=j&q=&esrc=s&source=web&cd=1&ved=2ahUKEwi oMfWzKvf AhVxklsKHSveAo4QFjAAegQIAxAC&url=https %3A %2F %2Fwww.demenz-netzwerk-overath.de % 2Fapp %2Fdownload %2F9882473 %2FBurnOutProphylaxePflegendeDemenz_Overath150218. pdf&usg=AOvVawozXiW30s664coyzLwwQ5Bo

Lesker, M. (2008). Biografische Kommunikation: notwendige Kompetenzen sowie Wirkungsweisen am Beispiel Altenpflege. Zeitschrift für Gerontopsychologie & -psychiatrie, 21, 129-135.

Mace, N. L., & **Rabins**, P. V. (1986). Der 36 Stunden-Tag. Bern: Hans Huber.

Möbius, T., & **Friedrich**, S. (2010). Ressourcenorientiert arbeiten: Anleitung zu einem gelingenden Praxistransfer im Sozialbereich. Wiesbaden: Springer.

Robert-Bosch-Stiftung (2007). Ressourcen erhalten. Bern: Hans Huber.

Scharfenstein, A., & **Basler**, H. D. (2004). Schlafstörungen-Schlaftagebuch: Auf Dem Weg Zu Einem Besseren Schlaf. Psychologisches Trainingsprogramm für Gruppen-Und Einzelbehandlung. Göttingen: Vandenhoeck & Ruprecht.

Stefan, H., **Allmer**, F., **Schalek**, K., **Eberl**, J., **Hansmann**, R., **Jedelsky**, E., **Pandzic**, R., **Tomacek**, D., & **Vencour**, M. C. (2012). POP-PraxisOrientierte Pflegediagnostik: Pflegediagnosen-Ziele-Maßnahmen. Wien: Springer.

Stiftung Wohlfahrtspflege, N R W (2009). Demenzkranke Patienten im Krankenhaus. Ein Handbuch für Mitarbeiter in der Pflege. Hannover: Schlütersche.

Wolfersdorf, M., & **Schüler**, M. (2004). Depressionen im Alter: Diagnostik, Therapie, Angehörigenarbeit, Fürsorge, gerontopsychiatrische Depressionsstationen. Stuttgart: Kohlhammer.

Zimbardo, P. (1992). Psychologie. Berlin, Heidelberg: Springer.

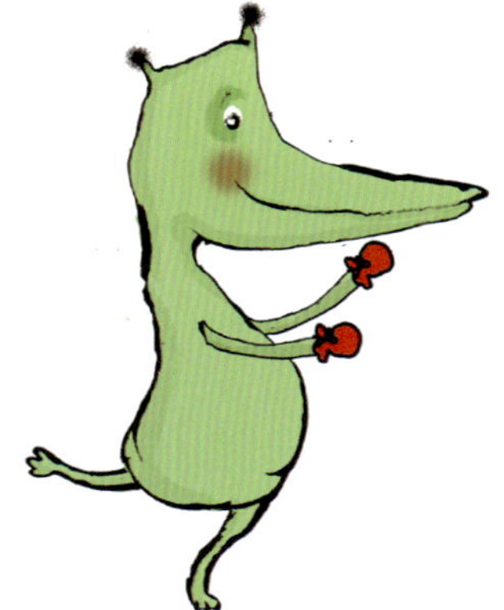

Kapitel 12

Die Bedeutung der Pflegekräfte

Fazit und Implikationen

Psychische Störungen stellen im hohen Lebensalter häufig vorkommende Erkrankungen dar. In einigen Fällen kann es sogar sein, dass sie gemeinsam auftreten und ähnliche Symptome aufweisen. Im Bereich der pflegerischen Versorgung ist es daher ratsam, sich Wissen zu den Erkrankungsformen anzueignen, um betroffenennah auf die jeweils zutage tretenden Symptome reagieren zu können. Dieses lehr- und praxisorientierte Buch unternahm den Versuch, einen Einblick in verschiedene Störungsbilder, die im hohen Lebensalter häufig auftreten, zu geben, Ansatzpunkte für eine bessere Unterscheidung gegebener Symptome zu ermöglichen sowie Praxisanleitungen für einen angemessenen Umgang mit den Patienten und Angehörigen im Rahmen der pflegerischen Versorgung zu entwickeln. Zusammenfassend lässt sich festhalten, dass eine Auseinandersetzung mit der akuten Symptomatik von Betroffenen unumgänglich ist. Die Gegenüberstellung von Symptomen, beispielsweise unter Nutzung der in diesem Buch befindlichen Checklisten oder im Rahmen der eigen- und fremdbezogenen Anamnese zu den jeweilig betroffenen Personen hilft, besser und klarer auseinanderzuhalten, welche vorhandenen Beschwerden welcher psychischen Störung entspringen. Der Nutzen dieser näheren Beschreibung und der Erfassung dieser Symptome besteht in der Chance, die Gesundheitsversorgung stärker patientenorientiert auszurichten.

Unter Patientenorientierung wird dabei verstanden, Wünsche, Erwartungen, Befürchtungen und Vorstellungen von Patienten, Betroffenen oder Angehörigen zu erfragen und in die jeweiligen therapeutischen und/oder pflegerischen Entscheidungen einfließen zu lassen (Klemperer, 2000). Eine stärker patientenausgerichtete Gesundheitsversorgung kann insbesondere Probleme der Mitwirkungsbereitschaft verbessern und Unzufriedenheit mit der Therapie verringern (Baca-Garcia et al., 2009; Bowskill, Clatworthy, Parham, Rank & Horne, 2007; Kessing, Hansen, Ruggeri & Bech, 2006) sowie die Lebensqualität verbessern (Lobban, Taylor, Murray & Jones, 2012; Pfennig et al., 2011). Patientenorientiertes Handeln zeichnet sich dabei schwerpunktmäßig durch eine respektvolle, wertschätzende und auf Gleichberechtigung ausgerichtete Grundeinstellung des medizinischen Personals aus, die neben dem medizinischen und pflegebezogen Fachwissen subjektive Einstellungen des Patienten bei allen therapie- und pflegerelevanten Fragen berücksichtigt. Neben der ausdrücklichen Einwilligung von Betroffenen („informed consent") gilt deren größtmögliche Beteiligung am therapeutischen Prozess (sog. Partizipative Entscheidungsfindung (PEF), bspw. bei der Bestimmung von Therapiezielen, Planung der Gesamttherapie, Umsetzung therapeutischer Maßnahmen etc.) als wichtiges Element der Patientenorientierung. Partizipative Entscheidungsfindung wird dabei als Interaktions- und Aushandlungsprozess zwischen mindestens zwei Akteuren (bspw. Pflegekraft und Betroffener) verstanden, an dem sich beide gleichberechtigt und aktiv beteiligen und durch Abwägen bestehender Therapiemöglichkeiten gemeinsame versorgungsrelevante Entscheidungen treffen, für die beide Verantwortung tragen (Haarig et al., 2016, Faller, 2012; Loh et al., 2007).

An dieser Stelle eröffnet sich eine wesentliche Zielstellung des Buches, indem eine größere Sensibilität und ein stärkeres Bewusstsein für den Krankheitszustand älterer Menschen zu mehr Patientenorientierung in der Pflege der Betroffenen führen kann. Das Buch schafft über Wissen und Informationen zu den einzelnen Krankheitsbildern eine Basis, die eine stärker betroffenenorientierte Ausrichtung von Verhalten, Umgang und Kommunikation ermöglicht. Indem beispielsweise besser verstanden wird, was es heißt „depressiv, antriebslos, ängstlich oder hypochondrisch zu sein" oder zu ergründen, welche möglichen positiven Aktivitäten genutzt werden können, um Betroffene aus Lethargie, Trauer oder dem subjektiv empfundenen Schmerz herauszuholen. Die differenzialdiagnostische Zuordnung der Symptome ist die Essenz des Buches, und zugleich etwas, das Pflegekräfte für den pflegerischen Alltag nutzen können. Nach erfolgreicher Einordnung der Symptomatik können Pflegekräfte den Umgang mit Betroffenen besser auf die jeweilige Erkrankung anpassen. Sie stellen häufig die primäre Bezugsperson von zu pflegenden hochbetagten Menschen dar. Damit haben Pflegekräfte das Potenzial, einen realistischen und angemessenen Blick (manchmal auch viel realistischer und angemessener als die Angehörigen) auf Betroffene zu entwickeln. Wichtiges Instrument dazu sind Anamnese und Beobachtung. Gerade psychische Symptome, die sich über einen längeren Zeitraum stabil halten, gilt es eben über diesen Zeitraum zu beobachten. Wichtig ist hierbei vor allem, sich den Alltag von Betroffenen anzuschauen und zu verdeutlichen, inwiefern die möglichen vorhandenen Symptome einem Muster gleichen.

Im Rahmen von Teambesprechungen und kollegialen Fallberatungen könnten verschiedene Personen aus der Gesundheitsversorgung unterschiedliche Informationen zu einzelnen Betroffenen zusammentragen und eine noch weiter gespannte Perspektive auf die akuten Probleme und Beschwerden entwickeln. Daher ist es ratsam, diese Formen des gemeinsamen „Brainstormings" unter Kollegen und Kolleginnen in die Praxis einzuführen und somit einen Beitrag zu leisten, die therapeutische und pflegerische Routine stärker auf den konkreten Fall auszurichten. Weiterhin besteht eine wesentliche Schlussfolgerung aus den Ausführungen in einer stärkeren Vernetzung der Pflegeeinrichtung mit anderen Leistungserbringern, die für die Versorgung von psychischen Erkrankungen zuständig sind. In gerontologischen, gerontopsychiatrischen, gerontopsychotherapeutischen und gerontopsychologischen Professionen sind Experten für die psychischen und seelischen Belange von Menschen im hohen Lebensalter zu sehen. Daher ist es ratsam, sich über etwaige angepasste Netzwerkstrukturen Gedanken zu machen. Je stärker dieses Netz ausgebaut ist, umso adäquater und kurzfristiger kann professionelle Unterstützung (bspw. zur Vorbeugung eines raschen Verlaufs von Demenzen oder zur Therapie von Depressionen) in Anspruch genommen werden. Auch hier nehmen Pflegekräfte eine wichtige Rolle ein, indem sie das „Sprachrohr" für diese Leistungserbringer sind und über eigene Beobachtungen im pflegerischen Setting berichten können. Daher ist darauf zu schließen, dass es essenziell bedeutsam ist, Beobachtungen (im Pflegealltag) zu dokumentieren und ggf. Leistungserbringern zu übermitteln.

Ein weiterer Punkt, der als wichtige Implikation zu verstehen ist, ist die Arbeit mit Angehörigen. Angehörigenarbeit bezieht sich dabei auf das Trösten von engen Vertrauten der Betroffenen sowie das Angebot von Beratung und Gesprächen. Gespräche dienen hierbei nicht nur der Informationsvermittlung, sondern helfen bei der Entlastung und dem persönlichen Umgang mit eigenen, zum Teil sehr belastenden Gefühlen und Gedanken. Auch an dieser Stelle übernehmen Pflegekräfte eine wichtige Funktion: Sie übermitteln wichtige Informationen zum aktuellen Zustand der Betroffenen an die Angehörigen, sie vermitteln zwischen beiden und können beratende Hilfe leisten, was Angehörigen selbst zugute kommt. Häufig ist das Verhältnis zwischen den Betroffenen und eben jenen Angehörigen geprägt von Nicht-Kommunizieren und dem „Leben in den eigenen Welten". Da die Situation für beide Seiten als extrem beanspruchend einzuschätzen ist, ist nur in seltenen Fällen davon auszugehen, dass eine angemessene Bewältigung dieser Schwierigkeiten erfolgen kann. Mittels Einfühlungsvermögen, Empathie und kommunikativem Geschick lässt sich auch hier durch Pflegekräfte Unterstützung und Hilfe vermitteln, indem sie als „Sender" und „Empfänger" Kommunikation zwischen beiden vermitteln. Das ist zuträglich sowohl für die Situation von Betroffenen wie Angehörigen als auch für das Pflegesetting, da mit höherer Wahrscheinlichkeit alle drei beteiligten Akteure stärker „an einem Strang" ziehen.

Der letzte Punkt, der ausgeführt werden soll, bezieht sich auf die Belange und Bedürfnisse des Pflegepersonals selbst. In Zeiten einer immer älter werdenden Bevölkerung mit hohem Bedarf an der Inanspruchnahme von Pflegeleistungen entsteht eine zum Teil sehr starke Belastung für das Pflegepersonal. Diese sieht sich hohen emotionalen Anforderungen (seitens der Betroffenen sowie seitens der Angehörigen) ausgesetzt, indem beispielsweise herausforderndes Verhalten der Betroffenen bewältigt wird, depressive Phasen durchgestanden oder negative, übermannende Gefühle seitens der Angehörigen ausgehalten werden. Wichtigkeit besteht in diesem Zusammenhang darin, dass Pflegekräfte stets ein Bewusstsein dafür haben, zu besonders belastenden und beanspruchenden Arbeitsphasen „an sich selbst" zu denken, um fit zu bleiben. Dahinter steht das Konzept der Selbstfürsorge. Nur wer an manchen Stellen für sich selbst sorgt, kann für andere sorgen – was die Pflege mit psychisch kranken Menschen im hohen Lebensalter einschließt, ja geradezu voraussetzt. Das Buch sollte verdeutlichen, dass die Pflege von Menschen hohen Lebensalters mit besonderen Charakteristika einhergeht (Landesverband der Alzheimer Gesellschaft Nordrhein-Westfalen e.V., 2018):

- extrem herausfordernde Symptomatik und Beschwerden: starker Drang nach Bewegung, wiederholendes Fragen, Wahnphänomene, aggressives Verhalten, Neigung zu Depressivität, Angst, depressive Phasen, Inkontinenz, Schlafstörungen,
- nicht vorherzusehende Symptomlage, keine Prognosen,
- Panikattacken,
- Zunahme des Bedarfs an Unterstützung und Hilfe,
- keine Möglichkeit einer vollständigen Genesung,
- eine sich verändernde Persönlichkeit,
- ständige Sorgen und Befürchtungen bezüglich des bevorstehenden Abschieds,
- zum Teil hohe Erwartungen von familiären Bezugspersonen sowie des sozialen Umfelds.

An dieser Stelle wird deutlich, dass es für eine kontinuierliche Arbeit im Bereich der Pflege von psychisch auffälligen Menschen im hohen Lebensalter wichtig ist, sich mit der eigenen Belastung sowie dem Umgang damit zu befassen und auseinanderzusetzen. Wichtig ist hierbei, dass eigenen negativen Gefühlen Raum gegeben werden sollte. Günstig ist, sich eine Vertrauensperson zu suchen, mit der man über diese Gefühle sprechen kann. Gespräch führt zu Entlastung, was häufig eine stressmindernde Funktion einnimmt. Ärger und Hilflosigkeit, Trauer und Wut sind menschlich, sodass es völlig angemessen ist, diese zu reflektieren, um adäquat damit umzugehen. Ebenso kann es dienlich sein, sich vor allem in schwierigen Arbeitsphasen immer wieder herzuleiten, wieso man den Beruf der Pflegekraft gewählt hat. Sinnhaftigkeit der eigentlichen Tätigkeit hilft, motiviert zu bleiben und schlechte Phasen zu überstehen. Die Kraft dafür entsteht vor allem auch dadurch, sich selbst Ruhepausen zu gönnen. Dabei sind Ruhepausen selbst, sowie der Inhalt der Pausen (was wird unternommen, worüber wird gesprochen usw.), bezüglich der Stressbewältigung völlig individuell zu betrachten. Allerdings ist gerade das essenziell, um den eigenen Stress angemessen zu bewältigen. Fragen Sie sich, was Ihnen guttut, woraus Sie Energie schöpfen, was Ihnen hilft abzuschalten oder wo Sie einmal alles an Belastung herauslassen können! In Notzeiten besteht ebenso die Möglichkeit, professionelle Unterstützung in Anspruch zu nehmen (bspw. Psychotherapie, Seelsorge, psychosoziale Beratung). Emotionale und seelische Belastungen durch den Beruf sind hierbei nicht als Schwäche, sondern als ein wichtiges Signal des Körpers zu verstehen, um auch noch später leistungsfähig zu sein und die eigene berufliche Tätigkeit so auszuüben, dass kein eigener Schaden (bspw. Burn-out, Depressionen, andere psychische Erkrankungen) daraus entsteht: Erholungsphasen helfen dabei, Burn-out und anderen Erschöpfungszuständen vorzubeugen (Landesverband der Alzheimer Gesellschaft Nordrhein-Westfalen e.V., 2018). In der heutigen Zeit einer dynamischen und schnelllebigen Leistungsgesellschaft, die auch vor dem Bereich der Gesundheitsversorgung nicht Halt macht, ist es daher wichtig, Pflegepersonal im Hinblick auf die Erhaltung ihrer körperlichen und psychischen Gesundheit zu unterstützen und zu fördern. Gerade der Versorgungsbereich zu demenziellen Erkrankungen fordert extrem viel ab und liefert zum Teil höchste Beanspruchung. Daher kommt der Selbstfürsorge eine ganz wichtiger Part zu, damit auch in den kommenden Jahren eine qualitativ hochwertige und zuverlässige Versorgung geleistet werden kann.

Literaturverzeichnis

Baca-Garcia, E., **Sher**, L., **Perez-Rodriguez**, M. M., **Burke**, A. K., **Sullivan**, G. M., **Grunebaum**, M. F., ... **Oquendo**, M.A. (2009). Treatment of depressed bipolar patients with alcohol use disorders: Plenty of room for improvement. Journal of Affective Disorders, 115, 262–268.

Bowskill, R., **Clatworthy**, J., **Parham**, R., **Rank**, T., & **Horne**, F. (2007). Patients' perceptions of information received about medication prescribed for bipolar disorder: Implications for informed choice. Journal of Affective Disorders, 100, 253–257.

Faller, H. (2012). Patientenorientierte Kommunikation in der Arzt-Patient-Beziehung. Bundesgesundheitsblatt – Gesundheitsforschung – Gesundheitsschutz, 55, 1106–1112.

Haarig, F., **Berndt**, C., **Kühnert**, M., **Fuchs**, S., **Bräunig**, P., & **Mühlig**, S. (2016). Was ist Betroffenen wichtig? Bestimmung patientennaher Therapiezieldimensionen in der Behandlung von bipolaren Störungen. Zeitschrift für Psychiatrie, Psychologie und Psychotherapie, 64, 111-120. Doi: 10.1024/1661-4747/a000269.

Kessing, L. V., **Hansen**, H. V., **Ruggeri**, M., & **Bech**, P. (2006). Satisfaction with treatment among patients with depressive and bipo- lar disorders. Social Psychiatry and Psychiatric Epidemiology, 41, 148–155.

Klemperer, D. (2000). Patientenorientierung im Gesundheitssystem. Qualität in der Gesundheitsversorgung. Newsletter der GQMG, 7, 15–16.

Landesverband der Alzheimer Gesellschaften Nordrhein-Westfalen e.V. (2018). Hilfen zur Selbsthilfe-Selbstfürsorge und Burnout-Prophylaxe für Pflegende von Menschen mit Demenz. Abgerufen von https://www.google.com/url?sa=t&rct=j&q=&esrc=s&source=web&cd=[illegible]&ved=2ahUKEwiioMfWzKvfAhVxklsKHSveAo4QFjAAegQIAxAC&url=https %3A %2F %2Fwww.demenz-netzwerk-overath.de %2Fapp %2Fdownload %2F9882473 %2FBurnOutProphylaxePflegende Demenz_Overath150218.pdf&usg=AOvVawozXiW3os664coyzLwwQ5Bo

Lobban, F., **Taylor**, K., **Murray**, C., & **Jones**, S. (2012). Bipolar Disorder is a two-edged sword: A qualitative study to understand the positive edge. Journal of Affective Disorders, 141, 204–212.

Loh, A., **Simon**, D., **Kriston**, L., & **Härter**, M. (2007). Patientenbeteiligung bei medizinischen Entscheidungen – Effekte der Partizipativen Entscheidungsfindung aus systematischen Reviews. Deutsches Ärzteblatt, 104, 1483–1488.

Pfennig, A., **Jabs**, B., **Pfeiffer**, S., **Weikert**, B., **Leopold**, K., & **Bauer**, M. (2011). Versorgungerfahrungen bipolarer Patienten in Deutschland. Befragung vor Einführung der S3-Leitlinie zur Diagnostik und Therapie bipolarer Störungen. Nervenheilkunde, 30, 333–340.

Lösungen

Seite 83–84 → Fallbeispiel 1, 2 und 3

FALLBEISPIEL 1:
Demenz, Anzeichen: zeitliche Desorientierung, launisch, Stimmungstief am Abend, nächtliche Unruhe, Umtriebigkeit

FALLBEISPIEL 2:
Depression, Anzeichen: klagsame Haltung, starker Leidensdruck, Schlaf- und Appetitstörung, Patient erscheint aus eigenem Antrieb beim Hausarzt, körperliche Symptome

FALLBEISPIEL 3:
Demenz, Anzeichen: schleichender Verlauf, Aphasie, Leugnung und Bagatellisierung, kognitive Defizite

Seite 117–118 → Fallbeispiel 1, 2 und 3

FALLBEISPIEL 1:
Panikstörung, Anzeichen: plötzliche Angst, starke körperliche Symptome, situationsunabhängig

FALLBEISPIEL 2:
Generalisierte Angststörung, Anzeichen: Grübeln, verschiedene Themenbereiche der Angst

FALLBEISPIEL 3:
spezifische Phobie, Herzphobie, Anzeichen: Angst vor Herzrasen, Vermeidung des Themas

Seite 137 → Fallbeispiel

ICD-10:
Abhängigkeitssyndrom (Kriterien: Verminderte Kontrollfähigkeit bezüglich Menge des Konsums, Körperliches Entzugssyndrom, fortschreitende Vernachlässigung anderer Interessen)

DSM-5:
mittelgradige Alkoholkonsumstörung (Kriterien: Konsum in größeren Mengen als geplant, Körperliche Entzugssymptome, soziale und zwischenmenschliche Probleme, Reduzierung wichtiger Aktivitäten)

Seite 133 → Die Promille und ihre Wirkung

AB 0,1 PROMILLE

Schon kleine Mengen Alkohol wirken **enthemmend**. Wir werden **kontaktfreudiger**, unsere Stimmung ist gelöst. Was uns noch nicht auffällt: Bereits jetzt **schätzen** wir **Entfernungen falsch ein**.

AB 0,3 PROMILLE

Nun tritt häufig eine **leichte Verminderung der Sehleistung** ein. Unsere **Aufmerksamkeit** und das **Reaktionsvermögen lassen nach**, die Kritikfähigkeit ist herabgesetzt und die **Risikobereitschaft steigt**.

AB 0,5 PROMILLE

Wir sehen immer schlechter, etwa **15% Sehleistung** haben wir bei diesem Promillewert schon eingebüßt. Auch das **Hören ist beeinträchtigt** und wir können **Geschwindigkeiten nicht mehr richtig einschätzen** (z.B. jemanden im Vorbeigehen anrempeln). Nicht selten werden wir sauer, weil wir **reizbarer** sind, als im nüchternen Zustand.

AB 0,8 PROMILLE

Wir können uns kaum noch konzentrieren und es kommt zum **Tunnelblick** (Blickfeld ist um etwa ein Viertel eingeschränkt). Nun **verlängert** sich unsere **Reaktionszeit** um etwa 30 – 50 % und wir kämpfen mit **Gleichgewichtsstörungen**. Gleichzeitig sind viele **enthemmt, euphorisch und überschätzen sich** – gefährliche Kombination.

1,0 BIS 2,0 PROMILLE

Im Rauschstadium kommt es zur weiteren **Verschlechterung** der Sehfähigkeit und v. a. des **räumlichen Sehens**. Wir sind verwirrt und haben deutliche **Sprech-, Reaktions-, Gleichgewichts- und Orientierungsstörungen**. Wer so viel Alkohol im Blut hat, **verliert** auch seine **Kritikfähigkeit**. Deutliche Warnsignale für eine Alkoholvergiftung.

2,0 BIS 3,0 PROMILLE

Nun ist professionelle Hilfe gefragt. Wer das Betäubungsstadium erreicht, **reagiert kaum noch** und **bewegt sich unkoordiniert**. Durch **Erbrechen** versucht der Körper, sich des Alkohols im Magen zu entledigen. Gleichzeitig kann es zur **Muskelerschlaffung** kommen.

AB 3 PROMILLE

Wer so viel Alkohol zu sich nimmt, bringt sein Leben in Gefahr. **Bewusst- und Reflexlosigkeit, Gedächtnisverlust** und **schwache Atmung** sind die Symptome einer gefährlichen Alkoholvergiftung. Es drohen Lähmungen, Koma, Atemstillstand und Tod.

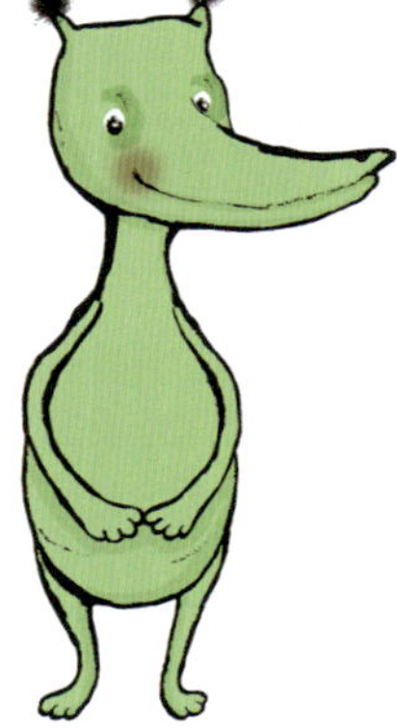

Autoren

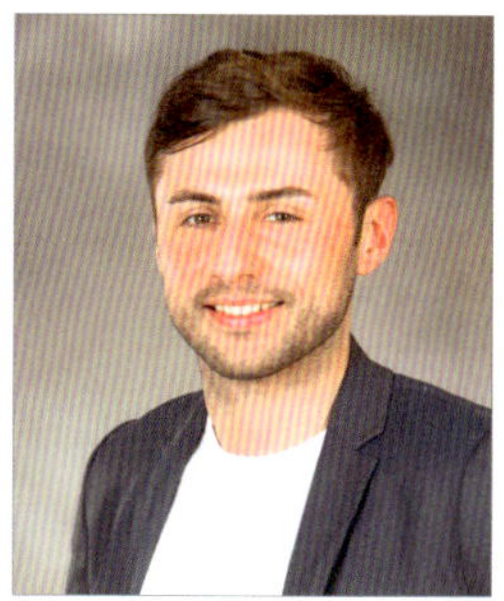

Dr. rer. nat. Frederik Haarig ist Diplom-Psychologe sowie angehender Psychologischer Psychotherapeut (Verhaltenstherapie) und beschäftigt sich seit 2013 mit der Versorgung von Menschen im hohen Lebensalter mit psychischen Erkrankungen im Hinblick auf einen bedürfnisorientierten und therapieangemessenen Umgang. Neben Themen des Aggressionsmanagements, der Biografiearbeit und patientenorientierter Ansprache beschäftigt er sich sowohl im Bereich der Forschung als auch in der Praxis mit der Abgrenzung unterschiedlicher alterspezifischer Symptome sowie deren adäquater Behandlung und Versorgung. Gerade hierfür ist seiner Meinung nach wichtig, Grundlagen der jeweiligen Krankheits- bzw. Störungsbilder zu kennen und sich als Fachkraft, die eine wichtige Bezugsperson für Betroffene darstellt, damit auseinanderzusetzen. Als Initiator ist er zudem federführend zuständig für den Verein „Kopfvitamin e. V.", der sich der Erhaltung und Förderung der psychischen Gesundheit bei verschiedenen Zielgruppen widmet.

.

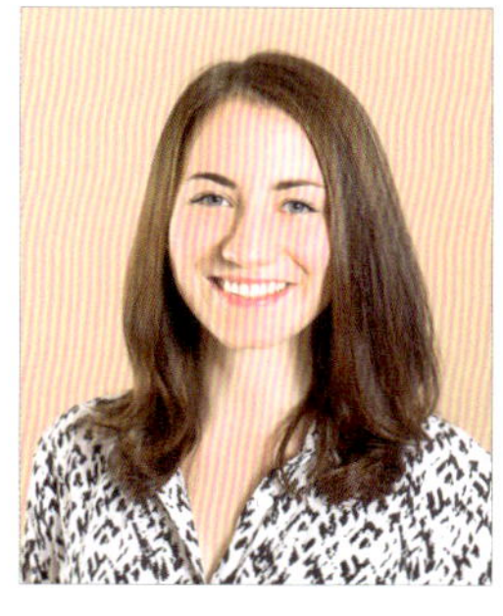

Hanna Schade wirkt als Organisationspsychologin seit mehreren Jahren in Forschungs- und Praxisprojekten zur Personalentwicklung in sozialen und Pflegeberufen mit, in welchen sich das Wissen um psychische Erkrankungen immer wieder als wichtige Ressource in der täglichen Arbeit zeigt. Im Rahmen ihres Engagements bei Kopfvitamin e. V. liegt es ihr zudem am Herzen, jenes Störungswissen bereits an junge Heranwachsende, die ihre Berufung im Feld sozialer Tätigkeiten sehen, zu vermitteln (u. a. Absolventen des Freiwilligen Sozialen Jahres bzw. Bundesfreiwilligendienst). Als zertifizierte Stresstrainerin vermittelt sie Beschäftigten in Workshops zudem Techniken und Tools, die einerseits im Umgang mit Pflegebedürftigen dem Schutz der eigenen psychischen Gesundheit dienen, andererseits aber auch unter Anleitung mit den psychisch erkrankten Betroffenen eingesetzt werden können.

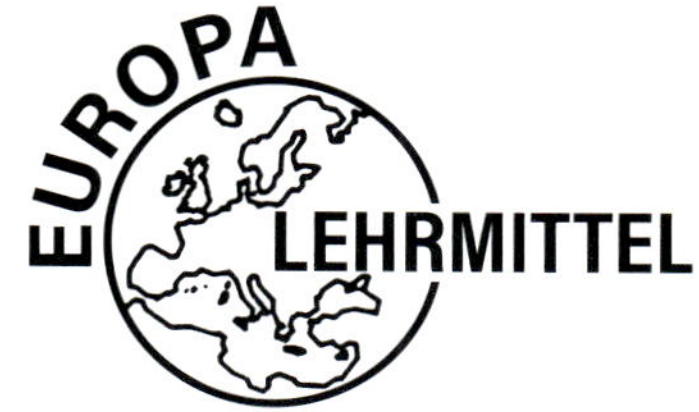

Série de publications spécialisées
de la maison d'édition Europa-Lehrmittel

H. Eberle
E. Gonser
H. Hermeling †
M. Hornberger
R. Kilgus
R. Kupke
D. Menzer
W. Ring

Technologie Confection et habillement

1ère édition française

Éditeur de matériel pédagogique :
VERLAG EUROPA-LEHRMITTEL · Nourney, Vollmer GmbH & Co. KG
Düsselberger Straße 23 · 42781 Haan-Gruiten · Allemagne

N° de la maison d'édition : 64646

Titre original : © *Fachwissen Bekleidung,* 11e édition 2017, 1e quota d'impression, Verlag Europa-Lehrmittel

Auteures et auteurs de *Fachwissen Bekleidung,* 11e édition 2017 :

Eberle, Hannelore	Weingarten
Gonser, Elke	Metzingen
Hornberger, Marianne	Munich
Kupke, Renate	Stuttgart
Ring, Werner	Eningen

Direction du groupe de travail et correction-révision :
Ring, Werner Eningen, Allemagne

Dessins de modèles : Studio Salo-Döllel, Aufkirchen bei Erding, Allemagne

Iconographie : Bureau de dessin, Verlag Europa-Lehrmittel, Ostfildern, Allemagne

Gestion de projet : Simone Bán, Verlag Europa-Lehrmittel, Haan-Gruiten, Allemagne

Remerciements particuliers à Mathilde Escher, Gabriela Schnyder, Christèle Sturzenegger et Melanie Ulrich pour la relecture de la traduction française, ainsi qu'à Georg Berger, Bettina Frei et Esther Bader pour leur travail dans la réalisation de cet ouvrage.

Ce manuel s'appuie sur les dernières éditions des fiches DIN. Seules les fiches DIN ont toutefois un caractère contraignant. Maison d'édition pour les fiches DIN : Beuth-Verlag GmbH, Burggrafenstraße 6, 10787 Berlin.

1ère édition française 2023

Impression 5 4 3 2 1

Les tirages de la même édition peuvent être tous utilisés parallèlement car en dehors de la correction d'éventuelles erreurs d'impression, leurs contenus sont tous identiques.

ISBN 978-3-8085-6464-6

Traduction : SemioticTransfer AG, 5400 Baden, Suisse
Mise en page de couverture : braunwerbeagentur, 42477 Radevormwald, Allemagne
Composition : Satz+Layout Werkstatt Kluth GmbH, 50374 Erftstadt, Allemagne
Impression : Himmer GmbH, 86167 Augsburg, Allemagne

Préface

Technologie Confection et habillement, la traduction française de la 11e édition du titre « Fachwissen Bekleidung » (Europa-Nr. 62013) de la maison d'édition Europa-Lehrmittel, vise notamment à aider à la formation aux métiers de l'habillement (par ex. couturier/couturière textile et de mode, styliste textile et de mode, couturier/couturière sur mesure, couturier retoucheur/couturière retoucheuse, confectionneur/confectionneuse technique, assistant/e technique en habillement et designer/designeuse de mode). Cet ouvrage est utilisé dans les écoles professionnelles, les collèges professionnels, les écoles supérieures professionnelles, les écoles techniques et les écoles supérieures. Il sert aussi de livre de référence dans l'industrie de l'habillement et l'artisanat textile.

Ce **manuel** se caractérise par une mise en page concise et compacte. Chaque page forme un tout. Une attention particulière a été accordée à ce que sa structure soit claire, son texte compréhensible et à ce que l'ouvrage soit illustré par de nombreuses photos en couleurs.

Le **contenu** de ce manuel est structuré en fonction des règlements de formation et des programmes-cadres utilisés dans l'enseignement. Les thèmes abordés intègrent les dernières connaissances scientifiques, les expériences tirées de la pratique professionnelle, ainsi que les normes DIN en vigueur dans la mesure où elles revêtent un caractère pertinent pour les groupes cibles concernés.

Outre les points d'ordre didactique, les questions liées aux déroulements des processus technologiques de fabrication déterminent la **structure** du manuel. Le fait de présenter un contenu approfondi en rapport au domaine constituait aussi un objectif important. L'ordre des 15 chapitres du livre suit ainsi essentiellement celui de la **« chaîne textile »**.

Nous remercions les **personnes, associations et entreprises** citées en annexe (p. 319 à 322) de nous avoir aidés à éclaircir certaines questions et pour les photos qu'elles nous ont fournies. Nous adressons notamment nos remerciements à

M. Wolfgang Quednau, BTTA GmbH, pour ses conseils techniques apportés dans le chapitre « Étiquetage textile »,

M. Dr Heinz-Peter German pour la relecture et ses suggestions sur le chapitre « Cuir et fourrures »,

Mme Simone Morlock, Hohenstein Institut für Textilinnovation GmbH et Mme Anke Rissiek, de Lenkungskreis Human Solutions GmbH pour leur aide dans la refonte du chapitre « Mesures des vêtements »,

Mme Simone Hübsch, Prym GmbH pour son aide apportée avec les photos sur la couture à la main,

Mme Berit Sonntag et Mme Carola Boussahel de Hugo Boss AG pour leurs conseils techniques lors de l'actualisation du chapitre « Systèmes de saisie de temps »,

Messieurs Karl Herzer, Martin Schmidt et Andreas Tobisch, entreprise Pfaff GmbH pour leur aide sur la question technique des joints et du soudage,

l'entreprise Groz-Beckert KG, représentée par Mme Birte Kleefisch et Mme Lisa Haug, pour les animations vidéo fournies.

Nous sommes ouverts et ravis de recevoir tout type de suggestions constructives contribuant à l'exhaustivité et à l'amélioration de ce manuel.

Eningen, automne 2017
(année de publication de la 11e édition allemande)

Relecteur, auteures et auteurs

TABLE DES MATIÈRES

1 Fibres

1.1 Vues d'ensemble
1.1.1 Fabrication et importance des fibres textiles ... 6
1.1.2 Répartition des fibres textiles ... 7
1.2 Fibres naturelles : fibres végétales
1.2.1 Coton ... 8
1.2.2 Lin ... 12
1.2.3 Fibres issues de semences, libériennes et dures : kapok, chanvre, ramie, jute, sisal, chanvre de Manille, coco ... 15
1.3 Fibres naturelles : fibres animales
1.3.1 Laine ... 16
1.3.2 Poils d'animaux : alpaga, lama, chameau, cachemire, mohair, angora ... 20
1.3.3 Soie ... 21
1.4 Fibres chimiques : principes de base
1.4.1 Structure des fibres textiles ... 25
1.4.2 Solution filable ... 26
1.4.3 Filage des fibres chimiques ... 27
1.5 Fibres chimiques issues de polymères naturels
1.5.1 Vue d'ensemble ... 28
1.5.2 Viscose, modal ... 29
1.5.3 Lyocell ... 31
1.5.4 Cupro ... 32
1.5.5 Acétate, Triacétate ... 32
1.6 Fibres chimiques en polymères synthétiques
1.6.1 Vue d'ensemble ... 33
1.6.2 Polyamide ... 34
1.6.3 Polyester ... 36
1.6.4 Polyacryle, modacrylique ... 38
1.6.5 Élasthanne, polytétrafluoroéthylène, chlorure de polyvinyle, polyéthylène, polypropylène, alcool polyvinylique ... 39
1.7 Fibres chimiques issues de tissus inorganiques
1.7.1 Verre, carbone, métal ... 40
1.8 Caractéristiques des fibres
1.8.1 Identification des fibres ... 41
1.8.2 Données technologiques relatives aux fibres ... 42
1.9 Mélange de fibres
1.9.1 Mélanges : types, entretien, étiquetage ... 44

2 Étiquetage des textiles

2.1 Étiquetage relatif aux textiles et à leur entretien
2.1.1 Étiquetage textile ... 45
2.1.2 Entretien du textile ... 47
2.1.3 Étiquetage relatif à l'entretien ... 48

3 Fonctions des textiles

3.1 Fonctions des vêtements
3.1.1 Fonctions de base et exigences ... 51
3.1.2 Fonctions physiologiques du vêtement ... 52
3.2 Textiles avec fonctions spécifiques
3.2.1 Domaines d'utilisation des textiles ... 53
3.2.2 Textiles techniques ... 53
3.2.3 Tenues de protection contre les intempéries ... 54
3.2.4 Tenues de protection au travail ... 55
3.2.5 Vêtements avec transport de l'humidité et thermorégulation ... 56
3.2.6 Textiles high-tech ... 57

4 Écologie

4.1 Écologie dans la chaîne textile
4.1.1 Durabilité ... 59
4.1.2 Écologie des produits ... 59
4.1.3 Normes sociales ... 60
4.1.4 Écologie humaine, mode de consommation responsable et traitement écologique des déchets ... 61
4.1.5 Label écologique ... 62

5 Fils

5.1 Fondamentaux
5.1.1 Fils : vue d'ensemble et définitions ... 64
5.2 Fils de fibres textiles
5.2.1 Principe de fabrication des fils de fibres textiles ... 65
5.2.2 Procédé de fabrication pour les fils de fibres textiles 66
5.2.3 Caractéristiques et utilisation des fils de fibres extiles 70
5.3 Fils de filaments
5.3.1 Fabrication de fils de filaments ... 71
5.3.2 Texturage ... 71
5.3.3 Fils texturés et fils bi-composants ... 72
5.3.4 Caractéristiques et utilisation des fils de filaments ... 72
5.4 Retors
5.4.1 Retors simples et retors câblés ... 73
5.4.2 Fils avec structure âme-gaine ... 73
5.5 Fils fantaisie
5.5.1 Critères de sélection des fils ... 74
5.5.2 Effets de couleurs, de brillance et effets structurés ... 74
5.6 Fils à coudre
5.6.1 Vue d'ensemble, présentation des fils à coudre, exigences de qualité ... 75
5.7 Finesses des fils
5.7.1 Systèmes de numérotation des fils ... 76
5.7.2 Numérotation des fils simples ... 76
5.7.3 Titrage des retors et fils à coudre ... 77

6 Surfaces textiles

6.1 Textiles non tissés
6.1.1 Surfaces textiles : aperçu ... 78
6.1.2 Feutres foulés et non-tissés ... 78
6.2 Textiles tissés
6.2.1 Fabrication de tissu ... 80
6.2.2 Préparation du tissage ... 81
6.2.3 Procédé d'insertion de trame ... 82
6.2.4 Principes de construction des armures ... 83
6.2.5 Armure toile et dérivés ... 84
6.2.6 Armure sergé et dérivés ... 85
6.2.7 Armure satin et dérivés ... 87
6.2.8 Tissu à effet de couleur ... 88
6.2.9 Tissu crêpe ... 89
6.2.10 Tissu avec trois ou plusieurs systèmes de fil : Tissus renforcés, lancés, brochés et tissus éponge ... 90
6.2.11 Tissu avec trois ou plusieurs systèmes de fil : Tissus à fils relevés ... 91
6.2.12 Tissu avec trois et plusieurs systèmes de fil : Tissus double ... 92
6.2.13 Tissus piqués ... 93
6.3 Tricots
6.3.1 Classification ... 94
6.3.2 Tricot trame ... 95
6.3.3 Tricot à armure endroit-envers ... 97
6.3.4 Tricot à armure endroit-endroit ... 98
6.3.5 Tricot à mailles retournées et Interlock ... 99
6.3.6 Confection des tricots ... 99
6.3.7 Tricots tubulaires, tricots rectilignes ... 100
6.3.8 Tricot chaîne ... 101
6.3.9 Produits cousus-tricotés ... 102
6.4 Surfaces textiles particulières
6.4.1 Tissus transparents et ajourés ... 103
6.4.2 Dentelles et tulles ... 104
6.5 Comparaison de surfaces textiles
6.5.1 Caractéristiques et utilisation des surfaces textiles .. 105

7 Ennoblissement textile

7.1 Notions élémentaires
7.1.1 Définition et but de l'ennoblissement textile ... 106
7.1.2 Procédés d'ennoblissement ... 106
7.2 Pré-traitement, traitement intermédiaire et ultérieur
7.2.1 Flambage, lavage, mercerisage ... 107
7.2.2 Blanchiment, azurant optique, carbonisation, thermofixation, essorage, séchage, fixation ... 108
7.3 Coloration
7.3.1 Teinture : Notions élémentaires ... 109
7.3.2 Procédé de teinture ... 110
7.3.3 Procédé d'impression ... 111
7.4 Apprêtage
7.4.1 Apprêtage mécanique ... 114
7.4.2 Apprêtage mécano-thermique ... 115
7.4.3 Apprêtage chimique ... 116
7.4.4 Apprêtage du jean ... 118
7.5 Enduction textile
7.5.1 Enduction, pelliculage, laminage, collage ... 119

8 Connaissance des matériaux

8.1 Désignations commerciales
8.1.1 Termes techniques pour certains effets ... 120
8.1.2 Textiles extérieurs (classement alphabétique) ... 122
8.2 Accessoires et garnitures
8.2.1 Textiles de maintien : entoilage ... 141
8.2.2 Textiles intérieurs : doublure ... 142
8.2.3 Rubans et garnitures ... 143
8.2.4 Rubans décoratifs et passementeries ... 144
8.2.5 Moyens de fermeture ... 145

9 Cuir et fourrures

9.1 Cuir
9.1.1 Fabrication du cuir ... 147
9.1.2 Types de cuir ... 149
9.1.3 Caractéristiques et confection en cuir ... 150
9.2 Fourrures
9.2.1 Espèces d'animaux à fourrure ... 151

9.2.2 Caractéristiques et traitement de fourrures 151
9.2.3 Corroyage des fourrures 152
9.2.4 Apprêtage des fourrures 152
9.2.5 Fabrication de vêtements en fourrure 153
9.2.6 Imitations de fourrures 155

10 Fabrication de vêtements

10.1 Réalisation des patrons et découpe
10.1.1 Projet et développement de patrons 156
10.1.2 Gradation 157
10.1.3 Réalisation de plan de coupe 159
10.1.4 Types de plan de coupe 161
10.1.5 Matelassage 162
10.1.6 Découpe 164
10.1.7 Marquage et préparation 165
10.1.8 Outils pour dessiner, mesurer et marquer 166
10.1.9 Outils de coupe 167
10.2 Machines et procédés de technique de couture
10.2.1 Formes des machines à coudre 168
10.2.2 Machines à coudre : aperçu 169
10.2.3 Composants de la machine à coudre 170
10.2.4 Éléments mobiles de la machine à coudre 171
10.2.5 Entraînement de la machine à coudre 172
10.2.6 Fonctions supplémentaires de la piqueuse rapide ... 173
10.2.7 Machines à coudre automatiques 174
10.2.8 Installations de couture automatisées 175
10.2.9 Aiguilles de machines à coudre 176
10.2.10 Système d'entraînement 178
10.2.11 Pied presseur et guides 180
10.2.12 Navettes et boucleurs 182
10.2.13 Types de points de couture : aperçu 183
10.2.14 Point noué 184
10.2.15 Point de chaînette à un fil 186
10.2.16 Point de chaînette à plusieurs fils 187
10.2.17 Point de surjet 188
10.2.18 Point de recouvrement 190
10.2.19 Point invisible 191
10.2.20 Types de couture : représentation graphique 192
10.2.21 Types de couture : utilisation 195
10.2.22 Outillage de couture à la main 197
10.2.23 Types de points pour coutures manuelles 198
10.3 Problèmes techniques de couture
10.3.1 Grignage des coutures 200
10.3.2 Dommages sur l'ouvrage, anomalies de la machine à coudre 201
10.4 Soudure et collage
10.4.1 Assemblage et étanchéité des coutures par soudure et collage 202
10.5 Appareils et procédés de repassage et de fixation
10.5.1 Pressage 204
10.5.2 Poste de pressage 206
10.5.3 Presses et finisseur 208
10.5.4 Thermofixation 209
10.6 Sécurité dans une entreprise de confection
10.6.1 Symboles de sécurité au poste de travail 211
10.6.2 Premiers secours 212
10.6.3 Sécurité sur le lieu de travail 212
10.6.4 Manipulation de substances dangereuses 213
10.6.5 Sécurité pendant la fabrication de vêtements 214

11 Organisation de la fabrication de vêtements

11.1 Production de vêtements
11.1.1 Types de production 216
11.1.2 Méthodes et procédure de fabrication 217
11.2 Organisation d'une entreprise
11.2.1 Organisation structurelle 218
11.2.2 Structure des tâches et système d'attributions 219
11.2.3 Organisation d'une entreprise d'habillement 220
11.2.4 Organisation des processus et fiches 221
11.3 Organisation du travail
11.3.1 Systèmes de travail 224
11.3.2 Étude des méthodes et ergonomie 225
11.4 Temps de travail
11.4.1 Détermination du temps de travail par la saisie du temps observé 228
11.4.2 Détermination du temps par la saisie de temps standards 230
11.5 Gestion de la qualité
11.5.1 Gestion de la qualité : Fondamentaux 232
11.5.2 Qualité chez un fabricant de vêtements 233
11.6 Flux d'informations
11.6.1 Échange de données 236
11.7 Flux de matériaux
11.7.1 Circulation de matériel au sein de l'entreprise 238

12 Mesures des vêtements

12.1 Détermination des proportions
12.1.1 Théorie des proportions 239
12.1.2 Prise de mesures et application des mesures 240
12.2 Tailles de vêtements
12.2.1 Barèmes de tailles 241
12.2.2 Tailles des vêtements pour femmes 242
12.2.3 Tailles des vêtements pour hommes 243
12.2.4 Autres tailles de vêtements 244
12.2.5 Barèmes de tailles spéciaux 245

13 Développement des produits

13.1 Collection
13.1.1 Développement d'une collection 246
13.1.2 Cadre de référence de la collection et gammes de qualité 247
13.1.3 Groupes cibles 248
13.2 Conception des produits
13.2.1 Éléments de concept on des designs 250
13.2.2 Influences sur la conception des designs 251

14 Groupes de produits

14.1 Vêtements pour usages spécifiques et groupes cibles définis
14.1.1 Sous-vêtements et vêtements de nuit 252
14.1.2 Corseterie et vêtements de bain 254
14.1.3 Vêtements pour enfants 255
14.1.4 Chemises pour hommes 256
14.1.5 Vêtements professionnels 257
14.2 Vêtements pour femmes et vêtements pour hommes
14.2.1 Jupes 258
14.2.2 Chemisiers 260
14.2.3 Robes 261
14.2.4 Vêtements en maille 262
14.2.5 Pantalons 263
14.2.6 Vestes 264
14.2.7 Manteaux 265
14.2.8 Ensembles féminins 266
14.2.9 Costumes 267
14.2.10 Tenues de cérémonie 268
14.3 Tenues de sport et de loisirs
14.3.1 Exigences en matière de vêtements de sport et de loisirs 269
14.3.2 Formes de vêtements et matières 270
14.4 Accessoires
14.4.1 Couvre-chefs 272
14.4.2 Autres accessoires de mode 273

15 Histoire du vêtement

15.1 Panorama historique
15.1.1 Époques stylistiques 274
15.1.2 La mode 275
15.2 Antiquité
15.2.1 Antiquité égyptienne 276
15.2.2 Antiquité grecque 278
15.2.3 Antiquité romaine 280
15.2.4 Époque germanique : préhistoire et début de l'ère chrétienne 282
15.3 Moyen Âge
15.3.1 Moyen Âge byzantin 284
15.3.2 Période romane 286
15.3.3 Époque gothique 288
15.4 Les Temps Modernes
15.4.1 La Renaissance 291
15.4.2 Période baroque 294
15.4.3 Période rococo 296
15.5 Classicisme
15.5.1 Mode anglaise, Directoire et Empire 298
15.5.2 Biedermeier 300
15.6 Romantisme
15.6.1 Deuxième rococo et époque victorienne 302
15.7 Les temps plus récents
15.7.1 Belle Époque, Réforme et Art nouveau 304
15.7.2 Les années 20 306
15.7.3 Les années 30 308
15.7.4 Les années 40 309
15.7.5 Les années 50 310
15.7.6 Les années 60 311
15.7.7 Les années 70 312
15.7.8 Les années 80 313
15.8 Époque contemporaine
15.8.1 Les années 90 314
15.8.2 Tournant du millénaire 315
15.9 Termes techniques
15.9.1 Termes techniques de l'histoire du vêtement 316

Remerciements 318
Répertoire des sources iconographiques 319
Index des mots clés 322

1.1.1 Fabrication et importance des fibres textiles

Fabrication des fibres textiles (ill. 1)

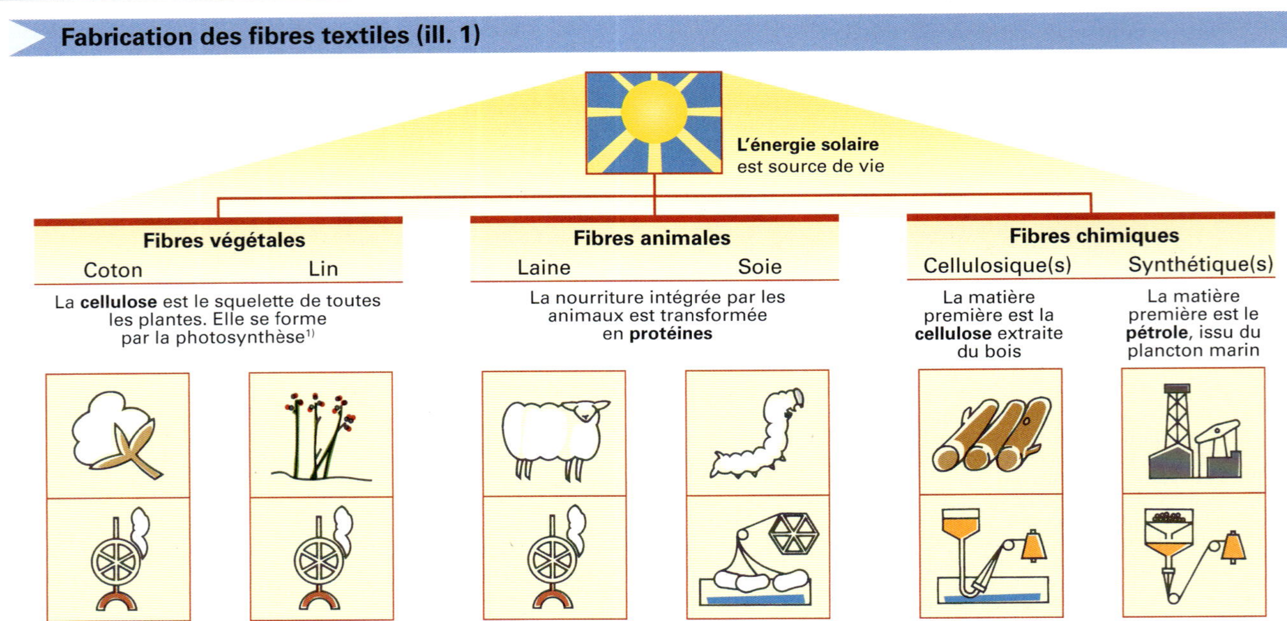

Les fibres végétales et animales sont formées de « **polymères** » naturels. Les polymères sont composées d'une répétition de molécules plus ou moins grandes. Les fibres chimiques cellulosiques sont formées à partir des polymères naturels des plantes (cellulose). La cellulose est dissoute puis pressée dans des filières. Les fibres chimiques synthétiques sont issues de la pétrochimie. Leurs polymères sont fabriqués de manière synthétique (artificielle). Quelle que soit leur provenance, toutes les fibres sont formées de grosses molécules alignées et retenues ensemble.

1) Transformation du dioxyde de carbone en hydrates de carbone dans la plante verte sous l'effet de la lumière.

Importance des fibres textiles

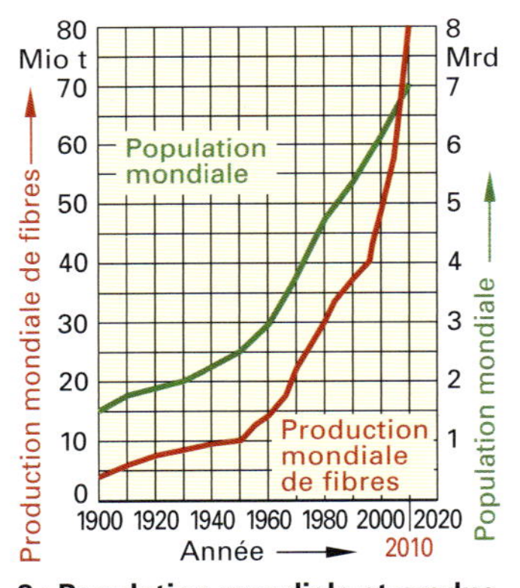

2 : Population mondiale et production mondiale de fibres

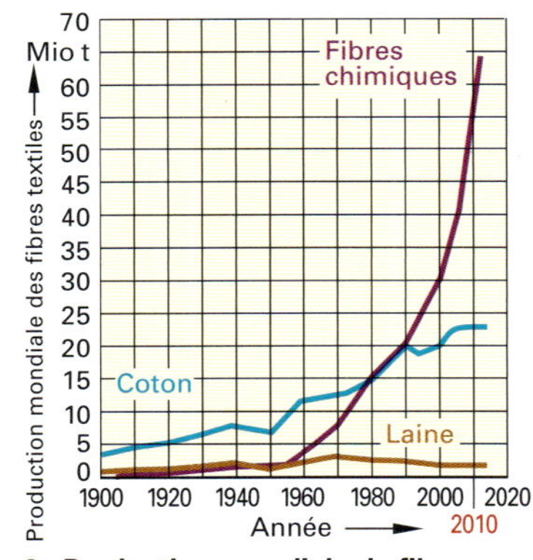

3 : Production mondiale de fibres chimiques, laine, coton

La croissance de la population mondiale a entraîné une forte hausse des besoins en textiles et par là même en fibres textiles **(ill. 2 et 3)**.

Les **textiles d'ameublement** sont nécessaires pour couvrir l'un des besoins essentiels de l'être humain, qui consiste à se vêtir.

Les **textiles d'ameublement,** tel que la literie, les nappes et serviettes de table, les étoffes pour la décoration et le mobilier, les tissus pour rideaux et stores, ainsi que les revêtements de sols, répondent à un usage domestique.

Les **textiles techniques** prennent une place de plus en plus importante dans le domaine professionnel, en tant que vêtement de protection, de médecine, dans le secteur du conditionnement, en ingénierie mécanique, dans le bâtiment et pour les travaux de voirie, ainsi qu'en aéronautique.

La chaîne textile, de la fibre au consommateur

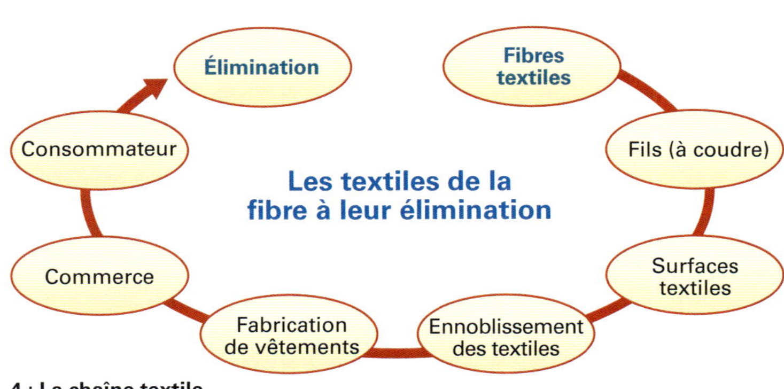

4 : La chaîne textile

L'**ill. 4** représente la **chaîne textile**. Les fibres textiles sont transformées en **fils** (fibres courtes, fils de filaments) et les fils en **surfaces textiles** (tissus, tricots, feutre, non-tissé). Les surfaces textiles sont **apprêtées**; par ex. la teinture, ainsi que les conditions d'entretien et d'utilisation sont améliorées.

Le **vêtement** est fabriqué à partir des surfaces textiles et transite par le **commerce de gros ou de détail** pour arriver jusqu'au consommateur.

Les **consommateurs** portent et entretiennent le vêtement.

En bout de chaîne textile a lieu l'**élimination** des textiles qui se matérialise par ex. par le recyclage, la collecte ou la combustion.

1.1.2 Répartition des fibres textiles[1]

FIBRES TEXTILES

FIBRES NATURELLES

Groupe principal Sous-groupe	Nom de la fibre ou nom générique	Abréviations
Fibres végétales (cellulose)		
Fibres de semences	Coton Kapok	CO KP
Fibres libériennes[2]	Lin Chanvre Jute Ramie	LI HA JU RA
Fibres	Sisal Chanvre de Manille (Abaca) Coco	SI AB CC
Fibres animales (protéines)		
Laine	Laine Laine vierge	WO WV
Poils fins d'animaux	Alpaga Lama Vigogne Guanaco Chameau Angora Mohair Lapin Cachemire Cashgora Yack	WP WL WG WU WK WA WM WN WS WSA WY
Poils d'animaux grossiers[2]	Poil de bovin Crin de cheval Poil de chèvre	HR HS HZ
Soies[3]	Soie (du mûrier) Soie Tussah	SE ST
Fibres minérales		
Laine de roche	Amiante[5]	AS

FIBRES CHIMIQUES

Groupe principal Sous-groupe	Nom de la fibre ou nom générique	Abréviations
Fibres chimiques issues de polymères naturels		
Fibres chimiques cellulosiques	Viscose Modal Lyocell Cupro Acétate Triacétate	CV CMD CLY CUP CA CTA
Alginate	Alginate	ALG
Élastique[3]	Élastique	LA
Fibres protéiniques régénérées	(Fibres de) lait	–
Fibres chimiques en polymères synthétiques		
Élastique	Élasthanne[4] (polyuréthanne), Spandex Élastodiène	EL, SP ED
Polytétrafluoroéthylène	Fluorofibre	PTFE
Polyacryle	Polyacryle Modacrylique	PAN MAC
Polyamide	Polyamide Aramide	PA AR
Polychloride	Chlorure de poly vinyle) Chlorure de polyvinyle	CLF CLF
Polyester	Polyester	PES
Polyoléfine	Polyéthylène Polypropylène	PE PP
Alcool polyvinylique[3]	Alcool polyvinylique	PVAL
Fibres chimiques issues de tissus inorganiques		
Verre Carbone Métal	Verre Carbone Métal	GF CF MTF

[1] Répartition conforme aux normes DIN EN ISO 2076 et 6938, ainsi qu'à la réglementation sur l'étiquetage textile

[2] Fibres textiles qui sont également mentionnées dans l'annexe 1 «Régl. sur l'étiquetage textile» : Fibres libériennes : alfa, genêt, chanvre de Bengale, hennequin, marque
Fibres chimiques en polymères synthétiques : élastomultiester, mélamine, nylon, polyamide, polyactide, polyurée, vinylal, trivinyle
Poils grossiers : poils d'animaux avec ou sans indication du genre d'animal

[3] Fibres textiles qui ne sont pas mentionnées dans l'annexe 1 «Régl. sur l'étiquetage textile» : Fibres animales (protéines) : Soie du mûrier, soie tussah, Fibres chimiques issues de polymères naturels : élastique, Fibres chimiques issues de polymères synthétiques : alcool polyvinylique

[4] Orthographe de la réglementation UE relative aux dénominations des fibres textiles : élasthanne (polyuréthanne)

[5] L'utilisation de ces textiles clairement identifiés comme étant cancérigènes, ils sont interdits en Suisse depuis le 1er mars 1989. Cette interdiction s'applique à l'utilisation de l'amiante, à la mise sur le marché, à l'exportation et importation de préparations et de produits contenant de l'amiante (annexe 1.6 de l'Ordonnance sur la réduction des risques liés aux produits chimiques du 18 mai 2005, RS 814.81).

1.2.1 Coton (1)

Coton   Abréviations : CO   angl. : cotton

Histoire

Les vêtements en coton habillent l'être humain depuis déjà plusieurs millénaires. Au Mexique, des capsules de coton et des tissus en coton datant de 5800 av. J.-C. ont été découverts dans une grotte. Au Pakistan, des tissus et des cordes en coton ont pu se conserver dans un vase en argent pendant près de 5000 ans. En Grèce antique, les tissus de coton étaient utilisés pour s'habiller.

Vers 1000 av. J.-C., les Arabes et les Sarrasins diffusèrent le coton à travers l'Europe. Il commença à être travaillé en Allemagne autour de 1300 mais son rôle resta longtemps secondaire par rapport au lin et à la laine.

Vers 1700, l'Amérique du Nord commença à planter des semences de coton indien de manière systématique. En 1721, le roi de Prusse Frédéric interdit de porter des tissus de coton afin de contrer la hausse des importations. La production de coton fit un bond avec l'invention du métier à filer en 1764, du métier à tisser en 1785, puis de l'égreneuse en 1792. Autour de 1900, le coton dominait la production de fibres avec une part de marché de 80 %.

Importance et origine

La part du coton dans la production de fibres a chuté de 70 % en 1960 à 27 % en 2014. La croissance de la population mondiale entraîne une hausse des besoins en fibres textiles. Ce phénomène est compensé par l'essor de la production de fibres chimiques. La production annuelle de coton se maintient à un niveau relativement constant de 23 millions de tonnes.

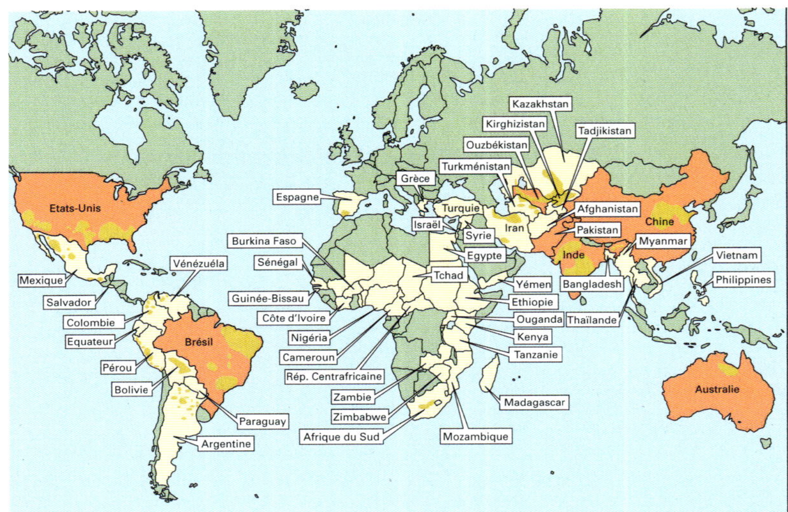

1 : La culture du coton dans le monde

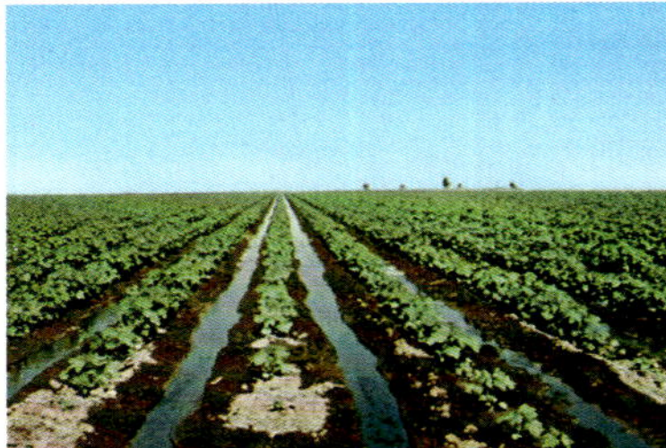

2 : Le champ de coton

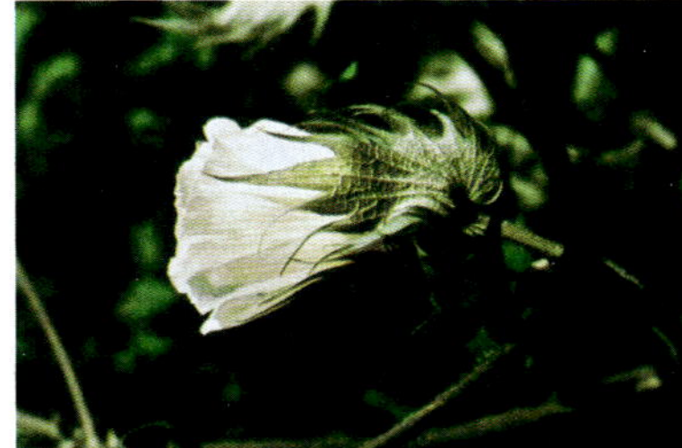

3 : Le coton en fleurs

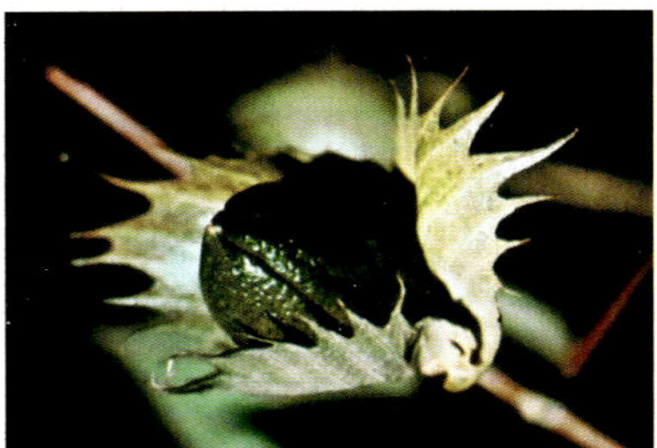

4 : La capsule

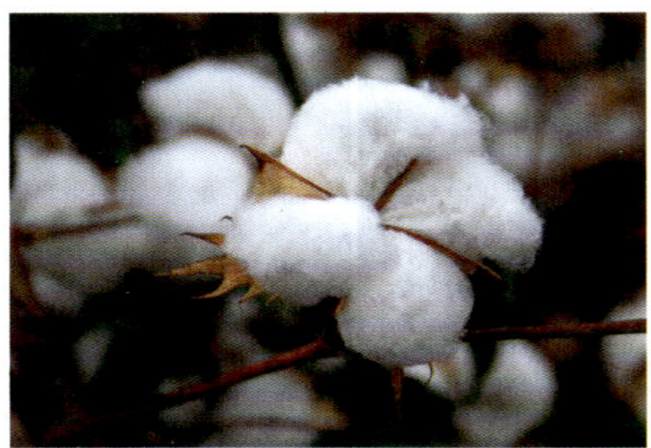

5 : L'ouverture des capsules

Principaux pays de production	Autres pays de production
Inde, Chine, États-Unis, Pakistan, Brésil, Ouzbékistan, Turquie	**Afrique :** Égypte, Afrique de l'Est et Afrique centrale **Asie :** Israël, Thaïlande, etc. **Europe :** Espagne, etc.

Coton biologique

La part du coton biologique dans la production mondiale totale (23 millions de tonnes en 2015) est en recul et représente env. 0,5 %[1]. Le coton biologique est cultivé conformément à la législation en vigueur pour les cultures biologiques contrôlées. L'utilisation d'engrais chimiques et de produits phytosanitaires, ainsi que de semences génétiquement modifiées n'est pas autorisée. L'Inde est le principal pays de fabrication.

La plante de coton

Le coton appartient à la famille des Malvacées. Selon le type, le climat et le mode de culture, le cotonnier peut atteindre une hauteur de 25 cm à 2 mètres. Il est surtout cultivé comme une plante arborée annuelle. Au Pérou et dans le Nord du Brésil, on cultive encore le coton sur des arbustes vivaces qui peuvent vivre jusqu'à l'âge de 15 ans.

Entre 175 et 225 jours s'écoulent entre l'ensemencement et la maturité. La plante a besoin d'une grande quantité d'humidité pendant sa croissance et de beaucoup dechaleur au stade de la maturité **(ill. 2)**. La production cotonnière mondiale se situe par conséquent dans les zones tropicales et subtropicales.

Après la floraison **(ill. 3)**, l'ovaire situé au sein du calice se transforme en une capsule qui en éclatant permet aux fibres de sortir **(ill. 4 et 5)**. La capsule de coton contient env. 30 graines sur lesquelles se trouvent respectivement 2000 à 7000 filaments, les fibres de coton.

[1] Source : Secrétariat International du Coton de Washington (ICAC)

1.2.1 Coton (2)

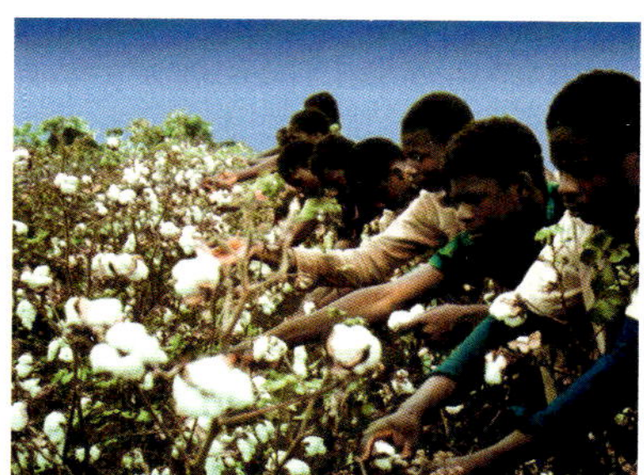
1 : Cueillette manuelle

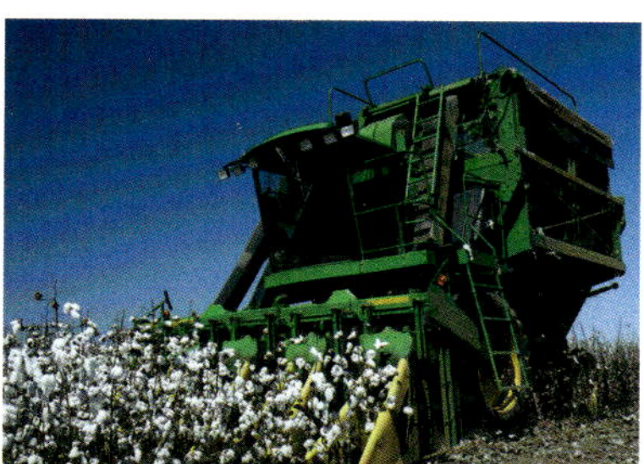
2 : Cueillette mécanique

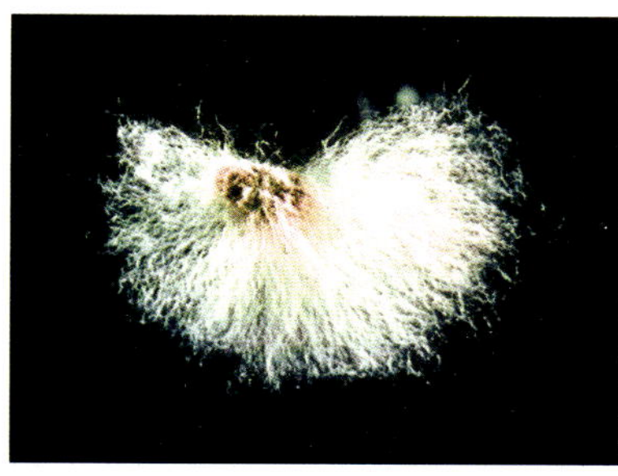
3 : Graines avec fibres

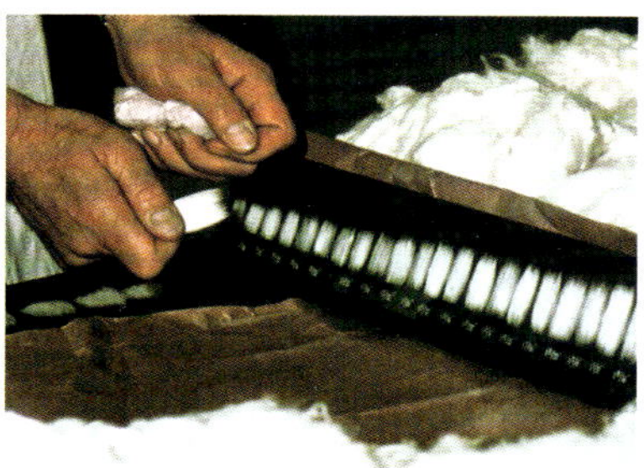
4 : Longueur de fibre du coton

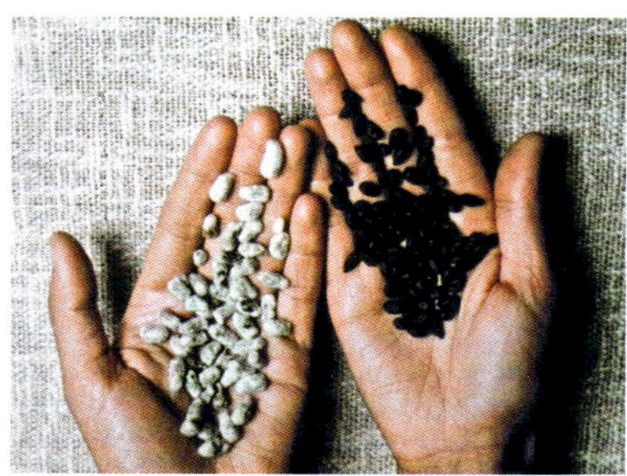
5 : Graines avec linters (gauche)
Graines sans linters (droite)

Pour le coton comme pour tous les produits agricoles, les méthodes de culture se sont développées de manières différentes selon les pays : les États-Unis, l'Australie, le Brésil, l'Ouzbékistan et Israël utilisent de très grosses machines, tandis que dans les pays en voie de développement, le travail se fait à l'aide de bœufs, de buffles et manuellement.

Récolte

La récolte est manuelle ou s'effectue à l'aide d'une cueilleuse.

La cueillette manuelle **(ill. 1)** dure plusieurs semaines. Par rapport à la récolte mécanique, cette méthode présente un avantage qualitatif car seuls les faisceaux de fibres blancs murs sont récoltés.

La cueilleuse **(ill. 2)** récupère toute la récolte en même temps. Elle attrape donc aussi les fibres immatures et mortes, les feuilles mortes et les morceaux de capsules.

Maturation, séchage

Le coton récolté est séché avec de l'air chaud ou par entreposage pour la phase de maturation.

Égrainage

Les fibres et les graines de coton **(ill. 3)** sont séparées avec des égreneuses. On obtient des **fibres de coton** d'une hauteur de 20 mm à 40 mm **(ill. 4)**.

Des fibres encore très courtes, qui ne sont pas adaptées à la filature, se trouvent encore sur la graine de coton. Ces fibres sont appelées **linters.** Ils sont composés de cellulose et sont donc utilisés pour la fabrication de certaines fibres chimiques cellulosiques. La **graine** est aussi utilisée pour l'extraction d'huile **(ill. 5)**.

Pour 100 kg de coton récolté, on obtient env. 35 kg de fibres, 62 kg de graines de coton et 3 kg de déchets.

Transformation

Des fils de fibres filées sont fabriqués à partir des fibres de coton selon le procédé des trois cylindres ou de la machine à filer à rotor.

Critères de qualité pour le commerce

Dans le commerce, on désigne habituellement le coton selon le pays producteur et le type de coton. Dans les pays de culture du coton, différents types de coton sont cultivés, 20 types différents env. rien qu'aux États-Unis. Le pays de culture ne peut donc garantir un critère de qualité à lui seul. Parmi les types de cotons à longues fibres connus comme des cotons haut de gamme, on peut citer le coton de Guizeh (Égypte) et le coton de Pima (États-Unis, Pérou, Israël, etc.), qui représentent env. 5 à 10 % des récoltes mondiales. Particulièrement haut de gamme mais cultivé en très petites quantités, le coton Sea-Island (Antilles). La majeur partie de la récolte mondiale (80 à 85 %) provient de types du coton Upland.

Depuis peu, on cultive du coton de couleur, principalement beige et marron.

Longueur de fibre	La longueur constitue le critère de qualité principal et se situe entre 20 mm et 40 mm. Les fibres sont filées à partir d'une longueur de fibre d'env. 20 mm. Le coton créole peut faire plus de 50 mm de longueur. Les Guizeh et Pima ont une longueur de fibre d'env. 40 mm et le Upland d'env. 30 mm.
Finesse, toucher	La finesse de fibre du coton se situe entre 1 et 3 dtex. Le coton fait partie du groupe des fibres fines. Plus la fibre est longue, plus elle est généralement fine. Plus la fibre est fine, plus son toucher est doux.
Régularité, pureté	Le principal inconvénient vient des impuretés dues aux morceaux de capsule et feuilles, fibres trop courtes, trop grand taux de fibres « mortes » immatures et mal développées.
Résistance	Le coton possède une bonne résistance au regard de sa finesse, le coton haut de gamme une très bonne.
Couleur et brillance	Selon son origine et sa variété, la couleur est blanche à légèrement jaune (Upland), crème (créole), entre crème et jaune (Guizeh, Pima).

1.2.1 Coton (3)

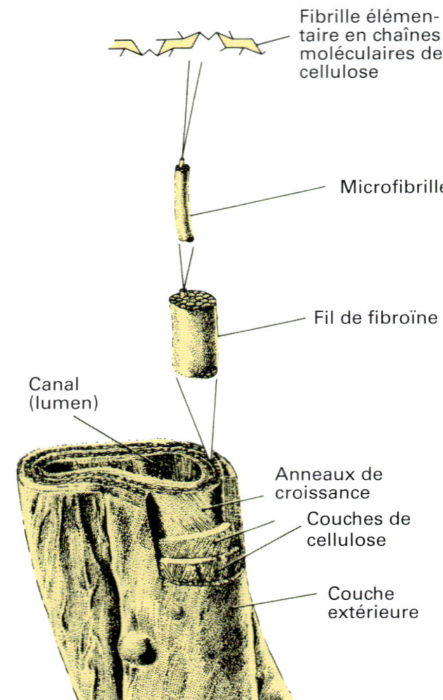

1 : Schéma d'une fibre de coton

Structure de la fibre de coton (ill. 1)

Le coton est constitué de **cellulose**, le composant de base de toutes les plantes.

La fibre de coton qui pousse dans la capsule est circulaire. Lorsqu'une capsule s'ouvre, la fibre commence à sécher et une coupe transversale en forme de rein commence à se former. Un agrandissement poussé au microscope électronique montre la surface de la coupe transversale, à savoir des anneaux de croissance comparables à ceux que l'on trouve sur le bois. Ils apparaissent avec la formation quotidienne de nouvelles couches de cellulose, de l'extérieur vers l'intérieur. La peau externe qui est la première à se former est constituée d'un type de cellulose particulièrement dur. Au terme de la croissance, une petite **cavité** reste au creux de la fibre, que l'on appelle **lumen**. Pendant le séchage, la fibre se tord dans l'axe de la longueur et ressemble alors à un tuyau vrillé et aplati. L'extérieur de la fibre est couvert d'une couche de cire naturelle.

Les différentes couches de cellulose sont formées de **faisceau de fibrilles** (fibrille = petite fibre très fine) et ces dernières de **macromolécules de cellulose** (molécules géantes). Les faisceaux de fibrilles de chacune des couches de cellulose s'étendent transversalement les unes par rapport aux autres. Les fibrilles sont superposées les unes sur les autres à la manière d'une grille, le cœur creux de la fibre s'imbibe facilement d'eau et l'humidité est stockée dans les cavités. La transpiration peut être absorbée puis éliminée au lavage. En absorbant l'eau ou en cas de traitement à la soude caustique, les fibres se gonflent et les différentes couches de cellulose se pressent les unes contre les autres. Les fibres gonflées sont ainsi plus résistantes que les fibres sèches.

La structure du coton en chaînes moléculaires de cellulose et le positionnement très ordonné de ces dernières au sein de la fibre (régions cristallines) confèrent une excellente résistante mais une moindre élasticité aux fibres de coton.

Caractéristiques physiologiques des vêtements (cf. pp. 51, 52)	
Isolation thermique	Les fibres de coton, qui sont relativement lisses et non frisées, sont souvent travaillées en surfaces textiles présentant une faible inclusion d'air (taille de pores très réduite). Toutefois, la fabrication de textiles plus volumineux et de vêtements chauds est également possible avec des constructions de fils et de surfaces textiles adéquates et après grattage.
Absorption de l'humidité	Le coton peut absorber jusqu'à 20 % d'humidité sous forme de vapeur, sans sensation d'humidité. Il absorbe rapidement l'humidité et peut stocker jusqu'à env. 65 % de son propre poids en humidité sans goutter. Il met du temps à sécher.
Tolérance cutanée	Sa finesse et sa douceur le rendent très agréable à porter.

Autres caractéristiques importantes (cf. pp. 42, 43)	
Résistance	Le coton présente une bonne ténacité. Mesurée en faisceaux de fibres, elle est de 20 à 35 cN/tex. La fibre mouillée est encore plus résistante à la déchirure que la fibre à sec. La résistance à l'abrasion et la solidité sont bonnes.
Étirage	Sa flexibilité est proportionnellement faible et se situe entre 6 et 10 % env.
Élasticité/Froissabilité	Le coton présente une élasticité très faible et se froisse donc facilement.
Charge électrostatique	Il se charge très peu en électricité statique car il stocke en permanence de l'humidité, laquelle dérive les charges.
Finesse et toucher	Les fibres de coton sont fines et douces et leur toucher est agréable.

Modifications des caractéristiques après ennoblissement (cf. chap. 7)	
Mercerisation	Lorsqu'on traite le coton avec de la soude caustique tout en l'étirant, la coupe transversale des fibres s'arrondit, ce qui leur confère brillance et grande résistance.
Matière peu froissable/ facile d'entretien	De par le maillage de molécules de cellulose, par ex. avec des résines synthétiques, le coton devient plus élastique. Sa froissabilité est ainsi améliorée. Toutefois, il y perd la plupart du temps en résistance et en absorbabilité mais sèche aussi plus vite.
Matière peu rétrécissante	Le sanforisage consiste en un rétrécissement volontaire de la fibre, suivi d'un traitement humide. Cet ennoblissement est également important pour le passage au sèche-linge des textiles en coton.
Matière déperlante	L'imprégnation, c'est à dire le fait d'imbiber la matière avec des produits chimiques (par. ex. le silicone), rend les textiles en coton déperlants. Une nouvelle imprégnation est requise après chaque lavage (réimpregnation).

1.2.1 Coton (4)

Identification des fibres

Image microscopique	Test de combustion	Test de rupture	Test de solubilité
1: Vue longitudinale de la fibre mature mature immature morte mercerisée **2: Coupes transversales**	**Combustion :** rapide, vive, incandescente **Odeur :** papier brûlé **Résidus :** cendres volatiles gris clair	**Test de déchirure à sec :** le tissu déchiré présente des extrémités de fibres courtes sur le bord déchiré (comparé au lin). **Test de rupture au mouillé :** le fil de coton qui a eté mouillé à un endroit ne se déchire pas à cet endroit (comparé à la viscose).	**Acide sulfurique :** il disscut et détruit le coton (comparé à la laine). **Soude caustique :** les lessives n'agressent pas les fibres. L'acide caustique est utilisé pour l'ennoblissement (comparé à la laine).

Étoffes en coton typiques

Batiste	Damas	Finette	Calicot	Oxford
Flanelle	Denim (sergé denim)	Éponge	Cretonne	Popeline
Chintz	Tricot à double côtes (2x2)	Gabardine	Molleton	Tissu renforcé
Velours côtelé	Tricot à côtes fines (1x1)	Tricot interlock	Moulure	Velours

Mélanges de fibres (voir aussi p. 44)

Les mélanges de fibres permettent de neutraliser les caractéristiques négatives des fibres textiles ou d'obtenir des effets fantaisies. Le coton est mélangé de préférence avec du polyester et du polyamide, ainsi qu'avec de la viscose et du modal. Les mélanges avec des fibres chimiques synthétiques améliorent les caractéristiques d'entretien et la solidité des vêtements. Le coton est mélangé à de la viscose et du modal pour améliorer son lustre et l'absorption encore plus importante de ces fibres, leur finesse régulière, ainsi que pour des questions de budget. Par ailleurs, le modal est très compatible avec le coton de par sa résistance et ses caractéristiques d'étirage. Les mélanges avec d'autres fibres sont également possibles. En principe, les proportions de mélanges sont généralement les suivantes (coton/autres fibres) : 50 % / 50 %, 60 % / 40 %, 70 % / 30 %.

Domaines d'application

Habillement	Accessoires[1)]	Ameublement	Autres produits
Jupes, vestes, chemises, chemisiers, lingerie et linge de nuit, robes, vêtements de pluie déperlants, tenues de sport, de loisirs et vêtements de travail	Mouchoirs, écharpes, foulards, casquettes, gants, parapluies	Linge de lit, linge de table, torchons, étoffes pour la décoration et le mobilier, serviettes de bain	Dentelles, rubans, bordures, fils à coudre retors, tenues de travail, bâches

Entretien des textiles coton

L'entretien varie en fonction des fibres textiles, du type de fil, de la structure de surface, de l'ennoblissement, des finitions et de l'équipement, ce qui limite les traitements possibles sur les fibres textiles. Les **symboles d'entretien**, qui sont choisis conformément à ces contraintes, sont présentés et expliqués de la **page 48 à la page 50**.

Lavage	Blanchiment	Séchage	Repassage	Entretien des textiles professionnels
95 60 40 30			repassage humide	P W

Étiquetage textile

Selon la réglementation sur l'étiquetage textile, seules les fibres issues des graines du cotonnier peuvent être appelées coton.

Symbole international du coton

Le symbole international protégeant le coton permet l'identification claire des textiles en pur coton. Il garantit une bonne qualité. Une tolérance de 5 % est admise pour les décorations et les effets fantaisie et de 3 % pour la présence d'autres fibres. La licence est attribuée par la Bourse du coton de Brême (Allemagne).

3 : Symbole international du coton

1.2.2 Lin (1)

Lin Abréviations : LI angl. : flax

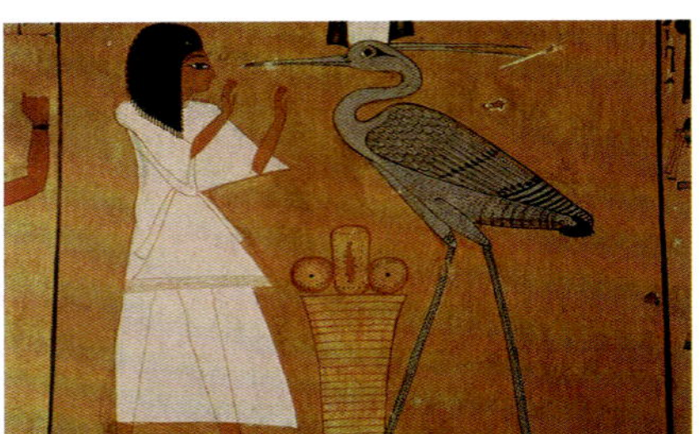
1 : Égyptienne enveloppée dans un habit de lin

Histoire

Le lin est l'héritier d'une culture vieille de plusieurs millénaires. Entre 5000 et 4000 av. J.-C., le lin était déjà cultivé de manière méthodique par les Égyptiens, les Babyloniens, les Phéniciens et d'autres peuples civilisés de l'époque.

Les momies égyptiennes que l'on trouve dans les pyramides sont enveloppées de lin, le coton étant resté longtemps inconnu en Égypte.

Les Romains nous ont transmis des descriptions précises de leurs méthodes de traitement du lin, qui diffèrent très peu des techniques actuelles.

Le Moyen-âge connaît une floraison spécifique du lin. En tant que produit naturel, il jouit jusqu'à nos jours d'une très bonne réputation.

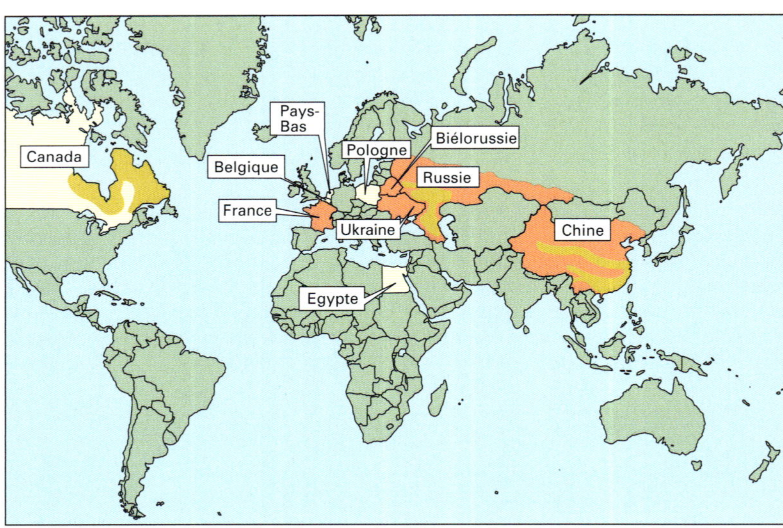

2 : Pays producteurs de lin

Importance et origine

La fabrication de lin dans le monde est restée constante au cours des 25 dernières années et oscille entre 600 000 et 700 000 tonnes, soit env. 1 % de la production mondiale de fibres.

Les pays producteurs par surface cultivée **(ill. 2)** sont les suivants :

Principaux pays producteurs	Autres pays producteurs
Chine Russie Biélorussie Ukraine France	Égypte Belgique Pays-Bas Pologne

La production de lin en Europe est à nouveau en hausse.

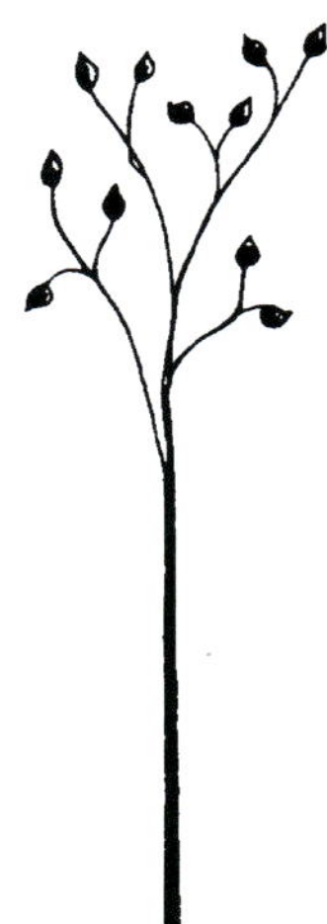
3 : Plante de lin

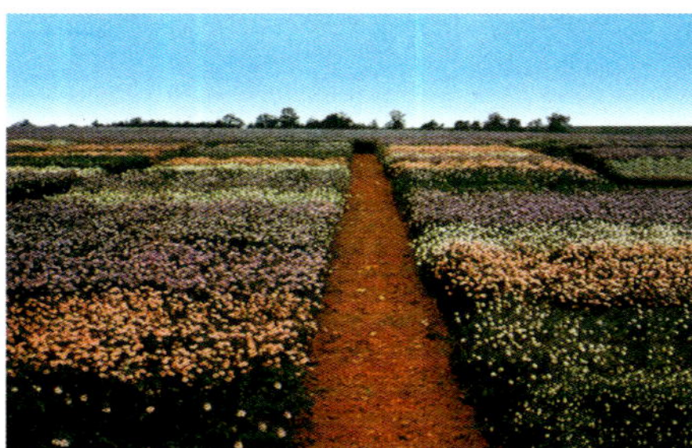
4 : Floraison du lin

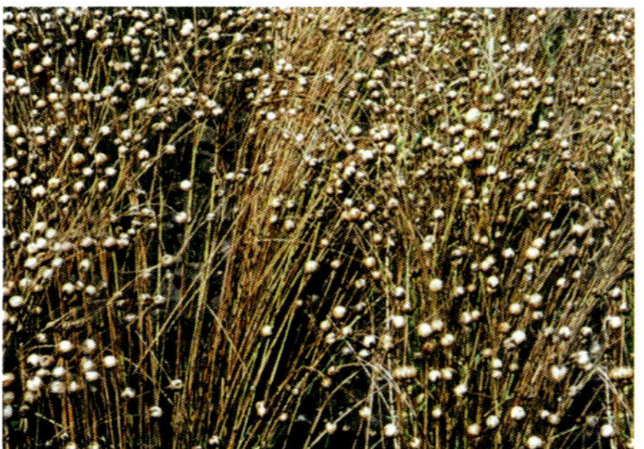
5 : Lin mature

La plante de lin

Les fibres de lin proviennent de la tige de la plante de lin **(ill. 3)**. Cette dernière est cultivée pour ses fruits et pour ses fibres. Les types de fleurs à longues tiges bleu ciel à blanches, qui atteignent de 80 cm à 120 cm, sont utilisés pour l'extraction de fibres, tandis que les types de fleurs à plus courtes tiges servent à l'extraction d'huile **(ill. 4)**.

Le lin est une plante annuelle et doit donc être semé chaque année. Il prospère très bien en climat tempéré. Les zones bénéficiant d'un climat maritime fournissent les meilleurs types de lin.

L'ensemencement a lieu de mars à avril. La croissance se termine au bout de 90 à 120 jours. Des ramifications se forment sur la partie supérieure de la plante, sur lesquelles poussent les fleurs. Les capsules des graines de la taille d'un petit-pois se forment à partir des fleurs de la plante arrivée à maturité. Elles contiennent des graines d'une longueur d'environ 2 mm très riches en huile **(ill. 5)**.

La récolte a lieu en juillet et en août.

1.2.2 Lin (2)

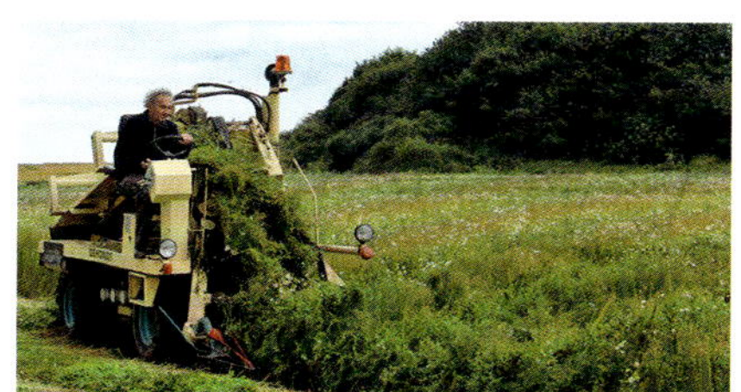

1 : Récolte du lin

Récolte

Arrachage : La plante est récoltée avec les racines pour ne pas abimer les fibres et les garder les plus longues possible **(ill. 1)**.

Séchage : Les tiges de lin sèchent à même le sol.

Rouissage : Processus de dégradation des matières pectiques à l'intérieur de la tige (qui collent les fibres entre elles) pour que les faisceaux de fibres se détachent facilement. Cela se produit avec l'exposition de la plante au soleil, à l'action de la rosée, de l'humidité (processus de fermentation) ou par immersion dans de l'eau froide, de l'eau chaude, des bactéries ou/et des produits chimiques.

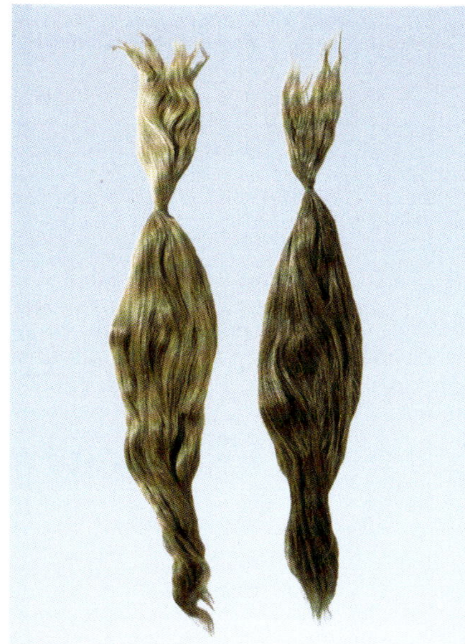

2 : Lin peigné

Récupération des faisceaux de fibres du lin (ill. 2)

Égrenage : Séparation des capsules du fruit de la tige de lin mature séchée.

Broyage : La chènevotte de la paille de lin est broyée.

Teillage : Élimination de la chènevotte. On obtient ainsi du lin teillé ou filasse de 45 cm à 90 cm de long et **des étoupes de lin teillé** de 10 cm à 25 cm de long.

Peignage : Peignage des fibres en faisceaux de fibres à préparer pour le tissage **(ill. 2)**. Le reste de chènevotte et les dernières étoupes de lin sont alors éliminées dans le même temps. Ce procédé permet de séparer le **lin peigné** de l'**étoupe de peignage**.

L´égrenage, le broyage et le peignage font partie du même processus.

Transformation pour obtenir des fils de lin

Fil issu de fibres continues/peignées : Fil régulier, lisse et solide, fabriqué grâce au procédé de filature des fibres libériennes.

Fil issu de fibres courtes ou brisées/étoupe de lin teillé : Fil plus grossier, irrégulier et moins solide provenant des étoupes de peignage ou des déchets. Est également utilisé comme composants de fibres dans les mélanges de fibres.

Lin floqué : Fibres élémentaires fines, douces et semblables au coton obtenues grâce à la **cotonnisation** ajoutées à autres fibres, principalement au coton. Lors de la cotonnisation, les matières pectiques de la plante qui agglomèrent les fibres élémentaires entre elles se dissolvent au cours d'un processus chimique ou mécanique **(ill. 4 et 5)**. Celles-ci sont composées de fibres courtes collées les unes aux autres par une matière pectique (gomme) de 25 à 40 mm de long. Ce sont la cellulose et la matière pectique qui pour l'essentiel, confèrent au lin ses caractéristiques typiques.

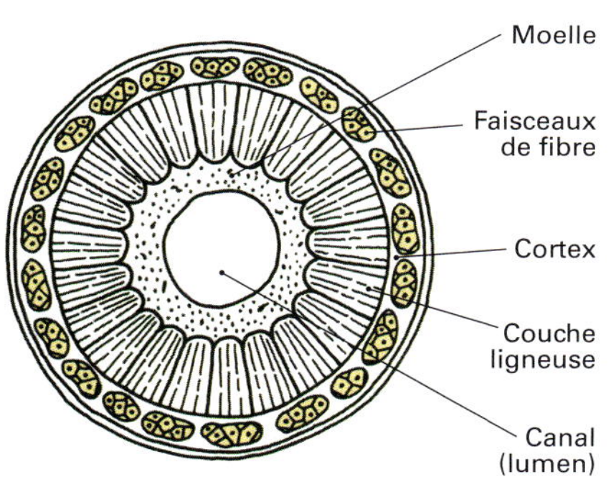

3 : Vue transversale de la tige de lin

Structure de la fibre de lin

Les fibres de lin sont composées principalement de chaînes moléculaires de cellulose. En raison de la morphologie spécifique de ses fibres, c'est-à-dire sa surface particulièrement lisse, sans aucun frisage ni aucune torsion, le lin présente un toucher rigide et frais.

Caractéristiques physiologiques des vêtements (cf. pp. 51, 52)

Isolation thermique : L'inclusion d'air des fils et tissus, fabriqués à partir de fibres de lin lisses, est assez faible de même que leur isolation. La sensation de fraicheur sur la peau des étoffes en lin s'avère très agréable pour les tenues estivales.

Absorption de l'humidité : Le lin est très absorbant. Il absorbe en effet rapidement l'humidité et l'évacue aussi très vite. Ces propriétés viennent appuyer la régulation thermique du corps en cas de fortes températures.

Agréable pour la peau : La surface lisse de ses fibres et sa bonne absorption de l'humidité rendent le lin très agréable à porter.

Autres caractéristiques importantes (cf. pp. 42, 43)

Résistance : La tenacité et la solidité du lin sont très bonnes. La fibre mouillée est encore plus résistante à la déchirure que la fibre sèche.

Étirage : Avec un taux d'étirage d'env. 2 %, le lin est la matière textile qui présente la plus faible extensibilité de toutes les fibres textiles.

Élasticité / Froissabilité : L'élasticité est tres faible. Aussi le lin se froisse facilement.

Charge électrostatique : Elle est pratiquement impossible car les fibres contiennent toujours de l'humidité.

Surface, brillance : La surface lisse de ses fibres lui confère un aspect brillant mat. Il est peu salissant et ne bouloche pas.

Finesse, toucher : Les faisceaux de fibres du lin les plus grossiers donnent un toucher rigide au lin.

Modifications des caractéristiques après ennoblissement (cf. chap.7)

Tout comme le coton, le lin peut être traité pour faciliter son entretien (voir p. 10).

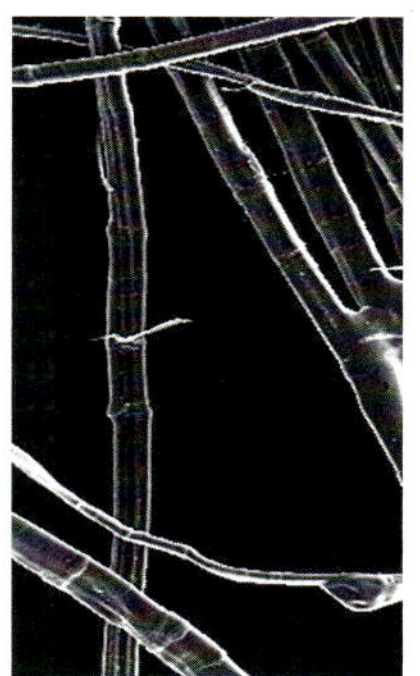

4 : Vue longitudinale, fibre élémentaire de lin

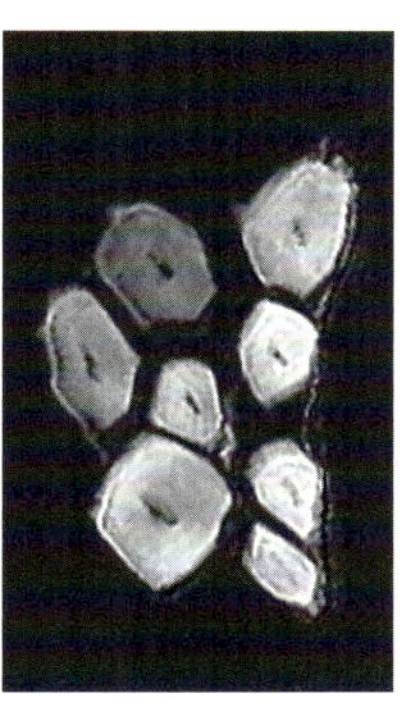

5 : Coupes transversales, fibre élémentaire de lin

1.2.2 Lin (3)

Identification des fibres

Image microscopique	Test de combustion	Test de rupture	Test à la lumière, Test à l'huile
1: Vue longitudinale d'une fibre élémentaire 2: Faisceaux de fibres (coupe transversale)	**Combustion :** rapide, vive, incandescente **Odeur :** de papier brûlé **Résidus :** cendres légères, de couleur gris clair	**Test de déchirure à sec :** Avec le lin, les extrémités des bords déchirés sont nettement plus longues qu'avec le coton. 3: Lin 4: Coton	Le tissu pur lin tenu à contre-jour montre des épaisseurs dans la chaîne et la trame. Une fois imbibé d'huile, le tissu en lin laisse mieux ressortir le fond sombre (effet plus glacé) que le tissu en coton imbibé d'huile.

Les étoffes en lin typiques (présentent des fils irréguliers caractéristiques)

Coutil
Métis
Lin de chasse
Toile en lin léger
Bougran
Linon
Pur lin
Toile Buckram

Mélanges de fibres (cf. p. 44)

Le lin est surtout travaillé en métis avec du coton. Les fils de chaîne sont alors en coton et les fils de trame sont en lin (voir étiquetage textile et symbole du lin en Europe). Le lin est aussi mélangé à d'autres fibres libériennes telles que du chanvre ou de la ramie ainsi qu'à des fibres chimiques cellulosiques et synthétiques comme par ex. du modal, du polyamide, du polyester ou du polyacryle. Le caractère du lin (structure du fil, brillance et couleur) est imité en partie avec des fibres chimiques. Le cas échéant, les caractéristiques typiques du lin ne sont plus présentes.

Domaines d'application

Habillement	Accessoires	Ameublement	Autres produits
Tenues de loisirs et estivales : chemisiers, chemises, jupes, pantalons, costumes, entoilages pour rigidifier les costumes d'homme	Chaussures, valises, sacs, chapeaux	Linge de lit et de table, étoffes pour la décoration et le mobilier, revêtements muraux, coutils de matelas	Dentelles, bordures, fils à coudre, bâches, cordages

Entretien des textiles en lin

L'entretien varie en fonction des fibres textiles, du type de fil, de la structure de surface, de l'ennoblissement, des finitions et l'équipement, ce qui limite les traitements possibles sur les fibres textiles. Les **symboles d'entretien,** qui sont choisis conformément à ces contraintes, sont présentés et expliqués de la **p. 48 à la p. 50 voir coton**.

Lavage	Blanchiment	Séchage	Repassage	Entretien des textiles professionnels
95 60 40 30			repassage humide	P W

Étiquetage textile

Selon la réglementation sur l'étiquetage textile, la désignation « lin » ne doit être utilisée que pour les fibres **de la tige de la plante de lin**.

Les textiles en **100 % lin** peuvent porter la désignation de pur lin. Le lin pur doit contenir des fils de chaîne et de trame en lin.

La désignation **« métis »** peut être utilisée pour les produits dont la chaîne est complètement en coton et la trame complètement en lin et, pour un tissu constitué d'une **proportion de lin d'au moins 40 %**. L'indication « chaîne pur coton, trame pur lin » doit être ajoutée.

Marque déposée et protégée pour le lin

Des entreprises européennes de fabrication de lin se sont réunies (filatures, usines de tissage, fabricants de textiles en maille) pour collaborer au sein du *Club Masters of Linen* avec comme objectif, d'encourager la production de lin européen et d'assurer les meilleures garanties de pur lin et de métis. L'organisation CELC (The European Confederation of Linen and Hemp) située à Paris est titulaire des droits du **label avec un « L »** stylisé. Elle attribue le signe officiel **« Masters of Linen »** ; cette marque déposée protège le lin cultivé en Europe de l'Ouest.

Le **signe officiel de la Schwurhand** (Allemagne) est une autre marque déposée pour le lin. Il est attribué selon les critères stricts de la **Schwurhand-Zeichenverband e.V.** (Bielefeld - Allemagne).

1.2.3 Fibres issues de semences, libériennes et dures : kapok, chanvre, ramie, jute, sisal, chanvre de Manille, coco

Fibres de semences			Caractéristiques et utilisation
Kapok KP	**Filaments de graines** du fruit du kapok **Origine :** Brésil, Inde, Indonésie, Mexique, Afrique de l'Est et Afrique de l'Ouest	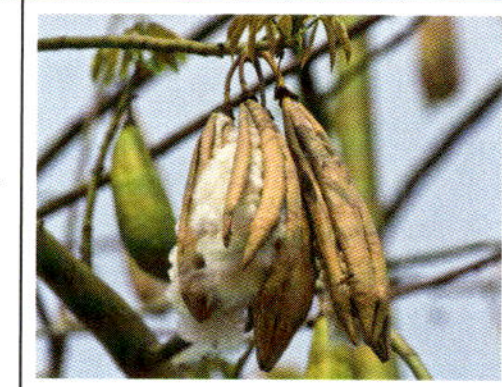	Les fibres de kapok sont des fibres creuses, très peu résistantes, qui ne peuvent être tissées que mélangées à d'autres fibres, par ex. avec du coton pour convenir aux textiles destinés à l'habillement. Elles sont déperlantes, fines, douces, brillantes et isolantes. Le **principal domaine d'utilisation** des fibres de kapok est le rembourrage des gilets de sauvetage et il est rare qu'elles soient utilisées, même mélangées au coton, pour le secteur de l'habillement.
Fibres libériennes			
Chanvre HA	**Fibre libérienne** issue de la tige de la plante du chanvre **Origine :** Pologne, Hongrie, Roumanie, Chine, Allemagne, Pays-Bas, France	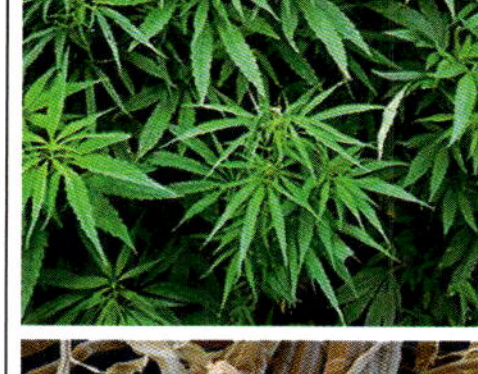	La culture du chanvre a longtemps été interdite. Seuls certains types de chanvre sont aujourd'hui autorisés pour l'extraction de fibres. La culture de la plante du chanvre gagne en importance en Europe centrale car elle est extrêmement écologique du fait qu'elle pousse avec très peu d'engrais et de pesticides. L'extraction des fibres de chanvre est comparable à celle des fibres de lin. Les plantes qui vont jusqu'à 3 mètres de haut sont coupées. La transformation des fibres destinées à l'habillement a presque exclusivement lieu en Chine. Les fibres de chanvre possèdent des caractéristiques identiques aux fibres de lin. Pour les vêtements, la fibre de chanvre est par ex. utilisée pour la fabrication de chemises d'été, de chemisiers et de robes. Leurs **principaux domaines d'application** sont les secteurs techniques comme des matériaux isolants dans l'industrie automobile, des cordes et des bâches. Des huiles sont extraites à partir des capsules des graines pour le secteur de la cosmétique et le secteur alimentaire.
Ramie RA	**Fibres libériennes** issues de la tige de la ramie (lin oriental) **Origine :** Chine, Brésil, Amérique centrale	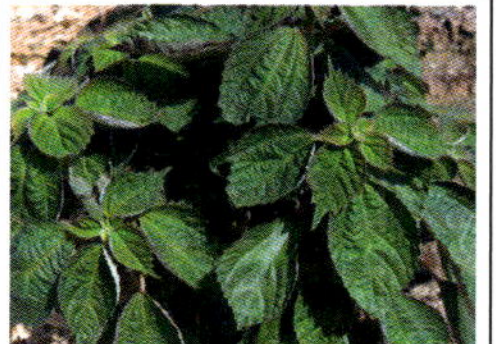	Les fibres de ramie sont des fibres haut de gamme qui ressemblent à celles du lin et sont très solides. Elles sont lisses et régulières, faciles à teindre et résistantes aux UV. Elles restent brillantes et sont très absorbantes. Au toucher, elles sont un peu plus dures que le coton. Leurs **principaux domaines d'application** sont les secteurs techniques : tissus fins, légers et solides ; lanières et rubans, fibres courtes pour fabrication de billets de banque. Il est rare qu'elles soient utilisées comme matière première pour le secteur de l'habillement.
Jute JU	**Fibres libériennes** issues de la tige de jute. **Origine :** Inde, Bangladesh, Pakistan	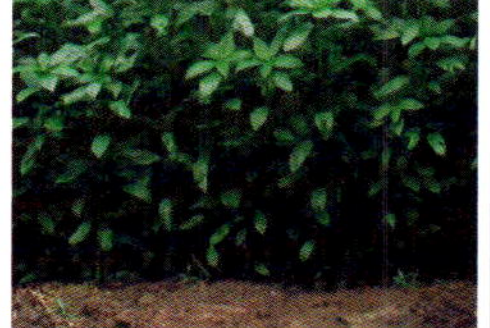	Les fibres de jute sont très ligneuses et irrégulières. Leur forte odeur est causée par le traitement des fibres avec de l'essence ou d'autres combustibles lourds. La résistance, l'étirage et l'élasticité sont à peu près comparables à celles du lin. Leurs **principaux domaines d'application** concernent les tissus d'emballage, les tentures murales (toiles), les ceintures, les tissus de base des tapis et le tissu utilisé en support des revêtements de sol.
Fibres dures pour secteurs techniques			
Sisal SI	**Fibres dures** issues des feuilles de la plante produisant le sisal (agave) **Origine :** Brésil, Indonésie, Mexique, Afrique de l'Est	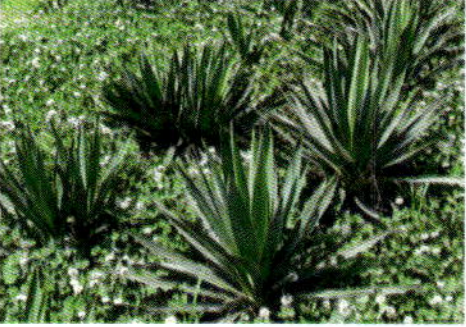	Les fibres du sisal sont très résistantes à l'abrasion et à la déchirure. Elles se teignent bien et résistent à l'humidité. Les fibres sont blanches et se teignent bien. Leurs **principaux domaines d'application** sont les articles de corderie, les tapis, les filets et les nattes.
Chanvre de Manille AB	**Fibres dures** issues des feuilles d'un type de bananier (abaca) **Origine :** Philippines (capitale : Manille) et Équateur	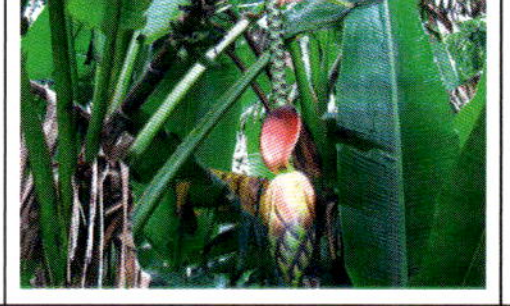	Les fibres du chanvre de Manille sont plus résistantes à la déchirure que celles du sisal. Elles résistent très bien à l'eau de mer. Les **principaux domaines d'application** concernent les non-tissés pour les sachets de thé, les billets de banque, les matériaux composites pour les câbles de mouillage et autres articles de corderie, ainsi que les filets, nattes et tapis.
Coco CC	**Fibres dures** issues de la noix de coco **Origine :** Inde, Indonésie, Sri Lanka	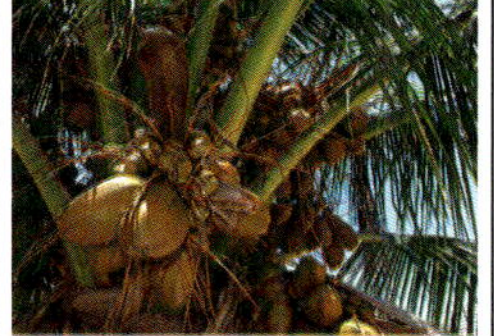	Les fibres de coco possèdent une excellente résistance à l'abrasion, sont très solides et présentent une bonne élasticité. Elles sont peu salissantes, isolent bien et résistent extrêmement bien au pourrissement. Les fibres de coco sont souvent laissées à l'état naturel. Leurs **principaux domaines d'application** sont surtout les articles rembourrés, en particulier pour l'industrie automobile et par ailleurs, pour les tapis de couloir, les revêtements de sol, les cordages et les brosses.
Autres plantes fibreuses			
Ortie, bambou, algues, houblon, kenaf, ananas, yucca et fibres d'autres arbustes, arbres et joncs exotiques			

1.3.1 Laine (1)

Laine Abréviations : Laine WO, laine vierge WV angl. : wool

Histoire

Le feutre de laine était déjà connu en Chine, à Babylone et en Égypte 7000 ans av. J.-C. Au départ, la laine était arrachée à même les moutons avant que l'on soit capable de les tondre grâce à l'invention des outils coupants à l'âge du fer. L'élevage d'une nouvelle espèce de mouton à laine plus fine, le mérinos, commença au XIVe siècle en Espagne. À la fin du XVIIIe siècle, que l'élevage de moutons a débuté en Australie. Ce sont aujourd'hui 100 millions de moutons qui y vivent, soit 10 % env. du cheptel mondial de moutons.

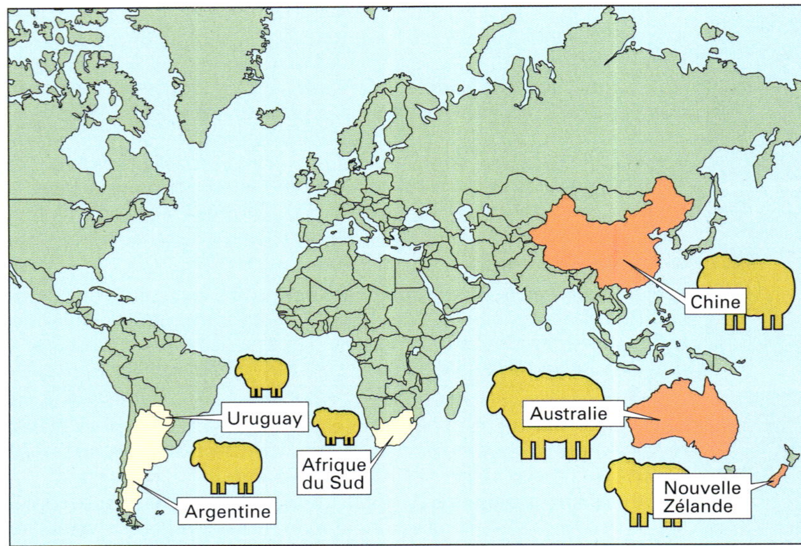

1 : Pays producteurs de laine (laine vierge)

Importance et origine

La production mondiale de laine a été divisée env. par deux depuis 1990. La production de laine lavée (dessuintée) était d'env. 1,1 million de tonnes en 2010, tandis que celle de la laine non lavée représentait env. 2 millions de tonnes (soit 1,3 % env. de la production mondiale de fibres). On trouve des moutons dans presque tous les pays de la planète **(ill. 1)**.

La laine biologique provient des élevages contrôlés par l'agriculture biologique (AB).

Les principaux pays producteurs de laine (ill. 1) sont :

Principaux pays producteurs	Autres pays producteurs
Australie Chine Nouvelle-Zélande	Uruguay Afrique du Sud Argentine

Tonte de la laine

Tonte des moutons : les moutons sont tondus à l'aide de tondeuses électriques. Il convient ici de veiller à ne pas blesser les animaux et à faire tomber la toison d'un seul tenant. La laine qui se trouve sur les pattes est courte et grossière. Du fait de sa moindre qualité, on la coupe afin de la séparer de la toison.

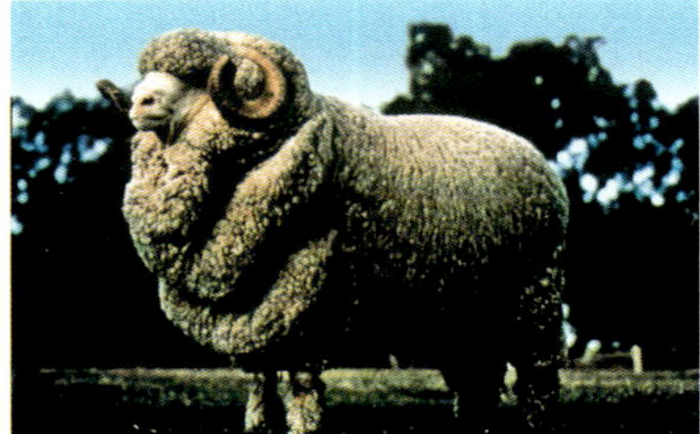

2 : Bélier mérinos

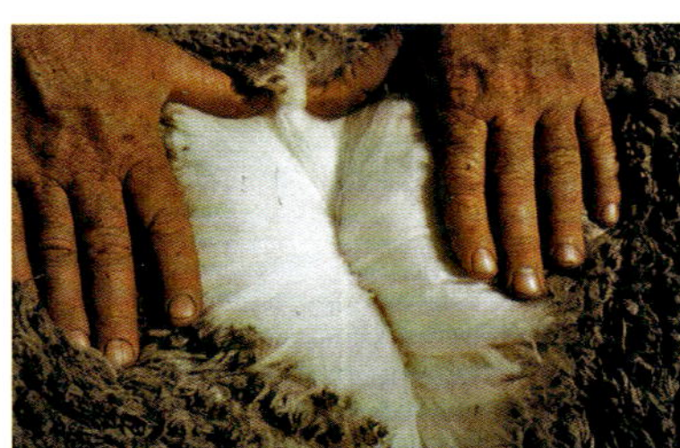

3 : Contrôle de la laine

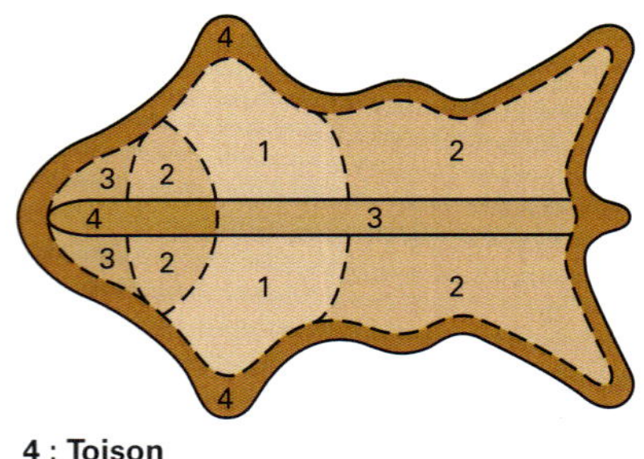

4 : Toison

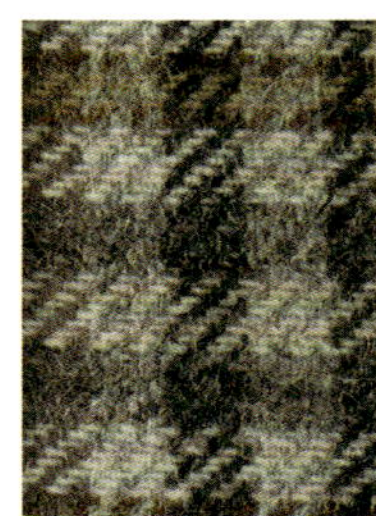

5 : Tissu en fil peigné

6 : Tissu en fil cardé

Triage : une fois coupé, la toison est séparée en quatre zones distinctes, chacune correspondant à une qualité différente (la 1 étant la meilleure et la 4 la moins bonne) **(ill. 4)**. Le trieur classe la laine en fonction de sa finesse, de son frisage, de la longueur de ses fibres, de ses impuretés et de sa couleur. Les zones très sales se situent au niveau du ventre.

Lavage (dessuintage) : une toison pèse entre 1 et 6 kg avant d'être lavée et celle des moutons australiens peut peser en moyenne 4,5 kg. Environ 45 % de ce poids correspond à du suint (lanoline), à des salissures et à des débris végétaux. Les salissures et la majeur partie du suint sont éliminées par un lavage délicat.

Carbonisation : les impuretés végétales sont, si nécessaire, retirées avec de l'acide sulfurique.

Transformation : les fibres de laine sont transformées en fils lisses et fins selon le procédé de filature de fils peignés et en fils épais selon le procédé de filature de fils cardés **(ill. 5 et 6)**.

1.3.1 Laine (2)

Répartition de la laine

La finesse, la longueur de fibre et le frisage de la laine constituent les principaux critères de qualité de celle-ci. On distingue donc les laines fines, les laines moyennes et les laines grossières, issues de préférence de trois races de moutons.

Type de laine	Laines fines	Laines moyennes	Laines épaisses
Races de moutons	Mérinos	Crossbred (croisements)	Cheviot
Finesse Diamètre	laines les plus fines, 15 à 23 µm[1]	finesse moyenne, 24 à 30 µm	épaisse, supérieure à 30 µm
Longueur	50 à 120 mm	120 à 150 mm	plus de 150 mm
Frisage Courbure	frisure forte, courbure importante	frisure moyenne	frisure légère, simple
Pays d'origine	Australie, Afrique du Sud, ex. URSS	Argentine, Uruguay	Nouvelle-Zélande, Grande-Bretagne
Domaines d'application	vestes et manteaux fins tricotés et tissés, écharpes, chaussettes	vêtements lourds et robustes, vêtements de sport	tapis, étoffes rustiques pour le mobilier

[1] $1\ \mu m = \frac{1}{1\,000\,000}\ m = 10^{-6}\ m$

Outre la finesse, la longueur, la frisure et la race, d'autres critères de classification existent :

- **Tonte :** La **laine d'agneau** est la laine obtenue de la première tonte sur un agneau de six mois, alors que **l'agneline** est obtenue de la première et de la seconde tonte sur un mouton d'un an. La laine d'agneau et l'agneline sont douces, fines et peu résistantes. Les laines de six, huit et douze mois sont des laines obtenues à intervalles de six mois et huit mois pour la **laine Lambswool®**.
- **Provenance :** La **laine australienne** et la **laine de Nouvelle-Zélande** proviennent d'Australie et de Nouvelle-Zélande ; la **laine du Cap** provient d'Afrique du Sud et la **laine Shetland** est la laine épaisse typique de l'Écosse.
- **Production:** La **laine vierge** est une laine provenant de moutons ou d'agneaux vivants et en bonne santé. La **laine de délainage** provient d'animaux malades ou abattus en urgence sur l'exploitation et la **laine abattue** ou **laine de mégisserie** d'animaux de l'abattoir.
- **Laine peignée : La laine peignée** désigne habituellement de la laine de mérinos filée en un fil peigné, fin, lisse, uniforme constitué uniquement de fibres longues. Les fibres les plus fines et les plus coûteuse sont transformées en fils peignés d'une finesse exceptionnelle. Ils sont désignés sous les terme de **super 100 à super 200. Laine cardée :** fils plus grossiers et volumineux qui sont filés selon le système de cardage, c'est-à-dire que le fil est constitué de fibres courtes. **Laine à tapis :** laine longue et grossière utilisée principalement pour la fabrication de tapis.
- **Utilisation :** La **laine recyclée** est une laine déchiquetée et transformée issue de déchets de production et de vêtements en laine déjà portés. Elle est abimée et de moindre qualité.

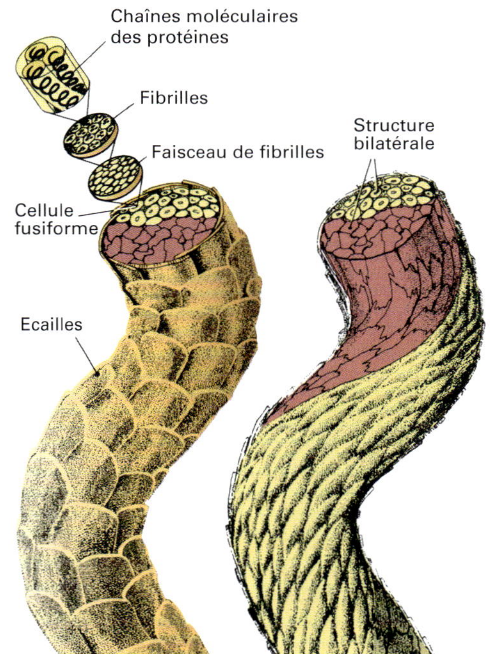

1 : Schéma d'une fibre de laine

Structure de la fibre de laine

La fibre de laine **(ill. 1)** est composée de **chaînes moléculaires de protéines en forme de spirales (kératine).** Elle ressemble beaucoup au cheveu humain. Les chaînes de molécules protéiques **forment** des fibrilles qui sont assemblées en **faisceaux de fibrilles** qui forment l'intérieur des cellules fusiformes. Cette structure rend la fibre de laine extrêmement élastique.

À l'intérieur de la fibre, deux demi-fibres différentes en forme de spirale, présentant des compositions chimiques variables **(structure bilatérale),** s'enroulent l'une autour de l'autre. Le frisage de la laine est dû à cette structure bilatérale. La laine fine frise plus que la laine épaisse. L'humidité et la chaleur entrainent un gonflement différent des demi-fibres qui se déforment sous l'effet de l'humidité (par ex. froissement).

La vapeur d'eau chaude détend les **connexions entre les chaînes moléculaires des protéines.** En refroidissant, de nouvelles connexions se forment entre les chaînes moléculaires. C'est ainsi que l'on aboutit aux bonnes propriétés de repassage et de malléabilité de la laine.

La laine **attire la vapeur d'eau (hygroscopique).** Elle peut absorber 1/3 de son poids en humidité (sous forme de vapeur) sans qu'il y ait de sensation d'humidité. L'humidité ne s'évacue que lentement.

La surface de fibres est **déperlante (hydrophobe),** car elle est enveloppée d'une pellicule très fine, l'**epicuticula**. Cette pellicule permet aux gouttes d'eau de s'écouler tout en laissant pénétrer la vapeur d'eau.

Les **écailles** des fibres de laine peuvent s'enchevêtrer, c'est-à-dire feutrer, sous l'effet de la chaleur, de l'humidité et des frictions. Le feutrage intentionnel s'appelle le foulage **(cf. p. 115)**.

1.3.1 Laine (3)

Caractéristiques physiologiques des vêtements (cf. pp. 51, 52)	
Isolation thermique	Dans des **fils peignés lisses**, les fines fibres de laine sont filées très serrées. Elles peuvent à peine friser et laissent pénétrer moins d'air. Elles possèdent donc une **moindre isolation thermique**. De **gros fils cardés** possèdent une structure de fil souple. Les fibres de laine sont frisées à l'intérieur du fil et **isolent** extrêmement bien du froid grâce à l'air qu'elles renferment **(cf. p. 17)**.
Absorption de l'humidité	La laine est hygroscopique ; elle absorbe près d'un tiers de son poids en humidité sous forme de vapeur, sans aucune sensation d'humidité, et peut absorber facilement la transpiration (acides faibles, alcalins et sels). La vapeur est absorbée très rapidement mais les gouttes d'eau perlent en surface. Ces caractéristiques sont dites « **hydrophobes** ». La laine mouillée met du temps à sécher.
Tolérance cutanée	La douceur des fibres de laine dépend de sa finesse. La laine d'agneau et la laine mérinos fine sont particulièrement douces. Il existe un risque de démangeaisons lorsque des laines épaisses, à partir de 30 µm, sont utilisées dans le domaine de l'habillement.
Autres caractéristiques importantes (cf. pp. 42, 43)	
Résistance	La résistance de la laine est adéquate bien qu'elle soit inférieure à la plupart des fibres textiles employées dans l'habillement. Sa sensibilité à l'abrasion réduit la durabilité des lainages aux points de frottement. Néanmoins, les tissus en fils peignés retors (twist, fresco) présentent une meilleure tenacité que les tissus en fils cardés doux.
Étirage	Les fibres possèdent une **très bonne extensibilité** qui augmente lorsqu'elles sont mouillées. Pour cette raison la laine doit être séchée à plat afin d'éviter qu'elle ne se déforme.
Élasticité / Froissabilité	Ses qualités d'**élasticité et de résilience** sont exceptionnelles. Lorsque des vêtements en laine sont froissés, les plis disparaissent aisément sous l'effet de la vapeur.
Plasticité	Sous l'effet de la vapeur d'eau, les chaînes moléculaires qui se trouvent à l'intérieur des fibres se réorientent. Ce phénomène permet le façonnage des étoffes de laine de manière plus ou moins durable.
Feutrage	Sous l'effet de l'humidité, de la chaleur et des frictions répétées, les écailles de la laine s'enchevêtrent les unes aux autres. La laine **feutre**. Ces caractéristiques sont exploitées pour la production des étoffes en feutre. Les fibres de laine sont alors « foulées » afin de sceller les écailles pour garder cette surface textile feutrée. Lorsque l'on entretient des vêtements en laine, il est donc nécessaire de suivre des précautions particulières afin d'éviter un feutrage non désirés.
Finesse, toucher	Les fibres de laine sont classées selon leur type, de **fines à épaisses**, et le toucher de **doux à rêche**. Pour les étoffes en laine fines et haut de gamme, des fils peignés portant la désignation allant de **Super 80s à Super 250s**[1] sont utilisés. La règle est alors la suivante : plus le numéro est élevé, plus le fil de laine est fin.
Charge électrostatique	La fibre de laine se charge très peu en électricité statique car elle stocke en permanence de l'humidité, qui dissipe les charges électriques.
Inflammabilité	La laine est **peu inflammable**. Dans certaines conditions, elle peut donc servir de textile ignifuge.
Modifications des caractéristiques après ennoblissement (cf. chap. 7)	
Fixation durable	Un procédé associant des produits chimiques, une forte pression et de la vapeur d'eau permettent de **fixer durablement** des plis repassés (pli permanent du procédé Siroset).
Décatissage	Leur ennoblissement avec de la vapeur d'eau et une forte pression permettent aux surfaces textiles en laine de **ne pas rétrécir** et à leur largeur et leur longueur, de se fixer. L'aspect et le toucher des lainages sont par ailleurs optimisés.
Finition anti-feutrage	Leur traitement avec des produits chimiques permet de diminuer leur tendance à feutrer. Les textiles en laine sont ainsi **lavables en machine**.
Apprêt anti-tâches	Application de substances **déperlantes et anti-taches**, contenant la plupart du temps des silicones.
Apprêtage ignifuge	Les produits chimiques qui sont intégrés chimiquement aux chaînes moléculaires des protéines de la laine améliorent **l'effet protecteur contre les flammes et la chaleur.**
Carbonisation	Les **impuretés végétales** sont **éliminées** grâce au traitement préalable à l'acide sulfurique.
Apprêt anti-mîtes	Le traitement de la laine, par ex. à l'Eulan ou au Mitin, la **protège des mites** (pour l'ameublement).
Grattage	Les **petites fibres** sont tirées à la surface des textiles et **forment un duvet.** L'armure du tissage n'est plus visible (souvent effectué après le foulage).
Foulage	**Feutrage intentionnel** des articles en laine. Les articles en laine rétrécissent lors du foulage **(cf. p. 115)**.

[1] DIN ISO 18103:2015-06 étiquetage des tissus en laine extra-fine

1.3.1 Laine (4)

Identification des fibres

Image microscopique	Test de combustion	Test de friction	Test de solubilité
1 : Vue longitudinale : écailles qui se chevauchent à la manière de tuiles **Coupe transversale** : ronde	**Combustion :** bouillonnante, petite flamme, extinguible **Odeur :** corne brûlée (cheveu). **Résidus :** cendres foncées, friables.	Si on saisit une fibre de laine entre le pouce et l'index (parallèlement aux doigts) et qu'on se frotte les doigts l'un contre l'autre, les fibres iront dans une direction. Si on retourne les fibres, elles iront dans la direction opposée.	**Acide sulfurique :** Une solution froide d'acide sulfurique concentrée n'a aucun effet sur la laine (comparé au coton). **Soude caustique :** Des solutions de soude caustique à 5 % de chlorure de lithium dissolvent la laine lorsqu'elles sont en ébullition (comparé au coton).

Étoffes en laine typiques

laine afghane, bouclé, charmelaine, cheviotte, diagonale, donegal, flanelle, mohair, feutre, fresco, loden, mousseline, shetland, tricotine, drap, tweed

Mélanges de fibres (cf. p. 44)

Le fait de mélanger de la laine et des fibres chimiques synthétiques telles que le polyester, le polyacrylonitrile et le polyamide, constitue une association complémentaire éprouvée. Lorsque qu'elles sont mélangées, ces fibres ont moins tendance à feutrer et leurs qualités d'entretien s'améliorent. Par ailleurs, l'addition de ces fibres augmente la résistance à l'abrasion de manière significative. Les caractéristiques physiologiques positives de la laine l'emportent si le vêtement contient plus de 50 % de laine. En principe, les mélanges sont utilisés dans les proportions suivantes 55 % / 45 %, 50 % / 50 %, 60 % / 40 %, 70 % / 30 %, 80 % / 20 %. Hormis les fibres chimiques synthétiques citées précédemment, la laine est aussi mélangée à la soie, au coton, mais surtout aux poils fins d'animaux.

Domaines d'application

Habillement	Accessoires	Ameublement	Autres produits
Costumes, tailleurs, pulls, gilets, manteaux, robes, chemisiers à manches longues	Gants, écharpes, chapeaux, chaussettes, collants	Couvertures, tapis, étoffes pour la décoration et le mobilier	Textiles ignifugés, feutre technique

Entretien des textiles en laine

L'entretien varie en fonction des fibres textiles, du type de fil, de la structure de surface, de l'ennoblissement, des finitions et de l'équipement, ce qui limite les traitements possibles sur les fibres textiles. Les **symboles d'entretien**, qui sont choisis conformément à ces contraintes, sont présentés et expliqués de la **page 48 à la page 50** voir le coton.

Lavage	Blanchiment	Séchage	Repassage	Entretien des textiles professionnels
40 30 Les textiles en laine vierge traités anti-feutrage passent au lave-linge en **cycle laine**. Laver les textiles en laine fragiles **à la main** ou les confier à un professionnel.		Suspendre les tissus en laine et sécher les tricots à plat. Les textiles portant le logo « Total Easy Care » peuvent être séchés au sèche-linge. TOTAL EASY CARE WOOL WOOLMARK		F P W

Étiquetage textile

D'après la réglementation sur l'étiquetage textile, la **laine vierge** est une fibre issue de la toison du mouton. Les produits en laine vierge doivent être composés de fibres de laine qui n'ont encore jamais été utilisées dans un produit fini et n'avoir été soumis qu'au processus de façonnage requis pour la fabrication du produit. Les textiles **100 % laine vierge** peuvent être étiquetés **PURE LAINE VIERGE**. Une marge maximale de 0,3 % d'autres fibres, de 2 % d'effet antistatique et de 7 % pour les effets de décoration visibles est autorisée. En cas de **mélanges,** la désignation **« laine vierge »** ne peut être utilisée que si l'ensemble des laines contenues dans le produit présente les qualités caractéristiques de la laine vierge et en contient **au moins 25 %**.

La désignation **« pure laine »** peut aussi être utilisée pour un produit, qui par ex. est fait en laine recyclée.

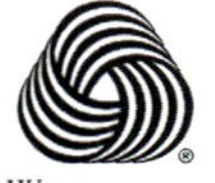
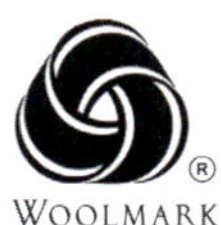
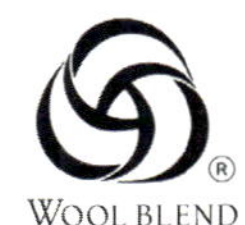
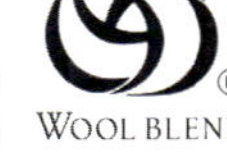

2 : Marques déposées

Marques déposées pour la laine vierge et les mélanges

Les marques déposées Woolmark® et Woolmark Blend® sont attribuées pour étiqueter des textiles de qualité haute de gamme. Certains critères de qualité, tels qu'une fixation minimale des couleurs, une résistance minimale aux déchirures et une stabilité dimensionnelle, sont ainsi garantis. Le recours à ces marques déposées est soumis à des conditions dont le respect est contrôlé par la Woolmark-Company.

La marque déposée **Woolmark®** est attribuée aux textiles haut de gamme en pure laine vierge. La marque déposée **Woolmark Blend®** est utilisée pour les textiles contenant au moins 50 % de laine vierge. La marque déposée **Wool Blend®** est utilisée pour les mélanges contenant de 30 % à 49 % de laine vierge, en particulier pour les textiles fonctionnels.

1.3.2 Poils d'animaux : alpaga, lama, chameau, cachemire, mohair, angora

Poils fins d'animaux

Nom de la fibre, abréviation	Apparence	Origine, caractéristiques et utilisation
Alpaga WP **Lama** WL **Vigogne** WG **Guanaco** WU		L'alpaga, le lama, la vigogne et le guanaco sont des **espèces de lamas** différentes qui vivent dans les Andes. Les animaux sont tondus tous les deux ans. Leurs toisons sont triées d'après leur finesse et leur couleur naturelle. Elles sont fines, douces, légèrement frisées et possèdent un excellent pouvoir isolant. Elles servent à concevoir des tricots, des vestes, des manteaux et des couvertures haut de gamme.
Chameau WK		Le poil de chameau est obtenu à partir du duvet du *Camelus ferus* et non du dromadaire (*Camelus dromedarius*) qui n'a qu'une bosse. Les animaux perdent leur poil une fois par an par touffes entières. Leur poil est très fin, doux, légèrement frisé et marron-beige. Les jeunes chameaux sont « blond clair », presque blancs jusqu'à leur premier anniversaire et leurs « cheveux de bébé » sont particulièrement doux et précieux. Le poil de dromadaire est utilisé pour les vestes, les manteaux, etc. Le poil du dromadaire épais, appelé jarre, n'est utilisé qu'à des fins techniques.
Cachemire WS **Cashgora** WSA		La **chèvre du Cachemire** vit en Mongolie et dans l'Himalaya à des altitudes extrêmes pouvant atteindre 5000 m. Son sous-poil constitue un duvet incroyablement fin qui lui permet de résister au froid. Lors de sa mue annuelle, les poils fins du duvet sont séparés des poils de couverture, sélectionnés puis triés par couleurs. Les textiles en cachemire sont fins, doux, légers, très souples et brillants. Le cachemire est, après la vigogne, le plus cher des poils naturels. La **chèvre cashgora** est un croisement obtenu à partir de la chèvre du Cachemire et de la chèvre angora.
Mohair WM **Yack** WY		Le terme « mohair » désigne le poil des **chèvres angora ou mohair**. L'animal est tondu deux fois par an. La meilleure tonte est réalisée sur des chèvres du Texas, d'Afrique du Sud et de Turquie. Leurs poils ont des fibres continues, sont légèrement bouclés et brillent comme de la soie. Ils sont blancs, peluchent peu et se teintent merveilleusement bien. Ils servent à concevoir des vestes, des manteaux, etc. Le poil de yack provient du **buffle tibétain**.
Angora WA **Lapin** WN		Les poils d'angora proviennent des **lapins angora** qui sont élevés en Europe et en Asie du Sud-Est. Le nom est dérivé d'Ankara en Turquie. Les animaux sont tondus jusqu'à quatre fois par an. Leurs poils fins et très légers absorbent très bien la vapeur d'eau. La plupart du temps, l'angora est mélangé à de la laine. Ces poils servent aux sous-vêtements chauds utilisés contre les rhumatismes et aux sous-vêtements de ski. Les poils en surface plus rudes, les jarres, confèrent aux vêtements une apparence vaporeuse et ébouriffée. Le poil de lapin est très fin, lisse et très léger. Comme ces poils absorbent bien la vapeur d'eau, les tissus fabriqués à partir de lapin sont très chauds. Souvent en tant que fibre mixte avec l'angora.

Les directives relatives au Woolmark® et à la loi sur l'étiquetage textile mettent les poils fins d'animaux au même niveau que la laine de mouton car ses poils possèdent les mêmes caractéristiques que la laine de mouton. L'étiquetage des produits conçus à partir de poils fins d'animaux peut porter le label laine si leur qualité respecte les directives de ce label.

Poils d'animaux grossiers

Dans la fabrication de vêtements, les poils d'animaux grossiers sont surtout utilisés pour des entoilages élastiques et qui ne se déforment pas. Les principaux sont le **crin de cheval**, le **poil de chameau (poil de jarre)**, le **poil de bovin** et le **poil de chèvre**.

1.3.3 Soie (1)

Soie Abréviation : Soie du mûrier SE, Soie Tussah ST angl. : silk

Histoire

La légende raconte qu'il y a près de 5000 ans, l'impératrice de Chine, Si Ling Schi (connue aussi sous le nom de Lei Zu), observa un ver à soie filant son cocon. Elle déroula celui-ci pour en faire un tissu.

Les Romains payaient une livre d'or pour une livre de tissu en soie en provenance de Chine. Autour de 550 apr. J.-C., les contrebandiers auraient rapporté des œufs de vers à soie en Europe. Depuis cette époque, la soie peut être fabriquée dans les régions méditerranéennes.

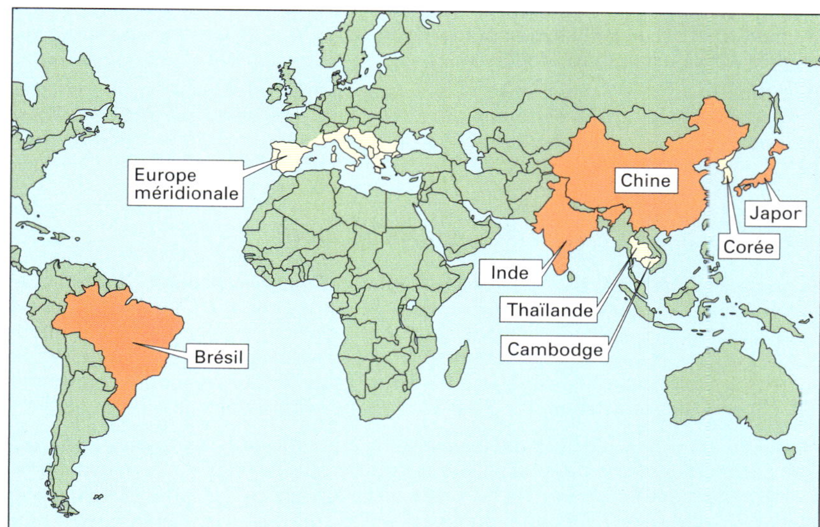

1 : Pays producteurs de soie

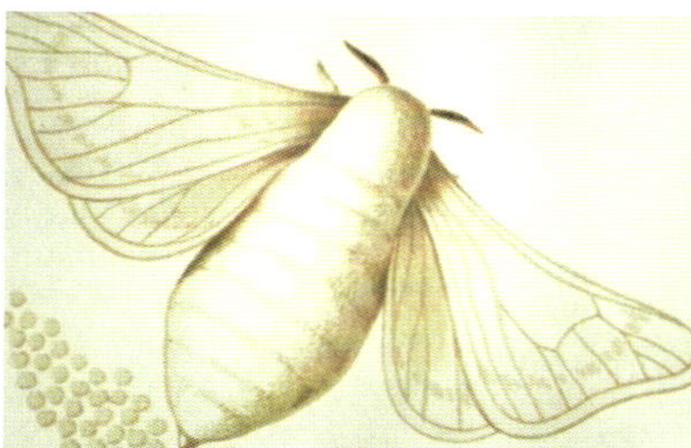

2 : Femelle en train de pondre des œufs

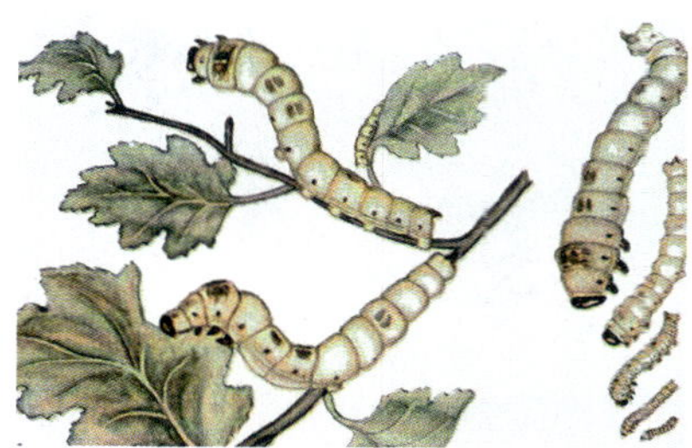

3 : Développement de la chenille

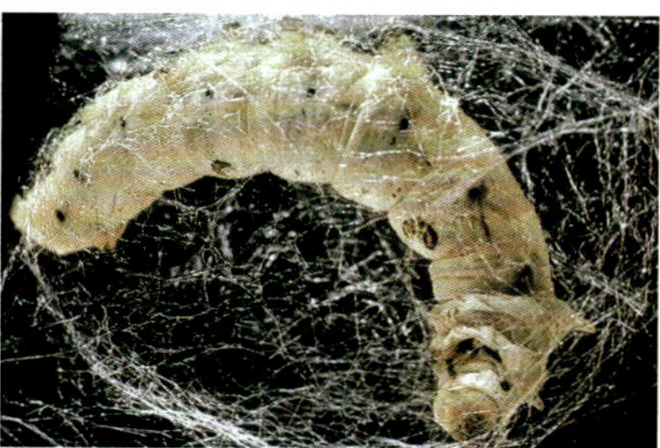

4 : Chenille en train de filer

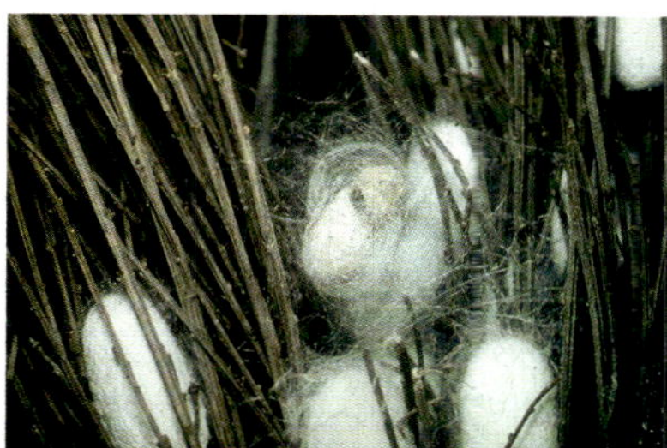

5 : Cocons fixés par de la blaze

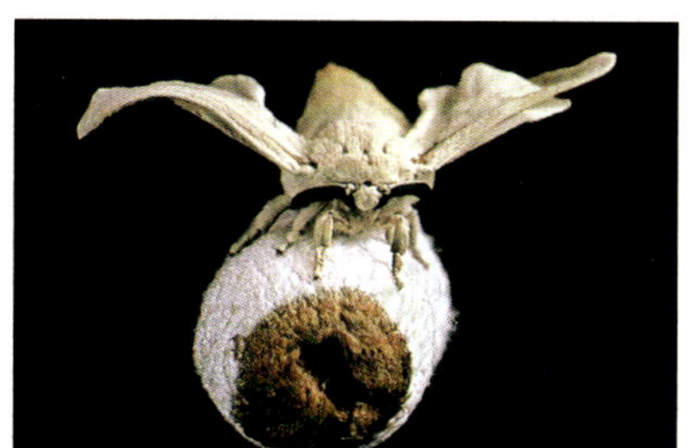

6 : Papillon qui vient d'éclore

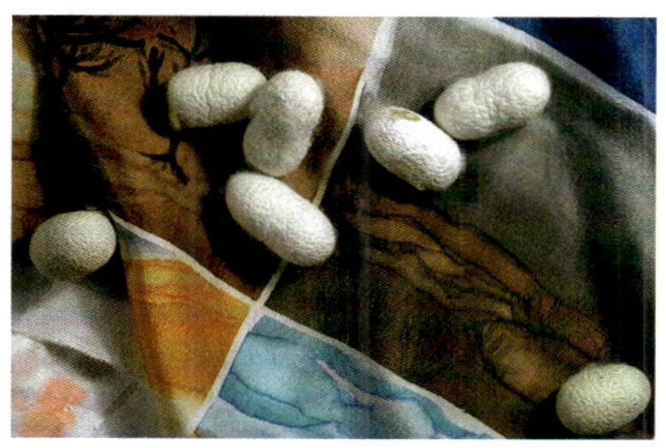

7 : Cocons sur tissu en soie

Origine et importance

En 2010, la production mondiale de soie brute était de 140 000 tonnes, soit moins de 0,2 % de la production mondiale de fibres. La soie ne peut être cultivée que là où poussent les mûriers.

Les principaux pays producteurs de soie **(ill. 1)** sont :

Principaux pays producteurs	Autres pays producteurs
Chine Brésil Inde Japon	Thaïlande Cambodge Corée Europe méridionale

Le bombyx du mûrier

Le bombyx du mûrier **(ill. 2)** est le ver à soie d'élevage **(ill. 3)**, mesurant 2 mm env. quand il sort de l'œuf. Il se nourrit d'une grande quantité de feuilles de mûrier.

Au bout de 30 jours env. et de quatre mues, il atteint la taille d'un doigt et commence à s'envelopper dans un cocon **(ill. 4)**. Située au niveau de sa lèvre inférieure et alimentée par deux glandes, la soie liquide (**la fibroïne,** soit une protéine animale), qui est enrobée dans le grès de soie (**séricine** ou colle de soie). Trois jours durant, le ver à soie file un fil double de 3000 m de long env. Pour ce faire, il déplace sa tête en formant des huit et crée ainsi une enveloppe de la taille d'un œuf de pigeon, le **cocon.** L'enchevêtrement du fil de soie qui permet au cocon de rester fixé sur les claies s'appelle le **bourre ou blaze (ill. 5).**

Au bout de deux semaines env., la transformation de la chenille en papillon est complète. Le papillon perce le cocon pour éclore **(ill. 6)**. Les insectes s'accouplent, la femelle pond des œufs. Les papillons meurent quelques heures plus tard.

Avec 50 000 vers à soie, on peut s'attendre à récolter 1000 kg de cocons, qui donneront env. 120 kg de soie brute. L'**ill. 7** montre des cocons et du tissu en soie fine.

Le papillon Tussah

Outre le bombyx du mûrier, il existe plusieurs espèces de vers à soie non domestiquées (soie sauvage). La plus importante est le papillon Tussah.

1.3.3 Soie (2)

Couches cristalines

Micro-fibrille

Faisceaux de fibrilles

Monobrin de fibroïne

Séricine

Filament de soie grège

1 : Schéma d'un fils de soie brute

Structure du fil de soie (ill. 1)

La fibre de soie est composée de chaînes de molécules protéiques **(fibroïne)** de forme plissée (structure avec empilement de feuillets). Les chaînes de molécules protéiques forment des **micro-fibrilles,** disposées en **faisceaux de fibrilles**. Le **fil de fibroïne** est formé de plusieurs de ces **faisceaux de fibrilles.** Le fil de soie grège est constitué, lui, de deux **fils de fibroïne,** eux-mêmes entourés de séricine.

La **séricine,** également appelée grès de soie ou gomme de soie, est composée d'une substance protéique transparente et soluble dans l'eau. Elle est aussi chargée en pigments. Ces derniers donnent au cocon sa couleur naturelle qui pour la soie de mûrier, va du blanc naturel au jaune ou à l'orange-jaune et pour la soie tussah, du rougeâtre au marron clair ou au marron foncé.

Cette structure de fibre est responsable des caractéristiques physiques, chimiques et physiologiques de la soie. C'est avant tout sa structure interne qui permet d'expliquer sa grande résistance, sa bonne absorption de l'humidité et sa bonne élasticité.

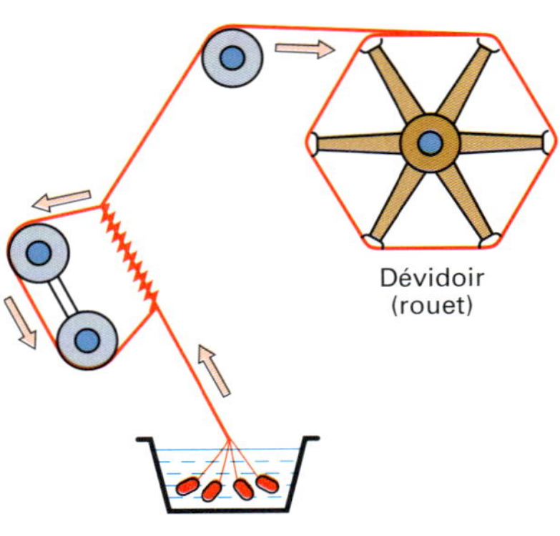

2 : Dévidage du cocon

Production de soie d'élevage (bombyx du mûrier)

Soie grège dévidée (pure soie) : Les sériculteurs utilisent des cocons qui ne sont pas endommagés. Ils tuent la chrysalide en soumettant les cocons à la chaleur ou à la vapeur **(étouffage)**. Les cocons sont ensuite immergés dans de l'eau chaude afin de dissoudre le grès et de trouver le bout du filament à l'aide de brosses **(battage)**. L'opération suivante consiste à dévider le cocon pour l'enrouler sur une bobine **(dévidage) (ill. 2)**. Un seul filament est trop fin pour être dévidé séparément.

7 à 10 filaments sont groupés et dévidés ensemble pour former le fil grège. Cette soie grège, encore recouverte de séricine, est constituée d'écheveaux de filaments d'environ 1000 m de longueur provenant du centre du cocon. Enfin, les filaments sont réunis par une torsion lors de l'opération du moulinage. Cette pure soie est employée pour les tissus les plus raffinés **(ill. 3)**. Le grès colle encore sur la soie brute, qui la plupart du temps est assemblée par torsion (séricine / gomme de soie). Cette gomme de soie se retire en faisant bouillir les fils de soie dans de l'eau savonneuse (décreusage). La soie s'éclaircit ainsi, s'adoucit et devient brillante. La soie brute décreusée peut ensuite continuer d'être ennoblie.

On appelle **soie de schappe** les fibres de soie plus longues des parties cassées du cocon non dévidables. Elles sont transformées en fils de soie de schappe fins, lisses et réguliers selon le procédé de filature de fil peigné **(ill. 4)**.

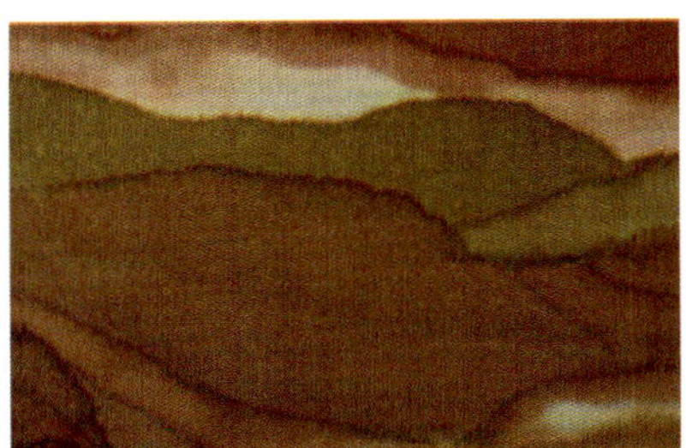

3 : Tissu en soie grège

4 : Tricot en soie de schappe

On appelle **bourrette de soie** les fibres de soie courtes qui proviennent des déchets (blousses) lors de la transformation de la soie de schappe. Elles sont transformées en fils de bourrette de soie épais, noppés et irréguliers selon le procédé de filature de fil cardé **(ill. 5)**.

5 : Tissu en bourrette de soie

6 : Tissu en soie sauvage

Production de soie sauvage (soie Tussah)

Les papillons Tussah vivent à l'état sauvage et se rassemblent sur les arbres et les arbustes. Lors de l'éclosion, les papillons rompent la continuité du fil de soie et le sectionnent en plusieurs morceaux. La soie sauvage n'est de ce fait pas apte à être dévidée et décreusée.

Elle garde donc un aspect irrégulier et brut tant dans ses nuances de couleurs allant du marron au jaune que dans sa texture **(ill. 6)**.

1.3.3 Soie (3)

Caractéristiques physiologiques des vêtements (cf. pp. 51, 52)	
Isolation thermique	La soie est une fibre qui protège aussi bien du froid que de la chaleur. Les filaments de soie sont transformés en tissus lisses et fins ayant une certaine quantité d'air qui crée une isolation entre le corps et le tissu. Ceci rend le vêtement frais à porter. Néanmoins, ces tissus de soie fins et serrés (en rapport avec l'armure) isolent également du froid en raison de la couche d'air emprisonnée entre le corps et le tissu.
Absorption de l'humidité	De même que pour la laine, la soie est **hygroscopique** et peut absorber environ un tiers de son poids en vapeur d'eau sans créer de sensation d'humidité. Les liquides sont absorbés rapidement dans les régions creuses de la fibre.
Tolérance cutanée	La soie est agréable à porter en raison de sa finesse et de sa douceur.

Autres caractéristiques importantes (cf. pp. 42, 43)	
Brillance, finesse, toucher	La particulière **brillance de la soie**, la **grande finesse** et le **toucher agréable** de la soie grège décreusée sont les principales caractéristiques de la soie.
Résistance	La soie présente une bonne ténacité à l'état sec mais qui diminue à l'état mouillé.
Étirage	Elle s'étire très bien. Sa capacité d'étirage varie d'env. de 10 à 30 % de sa longueur initiale.
Élasticité / Froissabilité	La soie possède une **excellente élasticité**. Elle ne se froisse donc pas beaucoup et les plis tendent à disparaître tout seuls, exception faite des tissus en soie très lisses, fins ou en soie chargée.
Charge électrostatique	La soie décreusée a tendance à être électrostatique quand elle est sèche.
Sensibilité	La soie est photosensible. Elle devient cassante si elle reste exposée à la lumière et ses couleurs s'estompent. La transpiration, les déodorants et le parfum peuvent en altérer la couleur. Il est recommandé d'utiliser des sous-bras et des doublures en guise de protection.
Crissement de la soie	Une pression exercée sur la soie donne un bruit rappelant celui que l'on fait lorsqu'on marche sur de la neige fraîche.

Modification des caractéristiques par ennoblissement (cf. chap. 7)	
Décreusage	Le grès de la soie rend les tissus et tricots en fils de soie brute rigides et cassants. Le grès de soie (gomme) s'élimine en les **faisant bouillir doucement dans une eau légèrement savonneuse**.
Charge	La **perte de masse** survenue lors du décreusage est **compensée** totalement ou partiellement par de la résine synthétique et des sels métalliques.

Caractéristiques des différents types de soie

À côté des caractéristiques mentionnées plus haut, qui pour l'essentiel concernent aussi la soie grège décreusée, les propriétés de la soie varient selon le type de ver à soie (soie du mûrier, soie sauvage), du type de fibre et de leur transformation (soie grège, soie de schappe, bourrette de soie) et de l'étape du traitement (soie sauvage, soie décreusée, soie chargée). Le tableau donne une vue d'ensemble des différences essentielles.

Soie du mûrier décreusée	Soie du mûrier chargée	Soie sauvage
• se froisse peu • souple • brillance raffinée **soie grège** • lisse, grande finesse **soie de schappe** • fine, lisse, souple **bourrette de soie** • plus rêche, noppée, irrégulière	• volume de fibre plus important • lourde • rigide • à tendance à se froisser • moindre durabilité • brillance plus accentuée	• grossière (fibres plus grossières, autre forme de coupe transversale) • la plupart du temps ne peut pas être décreusée • toucher rêche • plus lourde que la soie du mûrier • couleurs foncées et mattes • brillant mat • irrégulière • peu sensible à la transpiration

Au-delà des différences mentionnées et comme pour toutes les fibres textiles, sa densité, sa structure et les traitements auxquels la fibre est soumise, influencent les caractéristiques mentionnées.

1.3.3 Soie (4)

Identification des fibres

Image microscopique	Test de combustion	Apparence, toucher	Test de solubilité
1 : Soie du mûrier décreusée	**Combustion :** petite flamme, lente à combustion passive **Odeur :** de corne brûlée (cheveu) **Résidus :** cendres foncées, friables	La soie du mûrier décreusée est brillante, lisse et souple. Soie grège : très fine Soie de schappe : fine Bourrette de soie : noppée, épaisse Soie chargée : lisse, rigide **Soie sauvage : irrégulière, rigide**	**Acide sulfurique :** il dissout et détruit la fibre de soie **L'hypochlorite de lithium** dissout aussi la soie

Étoffes en soie typiques

Bourette (de soie), Chiffon, Crêpe de Chine, Crêpe Georgette, Crêpe Satin, (Soie) Doupion, Satin duchesse, Organza, Pongé, Satin, Taffetas, Twill

En soie sauvage : (Soie) de Yunnan, Shantung, (Soie) Tussah

Mélanges de fibres

(cf. p. 44)

La soie se traite de préférence pure. Les fibres courtes peuvent être mélangées à toutes autres fibres textiles employées dans l'habillement. Les mélanges avec de la laine comme avec des poils fins d'animaux (nobles) sont très appréciés.

Domaines d'application

Habillement	Accessoires	Ameublement	Autres produits
Robes, chemisiers, lingerie pour femmes, sous-vêtements de ski, tenues habillées.	Écharpes, foulards et carrés; gants, cravates, chapeaux, sacs à main.	Tissus décoratifs, papiers peints, tapis, abats-jour, linge de lit.	Fil retors à coudre, fils de broderie, pneus de vélos de course.

Entretien des textiles en soie

L'entretien varie en fonction des fibres textiles, du type de fil, de la structure de surface, de l'ennoblissement, des finitions et de l'équipement, ce qui limite les traitements possibles sur les fibres textiles. Les **symboles d'entretien** qui sont choisis conformément à ces contraintes, sont présentés et expliqués de la **page 48 à la page 50 voir coton**.

Lavage	Blanchiment	Séchage	Repassage	Entretien professionnel des textiles
Utiliser de la **lessive douce**, ne pas frotter, rincer à froid, ajouter une goutte de vinaigre dans l'eau du dernier rinçage avive les couleurs.			Repasser à l'envers. Ne pas repasser les coutures. L'eau et la vapeur peuvent tâcher le tissu.	P

Étiquetage textile

Selon la réglementation sur l'étiquetage textile, seules les fibres issues du cocon des insectes capables de filer la soie (vers à soie) peuvent porter le nom de soie. Les appellations dérivées telles que « soie artificielle », « soie chimique » et « jersey de soie » ou « damassé de soie » pour des cotonnades ne sont pas autorisées.

Logo soie [2)]

Le logo « soie » reconnu dans le monde entier est publié par la Fédération de l'industrie textile belge. Il est synonyme de soie pure et de bonne qualité.

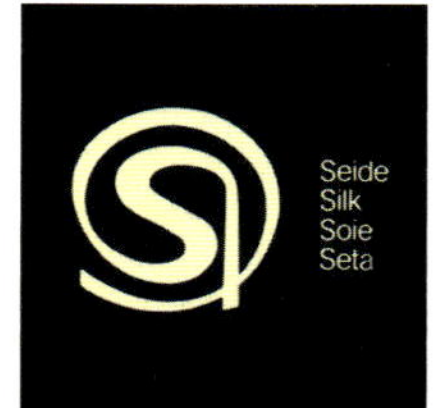

2 : Logo soie

Tissu extérieur : 100% soie
Doublure : 100% soie

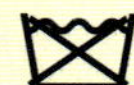  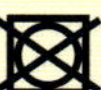 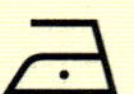 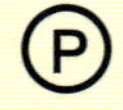

3 : Étiquette pour une veste en soie doublée

1.4.1 Structure des fibres textiles

1 : Atome de différents composants

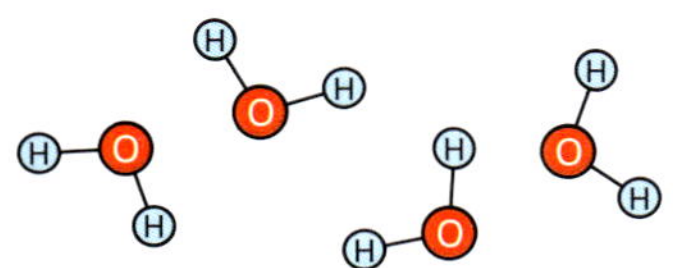

2 : Molécule d'eau

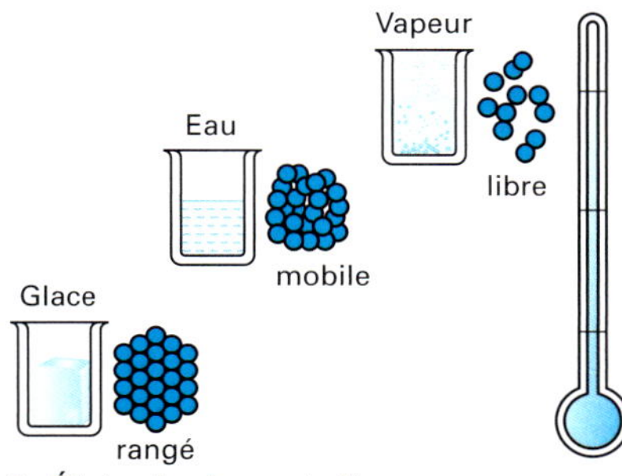

3 : États physiques de l'eau

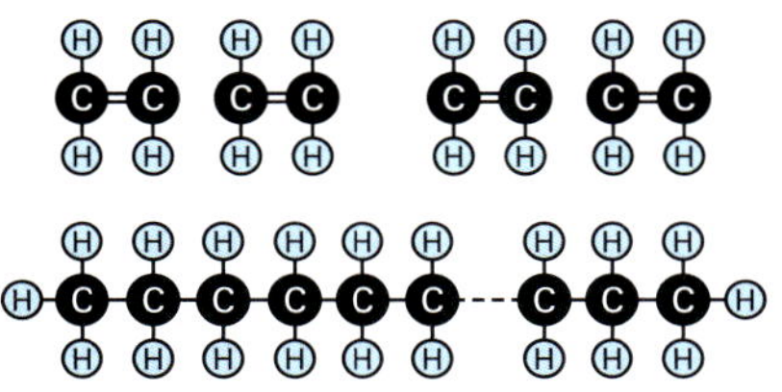

4 : Structure des chaînes moléculaires de micromolécules

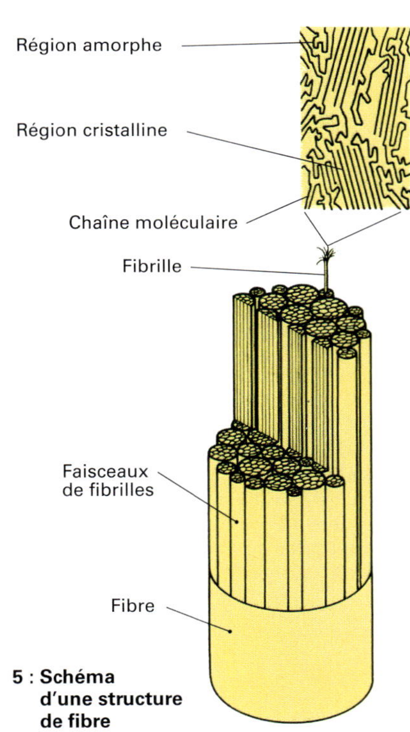

5 : Schéma d'une structure de fibre

Matières premières chimiques – Composant de tous les tissus

Toutes les matières (non seulement textile) de la planète sont structurés à partir de plus de 100 éléments chimiques (composants). Les **atomes,** indivisibles chimiquement, sont les parties les plus petites des composants. Ils constituent les composants des connexions chimiques. Les composants importants pour la structure des matières fibreuses sont le carbone (C), l'hydrogène (H), l'oxygène (O), l'azote (N) et le soufre (S) **(ill. 1).**

Connexions chimiques

Les atomes s'assemblent pour former des molécules, les plus petites parties des liaisons chimiques. L'eau (H_2O) est la liaison la plus commune. Ses molécules sont constituées de deux atomes d'hydrogène et d'un atome d'oxygène **(ill. 2).**

La structure d'une liaison chimique est appelée **synthese** .

La décomposition d'une liaison chimique s'appelle **analyse.**

États physiques des matières

Les différentes formes d'états de matières s'appellent les états physiques **(ill. 3)**.

Solide : Les molécules ont très peu de mouvements indépendants. Par ex. pour la glace, les molécules sont disposées et immobilisées dans un cristal.

Liquide : Les molécules sont encore liées en tant que liquide mais sont mobiles et amorphes (amorphe = sans forme), comme par ex. pour l'eau.

Gaz : Les molécules bougent librement les unes par rapport aux autres, comme par ex., pour la vapeur d'eau.

Micromolécules et macromolécules

Selon la taille des molécules, on distingue les micromolécules des molécules géantes, aussi appelées macromolécules[1] **(ill. 4).** Le principe de structure composée de macromolécules juxtaposées et entremêlées est le point commun de toutes les fibres animales et végétales, ainsi que des fibres chimiques. Étant disposées en chaînes, les macromolécules sont appelées molécules linéaires ou **polymères**[2].

Les tissus textiles sont composés de macromolécules dont la croissance se produit soit naturellement, soit par voie de synthèse.

Structure générale et structure interne des fibres

L'intérieur de la fibre **(ill. 5)** est composé de faisceaux de fibrilles[3]. Chacune des fibrilles est composée de macromolécules (chaînes moléculaires). Les chaînes moléculaires des fibres végétales sont surtout composées de cellulose et celles des fibres animales sont composées essentiellement de protéines. La cellulose végétale est la matière première utilisée pour la fabrication des fibres chimiques cellulosiques. Les chaînes moléculaires des fibres chimiques synthétiques sont composées de matières premières fabriquées synthétiquement, à partir de la pétrochimie. Les matières premières, la cellulose, les protéines et les polymères synthétiques, permettent une classification des tissus selon la composition de leurs fibres. De nombreuses caractéristiques de fibres sont dues à leur matière première.

Zones amorphes et cristallines de l'intérieur des fibres

Les molécules linéaires à l'intérieur de la fibre se répartissent en zones amorphes[4] et cristallines[5] **(ill. 5).** Les zones amorphes confèrent de la mobilité aux fibres, tandis que les zones cristallines leur donnent leur résistance. Les micromolécules, telles que l'eau ou les colorants, peuvent pénétrer dans les régions amorphes, mais non les zones cristallines. Le type de chaînes moléculaires, leur disposition à l'intérieur des fibres et les zones amorphes et cristallines déterminent les caractéristiques d'un textile.

[1] macro = grand
[2] poly = plusieurs
[3] fibrille = petite fibre fine
[4] amorphe = sans forme, non rangé
[5] cristallin = structure ordonnée

1.4.2 Solution filable

Le principe de fabrication des fibres chimiques est dû aux opérations de base suivantes : une matière première est dissoute ou fondue, la solution filable est pressée à travers la filière puis solidifiée.

Les masses filées pour fibres chimiques cellulosiques

Des polymères naturels sont utilisés pour la fabrication des fibres chimiques cellulosiques. La matière première utilisée pour leur fabrication est la cellulose. Déjà formées dans la nature, les macromolécules sont laissées intactes ou sont transformées chimiquement. Pour pouvoir être filée, la cellulose doit être dissoute chimiquement afin d'obtenir une solution filable. Quatre procédés différents permettent d'obtenir ce résultat :

- **Procédé viscose**
- **Procédé cupro-ammoniacal**
- **Procédé acétate**
- **Procédé avec solvant**

Les masses filées pour fibres chimiques synthétiques

La fabrication des fibres chimiques synthétiques s'effectue en deux étapes :

1. Synthèse des matériaux précurseurs réactifs : ces matériaux précurseurs réactifs sont composés de petites molécules appelées **monomères**[1]. Le pétrole constitue la principale matière première brute à partir de laquelle ils sont fabriqués.
2. Fusion de milliers de petites molécules en macromolécules (molécules géantes). Les macromolécules sont appelées **polymères** car elles sont constituées de nombreuses molécules simples (monomères). Lors de la formation des polymères de fibres chimiques synthétiques, on distingue trois réactions chimiques différentes : polymérisation, polyaddition et polycondensation.

   La **solution filable** est fabriquée à partir des polymères, par ex. sous forme de granulats ou de poudre.

Polymérisation

Lors de la polymérisation, des monomères réactifs de même type s'assemblent et forment des polymères à longue-chaîne. Après ce processus, les masses filées de polyamide (nylon 6), polyacryle, chlorure de polyvinyle et polypropylène sont fabriquées.

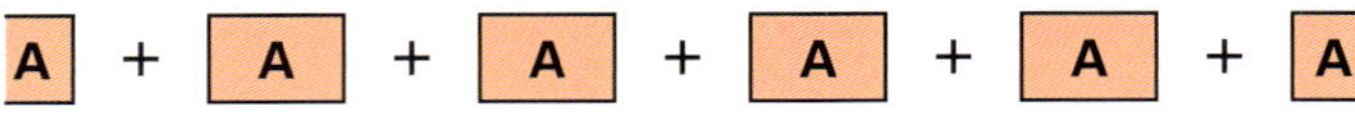

A A A A A A

Polymère

Polycondensation

Lors de la polycondensation, des monomères de types différents s'assemblent pendant la scission d'un autre produit (la plupart du temps de l'eau) en polymères. Ce principe est utilisé pour la fabrication des masses filées de polyester et de polyamide (Nylon 6.6).

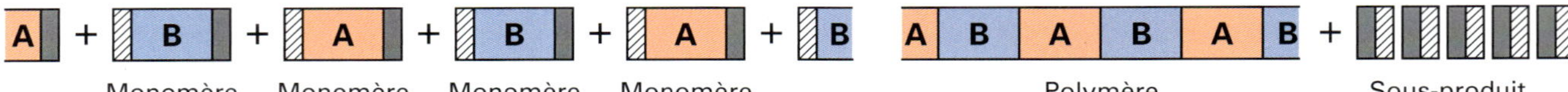

Polyaddition

Lors de la polyaddition, deux types de monomères différents s'assemblent en polymères. La polyaddition permet de fabriquer les matières premières.

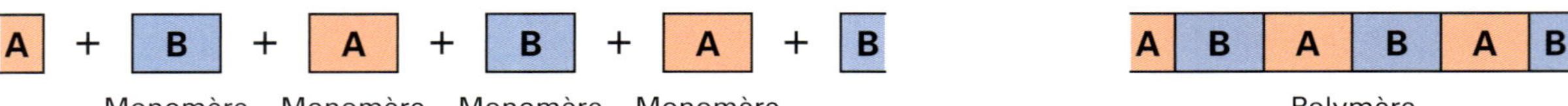

L'étirage

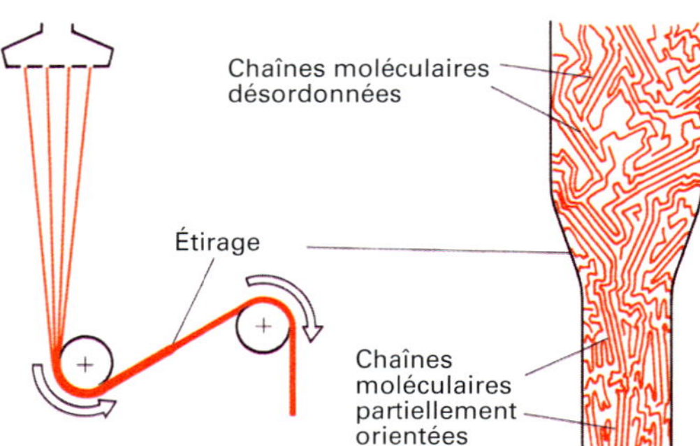

1 : Orientation des chaînes moléculaires par étirage

La solution à filer se solidifie lorsqu'elle est extrudée de la filière. Les molécules à l'intérieur du filament sont alors désordonnées. L'étirage du filament (jusqu'à 4 fois sa longueur initiale) vise à l'amincir de sorte que les molécules s'orientent dans le sens de l'axe du filament. Des zones cristallines sont formées à l'intérieur de la fibre en chaînes de molécules alignées et liées entre elles. Les zones amorphes se développent à la surface et entre les molécules. Un tel arrangement de molécules de nature cristalline, dont l'orientation est parallèle à l'axe de la fibre, donne de la résistance aux filaments.

L'étirage peut se faire lors du filage ou lors d'étapes subséquentes.

[1] grec : mono = un

1.4.3 Filage des fibres chimiques

Procédé de filage des fibres chimiques

On distingue trois procédés de filage différents permettant de fabriquer des fibres chimiques. Ils ont des éléments de base en commun : le récipient contenant la solution filable, la pompe de filature pour doser la masse filée, la filière, un support dans lequel les fibres continues (filaments) se forment, et un dispositif qui permet de les étirer et de les enrouler.

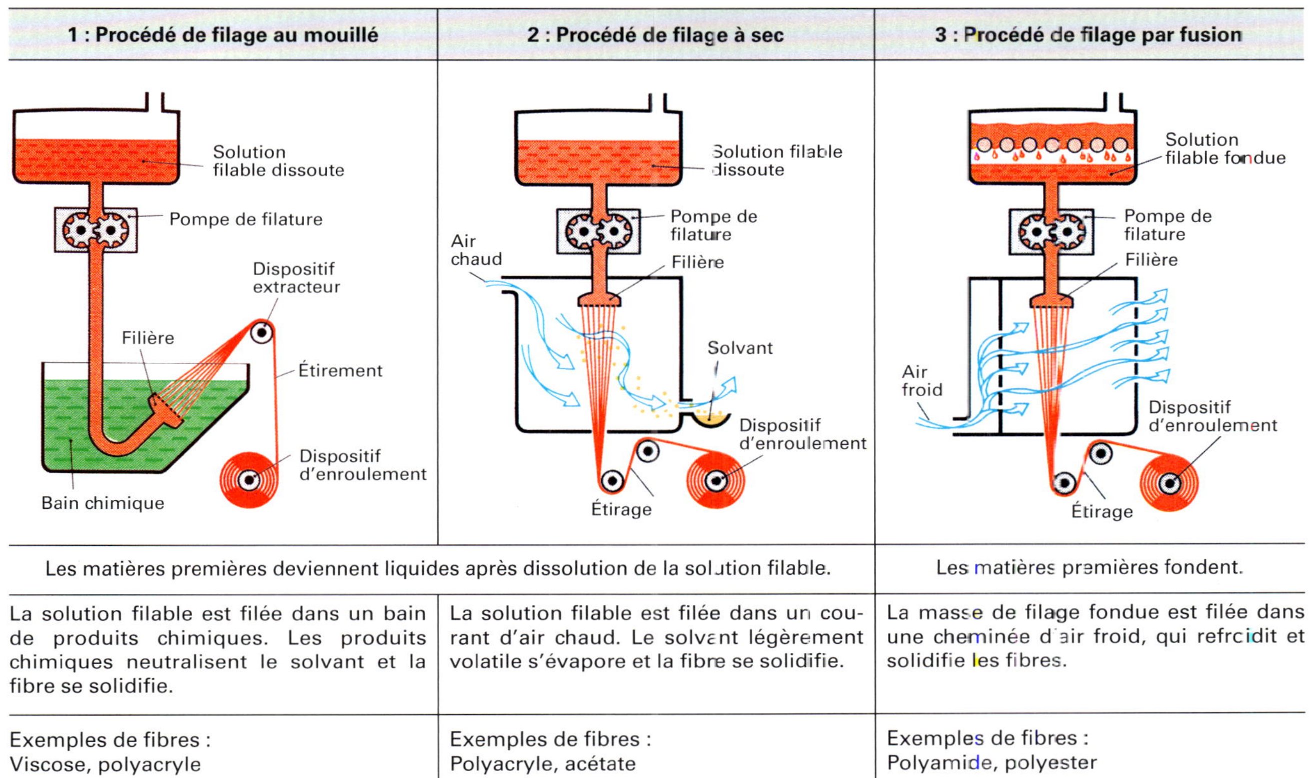

1 : Procédé de filage au mouillé	2 : Procédé de filage à sec	3 : Procédé de filage par fusion
Les matières premières deviennent liquides après dissolution de la solution filable.		Les matières premières fondent.
La solution filable est filée dans un bain de produits chimiques. Les produits chimiques neutralisent le solvant et la fibre se solidifie.	La solution filable est filée dans un courant d'air chaud. Le solvant légèrement volatile s'évapore et la fibre se solidifie.	La masse de filage fondue est filée dans une cheminée d'air froid, qui refroidit et solidifie les fibres.
Exemples de fibres : Viscose, polyacryle	Exemples de fibres : Polyacryle, acétate	Exemples de fibres : Polyamide, polyester

Une fois les filaments ressortis de la filière et solidifiés, ils sont étirés à grande vitesse ou lors d'un procédé séparé. La taille de l'orifice de la filière et l'étirage influencent la finesse de fibre.

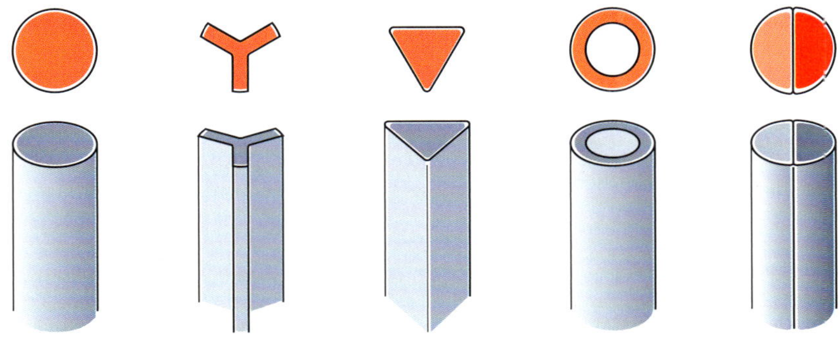

4 : Coupes transversales d'orifices de filières et coupes transversales de fibres

Les orifices de la filière peuvent être rondes ou avec des coupes transversales différentes. Les coupes transversales de fibres prennent alors des formes différentes **(ill. 4)**.

La coupe transversale et l'ajout éventuel d'agents matifiants influencent la **brillance** et le **toucher** de l'étoffe.

Il est aussi possible de filer deux polymères aux caractéristiques différentes à partir d'un même orifice **(fibres bicomposées)**.

Terminologie des fibres de la filière

Les fibres chimiques dites continues s'appellent des **filaments**.
Si la filière n'est équipée que d'un seul orifice, il en ressort un **monofilament** (mono = seul, unique).
Les filaments issus d'une filière à plusieurs orifices s'appellent des **multifilaments** (multi = nombreux).
Les multifilaments thermoplastiques peuvent être **texturés** (= frisés durablement).

Les filaments de plusieurs filières peuvent être rassemblés en un câble et être arrachés ou coupés en **fibres courtes**. Selon la longueur des fibres et leur frisure, on distingue par ex. le **type W** (type laine) et le **type B** (type coton). Les fibres chimiques subissent une torsion (filage), seules ou mélangées à d'autres fibres naturelles ou chimiques, pour devenir des fils de fibres filées.

1.5.1 Vue d'ensemble

Selon la norme DIN 60001, les fibres chimiques issues de polymères naturels sont réparties en fibres chimiques cellulosiques, fibres d'alginate et caoutchouc. Les **fibres chimiques cellulosiques,** fabriquées à partir de cellulose naturelle, sont le seul groupe de fibres de cette catégorie réellement rentables. Pour des raisons de simplicité, nous ne parlerons que de ces dernières lorsque nous aborderons le groupe des fibres chimiques issues de polymères naturels. Les **fibres d'alginate,** fabriquées à partir d'algues, ne sont pas stables et se dissolvent déjà si on les plonge dans une eau savonneuse. Les **fibres élastiques** sont fabriquées à partir de caoutchouc (latex). Elles sont de plus en plus concurrencées par les fibres en élasthanne. Font également partie du groupe des fibres chimiques issues de polymères naturels, les **fibres biopolymères** et les **fibres textiles aux lacto-protéines.**

Histoire des fibres chimiques cellulosiques

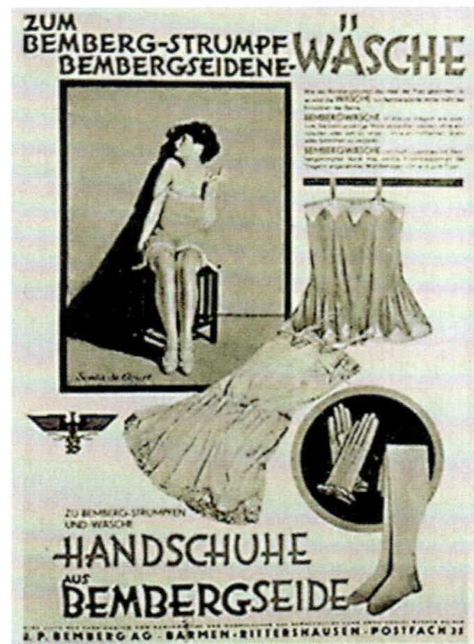

1 : Publicité pour des textiles en «soie artificielle» (1928)

Le souhait de remplacer des fibres de soie très chères est déjà très ancien. Il y a env. une centaine d'années, les scientifiques et les chimistes réussissent à fabriquer des filaments ressemblant à la soie de manière artificielle.

En 1845, le nitrate de cellulose, premier composé cellulosique filable, est découvert. Le nitrate de cellulose se dissout dans un mélange d'alcool et d'éther. C'est ainsi que l'on obtient la solution filable de la « soie de nitrate ». En 1884, en France, le comte Hilaire de Chardonnet dépose son brevet de fabrication de la « soie artificielle » sous le nom commercial «soie Chardonnet» et en 1889, il présente pour la première fois des fils et tissus en nitrocellulose à l'occasion de l'Exposition Universelle. En 1891, dans son usine située à Besançon, il commence à fabriquer de la « soie artificielle à base de nitrate », ainsi qu'une production de fibres chimiques destinée à la fabrication de textiles.

En 1857, le Suisse Eduard Schweizer réussit à solubiliser la cellulose dans des solutions aqueuses ammoniacales d'oxyde de cuivre. En 1897, ce procédé est perfectionné afin de pouvoir l'utiliser pour la fabrication de fibres. En 1904, la production de « soie artificielle à base de cuivre » démarre à Wuppertal (Allemagne).

Entre 1892 et 1898, la fabrication de fibres selon le procédé viscose se développe en Angleterre. On découvre alors que le coton, une fois traité avec de la soude caustique et du désulfure de carbone, permet d'obtenir une solution de viscose jaunâtre visqueuse, laquelle peut être filée en fibres dans un bain.

En 1864, on réussit à fabriquer de l'acétate cellulosique en laboratoire, ce qui ouvre largement la voie à la fabrication de fibres chimiques à base de cellulose. En 1904, est déposé le brevet de filage à sec pour la fabrication des fibres à base d'acétate.

Le tournant du XXe siècle peut être décrit comme le début de l'industrie des fibres chimiques. Les « bas en soie artificielle », qui sortent au lendemain de la Première guerre mondiale, permettent à la mode des jupes courtes de prendre son essor dans les années 1920. La « soie chimique » révolutionne le domaine de la lingerie féminine. Des tricots chaîne souples, doux comme de la soie et colorés permettent de créer un nouveau style de lingerie. Tandis que les fibres chimiques cellulosiques sont à l'origine fabriquées en tant que «soie chimique» (filaments), une évolution allemande vient s'ajouter dans les années 1920 avec la «fibranne»[2], des fibres courtes en viscose. En se perfectionnant, le procédé viscose permet de fabriquer des fibres dont les caractéristiques sont presque comparables au coton. Dans les années 1990, est développé le **procédé avec solvants organiques**, destiné au **lyocell**, ce qui en fait une fibre cellulosique beaucoup plus écologique. Enfin, depuis quelques années sont fabriquées des fibres **biopolymères**. Pour ce faire, on utilise le glucose (sucre) obtenu à partir d'**amidon végétal**. Une des dernières évolutions écologiques sont **fibres textiles aux lacto-protéines.**

Répartition des fibres chimiques cellulosiques

Les fibres chimiques cellulosiques se répartissent selon le procédé adopté parmi les solutions dont nous disposons aujourd'hui pour le filage de la cellulose :

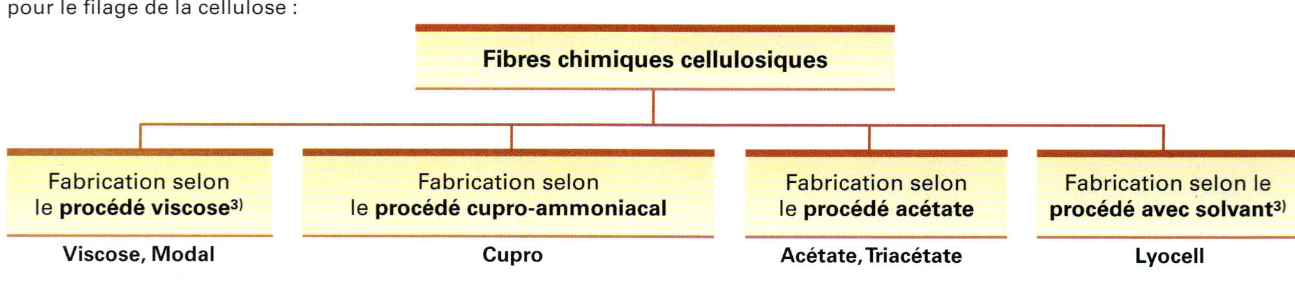

Importance des fibres chimiques cellulosiques

La production des fibres chimiques cellulosiques affiche une tendance à la hausse. En 2014, elle était d'env. 5,5 millions de tonnes (source : CIRFS – Fiber Organon).

La viscose occupe une place importante parmi les fibres chimiques cellulosiques.

[1] Soie artificielle, rayonne = ancienne désignation des filaments issus de fibres chimiques cellulosiques [2] fibranne = ancienne désignation des fibres à filer en viscose

[3] Les fibres en viscose et les fibres en lyocell, dont la matière première cellulosique est issue du bois de bambou, sont de manière erronée désignées comme «fibres de bambou».

1.5.2 Viscose, modal (1)

Viscose, modal — Abréviations : Viscose CV, modal CMD

Cellulose
Alcaliser — Pressage
Soude caustique
Eau
Défibrage, prématuration
Alcalicellulose
Sulfuration
Disulfure de carbone
Soude caustique
Eau
Dissolution
Viscose
Maturation
Filtrage, dégazage
Filage
Pompe de filature
Bain de filage
Filière
Étirage
Lavage
Ensimage
Séchage
⇒ Frisage, découpe ou déchirement en fibres courtes
Filaments

1 : Schéma de production du procédé viscose classique

Fabrication

La matière première requise pour la fabrication de la viscose est fournie par des eucalyptus, des pins, des bambous et le bois du hêtre, dont on utilise l'écorce qui est ensuite coupée en petits morceaux de la taille d'une allumette. Les résines et autres substances annexes sont bouillies lors d'un processus complexe. Après avoir été nettoyée et blanchie, la cellulose est pressée sous forme des **plaques de cellulose**.

La cellulose doit de nouveau être fluidifiée avant de fabriquer les fibres. Après le procédé viscose, qui date d'une centaine d'années **(ill. 1)**, les plaques de cellulose sont plongées dans de la **soude caustique**. Cette dernière imprègne l'intérieur de la chaîne moléculaire et en détend la structure. Une fois pressée, l'alcalicellulose obtenue alors se défibre sous forme de flocons. Lors de la maturation qui suit, les longues chaînes moléculaires de cellulose sont raccourcies pour permettre un filage ultérieur de la solution. Sous l'effet du **disulfure de carbone** (sulfuration), l'alcalicellulose se dissout dans une solution alcaline. L'ajout de **soude caustique** sous une forme diluée permet ensuite d'obtenir une **solution de filage**, la viscose, qui ressemble à du miel liquide. Des additifs, tels que des agents matifiants ou des colorants, peuvent si on le souhaite être ajoutés à la solution de filage. On procède ensuite à l'aération et au filtrage puis cette préparation de solution filable est pressée dans le bain de filage à travers de fines filières. La cellulose se rigidifie dans le bain de filage sous forme de **filaments** qui sont étirés et enroulés en fil de filaments sur des bobines. Pour éliminer tous les déchets résiduels liés à la production, on procède ensuite à un lavage soigneux, à l'ensimage (assouplissement par l'application d'huiles) et au séchage. Le fait de couper les filaments à une certaine longueur de fibre permet d'obtenir des **fibres filées**.

Structure de fibre

Viscose : En termes chimiques, la cellulose dissoute en solution filable pendant le procédé viscose n'est quasiment pas modifiée. Une fois solidifiée de nouveau en fibre, elle retrouve ses propriétés de cellulose **(ill. 2)**, bien que l'on parle alors de **cellulose régénérée** (renouvelée). La composition chimique de la viscose peut ainsi être comparée à celle du coton. Toutefois, les chaînes moléculaires de la cellulose à l'intérieur de la fibre sont plus courtes que celles du coton, ce qui rend la cellulose moins solide que le coton.

Le **modal** est fabriqué sur le même principe que la viscose. Les conditions de filage sont cependant différentes et le bain de filage contient ces ajouts en produits chimiques (procédé viscose modifié). Ce procédé exerce une influence sur la longueur des chaînes moléculaires de cellulose et leur positionnement à l'intérieur des fibres, dans les zones amorphes et cristallines. Il en résulte avant tout une meilleure résistance à l'état sec et mouillé, ainsi qu'une amélioration des propriétés textiles.

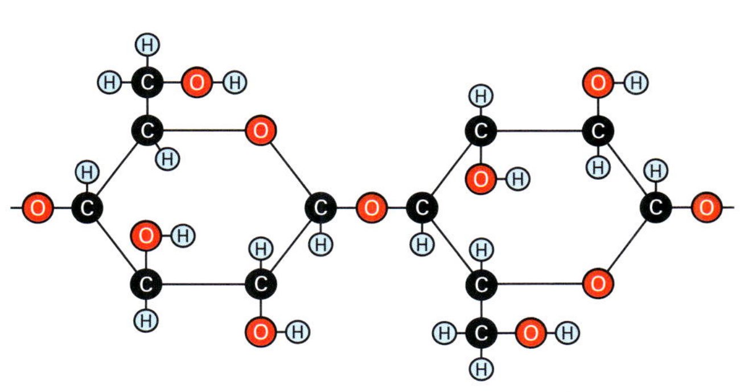

2 : Coupe d'une chaîne moléculaire de cellulose

Caractéristiques physiologiques des vêtements (cf. pp. 51 et 52)	
Isolation thermique	Les filaments de viscose sont transformées en surfaces textiles lisses présentant une faible inclusion d'air. Les fibres courtes de viscose ou de modal peuvent être transformées en tissus d'épaisseur variable dont les propriétés isolantes peuvent être contrôlées jusqu'à un certain degré.
Absorption de l'humidité	La viscose et le modal présentent une excellente absorption de l'humidité. Dans des conditions climatiques normales, ces matières absorbent de 11 à 14 % d'humidité sous forme de vapeur. Leur grande capacité de gonflement leur permet de stocker de 80 à 120 % d'eau. Elles sont plus absorbantes que le coton.
Tolérance cutanée	Les fibres de viscose et de modal sont fines, douces et très agréables à porter.

1.5.2 Viscose, modal (2)

Autres caractéristiques importantes (cf. pp. 42, 43)	
Résistance	La **viscose** est bien moins résistante à sec que le coton. La résistance à l'état mouillé de la viscose est faible. Elle diminue de 40 % et 70 % comparativement à la résistance à l'état sec. Le **modal** possède une meilleure résistance à sec que la viscose mais surtout, une meilleure résistance à l'état mouillé que cette dernière.
Extensibilité	L'étirage maximal à la traction est de 15 % à 30 %. Il est donc plus de deux fois supérieur à celui du coton.
Élasticité	Comme toutes les fibres en cellulose, la viscose et le modal sont peu élastiques et se froissent donc beaucoup.
Charge électrostatique	La viscose et le modal contiennent en permanence de l'humidité. Leur charge électrostatique est donc très faible.
Finesse et toucher	La finesse de la viscose et du modal peut, comme pour toutes les fibres chimiques, varier dans une vaste mesure.
Colorabilité	Les textiles en viscose et en modal se colorent et s'impriment très bien. Les couleurs ont un aspect très brillant.
Brillance	Selon la coupe transversale de la fibre et l'ajout ou non d'agents matifiants, les fibres ont un aspect brillant à mat.
Modifications des caractéristiques après ennoblissement (cf. chap. 7)	
Peu froissable / Apprêt augmentant la facilité d'entretien	Les fibres de viscose gonflent dans l'eau et deviennent plus épaisses. Ce phénomène cause le rétrécissement du tissu. Le gonflement et le rétrécissement peuvent être contrôlés grâce à des résines synthétiques. Ces traitements rendent les fibres plus résilientes mais moins absorbantes. Par contre, les fibres de modal sont plus stables et froissent moins; par conséquent, elles ne requièrent pas de finition chimique.
Domaines d'application	
Filaments de viscose	On utilise des filaments de viscose pour produire des tissus lustrés, des crêpes et comme fils à effet dans les tricots et les tissus tissés. Plus de la moitié des tissus à doublure sont faits de viscose. Parmi les autres usages, on trouve: des blouses, des chemises, des robes, de la lingerie, des rubans et garnitures ainsi que des draperies.
Viscose-fibres courtes	Les fibres en viscose courtes sont surtout utilisées dans les mélanges dans lesquels leurs propriétés absorbantes sont mises à profit. On en fait des tissus de types coton, lin ou laine.
Fibres en modal	Le modal est produit presque exclusivement en fibres courtes et on l'utilise principalement dans les mélanges avec le coton ou le polyester en raison de sa résistance et de son pouvoir absorbant. On trouve ces mélanges dans les vêtements et sous-vêtements.

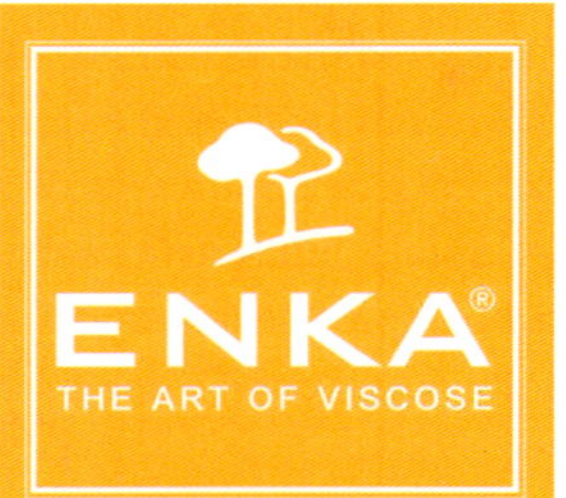

1 : Qualité certifiée pour la viscose Enka®

2 : Marques déposées pour la viscose de Lenzing®

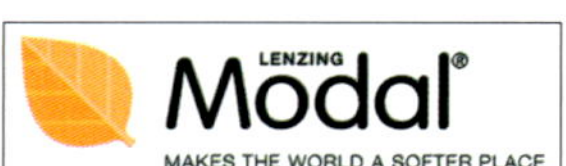

3 : Marques déposées pour le modal de Lenzing®

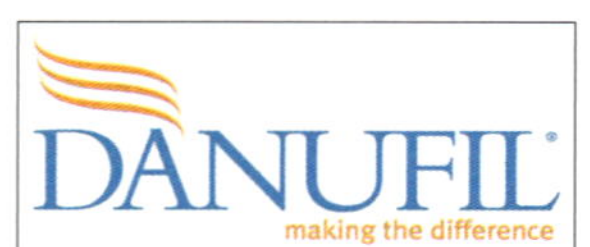

4 : Marques déposée pour Danufil®, fibres Kelheim

Identification des fibres

Observation microscopique	Test de combustion	Test de rupture au mouillé	Test de solubilité
La coupe transversale de la fibre, a la plupart du temps la forme d'une roue dentelée. Elle dépend en principe de la forme de la filière.	**Combustion :** rapide, claire, incandescente. **Odeur :** de papier brûlé. **Résidus :** cendres volatiles gris clair.	Un fil de viscose mouillé se déchire là où il a été mouillé. (un fil de coton mouillé là où il est sec).	L'acide sulfurique dissout la viscose et le modal.

Entretien des textiles en viscose et en modal

L'entretien varie en fonction des fibres textiles, du type de fil, de la structure de surface, de l'ennoblissement, des finitions et de l'équipement, ce qui limite les traitements possibles sur les fibres textiles. Les **symboles d'entretien,** qui sont choisis conformément à ces contraintes, sont présentés et expliqués de la **p. 48 à la p. 50**.

Lavage		Blanchiment	Séchage		Repassage	Entretien professionnel des textiles
Viscose 40	Modal 60		Viscose	Modal		P

Étiquetage textile

Selon la réglementation sur l'étiquetage textile, la désignation de **viscose** ne peut être utilisée que pour des fibres cellulosiques régénérées[1)], qui sont fabriquées selon le procédé viscose. On désigne par **modal** les fibres de cellulose régénérée ayant une force de rupture élevée grâce à pouvoir d'élasticité à l'état humide supérieur à la viscose.

Étiquetage du fabricant de viscose : Les marques déposées pour la viscose sont par ex. : Viscose Enka®, modale Lenzing®, Danufil®. Hormis ces noms de marques des viscoses particulièrement haut de gamme arborent un label, qui en garantit la qualité particulière **(ill. 1 à 4)**.

[1)] La cellulose a été dissoute puis filée et la substance cellulose reste intacte.

1.5.3 Lyocell

Lyocell [1] Abréviation : CLY

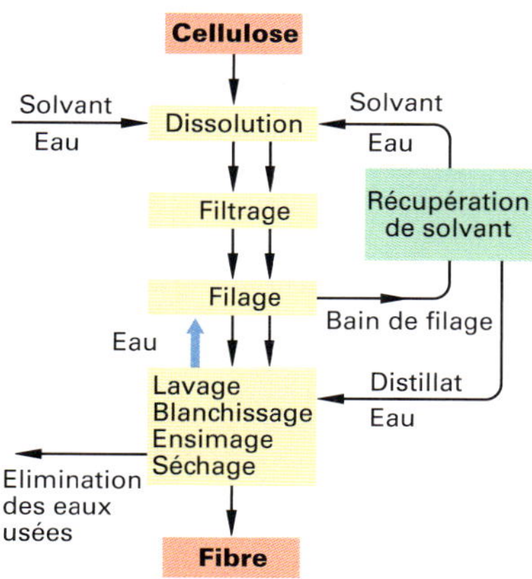

1 : Schéma de production du procédé à solvant

Fabrication et structure de fibre

La matière première employée pour produire le lyocell provient du bois. Lors du procédé lyocell la pulpe de cellulose est dissoute dans un solvant non toxique puis filtrée afin d'obtenir une solution à filer. On obtient les fibres en extrudant ce liquide visqueux dans l'air chaud en circuit fermé. Les fibres de cellulose régénérées sont ensuite lavées dans un bain d'eau qui élimine les résidus de solvant. L'eau ainsi que le solvant sont récupérés pour être recyclés. Les filaments peuvent alors être coupés en filés de fibres qui sont blanchis, lubrifiés, séchés puis mises en balle **(ill. 1)**. Ce procédé court et efficace est respectueux de l'environnement puisque le solvant est presque totalement récupéré et que les eaux usées sont sans danger. Les fibres de lyocell sont essentiellement composées de pure cellulose, ce qui fait qu'elles sont sujettes aux moisissures. Elles comportent une structure moléculaire plus cristalline que les autres cellulosiques, ce qui leur confrère une très grande ténacité mais cause de la fibrillation – une séparation partielle à la surface des fibres sous l'action abrasive du lavage **(ill. 2)**.

Caractéristiques importantes (cf. pp. 42, 43 et 51, 52)

Le lyocell possède une bonne ténacité à **l'état sec et mouillé**, supérieure aux autres cellulosique. Sa ténacité à l'état sec est meilleure que celle d'un coton de grade moyen. Sa ténacité à l'état mouillé est comparable au polyester.

L'étirement des filés, qui se situe entre **10 et 14 %**, est légèrement supérieure au coton. Par contre, la récupération élastique est faible comme pour les autres fibres cellulosiques.

La finesse de la fibre peut être semblable à celle du coton ou de la laine variant de 1,1 à 3,3 décitex. Les propriétés de confort sont comparables aux autres fibres cellulosiques. Elle absorbe moins que la viscose mais plus que le coton.

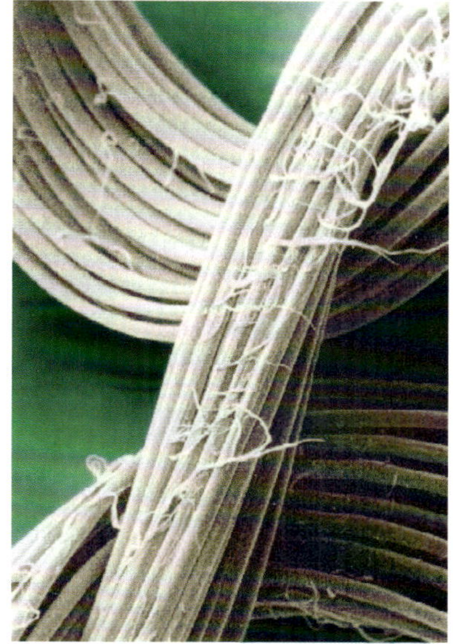

2 : Les filaments de lyocell avec microfibrilles dissoutes

Modifications des caractéristiques dues à l'ennoblissement (cf. chap. 7)

C'est dans le contrôle de la fibrillation et dans la gestion de la coloration et l'ennoblissement que réside la clé des différents effets présentés par le tissu. Les possibilités vont de l'élimination complète du phénomène de fibrillation jusqu'à un contrôle de celui-ci.

Ennoblissements mécaniques : L'émerisage permet de donner un effet peau de pêche. Le grattage et le sanforisage sont d'autres ennoblissements typiques.

Ennoblissements chimiques : Comme toutes les fibres cellulosiques, le lyocell peut être modifié pour en faciliter l'entretien. La structure de fibre permet particulièrement d'obtenir des couleurs intenses.

Domaines d'application

Les domaines d'application sont très variés. La palette va des tissus en denim résistants aux tissus en crêpe léger et aux tricots en passant par les tissus classiques des costumes. Les fibres filées en lyocell peuvent être mélangées avec du coton ou du lin, ainsi qu'avec de la laine et des poils fins d'animaux. Sa propriété de fibrillation fait que le lyocell est aussi particulièrement adapté à la fabrication de tissus duveteux.

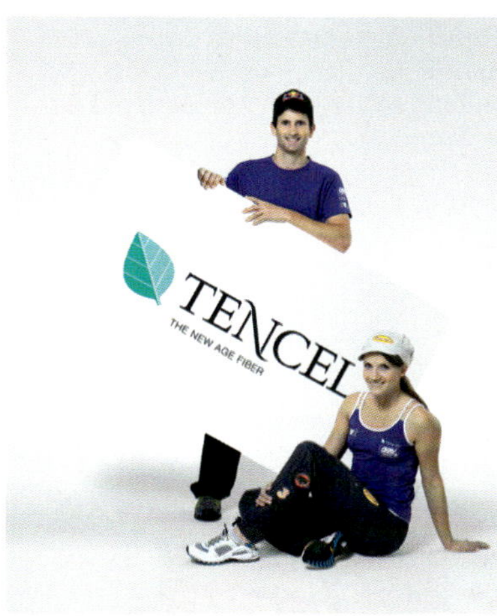

3 : Labels qualité et domaine d'application pour le Tencel®

Entretien des textiles en lyocell

L'entretien varie en fonction des fibres textiles, du type de fil, de la structure de surface, de l'ennoblissement, des finitions et de l'équipement, ce qui limite les traitements possibles sur les fibres textiles. Les **symboles d'entretien**, qui sont choisis conformément à ces contraintes, sont présentés et expliqués de la **p. 48 à la p. 50**.

Lavage	Blanchiment	Séchage	Repassage	Entretien professionnel des textiles
60 40				P

Étiquetage textile

Selon la réglementation sur l'étiquetage textile, lyocell est le nom générique utilisé pour les fibres cellulosiques filées selon le procédé avec solvant (filaments et fibres courtes). Parmi les marques connues, on peut par ex. citer Tencel® **(ill. 3)**.

[1] *lyo* du grec : lyein = dissoudre, *cell* de cellulose

1.5.4 Cupro
1.5.5 Acétate, Triacétate

Cupro — Abréviation : CUP

Fabrication et structure de fibre

L'oxyde de cuivre et les autres composés à base de cuivre se dissolvent dans de l'ammoniaque aqueux en un liquide bleu. La cellulose peut s'y dissoudre. La solution se solidifie à la sortie de la filière. On désigne le procédé de fabrication de la solution filable comme un procédé de solutions ammoniacales d'oxyde de cuivre ; le procédé de filage est lui un procédé par étirage au mouillé. Pour des raisons de rentabilité et d'écologie, le procédé n'est plus utilisé en Allemagne ; les fibres de cupro proviennent désormais uniquement de l'importation. La substance qui compose la fibre de cupro est une cellulose régénérée (renouvelée).

Entretien des textiles en cupro

L'entretien varie en fonction des fibres textiles, du type de fil, de la structure de surface, de l'ennoblissement, des finitions et de l'équipement, ce qui limite les traitements possibles sur les fibres textiles. Les **symboles d'entretien**, qui sont choisis conformément à ces contraintes, sont présentés et expliqués de la **p. 48 à la p. 50**.

Lavage	Blanchiment	Séchage	Repassage	Entretien professionnel des textiles
40				P

Caractéristiques, domaines d'application, identification

Le cupro étant fabriqué à partir des chaînes moléculaires de la cellulose, les caractéristiques essentielles de ses fibres sont comparables à celles de la viscose. Le toucher doux et la bonne absorbabilité sont particulièrement appréciés dans le cupro.

La fibre n'est pas considérée comme une fibre importante. Les filaments de cupro sont surtout transformés en doublures.

Étiquetage textile

La désignation « **cupro** » peut être utilisée pour des fibres cellulosiques régénérées qui sont fabriquées selon le procédé à solutions aqueuses ammoniacales d'oxyde de cuivre.

Acétate, triacétate — Abréviations : Acétate CA, triacétate CTA

Fabrication et structure de fibre

Acétate : L'acétate de cellulose, composé chimique de cellulose et d'acide acétique, est une substance sèche et granuleuse qui est dissoute dans l'acétone en solution filable puis filée au cours du procédé de filage à sec. L'acétate de cellulose présente d'autres caractéristiques que la viscose, le modal et le cupro. Cela se manifeste notamment lors du test de combustion et du test de solubilité.

Triacétate : Lors de la fabrication de la solution filable, l'acétate de cellulose granuleux ne se dissout pas dans l'acétone, mais dans le chlorure de méthylène. Les caractéristiques de ses fibres présentent donc des différences par rapport à l'acétate.

On désigne les substances des fibres de l'acétate et du triacétate comme des **dérivés de cellulose** car la cellulose entre avec l'acide acétique dans un composé chimique.

Caractéristiques, domaines d'application

L'**acétate** possède une légère brillance raffinée, un toucher agréable et un tomber élégant. C'est la fibre qui se rapproche le plus de la soie naturelle. L'élasticité et la stabilité dimensionnelle de l'acétate sont plus grandes que celles de la viscose. L'acétate est thermoplastique mais est toutefois sensible à la chaleur. Comme elle absorbe peu l'eau, ses fibres sèchent vite mais se chargent ainsi plus facilement en électricité statique.

Le **triacétate** présente une meilleure stabilité thermique que l'acétate et absorbe moins l'humidité. Il est thermoplastique comme l'acétate, se laisse texturer et permet donc la fixation des plissés et des plis repassés. Les autres caractéristiques du triacétate sont comparables à celles de l'acétate.

L'acétate et le triacétate sont fabriqués sous forme de filaments et de fibres courtes qui trouvent leur utilisation principalement dans les robes, chemisiers et doublures. Aujourd'hui, le principal domaine d'application des fibres d'acétate est la fabrication des filtres à cigarettes de la marque Rhodia® Filter Tow.

Identification des fibres

Test de solubilité :
On peut dissoudre les acétates de viscose dans l'acétone, les acides acétique et formique ainsi que dans le chlorure de méthylène. Ils sont non seulement sensibles aux acides mais également aux détergents.

Test de combustion :
Les acétates fondent s'ils sont placés sous une flamme et brûlent vite en laissant une odeur acide. Les résidus sont noirs et durs.

Entretien des textiles en acétate et en triacétate

L'entretien varie en fonction des fibres textiles, du type de fil, de la structure de surface, de l'ennoblissement, des finitions et de l'équipement, ce qui limite les traitements possibles sur les fibres textiles. Les **symboles d'entretien**, qui sont choisis conformément à ces contraintes, sont présentés et expliqués de la **p. 48 à la p. 50**.

Lavage		Blanchiment	Séchage	Repassage		Entretien professionnel des textiles
Acétate	Triacétate			Acétate	Triacétate	
30	40					P

Étiquetage textile

Selon la réglementation sur l'étiquetage textile, les désignations d'**acétate** et de **triacétate** sont utilisées pour des fibres fabriquées à partir d'acétate de cellulose.

1.6.1 Vue d'ensemble

Histoire des fibres chimiques synthétiques

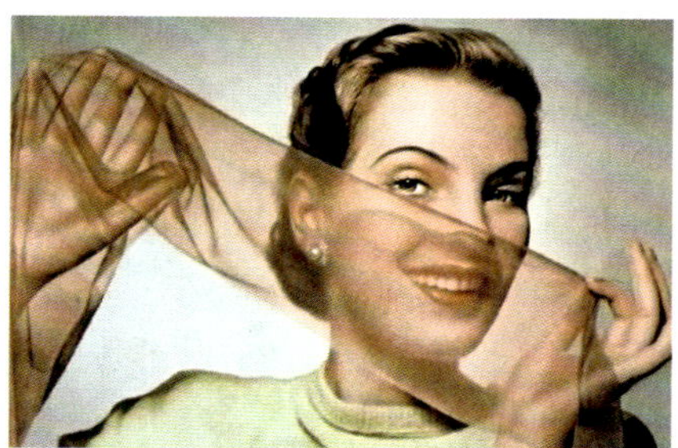

1 : Collants pour femme en nylon très fin (1952)

En 1925, le chimiste et professeur allemand, Hermann Staudinger, découvre que les fibres textiles sont constituées de nombreuses micromolécules (petites molécules) qui, une fois assemblées, forment des macromolécules (molécules géantes). Avec les tissus en fibres naturelles, ces grandes molécules sont déjà fournies par la nature. La découverte d'Hermann Staudinger stimule la fabrication de chaînes moléculaires synthétiquement.

Entre 1931 et 1941, sont développés le chlorure de polyvinyle, le polyacrylonitrile, le polyamide et le polyuréthane. En 1941, est déposé le brevet de fabrication du polyester, la principale fibre textile synthétique utilisée de nos jours. L'accueil triomphal fait aux bas nylon au début des années 1950 constitue un signe visible de la percée économique opérée par les fibres chimiques synthétiques **(ill. 1)**. Jusqu'alors, c'est principalement les élégantes qui portaient des bas de soie, naturelle et soie artificielle. Quelques années plus tard, la chemise tricotée en nylon facile d'entretien arrive sur le marché. Le lycra, première fibre en élasthanne à être introduite sur le marché, est importée des États-Unis en 1959. Aujourd'hui en Allemagne, la part des fibres chimiques utilisées dans le domaine de l'habillement dépasse les 78 %.

Les fibres chimiques cellulosiques sont appelées fibres chimiques de la première génération. Les fibres chimiques synthétiques sont appelées fibres chimiques de la deuxième génération. Les développement des dernières 25 à 30 années, à savoir les fibres à base d'aramide, de carbone et de silicate, sont appelés fibres chimiques de la troisième génération. Grâce aux nouveaux procédés de fabrication et développements de fibres innovantes, on peut désormais parler de la quatrième génération de fibres chimiques synthétiques.

Répartition des fibres chimiques synthétiques

Conformément à la fabrication de macromolécules à partir de micromolécules, la répartition des fibres chimiques synthétiques **(groupes principaux, cf. p. 7)** s'effectue entre les produits obtenus par polymérisation, polycondensation et polyaddition.

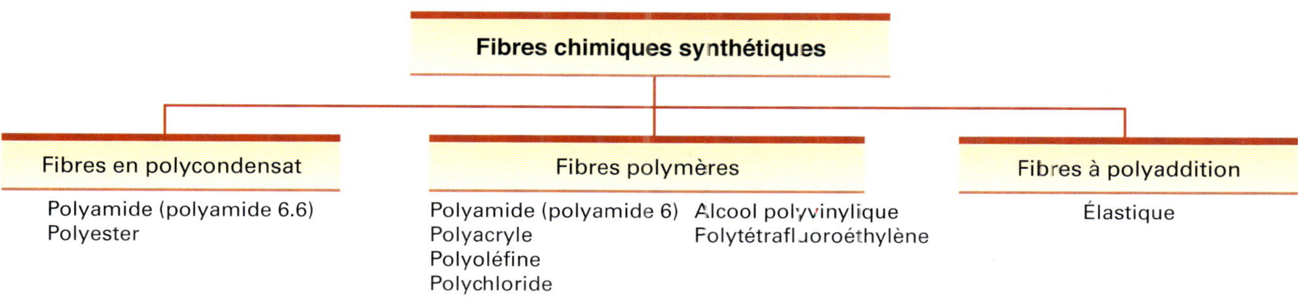

Importance des fibres chimiques synthétiques

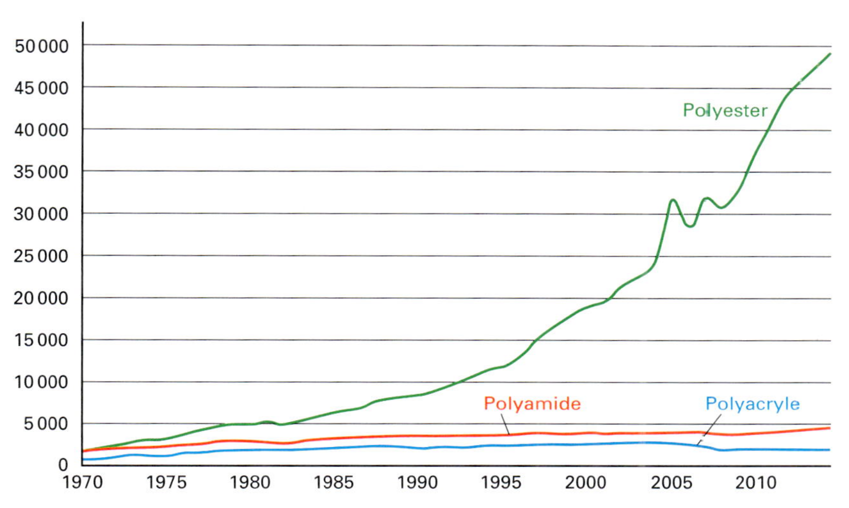

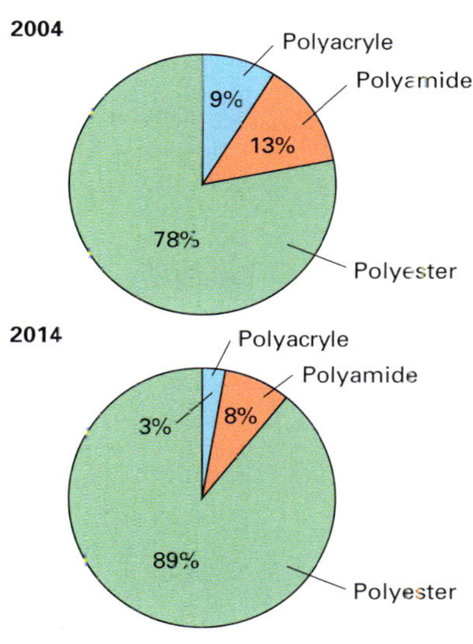

2 : Production mondiale des principales fibres chimiques (Source : CIRFS – Fiber Organon)

1.6.2 Polyamide (1)

Polyamide Abréviation : PA

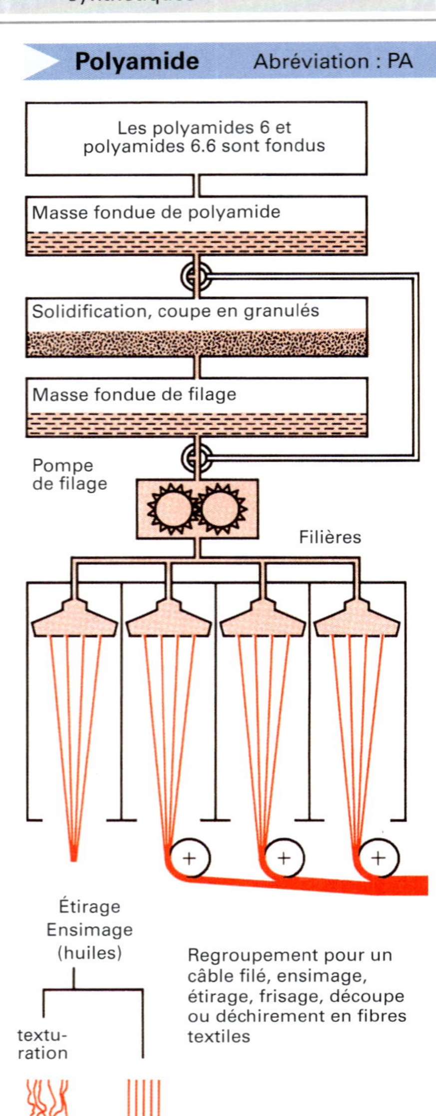

1 : Procédé de fabrication du polyamide

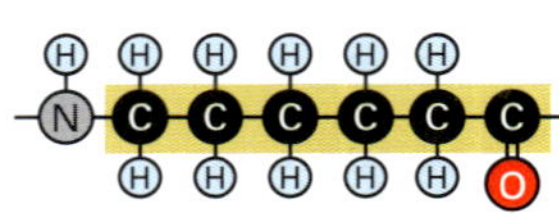

2 : Coupe de la macromolécule de polyamide 6

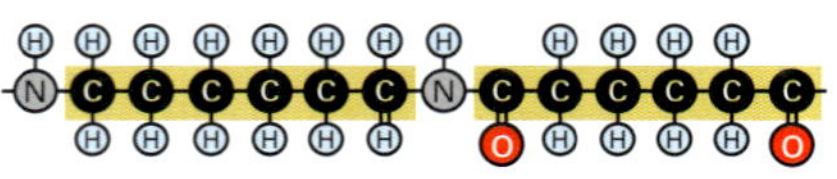

3 : Coupe de la macromolécule de polyamide 6.6

Fabrication

Les principaux polyamides sont le polyamide 6 et le polyamide 6.6. Le polyamide 6 est issu de la transformation par **polymérisation** du caprolactame (amide obtenu à partir d'acides aminés déterminés) en polycaprolactame, le polyamide 6. Le polyamide 6.6 est issu de la réaction des diamines et des acides dicarboxyliques en adipate d'hexaméthylènediamine (hexaméthylènediamine de l'acide adipinique, «sel du nylon») puis de la **polycondensation** de l'adipate d'hexaméthylènediamine en poly(tétraméthylène adipamide), le polyamide 6.6.

Les polyamides 6 et polyamides 6.6 sont fondus. Cette masse fondue est soit pressée directement dans la filière, soit transformée en granulats de polyamide pour qu'ils puissent être transformés ultérieurement en masse fondue. Une fois la solution filable sortie de la filière, elle est refroidie dans un courant d'air froid et étirée de deux à trois fois sa longueur **(ill. 1)**.

Structure de fibre

Les polyamides sont des liaisons macromoléculaires dans lesquelles des groupes d'amides intègrent régulièrement les chaînes d'hydrocarbures (-CO-NH-). Les différents types de polyamides sont étiquetés en fonction du nombre d'atomes de carbone contenus dans les micromolécules des matières premières. Le polyamide 6 comporte 6 atomes C **(ill. 2)**. Le polyamide 6.6 contient deux fois 6 atomes C **(ill. 3)**.

Types

Le **polyamide 6** et le **polyamide 6.6** sont utilisés pour les vêtements, l'ameublement et les textiles techniques. Il existe des types particuliers de polyamides pour des domaines d'application spécifiques, tels que les fibres polyamides très brillantes, antistatiques et très frisées. Ces dernières années, un autre groupe, destiné surtout aux textiles techniques, a émergé sur le marché: **les aramides.** Ce sont les polyamides aromatiques. En d'autres termes, dans les chaînes moléculaires, des arômes se lient aux molécules linéaires grâce aux groupes d'amides. Cette structure de fibre avec des chaînes moléculaires largement étendues et de nombreuses régions cristallines entraine une grande résistance à la traction et à des températures élevées.

Caractéristiques physiologiques des vêtements (cf. pp. 51, 52)	
L'isolation thermique	L'isolation thermique varie selon que les polyamides sont transformés en filaments lisses, en filaments texturés ou en fibres courtes. Les filaments lisses ne renferment que très peu d'air. Ils sont très peu isolants. La taille des pores augmente avec la texturisation. Cela signifie que de l'air isolant est enfermé à l'intérieur. Les fibres courtes peuvent être transformées en fils fins et lisses mais aussi en fils volumineux.
Absorption de l'humidité	Le polyamide absorbe très peu l'humidité. Elle n'en absorbe que 3,5 % à 4,5 % env. La texturisation entraine l'apparition de cavités (capillaires) dans le fil et l'humidité est alors bien transportée grâce à l'effet de capillarité.
Tolérance cutanée	Des fibres polyamides fines et douces sont principalement utilisées pour les textiles destinés à l'habillement.

1.6.2 Polyamide (2)

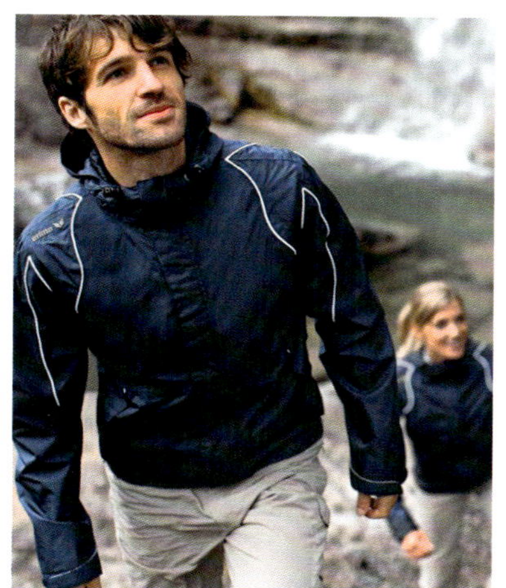

1 : Tenues de sport en polyamide

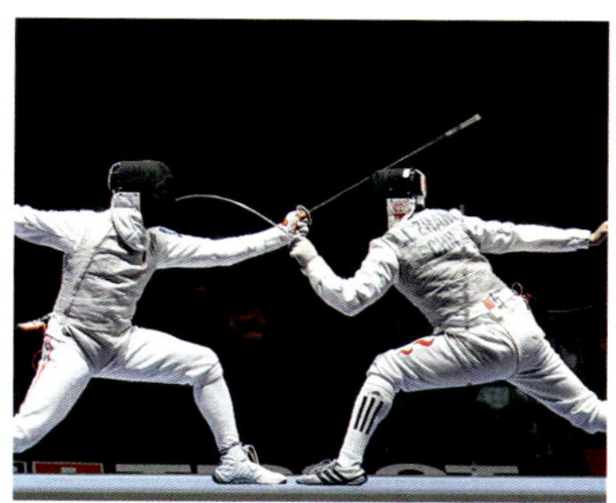

2 : Les tenues d'escrime résistant à la perforation sont fabriquées avec des fibres aramides.

Autres caractéristiques importantes (cf. pp. 42, 43)	
Résistance	Le **polyamide** présente une très bonne résistance à la déchirure et à l'abrasion. La résistance à l'état mouillé représente 80 à 90 % de la resistance à sec. La résistance des **aramides** destinés aux textiles techniques est env 5 fois plus élevée que pour les fibres destinées à l'habillement.
Extensibilité	L'étirage maximal à la traction est très élevé à sec comme à l'état mouillé. Il varie de 20 à 80 % selon le type de fibre et le taux d'étirage.
Élasticité / Froissabilité	Les fibres polyamides sont très élastiques et se froissent peu.
Charge électrostatique	Elle est forte mais peut être reduite par des traitements antistatiques.
Finesse, toucher	Les finesses de fibres vont des microfibres aux fibres de gros titre **(cf. p. 42)**. Outre la finesse de fibre, la construction de surface et l'ennoblissement de la fibre, peuvent également rendre les tissus plus ou moins fins et doux ou rigides.
Brillance	Selon la coupe transversale de la fibre et l'ajout ou non d'agents matifiants, la brillance varie du très brillant au mat.
Plasticité	Le polyamide étant thermoplastique, il se déforme durablement sous l'effet de la chaleur. Cette caractéristique est exploitée pour la texturisation et la thermofixation.
Résistance aux produits chimiques	La stabilité des polyamides à l'égard des alcalins et de nombreux solvants est très bonne, contrairement aux acides concentrés qui les détruisent.
Photostabilité	Un rayonnement lumineux intensif altère les fibres polyamides. Elles deviennent moins résistantes et jaunissent. Ceci peut être amélioré en ajoutant des produits chimiques à la solution.
Résistance biologique	Le polyamide résiste aux champignons et aux moisissures. Il ne se décompose pas.
Résistance à la chaleur	Le polyamide est très sensible aux effets de la chaleur sèche.

Domaines d'application

Les **filaments en polyamide,** généralement texturés représentent environ 80 %. Ils sont utilisés pour les bas fins, la lingerie féminine, la corseterie, les tenues de bain, de sport et de loisirs **(ill. 1)**, les doublures, les robes et les chemisiers, les tissus pour les vêtements protégeant des intempéries et les parapluies. Ils servent aussi pour renforcer les tricots et les tapis ; les fils monofilament sont utilisés comme fils à coudre.

La plupart du temps pour les textiles destinés à l'habillement, les **fibres courtes en polyamide** sont mélangées à de la laine, à du coton ou à d'autres fibres chimiques. On les utilise pour les tricots, les fausses fourrures, les moquettes et les tissus décoratifs. Elles sont par ailleurs utilisées dans la fabrication des non-tissés.

Les **aramides** servent surtout à renforcer les matières synthétiques. Ils conviennent toutefois aussi à la fabrication de vêtement de protection, tels que les gilets pare-balles, les tenues d'escrime **(ill. 2)**, les tenues de bûcherons, les combinaisons de course automobile et les tenues de protection des pompiers.

Identification des fibres

Image microscopique : la plupart du temps circulaire, selon la forme de buse.

Test de combustion : Le polyamide rétrécit et fond à proximité d'une flamme. La masse fondue est filamenteuse et goutte. Les résidus sont durs et indéchirables.

Test de solubilité : 80 % des acides formiques et minérales détruisent le polyamide. Les acides organiques dilués n'entrainent que des dommages bénins.

Entretien des textiles en polyamide

L'entretien varie en fonction des fibres textiles, du type de fil; de la structure de surface, de l'ennoblissement, des finitions et de l'équipement, ce qui limite les traitements possibles sur les fibres textiles. Les **symboles d'entretien**, qui sont choisis conformément à ces contraintes, sont présentés et expliqués de la **p. 48 à la p. 50**. Les textiles en polyamide sont faciles d'entretien. Ils sont donc lavables en machine, sèchent vite et la plupart du temps, n'ont pas besoin d'être repassés (sensibles à la chaleur).

Lavage	Blanchiment	Séchage	Repassage	Entretien professionnel des textiles
40				P

Étiquetage textile

Selon la réglementation sur l'étiquetage textile, le nom générique **« polyamide »** est utilisé sans ajouts de chiffres. Les noms de marques des fabricants peuvent aussi figurer sur l'étiquetage.

Les noms de marques du polyamide sont par ex. Antron®, Enka Nylon®, Enkalon, Tactel® et pour le **polyamide-aramide** Kevlar® et Nomex®

1.6.3 Polyester (1)

Polyester Abréviation : PES

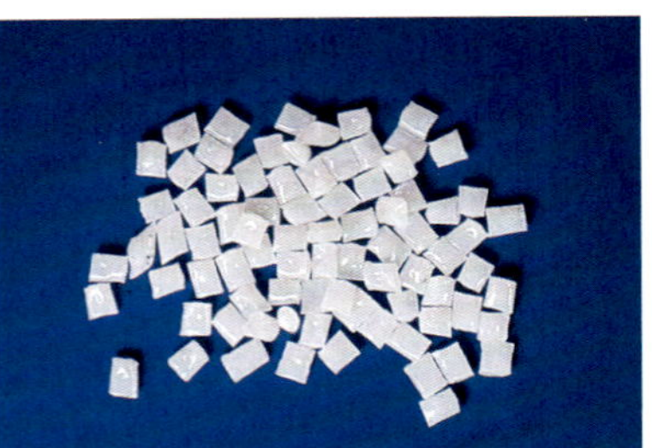
1 : Granulat de polyester

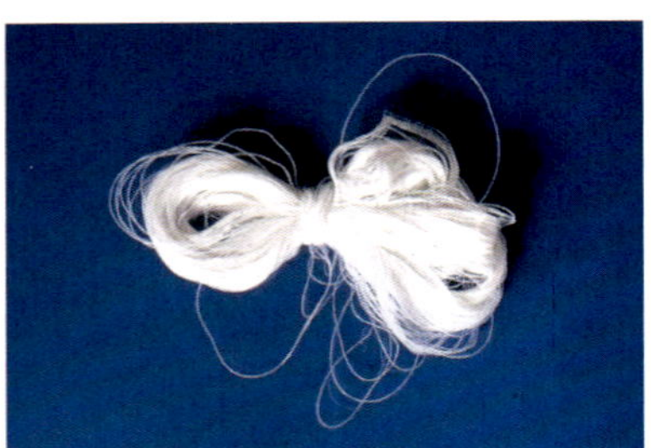
2 : Filaments lisses

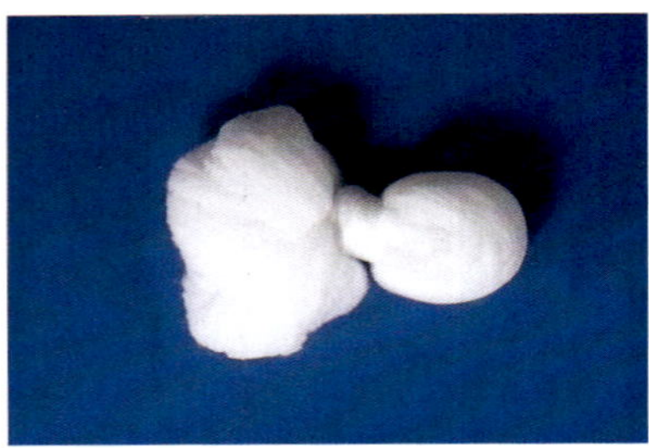
3 : Filaments texturés

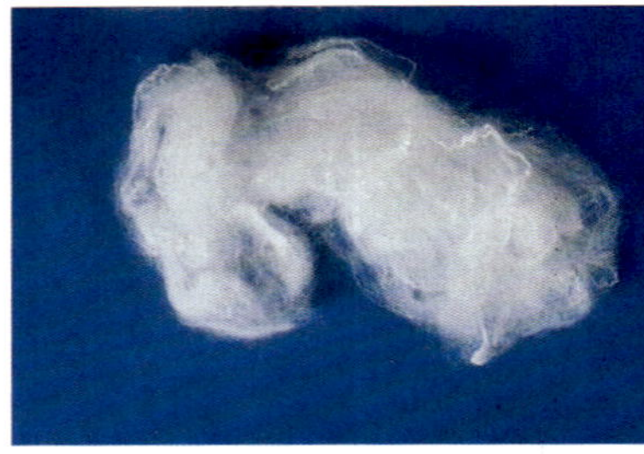
4 : Fibres courtes

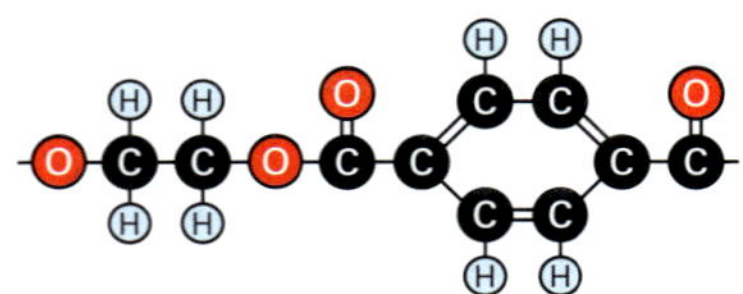

5 : Détails d'une macromolécule de polyester

Fabrication

L'acide téréphtalique associé à l'éthylène glycol donne du polytéréphtalate glycol. Après **polycondensation** à forte température sous vide, on obtient du poly (téréphtalate d'éthylène), polyester. Les granulats obtenus **(ill. 1)** fondent à une température d'env. 280 °C puis sont filés (procédé de filage par fusion). Après l'étirage, les filaments lisses **(ill. 2)** sont texturés la plupart du temps **(ill. 3)** ou coupés en fibres courtes **(ill. 4)**.

Structure de fibre

Les macromolécules de polyester présentent en prédominance la répétition des groupements estérifiées (-CO-O) **(ill. 5)**. Les esters sont produits par la réaction d'acides organiques avec un alcool, puis éliminant l'eau.

Types

À côté des types standards de fibres polyester de diverses finesses, il existe des types spéciaux de fibres, tels que les fibres adhésives au point de fusion peu élevé et les fibres profilées, très résistantes, difficilement inflammables, résistant à des températures élevées, rétrécissant beaucoup, frisant fortement, antistatiques, résistant au boulochage et avec un point de fusion très bas. Ces types de fibres correspondent à des domaines d'application spécifiques.

Caractéristiques physiologiques des vêtements (cf. pp. 51, 52)	
Isolation thermique	Les filaments lisses ne renferment que très peu d'air, ceux qui sont texturés sont isolants. Les fibres courtes sont transformées en fils fins et lisses mais aussi en fils très volumineux. Le pouvoir isolant est proportionnellement faible ou bon.
Absorption de l'humidité	Le polyester absorbe peu l'humidité. Le transport d'humidité est bon lorsque se produit un effet de capillarité dans les cavités entre les fibres.
Tolérance cutanée	Des fibres polyester fines et douces sont principalement utilisées pour les textiles destinés à l'habillement.

Autres caractéristiques importantes (cf. pp. 42, 43)	
Résistance	Le polyester et le polyamide sont les tissus qui présentent la meilleure résistance à l'abrasion et à la déchirure. Le polyester est presque aussi résistant mouillé que sec.
Extensibilité	L'étirage maximal à la traction est de 15 % à 50 %. Il est donc plus faible que celui du polyamide.
Élasticité	L'élasticité est généralement bonne et la froissabilité faible.
Charge électrostatique	Elle est élevée mais peut être réduite grâce au traitement antistatique.
Finesse, toucher	La finesse des fibres va des microfibres aux fibres de gros titre **(cf. p. 42)**. Outre la finesse des fibres, la construction de surface et l'ennoblissement de la fibre peuvent également rendre les tissus plus ou moins fins et doux ou rigides.
Brillance	Selon la forme de la coupe transversale et l'ajout ou non d'agent matifiant, les fibres présentent un aspect très brillant à mat.
Plasticité	Le polyester est thermoplastique. Il est facile à texturer.
Produits chimiques	La plupart des acides, des lessives et des solvants n'attaquent pas le polyester. Les acides et lessives concentrées et certains solvants peuvent détruire les fibres.
Photostabilité	La photostabilité est très bonne.
Résistance biologique	Le polyester résiste aux champignons et aux moisissures. Il ne se décompose pas.
Résistance à la chaleur	Les fibres polyester sont les fibres chimiques synthétiques utilisées pour les vêtements qui présentent la meilleure résistance à la chaleur.

1.6.3 Polyester (2)

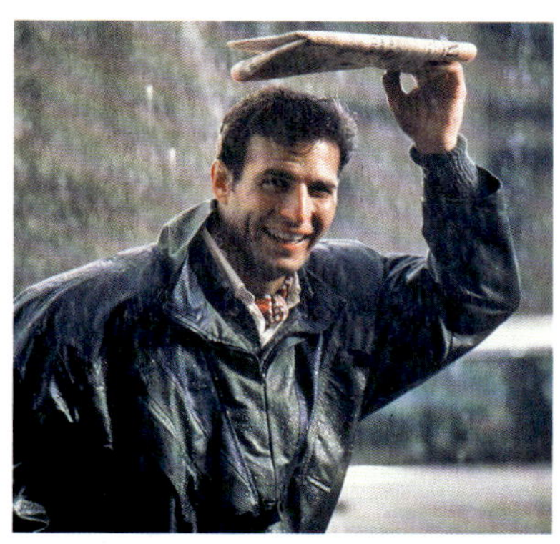

1 : Tenues de protection contre les intempéries en microfibre polyester

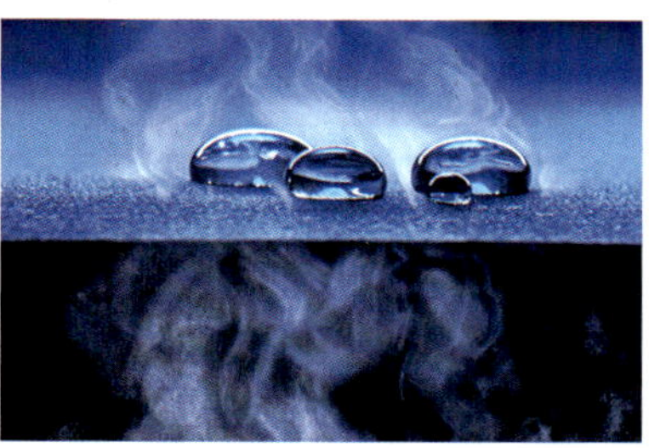

2 : Principe de fonctionnement des tenues actuelles de protection contre les intempéries

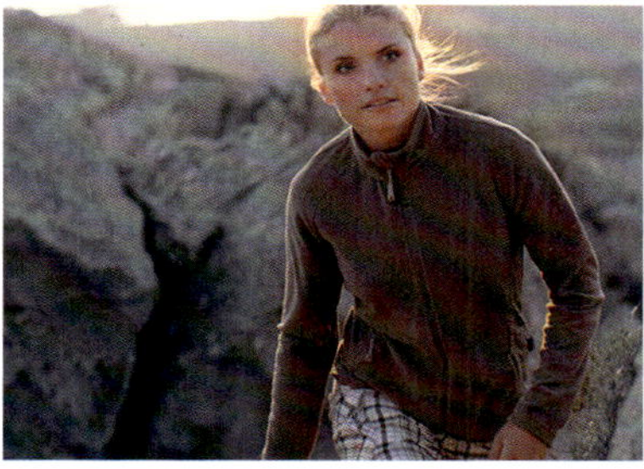

3 : Tissu polaire[1)] en microfibres polyester

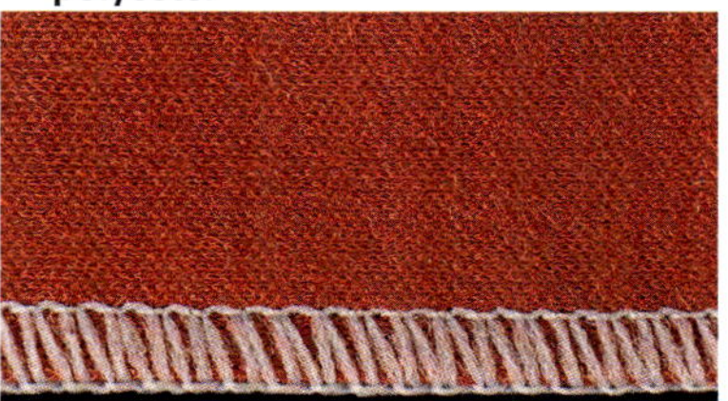

4 : Le fil texturé en polyester comme fil à coudre (fil gonflant)

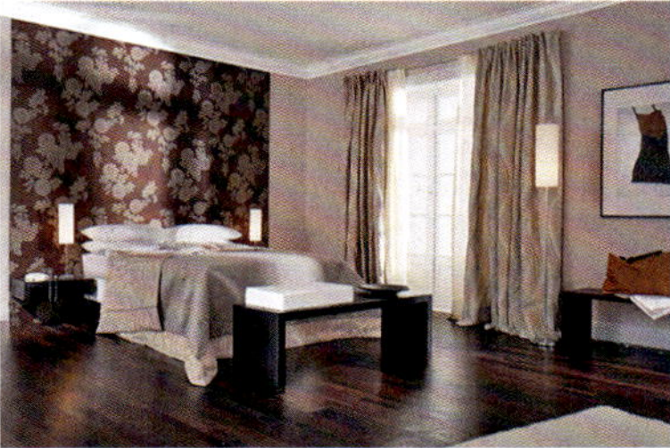

5 : Tissus d'ameublement en fibres de polyester difficilement inflammables

Domaines d'application

Le polyester présente les caractéristiques les plus diverses et occupe donc la position de leader parmi les fibres chimiques. Environ 60 % du polyester est produit sous forme de fibres courtes.

Les **fibres courtes en polyester** sont transformées principalement en fils mélangés. Le choix des proportions et des matières premières spécifiques utilisées dans ces mélanges varie alors selon l'usage qui doit en être fait : 70 % / 30 %, 65 % / 35 %, 55 % / 45 %, 50 % / 50 % de polyester, avec de la laine, du coton, de la viscose et des fibres courtes en modal, mais aussi avec des mélanges dans d'autres proportions ; d'autres matières premières peuvent être aussi utilisés pour ces mélanges. Les principaux articles qui sont fabriqués à partir de ces mélanges sont des costumes et des robes, des chemises pour hommes et des chemisiers, ainsi que des tenues de loisirs, de protection contre les intempéries et de travail. Les fibres courtes en polyester pures sont filées en fils à coudre très résistants et aussi transformées en non-tissés, pouvant par ex. être utilisées pour les entoilages et les rembourrages de vestes matelassés et de linge de maison.

Les **fils de filaments** destinés aux vêtements sont la plupart du temps texturés. Ils servent à fabriquer des tissus pour les robes, les chemisiers, les cravates et les écharpes. Les fils gonflants sont utilisés pour les finitions de bords car ils recouvrent bien les bordures. Les textiles de protection contre les intempéries et les tissus de doublures sont fabriqués à partir de filaments lisses. Dans le domaine des rideaux, les fils de filaments sont prédominants sur le marché.

Parmi les **domaines d'application techniques** des fibres en polyester, on trouve les fibres spéciales pour des produits d'hygiène et du secteur médical, tels que les pansements et bandages aux agents actifs, les types de fibres très résistantes, par ex. pour les bâches, les tentes, les pneus de voitures, les textiles ignifugés pour tissus capitonnés et décoratifs dans les édifices publics et les transports en commun, ainsi qu'un grand nombre d'autres domaines d'applications techniques (**cf. p. 53**, textiles techniques).

Identification des fibres

Image microscopique :
La plupart du temps circulaires, d'autres formes de coupes transversales sont également possibles, selon la forme de buse. Les fibres profilées présentent une coupe transversale triangulaire ou en forme d'étoile à cinq branches. Elles modifient leurs propriétés de brillance, de toucher et de résistance aux salissures.

Test de combustion :
Le polyester fond à proximité d'une flamme pour se transformer en petits grumeaux marrons et a tendance à goutter. La masse fondue est filamenteuse et les résidus sont durs et indéchirables.

Test de solubilité :
Le polyester se dissout dans l'acide sulfurique concentré, dans la potasse concentrée ainsi que dans le tétrachloroéthane et les phénols.

Entretien des textiles en polyester

L'entretien varie en fonction des fibres textiles, du type de fil, de la structure de surface, de l'ennoblissement, des finitions et de l'équipement, ce qui limite les traitements possibles sur les fibres textiles. Les **symboles d'entretien**, qui sont choisis conformément à ces contraintes, sont présentés et expliqués de la **p. 48 à la p. 50**. Les textiles en polyester sont faciles d'entretien. Ils sont donc lavables en machine, sèchent vite et la plupart du temps, n'ont pas besoin d'être repassés (ils sont sensibles à la chaleur).

Lavage	Blanchiment	Séchage	Repassage	Entretien professionnel des textiles
60				P

Étiquetage textile

Pour un étiquetage conforme à la réglementation sur l'étiquetage textile, le nom générique **« polyester »** est utilisé. Les noms de marques des fabricants peuvent aussi figurer sur l'étiquetage. Quelques exemples parmi les nombreux noms de marques des différents fabricants :

CoolMax®, Dacron®, Diolen®, Thermolite®, Trevira Perform®, Trevira Polair®, Trevira Bioactive®

1.6.4 Polyacryle, modacrylique

Polyacryle, modacrylique

Abréviation : Polyacryle PAN, modacrylique MAC

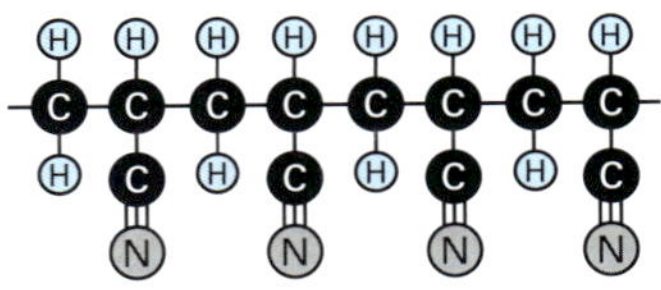

1 : Coupes d'une macromolécule en polyacryle

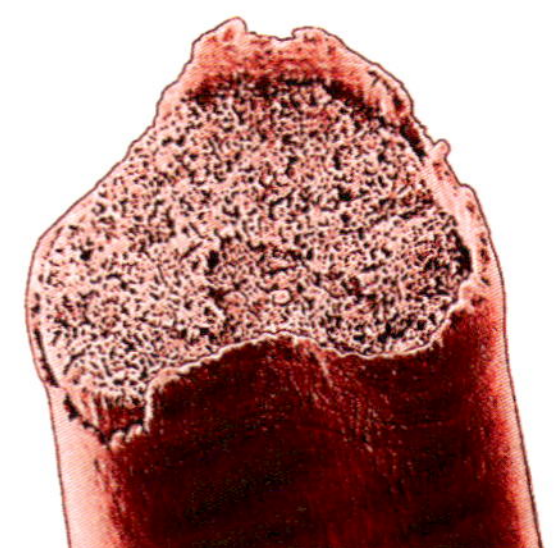

2 : Structure des fibres en polyacryle poreuses

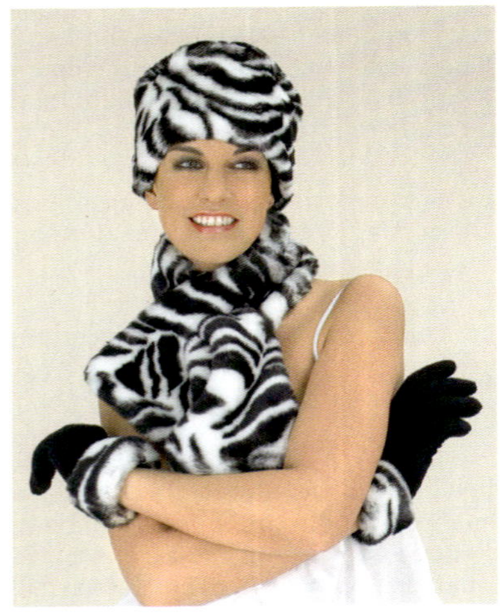

3 : Accessoires réchauffants en polyacryle

Fabrication

L'acrylonitrile obtenu à partir du propylène et de l'ammoniaque est polymérisé en poly(acrylonitrile) sous forme de poudre. Il se dissout dans du diméthylformamide ou diméthylacétamide puis est filé en fibres de polyacryle au cours du procédé de filage mouillé ou à sec. L'acrylonitrile peut aussi être polymérisé directement dans le solvant puis être filé.

Structure de fibre

La structure des chaînes moléculaires de polyacryle est constituée de monomères CH_2CHCN **(ill. 1)**. On distingue essentiellement trois types de fibres : les fibres en polyacryle normales, les fibres en modacrylique difficilement inflammables (modifiées = fibres en polyacryle modifiées) et les fibres acryliques poreuses **(ill. 2)**.

Caractéristiques (cf. pp. 42, 43)

À partir de polyacryle, sont fabriquées presque exclusivement des fibres courtes. Ces dernières présentent un toucher semblable à la laine, une légèreté, ainsi qu'une bonne résistance à la lumière et aux produits chimiques. Elles sont faciles d'entretien comme toutes les fibres chimiques synthétiques (mais se déforment facilement en cas de chaleur humide), sont thermoplastiques et peuvent donc être thermofixées.

Des fils volumineux sont fabriqués à partir des fibres courtes en polyacryle. Ces fils sont doux, maintiennent bien la chaleur et offrent des caractéristiques proches de la laine **(ill. 3)**. Leur forte tendance à rétrécir à la chaleur peut être utilisée pour filer des fibres rétrécissables avec des fibres non rétrécissables. En cas de traitement à chaud, la partie de fibre concernée se rétracte, ce qui donne au fil un effet gonflant ou crêpé. Leur faible densité rend ces fils très légers.

Domaines d'application

Le **polyacryle** est surtout transformé en fibres courtes. Ces dernières sont transformées pures mais aussi mélangées, surtout à de la laine, afin de réaliser des tricots, des manteaux et vestes, des couvertures, des imitations de fourrures, des tissus pour recouvrir le mobilier, des revêtements de sols et des stores.

Les **fibres en modacrylique** sont des fibres acryliques transformées et modifiées. Elles possèdent entre autres des caractéristiques ignifugées. Les vêtements de protection et les tissus décoratifs font partie de ses domaines d'application.

À l'intérieur des **fibres acryliques poreuses** se trouvent des cavités dans lesquelles de l'humidité peut être stockée. Elles servent surtout à fabriquer des sous-vêtements absorbants et réchauffants.

Identification des fibres

Test de combustion :

Le polyacryle rétrécit au contact d'une flamme, fond (cuit), brûle, goutte et dégage beaucoup de fumée. L'odeur est tenace et les résidus ne sont pas friables et durs.

Test de solubilité :

Le diméthylformamide, le diméthylacétamide et l'acide nitrique dissolvent le polyacryle.

Entretien des textiles en polyacryle

L'entretien varie en fonction des fibres textiles, du type de fil, de la structure de surface, de l'ennoblissement, des finitions et de l'équipement, ce qui limite les traitements possibles sur les fibres textiles. Les **symboles d'entretien**, qui sont choisis conformément à ces contraintes, sont présentés et expliqués de la **p. 48 à la p. 50**. Les textiles en polyacryle sont faciles d'entretien. Ils sont donc lavables en machine, sèchent vite et la plupart du temps, n'ont pas besoin d'être repassés (sensibles à la chaleur).

Lavage	Blanchiment	Séchage	Repassage	Entretien professionnel des textiles
40				P

Étiquetage textile

Selon la réglementation sur l'étiquetage textile, les fibres composées d'au moins 85 % d'acrylonitrile sont appelées **polyacryle**. Le nom générique « polyacryle » doit être apposé sur les étiquettes. Les noms de marques peuvent aussi être indiqués, tels que Dolan®, Dralon®, Dolanit®. Pour le **modacrylique** , la proportion d'acrylonitrile doit dépasser les 50 % et être inférieure à 85 %.

1.6.5 Élasthanne, polytétrafluoroéthylène, chlorure de polyvinyle, polyéthylène, polypropylène, alcool polyvinylique

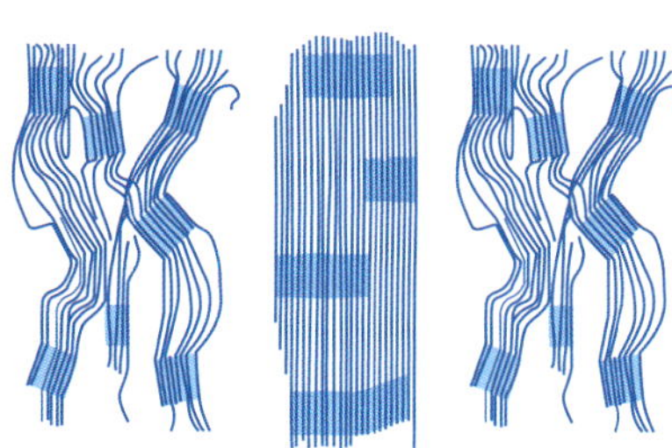

1 : Étirage de l'élasthanne

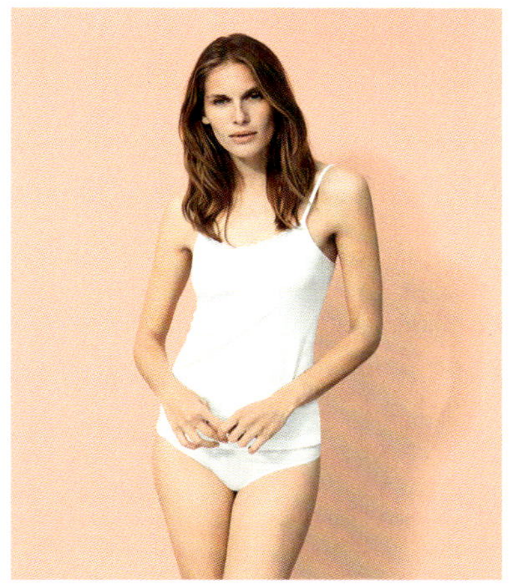

2 : L'élasthanne dans les sous-vêtements

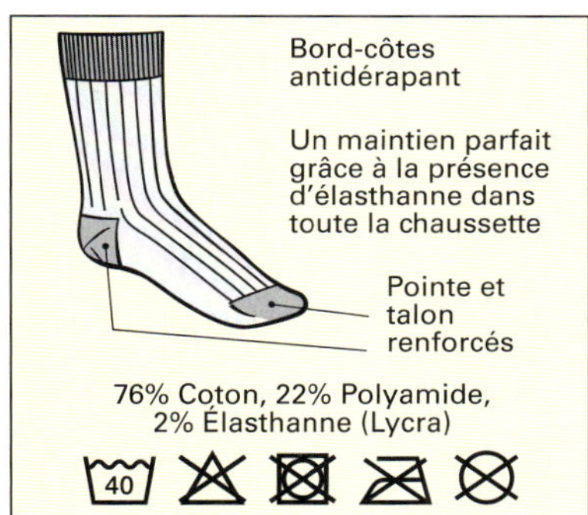

3 : L'élasthanne dans les chaussettes

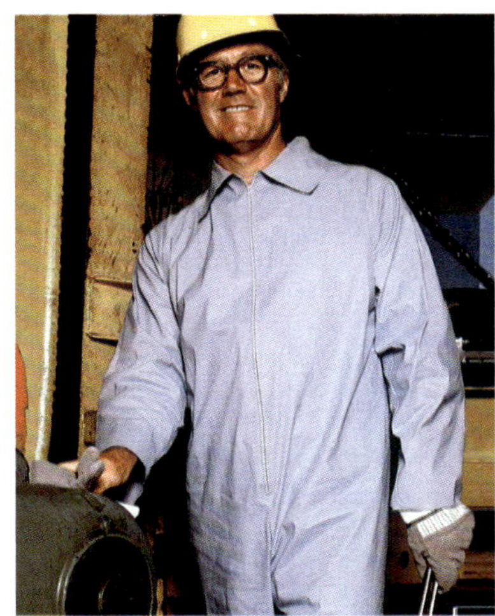

4 : Vêtement de protection en non-tissé de fibres textiles Tyvek®

Nom de fibre ou nom générique Abréviation	**Caractéristiques et utilisations**
Élasthanne EL	L'élasthanne est composé d'au moins 85 % **de polyuréthane.** La caractéristique spécifique de l'**élasthanne** réside dans son étirement élastique, pouvant atteindre 800 % env. Si on le relâche, la fibre reprend sa longueur initiale. La structure de molécule est formée de segments de polyester longs, mobiles, doux et élastiques, qui confèrent une grande élasticité à la fibre ainsi que de segments durs en polyurée qui lui confèrent résistance, plasticité et tenue (**ill. 1**). L'élasthanne est presque exclusivement transformé en filaments. Les filaments transformés peuvent être très fins. Ils sont inoxydables, résistent à la lumière et sont faciles à laver. Le principal domaine d'application de l'élasthanne sont les collants féminins, la corseterie et les maillots de bain. Les filaments sont utilisés à nu, c'est-à-dire non gainés avec du polyamide. Avec une proportion d'élasthanne qui va jusqu'à 40 %, tous les niveaux d'élasticité souhaités peuvent être obtenus. Pour les vêtements de dessus, les filaments d'élasthanne sont utilisés gainés avec d'autres fibres. La proportion d'élasthanne est d'env. 2 à 4 %, le reste étant par ex. en coton ou en laine. Pour les fils de gainage, l'élasthanne se trouve toujours au cœur du fil. Il n'est pas en contact avec la peau. L'elasthanne assure une bonne élasticité et une bonne défroissabilité (**ill. 2 et 3**). Noms de marques : Dorlastan®, Lycra®, Roica®.
Polytétrafluoroéthylène PTFE	La matière plastique laiteuse sert surtout à fabriquer des films plastiques mais aussi des filaments et des fibres courtes. Le polytétrafluoroéthylène présente une bonne résistance aux produits chimiques, est déperlant, absorbe peu l'humidité, se colore difficilement et glisse facilement sur les autres tissus. Le polytétrafluoroéthylène est utilisé sous forme de film plastique à ouvertures micro-poreuses dans les tenues de protection contre les intempéries et GoreTex® **(cf. p. 54).** Les fils en polytétrafluoroéthylène des chaussettes de sport empêchent la formation d'ampoules. Noms de marques : par ex. Teflon®, Hostaflon®
Chlorure de polyvinyle CLF	Le **chlorure de polyvinyle** n'est presque pas employé dans les textiles destinés à l'habillement. Il est transformé en filaments et en fibres courtes. Des sous-vêtements contre les rhumatismes peuvent être fabriqués à partir de tricots en chlorure de polyvinyle. Leur résistance à certains produits chimiques permet l'utilisation de chlorure de polyvinyle dans les vêtements de protection. Nom de marque : par ex. Rhovyl®
Polyéthylène PE	Le **polyéthylène** et **polypropylène** font partie du groupe de la **polyoléfine.** Le **polyéthylène** est peu dense et sa plage de ramollissement est limitée. Il n'absorbe pas l'eau et résiste à de nombreux produits chimiques. Les non-tissés en polyéthylène servent donc à réaliser des vêtements de protection **(ill. 4)**. Nom de marque : par ex. Tyvek® Des bandelettes en plastiques monobrins permettent de fabriquer des textiles techniques comme des cordes, des cordages, des filets et des filtres. Nom de marque : par ex. Vestolen®
Polypropylène PP	Le **polypropylène** est fabriqués sous forme de filaments et de fibres courtes. L'intérieur des fibres en polypropylène n'absorbent pas d'eau non plus, mais les effets de capillarité du polypropylène sont bons. Ces caractéristiques constituent les raisons pour lesquelles le polypropylène est utilisé pour les sous-vêtements de sport fonctionnels afin de permettre à la transpiration d'être évacuée vers l'extérieur **(cf. p. 52).** Noms de marques : par ex. Meraklon®, Hahl PP, Monosuisse PP
Alcool de polyvinyle PVAL	À partir d'alcool polyvinylique sont fabriqués des filaments et des fibres courtes. Il existe des types de fibres hydrosolubles et d'autres qui sont insolubles dans l'eau. Les types de fibres hydrosolubles sont utilisés comme base pour la guipure ou comme fils connecteurs qui peuvent ensuite être retirés sous l'effet de la vapeur ou de l'eau. Les types qui ne sont pas solubles dans l'eau sont utilisés pour les textiles techniques. Nom de marque : par ex. Kuralon®

1.7.1 Verre, carbone, métal

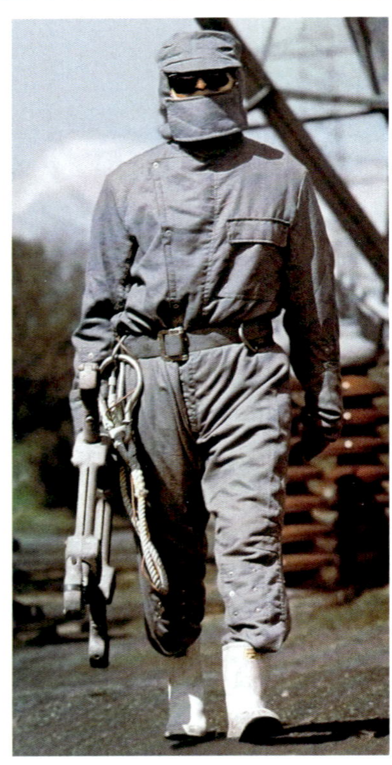

1 : Vêtements de protection en laine vierge avec un léger mélange de fibres d'acier.

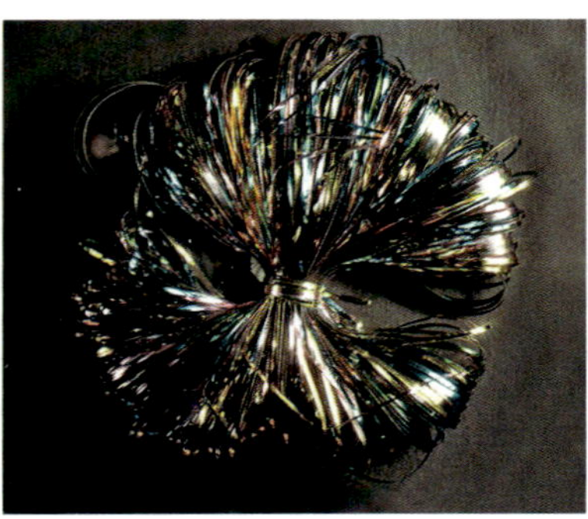

2 : lurex® multicolore

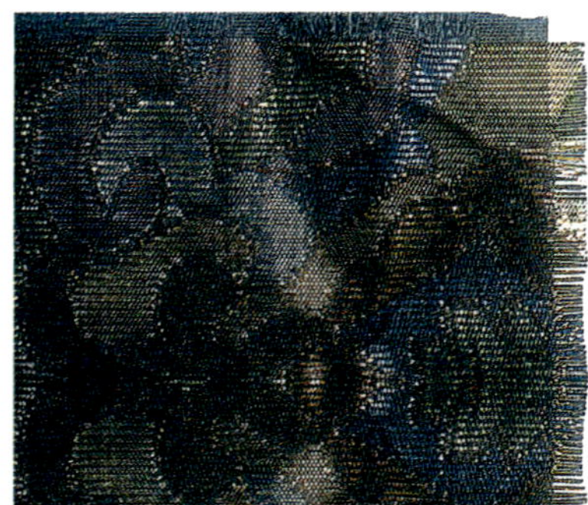

3 : Effets de brillance grâce au lurex® dans le tissu

Fibre Abréviation	**Caractéristiques et utilisations**
Verre GF	Les fibres de verre sont fabriquées sous forme de filaments et de fibres courtes. Elles ne sont **pas combustibles**, **absorbent peu l'humidité** et présentent une **faible extensibilité**. Elles sont travaillées en tissus décoratifs, en revêtements muraux, en double-rideaux (non combustibles) et pour renforcer les matières plastiques. En principe, ces fibres ne sont pas utilisées pour les vêtements. Nom de marque : par ex. **Fiberglas®**
Carbone CF	Les fibres de carbone contiennent plus de 80 % de carbone. Elles sont issues de la carbonatation[1] de tissus adaptés contenant du carbone, tels que le polyacrylonitrile ou la viscose. Pendant la carbonatation, les chaînes moléculaires sont éliminées sous l'effet de la chaleur au cours d'un processus complexe jusqu'à ce qu'il ne reste presque que du carbone. Les fibres de carbones présentent une **résistance à la chaleur d'env. 4000 °C**. Leur **grande résistance** et leur **rigidité** peuvent être influencées par les conditions de fabrication. Les fibres de carbone sont surtout utilisées dans des domaines techniques, comme pour renforcer les plastiques dans la construction d'avions, de machines et d'appareils sportifs. Noms de marques : par ex. **Sigrafil®**, **Tenax®** [1] La carbonatation ne doit pas être confondue avec la carbonisation de la laine
Métal MTF	Les fibres métalliques se trouvent dans le commerce sous forme de **fils ronds**, **fils plats**, **filaments**, **fibres courtes** et **bandelettes en plastique métallisé.** Les fils ronds et les fils plats sont en métal étiré fin. Les fils métalliques, argentés ou dorés, sont principalement utilisés pour des brocarts et des passementeries. Des fibres courtes sont utilisées dans les textiles destinés à l'habillement avec d'autres fibres afin d'éloigner les charges électrostatiques. Les fibres d'acier peuvent être utilisées dans les vêtements de protection **(ill. 1)**. **Lurex** Le nom de **Lurex** est utilisé aujourd'hui dans le secteur des textiles pour tous les fils métallisés. Le nom de la marque est Lurex® officiellement protégé. Il s'agit ici d'une **construction métallisée de bandelettes plastiques** en polyester avec un revêtement en résine synthétique. La bandelette plastique en polyester est enduite d'une poussière d'aluminium et recouverte d'une peinture en résine synthétique. Selon les exigences de la situation et le domaine d'application, plusieurs qualités sont disponibles et recouvertes de diverses peintures en résine synthétique. Elles se distinguent par ex. par la température de lavage et de repassage. Les bandelettes plastiques ont une épaisseur de 0,01 mm à 0,03 mm et une largeur de 0,2 mm à 0,4 mm. La couleur de base est l'argent. Des peintures colorées en résine synthétique permettent d'obtenir des couleurs très différentes. L'utilisation de fils noirs ou blancs associés au lurex apportent des effets supplémentaires au tissu. À côté des différentes nuances **or, argent et bronze,** il existe aussi des **rouges, bleus et jaunes,** ainsi que des **fils multicolores** dont le plastique est imprimé en couleur avant la découpe **(ill. 2)**. Il existe par ailleurs des variantes **irisées** (scintillantes), **transparentes** et aussi **phosphorescentes** (auto-éclairantes) et **réfléchissantes**. Le **lurex®** est la plupart du temps utilisé en coloris argenté ou doré, pour donner un effet aux tissus et aux tricots. D'autres couleurs peuvent aussi être utilisées pour les textiles à la mode **(ill. 2 et 3)**.

1.8.1 Identification des fibres

Les **méthodes de contrôle** simples permettent d'identifier les fibres en cas d'absence d'étiquette.

Image microscopique : Un bon microscope est nécessaire. Les vues longitudinales typiques (coton, laine) sont facilement identifiables.

Test de combustion : Avec une pincette, on maintient les fibres, les fils ou l'étoffe horizontalement par rapport à la flamme. On observe leur comportement à proximité d'une flamme : combustion, odeur et résidus.

Test de déchirure à sec : Un morceau de tissu est découpé et déchiré manuellement. On observe alors la longueur des fibres le long de la déchirure.

Test de rupture au mouillé : On imbibe un fil avec de l'eau puis on observe ce qui se produit lorsque l'on déchire l'endroit mouillé.

Test de solubilité : On laisse agir les produits chimiques pendant plusieurs heures, surtout pour l'observation de mélanges. Des acides sont utilisés sous forme de concentré.

		Fibre **Abréviation**	**Substance de fibre** Structure de la macro molécule	**Image microscopique** Coupe transversale de fibre et vue longitudinale de la fibre	**Test de combustion** (fibres non transformées) C = Combustion O = Odeur R = Résidus	**Autres méthodes d'identification** S = Test de solubilité Ds = Test à sec de résistance au déchirement Dm = Test humide et mouillé de résistance au déchirement
FIBRES NATURELLES	végétales	**Coton** CO	Cellulose	en forme de rein, de haricot	C : rapide, claire, incandescente O : de papier brûlé R : cendres volatiles gris clair	S : l'acide sulfurique dissout la cellulose Ds : extrémités de fibres courtes, cf. LI Dm : grande résistance à l'état humide, cf. CV
		Lin LI	Cellulose	Polygones irréguliers	C : rapide, claire, incandescente O : de papier brûlé R : cendres volatiles gris clair	S : l'acide sulfurique dissout la cellulose Ds : extrémités de fibres longues, cf. CO
	animales	**Laine** WO	Kératine (protéine)	rondes à ovales	C : lente, bouillonnante O : de corne brûlée R : cendres friables	S : l'hypochlorite de lithium dissout les protéines animales S : les lessives dures dissolvent la WO
		Soie (décreusée) SE	Fibroïne (protéine)	triangles arrondis	C : lente, bouillonnante O : de corne brûlée R : cendres friables	S : l'hypochlorite de lithium dissout les protéines animales S : l'acide sulfurique dissout la SE
FIBRES CHIMIQUES	cellulosiques	**Viscose, modal** CV CMD cupro lyocell CUP CLY	Cellulose (régénérée)	selon le procédé	C : rapide, claire, incandescente O : de papier brûlé R : cendres volatiles gris clair	S : l'acide sulfurique dissout la cellulose S : l'acide nitrique dissout la CV en grande partie Dm : faible résistance à l'état mouillé, cf. CO et CV
		Acétate CA	Acétate de cellulose	selon le procédé	C : fond, brûle en bouillonnant, goutte O: tenace de vinaigre R : froides, dures	S : l'acétone et l'acide acétique dissolvent le CA S : l'acide sulfurique dissout le CTA
	synthétiques	**Polyester** PES	Polyéthylène téréphtalate	selon forme de buse	V : rétrécit, fond, brûle, goutte, dégage beaucoup de fumée. La masse fondue est filamenteuse R : froides, dures	S : Dichlorobenzène et l'acide sulfuré dissolvent le PES
		Polyamide PA	Polycaprolactame; Adipate d'hexaméthylènediamine	selon forme de buse	V : rétrécit, fond, brûle. La masse fondue est filamenteuse R : froides, dures	S : l'acide formique et l'acide nitrique dissolvent le PA
		Polyacryle PAN	Polyacrylnitrile	selon le procédé	V : rétrécit, fond, brûle, goutte, dégage beaucoup de fumée. R : froides, dures	S : le diméthylformamide et l'acide nitrique dissolvent le PAN
		Polypropylène PP	polypropylène	selon forme de buse	V : rétrécit, fond, brûle, goutte R : froides, dures	S : le Xylène dissout le PP
		Élasthanne EL	Polyuréthane	sous forme de fibrilles	V : rétrécit, fond, brûle, goutte R : froides, dures	S : le cyclohexanone et le dichlorobenzène dissolvent l'EL

1.8.2 Données technologiques relatives aux fibres (1)

Finesse de fibre (titre)[1]

La finesse de fibre (le titre) est la masse d'une fibre déterminée par rapport à sa longueur. L'unité de masse est le tex ou dtex (décitex).

tex = masse de fibre (masse du fil) en grammes déterminée par rapport à une longueur de fibre (longueur de fil) de 1 km
dtex = masse de fibre (masse du fil) en grammes déterminée par rapport à une longueur de fibre (longueur de fil) de 10 km

Plus la valeur du chiffre est petite, plus la fibre est fine. Une finesse de fibre de 2 dtex par ex. signifie que 10 km de fibre ont une masse de 2 grammes.

Fibre	Variation de finesse en dtex	Microfibres	Fibres de titre fin (Titrage en dtex 1 2 3 4 5 6 7)	Fibres de gros titre (Titrage en dtex 8 9 10 11 12 13 14 15 16 17 18 19)
Coton	1 à 3			
Lin	10 à 40			
Laine, poils	2 à 50			
Soie	1 à 4			
Viscose, modal	1 à 22			
Acétate	2 à 10			
Polyester	0,2 à 44			
Polyamide	0,2 à 22			
Polyacryle	0,6 à 25			
Polypropylène	1,5 à 40			
Élasthanne	20 à 5000			

Agrandi 250 fois

[1] Les variations de finesse se réfèrent aux applications techniques du secteur de l'habillement.

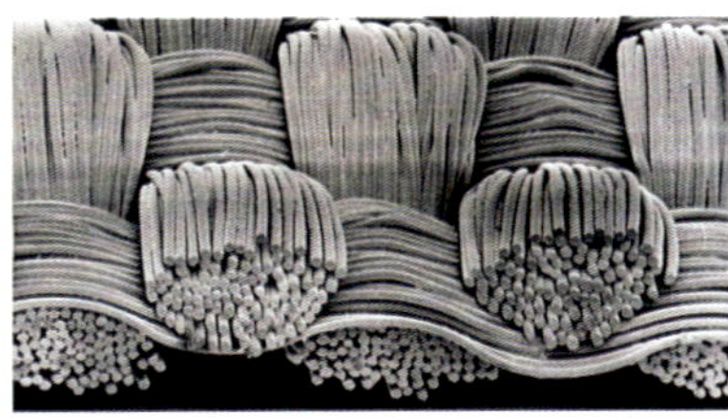

1 : Tissus de filaments en polyamide 78 dtex, 98 filaments, titre unique 0,8 dtex

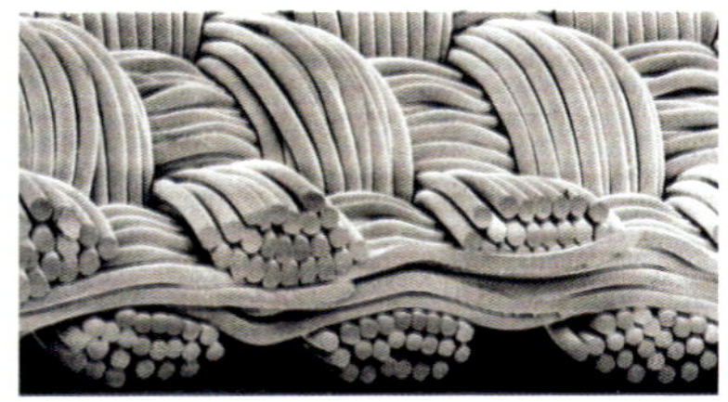

2 : Tissus en fil de filaments en polyamide 78 dtex, 23 filaments, titre unique 3,4 dtex

Les fibres textiles peuvent être réparties en fonction de leur finesse. **Fibres de gros titre, fibres de titre fin** et **microfibres.** Pour les textiles destinés à l'habillement, ce sont surtout les fibres fines et les microfibres qui sont utilisées. Plus les fibres sont fines, plus elles sont douces, agréables à porter et denses **(ill. 1 et 2)** et plus leur tomber est élégant.

En général, les **microfibres** sont des fibres chimiques dont le titre est plus fin que 1 dtex. Il s'agit alors avant tout de filaments et de fibres courtes qui sont surtout en polyamide et en polyester. Avec les fils en microfibres, il est possible de fabriquer des **tissus denses et fins.** La finesse de ses pores rend le tissu en microfibre respirant, c'est-à-dire qu'il permet l'évacuation de la transpiration sous forme de vapeur d'eau, tout en empêchant les gouttelettes d'eau de pénétrer dans le tissu **(cf. p. 4)**. Leur grande finesse confère aux tissus un tomber fluide, un toucher doux et soyeux et une faible froissabilité. Le **polaire** est un **tricot** en microfibres avec une surface spéciale, grattée d'un côté ou des deux côtés et possédant une excellente isolation thermique.

Parmi les **domaines d'utilisation** des étoffes en microfibres, on trouve les tenues de protection contre les intempéries et les manteaux et vestes présentant un caractère doux et fluide. Différents types de structures de surfaces peuvent être obtenus : texture velours, crêpe, peau de pêche. Les tricots en polaire sont utilisés dans les tenues de plein air pour une isolation thermique.

Les noms de marques des tissu en microfibres sont par ex. : Dralon-Microfaser®, Micromodal®, Tencel Micro®, Trevira Finesse®, Trevira Micro®.

1.8.2 Données technologiques relatives aux fibres (2)

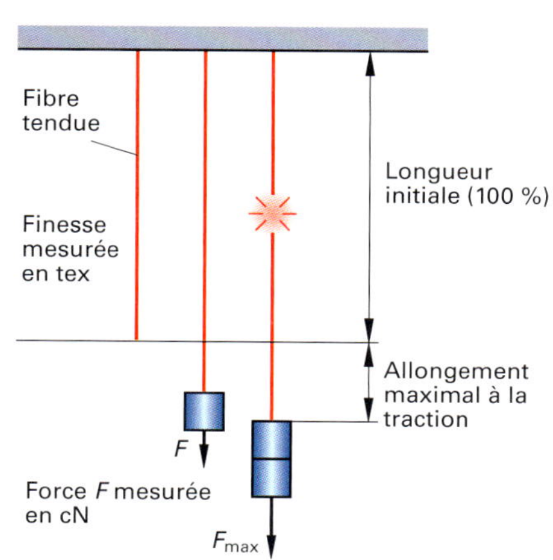

1 : Détermination de la ténacité et de l'étirage maximal à la traction

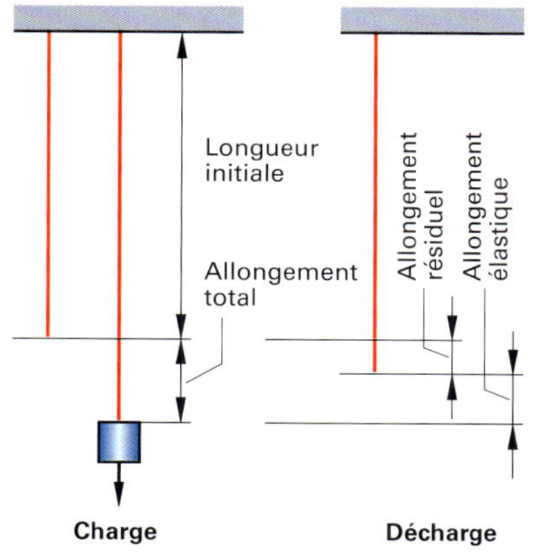

2 : Détermination de l'élasticité

Les caractéristiques des fibres sont évaluées par comparaison. Elles sont donc résumées dans des tableaux. Parmi toutes les données relatives aux fibres, seules celles qui concernent les textiles destinés à l'habillement seront présentées.

Longueur de fibre

Les fibres longues permettent de fabriquer des fils avec peu de fibres saillantes. Plus les fibres sont courtes, plus le fil a des fibres saillantes.

Densité de fibre

La densité des fibres influence le poids des textiles. Les fibres peu denses permettent de fabriquer des textiles légers et volumineux.

Absorption de l'humidité

La plupart des fibres absorbent en permanence plus ou moins d'humidité ambiante, plus en cas de forte hygrométrie, et moins, si l'air est sec. L'humidité ambiante présente dans les textiles est conductrice de charge électrostatique **(cf. p. 52)**.

Durabilité biologique

Les fibres protéiniques et cellulosiques décomposent, et non les fibres chimiques synthétiques.

Ténacité

Elle est indiquée pour un étirage maximal à la traction avec une finesse de 1 tex et est exprimée en **cN/tex** (cN = 1/100 Newton). Plus la valeur est élevée, meilleures sont la résistance et donc la solidité de la surface fabriquée à partir de ces dernières.

Étirage maximal à la traction et élasticité

En plus du type de leur structure de surface, la extensibilité et l'élasticité des fibres sont en grande partie responsables du porter confortable, de la plasticité, de la stabilité dimensionnelle et de l'aptitude à se défroisser d'un vêtement.

L'étirage maximal à la traction est indiqué en pourcentage, par rapport à la longueur initiale **(ill. 1)**. On parle d'élasticité quand des fibres se rétractent après avoir été lestées d'une charge. Les fibres ne reviennent jamais complètement à leur longueur initiale. Elles restent plus ou moins étirées selon la charge utilisée **(ill. 2)**.

Fibre	Finesse de la fibre	Longueur de la fibre	Densité de fibre	Absorption de l'humidité		Durabilité biologique	Ténacité		Étirage maximal à la traction		Élasticité
				avec des conditions climatiques normales[1]	En cas de forte humidité[2]		avec des conditions climatiques normales	Fibre mouillée	avec des conditions climatiques normales	Fibre mouillée	
	en dtex	en mm	en g/cm³	en %	en %		en cN/tex	en % de la valeur à sec	en %	en % de la valeur à sec	
Coton	1 à 3	20 à 40	1,50 à 1,54	7 à 11	14 à 18	faible	25 à 50	100 à 110	6 à 10	100 à 110	faible
Lin	10 à 40	450 à 900	1,43 à 1,52	8 à 10	à 20	faible	30 à 55	105 à 120	1,5 à 4	110 à 125	faible
Laine	2 à 50	50 à 350	1,32	15 à 17	25 à 30	faible[3]	10 à 16	70 à 90	25 à 50	110 à 140	bonne
Soie	1 à 4		1,25[4]	9 à 11	20 à 40	faible	25 à 50	75 à 95	10 à 30	120 à 200	très bonne
Viscose	1 à 22	38 à 200	1,52	11 à 14	26 à 28	faible	18 à 35	40 à 70	15 à 30	100 à 130	faible
Modal	1 à 22	38 à 200	1,52	11 à 14	26 à 28	faible	35 à 45	70 à 80	15 à 30	120 à 150	faible
Lyocell	1 à 3,3	34 à 105	1,5	11 à 13		faible	40 à 45	80 à 85	15 à 17	115 à 120	faible
Acétate	2 à 10	40 à 120	1,29 à 1,33	6 à 7	13 à 15	bonne	10 à 15	50 à 80	20 à 40	120 à 150	bonne
Polyester	0,6 à 44	38 à 200	1,36 à 1,38	0,2 à 0,5	0,8 à 1	très bonne	25 à 65	95 à 100	15 à 50	100 à 105	très bonne
Polyamide	0,8 à 22	38 à 200	1,14	3,5 à 4,5	6 à 9	très bonne	40 à 60	80 à 90	20 à 80	105 à 125	très bonne
Polyacryle	0,6 à 25	38 à 200	1,14 à 1,18	1 à 2	2 à 5	très bonne	20 à 35	80 à 95	15 à 70	100 à 120	très bonne
Polypropylène	1,5 à 40	38 à 200	0,90 à 0,92	0	0	très bonne	15 à 60	100	15 à 200	100	bonne
Élasthanne	20 à 4000		1,15 à 1,35	0,5 à 1,5	0,5 à 1,5	bonne	4 à 12	75 à 100	400 à 800	100	maximale

[1] 20 °C et 65 % d'humidité relative ambiante
[2] 24 °C et 96 % d'humidité relative ambiante
[3] Mites
[4] décreusée

Les valeurs sont issues du tableau des fibres Denkendorfer.

1.9.1 Mélanges : types, entretien, étiquetage

Le fait de mélanger différentes fibres contribue à l'amélioration des caractéristiques des produits, eu égard à leur utilisation, à la physiologie du vêtement et à son entretien, à son apparence, ainsi qu'à l'augmentation de sa rentabilité. Les mélanges de fibres permettent de fabriquer des produits textiles innovants.

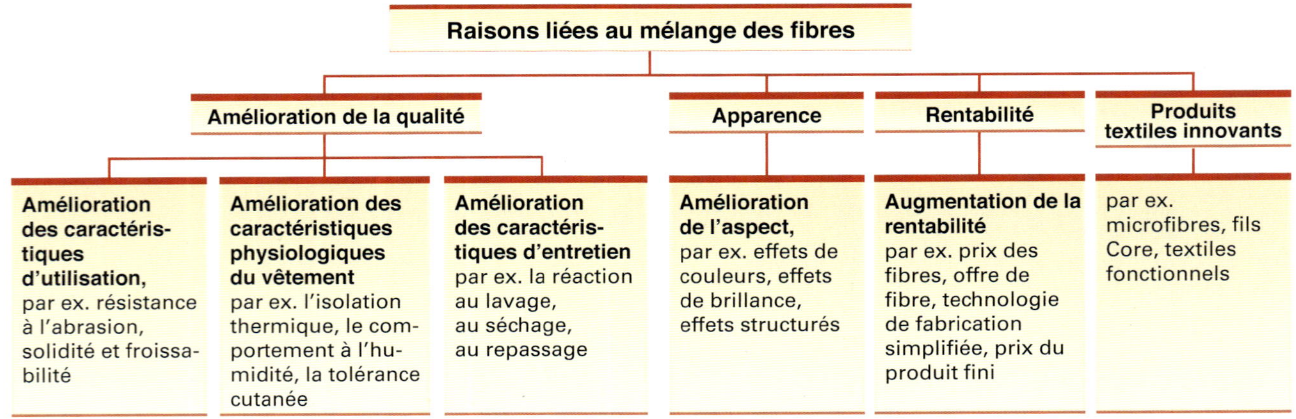

Mélanges textiles et proportions des mélanges

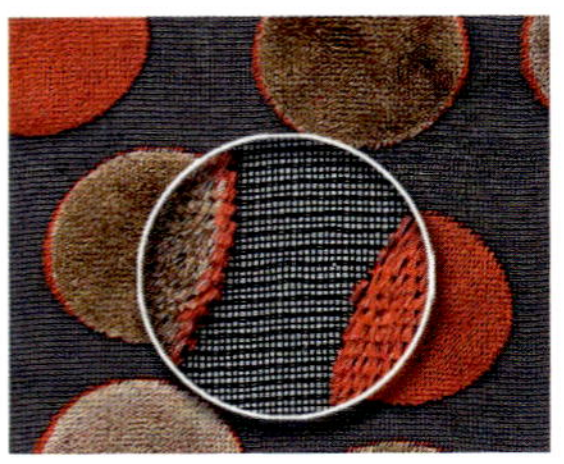

1 : Dévoré en mélange de fibres

Les mélanges de fibres chimiques et naturelles se distinguent par leurs caractéristiques bénéfiques. Les caractéristiques bénéfiques des deux types de fibres sont cumulées et les caractéristiques négatives sont réduites.

- La grande résistance à l'abrasion et à la déchirure, la bonne élasticité, et le comportement favorable **des fibres chimiques synthétiques** au moment de leur entretien, sont combinés à un comportement physiologique exceptionnel des **fibres naturelles**.
- La douceur et la grande capacité d'absorption des **fibres chimiques cellulosiques** sont complétées par une grande résistance à l'abrasion et à la déchirure, ainsi que par l'élasticité de ses **fibres chimiques synthétiques.** Afin de fabriquer des fils fins, il est possible d'harmoniser les deux groupes de fibres en termes de finesse et de longueur de fibre.
- Des effets fantaisie peuvent être obtenus **de manière générale avec les fibres chimiques** grâce à la possibilité de les réaliser mats ou brillants ainsi que crêpés ou non crêpés.

Un mélange de fibres optimal est obtenu en atteignant la meilleure harmonie possible entre la longueur de la fibre, son frisage et sa finesse. C'est ainsi que les fibres chimiques sont coupées à la longueur correspondant à la longueur des fibres naturelles, puis frisées durablement.

Fabrication de mélanges de fibres

Pendant la **fabrication des fibres**

- **Fibres bi-composants** : Les fibres chimiques composées de différentes solutions filables sont filées en un seul filament. Des fibres à structure bilatérale apparaissent. Les fibres antistatiques, la fabrication de microfibres, le frisage durable par traitement thermique **sont des exemples d'utilisation**.

Pendant la **fabrication des fils**

- **Fils de fibres mélangées :** Les fibres à filer issues de différentes matières premières de fibres sont filées **(mélanges intimes)**.
- **Fils bi-composants** : Deux fils issus de différents composants de fibres chimiques synthétiques sont transformés en surfaces textiles spéciales, par ex. en Atmofil®.
- **Fils guipés (fils Core) :** Un fil d'âme monobrin est filé avec des fibres à filer d'une autre fibre.
- **Fils retors guipés (fils retors Core) :** Une âme en fils multi-filaments synthétiques est filée avec des fibres à filer.

L'utilisation de ces fils sert à la fabrication de tissus dévorés **(ill. 1),** sous forme de fils à coudre retors et pour les tenues de sport fonctionnelles.

Pendant la **fabrication de surfaces textiles**

- **Fabrication de tissus et de tricots en fils issus de différentes fibres,** tels que le métis et la soie-laine.
- Fabrication de tissu double épaisseur ou de textiles à deux couches grâce à l'utilisation de **fils composés de plusieurs matières premières de fibres,** comme le cloqué (cloqué crêpé) et l'interlock double épaisseur.

Entretien et identification des mélanges de fibres

Pour l'**entretien** des textiles composés de plusieurs types de fibres, il convient de se référer aux caractéristiques des composants des fibres les plus fragiles. L'**étiquetage** des textiles composés de plusieurs types de fibres est défini par la réglementation sur l'étiquetage textile.

2.1.1 Étiquetage textile (1)

Fondamentaux

- **Réglementation européenne sur l'étiquetage textile (en vigueur depuis 2012)**

Le consommateur doit pouvoir être informé de la composition du produit textile qu'il achète. **La réglementation sur l'étiquetage textile** ou la **loi sur l'étiquetage textile** oblige les industriels et les commerçants de l'Union Européenne à indiquer les informations relatives à la composition des fibres utilisées dans les produits textiles.

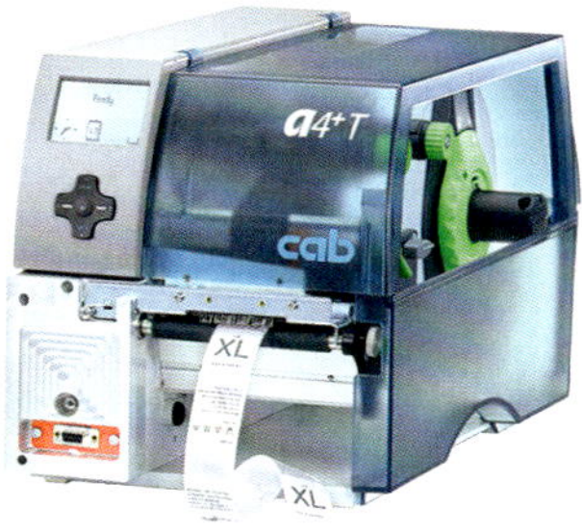

1 : Imprimante pour étiquettes programmable

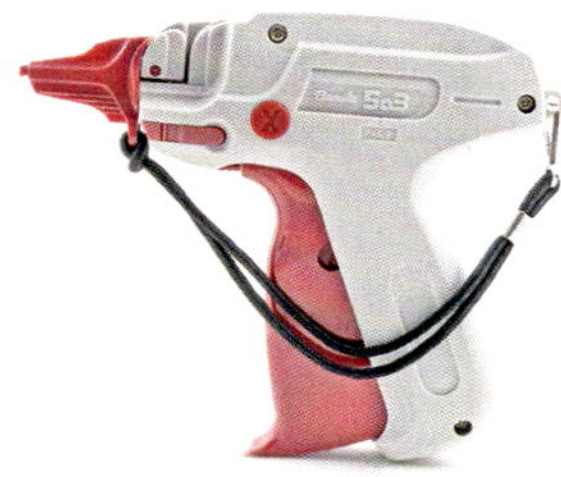

2 : Pistolet d'étiquetage pour apposer les étiquettes

4043201830171
6001575
Z007827620
50302727
Delaware3

10170288 01 410
1001 4900684936 00010

RN73616 CA23115

Enthält nichttextile Teile tierischen Ursprungs
Contains non-textile parts of animal origin
Contient des parties non-textiles d'origine animale
Contiene parti non tessili di origine animale
Contém partes não têxteis de origem animal
Zawiera nietekstylne części pochodzenia zwierzęcego
contiene partes no textiles de origen animal

Qualität/Quality/Qualité/Qualità/Composición/Qualidade/Качество/本体/Jakosc/面料
98% Baumwolle/Cotton/Coton/Cotone/Algodón/Algodão/ХЛОПОК/コットン/Bawelna/棉/
2% Elasthan/Elastane/Elasthanne/Elastan/fibra sintética elástica/Elastano/ЭЛАСТАН/ポリウレタン/聚氨酯弹性纤维/氨纶

Made in Romania / Fabriqué en Roumanie / Prodotto in Romania / Hecho en Rumania / Produzido em Romênia / Произведено в Румыния / Wyprodukowano w Rumunia / 产地 罗马尼亚 / ルーマニア 製

3 : Exemple d'une étiquette à coudre

La **réglementation européenne sur l'étiquetage textile** encadre

- les désignations des fibres textiles,
- les prescriptions permettant de déterminer la composition des fibres,
- la communication et l'étiquetage de la composition des fibres présentes dans les textiles
- la communication et l'étiquetage de la composition des éléments non textiles d'origine animale

La **loi suisse sur l'étiquetage textile** ne prescrit pas l'étiquetage des matières premières et de l'origine. Ces informations sont soumises au bon gré du fabricant.

Les produits destinés au marché suisse doivent être étiquetés dans au moins une des langues officielles (suisses /allemand, français, italien), même pour les produits importés dans le cadre du principe du cassis de Dijon (cf. Art. 4a al. 1 lit. a LETC).

Devoir d'étiquetage[1)]

Le devoir d'étiquetage concerne tous les produits disponibles sur le marché intérieur européen, contenant un **rapport de poids en fibres textiles d'au moins 80 %**, et ce quel que soit le procédé de fabrication utilisé.

La réglementation sur l'étiquetage textile prévaut aussi pour les couches supérieures des revêtements de sols multicouches, les protège-matelas et les revêtements d'articles de camping, à partir du moment où les composants textiles représentent un rapport de poids de 80 % de ces couches supérieures ou revêtements. Elle prévaut également pour les textiles intégrés à d'autres produits et qui en deviennent l'un des composants, à partir du moment où leur composition est indiquée sur l'étiquetage. Les éléments non textiles d'origine animale doivent aussi être indiqués sur l'etiquetage.

La présence de **conseils d'entretien sur l'étiquetage** n'est **pas obligatoire** mais fortement conseillée.

Aucune obligation d'étiquetage

- Des produits textiles sur mesure qui sont fabriqués par des ateliers de couture indépendants.
- Les produits textiles dont la commande est sous-traitée à des salariés.
- Les articles mentionnés à l'annexe V de la **réglementation sur l'étiquetage textile** et pour lesquels aucun devoir d'information, ni d'étiquetage n'existe, comme pour les jouets.

Apposition de l'étiquetage

Les informations présentes sur le produit concernant la composition de ses fibres doivent pouvoir être **visibles et accessibles en permanence[2] et faciles à lire[3)]**. Ces informations sont alors apposées via une étiquette figurant sur la pièce d'habillement ou sur son emballage. L'étiquetage peut être cousu, collé, imprimé, gravé ou apporté par toute autre technique **(ill. 1 et 2)**.

Parmi les emplacements typiques où apposer les étiquettes, (selon la réglementation sur l'étiquetage textile), on trouve :

- sur les **pantalons** : partie intérieure de la taille du pantalon, côté extérieur de la doublure de poche.
- sur les **chemises** : au centre de la partie intérieure du col, sur la couture intérieure gauche au-dessus de l'ourlet.
- sur les **jupes, robes et pulls** : à l'arrière, en haut, au centre, sur la couture latérale gauche.
- sur les **vestes et les manteaux** : dans la poche de poitrine du côté gauche, sur la couture latérale gauche de la doublure intérieure.

Contrôle

Le fait de mettre des produits textiles sur le marché sans étiquetage ou avec un étiquetage erroné entraine non seulement des amendes, mais aussi un retrait des produits concernés par les autorités responsables de contrôler le marché, ainsi qu'une interdiction d'exercer par les autorités administratives.

[1)] L'étiquetage est obligatoire pour les fabricants de vêtements, les commerçants, y compris les commerçants en ligne, ainsi que les importateurs important des textiles de pays situés hors de l'UE.

[2)] durable : l'étiquetage ne doit être fixement attaché que si l'article est destiné à la clientèle. Par une étiquette agrafée par ex.

[3)] lecture facile : la composition des fibres du textile doit pouvoir être identifiée en magasin sans devoir sortir l'article de son emballage.

2.1.1 Étiquetage textile (2)

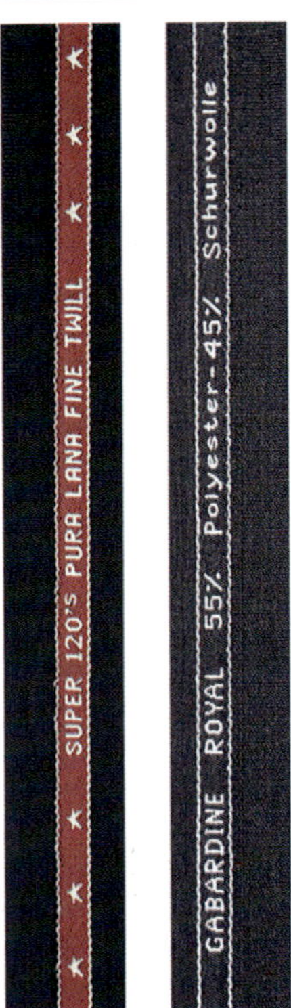

1 : La composition des fibres et le label tissés dans la lisière

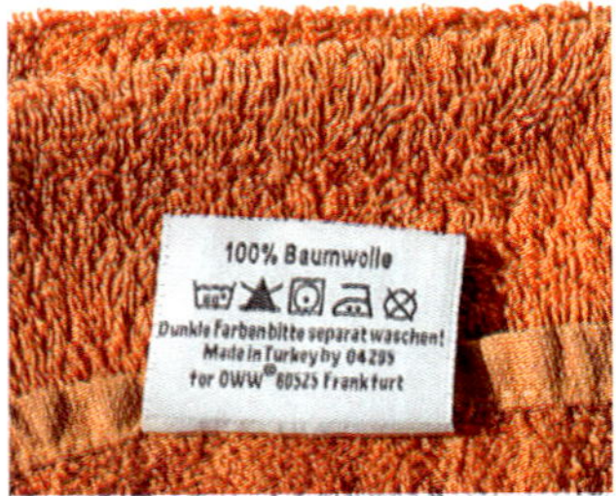

2 : Étiquette des matières et d'entretien cousue

Consignes d'étiquetage

- La réglementation sur l'étiquetage textile détermine quels sont les **noms de fibres autorisés** pouvant être utilisés pour l'étiquetage textile. Ils sont répertoriés dans la **vue d'ensemble des fibres textiles (cf. p. 7)**. Les abréviations des noms de fibres ne sont pas autorisées.
- Les quantités doivent être indiquées **en pourcentages (%)** du **rapport au poids total.**
- **Les produits textiles purs,** composés à 100 % de la même fibre, peuvent porter la désignation **« pur »** ou **« pure » (ill. 1 et 2).**
- La **désignation de fibre de la pure laine** n'est autorisée que si la fibre de laine concernée n'a jamais été utilisée dans un produit fini, qu'elle n'a été soumise à aucun autre processus de filage ou de feutrage, n'a pas subi de traitement ou d'utilisation susceptible de l'avoir endommagée et qu'elle ne contient pas plus de 0,3 % d'autres fibres. Les dénommés mélanges internes[1)] contiennent au moins 25 % de laine vierge et un seul autre composant de fibre.
- Si les textiles sont composés **d'au moins deux éléments textiles,** présentant une composition de fibres différente, chaque élément doit figurer sur l'étiquetage. Les indications relatives aux éléments, dont le rapport au poids total du produit est inférieur à 30 %, ne sont pas requises.
- Pour les vêtements rembourrés, **la fibre du rembourrage principal** doit être indiquée.
- L'étiquetage de tous les textiles qui requièrent un étiquetage et sur lesquels on trouve des éléments en cuir, fourrure, boutons en nacre, etc. doivent porter la mention **« Contient des éléments non textiles d'origine animale »** .

Mélanges de fibres

- Les **rapports au poids** des fibres textiles utilisées doivent être indiquées **en pourcentages (%)**. L'**ordre** dans lequel les fibres sont mentionnées doit être **décroissant**, selon leurs rapports respectifs en pourcentages **(ill. 1)**.
- Une fibre avec un rapport de 5 % maximum ou plusieurs fibres avec un rapport de 15 % maximum peuvent être qualifiées d'**« autres fibres »**. Cela vaut également pour les fibres qui sont répertoriées dans l'annexe 1 du catalogue des fibres de la réglementation sur l'étiquetage textile ou celles dont le rapport est difficile à déterminer au moment de la fabrication.
- Les textiles avec une chaîne pur coton et une trame pur lin (rapport minimal 40 %) peuvent être étiquetés comme du métis, en ajoutant la mention « Chaîne pur coton, trame pur lin » **(cf. p. 14)**.

Pas d'étiquetage

- La présence d'autres fibres peut être de 2 % sans distinction.
- Les fibres dont les effets fantaisie ne dépassent pas 7 % et dont le mélange de fibres anti-statiques ne dépasse pas 2 % n'ont pas besoin d'être indiquées.

Hormis les noms de fibres, les **noms de marques, marques déposées ou noms d'entreprises** peuvent aussi figurer sur l'étiquette. Ils doivent apparaître **clairement et être distincts de la désignation des fibres**.

Noms de marques, labels et marques déposées

Pour pouvoir indiquer au consommateur les produits particulièrement haut de gamme, les fabricants utilisent des **noms de marques (marques du fabricant)**. Il existe aussi des **labels** qui impliquent que les différents fabricants respectent des critères de qualité précis et contrôlables.

Les noms de marques et les symboles peuvent être enregistrés auprès de l'Institut Fédéral de la Propriété Intellectuelle (IPI) situé à Berne. Ils sont ensuite intitulés **« marque déposée »**, ce qui qui est souvent indiqué sur l'étiquette par un R entouré d'un cercle. En Suisse, une fois déposée, la marque est inscrite dans la base de données SWISSREG et elle est protégée au niveau national pendant dix ans.

- Les exemples de **noms de marques** sont par ex. : Dolan, Dunova, Trevira.
- Les exemples de **labels** sont le symbole du coton, le symbole du lin, le symbole de la laine (Woolmark) et le logo de la fibre de soie.

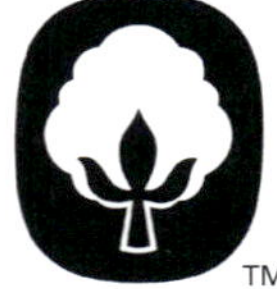

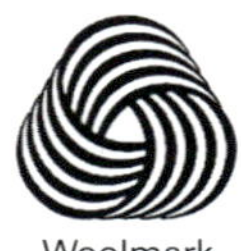

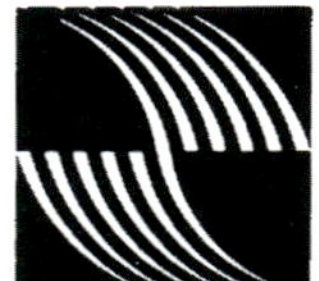
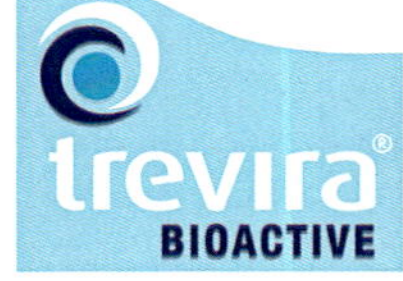

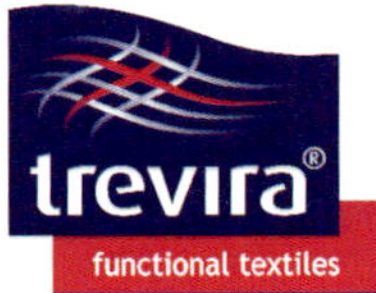

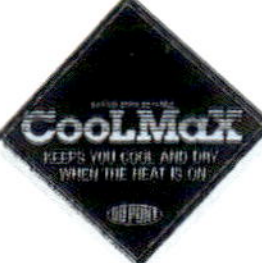

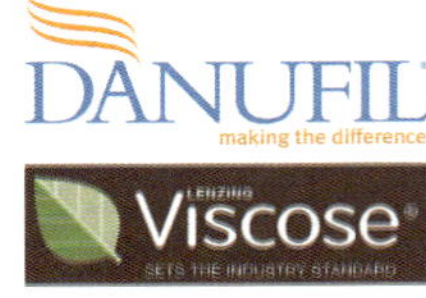

3 : Exemples de produits protégés et de labels

1) Mélange interne - Mélange de fibres issues de plusieurs fibres textiles (cf. p 44)

2.1.2 Entretien du textile

Conditions d'entretien des textiles destinés à l'habillement

Les conditions d'entretien font partie des valeurs utiles des textiles. Elles constituent la base de l'entretien des textiles et sont surtout déterminées par le **type de fibre** et par les **caractéristiques** de cette dernière, comme sa résistance, sa résistance aux produits chimiques et son comportement thermique. Par ailleurs, une **structure du fil et la structure de la surface, son ennoblissement** et son **traitement** limitent les conditions d'entretien.

L'entretien consiste à aérer, laver, éventuellement blanchir, sécher et repasser le textile. Les vêtements matelassés entoilés doivent en général être nettoyés à sec par des professionnels. C'est par ex. le cas des costumes, des tailleurs, des vestes et des manteaux. Cela prévaut aussi pour les articles fragiles, réalisés en soie ou en laine.

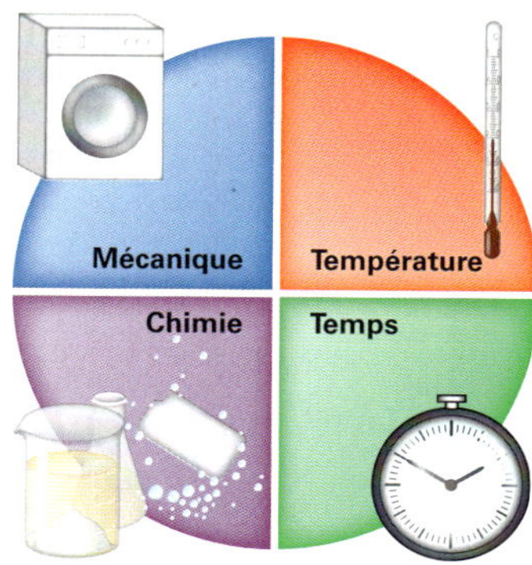

1 : Facteurs de lavage selon Sinner

Facteurs de lavage et entretien du linge domestique

Les facteurs essentiels liés au processus de lavage sont hormis l'**eau** : les **produits chimiques, les mouvements de rotation, la température** et la **durée du cycle.** Le cercle de Sinner[1] sert de modèle de représentation pour les facteurs de lavage. Il donne une représentation graphique indiquant les conditions requises pour un lavage réussi **(ill. 1)**. La part accordée à ces facteurs varie selon le procédé de lavage et doit être adapté aux besoins. Pour un traitement optimal, des **étiquettes avec des symboles d'entretien** sont apposées sur les textiles. Elles facilitent le tri et permettent de respecter les bonnes conditions d'entretien.

Pour l'**entretien du linge domestique**, des text les sales sont lavés. L'eau joue ici un rôle important dans le processus de lavage. Les tâches présentes sur la pièce d'habillement sont éliminées **selon** la température de l'eau, la lessive dissoute dans l'eau et les mouvements de rotation du tambour en fonction du programme sélectionné, ainsi que la durée correspondante.

La pièce d'habillement est ensuite séchée en machine (sèche-linge / séchoir rotatif) ou à l'air libre puis repassée.

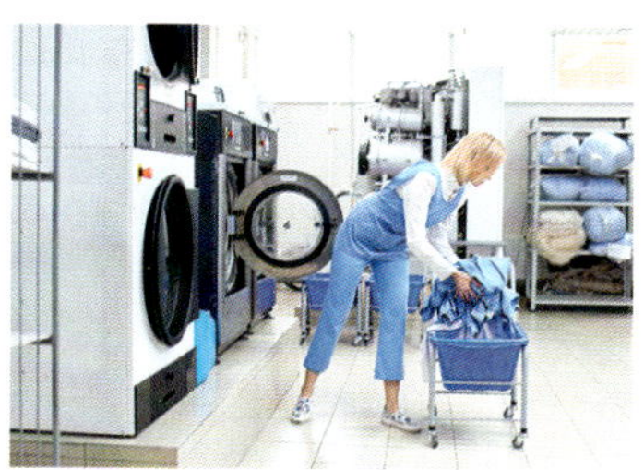
2 : Remplissage de la machine de nettoyage

Entretien professionnel des textiles

Dans un contexte de **soin du linge professionnel** on distingue le domaine de la **blanchisserie** et celui du **nettoyage.**

- Les textiles lavables, tels que les surchemises, le linge de lit et de table, ainsi que les tenues professionnelles sont confiées à une **blanchisserie.** Les hôpitaux et les hôtels confient leur linge à laver à une **blanchisserie industrielle.** Les textiles sont souvent proposés en location. En d'autres termes, ils sont loués moyennant la souscription d'un abonnement.
- Les textiles qui ne peuvent pas être entretenus avec des procédés de lavage généralement utilisés dans le cadre domestique sont confiés au **nettoyage professionnel** afin d'en éliminer les salissures. Les étiquettes relatives à l'entretien des textiles comportent aussi des informations destinées au soin professionnel du linge. On distingue ici le **nettoyage mouillé** et le **nettoyage à sec.** Certaines entreprise de nettoyage se sont **spécialisées par ex.** dans le nettoyage des tapis ou du cuir.
- Le **procédé de nettoyage mouillé** se déroule dans des lave-linge spéciaux **(ill. 1).** La quantité d'eau, la température, les mouvements de rotation du tambour et le détergent utilisé peuvent être choisis individuellement, en fonction de la fragilité du tissu et de son degré de salissure. Puis le linge est séché dans un séchoir rotatif.
- Dans le **procédé de séchage à sec,** les salissures sont éliminées avec des **détergents** non aqueux. L'avantage réside ici dans le fait que les fibres ne gonflent pas et que les textiles ne se déforment pas. Les mouvements de rotation du tambour, l'ajout d'humidité, le détergent utilisé puis la température de séchage sont adaptés à la pièce d'habillement.

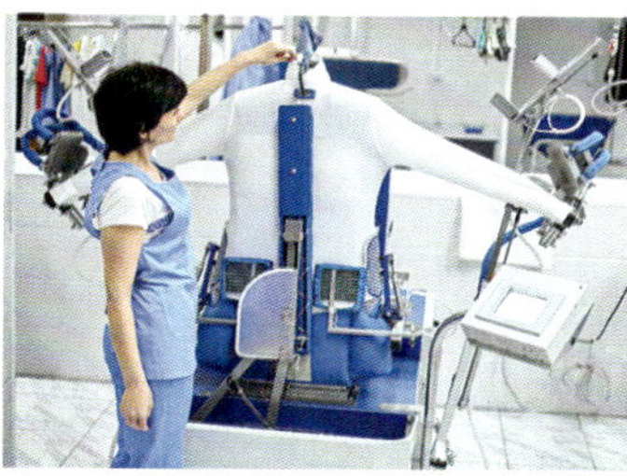
3 : Finisseur de forme

Déroulement du soin du linge professionnel

- Lorsque le textile est réceptionné, il est **passé au crible**. Les dommages et les tâches sont répertoriés et les souhaits du client, abordés.
- Lors du **triage** des textiles, on tient compte du type de produit, des éventuelles tâches et de la couleur en plus de l'étiquetage relatif à l'entretien.
- Les pièces doivent parfois être soumises à un **traitement préalable,** comme par exemples le brossage des tâches et le fait de retirer ou d'envelopper les boutons afin de prévenir des dommages éventuels.
- Puis, les pièces sont soit lavées, soit passées au nettoyage à sec ou au nettoyage à l'eau.
- Le travail de finition est par la suite optimisé par les entreprises. Les textiles peuvent être séchés dans de grands séchoirs rotatifs. Le linge plat est repassé la plupart du temps et le linge aux formes spécifiques est travaillé sur un mannequin universel (cf. p. 208) **(ill. 3).**
- Après le travail de finition, le textile est emballé et remis au client **(ill. 4).**

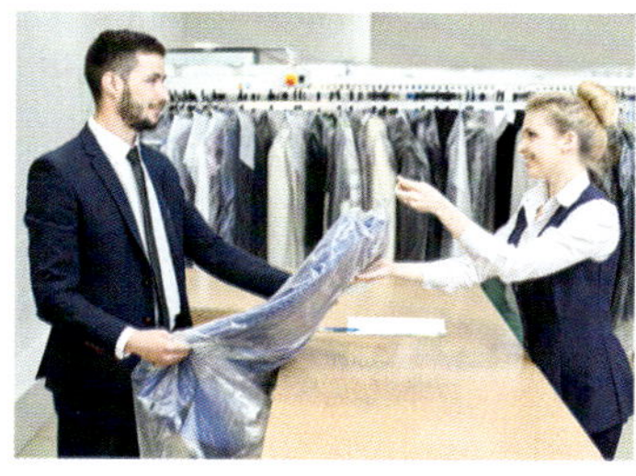
4 : Sortie des vêtements nettoyés

[1] nommé d'après Herbert Sinner (*1900–1988), responsable de la méthode d'utilisation des détergents chez Henkel

2.1.3 Étiquetage relatif à l'entretien (1)

Fondamentaux

Les étiquettes relatives à l'entretien informent le consommateur, les entreprises du secteur textile, les entreprises du secteur de l'habillement, ainsi que les professionnels du soin du linge sur le **meilleur type de traitement des textiles.** Un entretien **conforme** aux indications mentionnées sur l'étiquetage garantit une absence de dommages.

- En Allemagne et en Suisse, l'étiquetage relatif à l'entretien n'est pas obligatoire mais volontaire. En Autriche, cet étiquetage est obligatoire.
- Lorsqu'un étiquetage est apposé sur un textile, ce sont les prescriptions de GINETEX, propriétaire des droits des symboles d'entretien, qui doivent être respectées. GINETEX : Groupement International d'Étiquetage pour l'Entretien des Textiles.
- Les étiquettes relatives à l'entretien concernent les caractéristiques garanties du produit que les vendeurs s'engagent à respecter dans le cadre des dispositions légales auxquelles ils sont soumis.

Symboles d'entretien (pictogrammes)		Conseils d'entretien	
[cuve de lavage]	**Lavage** **Symbole : Cuve de lavage** Le symbole indique si un lavage est possible. Il vaut aussi bien pour le lavage à la main que pour le lavage en machine. Les chiffres indiqués correspondent aux températures de lavage maximales. Une **barre** placée sous le symbole indique qu'un traitement doux est requis, c'est à dire un moindre remplissage de la machine et un niveau d'eau plus important **(cycle doux)**. Une **barre double** indique qu'un traitement particulièrement doux est requis, par ex. pour la laine. Les différents symboles de lavage et de blanchiment permettent de déduire quel type de lessive doit être utilisée. • **Lessive tous textiles** (lessive universelle) Contiennent des substances tensioactives, des adoucissants, des agents blanchissants, des azurants optiques et souvent aussi des parfums et des agents de charge. • **Lessive couleurs** Elles ne contiennent pas d'agents blanchissants et d'azurants optiques mais des additifs pour prévenir les transferts de couleurs. • **Lessive pour linge délicat, lessive pour la laine** Sont moins alcalines, ne contiennent ni agents blanchissants ni azurants optiques. Elles atteignent déjà leur pleine efficacité à basses températures. • **Lessive spéciale** Ces lessives liquides sont destinées aux textiles spéciaux en fibres chimiques synthétiques. par ex. tenues de plein air. Source : © GermanFashion, Modeverband Deutschland e.V., Cologne	95	**95 °C cycle blanc (traitement normal)** Linge par ex. en coton ou en lin, blanc, résistant à 90 °C, teint ou imprimé. Remplir le tambour à fond.
		60	**60 °C cycle couleur grand teint (traitement normal)** Le linge grand teint qui ne doit pas bouillir, par exemple en coton, modal et polyester ainsi que les tissus mélangés.
		60 (barre)	**60 °C cycle linge peu fragile (traitement modéré)** articles faciles d'entretien. Mettre moins de linge (remplir le tambour tout au plus à moitié). Réduire le risque de froissabilité en supprimant ou en réduisant le temps d'essorage.
		40	**40 °C cycle couleur grand teint (traitement normal)** Cycle de lavage par exemple pour les articles de couleur sombre en coton, polyester, en fibres mélangées, etc.
		40 (barre)	**40 °C cycle linge peu fragile (traitement modéré)** Articles faciles d'entretien par exemple en modal, viscose ou fibres synthétiques (polyacryle, polyester et polyamide). Mettre moins de linge (remplir le tambour tout au plus à moitié). Réduire le risque de froissabilité en supprimant ou en réduisant le temps d'essorage.
		40 (barre double)	**40 °C textiles fins / laine (traitement très modéré)** Articles par exemple en laine lavable en machine. Ce cycle de lavage offre un traitement du linge en machine particulièrement doux. Mettre beaucoup moins de linge (ne remplir tout au plus qu'un tiers du tambour). Régler le programme de lavage correspondant (par ex. textiles fins, laine).
		30	**30 °C cycle couleur grand teint (traitement normal)** Traitement normal, cycle de lavage par exemple pour les articles de couleur sombre en coton, polyester, en fibres mélangées, etc. Régler le programme de lavage correspondant.
		30 (barre)	**30 °C cycle linge peu fragile (traitement modéré)** Traitement modéré, articles faciles d'entretien par exemple en modal, viscose ou fibres synthétiques (polyacryle, polyester et polyamide). Mettre moins de linge (remplir le tambour tout au plus à moitié). Régler le programme de lavage correspondant. Réduire le risque de froissabilité en supprimant ou en réduisant le temps d'essorage.
		30 (barre double)	**30 °C textiles fins / laine (traitement très modéré)** Traitement très modéré, articles par exemple en laine lavable en machine. Ce cycle de lavage offre un traitement du linge en machine particulièrement doux. Mettre beaucoup moins de linge (ne remplir tout au plus qu'un tiers du tambour). Régler le programme de lavage correspondant.
		[main]	**Lavage à la main** Température de lavage max. 40 °C selon les articles. Commencer par dissoudre la lessive pour linge délicat/laine dans une grande quantité d'eau. Plonger les textiles dans l'eau de lavage et les manipuler avec précaution. Ne pas frotter, ne pas tirer, ne pas tordre. Rincer ensuite soigneusement les textiles puis les presser avec précaution et les remettre en forme. Traiter rapidement les pièces couleurs et fragiles et ne pas les laisser plongées dans l'eau.
		[barré]	**Ne pas laver** Les articles portant cette étiquette ne doivent pas être lavés. S'ils sont mouillés, ils peuvent se montrer très réactifs ou ne sont pas adaptés aux lave-linges domestiques en raison de leur taille.

2.1.3 Étiquetage relatif à l'entretien (2)

Symboles d'entretien (pictogrammes)	Conseils d'entretien
Blanchiment **Symbole : triangle** Ce symbole indique si un agent blanchissant ou un azurant optique peut être utilisé pendant la lessive.	**Tous les types de blanchissants** La javel et les agents blanchissants à l'oxygène sont autorisés. **Agents blanchissants à l'oxygène** Seuls des agents blanchissants à l'oxygène uniquement (par ex. avec des lessives universelles) peuvent être utilisés. La javel n'est pas autorisée.
	Pas de blanchiment Le blanchiment n'est pas autorisé. N'utiliser que les lessives sans agent blanchissant (par ex. des lessives grand teint). Attention aussi aux détachants. En cas de doute, faire un test sur un endroit caché.
Séchage	Le carré est le symbole du processus de séchage. • Le **cercle** à l'intérieur donne des indications sur le séchage au **sèche-linge** • Les **petits traits** indiquent des **processus de séchage naturel**.
Séchage au sèche-linge **Symbole : tambour de sèche-linge dans un carré** Les points qui se trouvent dans le tambour du sèche-linge indiquent les niveaux de séchage. Le symbole se réfère à un usage dans un sèche-linge domestique.	**Séchage normal** Séchage avec un chargement normal du tambour et une température jusqu'à 80 °C à la sortie du tambour. **Séchage doux** Attention pendant le séchage au sèche-linge. Sélectionner un type de traitement doux avec charge reduite, une température jusqu'à 60 °C à la sortie du tambour et une durée de traitement raccourcie. **Ne pas sécher au sèche-linge** Cet article ne supporte pas un séchage au sèche-linge.
Séchage naturel **Symbole : carré** Les symboles avec traits horizontaux et verticaux dans le carré indiquent quel est le processus de séchage naturel. Un trait en diagonale signale que l'article ne doit pas être laissé au soleil. Les conseils de séchage peuvent être indiqués en toutes lettres ou par un symbole.	**Séchage sur une corde à linge**
	Séchage sur une corde à linge à l'état mouillé
	Séchage à plat
	Séchage à plat à l'état mouillé
	Séchage sur une corde à linge à l'ombre
	Séchage sur une corde à linge à l'état mouillé à l'ombre
	Séchage à plat à l'ombre
	Séchage à plat à l'état mouillé à l'ombre
Repassage **Symbole : fer à repasser** Les points désignent les plages de températures du fer à repasser. Ces réglages correspondent aussi en partie à certaines fibres.	**Repassage à température élevée** La température maximale de la semelle du fer à repasser est alors de **200 °C.** Cela correspond aussi au niveau de température pour **le coton/le lin.** Repasser humide et si nécessaire, humecter avant de repasser. Repasser les tissus brillants ou sensibles aux pressions avec une patte-mouille ou les repasser sur l'envers. Le repassage avec vapeur peut être utilisé.
	Repassage à température moyenne La température maximale de la semelle du fer à repasser est alors de **150 °C,** ce qui correspond aussi au niveau de température pour **la laine/la soie/le polyester/la viscose.** Repasser en utilisant une patte-mouille légèrement humide. Le repassage avec vapeur peut être utilisé. Éviter de trop appuyer. Ne pas tirer sur le tissu.
	Repassage à température faible La température maximale de la semelle du fer à repasser est alors de **110 °C,** ce qui correspond aussi au niveau de température pour **le polyacryle/le polyamide/l'acétate.** Repasser les articles brillants ou sensibles aux pressions avec un linge sec ou les repasser sur l'envers. **Pas de repassage vapeur.** Ne pas tirer sur le tissu.
Source : © GermanFashion, Modeverband Deutschland e.V., Cologne	**Ne pas repasser** Des modifications gênantes et ne pouvant plus être corrigées sont à prévoir.

2.1.3 Étiquetage relatif à l'entretien (3)

Symboles d'entretien (pictogrammes)

Entretien professionnel des textiles

Symbole : tambour de lavage

Les lettres qui se trouvent dans le cercle concernent en premier lieu les professionnels du soin du linge. Elles indiquent surtout les solvants qui peuvent être envisagés.

Sont pris en compte aussi bien les solvants organiques, que les procédés aqueux.

On distingue donc le

- **nettoyage à sec** (autrefois : **Nettoyage chimique**)

et

- **nettoyage à l'eau**.

Nettoyage à sec

Les **lettres** qui se trouvent dans le cercle concernent les solvants (P, F) utilisés. Une barre placée sous le cercle signifie que les sollicitations mécaniques, l'ajout d'humidité, la température du bain et/ou la température de séchage doivent être réduits.

Nettoyage mouillé

Le symbole du nettoyage mouillé est utilisé pour des articles qui peuvent être traités dans l'eau lors d'un procédé de nettoyage mouillé. Il résume aussi les traitements de finition permettant de restaurer les textiles.

Les conditions requises en termes de configuration des machines, d'outils utilisés et de méthodes de finition ne sont pas réunies avec un lave-linge domestique.

Conseils d'entretien

Procédé de nettoyage à sec
Les symboles indiquent que tous les procédés de nettoyage à sec doivent se dérouler à une température de solvant de 30 °C maximum.

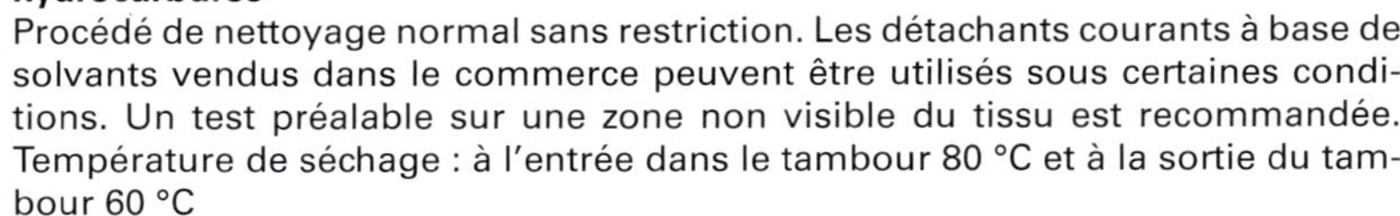

Symbole	Conseils d'entretien
P	**Traitement en machine de nettoyage avec les solvants perchloroéthylènes et hydrocarbures** Procédé de nettoyage normal sans restriction. Les détachants courants à base de solvants vendus dans le commerce peuvent être utilisés sous certaines conditions. Un test préalable sur une zone non visible du tissu est recommandée. Température de séchage : à l'entrée dans le tambour 80 °C et à la sortie du tambour 60 °C
P (souligné)	**Traitement en machine de nettoyage avec les solvants perchloroéthylènes et hydrocarbures** Procédé de nettoyage avec restriction concernant l'ajout d'humidité et/ou les sollicitations mécaniques et/ou la température. Les détachants courants à base de solvants vendus dans le commerce peuvent être utilisés sous certaines conditions. Un test préalable sur une zone non visible du tissu est recommandée. Température de séchage : à l'entrée dans le tambour 60 °C et à la sortie du tambour 50 °C
F	**Traitement en machine de nettoyage avec le solvant hydrocarbure** Procédé de nettoyage sans restriction. Les détachants courants à base de solvants vendus dans le commerce ne doivent pas être utilisés. Température de séchage : à l'entrée dans le tambour 80 °C et à la sortie du tambour 60 °C
F (souligné)	**Traitement en machine de nettoyage avec le solvant hydrocarbure** Procédé de nettoyage avec restriction concernant l'ajout d'humidité et / ou les sollicitations mécaniques et / ou la température. Les détachants courants à base de solvants vendus dans le commerce ne doivent pas être utilisés. Température de séchage : à l'entrée dans le tambour 60 °C et à la sortie du tambour 50 °C
⊗	**Pas de nettoyage à sec** Pas de nettoyage à sec possible. Ne pas traiter avec des solvants. Ne pas utiliser de détachants contenant des solvants.

Procédé de nettoyage à l'eau

Symbole	Conseils d'entretien
W	**Nettoyage à l'eau** Procédé normal de nettoyage mouillé sans restriction. Jusqu'à une température de 40 °C avec un rapport de bain supérieur. Séchage possible jusqu'à une humidité résiduelle de moins de 3 °C.
W (souligné)	**Nettoyage à l'eau doux** Procédé de nettoyage doux pour textiles fragiles avec faibles sollicitations mécaniques. Jusqu'à une température de 30 °C dans un tambour de lavage spécial et avec des additifs spécifiques. Séchage à 60 °C max. à la sortie du tambour jusqu'à une humidité résiduelle d'au moins 15 °C env.
W (doublement souligné)	**Nettoyage à l'eau très doux** Procédé de nettoyage doux pour textiles très fragiles avec très faibles sollicitations mécaniques. Jusqu'à une température de 30 °C dans un tambour de lavage spécial et avec des additifs spécifiques. Séchage à 40 °C max. à la sortie du tambour pendant 2 minutes max. (assouplissement)
W barré	**Pas de nettoyage à l'eau** Pas de nettoyage mouillé possible.

TM clevercare.info

Source : © GermanFashion, Modeverband Deutschland e.V., Cologne

CLEVERCARE, le logo de GINETEX pour des soins durables

GINETEX a conçu un logo pour soins durables utilisé dans le monde entier. Appelé « CLEVERCARE », il vise à alerter les consommateurs sur le fait qu'ils peuvent influencer leur impact écologique dans le domaine du soin du linge en observant quelques conseils consultables sous clevercare.info et en respectant les traitements indiqués sur l'étiquette d'entretien des textiles. Ce logo est placé de manière bien visible juste en dessous de la série de symboles d'entretien pour que le consommateur le remarque immédiatement et comprenne facilement le lien qu'il y a avec l'entretien des textiles : Le **logo Clevercare** est une marque déposée et la propriété de GINETEX.

3.1.1 Fonctions de base et exigences

Fonctions de base des vêtements

Outre la nourriture et le logement, l'habillement fait partie des besoins essentiels de l'être humain. Il possède des fonctions variées :

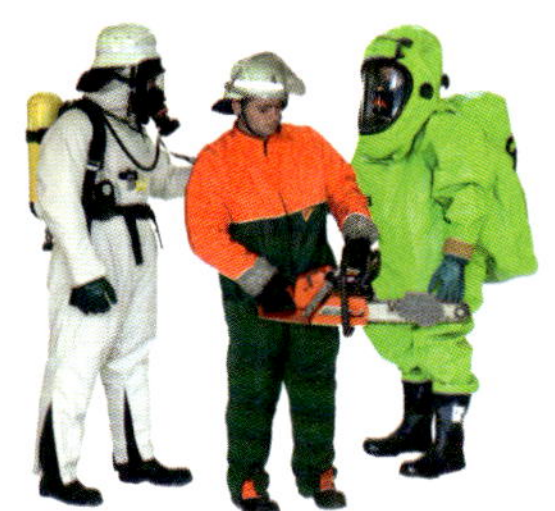
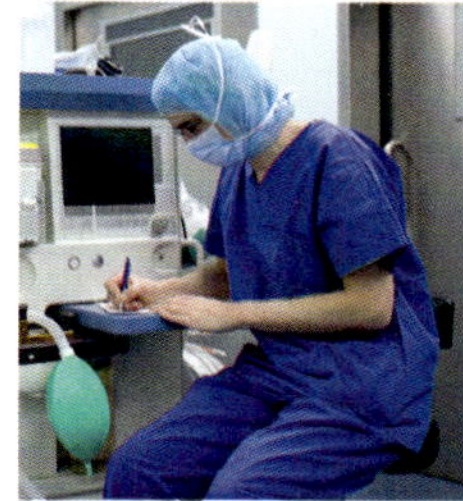

1 : Fonction de protection du vêtement

Fonction de protection

L'habillement doit offrir une protection contre les influences liées à l'environnement, par ex. contre la chaleur, le froid, le vent, la pluie et la neige, contre les blessures, par ex. sur son lieu de travail, sur la route, pendant une pratique sportive **(ill.1)**. De plus, il doit aider à la régulation thermique du corps humain. Dans les régions où l'on ne porte pas de vêtement à cause du climat, il sert à cacher la nudité.

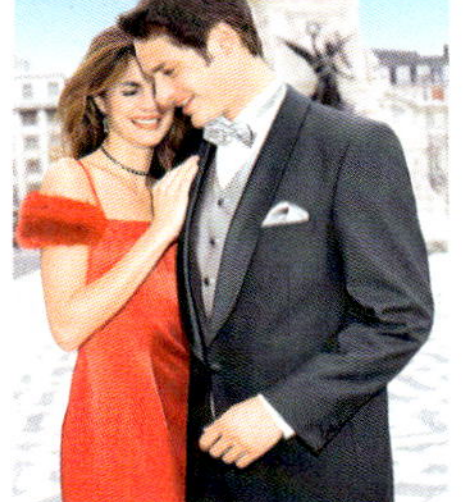

2 : Fonction ornementale du vêtement

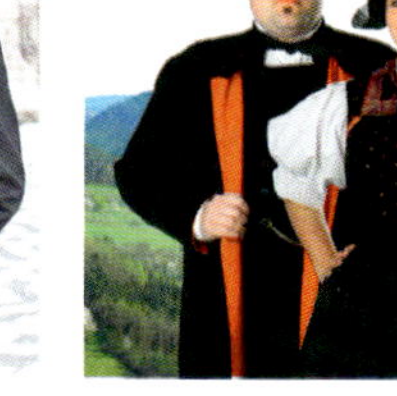

3 : Fonction de l'identité du vêtement

Fonction ornementale

À toutes les époques, le vêtement a aussi rempli une fonction ornementale en plus de sa fonction de protection. Le vêtement permet aussi à celui qui le porte d'exprimer sa personnalité **(ill. 2)**.

Fonction de l'identité

Le vêtement permet d'identifier l'appartenance à une communauté déterminée ou à un groupe déterminé de personnes. On peut citer comme exemple les costumes folkloriques de certaines communautés, les uniformes des soldats, de la police, des pompiers et les tenues reconnaissables des punks ou des fans de football **(ill. 3)**.

Les exigences auxquelles les vêtements sont soumis découlent de ces fonctions.

Exigences vis à vis du vêtement

Exigences générales

Fonctionnalité
Il doit satisfaire aux fonctions de protection, ornementale et d'identité.

Aspect agréable
Il doit avoir une bonne coupe et être adapté au style désiré par celui qui le porte.

Durabilité
Il doit être durable et résister à l'usure.

Adéquation physiologique
Il doit garantir le bien-être dans différentes conditions ambiantes.

Facilité d'entretien
Il doit être si possible lavable, résister au nettoyage et être indéformable.

Corps
Vêtement
Climat

4 : Interaction entre le corps et le vêtement sous différents climats

Activité	Production de chaleur
Personne assise	env. 100 watts
Promeneur	env. 350 watts
Sportif de haut niveau	env. 1000 watts

5 : Puissance calorifique d'un humain

Exigences en termes de physiologie du vêtement

On appelle **physiologie du vêtement** la science qui traite les interactions entre le corps et les vêtements sous différents climats **(ill. 4)**. Le bien-être d'une personne dépend du bon fonctionnement de ce système physiologique.

Les humains sont exposés à différentes influences climatiques et leur sollicitation physique peut être très variée. Un mécanisme de régulation du cerveau maintient la température corporelle à 37 °C env. En cas de mouvements intenses, le corps produit beaucoup de chaleur **(ill. 5)**. La peau et la respiration doivent évacuer l'excédent de chaleur. La peau évacue environ 90 % de la chaleur produite par le corps à travers les vêtements. La respiration permet d'en évacuer 10 % environ.

Lorsque la production de chaleur est supérieure à sa diffusion, de la chaleur s'accumule dans le corps et une augmentation de la sudation survient. L'évaporation de cette humidité sur la peau renforce l'effet rafraichissant. Si la diffusion de chaleur est supérieure à sa production, la personne commence à avoir froid.

Pour que l'on se sente bien, le vêtement intervient en régulant les interactions entre le corps et le climat grâce à **l'isolation thermique, la respirabilité, le pouvoir absorbant** et **le transport de l'humidité**. En choisissant bien ses vêtements, il est possible de compenser les conditions climatiques même extrêmes. Le bilan de chaleur est équilibré lorsque la production et la diffusion de chaleur sont similaires. On se sent à l'aise et bien.

3.1.2 Fonctions physiologiques du vêtement

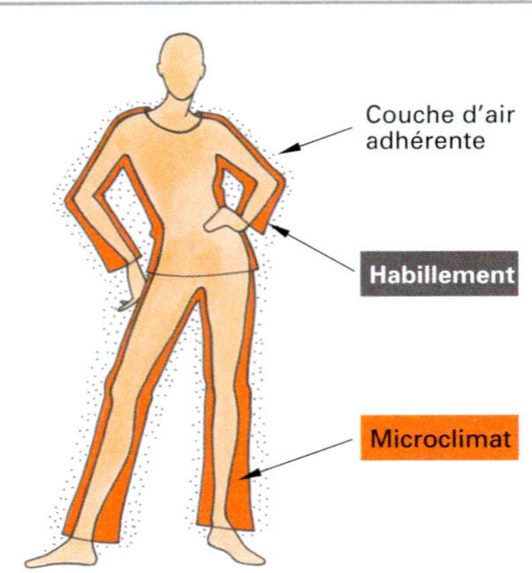

1 : Isolation thermique du vêtement

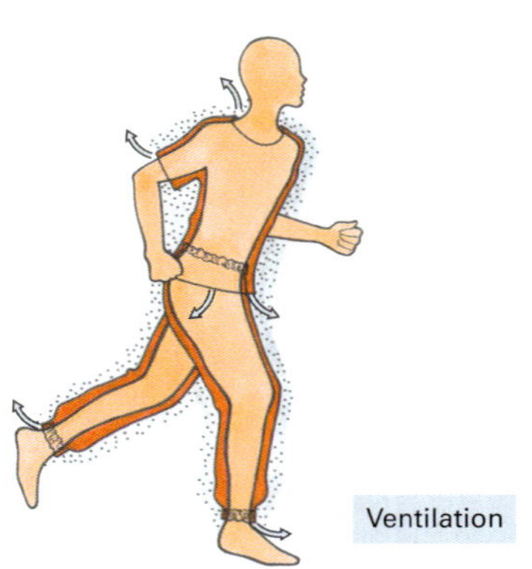

2 : Le mouvement de l'air intervient dans le microclimat

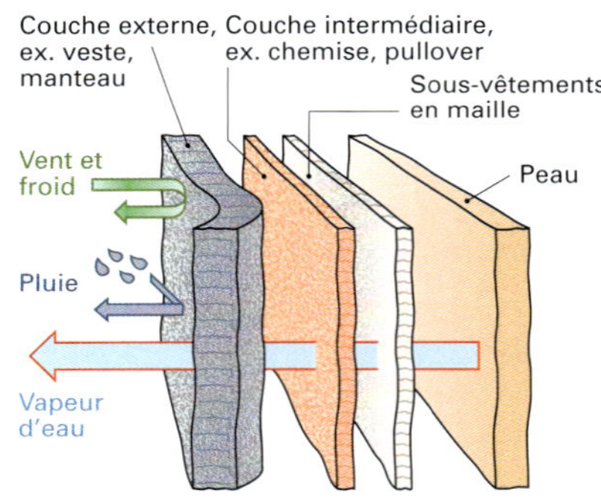

3 : Principe des pelures d'oignon

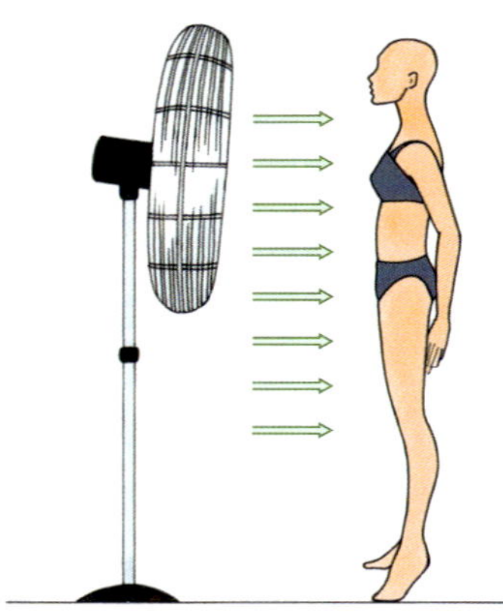
4 : Un courant d'air fort accélère l'évaporation et a un effet refroidissant

Isolation thermique et respirabilité

Pour éviter un refroidissement trop important du corps dans le climat européen plus froid, la régulation thermique du corps doit être renforcée par un **système d'isolation**. Cette dernière est formée à 50 % de l'air enfermé dans les vêtements, à 30 % des couches d'air adhérentes aux vêtements et à 20 % de la conductivité thermique des fibres. L'air enfermé dans les pores des couches textiles est ainsi le principal isolateur thermique **(ill. 1)**. Les structures volumineuses renfermant beaucoup d'air (gros volume de pores) présentent une isolation thermique importante et sont particulièrement adaptées aux vêtements d'hiver. Les textiles fins, lisses sont adaptés aux conditions climatiques chaudes.

La **respirabilité** est nécessaire pour maintenir un équilibre entre chaleur et humidité dans le **microclimat** (climat de la couche d'air proche du corps) situé entre la peau et les vêtements. La respirabilité dépend essentiellement de trois facteurs :

Le premier facteur d'influence est **la structure de surface** qui est déterminée par le type de fibres, le type de fils, le type de surface, l'armure et l'ennoblissement.

Le second facteur d'influence est la **coupe**. Dans les vêtements trop étroits, aucune respirabilité n'est possible, le porteur ressent une accumulation de chaleur et d'humidité désagréable. Les vêtements larges avec de grandes ouvertures produisent un **effet d'aération**.

La troisième influence est la **ventilation**, c'est à dire le mouvement de l'air, dû par exemple au vent, quand on fait du vélo, ou par les mouvements de pompage dans des vêtements amples **(ill. 2)**. La ventilation intervient dans les pores des textiles, et ainsi directement dans le microclimat, ce qui diminue fortement l'isolation thermique.

Grâce au **principe des pelures d'oignon** (mise en place et retrait de différentes couches de vêtements) **(ill. 3)**, la régulation climatique du corps peut être renforcée de manière efficace.

On appelle **soft-shell**[1], des vêtements légers et souples qui sont cependant très isolants. On les utilise par ex. pour les vêtements de sports d'hiver (ski de fond, etc.).

La **température ressentie**, également appelée **température de l'indice de Winchill**[2], est la température perçue à la surface de la peau. La température de l'air, la vitesse du vent et l'humidité de l'air exercent une influence sur cette dernière et elle peut être agréablement fraîche ou d'un froid mordant. Le vent chasse le coussin d'air chaud qui entoure notre peau **(ill. 4)**.

Pouvoir absorbant et transport de l'humidité

Afin d'assurer sa régulation climatique, le corps évacue la chaleur sèche puis, selon les sollicitations physiques auxquelles il est soumis, plus ou moins d'humidité, laquelle doit être absorbée puis évacuée par les vêtements.

Les fibres **hygroscopiques**, c'est à dire les fibres qui attirent et absorbent la vapeur d'eau, sont bien adaptées aux efforts physiques modérés et à une sudation faible **(cf. tableau p. 43)**. Leur pouvoir absorbant suffit à absorber l'humidité présente sous forme de vapeur. En cas de forte sudation (peau humide), certaines fibres ne permettent pas à la peau d'évacuer l'humidité suffisamment rapidement car leur capacité d'accumulation est limitée. De plus, les fibres de cellulose gonflent et peuvent refermer les pores des textiles. Le transport de l'humidité en dehors de la peau est alors empêché, les vêtements collent à la peau **(effet plaques de verre)**. De plus, l'humidité entraîne une sensation désagréable de froid. Aussi en cas de forte sudation, il est important que la sueur liquide soit évacuée de la peau aussi vite que possible vers l'extérieur des vêtements.

Les fibres et structures de surface dont les fibres se trouvent sur la peau et n'absorbent elles-mêmes que peu d'humidité, permettent particulièrement bien de transporter l'humidité loin de la peau. L'humidité est transportée grâce à un **effet de capillarité** (les capillaires sont des espaces creux fins) entre les fibres. Une « couche absorbante », qui absorbe l'humidité, doit se trouver au-dessus de cette « couche de transport de l'humidité ». La couche absorbante est composée de fibres **hydrophiles**, autrement dit de fibres aimant l'humidité ou d'une surface spéciale qui absorbe l'humidité déjà « aspirée » par le corps et l'évacue à l'extérieur.

Tolérance cutanée

Les sensations provoquées par le contact des vêtements sur la peau peuvent être agréables (douceur, souplesse). Cependant, elles peuvent être également très désagréables, notamment sur une peau humide (démangeaisons, irritations et adhérences). Ces sensations dépendent notamment de la finesse des fibres et de leur pouvoir absorbant ainsi que de la « pilosité » (nombre de petites fibres saillantes) de la surface textile.

[1] soft-shell = coque souple en anglais [2] windchill = froideur du vent en anglais

3.2.1 Domaines d'utilisation des textiles
3.2.2 Textiles techniques

Les possibilités d'utilisation des textiles sont extrêmement variées. La plupart des gens sont quotidiennement en contact avec des **textiles destinés à l'habillement** et **à l'ameublement.** Cependant, de nombreux domaines d'utilisation des textiles ne sont pas identifiables au premier regard. Lorsque l'utilisation fonctionnelle et technique est au premier plan, on parle de **textiles techniques.**

Il existe souvent des recoupements entre les textiles destinés à l'habillement, conçus selon des considérations de mode, et les textiles techniques. Dans les **tenues fonctionnelles de sport et de loisirs** et dans le domaine de l'**ameublement**, mais également de plus en plus sur le marché des **tenues de protection individuelle** (TPI), les fonctions physiologiques des vêtements et leurs fonctions de protection sont réunies en un seul produit.

Textiles

Textiles techniques	Textiles destinés à l'habillement et textiles avec fonctions spécifiques	Textiles d'ameublement
• Protection de l'environnement, élimination et recyclage ; • Domaine médical ; • Génie civil ; • Construction automobile ; • Technologie industrielle ; • Technologie agricole ; • Technologie génétique, géologie ; • Conditionnement.	• Lingerie et linge de nuit ; • Vêtements de bain et homewear ; • Corseterie, collants et chaussettes ; • Chemises ; • Layette et vêtements enfants ; • Costumes folkloriques, de théâtre et de carnaval ; • Vêtements liturgiques (parements) ; • Accessoires de mode ; • Tenues fonctionnelles de sport et de loisirs ; • Tenue de travail et vêtements de protection.	• Linge de lit et linge de table ; • Linge de toilette ; • Linge de cuisine ; • Chiffons de ménage ; • Rideaux et double-rideaux ; • Tapis et moquettes ; • Couvertures ; • Oreillers, lits et coussins ; • Matelas et housses ; • Textiles de protection solaire.

Textiles techniques

On appelle **textiles techniques** les produits textiles qui sont utilisés à des fins technico-industrielles. Grâce aux nouvelles propriétés de ces matériaux, ils satisfont à des exigences spécifiques définies précisément. Leurs domaines d'utilisation sont exceptionnellement variés. Ils s'étendent du béton textile ultra-léger au domaine médical, par ex. avec les implants médicaux, en passant par des développements innovants, avec des matériaux composites textiles pour la construction automobile et aéronautique. Grâce aux résultats des recherches dans le textile, les nouveaux développements de fibres à l'échelle nanoscopique bénéficient aussi aux textiles techniques.

Dans le domaine de l'habillement, les textiles techniques sont utilisés dans les **vêtements de protection**, de la sécurité au travail, dans les **textiles du secteur de la santé** ainsi qu'en tant que **vêtements fonctionnels** dans le domaine du sport. Ainsi, dans de nombreux domaines, il existe des recoupements dans la définition des textiles techniques et des **textiles fonctionnels** pour le domaine de l'habillement.

Ci-après, nous présentons des domaines importants qui utilisent des textiles techniques.

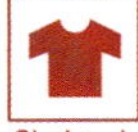
Clothtech

Technologie d'habillement

Innovations techniques dans les domaines de la fabrication de fibres chimiques, le développement de fibres et de surfaces textiles, de l'ennoblissement pour la fabrication de vêtements et de chaussures.

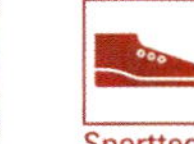
Sporttech

Sports et loisirs

Systèmes à membrane, fibres et fils spéciaux, tissus spéciaux et tricots pour types de sports spécifiques : sports aériens, cyclisme, sports d'hiver, alpinisme, sports aquatiques, etc.

Protech

Vêtements de protection Sécurité au travail

Systèmes à membrane, fibres spéciales, tissus spéciaux et enductions pour vêtements de protection contre les intempéries, contre le froid, contre la chaleur et les flammes, contre les blessures, contre les produits chimiques, etc.

Hometech

Ameublement

Développements techniques de matériaux textiles lors de la fabrication de meubles, de coussins, de tapis et de revêtements de sol.

Medtech

Textiles médicaux

Fibres les plus fines, tressages ronds, tricots chaîne, tissus pour implants textiles, tissus avec dépôt de principe actif pour soigner les plaies, fils spéciaux pour la chirurgie.

Oekotech

Textiles pour la protection de l'environnement, l'élimination et le recyclage

Fibres fabriquées à partir de matériaux recyclés, non-tissés, filtres et tamis pour les textiles de maison et de conditionnement et la technologie industrielle.

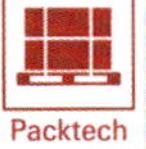
Packtech

Technologie de construction

Non-tissés et matériaux composites, tissus spéciaux, membranes pour le bâtiment et les travaux publics, pour les isolations, les ferraillages, les toitures, pour protéger du soleil et les tentures, les systèmes de façade.

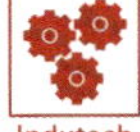
Indutech

Technologie industrielle

Fibres les plus fines et tissus pour le non-tissé des filtres et des installations de filtration, textiles spéciaux pour la technologie de nettoyage, fibres et tressages ronds pour joints, tissus spéciaux pour sangles de convoyage pour la construction de machines, l'industrie chimique et l'industrie électrique.

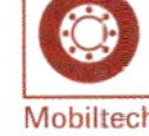
Mobiltech

Construction de véhicules

Matériaux synthétiques et matériaux composites, textiles renforcés de fibres pour la construction de carrosseries de véhicules et d'avions, nappes tramées pour les pneus, tissus pour les ceintures de sécurité, non-tissés d'isolation acoustique en chanvre, tissus en trois dimensions pour sièges de voiture.

Schéma : les pictogrammes illustrés ont été mis à disposition par le salon de Francfort TechTextil®.

3.2.3 Tenues de protection contre les intempéries

Les textiles modernes destinés à l'habillement remplissent des fonctions spécifiques, comme par ex. **la protection contre les intempéries, le transport de l'humidité, la thermorégulation, unconfort** optimisé, **un effet de protection** contre les radiations, les produits chimiques, les maladies et la pollution électromagnétique. Pour cela, le terme de **vêtements fonctionnels** s'est imposé.

Les **tenues de protection contre les intempéries** sont un domaine important des textiles fonctionnels. **La norme EN 343** contient les exigences relatives aux vêtements de protection contre le mauvais temps (pluie, vent et températures inférieures à -5 °C).

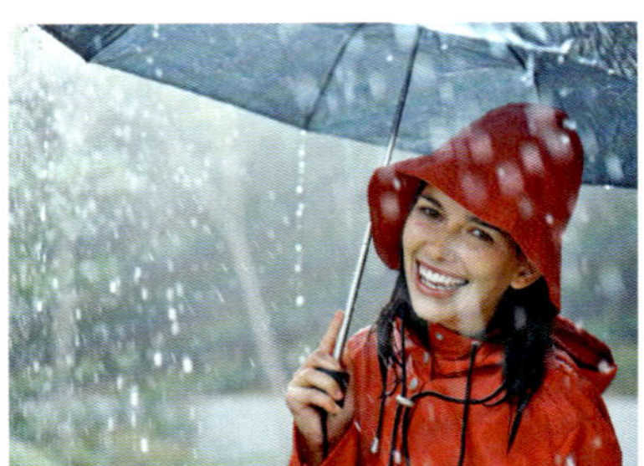

1 : Tenues de protection contre les intempéries

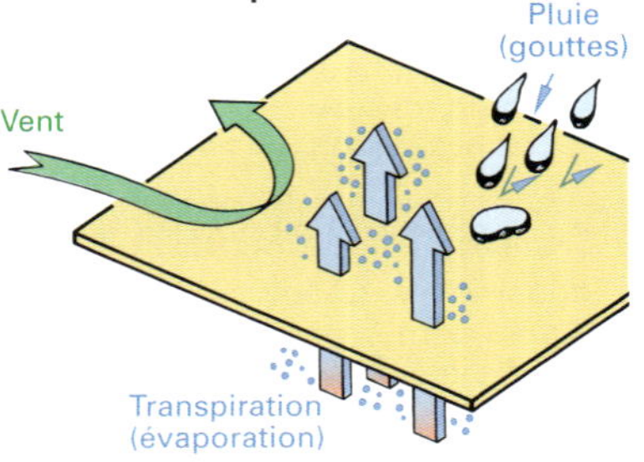

2 : Principe fonctionnel des tenues de protection contre les intempéries

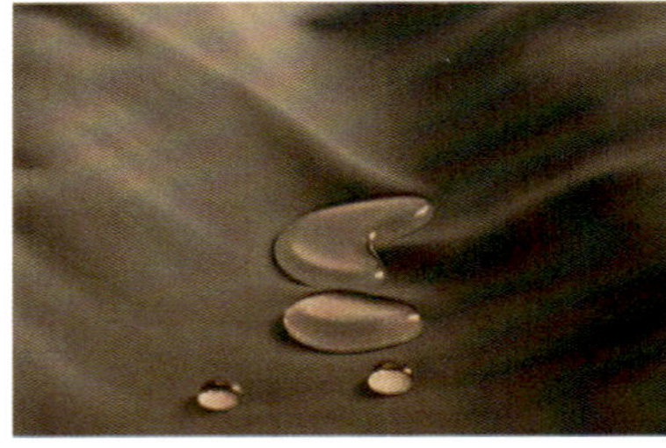

3 : Tissu imprégné

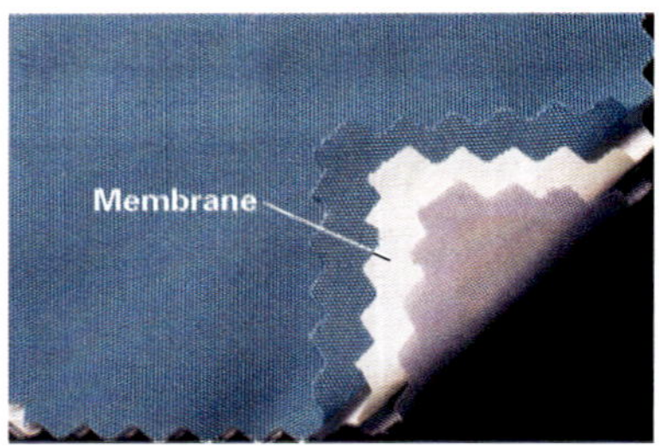

4 : Tissu avec membrane comme liner

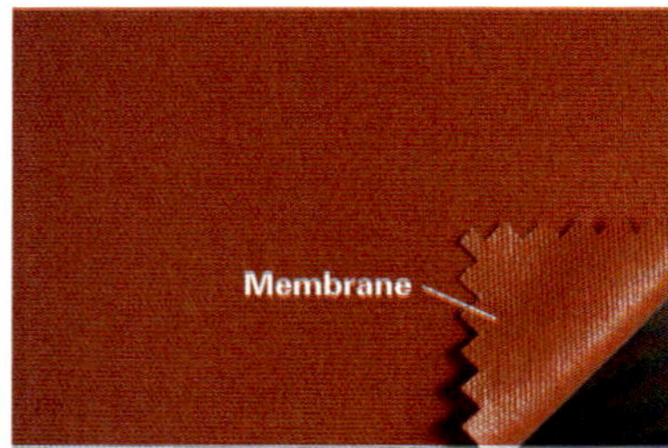

5 : Tissu avec membrane laminée

Les tenues de protection contre les intempéries doivent protéger de la pluie, du vent et de la neige. Aussi la couche extérieure des vêtements doit elle faire fonction de **coupe-vent** et être aussi **déperlante**, souvent même **étanche**. Malgré cela, la sueur doit quand même pouvoir être évacuée à l'extérieur. Autrement dit, les vêtements doivent être aussi **respirants** que possible **(ill. 1)**.

La conception des vêtements doit permettre de remplir ces fonctions. Les gouttes de pluie, qui comparées à la sueur sous forme de vapeur sont très grandes, ne doivent pas pouvoir pénétrer dans les vêtements de protection. Toutefois les très petites particules de sueur sous forme de vapeur doivent être transportées à l'extérieur grâce à la chaleur du corps **(ill. 2)**.

On atteint les propriétés requises par une imprégnation, une enduction, des tissus denses avec équipement hydrophobe[1] et des systèmes à membrane comme par ex. le Gore-Tex® ou le Sympatex®. Souvent, la fonction coupe-vent des vêtements est combinée à **une protection contre le froid** que l'on atteint par emprisonnement de l'air, par ex. par des espaces creux, un remplissage de duvets ou un non-tissé volumineux.

Si le vêtement est conçu en conséquence, la personne qui le porte n'est ni trempée de sueur après un effort physique modéré, ni en hypothermie à cause de ses vêtements humides.

Les randonneurs, les ouvriers du bâtiment, les agriculteurs, les policiers, les services de secourisme et d'urgence et les militaires apprécient ces caractéristiques.

Systèmes classiques de protection contre les intempéries

Les **lodens** (tissus en laine foulée et grattée) ou les tissus en coton, polyamide ou polyester à tissage dense et **imprégnation hydrophobe** d'une finesse courante ne satisfont aux exigences précitées que pendant un certain temps. En cas d'humidité ambiante prolongée, les tenues de protection contre les intempéries fabriquées dans de tels matériaux deviennent perméables à l'eau. On utilise des matériaux hydrophobes pour les manteaux de pluie et les tenues de sport et de loisirs. Après leur lavage ou nettoyage, une nouvelle imprégnation est recommandée afin de reconstituer leur effet déperlant. Le plus souvent, l'imprégnation a également un effet anti-tâche **(ill. 3)**.

Systèmes modernes de protection contre les intempéries

Les structures des textiles modernes sont perméables à la vapeur d'eau et longtemps ou durablement imperméables. De plus, grâce à leur combinaison avec des fibres chimiques synthétiques, elles sont faciles à entretenir. Le principe fonctionnel est réparti en trois **systèmes** :

Les **membranes micro-poreuses** sont des films très fins avec des pores microscopiques et une épaisseur d'env. 0,02 mm (comme par ex. les films alimentaires). Elles sont laminées[2] sur un tissu de support ou se trouvent entre d'autres couches textiles, en tant que liner[3]. Pour le Gore-Tex®, la membrane est composée de polytétrafluoroéthylène hydrophobe avec des pores microscopiques **(ill. 4)**.

Les **membranes hygroscopiques[4]** absorbent la sueur présente sous forme de vapeur et la rejettent à l'extérieur à travers le film sans pore. Pour le Sympatex®, cette membrane est faite de polyester **(ill. 5)**.

Les systèmes à membrane sont **imperméables** et **perméables à la vapeur d'eau** et aussi **coupe-vent**.

Le tissage des **tissus en microfibre** à équipement hydrophobe est dense. Les microfibres garantissent des petites ouvertures microscopiques dans le tissu qui laissent entrer les fines molécules de vapeur tandis que les grosses gouttes d'eau ne peuvent pas y pénétrer. Cet effet est renforcé par une **imprégnation déperlante**. Le Tactel® est par ex. un tissu en microfibres fait de polyamide. Le Trevira-Finesse® est fait de polyester.

Les tissus en microfibres à équipement hydrophobe sont **déperlants et perméables à la vapeur d'eau**.

[1] hydrophobe = déperlant
[2] laminé = composé fixe d'au moins deux structures de surfaces
[3] liner (angl.) = couche intermédiaire
[4] hygroscopique = attirant la vapeur d'eau

3.2.4 Tenues de protection au travail

Les **vêtements de protection** pour le travail et les loisirs constituent un domaine d'application très important des textiles fonctionnels. Pour les vêtements professionnels, les fonctions vont au-delà de la simple protection. Respirabilité, légèreté et solidité ainsi que résistance aux intempéries et au lavage font désormais partie des exigences de base des vêtements modernes d'image[1] (Corporate Fashion[2]) notamment pour la gastronomie, l'hôtellerie, les compagnies aériennes, les stations-services, les banques, les postes et de nombreuses entreprises d'artisanat.

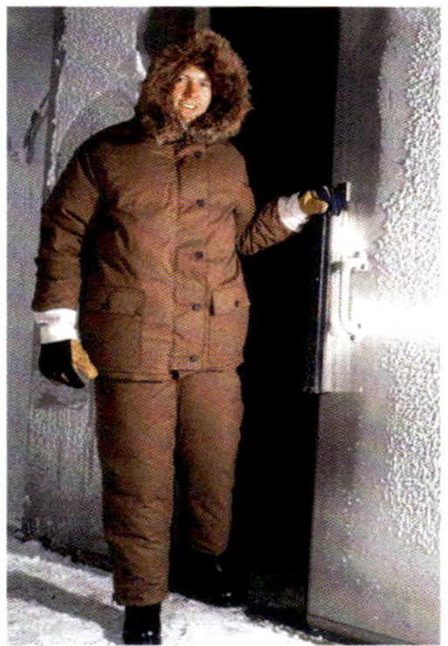

1 : Vêtements de protection contre le froid

Vêtements de protection contre le froid[3]

Les vêtements de protection contre le froid **(ill. 1)** doivent protéger contre le froid extrême, la neige et la glace. Ils sont composés de couches textiles volumineuses, par ex. de rembourrages, non-tissés volumineux, coussins d'air. L'air emprisonné dans les espaces creux est un excellent isolant contre le froid.

Ces vêtements sont utilisés par exemple par les chercheurs polaires, les astronautes, les travailleurs des entrepôts frigorifiques et les adeptes des sports d'hiver.

Vêtement de protection contre la chaleur et les flammes[4]

Ce vêtement spécial protège de la chaleur extrême, des flammes et des étincelles. Une laine équipée d'un traitement anti-flamme, des fibres chimiques spéciales et des enductions, par ex. avec de l'aluminium, permettent d'atteindre cet effet protecteur **(ill.2)**.

Les travailleurs des hauts fourneaux et des fonderies, les soudeurs, les forgerons, les travailleurs de l'industrie du verre et de la céramique, les pompiers et les pilotes de course ont besoin de tels vêtements de protection.

2 : Vêtements de protection contre la chaleur

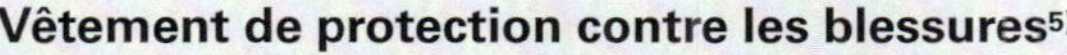

Vêtement de protection contre les blessures[5]

Dans de nombreux métiers, la tenue doit protéger des blessures causées par les actions mécaniques et les blessures par balles, par ex. dans la police et l'armée. Les vêtements en cuir ou en fibres aramides (filtres ultra-solides, plus solides que l'acier) comme le Kevlar®, le Nomex®, le Twaron®, souvent disposées en plusieurs couches, peuvent offrir une protection maximale et répondre à de telles exigences.

Ces vêtements sont requis pour les mineurs, les soudeurs, les travailleurs des fonderies, les motards, les escrimeurs, la police, les pompiers et les militaires **(ill. 3)**.

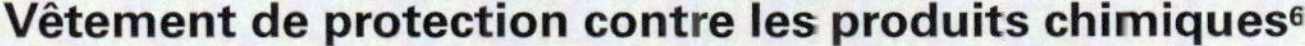
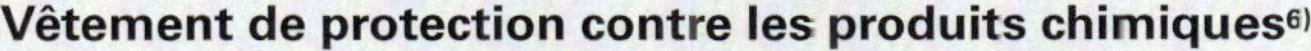

Vêtement de protection contre les produits chimiques[6]

Un vêtement de protection contre les produits chimiques doit offrir une protection contre la fumée, les produits chimiques toxiques, les acides, les soudes et les vapeurs nocives. Il doit être étanche aux liquides et aux gaz. Les combinaisons dotées d'une enduction spéciale ou en caoutchouc et celles faites de non-tissé spécifiques peuvent répondre à ces exigences.

Les travailleurs du domaine de la chimie, les pompiers et les urgentistes ont besoin de tels vêtements.

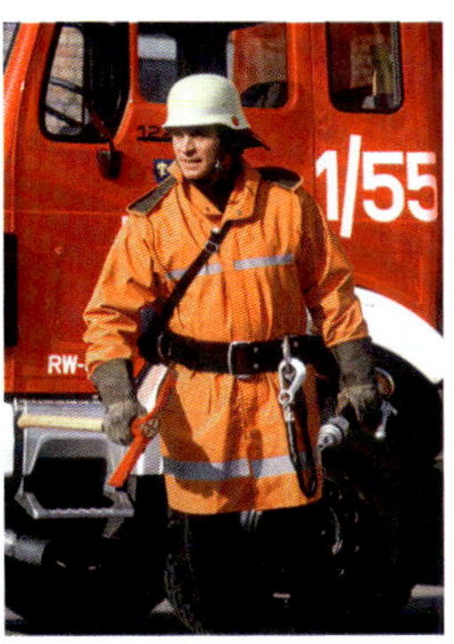

3 : Vêtements de protection des pompiers

Combinaisons pour salle stérilisée[7]

Lors de la fabrication de micropuces, d'appareils optiques, dans la technologie médicale et dans l'astronautique, il est nécessaire que l'air soit exempt de toute poussière. Pour ce faire, on utilise des combinaisons pour salle stérilisée avec capuche et protection pour les chaussures en non-tissé spécifique, par ex. en Tyvek® ou un tissu mélangé de polyester **(ill. 4)**.

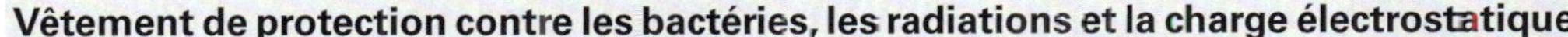

Vêtement de protection contre les bactéries, les radiations et la charge électrostatique

Les vêtements à surface lisse, à adhérence faible aux bactéries et faciles à nettoyer, offrent une protection contre les bactéries[8]. Les médecins, le personnel hospitalier et le personnel des cuisines ont besoin de tels vêtements.

Les vêtements de protection contre les radiations[9] en fibres spéciales et en cuir sont nécessaires aux radiologues, aux travailleurs des centrales nucléaires ou aux soudeurs.

Dans les salles d'opération, on utilise des vêtements sans charge électrostatique[10]. On atteint cela par un équipement spécial et des mélanges de fibres à faible part de fibres d'acier.

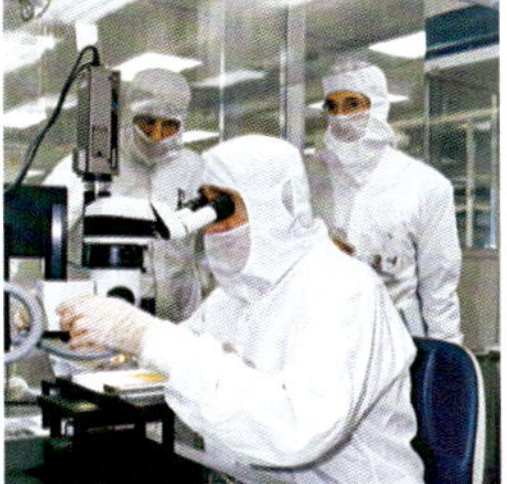

4 : Combinaisons pour salle stérilisée

[1] Image = ici, rôle représentative.
[2] Corporate Fashion (anglais) = rôle représentatif des vêtements dans une entreprise.
[3] **DIN EN 14058 :** Exigences et procédures de tests relatives aux propriétés d'utilisation des vêtements.
[4] **DIN EN ISO 11612 :** Exigences liées aux vêtements de protection quant à leur protection contre la chaleur de rayonnement, la chaleur convective ou la chaleur de contact ou les projections de métal en fusion.
[5] **DIN EN 381 :** Exigences liées aux utilisateurs de scies à chaîne guidées à la main.
[6] **DIN EN 13034 type 6 :** Vêtements de protection contre les produits chimiques liquides.
[7] **EN ISO 13982-1 :** Exigences minimales des vêtements pour salle stérilisée.
[8] **DIN EN 14026 :** Exigences de protection contre les agents infectieux.
[9] **EN 1073-2 :** Exigences pour la protection contre la contamination radioactive.
[10] **DIN EN 1149 :** Exigences liées aux vêtements de protection contre les caractéristiques électrostatiques.

3.2.5 Vêtements avec transport de l'humidité et thermorégulation

1 : Mode de fonctionnement des textiles à deux couches pour sous-vêtements

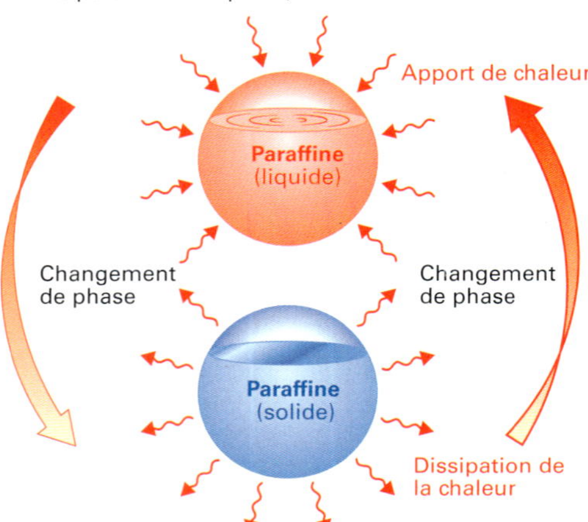

2 : Billes de paraffine comme accumulateur de chaleur

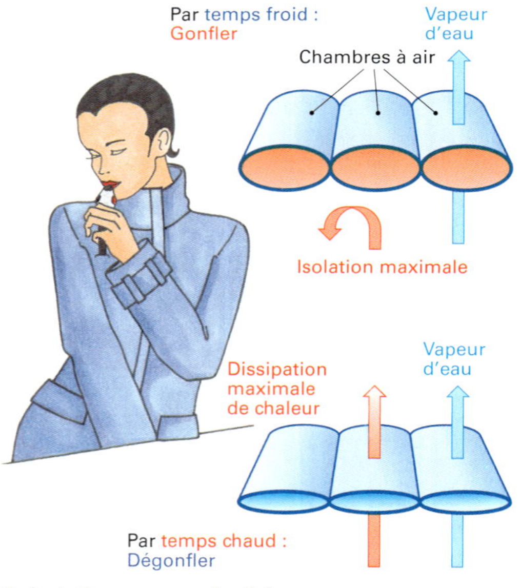

3 : Isolation par coussin d'air

De plus en plus, les textiles modernes remplissent des **fonctions spécifiques**, comme **le transport de l'humidité** et **la thermorégulation**. Leur poids est faible et leur entretien est très facile. Plus un vêtement est porté près du corps, plus la personne qui le porte demande qu'il soit élastique, que sa coupe soit ergonomique et confortable.

Vêtements avec transport de l'humidité

Dans les situations du quotidien dans lesquelles on ne transpire que rarement, les sous-vêtements en fibres de cellulose, comme le coton, la viscose, le modal ou le lyocell, portés sur la peau ont déjà fait leurs preuves. Ils peuvent absorber et évacuer la sueur.

Lors d'une activité sportive ou de situations dans lesquelles on transpire plus et plus longtemps, les fibres de cellulose sont rapidement saturées et n'absorbent alors plus l'humidité. Les vêtements collent à la peau.

Les **structures à deux couches** ont déjà fait leurs preuves pour ces situations.

Ces textiles placent sur la peau une couche qui transporte l'humidité mais ne l'absorbe pas, par ex. un tricot fait de filaments synthétiques texturés. La sueur est transportée par effet de capillarité[1] vers la partie extérieure du textile, aspirée dans une seconde couche de fibres de cellulose qui accumule l'humidité. L'humidité accumulée dans la couche extérieure s'évacue ensuite lentement dans l'air ambiant **(ill. 1)**. L'effet est le même que pour les couches pour bébé.

Les **fibres profilées en polyester**, comme par ex. Coolmax®, permettent de transporter l'humidité sans l'absorber. On utile ces fibres par ex. dans le cyclisme.

Vêtements à thermorégulation

Les textiles à thermorégulation sont appelés **Phase-Change-Material** (PCM)[2]. Ils compensent les variations de température. Pour cela, on utilise des microcapsules de paraffine. Avec un point de fusion défini, la paraffine contenue dans des microcapsules, soutient la régulation thermique du corps. Si la température du corps ou la température ambiante augmente, la paraffine qui se trouve dans les microcapsules devient liquide. Elle absorbe la chaleur et l'accumule. Lorsque la température baisse, la paraffine se solidifie et évacue la chaleur accumulée. Cela permet par ex. aux skieurs d'équilibrer le refroidissement corporel sur les remonte-pentes et la transpiration pendant les descentes. Les microcapsules, qui sont composées par ex. de polyuréthane, peuvent être intégrées dans des fibres, des surfaces textiles ou des enduits **(ill. 2)**. Outlast® et schoeller®-PCM sont des exemples de marques proposant des textiles de ce type.

L'air isole d'une part le froid et de l'autre, maintient la chaleur disponible. Les **systèmes gonflables de chambres à air** qui sont intégrés dans des vestes et des gilets sont construits selon ce principe. La personne qui porte le vêtement gonfle les chambres à air jusqu'à atteindre une isolation thermique optimale. Lorsqu'il a trop chaud, il évacue l'air des chambres à air **(ill. 3)**. Les chambres à air sont faites de membranes respirantes, coupe-vent et imperméables. AIRVANTAGE®[3] est une marque de ce système de chambre à air.

Les **vêtements en duvets avec chambres à air** fonctionnent selon un système similaire. En gonflant les chambres à air ou en laissant l'air s'échapper, l'effet d'isolation peut être réglé de manière optimale.

Les **éléments chauffants**, faits de fines fibres conductrices intégrées dans une veste d'extérieur, fournissent de la chaleur d'une autre manière. Les éléments chauffants sont activés lorsque l'on allume la source d'énergie (pile, par ex. dans la poche avant).

[1] on appelle capillaires les interstices les plus fins, par ex. entre les filaments texturés
[2] matières avec un état physique variable
[3] AIRVANTAGE® est une marque de W.L. Gore & Associates

3.2.6 Textiles high-tech (1)

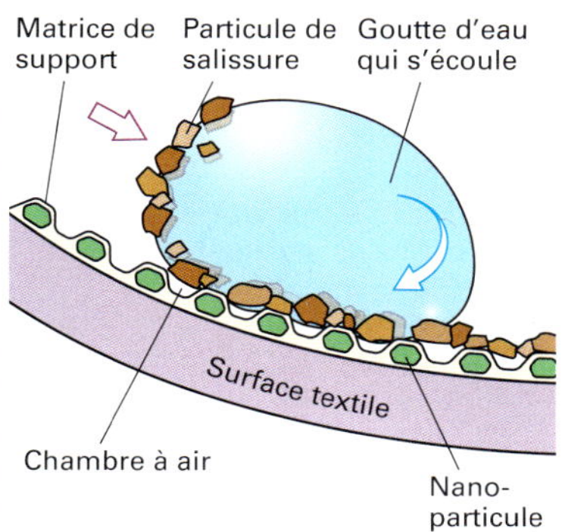

1 : Enduit nanoscopique sur un tissu

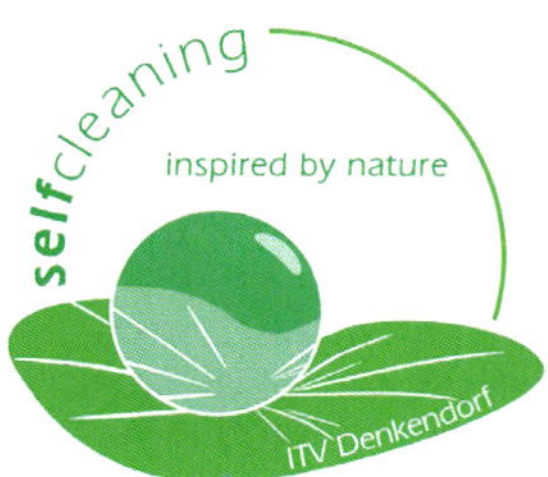

2 : Étiquetage pour les textiles avec enduction nanoscopique

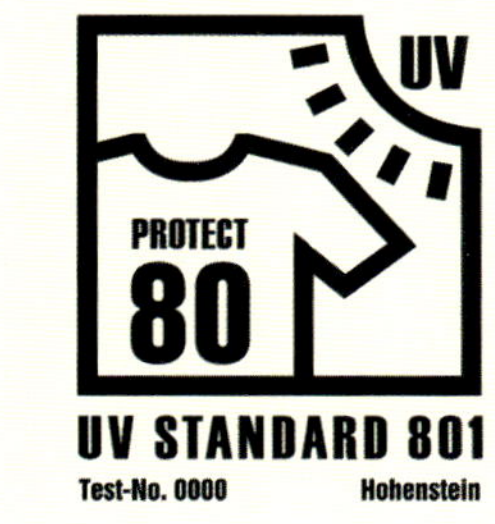

3 : Étiquetage pour les textiles avec protection UV

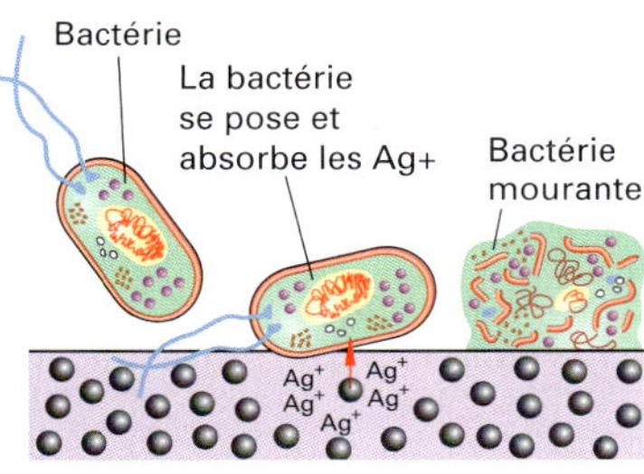

4 : Action antibactérienne des ions d'argent (Ag+)

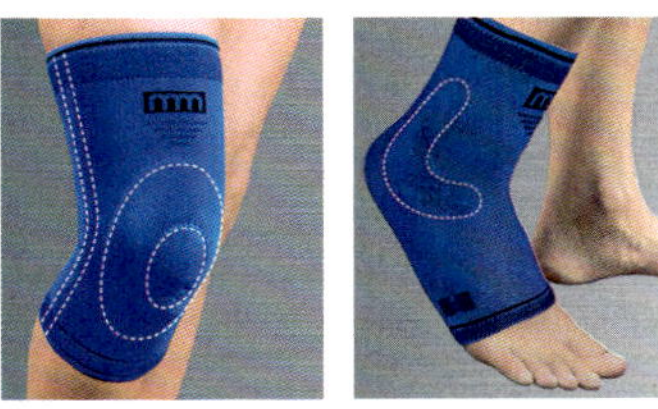

5 : Bandage de genou sur mesure et bandage de cheville

On appelle **textiles high-tech**[1] les vêtements qui améliorent le bien-être, protègent contre les maladies, protègent de certaines maladies ou offrent une protection contre les influences environnementales nocives. Les effets désirés peuvent être atteints en sélectionnant des composants de fibres correspondants, des structures textiles spéciales, en traitant des textiles avec des principes actifs bénéfiques pour la santé et / ou grâce à de nouveaux développements issus de la combinaison des textiles et de la biotechnologie.

Textiles avec nanotechnologie

La nanotechnologie[2] est un terme générique qui désigne les technologies concernant les matières dont les particules mesurent moins de 100 nanomètres (nm). Un nanomètre est un milliardième de mètre (10^{-9} m). La nanotechnologie est utilisée pour les produits textiles dans différentes applications :

- Fabrication de fibres de l'ordre du nano, le diamètre de la fibres est inférieur à 100 µm (1 µm = 10^{-6} m) ;
- Filage de fibres de polymères avec des nanoparticules insérées dans la chaîne de molécules des fibres (« fibres nano-composites ») ;
- Enduction des surfaces de fibres avec des nanoparticules (« nanofonctionnalisation des surfaces »). Les nanoparticules forment des picots ultra-fins sur la surface (env. 1 milliard par centimètre carré) **(ill. 1)**

Il est possible de fabriquer les substances les plus diverses sous forme de nanoparticules, comme par ex. l'argent, le zinc, le silicium ou les plastiques. Elles permettent des améliorations variées des fonctions. On retrouve au premier plan des applications actuelles, des textiles avec un **effet antiadhérent / autonettoyant,** des textiles avec un **effet antibactérien**[3] ou une **protection contre les UV.**

Les répercussions des nanoparticules sur la santé de l'être humain et sur l'environnement n'ont pas encore été suffisamment étudiées. Tous les nanotextiles doivent être étiquetés. L'**ill. 2** montre une étiquette d'ITV Denkendorf pour les textiles avec nanoéquipement.

Textiles avec protection anti-rayons ultra-violets (rayons UV)

Différentes mesures permettent d'obtenir une protection anti-UV. Ainsi les structures denses des tissus, les équipements chimiques ou l'application de particules de dioxyde de titane sous forme de nanoparticules permettent d'absorber ou de refléter les rayons UV. L'avantage des substances intégrées est que la protection anti-UV reste même après de nombreux lavages.

L'**ill. 3** montre une étiquette pour un vêtement avec protection anti-UV (facteur de protection solaire 80) de l'institut Hohensteiner à Bönnigheim.

Textiles avec ions d'argent

Les textiles avec ions d'argent freinent, par leur effet antimicrobien, la croissance des bactéries et des champignons sur la peau et empêchent l'apparition d'odeurs désagréables, par ex. dans les vêtements de sport. Ils ont un effet antibactérien pour l'eczéma, une maladie de peau et pour les personnes diabétiques. Il existe différentes méthodes permettant d'atteindre un **effet antimicrobien avec des ions d'argent** :

- Les fils d'argent sont tordus autour d'un fil support ;
- Certains filaments (env. 20 %) qui sont recouverts d'argent sur toute la surface sont travaillés avec d'autres filaments ;
- Des ions d'argent sont ajoutés à la masse fondue de polymères lors du filage par fusion **(ill. 4)** ;
- Les textiles sont imprégnés dans un bain d'argent contenant des nanoparticules d'argent.

Textiles, dispositifs de soutien, bandages et orthèses[4]

Les dispositifs de soutien, bandages et orthèses textiles permettent de stabiliser, soulager, mettre au repos et guider ou corriger des parties de l'appareil locomoteur **(ill. 5)**. Sachant qu'ils sont en général portés à même la peau, ils doivent posséder de bonnes propriétés physiologiques et une bonne élasticité. Ils sont fabriqués sous forme de tricots ou de structures à deux couches. On utilise des fils multifilaments synthétiques fins, souvent des microfibres avec une forte teneur en élasthanne.

[1] textiles high-tech = textiles avec technologie de pointe
[2] nano du grec nännos – nain
[3] antibactérien = synonyme familier de bactériostatique
[4] une orthèse est un accessoire médical permettant de stabiliser, soulager, mettre au repos, guider ou corriger les membres ou le tronc, du grec prosthesis = l'ajout

3.2.6 Textiles high-tech (2)

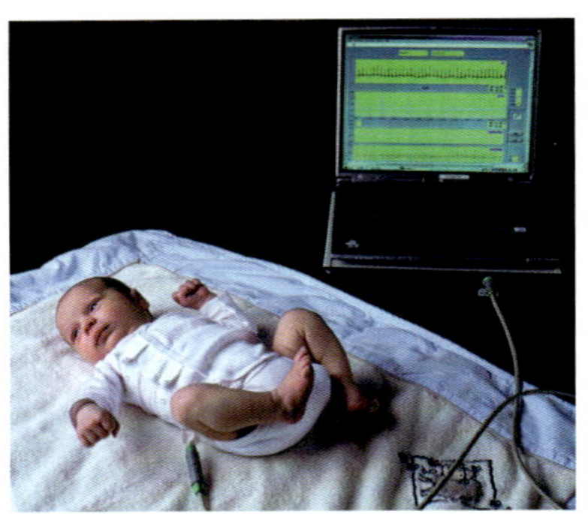

1 : Vêtements de protection de la santé Surveillance d'un bébé

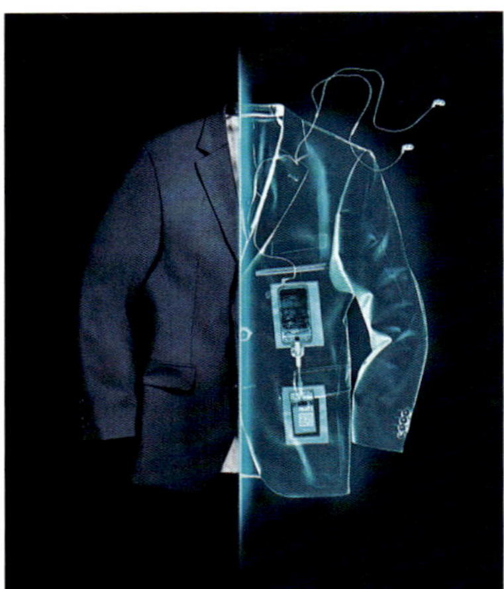

2 : Appareils électroniques de communication intégrés aux textiles

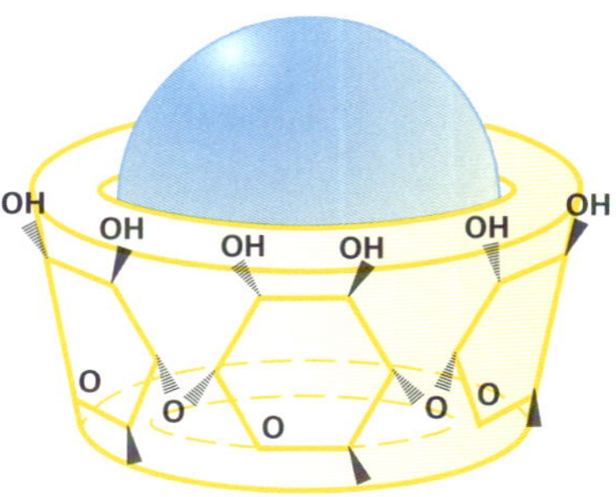

3 : Molécule de glucose de forme annulaire (jaune) avec principe actif intégré (bleu)

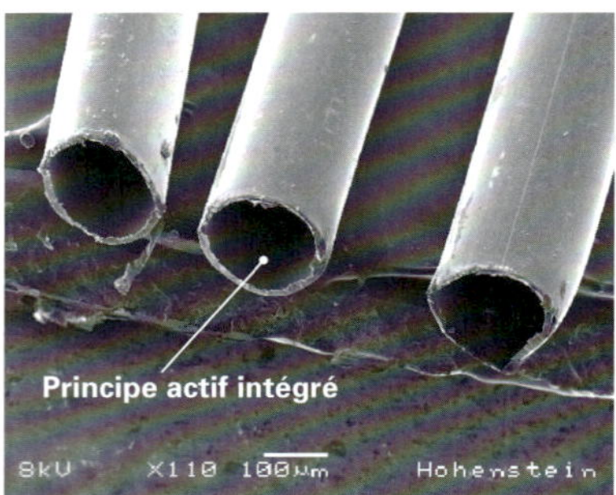

4 : Espaces creux capillaires en fibres de cellulose

On appelle **smart clothes**[1] la combinaison de vêtements techniques et d'équipements microélectroniques. Le terme anglais « clever » signifie intelligent et élégant et englobe l'intégration de l'électronique de communication. Les autres désignations souvent utilisées sont **wearable electronics**[2], **personal health monitoring**[3] ou encore **monitoring de santé.** Des éléments électroniques, capteurs et systèmes de télécommunication sont intégrés dans les vêtements pour récolleter des données telles que la fréquence cardiaque, la fréquence respiratoire, la chaleur du corps, etc. et les envoyer au centres d'évaluation correspondants.

Vêtements avec dispositif actif de protection de la santé (monitoring personnel de santé)

Ici, une attention particulière est accordée à l'intégration de fonctions diagnostiques dans les vêtements, qui peuvent être utilisées au quotidien. On peut citer comme exemple la détection précoce des risques de santé chez les bébés **(ill. 1),** l'assistance pendant la thérapie dans le cas de maladies chroniques et la communication d'urgence. Elle doit permettre aux personnes fragiles de bénéficier d'une mobilité évidente et habituelle pour les personnes en bonne santé. Notamment pour les séniors, qui représentent une part toujours plus importante de la population, cela signifie une amélioration nette de la qualité de vie.

Tenues de sport et de loisirs avec surveillance des fonctions vitales[4]

Les possibilités de contrôler son entraînement sont intégrées aux vêtements de sport. Dans ce contexte, les personnes sportives s'habituent de plus en plus à recevoir des informations sur leur corps (rythme cardiaque, pulsations, tension artérielle, etc.). La surveillance de son état physique ne permet pas seulement de contribuer à exercer un sport en toute sécurité dans les types de sports extrêmes. La géolocalisation et les appels d'urgence automatiques prennent aussi de plus en plus d'importance.

En ce qui concerne les **tenues de loisirs**, on peut considérer l'ajout de systèmes électroniques de consommation et de communication dans ces vêtements comme un « gadget » **(ill. 2).**

Textiles avec dépôt de principe actif (Drug-Delivery-System)[5]

L'intégration de principes actifs dans des fibres en cyclodextrines ou des fibres creuses n'est pas seulement efficace dans le domaine du bien-être ou du sport. Elle est aussi particulièrement efficace pour traiter des maladies de peau et des plaies chroniques. Les substances qui y sont intégrées sont en mesure d'administrer leurs substances actives sur une longue durée et en continu dans le corps humain.

Les **cyclodextrines** sont des molécules de glucose de forme annulaire **(ill. 3),** qui sont créées comme produits permettant de décomposer l'amidon. Dans leurs cavités intérieures, il est possible de déposer un grand nombre de principes actifs différents, par ex. d'intégrer des substances de soin pour la peau ou une structure « anti-odeur » qui empêche l'apparition de mauvaises odeurs par l'absorption des molécules de sueur. Les cavités peuvent de nouveau être remplies après le lavage ou être ancrées en permanence dans les cavités des cyclodextrines.

Les filaments creux, en tant que dépôt de principe actif intelligent (ill. 4) peuvent être appliqués comme des pansements auto-solubles. Le principe actif correspondant, par ex. les sécrétions de larves, est intégré comme substance moléculaire dans les cavités des fibres. Au fur et à mesure du processus de guérison, les fibres se dissolvent grâce à une enzyme intégrée. Il n'est donc plus nécessaire de changer le pansement.

En fonction du domaine d'application, les principes actifs les plus variés peuvent être utilisés dans les cavités des cyclodextrines ou des fibres creuses :

Principes actifs végétaux pour les soins de la peau ;	**Principes actifs animaliers** pour le traitement des plaies ;	**Métaux** contre les allergies	**Principes actifs synthétiques** pour les soins cutanés et la prévention des mauvaises odeurs	**Microorganismes** pour le traitement des plaies ;
aloe vera ; vitamine C ; vitamine E ; algues, ginko ;	sécrétion de larves, sécrétion de sangsues ; enzymes de krills (petites crevettes) ;	argent ;	substances de soin ; parfums ;	virus actifs qui attaquent les bactéries et les détruisent.

[1] smart Clothes (angl.) = vêtements intelligents [2] wearable electronics (angl.) = appareils électroniques portatifs [3] Personal Health Monitoring (angl.) = monitoring personnel de santé [4] vita (lat.) = vie et functio (lat.) = exécution [5] Drug-Delivery-System = système de dosage pour médicaments

4.1.1 Durabilité
4.1.2 Écologie des produits (1)

L'écologie est la science des relations des êtres vivants avec leur environnement. L'impact environnemental et la responsabilité devraient conditionner les actions des êtres humains. Le mot-clé dans ce cadre est **la durabilité** avec les domaines **des affaires sociales et de l'économie (rentabilité).** La protection de l'espèce humaine et de l'environnement, en même temps qu'une rentabilité, sont les missions dont chaque génération doit assurer la responsabilité vis-à-vis des générations à venir. Cela vaut en particulier pour la gestion des textiles. En effet, ils sont portés « à même la peau ».

Les répercussions écologiques sur toute la durée de vie d'un produit textile concernent **l'écologie des produits, les normes sociales, l'écologie humaine, le mode de consommation responsable, le traitement écologique des déchets.**

Les **bilans écologiques** comparent les répercussions environnementales sur toute la durée de vie d'un produit. Ils tiennent compte de la consommation de matières premières, d'énergie, de produits chimiques, d'eau, etc. lors de la production et de l'utilisation d'un produit. Ils incluent également les trajets et l'élimination.

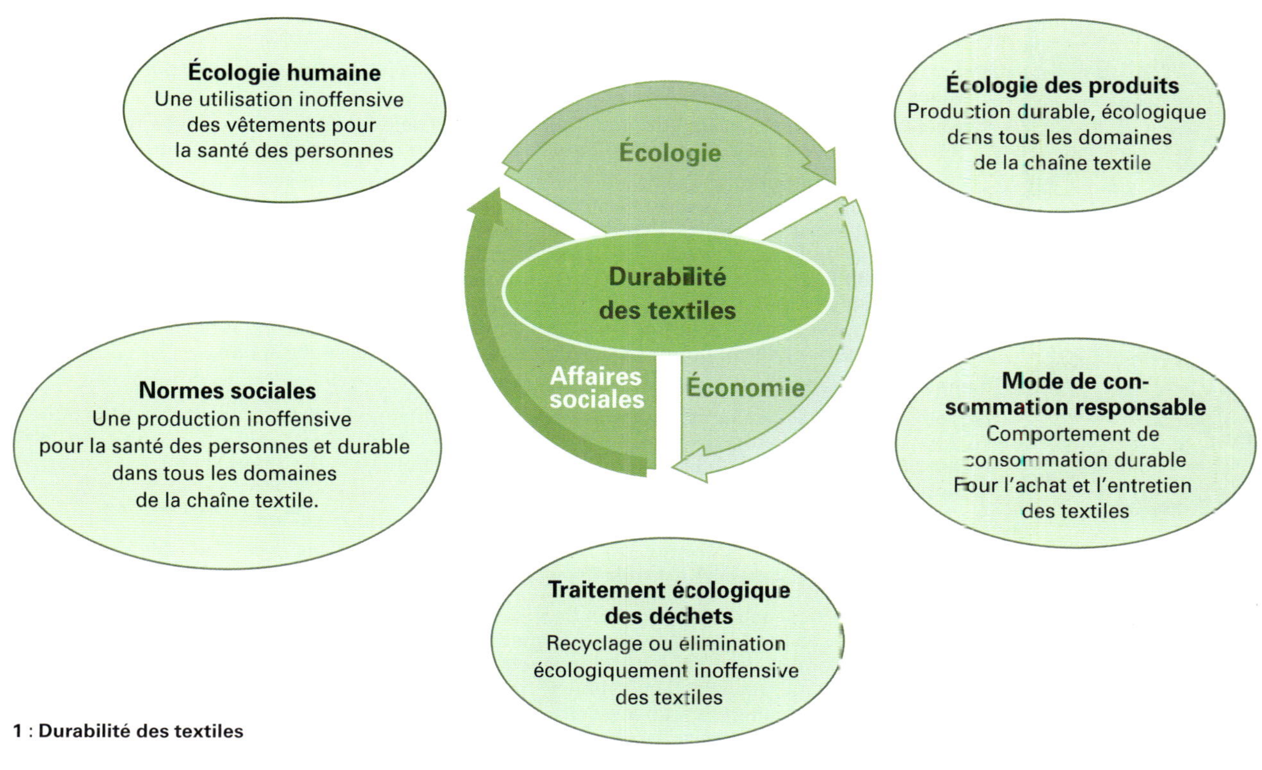

1 : Durabilité des textiles

Production écologique

Elle implique une production durable, écologique dans tous les domaines de la chaîne textile. Cela comprend :

l'extraction de fibres naturelles, la production de fibres chimiques, la fabrication de fils et de surfaces textiles, l'ennoblissement et la confection. Elle comprend de plus la minimisation des trajets entre la production et le produit final jusqu'au consommateur.

Les objectifs de l'écologie des produits sont :

- L'**atteinte**, avec une **utilisation des ressources** et une **pollution environnementale** minimales, **d'une valeur ajoutée** (gains rentables par la productivité) maximale ;
- L'**atteinte de la qualité** pendant le processus de production textile ;
- Le **respect des normes sociales** dans tous les processus de production.

Dans ce cadre, une **protection climatique** active comprenant les domaines suivants doit avoir lieu.

- **Protection contre les émissions** Aussi peu de substances toxiques que possible doivent impacter l'être humain, les animaux, les plantes, l'eau et le sol. Pour ce faire, il convient de définir et de respecter des valeurs limites fixes.
- **Protection des eaux** Après les processus de production, l'eau nettoyée doit être réinjectée dans le circuit naturel ou être utilisée pour les processus de production suivants.
- **Consommation énergétique** Une consommation énergétique aussi basse que possible, la production d'énergie grâce aux énergies renouvelables notamment solaire, éolienne ou par récupération de chaleur.
- **Gestion des déchets** Les matières premières utilisées doivent être recyclées ou éliminées de manière écologique.

4.1.2 Écologie des produits (2)
4.1.3 Normes sociales

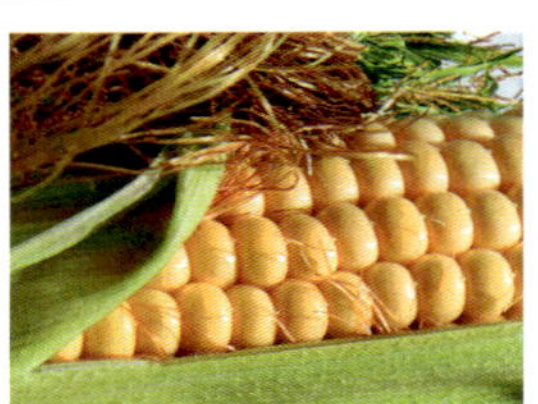

Maïs

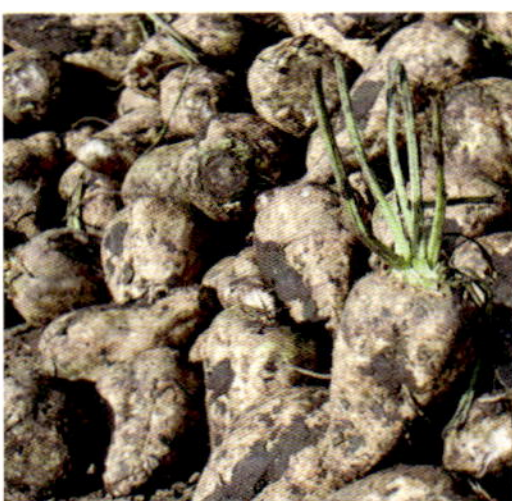

Betterave sucrière

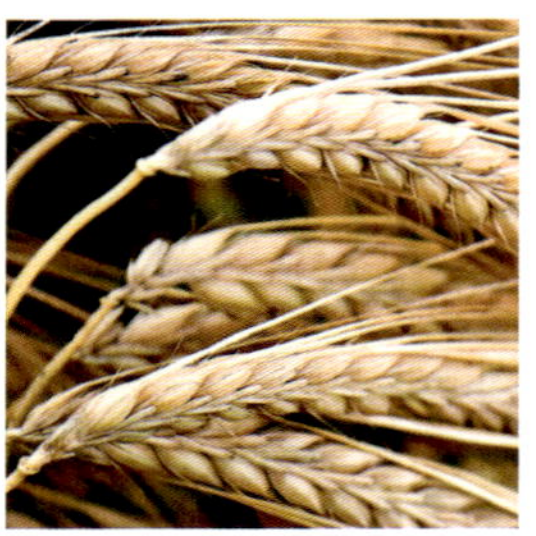

Céréales

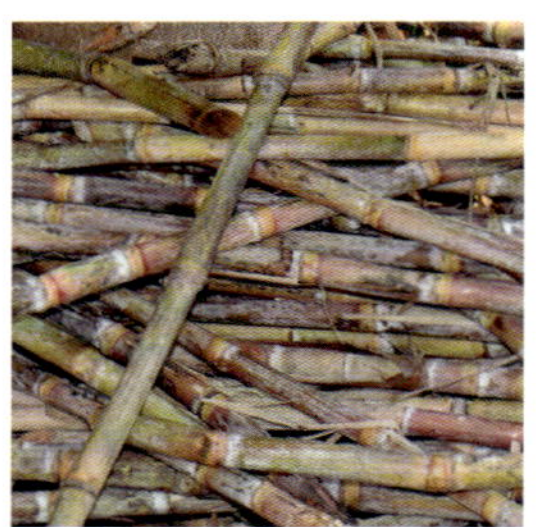

Canne à sucre

1 : Matières premières servant à fabriquer des biopolymères

Écologie dans la fabrication des fibres

Pour l'extraction de **fibres végétales,** notamment en **coton**, les surfaces agricoles sont recouvertes d'engrais et traitées avec des produits phytosanitaires contre les nuisibles, dans la culture conventionnelle. La consommation d'eau est très élevée. Ainsi la culture traditionnelle du coton n'est ni respectueuse des ressources ni durable. La culture du coton bio signifie que l'on utilise des graines issues de l'agriculture biologique contrôlée, des engrais naturels et des moyens naturels de lutte contre les nuisibles ainsi que des défoliants biologiques.

Pour lutter contre les nuisibles, les **fibres animales,** notamment la **laine,** peuvent être traitées avec des produits chimiques qui luttent contre les parasites proliférant dans le suint. Une alternative consiste à employer des procédés mécaniques. Les vers à soie sont souvent traités avec des hormones afin d'obtenir de plus gros cocons. La pollution environnementale est faible lors du décreusage et de la charge.

Pour fabriquer des **fibres chimiques**, des processus chimiques complexes sont utilisés, par ex.

- Des **fibres chimiques** issues de matières premières fossiles (pétrole) pour les polymères **synthétiques** ;
- Des **fibres chimiques** issues de matières premières **cellulosiques** à croissance rapide (bois de hêtre, pin, eucalyptus ou bambous) pour la fabrication de polymères cellulosiques.

Les derniers développements consistent en des **fibres chimiques issues de polymères biologiques**, que l'on appelle des bioplastiques. Le glucose extrait d'amidon végétal, soit le sucre des plantes, sert de matière de départ. Les matières premières sont le blé, le maïs, le riz ou d'autres plantes contenant du glucose **(ill. 1)**. La fabrication de polymères consomme 60 % de carburants fossiles en moins et génère env. 80 % de gaz à effet de serre en moins par apport à la fabrication de fibres chimiques synthétiques issues du pétrole. Cependant, la fabrication de ces fibres signifie aussi une agriculture en monocultures, avec souvent des graines génétiquement modifiées et une réduction des ressources alimentaires disponibles pour une population mondiale en hausse constante.

Exemples pour des fibres issues de biopolymères :

l'**Ingeo**® pour une utilisation technique et des conditionnements et aussi de plus en plus pour l'utilisation de vêtements ;
le **Seralit**® une fibre technique remplaçant les fibres d'aramide et les fibres d'amiante ;
le **Biophyl**™ pour la mode de bain et la lingerie.

Des fibres peuvent également être fabriquées à partir de lactoprotéines.

Écologie dans la fabrication des fils et des surfaces ainsi que dans l'ennoblissement

Pour le filage, le tissage et la fabrication de tricots, des produits chimiques enveloppants et protecteurs ainsi que des produits chimiques lubrifiants sont souvent nécessaires. Pour cela, il est aussi possible d'utiliser des produits écologiques recyclables.
Dans l'ennoblissement textile, l'utilisation de produits chimiques est incontournable pour la teinture et les mesures d'apprêtage. Il est nécessaire d'employer un minimum de produits d'ennoblissement si possible écologiques et recyclables.

Écologie dans le transport

Chaque jour, des flux de marchandises sont déplacés dans le monde entier. Pour le transport et la mise à disposition dans le commerce, on utilise du matériel de conditionnement en grande quantité. Un concept de recyclage qui fonctionne et la minimisation des trajets s'avèrent alors utiles.

Normes sociales

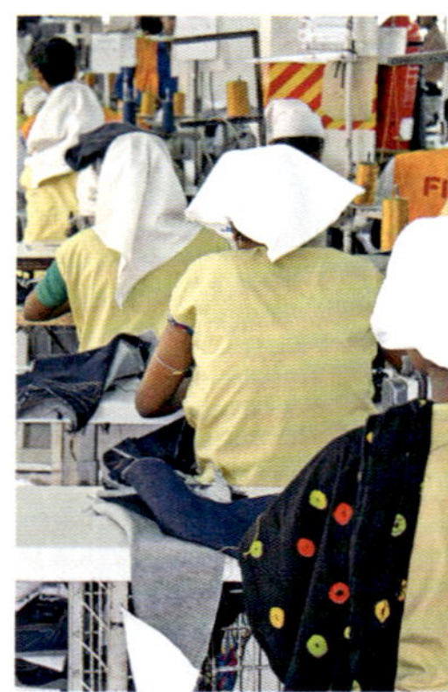

2 : Production de jeans au Bangladesh

Les activités économiques tiennent également compte du respect des normes sociales pour les personnes travaillant dans la production textile. Des normes minimales ont été décidées par l'Organisation Internationale du Travail OIT[1], une agence spécialisée des Nations Unies dont le siège se trouve à Genève. Elle est représentée par 187 États membres.

Les tâches principales de l'**OIT** sont :

- La formulation et l'application des normes de travail et normes sociales internationales ;
- La formation sociale et équitable de la mondialisation ;
- La création de conditions de travail dignes comme conditions de lutte contre la pauvreté.

Les normes essentielles sont définies par la norme SA8000[2] (Social Accountability 8000). Il s'agit d'une norme internationale de certification qui complète les normes des systèmes de gestion.

Les critères suivants sont certifiés : aucun travail d'enfant, aucun travail forcé, normes minimums dans le domaine de la protection de la santé et de la sécurité au travail, liberté de rassemblement syndical, aucune discrimination, aucune sanction physique ou psychique, restrictions du temps de travail, un niveau de salaire pas trop bas, exigences élargies quant aux cadres dirigeants.

[1] http://www.ilo.org [2] http://www.sa-intl.org/

4.1.4 Écologie humaine, mode de consommation responsable et traitement écologique des déchets

Écologie humaine

Elle implique une utilisation inoffensive des vêtements pour la santé des personnes. Les vêtements doivent être exempts de substances toxiques et cancérigènes. Il faut protéger la santé des consommateurs, du point de vue des irritations cutanées, des allergies et des empoisonnements. Un étiquetage obligatoire cohérent de tous es composants des textiles au sens de la protection des consommateurs serait utile, pour ainsi dire un « textile transparent » permettant la traçabilité de la chaîne de protection en indiquant toutes les entreprises impliquées.

Un produit à l'étiquetage optimal devrait indiquer :

- des informations sur tous les matériaux utilisés, les matières premières, les fils, les accessoires ;
- le pays d'origine et le type de production, par ex. l'utilisation de matières premières biologiques ou modifiées génétiquement ;
- des informations sur les résidus chimiques et les ennoblissements spéciaux (pesticides, matières auxiliaires textiles, résines synthétiques) ;
- des remarques sur l'entretien et l'élimination.

Mode de consommation responsable

Elle comprend la phase d'utilisation des textiles, de l'achat à l'élimination. Elle requiert un comportement d'achat durable ainsi que la gestion écologique et respectueuse des ressources lors de l'entretien du vêtement. L'acheteur devrait lui-même accorder de l'importance aux critères suivants :

- Est-il nécessaire d'acheter un nouveau vêtement ?
- L'acquisition de vêtements de qualité supérieure est-elle plus pertinente que l'achat d'articles bon marché produits en masse ?
- Les textiles ont-ils été fabriqués selon des directives écologiques et sociales ?
- Le bilan écologique est-il correct ?
- Les textiles peuvent-ils être entretenus de manière écologique ?
- Les textiles sont-ils durables et peuvent-ils être recyclés ?

Traitement écologique des déchets

La voie des vêtements d'occasion

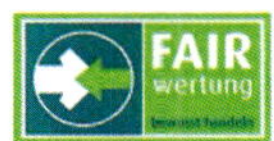

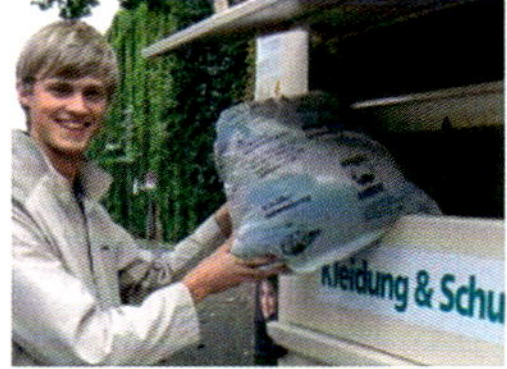

1. Collecte
Env. 50 000 tonnes de textiles sont donnés en Suisse chaque année à la collecte des vêtements.

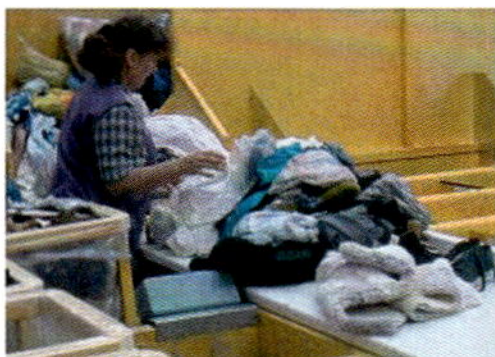

2. Triage
Dans des entreprises spécialisées, les textiles sont triés à la main.

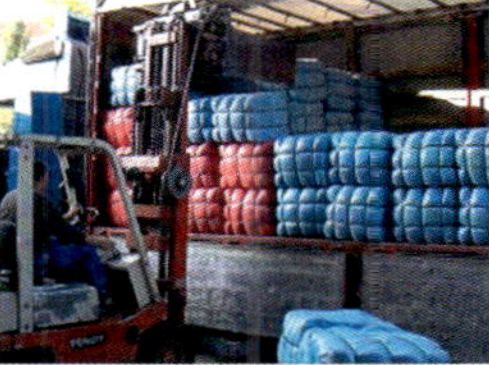

3. Commerce de gros
Les vêtements d'occasion sont vendus aux acheteurs d'Europe de l'Est, de Moyen-Orient et d'Afrique.

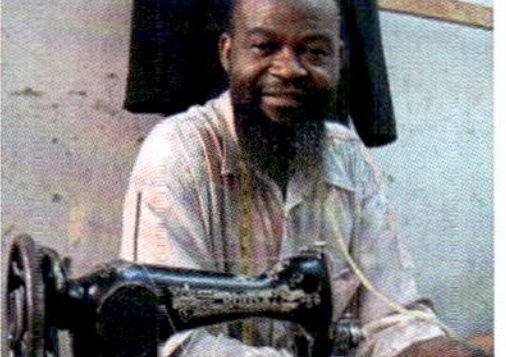

4. Commerce de détail
Dans les pays d'importation, de nombreuses personnes vivent du commerce ou de la transformation des vêtements d'occasion.

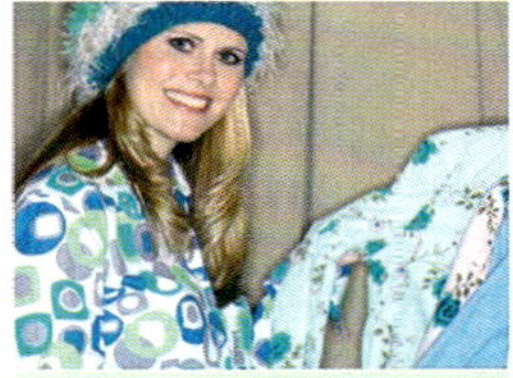

5. Grande distribution
Les vêtements d'occasion sont de plus en plus demandés.

1 à 5 : Circuit d'élimination des textiles

Collecte, triage, recyclage

Grâce aux **collectes de textiles** et au dépôt dans les conteneurs de vêtements usagés, env. 50 000 tonnes de vieux vêtements sont collectés en Suisse chaque année puis acheminés jusqu'au circuit de recyclage **(ill. 1)**.

Dans des entreprises spécialisées, les textiles sont **triés à la main (ill. 2)**.

Le recyclage comprend pour moitié des vieux vêtements collectés.

- **Les vêtements d'occasion** – sont triés par niveaux de qualité pour les marchés d'**Europe de l'Est, d'Europe de l'Ouest, du Moyen-Orient et d'Afrique** et sont vendus à ces marchés **(ill. 3)** par les grossistes.

  Notamment dans les pays d'importation des textiles d'occasion, de nombreuses personnes vivent du **commerce** ou de la **transformation des vêtements d'occasion (ill. 4)**. Les vêtements d'occasion sont de plus en plus demandés **(ill. 5)**.
- Lors du **recyclage des fibres**, les vieux textiles sont triés par types de fibres au cours de procédures techniques de triage. Ils peuvent être réutilisés comme **fibres recyclées** pour les surfaces textiles, les chiffons, les non-tissés, le carton et d'autres textiles techniques.
- Dans les **installations de combustion**, les déchets textiles qui ne sont plus exploitables sont utilisés pour générer de l'énergie.

4.1.5 Label écologique (1)

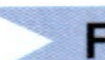

Fondamentaux

Un **label écologique,** également appelé **« label »** ou **« label de qualité »** est une mention supplémentaire renseignant sur la qualité écologique d'un produit.

Les labels sont un outil marketing. Une étiquette mentionnant ce label est accrochée (« hangtag ») au produit à vendre. En utilisant des labels écologiques, l'industrie textile souhaite communiquer des informations au consommateur ainsi qu'une certaine garantie quant à la qualité écologique du produit.

Tous les produits textiles issus des secteurs de l'habillement et du linge de maison peuvent recevoir un label écologique. Les labels écologiques sont attribués soit pour un produit précis soit pour un fabricant ou une entreprise de production.

Label pour les fibres naturelles

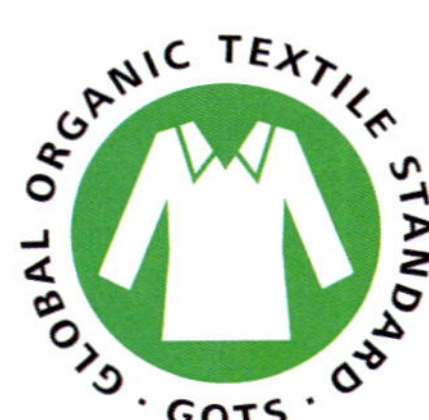

Le titulaire du label est la société **Global Standard gemeinnützige GmbH**, qui a été fondée par le Groupe de Travail International sur le **Global Organic Textile Standard (IWG)**. Le label **« Global Organic Textile Standard » (GOTS)** règle l'ensemble de la chaîne de production textile, de la culture des fibres au produit fini. Tous les niveaux de production sont certifiés individuellement. Tous les producteurs et fabricants doivent satisfaire à des critères sociaux sur la base des normes fondamentales de l'Organisation Internationale du Travail (OIT). Cela garantit un degré élevé de crédibilité. Dans les fibres naturelles, il est autorisé d'ajouter jusqu'à 10 % de fibres chimiques conventionnelles ou jusqu'à 30 % de fibres issues de fibres chimiques certifiées recyclées. La gestion des produits chimiques est très stricte.

Le label est très courant et est utilisé par les marques de mode écologiques aussi bien que par les discounters.

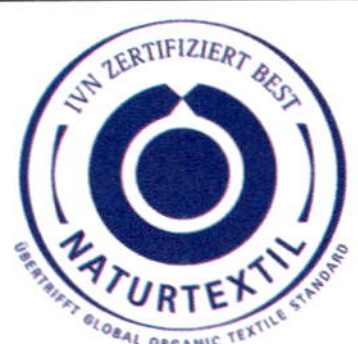

Le titulaire du label est l'**Internationale Verband der Naturtextilwirtschaft e. V. (IVN).** L'IVN est membre de l'IWG, le Groupe de Travail International sur le Global Organic Textile Standards (GOTS). Le label BEST de l'IVN est le plus strict du marché. L'objectif est d'atteindre le niveau maximal réalisable d'écologie textile sur l'ensemble de la chaîne textile. Les valeurs limites de produits chimiques et les normes sociales à respecter sont encore plus strictes que celles du GOTS. Le label BEST d'IVN certifie uniquement des fibres naturelles qui sont issues à 100 % d'une culture biologique contrôlée.

Le label compte plus de 20 licenciés.

Label pour l'utilisation écologique de produits chimiques et la protection climatique

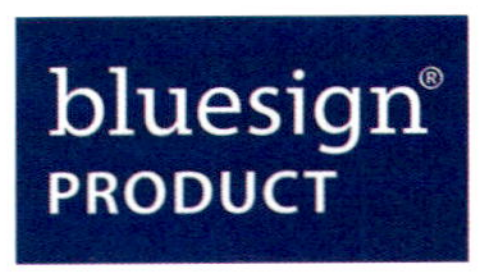

Le titulaire du label est la société **bluesign technologies AG** dont le siège se trouve en Suisse. Un comité consultatif de scientifiques et d'experts en durabilité surveille le développement des critères de la norme. Les substances auxiliaires de l'industrie chimique, l'utilisation écologique des substances auxiliaires dans la chaîne textile et le respect des critères durables du point de vue de la sécurité des emplois, des émissions, de la protection des consommateurs, etc. sont certifiés.

Le label possède des centaines de licenciés, notamment des fabricants connus d'articles de plein air et d'articles de sport.

Label pour l'écologie des produits et la protection des consommateurs

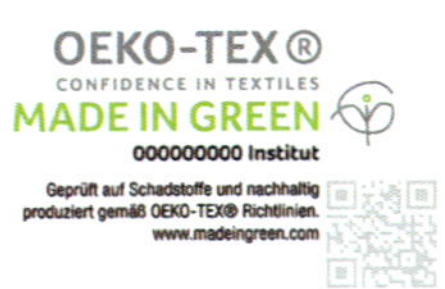

Le label **MADE IN GREEN by OEKO-TEX®** est attribué par la **communauté internationale OEKO-TEX®**. Celle-ci regroupe des instituts de recherche textile et d'organismes de contrôle indépendants. Il s'agit d'un label qui donne au consommateur la possibilité, grâce à une identification unique des produits, de tracer en toute transparence et en continu les étapes de fabrication d'un produit. Les textiles portant ce label sont testés du point de vue des substances toxiques et sont fabriqués dans une entreprise respectueuse de l'environnement et socialement responsable. Le **label MADE IN GREEN by OEKO-TEX®** comprend le label de la communauté OEKO-TEX® **STANDARD 100 by OEKO-TEX®.**

Les exigences liées aux **entreprises de production** sont prescrites selon les critères de certification **STeP (« Sustainable Textile Production ») by OEKO-TEX®.** Les limites de substances toxiques dans les textiles sont conformes au **STANDARD 100 by OEKO-TEX®.**

On retrouve les produits portant le label **STANDARD 100 by OEKO-TEX®** dans le commerce de détail. Ce sont des labels servant uniquement à la protection des consommateurs. Les **résidus de substances toxiques** dans le produit textile fini sont examinés et certifiés.

Label pour les normes sociales

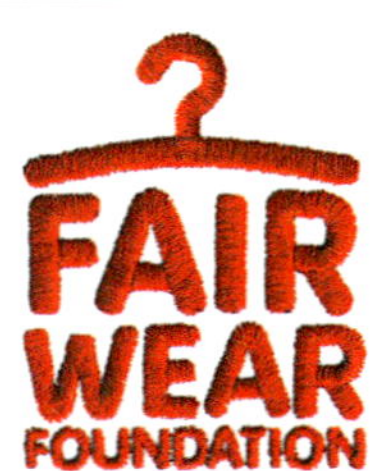

Le titulaire du label est la fondation néerlandaise **Fair Wear Foundation (FWF)** qui est gérée par des syndicats, des organisations non gouvernementales, des organisations commerciales et des organisations de fabricants. Plus d'une centaine d'entreprises en sont membres, représentant près de 120 marques.

Leur objectif consiste à améliorer les conditions de travail dans les entreprises de l'industrie textile dans le monde entier. L'accent est mis sur les entreprises fabriquant des vêtements. Les normes sociales minimales inspirées des directives de l'Organisation Internationale du Travail (OIT) y sont examinées.

Ce label fiable est largement répandu car de très nombreuses entreprises de renom du secteur de l'habillement sont membres de la FWF.

4.1.5 Label écologique (2)

Les labels écologiques textiles garantissent des normes pour différents domaines de la chaîne textile, en tenant compte de l'aspect de la durabilité écologique. Les institutions suivantes se penchent sur l'évaluation et la comparaison des labels écologiques se trouvant sur le marché textile : www.labelinfo.ch, contrôle et certifie le respect des critères des labels, en collaboration avec l'Office fédéral de l'environnement (OFEV) suisse et de l'organisation environnementale Greenpeace www.greenpeace.ch.

Écologie humaine : les vêtements doivent être fabriqués pour le consommateur sans substances toxiques et dans des conditions de production humaines. Le consommateur responsable accorde de l'importance à une chaîne de production traçable.

Écologie des produits : une production respectueuse de l'environnement à tous les niveaux de la chaîne textile, de l'extraction des fibres au vêtement fini, est ici la priorité.

Normes sociales : on veille au respect des normes sociales pour les personnes travaillant dans la production textile.

Traitement écologique des déchets : le vêtement durable doit être recyclé de manière respectueuse de l'environnement.

Label écologique	Désignation	Domaine de test				Matière première		Communication			Diffusion		
	Exemples de labels écologiques	Écologie humaine Phase d'utilisation	Écologie des produits Production des fibres et fabrication	Normes sociales	Traitement écologique des déchets	Fibres naturelles uniquement	Fibres naturelles et fibres chimiques	Organisation privée[1]	Initiatives multi-acteurs[2]	Étatique	Globale	Nationale	Europe
	GOTS GLOBAL ORGANIC TEXTILE STANDARD http://www.global-standard.org/	×	×	×		×	×	×	×		×		
	IVN BEST www.naturtextil.de	×	×	×	×	×		×					×
	bluesign® system www.bluesign.com	×	×	×	×		×	×			×		
	MADE IN GREEN by OEKO-TEX® www.madeingreen.com	×	×	×			×	×			×		
	STANDARD 100 by OEKO-TEX® www.oeko-tex.com	×					×	×			×		
	FAIR WEAR FOUNDATION http://www.fairwear.org/			×					×		×		
Autres labels écologiques pour les textiles													
	FAIRTRADE (Textile) https://www.fairtrade-deutschland.de/			×		×		×			×		
	EU-ECOLABEL Label environnemental européen pour les textiles https://eu-ecolabel.de/	×	×				×			×			×
	CRADLE TO CRADLE http://www.c2ccertified.org/	×	×	×	×		×	×			×		
	ANGE BLEU (BLAUER ENGEL) https://www.blauer-engel.de/	×	×				×			×		×	

[1] Organisation privée – Groupements d'entreprise, organisation à but non lucratif, syndicats
[2] Initiatives multi-acteurs – Initiatives d'entreprises avec des organisations / syndicats et / ou instituts et / ou régions

5.1.1 Fils : vue d'ensemble et définitions

Le terme de **fil** est utilisé dans le langage courant comme un terme générique pour toutes les formes textiles filaires. En revanche, dans un sens plus restrictif, le terme fil désigne un **fil simple**, en opposition avec le **fil retors.** Pour cette raison, on recommande d'utiliser l'expression "fil simple" lorsqu'il est nécessaire de différencier clairement les fils assemblés et les fils retors.

Les fils simples peuvent être des fils de fibres courtes ou des fils de filaments. Le terme de **brin** est utilisé pour désigner des formations textiles linéaires lorsque l'on parle de l'aspect et non du type de produit, par ex. fil de chaîne, trame, fil d'aiguille, fil boucleur.

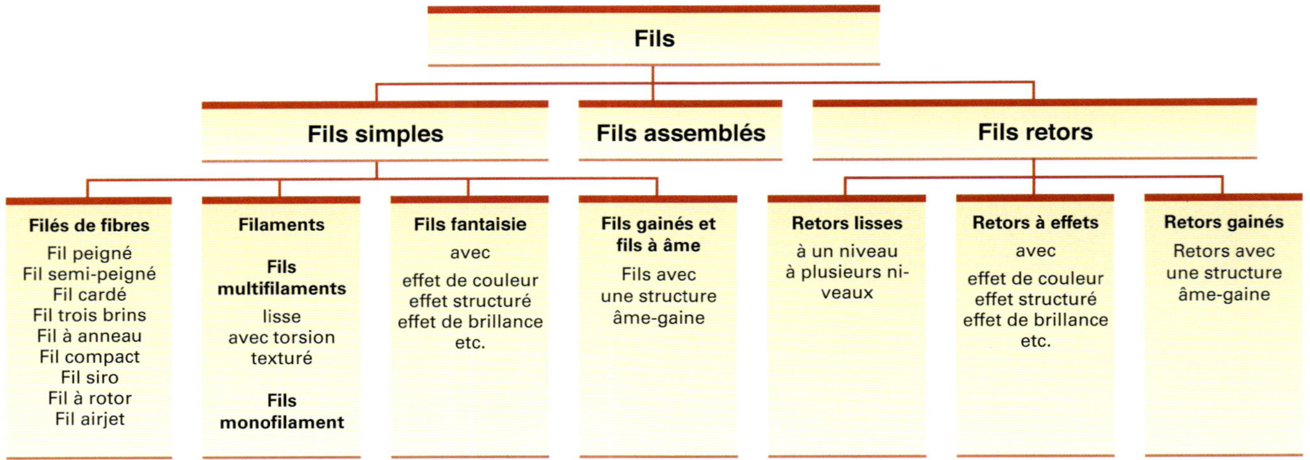

Définitions

Terme	Modèle	Définition et explication
Filés de fibres (fibres courtes)		Les **filés de fibres** sont créés de manière mécanique par torsion (filage) de fibres courtes. En fonction du type de fibre (laine, coton, lin, soie, fibres chimiques) et de la longueur de fibre, différents procédés sont utilisés.
Filaments • **Multifilaments lisses** • **Multifilaments tordus** • **Multifilaments texturés** • **Monofilament**		Les **filaments** sont des fils réalisés à partir de fibres continues. Les fibres continues (filaments) peuvent être fabriqués dans le cadre d'un filage naturel (soie) ou par pressage d'une solution filable à travers la filière (fibres chimiques). Les **multifilaments** sont composés de nombreux filaments individuels (en fonction du nombre de fils de soie ou de trous dans la filière). Ils peuvent être lisses, tournés ou texturés (frisés). Les filaments de polymères synthétiques qui sont thermoplastiques (déformables durablement sous la chaleur) sont adaptés au **texturage**. Un **fil monobrin** est composé uniquement d'un filament, le plus souvent épais. Il est fait dans une filière à un trou.
Fils assemblés		Les **fils assemblés** sont créés lorsque l'on file ensemble deux ou plusieurs fils.
Fils retors		Le terme **retors** est le mot générique pour les fils filés ensemble. Les fils ou retors peuvent être de même type ou de différents types. La torsion peut se faire en une ou plusieurs étapes.

Torsion

Le terme de **torsion** comprend le sens de torsion et le nombre de torsions ou tordage des fils simples et des retors.

Le **sens de torsion** indique le sens d'ascension des fibres dans le fil ou des fils dans le retors.

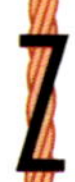

On désigne le sens de torsion par la lettre **Z (torsion Z)** lorsque les fibres dans le fil ou les fils dans le retors se déroulent en direction du trait incliné de la lettre Z avec le brin tenu à la verticale.

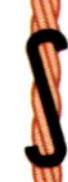

On désigne le sens de torsion par la lettre **S (torsion S)** lorsque les fibres dans le fil ou les fils dans le retors se déroulent en direction du trait incliné de la lettre S.

Le **tordage** indique le nombre de torsions sur 1 m. L'utilisation de fils présentant une torsion élevée donne une surface textile lisse, dense et compacte. Les fils peu tordus sont des structures textiles volumineuses, plus rêches et plus épaisses avec de larges pores. Avec les fils très tordus, on obtient un effet crêpé.

5.2.1 Principe de fabrication des fils de fibres textiles

La fabrication des **filés de fibres** a lieu par la **torsion (le filage) de fibres à filer.** On utilise des fibres naturelles comme le coton, le lin, la laine, les **fibres à filer** courtes et longues obtenues lors de l'extraction de la soie, ainsi que tous les types de fibres chimiques arrachées ou découpées.

En fonction de la longueur, on fait la différence entre la **filature des fibres courtes** de 40 à 50 mm de long et la **filature des fibres longues** à partir de 60 mm de long, de préférence 80 mm.

Principe de fabrication des filés de fibres

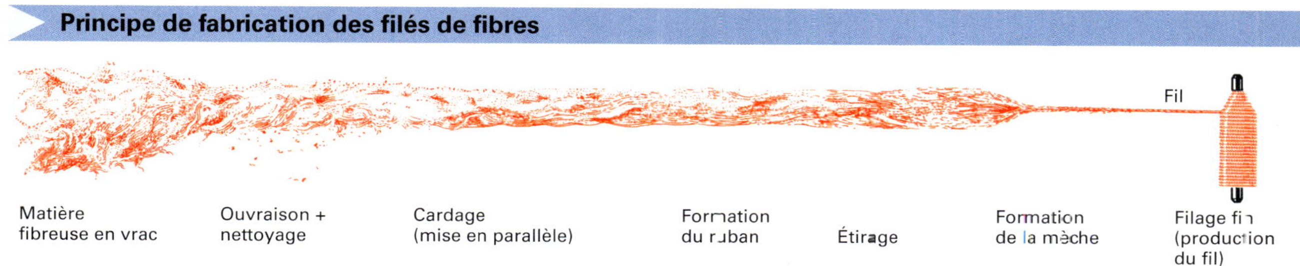

1 : Principe de base

Procédure pour la formation de la mèche

Lors de la fabrication classique de fils de fibres textiles, on fait la différence entre **deux procédés** de fabrication de la mèche : la formation de la mèche par **division du voile de carde** et la formation de la mèche par **doublage et étirage du ruban de carde.**

Pour la formation de la mèche par division du voile de carde, un **voile de carde** fait de fibres lâches est formé. Il est replié plusieurs fois sur lui-même puis affiné. Ainsi, le voile de carde est toujours régulier et les fibres sont parallèles. Il est ensuite divisé en plusieurs rubans fins qui sont tordus légèrement en une mèche souple très grossière. Lors du filage fin, le ruban est étiré jusqu'à sa finesse finale et la torsion est appliquée. Ce procédé est utilisé pour la fabrication de **fils cardés.**

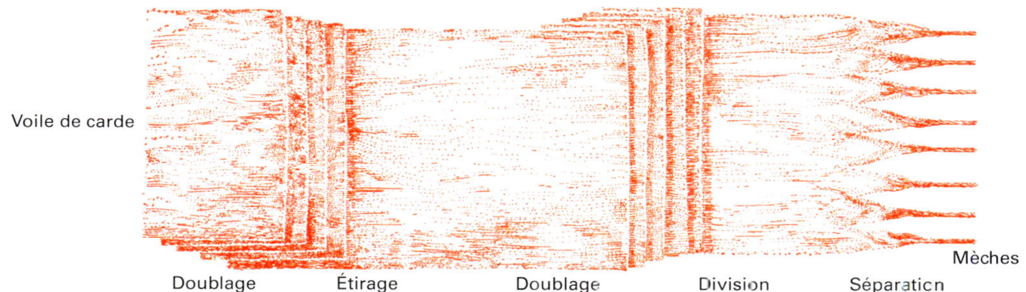

2 : Formation de mèche par division du voile de carde

Lors de la formation de la mèche par doublage et étirage des rubans, un **ruban** plus épais est formé à partir d'un voile de carde. On double et étire de nouveau plusieurs rubans de fibres. Cette procédure est répétée plusieurs fois jusqu'à ce que l'on obtienne un ruban aussi régulier que possible avec des fibres parallèles. On utilise ce type de formation de mèche pour la fabrication de **fil peigné, de fil trois brins**, de **fil à anneau et de fil airjet.**

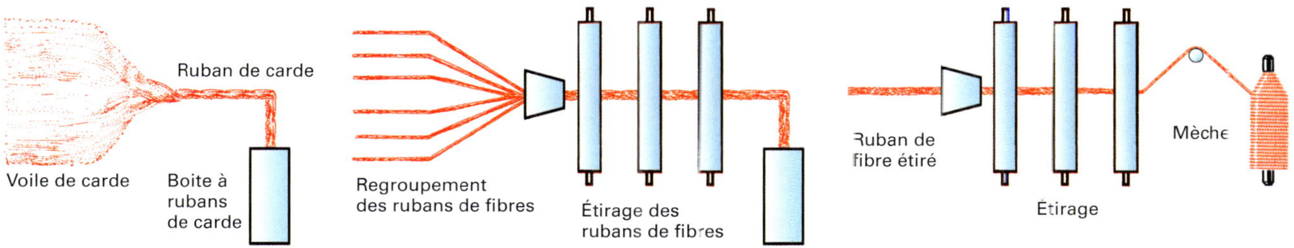

3 : Formation de mèche par doublage et étirage

Procédure de filage fin

Lors du filage fin, on étire la mèche jusqu'à sa finesse finale, on le fixe par torsion puis on l'enroule. Cela se produit par ex. lors du **procédé de filature à anneau** classique avec les modifications de la **filature compacte** et du **filage siro.**

Les autres procédures de fabrication de fils fins sont la **filature à rotor** et le **filage à buse d'air.**

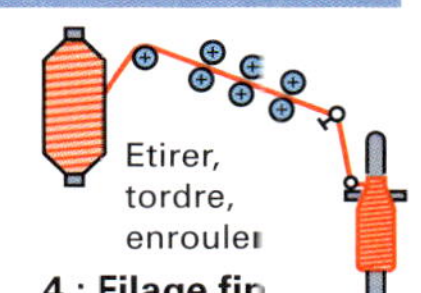

4 : Filage fin

5.2.2 Procédé de fabrication pour les fils de fibres textiles (1)

Attribution des différents types de fibres à des procédés de filage précis

Groupe	Procédé de filage	Type de fibre	Longueur de fibre
Filature de laine	Filature de fils cardés Filature semi-peigné Filature de fil peigné Filage siro	Laine et fibres chimiques similaires à la laine (de types W)	de 18 à 60 mm de 60 à 250 mm
Filature du coton	Filature à trois brins Filature à rotor Filage à buse d'air	Coton et fibres chimiques similaires au coton (de types B)	de 20 à 50 mm de 10 à 100 mm
Filature des fibres libériennes	Filature de lin Filature de chanvre Filature de jute	Lin Chanvre Jute	jusqu'à 1000 mm
Filature de soie	Filature de schappe Filature de bourrette	Soie	jusqu'à 250 mm jusqu'à 60 mm
Filage des fibres chimiques	Filage à convertisseur	Fibres chimiques	Types de coton 40 mm Types de laine de 60 à 80 mm Types de tapis de 100 à 250 mm

Filature de fils cardés

Il est possible de travailler tous les fibres filables pouvant être produites selon la filature de fils cardés. Avec ce procédé, on travaille principalement des fibres courtes.

La laine vierge, la laine recyclée ou les autres fibres filables sont en principe triés et lavés dans les pays de fabrication puis livrés en ballots à la filature. On les place ensuite directement dans le loup-carde (cardage) **(ill. 5)**.

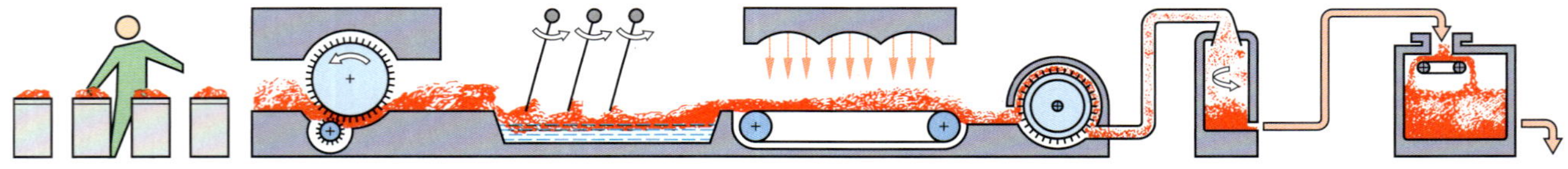

1 : Triage	2 : Ouvraison	3 : Désuintage	4 : Séchage	5 : Louvetage	6 : Mélange et ensimage
Triage de la bourre de laine selon les qualités des fibres.	Démêlage de la laine en flocons et séparation des impuretés grossières.	Élimination des salissures et du suint avec de l'eau, du savon et de la soude.	Séchage à l'air chaud.	Dissociation et nettoyage des flocons de fibres.	Mélange de différents types et couleurs de fibres. Assemblage de la matière à filer. Ensimage (lubrification) pour restaurer la souplesse.

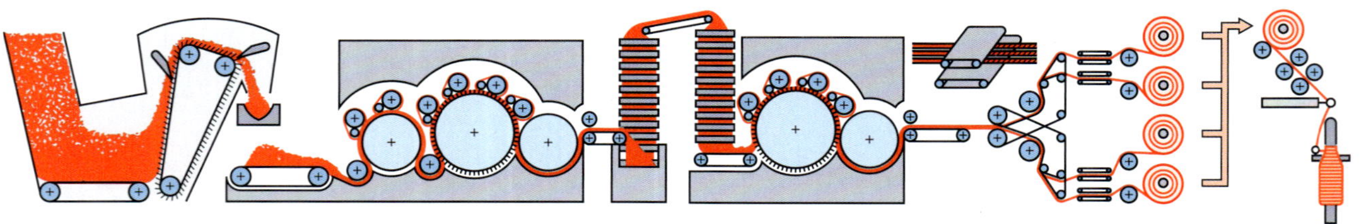

7 : Pesée	8 : Cardage	9 : Doublage et étirage	10 : Filature à anneaux
Dissociation de la masse de fibres. Alimentation de portions égales dans la machine à carder.	Dissociation en fibres individuelles. Organisation des fibres en parallèle. Élimination des impuretés. Fabrication d'un voile de carde.	Séparation du voile de carde en rubans. Fabrication d'une mèche dans la machine à carder par des frotteurs à manchon roulant d'avant en arrière en sens contraire.	Étirage jusqu'à la finesse finale. Torsion, bobinage. Le filage fin a lieu principalement selon le procédé de filature à anneaux.

5.2.2 Procédé de fabrication pour les fils de fibres textiles (2)

Filature de fil peigné

Dans le **procédé de filature de fil peigné**, les fibres longues de laine sont filées en fils de laine fins et lisses. On commence par laver, peigner la laine vierge dans l'atelier de peignage puis on la transforme en un ruban. Plusieurs rubans sont assemblés (doublés) puis affinés par étirage. On élimine les parties courtes en peignant les fibres au cours d'un processus complexe sur la machine de peignage. Cela permet de créer une mèche peu tordue et grossière. Le filage fin apporte au fil sa finesse finale et la torsion sa solidité.

Dans la filature multicolore de fil peigné, des **tops teints** (rubans de fibres dont les fibres courtes sont peignées) sont travaillés.

Atelier de peignage

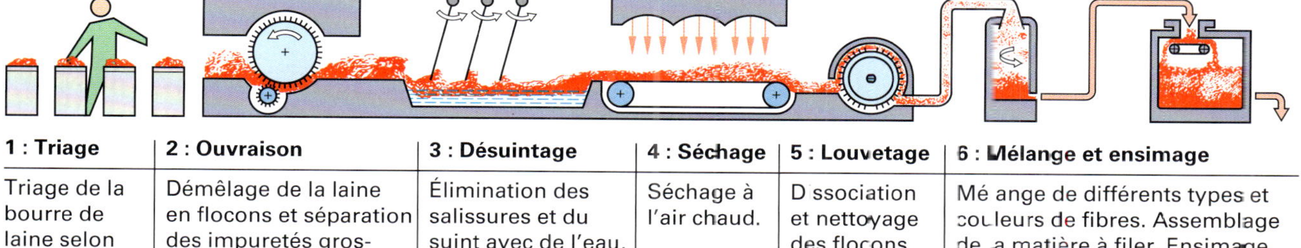

1 : Triage	2 : Ouvraison	3 : Désuintage	4 : Séchage	5 : Louvetage	6 : Mélange et ensimage
Triage de la bourre de laine selon les qualités des fibres.	Démêlage de la laine en flocons et séparation des impuretés grossières.	Élimination des salissures et du suint avec de l'eau, du savon et de la soude.	Séchage à l'air chaud.	Dissociation et nettoyage des flocons de fibres.	Mélange de différents types et couleurs de fibres. Assemblage de la matière à filer. Ensimage (lubrification) pour restaurer la souplesse.

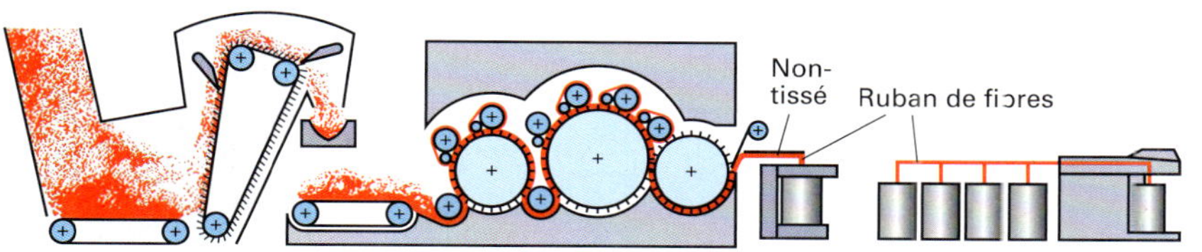

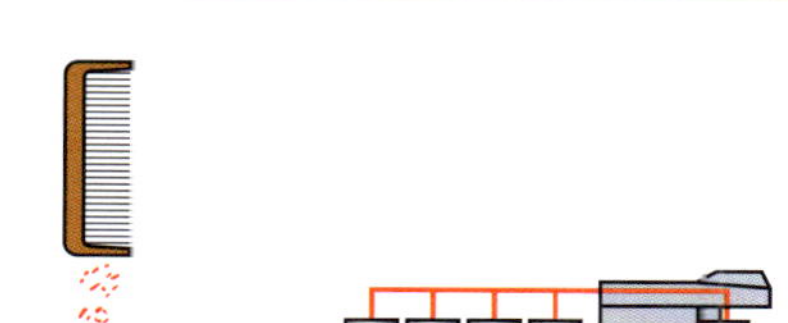

7 : Pesée	8 : Cardage	9 : Étirage	10 : Peignage	11 : Étirage
Dissociation de la masse de fibres. Alimentation de portions égales dans la machine à carder.	Dissociation en fibres individuelles, organisation des fibres, élimination des impuretés.	Homogénéisation des rubans de fibres par doublage et étirage, mélange de différents types et de différentes couleurs de fibres.	Élimination des fibres courtes.	Homogénéisation complète des rubans de fibres. Après le passage sur le dernier banc d'étirage, ils sont affinés et transformés en mèches prêtes à filer.

Filature

Les rubans de fibres livrés par l'atelier de peignage de laine sont alimentés aux bancs d'étirage dans la filature de fil peigné.

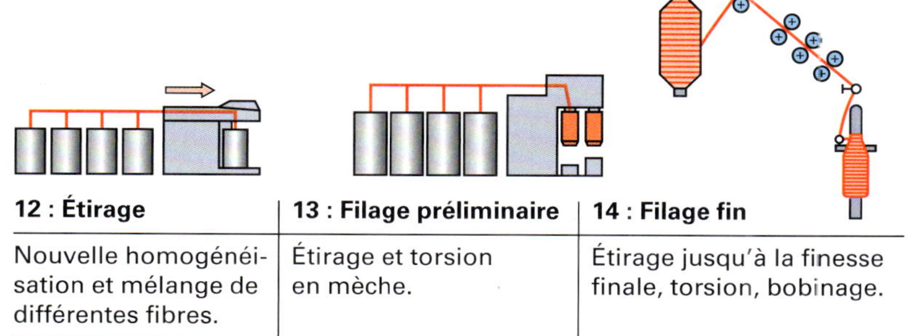

12 : Étirage	13 : Filage préliminaire	14 : Filage fin
Nouvelle homogénéisation et mélange de différentes fibres.	Étirage et torsion en mèche.	Étirage jusqu'à la finesse finale, torsion, bobinage.

Le **filage fin** a lieu principalement selon le principe de la **filature à anneaux** classique et les modifications de la **filature compacte** et du **filage siro**.

Il peut aussi être réalisé selon le **filage à buse d'air**.

Filature semi-peigné

En réalité, le terme de « filature semi-peignée » induit en erreur. On ne « peigne pas à moitié ». En fait il n'y a pas du tout de peignage. À la place d'un ruban de fibres peigné, on alimente les bancs d'étirage d'un ruban de carde comme dans la filature de fil peigné (ruban de fibres après cardage).

Pour les **fils semi-peignés**, on utilise en général des fibres grossières. Les fils ont un aspect poilu et sont situés entre le fil peigné et le fil cardé, du point de vue de l'aspect et des caractéristiques.

5.2.2 Procédé de fabrication pour les fils de fibres textiles (3)

Filature du coton

Le procédé de filage le plus fréquent des fils de laine est le **filage à trois brins.** Ce terme vient du fait que le dispositif d'étirage de la machine de filage à anneaux est composé de trois paires de cylindres situées les unes au-dessus des autres **(ill. 10)**.

Dans le dispositif d'étirage, un ruban de fibres est affiné et étiré grâce aux différentes vitesses des paires de cylindres. Si avec un diamètre similaire de cylindre, le cylindre d'alimentation effectue un tour et le cylindre de sortie huit tours, le ruban de fibres est étiré de huit fois sa longueur.

La régularité du fil créé dépend du nombre de passages dans les bancs d'étirage et de l'utilisation ou non de machines de peignage **(ill. 6 à 8)**.

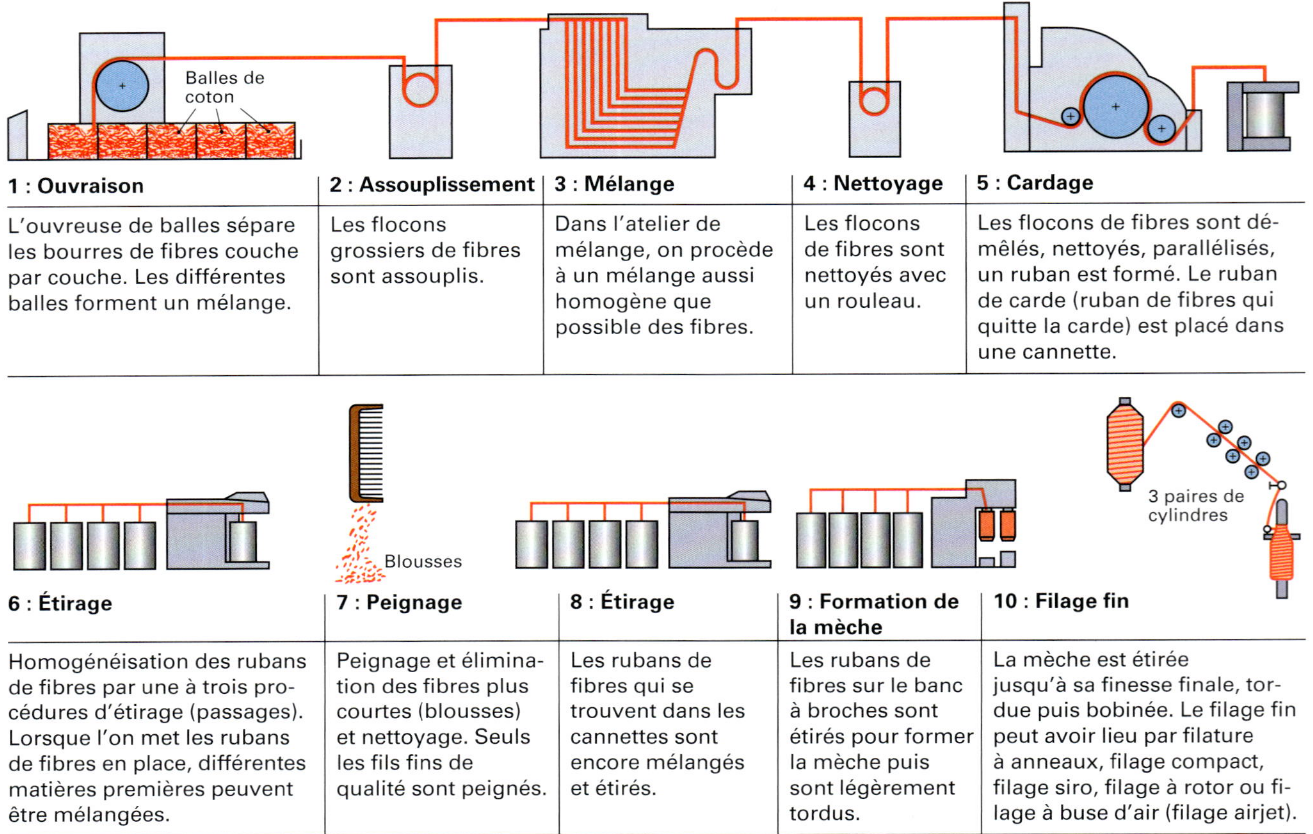

1 : Ouvraison	2 : Assouplissement	3 : Mélange	4 : Nettoyage	5 : Cardage
L'ouvreuse de balles sépare les bourres de fibres couche par couche. Les différentes balles forment un mélange.	Les flocons grossiers de fibres sont assouplis.	Dans l'atelier de mélange, on procède à un mélange aussi homogène que possible des fibres.	Les flocons de fibres sont nettoyés avec un rouleau.	Les flocons de fibres sont démêlés, nettoyés, parallélisés, un ruban est formé. Le ruban de carde (ruban de fibres qui quitte la carde) est placé dans une cannette.

6 : Étirage	7 : Peignage	8 : Étirage	9 : Formation de la mèche	10 : Filage fin
Homogénéisation des rubans de fibres par une à trois procédures d'étirage (passages). Lorsque l'on met les rubans de fibres en place, différentes matières premières peuvent être mélangées.	Peignage et élimination des fibres plus courtes (blousses) et nettoyage. Seuls les fils fins de qualité sont peignés.	Les rubans de fibres qui se trouvent dans les cannettes sont encore mélangés et étirés.	Les rubans de fibres sur le banc à broches sont étirés pour former la mèche puis sont légèrement tordus.	La mèche est étirée jusqu'à sa finesse finale, tordue puis bobinée. Le filage fin peut avoir lieu par filature à anneaux, filage compact, filage siro, filage à rotor ou filage à buse d'air (filage airjet).

En fonction du type de filage fin, les fils trois brins peuvent être relativement lisses et réguliers. Il est encore possible d'améliorer la régularité en procédant au peignage pour enlever les fibres plus courtes, on parle alors de fils de coton peignés. La filature compacte permet également de réduire les fibres en saillie (pilosité) et d'optimiser la solidité.

Filature des fibres libériennes

Un ruban est fabriqué à partir de **lin** ou de **chanvre** peigné. Il est homogénéisé par plusieurs doublages et étirages. Une mèche légèrement tordue est créée. Elle est alors filée sèche ou humide sur la machine à filage fin.

Filature de soie

Dans la **filature de la schappe**, les cocons non dévidables extraits de la soie sont triés, lavés, décreusés et filés dans la filature de la schappe selon un procédé similaire à la **filature de fil peigné** pour former des fils de qualité **(soie de schappe)**. Les déchets de la filature de la schappe, et quelques chiffons de soie, sont transformés en fils irréguliers relativement grossiers, selon le type de **filature de fils cardés (bourrette de soie)**.

Filage des fibres chimiques

Pour le filage des fibres chimiques, que l'on appelle également **filage à convertisseur**, différentes phases de préparation, comme l'ouvraison et le nettoyage, peuvent être supprimées. Un ruban de fibres (câble filé) est transformé par effilochage ou découpe sur un « convertisseur » en un ruban composé de fibres à filer. Dans ce contexte, le parallélisme des fibres est conservé et peut encore être amélioré par des procédés d'étirage. Les rubans de fibres ainsi créés peuvent être transformés purs ou mélangés à d'autres fibres selon les procédés décrits.

5.2.2 Procédé de fabrication pour les fils de fibres textiles (4)

Dispositif d'étirage
$n_1 < n_2 < n_3$
n = Vitesse de rotation
Bobine à fil de trame
Courroie
Curseur
Anneau
Fuseau
Mèche

1 : Principe de la filature à anneaux

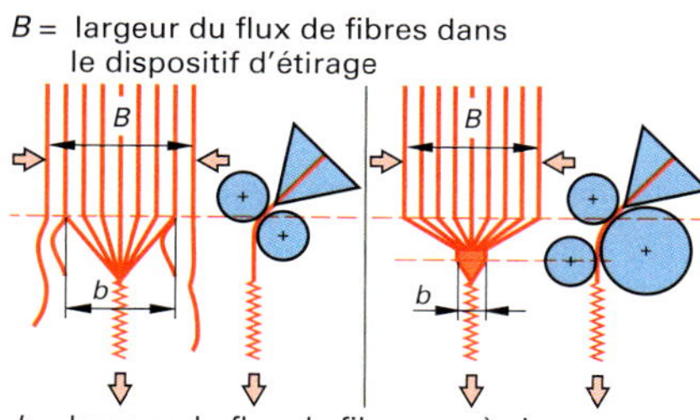

2 : Étirage lors de la filature à anneau **3 : Étirage lors de la filature compacte**

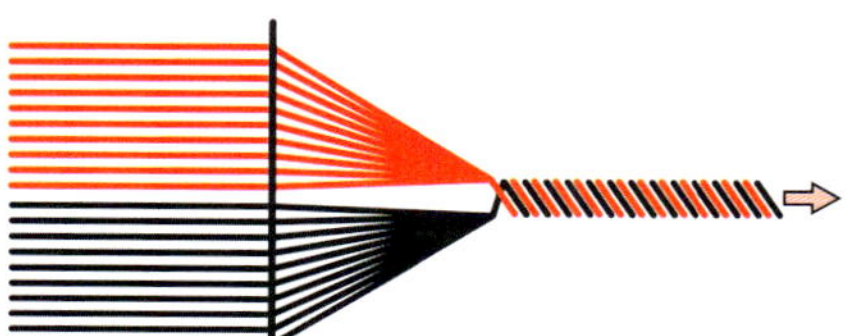

4 : Principe du filage siro

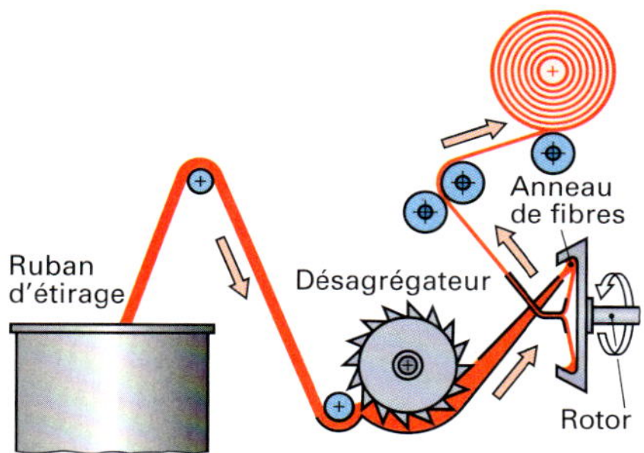

5 : Principe de la filature à rotor

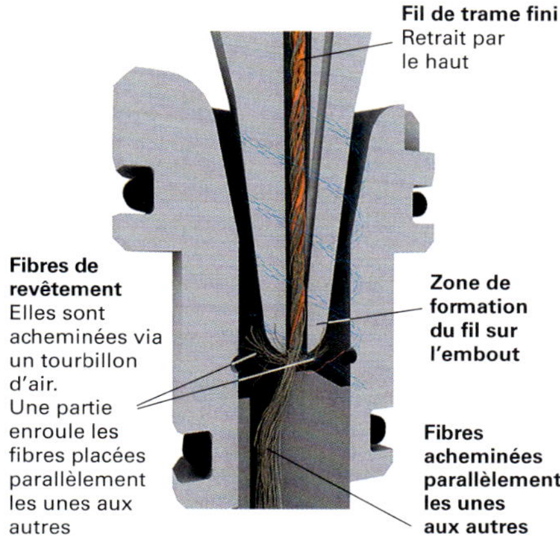

6 : Principe du filage à buse d'air

Le **filage fin** est le dernier niveau de fabrication des fils de fibres textiles. Il comprend essentiellement trois tâches :

- affinement de la mèche à sa finesse définitive ;
- atteinte de la solidité du fil par torsion ;
- bobinage du fil fini.

Filature à anneaux

Pour la **filature à anneaux (ill. 1)**, la mèche grossière, légèrement tordue au préalable, est acheminée à vitesse régulière par le dispositif d'étirage sur la bobine, qui se trouve sur un fuseau. Dans le dispositif d'étirage, le fil est étiré à sa finesse définitive **(ill. 2 et 3)**. Le fil reçoit sa torsion par le curseur qui se trouve sur une glissière, l'anneau. Il est entraîné par la rotation de la bobine et transmet ainsi la rotation du fuseau au fil. Le fil terminé est enroulé sur la bobine. La vitesse du dispositif d'étirage et le régime du fuseau peuvent influer sur la torsion du fil. Il est possible de fabriquer des fils particulièrement fins avec la machine de filature à anneaux.

Filature compacte

La filature compacte est une variante particulière de la filature à anneaux. En plus de l'étirement conventionnel d'une machine de filature à anneaux **(ill. 2)**, les fibres sont regroupées dans la zone d'étirement. Les fibres situées sur les bords sont ainsi intégrées dans le triangle de filage **(ill. 3)**. On obtient un fil lisse, souple avec bien moins de poils et d'une solidité supérieure aux fils filés par anneaux conventionnels.

Ces fils fins et lisses de coton sont utilisés pour la lingerie, les chemises et d'autres articles raffinés en coton. Des fils compacts sont également proposés sous les noms de marques de la société Rieter AG (Winterthour, Suisse) Com4®, Comforspin® et EliTe®.

Filage siro

Le **fil siro (ill 4)** est fabriqué sur la machine de filature à anneaux à partir de deux mèches semblables ou différentes. Les mèches sont conduites sur un dispositif d'étirage spécial puis assemblées en un seul fil (retors filé). Les retors filés siro ne sont pas de véritables retors car la réalisation du retors ne permet de fabriquer aucun fil. On appelle également retors fictif le fil ainsi fabriqué. Dans de nombreux domaines le fil siro permet de remplacer un retors véritable. Cependant, sa solidité et sa régularité sont inférieures à celles des retors véritables.

Les fils peignés longs sont fabriqués de cette manière.

Filature à rotor

Un autre procédé, notamment pour la filature du coton, est la **filature à rotor (ill. 5)**. Pour ce procédé, la procédure du filage préliminaire n'a pas lieu. Sur la machine de filage à rotor, le ruban de fibres est nettoyé et démêlé en fibres individuelles. Dans le rotor, un boudin de fibres d'une certaine épaisseur est formé grâce à la force centrifuge. Les fibres sont constamment libérées du boudin par leur extrémité alors que le rotor fait subir une torsion au fil en formation. Pour cette raison, on appelle également le procédé de filature à rotor procédé Open-End ou procédé OE. La filature à rotor est jusqu'à sept fois plus rapide que la filature à anneaux.

Filage à buse d'air

Pour le **filage à buse d'air (ill. 6)**, la mèche passe sur un dispositif d'étirage puis est conduite vers une buse d'air. La buse d'air aspire les fibres dans un canal de guidage des fibres (élément de guidage des fibres) qui aboutit dans la chambre de turbulence. Dans la chambre de turbulence, des buses à pulsion génèrent un tourbillon d'air. Des fils sont détachés du ruban de fibres. Ces fibres entourent les fibres positionnées parallèlement les unes aux autres dans l'âme du fil. Les fibres enveloppant la gaine donnent au fil sa solidité. Ce procédé est utilisé pour les fibres longues mesurant au moins 30 mm.

5.2.3 Caractéristiques et utilisation des fils de fibres textiles

Propriétés du fil

Les propriétés des fils exercent une influence considérable sur les surfaces textiles et les vêtements à partir desquels ils sont créés. De plus, elles sont décisives pour leur utilisation en tant que fils à coudre.

Régularité Seuls des fils très réguliers permettent de fabriquer des surfaces lisses. Ces fils sont obtenus par un doublage, un étirage fréquent et un peignage des fibres courtes.

Résistance La solidité des fils est influencée par la qualité des fibres utilisées, le nombre de torsions et le procédé de filage. Les retors permettent d'optimiser encore leur résistance.

Dureté/ Torsion Le nombre de torsions influe sur la dureté d'un fil et donc sur le toucher et l'aspect des textiles ainsi fabriqués. Pour les fils à coudre, la torsion doit permettre la formation régulière de points.

Extensibilité/ Élasticité L'extensibilité et l'élasticité des fils sont cruciales pour l'utilisation ultérieure. Elles peuvent être influencées par la matière des fibres et par le procédé de fabrication correspondant.

Structure de surface La structure de surface d'un fil est influencée par la matière première, le procédé de filage et l'apprêtage. Elle est importante pour l'aspect et les propriétés d'utilisation de la surface textile ainsi que pour la sélection des fils à coudre.

Toucher Le toucher (douceur ou rugosité ressentie de manière subjective) d'un fil dépend de la matière première, du nombre de torsions et de l'apprêtage et influence le toucher de la surface textile.

Volume L'air enfermé entre les fibres définit le volume d'un fil. Il s'agit d'un facteur essentiel pour le volume de la surface textile et donc pour sa capacité à retenir la chaleur. Il dépend du type de fibre et du procédé de filage.

Fils de fibres textiles	Type de fil, tissu fibreux	Caractéristiques, propriétés	Utilisation
	Fil peigné Laine, poils fins d'animaux, mélanges (fibres longues)	Fin, lisse, régulier, les fibres courtes sont éliminées, compact, résistant, haut de gamme	Tissus de qualité pour costumes et robes, par ex. **gabardine, Cool Wool, mousseline**, tricots fins
	Fil cardé Laine, poils fins d'animaux, mélanges (fibres courtes).	Rugueux, irrégulier, de nombreuses fibres en saillie, fibres désordonnées, grossier, volumineux	Tissus rustiques et tissus de costumes, tissus volumineux de manteaux, vestes, par ex. **loden, mohair, Shetland, tweed**, tricots en grosses mailles
	Fil à anneaux, peigné Coton et mélanges	Fin, lisse, régulier, les fibres courtes éliminées, compact, résistant, haut de gamme	Tissus ultra-fins pour robes légères, chemisiers et lingerie, par ex. **batiste, damas, satin, zéphir,** tricots en mailles fines
	Fil à anneaux, cardé Coton et mélanges	Moins fin que le fil à anneaux peigné, relativement régulier, volumineux, fibres désordonnées	Tissus d'une finesse moyenne à grossière pour lingerie, vêtements de travail, par ex. **calicot, cretonne, tissu renforcé**, tricots
	Fil à rotor Coton et mélanges	Surface structurée (« fagotage »), fibres désordonnées, grossier, volumineux	Tissus en coton d'une finesse moyenne à grossière, par ex. **denim, jersey**
	Fil de schappe Déchets longs de fibres issus de soie grège (de 5 à 10 cm)	Similaire au fil peigné : Fibres longues (absence de fibres courtes), régulier, fin, brillant, résistant	Tissus fins en soie pour les chemises, les chemisiers, les sous-vêtements et le linge de lit, par ex. **toile**, fil de soie
	Fil de bourrette Déchets de fibres courtes, par ex., blouses de soie de schappe	Similaire au fil cardé : irrégulier, rugueux, texturé, rêche, volumineux	Tissus de soie grossiers et texturés pour les manteaux, les vestes et les décorations, par ex. **bourrette**
	Fil compact Coton et mélanges	Fil lisse, souple avec moins de poils et une solidité supérieure aux fils filés par anneau conventionnels	Sous-vêtements, chemises, tissus fins en coton
	Fil siro (retors filé) Fibres longues de laine, coton, mélanges	Dense, robuste, peu pileux, solidité inférieure au fil à rotor, plus solide que les fils fins	Domaines d'application identiques aux fils peignés et aux fils à anneaux peignés
	Fil à buse d'air Fibres longues de filés de polyester, coton peigné	La qualité des fils réalisés par filage à buse d'air est située entre le fil à anneaux et le fil à rotor	Domaines d'application identiques aux fils à rotor. Le toucher est plus doux que celui des fils à rotor

5.3.1 Fabrication de fils de filaments
5.3.2 Texturage

Fabrication de fils de filaments

Les **fils de filaments** sont des fils réalisés à partir de fibres continues[1]. Les fibres continues (filaments) peuvent être fabriquées par filage naturel (soie) ou par pressage d'une solution filable à travers la filière (fibres chimiques).

- Le ver à soie presse sur ses glandes d'où sort la soie liquide (fibroïne). Ce liquide se fige au contact de l'air et forme le **fil de soie.** Avec celui-ci, le ver crée un cocon dans lequel il s'enveloppe **(cf pp. 21 et 22).**
- Lors du **filage de fibres chimiques** **(cf. pp. 26 et 27)**, une masse filée est pressée à travers la filière. Les filaments sortant de la filière se figent directement par refroidissement (procédé de filage par fusion), dans un bain de filage (procédé de filature au mouillé) ou par le retrait du solvant (procédé de filage à sec).

[1] « continu » signifie pour la soie que les filaments de soie dévidés (soie grège) peuvent mesurer 1 km de long env. La longueur des filaments « continus » chimiques est de plusieurs kilomètres (longueur de la bobine complète de fil).

Multifilament de soie	Multifilament chimique	Monofilament chimique
On obtient le **multifilament de soie (soie grège)** en moulinant plusieurs cocons ensemble avec un rouet.	Pour un **multifilament** en fibres chimiques synthétiques ou cellulosiques, les filaments d'une filière multi-trous sont rassemblés avec ou sans torsion.	Un **monofilament** est le plus souvent composé de fibres chimiques synthétiques. C'est un filament unique (monobrin).
1 : Soie grège	**2 : Fibres chimiques multi-brins**	**3 : Fibres chimiques monobrins**

Texturage

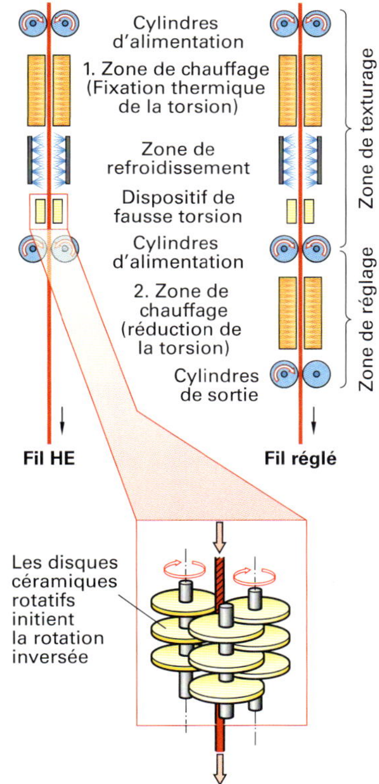

4 : Principe de texturage par procédé de fausse torsion

[1] Faux fil ou fausse torsion signifie fausse rotation (tourner, rembobiner)

On appelle **texturage** le **frisage durable** de fils de filaments lisses. Pour le texturage, on peut utiliser des **multifilaments thermoplastiques**, le frisage se fixant dans les fibres sous l'effet de la chaleur. Les filaments tout d'abord lisses peuvent être frisés (texturés) grâce à différents procédés. Le **texturage par fausse torsion** est également appelé **procédé de friction**. C'est le procédé le plus répandu.

Procédé par fausse torsion

Dans le **procédé par fausse torsion[1] (ill. 4)**, le fil est guidé entre les cylindres de livraison et les cylindres de sortie à travers une zone chauffée. Il est tourné dans une direction par un générateur de torsion. Il s'agit le plus souvent de disques céramiques en rotation. Il obtient ainsi une certaine torsion au-dessus des disques en rotation. Le fil est retiré en continu vers le bas par le générateur de torsion. Après avoir quitté la zone de fixation, il est refroidi **(fil HE)** ou réchauffé encore une fois dans la zone de réglage **(fil réglé).** En tournant le fil entre le générateur de torsion et le cylindre de sortie, des frisages surviennent, la torsion initiale générée au-dessus du générateur de torsion étant rembobinée sous le générateur de torsion. C'est pourquoi le procédé est qualifié de procédé par fausse torsion.

Les procédés suivants jouent une rôle moins important sur le marché.

Procédé de soufflage d'air

Le fil lisse multifilaments est conduit à travers une buse de soufflage. Au niveau de la sortie de buse, un entortillement des filaments se produit, qui entraîne un effet de texturage. Des boucles sont créés sur la surface du fil alors que les filaments ne présentent pas de frisage dans l'âme du fil. Le fil texturé à l'air est épais et frisé en permanence.

Procédé de frisage par compression

Le fil est compressé et plié en zigzag dans une chambre chauffée. Après refroidissement, il obtient un frisage durable qui lui donne du volume et de l'élasticité.

Procédé de fixation par tricotage

Le fil est tricoté en tube puis thermofixé. Ensuite, le tricot est détricoté. Les ondulations des mailles fixées dans le fil lui donnent une apparence durablement frisée.

5.3.3 Fils texturés et fils bi-composants
5.3.4 Caractéristiques et utilisation des fils de filaments

Fils texturés et fils bi-composants

Types de fils texturés par fausse torsion

Les fils fabriqués selon le principe de texturage par fausse torsion sont divisés en deux groupes :

Fils HE fils texturés **H**autement **E**lastiques. Domaines d'application : **collants pour femmes, vêtements de sport, vêtements de bain.**

Fils réglés Fils texturés avec élasticité et extensibilité réduites. Après le texturage, le fil est chauffé encore une fois dans la **zone de réglage**. Ainsi le fil est détendu et l'élasticité est réduite. Les fils réglés sont adaptés aux **vêtements en tissu et aux tricots.**

Caractéristiques des fils texturés

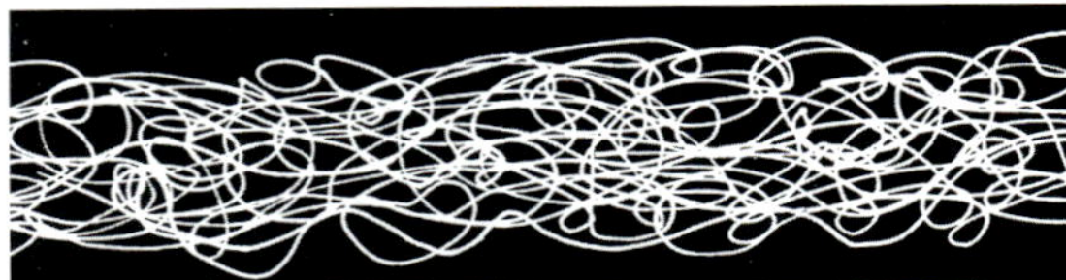

1 : Frisage d'un filament texturé par fausse torsion

Grâce au frisage, les surfaces textiles faites à partir de fils texturés obtiennent

- une épaisseur élevée et un pouvoir gonflant ;
- une extensibilité et une élasticité supérieure ;
- une surface à l'aspect mat ;
- une bonne isolation thermique grâce au volume élevé d'air emprisonné ;
- un bon transport de l'humidité ;
- un confort agréable et un toucher doux.

Fils bi-composants

Il est possible d'obtenir un effet frisé en utilisant des composants de fils rétrécissant différemment. Le composant rétrécissant génère un frisage tandis que le deuxième composant ne rétrécit pas ou peu.

Caractéristiques et utilisation des filaments

Type de fil	Caractéristiques, propriétés	Domaines d'application
Multifilaments de soie grège Soie « continue » de la partie médiane du cocon ; plusieurs cocons sont dévidés ensemble. Un multibrins est créé.	Les fils de soie grège sont très fins, lisses, très réguliers, de faible torsion (très brillants) à torsion élevée (mats). La substance des fibres (protéines animales) est décisive pour l'absorption de l'humidité de la soie.	On fabrique à partir de soie grège des tissus fins pour les robes, les chemisiers, les foulards et les cravates. Ses désignations commerciales sont par ex. **pongé, organza, taffetas, satin, twill.** On fabrique du fil de **soie pour boutonnière** à partir de retors de soie grège.
Monofilament Un seul filament filé à partir d'une filière mono-trou. Le fil monobrin est principalement fabriqué à partir de polyamide, de polyester et d'élastique.	Les fils monobrins sont fins à gros, selon l'orifice de la filière. Ils sont le plus souvent transparents mais peuvent aussi être teint dans la solution filable.	On les utilise avant tout dans les textiles techniques en tant que **fils à coudre** transparents. Ils servent aussi à fabriquer des câbles, des poils, des filets, des tissus filtrants et des toiles de tamisage.
Multifilament, lisse Les filaments chimiques cellulosiques ou synthétiques filés à partir de filières à multi-orifices sont réunis.	Les fils multibrins étant lisses et denses, leur surface est compacte. Les nombreux filaments confèrent une surface brillante en cas de torsion faible et une surface matte en cas de torsion importante. Les caractéristiques dépendent énormément de la substance des fibres et de leur finesse.	Les microfilaments en polyamide ou en polyester conviennent à la fabrication des tenues de protection contre les intempéries et des étoffes en microfibres **(polaire).** Le fil multibrin permet de fabriquer des doublures, des robes, des chemisiers, des cravates, des foulards et de la lingerie féminine ainsi que des rideaux. Ses désignations commerciales sont par ex. **charmeuse, duchesse, twill, voile**
Multifilament, texturé par fausse torsion Frisage durable des filaments synthétiques, principalement par un procédé de fausse torsion	Grâce au texturage, les filaments sont plus ou moins frisés, gonflés, volumineux, rugueux, élastiques et mats.	On utilise les fils HE pour les collants, les vêtements de sport et les vêtements de bain ainsi qu'en tant que fil gonflant pour les coutures de propreté (surjets). Fils extensibles pour manteaux et vestes en tissus et tricots.

5.4.1 Retors simples et retors câblés
5.4.2 Fils avec structure âme-gaine

Retors simples et retors câblés

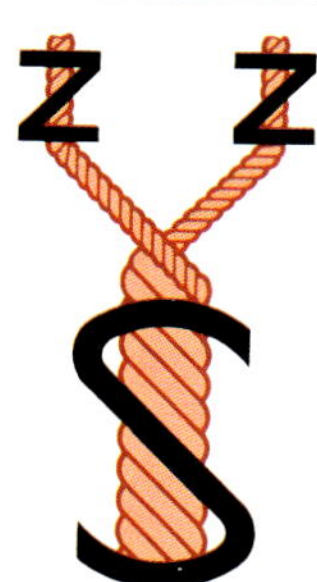

1 : Retors

On obtient des retors en tournant au moins deux fils simples ensemble pour

- augmenter la résistance à la rupture ;
- homogénéiser les fils irréguliers ;
- obtenir de plus gros fils ;
- obtenir des effets particuliers.

Comme pour les fils simples, le **sens de torsion** des retors est également indiqué par les lettres S et Z. Le sens de torsion d'un retors simple est en principe opposé au sens de torsion des fils retordus.

La **torsion** est qualifiée de souple, normale ou appuyée en fonction du nombre de torsions par unité de longueur.

Retors simples

Pour les retors simples, en fonction du nombre de fils d'assemblage, 2, 3 fils simples ou plus sont assemblés. Autrement dit, ils sont réunis en un corps de fil puis tordus en un retors en une seule étape de travail.

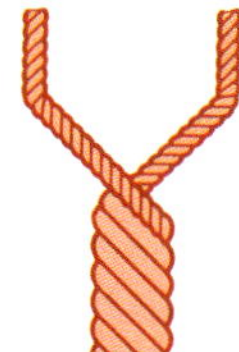

2 : Retors double

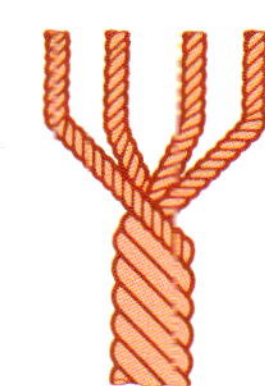

3 : Retors triple

4 : Retors quadruple

Retors câblés

Pour les retors câblés, on commence par tordre des fils simples en un retors (simple). Au cours d'une seconde phase de travail, plusieurs retors simples sont ensuite retordus ensemble pour donner un retors **à deux niveaux**. Au cours d'une troisième phase de travail, des retors à deux niveaux deviennent un retors **à trois niveaux**.

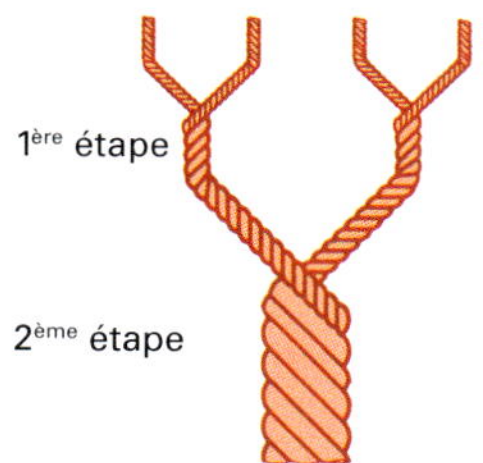

5 : Retors de deux niveaux à quatre brins

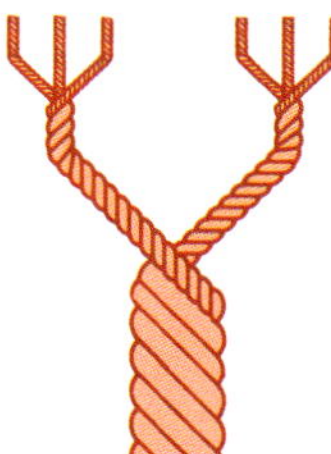

6 : Retors de deux niveaux à six brins

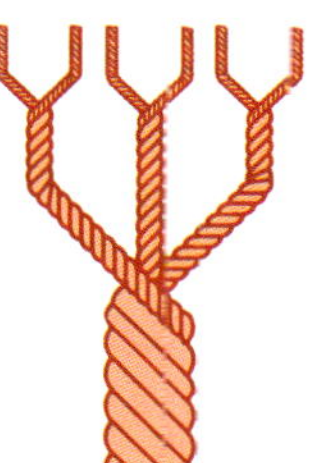

7 : Retors de deux niveaux à six brins

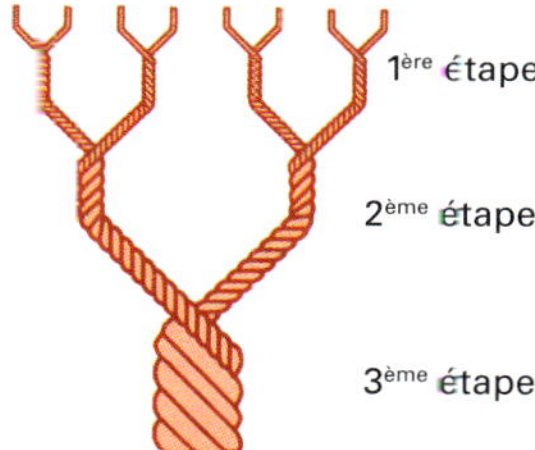

8 : Retors de trois niveaux à huit brins

Fils avec structure âme-gaine

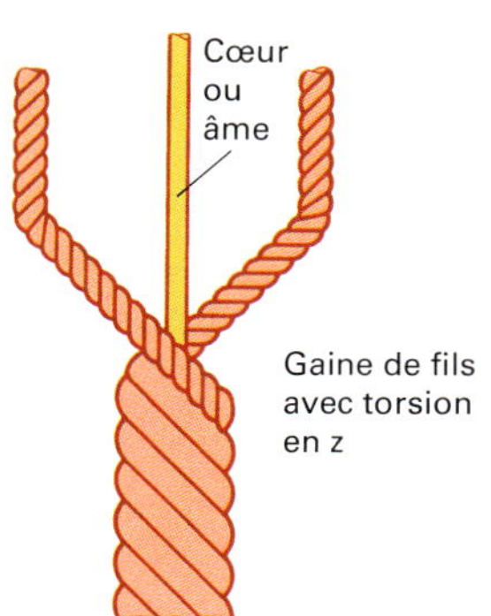

9 : Fil avec structure âme-gaine

Les fils et retors avec **structure âme-gaine** présentent des caractéristiques particulières en raison de leur structure.

- **Les fils gainés (fils guipés)** sont créés en recouvrant l'âme du fil (fil de filaments) avec des fils de fibres textiles (fibres courtes).
- **Les retors gainés (retors guipés)** ont des fils de filaments dans leur âme qui sont tordus avec des fibres courtes.
- **Fils à âme** est un terme générique désignant les fils et retors avec une structure âme-gaine, pour lesquels un fil central (fils de fibres textiles ou filaments sans torsion) est recouvert de fils.

Ces fils à âme jouent un rôle essentiel dans la fabrication des **tissus dévorés (cf. pp. 103 et 113)**. La matière de la gaine est différente de celle de l'âme et peut être enlevée sélectivement.

Pour fabriquer des **tissus élastiques**, on utilise fréquemment des fils avec une âme élastique (par ex. élasthanne) et pour la gaine, un fil en fibres naturelles.

Les **fils à coudre** sont souvent des fils retors gainés. Le fait d'avoir un fil monobrin synthétique en tant qu'âme apporte de la solidité. La gaine en fils de coton aide au refroidissement de l'aiguille.

5.5.1 Critères de sélection des fils
5.5.2 Effets de couleurs, de brillance et effets structurés

Critères de sélection des fils

Pour la fabrication de textiles, les fils sont tout d'abord sélectionnés selon des **critères technologiques**, tels que la solidité, l'étirage, l'élasticité, etc. Les caractéristiques physiologiques, telles que la perméabilité à l'air, le transport de l'humidité, etc. peuvent aussi être pris en compte dans la sélection des fils. Les caractéristiques technologiques et **physiologiques** sont essentiellement déterminées par le type de matière première, la longueur de fibre et le procédé de filage.

Les fils sont également utilisés comme **élément décoratif**. L'utilisation de **fils fantaisie**, permet d'obtenir certains **effets de couleurs** sur les surfaces textiles ainsi que **des effets brillants** et des **structures** spécifiques.

Effets de couleurs

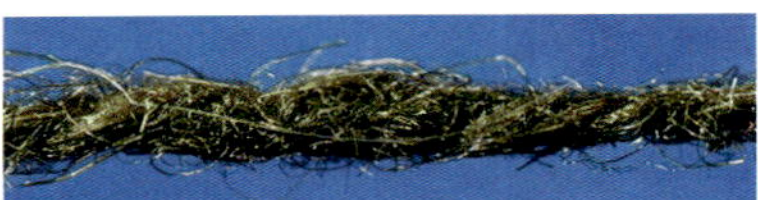

Un effet de dégradé en plusieurs couleurs de la surface textile est en général qualifié de chiné.
On obtient les **fils moulinés** en mélangeant des fibres de différentes couleurs lors du filage. Exemple de tissu : **marengo, flanelle**

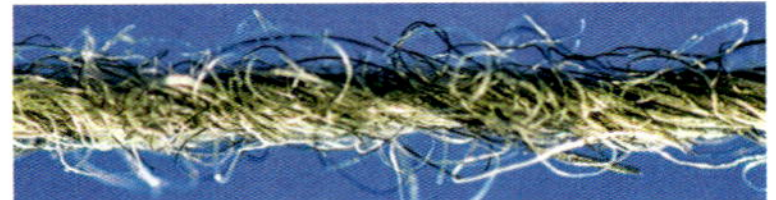

On peut également obtenir un effet de couleur similaire à un mouliné :
- en mélangeant des fibres présentant différents comportements à la teinture ;
- en imprimant des rubans de fibres lors de la fabrication du fil peigné **(fils vigoureux) ;**
- en filant ensemble des mèches de différentes couleurs à faible torsion **(fils jaspé).**

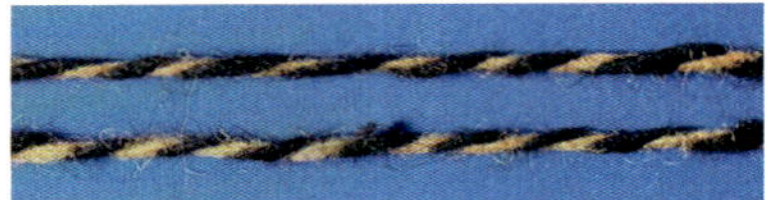

Les **retors moulinés** donnent un effet de couleur marbrée. On obtient cela :
- en tordant deux fils de différentes couleurs ou ;
- en tordant des fils de fibres mélangées dont les matières premières ont un comportement différent à la teinture.

Exemples de tissus : **fresco, mouliné, twist**

Effets de brillance

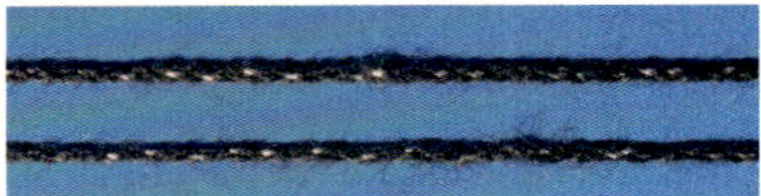

On obtient des **effets mats / irisés** en mélangeant des fibres mates et lustrées lors du filage.
Les **effets de brillance et de paillettes** sont créés en utilisant des fils métalliques (aujourd'hui rares), des fils similaires au métal (par ex. lurex), des fils incolores et des fibres chimiques avec une coupe particulière.
Exemples de tissus : **brocart, lamé**

Effets structurés

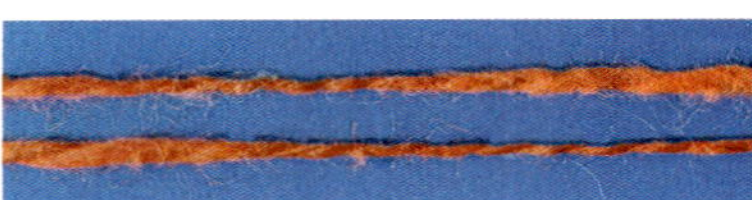

Les **fils ou retors flammés** présentent des épaisseurs sur la longueur, disposés de manière régulière ou irrégulière. L'effet flammé peut être obtenu par filage ou par torsion. Les surfaces textiles présentent un aspect de lin ou de soie sauvage.
Exemple de tissu : **flammé**

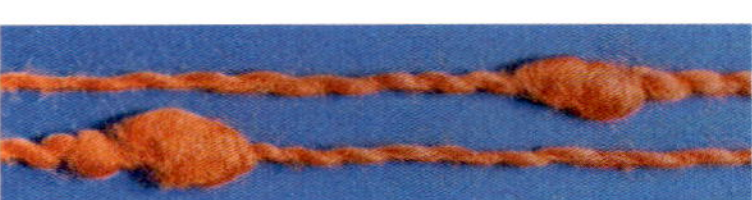

Les **fils ou retors nopés** possèdent des épaisseurs courtes, semblables à des nœuds. Ils se forment en intégrant des petits amas de fibres souvent multicolores lors du filage ou par une torsion spéciale. Ils apportent une surface texturée aux textiles.
Exemples de tissus : **Donegal, tweed**

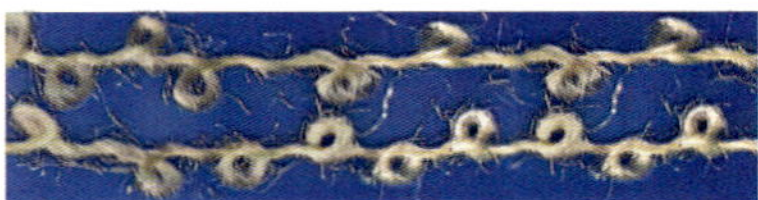

Les **retors bouclés** présentent des boucles ou des nœuds. Ils sont créés grâce à des techniques de retors spécifiques. Les surfaces textiles obtiennent ainsi un toucher plus ou moins rêche et une surface texturée.
Exemples de tissus : **bouclé, frisé, frotté, loop**

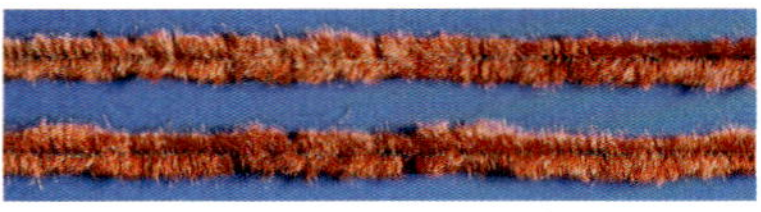

Les **retors chenille** ont une surface semblable au velours. Ils sont volumineux et doux. Les fils semblables à des chenilles peuvent servir à la filature, au tissage et au tricotage. On les utilise par ex. comme fils de trame dans les tissus d'ameublement.
Exemple de tissu : **chenille**

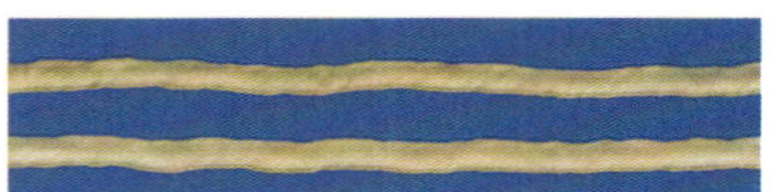

1 : fils fantaisie

Les **fils crêpés** apportent aux textiles une surface frisée, désordonnée et un toucher sableux. On les crée en surtordant **(fil crêpé)** ou en tournant ensemble des retors à torsion dure **(retors frisés).**
Exemples de tissus : **chiffon, crêpe de Chine, crêpe Georgette, crêpe marocain, crêpe Satin**

5.6.1 Vue d'ensemble, présentation des fils à coudre, exigences de qualité

Vue d'ensemble et présentation des fils à coudre

Type de fil	Fabrication et caractéristiques	Domaines d'application
Fil à coudre retors en coton	Retors fabriqués le plus souvent en coton peigné qui sont blanchis, teints, flambés, mercerisés et lubrifiés par un apprêtage. Finesses classiques Ne_C de 7 à 80.	Pour presque tous les travaux de couture avec des tissus de coton.
Soie à boutonnière (soie grège)	Filaments de soie doublés et tordus qui sont teints et lubrifiés par un apprêtage. Finesses Nm de 11 à 70.	Coutures décoratives, boutonnières.
Fil de soie (soie de schappe)	Fils filés et tordus selon le procédé de filage de schappe qui sont teints et lubrifiés par un apprêtage. Finesses Nm de 30 à 120.	Pour presque tous les travaux de couture sur les tissus de soie et de coton.
Fil à coudre retors en polyester	Fils filés et tordus à partir de fibres de polyester qui sont thermofixés, teints et lubrifiés par un apprêtage. Finesses Nm de 30 à 140.	Pour tous les travaux de couture sur presque tous les tissus.
Fils à coudre monobrins	Ces monobrins le plus souvent fabriqués en polyester sont en principe transparents. Finesses Nm de 10 à 140.	Coutures à points invisibles.
Fils à coudre texturés	Filaments teints, texturés et lubrifiés par un apprêtage. Finesses Nm de 100 à 250.	Coutures de propreté et de recouvrement.
Fils ou retors gainés	Fils à coudre haut de gamme équipés d'une « âme » de polyester continue, qui sont enveloppés de coton. Le polyester renforce la résistance et le coton sert essentiellement à refroidir l'aiguille. Finesses Nm de 30 à 150.	Pour presque tous les travaux de couture, notamment à des vitesses de couture élevées.

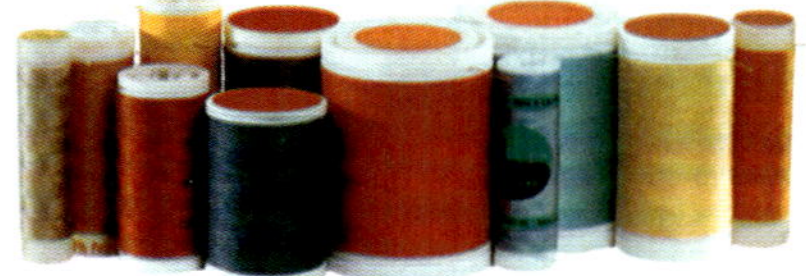
1 : Bobines à disques

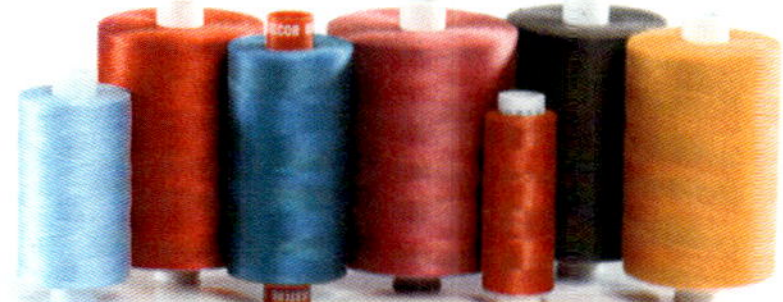
2 : Bobines croisées cylindriques

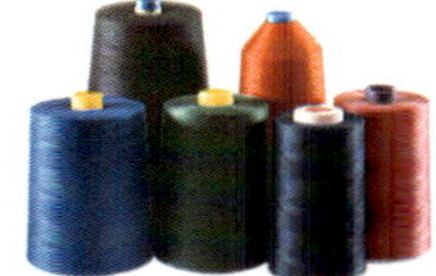
3 : Bobines croisées coniques

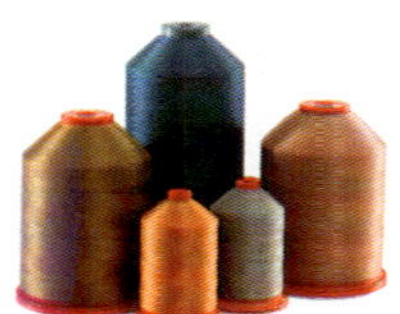
4 : Bobines de pied ou bobines King

Exigences de qualité relatives aux fils à coudre

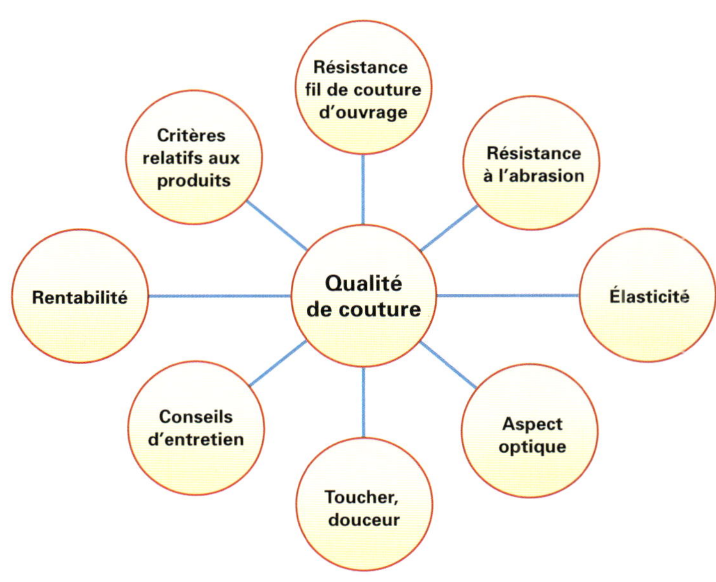

5 : Critères de qualité des fils à coudre (source : Amann)

La qualité d'une couture est définie essentiellement par le fil à coudre utilisé.

Les **exigences générales** relatives aux fils à coudre permettant une bonne qualité de couture sont notamment :

- résistance à la rupture ;
- résistance à l'abrasion ;
- élasticité ;
- résistance au lavage, repassage et nettoyage.

Les **caractéristiques speciales** des fils à coudre pour textiles spécifiques sont de plus :

- une grande résistance à la chaleur (pour les tenues de protection contre la chaleur) ;
- une résistance aux produits chimiques (pour les vêtements de protection contre les produits chimiques) ;
- une conductibilité électrique (pour les textiles conducteurs) ;
- une résorbabilité (dégradables par le corps, pour les applications chirurgicales) ;
- une haute solidité (pour les airbags).

5.7.1 Systèmes de numérotation des fils
5.7.2 Numérotation des fils simples

Dans la production textile et pour la fabrication de vêtements, on utilise des fils fins, moyens et grossiers, selon les utilisations. Les différentes finesses influencent l'aspect et les caractéristiques des surfaces ainsi fabriquées.

La finesse d'un fil est indiquée par un chiffre (numéro) qui correspond au rapport entre la longueur du fil et la masse de ce fil. Ce type d'indication de la finesse s'appelle numérotation.

Systèmes de numérotation

Numérotation de masse[1]		Numérotation de longueur	
Système de désignation de la masse par rapport à la longueur. La valeur de finesse (le numéro) est déterminée par une masse définie, basée sur une **longueur constante.**		Système de désignation de la longueur par rapport à la masse. La valeur de finesse (le numéro) est déterminée par une longueur définie basée sur une **masse constante.**	
Titre[2] tex Tt	**Titre Denier Td (den)**	**Numéro métrique Nm**	**Numéro anglais Coton Ne_B**
Masse en grammes (g) sur la base d'**1 km** de long	Masse en grammes (g) sur la base d'**9 km** de long	Longueur en mètres (m) sur la base d'une masse de **1 g**	Longueur en hanks[3] sur la base d'une masse d'**1 livre (lb)**
par ex. **20 tex** 1 km de fil a une masse de 20 g	par ex. **20 den** 9 km de fil ont une masse de 20 g	par ex. **Nm 20** 1 g de masse correspond à 20 m de fil	par ex. **Ne_B 20** 1 livre de masse correspond à 20 hanks
L'unité est placée après le chiffre.		L'unité est placée avant le chiffre.	
Plus le chiffre (numéro) **est petit, plus** le fil **est fin.**		**Plus** le chiffre (numéro) **est grand, plus** le fil **est fin.**	

Bien que tous les systèmes de numérotation indiqués soient encore utilisés de nos jours, le **système tex est l'indication de finesse valable à l'international.**

[1] Est également appelé souvent numérotation de poids
[2] Titre = finesse de fibres ou de fils
[3] 1 hank = 840 yards ; 1 yard = 91,44 cm

Numérotation des fils fins

Système tex (Tt)

$$\text{Tt (tex)} = \frac{\text{Masse (g)}}{\text{Longueur (km)}}$$

La longueur de base de l'étiquetage Tex est de 1 km. En cas de besoin, des multiples décimaux et des parties de l'unité tex sont possibles, par ex.

- pour les fils très fins décitex (dtex), sur une base de 10 km de long.
- pour les fils épais et grossiers kilotex (ktex) sur la base de 0,001 km (1 m) de long.

Pour les vêtements, les étiquetages en **tex** ou **dtex** sont répandus.

$$\textbf{Tt [tex]} = \frac{m\,[g]}{l\,[km]}$$

Exemple de calcul 1 : Un fil d'une longueur de 2,5 km possède une masse de 40 g. Déterminez la finesse du fil en Tt (tex).

$$\textbf{Tt (tex)} = \frac{\text{Masse (g)}}{\text{Longueur (km)}} = \frac{40\text{ g}}{2.5\text{ km}} = 16\,\frac{\text{g}}{\text{km}} \rightarrow \textbf{16 tex}$$

$$\textbf{Tt [dtex]} = \frac{m\,[g]}{l\,[km]} \cdot 10$$

Exemple de calcul 2 : Un fil d'une longueur de 6 km possède une masse de 150 g. Déterminez la finesse du fil en Tt (dtex).

$$\textbf{Tt (dtex)} = \frac{\text{Masse (g)}}{\text{Longueur (km)}} \cdot 10 = \frac{150\text{ g}}{6\text{ km}} \cdot 10 = 25\,\frac{\text{g}}{\text{km}} \cdot 10 \rightarrow \textbf{250 dtex}$$

Titre Denier (Td)

$$\text{Td} = 9 \cdot \frac{\text{Masse (g)}}{\text{Longueur (km)}}$$

Pour les filaments (par ex. les fils de corseterie), on utilise encore souvent ce titre pour les fils de soie de nos jours. La longueur de base pour l'étiquetage avec Td (den) est de 9 km.

Numéro métrique (Nm)

Le numéro métrique correspond au rapport de la longueur en m à la masse en g. Il est encore utilisé pour indiquer la finesse des fils à coudre faits de fibres filées.

$$\text{Nm} = \frac{\text{Longueur (m)}}{\text{Masse (g)}}$$

Exemple de calcul : Un fil d'une longueur de 800 m possède une masse de 20 g. Déterminez la finesse du fil en Nm.

$$\textbf{Nm} = \frac{\text{Longueur (m)}}{\text{Masse (g)}} = \frac{800\text{ m}}{20\text{ g}} = 40\,\frac{\text{m}}{\text{g}} \rightarrow \textbf{Nm 40}$$

Numéro anglais de coton (Ne_B)

$$Ne_B = \frac{\text{Longueur (hanks)}}{\text{Masse (pounds)}}$$

Cette numérotation anglaise est encore courante pour les fils à coudre en coton. Elle se fonde sur une longueur de fil en hanks, ce qui correspond à une longueur de brin de 840 yards sur la masse en livres (lbs).

5.7.3 Titrage des retors et fils à coudre

Titrage des retors

Système tex (Tt)

Pour les **retors**, du système tex, les finesses des différents fils sont indiquées par le **symbole de multiplication × et le chiffre d'assemblage**. Il est de plus possible d'indiquer la finesse calculée du retors avec le chiffre d'assemblage entre parenthèses.

Exemples :

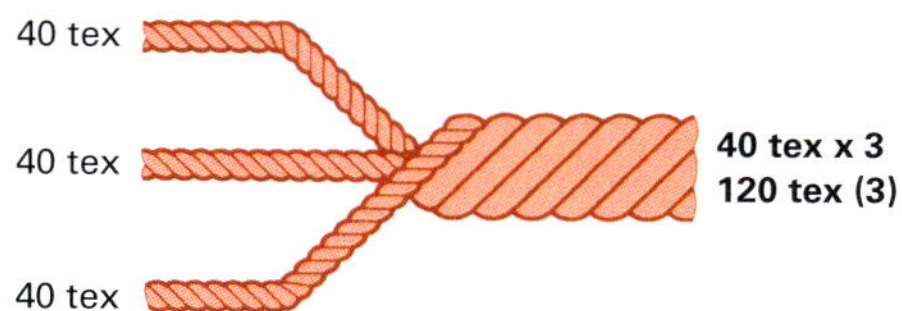

1 : Retors simple de trois fils d'une finesse respective de 40 tex

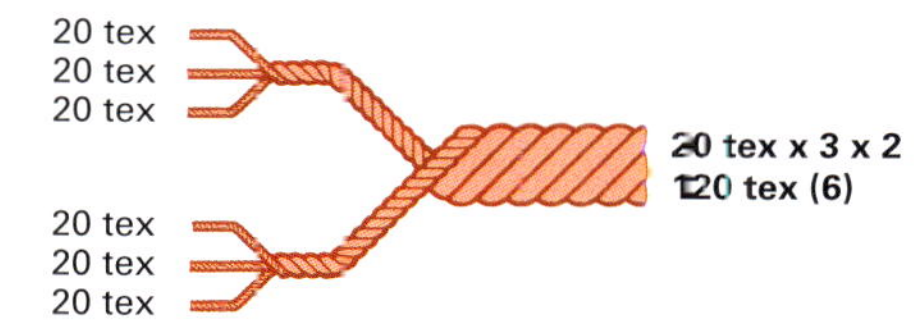

2 : Retors à deux niveaux de six fils d'une finesse respective de 20 tex

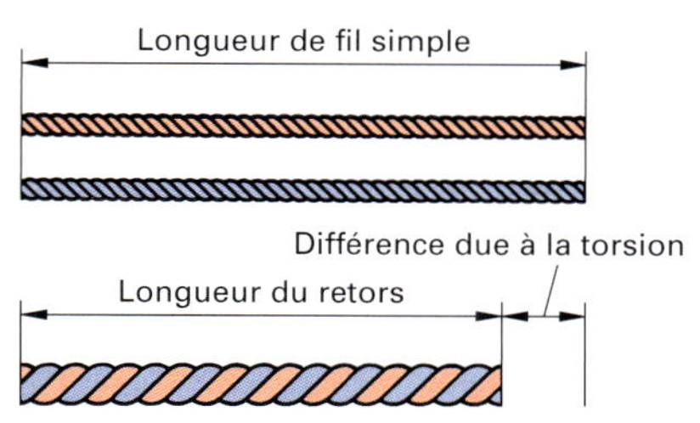

3 : Torsion

Dans le second exemple, 20 tex × 3 × 2 = 120 tex serait le titre calculé final pour le retors. Ce chiffre n'indique cependant pas la finesse définitive du retors car la torsion du retors est plus courte que les fils individuels. En fonction de la torsion, la finesse définitive peut être par ex. de 132 tex. Cela devrait être indiqué par la lettre R (finesse résultante). Ici, donc R 132 tex/3/2.

Lors de l'indication du titre final calculé, de la **finesse « théorique » du retors**, l'assemblage est indiqué entre parenthèses, soit ici **120 tex (6)**.

Numéro métrique (Nm)

Lors du titrage de retors ou de fils à plusieurs niveaux selon le système Nm, **l'assemblage** est indiqué avec un **trait barré (/)** après la finesse du fil individuel.

Lors de l'indication de la **finesse « théorique » du retors, l'assemblage** du titre final calculé **est indiqué entre parenthèses**.

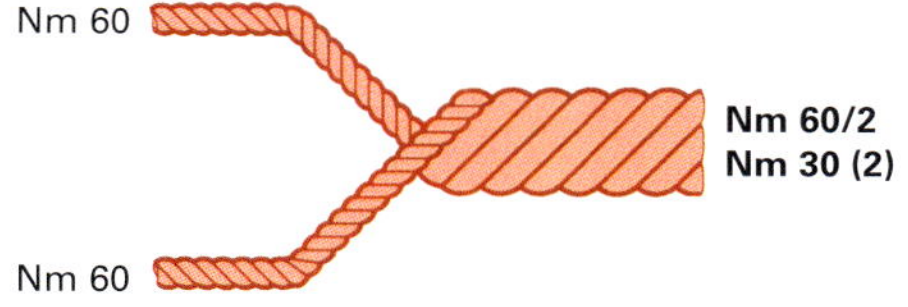

4 : Retors simple de deux brins d'une finesse respective de Nm 60

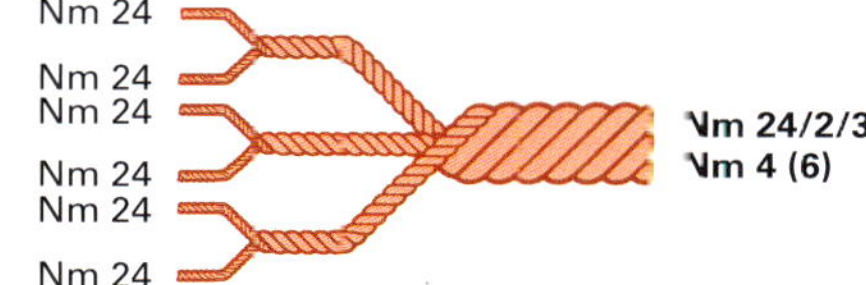

5 : Retors à deux niveaux fait de six brins d'une finesse respective de Nm 20

Titrage des fils à coudre

Malheureusement, aucun système normalisé et simplifié ne s'est encore imposé pour le titrage des fils à coudre.

Les fils à coudre en soie, les fibres synthétiques et les fils gainés sont le plus souvent indiqués avec la numérotation métrique (Nm 70/3 ; Nm 80/3 ; Nm 120/3 ; Nm 120/2). Si aucun chiffre d'assemblage n'est ajouté à l'épaisseur du retors, il s'agit d'un retors à trois brins, le plus courant.

Pour les retors de coton, le titrage anglais est indiqué (Ne_C 50/3, Ne_C 40/3). En général, le chiffre d'assemblage n'est pas indiqué. Cependant, il est le plus souvent triple. En cas de présence d'un autre chiffre d'assemblage, on choisit l'épaisseur du fil simple de telle sorte que le numéro final du retors corresponde à un retors triple, par ex. :

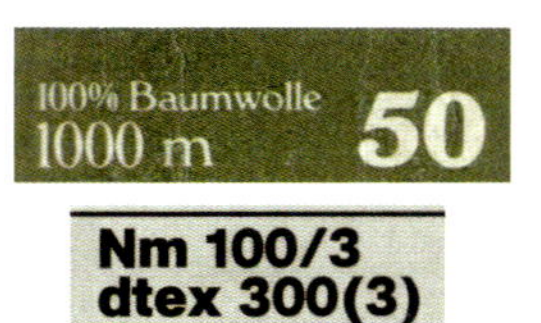

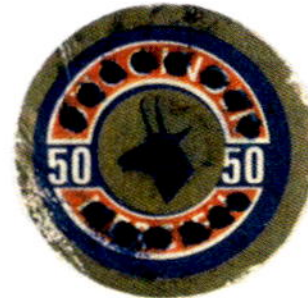

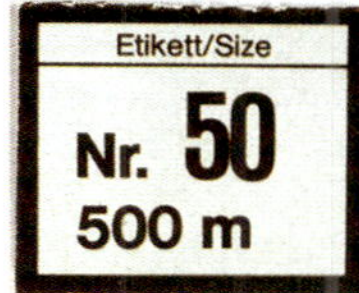

6 : Étiquettes des fils de couture

n ° de l'étiquette	n° de fil	numéro final du retors
N ° 50	Ne_C 60/3	env. Ne 20
N ° 50/4	Ne_C 80/4	env. Ne 20
N ° 50/2	Ne_C 40/2	env. Ne 20

6.1.1 Surfaces textiles : aperçu
6.1.2 Feutres foulés et non-tissés (1)

Les surfaces textiles sont des produits qui se créent sur la base de fibres et fils au moyen de différents procédés de fabrication. On peut répartir ces procédés comme suit :

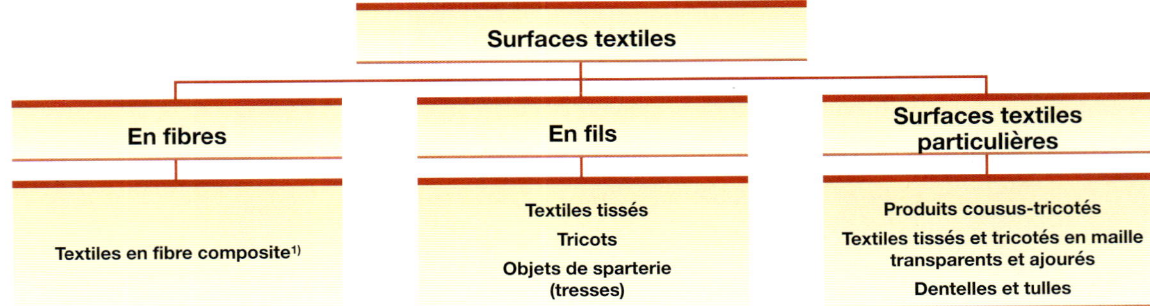

Textiles non tissés

Les textiles non tissés font partie des **non woven fabrics**[2]. Ils sont faits directement de fibres en contournant la formation de fils. La fabrication est toujours conditionnée par la formation d'un voile de carde, la distribution d'un voile non-tissé. Puis vient la consolidation du voile. Selon la norme actuelle, on ne distingue plus le matériel utilisé ou le type de consolidation. Toutefois, on utilise toujours toujours la différenciation suivante :

Textiles non tissés	
Feutres foulés (véritable « feutre »)	**Non-tissés**
• en laine et en poils fins d'animaux, éventuellement avec mélange • se créent par consolidation mécanique ;	• en fibres discontinues et en fibres continues • se créent par consolidation mécanique, thermique, chimique ou par méthode combinée ;

Fabrication des feutres foulés

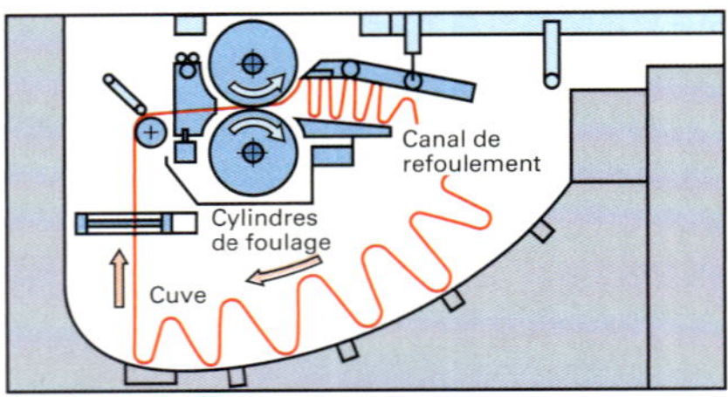

1 : Principe fonctionnel du foulage

2 : Feutre de pied de col

3: Laine bouillie

En fabriquant les feutres, on exploite la capacité de la laine ou d'autres fibres animales à feutrer sous l'action de la lessive, de la chaleur, du mouvement et de la pression.

Pour les **véritables feutres**, on fabrique un voile de carde qui se comprime entre des plaques mobiles sur la fouleuse et se feutre ensuite par pressages et battages jusqu'à la densité finale.

Les tissus et tricots en maille avec surface d'aspect feutre se créent par foulage intensif **(ill. 1)**, le dessin d'armure n'est plus reconnaissable, comme par ex. pour la **laine bouillie (ill 3)**. Le feutrage intentionnel est aussi une condition pour du duvet durable en ce qui concerne les tissus fibreux. **Cf. loden, melton, velours.**

Caractéristiques et emploi des feutres foulés

Les caractéristiques des feutres varient en fonction de la laine employée ou du type de poils d'animaux tels que le chameau, la chèvre, le lapin et éventuellement aussi en fonction de la quantité du mélange de fibres non feutrantes.

Les feutres possèdent un **bon pouvoir isolant** et, de ce fait, une bonne conservation de la chaleur, mais nous les utilisons rarement pour la confection de vêtements.

Les domaines clés d'utilisation sont : les chapeaux, le dessous de col des vestons et manteaux, les ornements décoratifs, les tenues traditionnelles, les garnissages de rouleaux, le matériau isolant, les garnissages de table de billard, les courroies transporteuses dans la fabrication de papier.

Fabrication des non-tissés

4 : Non-tissé à fibres enchevêtrées

Techniques de fabrication

- **Les non-tissés secs** se créent par le cardage **(cf. p. 66)** des fibres discontinues frisées ou par absorption des fibres sur un tambour tamisant. Ils peuvent aussi être soumis à une orientation directionnelle par la déformation de la fibre.
- **Les non-tissés humides** sont générés par un processus comparable à la fabrication du papier. Le voile de carde se crée par charriage des fibres non frisées de coupe fine sur un tamis.
- **Les non-tissés à fibres filées ou enchevêtrées** en granulés polymères sont directement produits par un processus de filage à partir de fibres continues. On file les solutions filables sur un tapis roulant. Le voile de carde est encore libre.

[1] Textiles non tissés : Selon la norme internationale DIN EN ISO 9092 de janvier 2012, le terme **non-tissé** s'applique à toute structure constituée de matières textiles, comme des fibres, des filaments continus ou des fils coupés, quelle qu'en soit la nature ou l'origine, liée par un moyen quelconque, incluant donc les feutres foulés. Cela exclut l'entrelacement de fils comme dans une étoffe tissée, tricotée et en dentelle.
[2] angl.: non woven = non tissé ; fabrics = tissus

6.1.2 Feutres foulés et non-tissés (2)

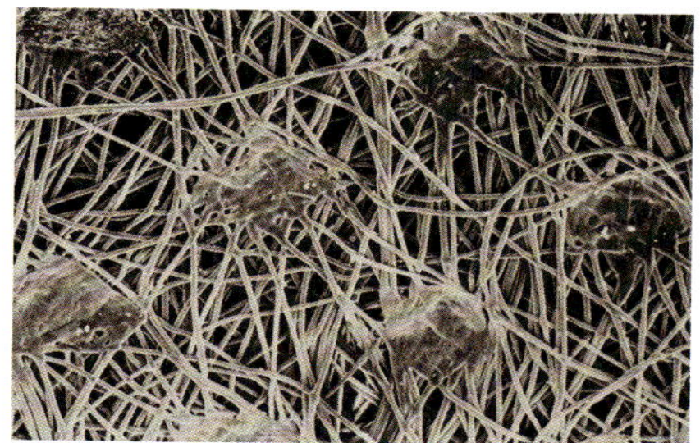
1 : Non-tissé avec soudure par points

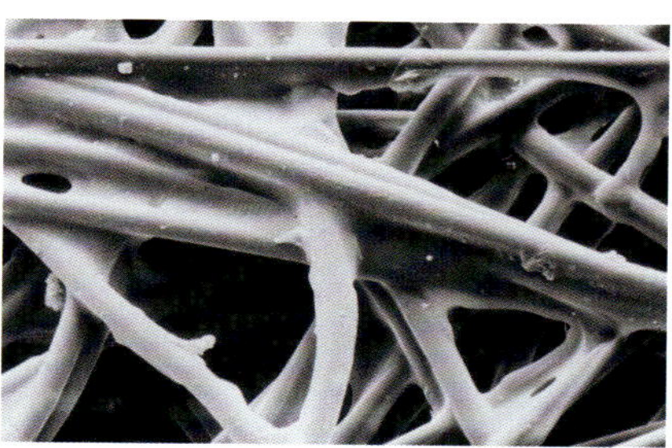
2 : Non-tissé avec liant

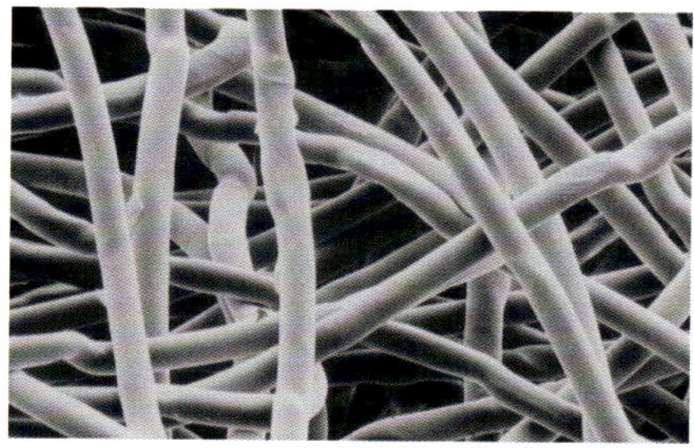
3 : Non-tissé avec soudage de fibres de liaison

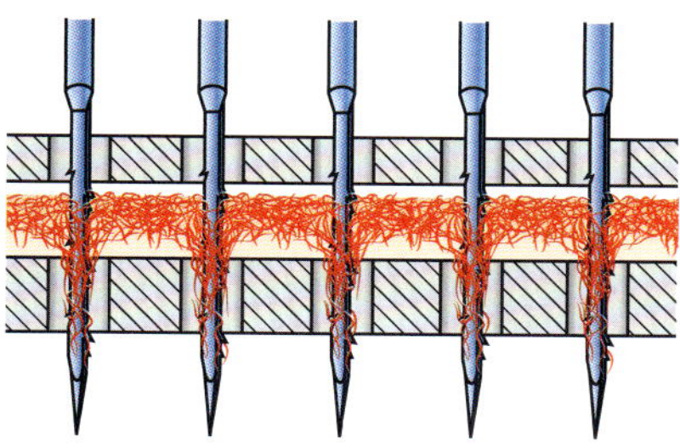
4 : Principe fonctionnel de l'aiguilletage

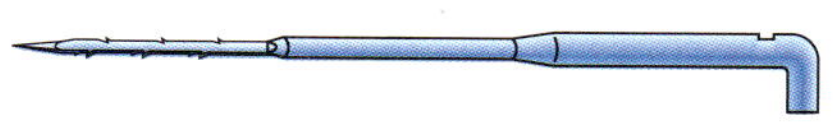
5 : Aiguille avec barbillons

Solidification de voile

La consolidation du voile de carde libre pour obtenir du non-tissé peut s'effectuer sous diverses techniques. En liaison avec les matières fibreuses utilisées, elle détermine les caractéristiques et les domaines d'utilisation.

- **Consolidation thermique**
  Sous forme de points ou de losange, on soude le voile de carde en fibres thermoplastiques telles que le polyamide et le polyester à l'aide d'un calandrage chauffé **(ill. 1)**.
- **Consolidation chimique**
  Avec un liant, on asperge ou imprègne le voile de carde, et on l'assèche par la suite. Le liant condense (s'épaissit par évaporation) et consolide le voile **(ill. 2)**.
- **Consolidation avec des fibres de liaison**
  Le voile de carde contient des fibres bicomposants (fibres chimiques en deux polymères de filage avec des plages de fusion différentes) qui fondent partiellement sous la chaleur (par ex. dans un séchoir à air traversant) et lient ainsi les fibres aux points d'intersection **(ill. 3)**.
- **Consolidation mécanique**
  L'**aiguilletage (ill. 4)** est une forme de consolidation mécanique du voile de carde. Ici, on peut utiliser presque tous genres de fibres, mais on fait le plus souvent recours aux fibres synthétiques. On transperce un non-tissé volumineux à l'aide d'aiguilles avec barbillons **(ill. 5)**, lesquelles sont fixées à un crochet d'aiguille. Ce faisant, chaque aiguille tire une certaine quantité de fibres vers la face inférieure du non-tissé, ce qui entraîne un entrelacement des fibres. Normalement, on consolide en outre les **non-tissés aiguilletés (« feutres aiguilletés »)** de façon chimique.

  La **consolidation par jet d'eau** est une autre option. Elle s'obtient en faisant tourbillonner les fibres dans le voile de carde au moyen de jets d'eau fins et d'une forte pression du jet d'eau.

Domaines d'utilisation et caractéristiques des non-tissés

On utilise principalement les non-tissés comme **entoilages** dans l'habillement. Sont prépondérants ici les non-tissés thermiquement consolidés en fibres discontinues de polyamide et/ou de polyester, fabriqués suivant le procédé à sec. Ils sont surtout thermiquement fixables par le biais d'un adhésif thermofusible appliqué ponctuellement.

Entoilages, exemples d'application :

- fixation des devants, plaques ;
- fixation de petites pièces : cols, parementure, poches, poignets, ceinture ;
- stabilisation des bords ;
- support de broderie.

Entoilages, caractéristiques et exigences :

- perméabilité à l'air ;
- autodéfroissabilité ;
- stabilité au lavage et au nettoyage ;
- faible poids du tissu ;
- traitement facile et rationnel ;
- stabilité dimensionnelle ;
- solidité ;
- résistance au retrait ;
- adhérence de fixation avec le tissu extérieur.

À partir de **non-tissés à fibres filées ou enchevêtrées**, on produit des textiles destinés à l'habillement de courte durée, de la doublure volumineuse légère, des vêtements pour salles blanches, des vêtements de protection spéciale, par ex. pour les travaux avec des substances radioactives, en technique médicale et en électronique. En fonction de leur genre, ils sont légers, flexibles, respirants, absorbants, isolants, lavables à la machine, infroissables, suffisamment élastiques et résistants à la déchirure. Il est possible de gaufrer, de teindre et d'imprimer.

Les non-tissés enchevêtrés en microfibres faits de filaments de polyester et de polyamide avec revêtement de polyuréthane constituent la base de tissus d'un aspect de cuir velours de haute qualité (« substituts du cuir ») tels que l'alcantara et l'amaretta **(cf. p. 122)**.

Les non-tissés aiguilletés ou « feutres aiguilletés » sont élastiques et d'un poids faible. On les emploie pour les entoilages et rembourrages, couvre-matelas, filtres, tamis, matériau de rembourrage et revêtements de sol.

6.2.1 Fabrication de tissu

Textiles tissés (tissus)

Les textiles tissés (tissus) se créent par l'entrecroisement à angles droits de systèmes de fil longitudinaux et transversaux. On peut par exemple les subdiviser selon le nombre des systèmes de fil utilisés, selon la structure d'armure et selon les aspects optiques.

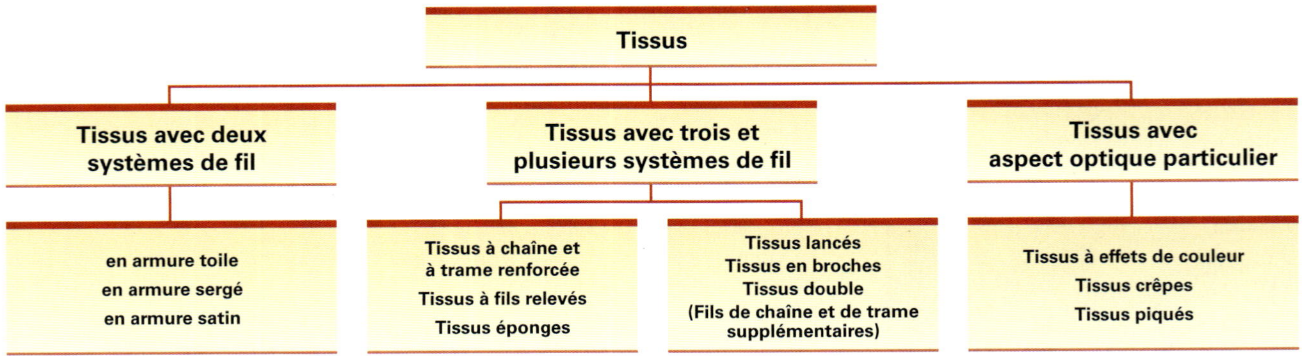

Principe du tissage

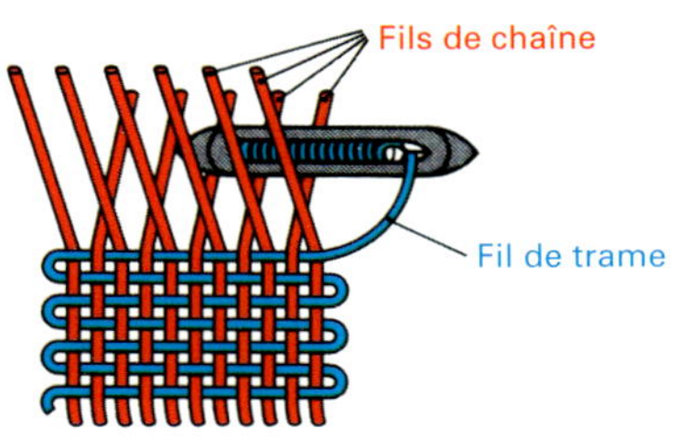

1 : Principe du tissage

Le **tissage** est le terme employé pour désigner l'entrecroisement à angles droits des fils de chaîne et de trame **(ill. 1)**.

La **chaîne** renvoie à l'ensemble des fils qui suivent une direction longitudinale (sens de la lisière du tissu) lors de la fabrication.

La **trame** désigne l'ensemble des fils situés en sens transversal (largeur) lors de la fabrication.

Les fils de chaîne sont en général plus solides que les fils de trame, car leur sollicitation est plus élevée lors du tissage.

Tissage sur un métier à lames et tissage sur un métier à tisser jacquard

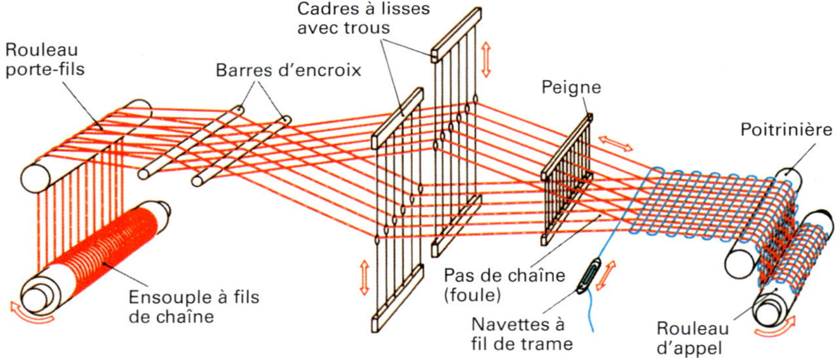

2 : Schéma du tissage sur un métier à lames

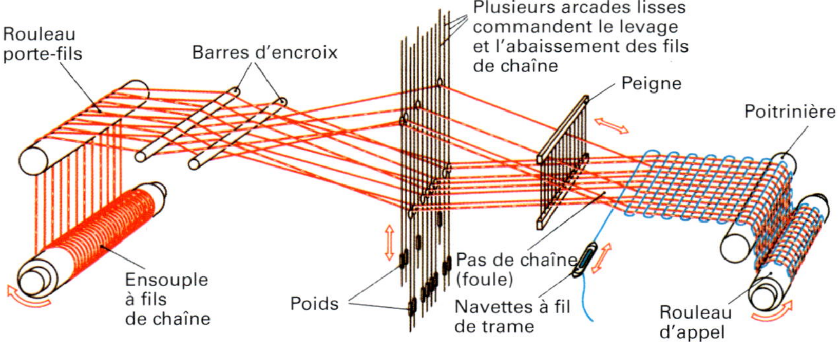

3 : Schéma du tissage sur un métier à tisser jacquard

Dans le **tissage sur un métier à lames**, on dirige les fils de chaîne de l'ensouple au rouleau d'appel en passant par les rouleaux porte-fils, les barres d'encroix, les cadres à lisses, le peigne et la poitrinière. Les fils de chaîne passent au travers des maillons des lisses selon un ordre déterminés **(ill. 2)**, par ex. le 1er, 3e, 5e, 7e, 9e, etc. ou 2e, 4e, 6e, 8e, etc.

En levant et en abaissant les fils de chaîne, on obtient une foule dans laquelle est inséré le fil de trame. Pour constituer la foule, il faut au moins deux cadres. Après insertion de trame, le peigne tasse le fil de trame encore desserré à la fin du tissu. Puisqu'il ne peut être admis qu'une quantité limitée de cadres de tissage sur le métier à tisser, la possibilité de motifs est limitée dans le tissage sur un métier à lames.

Dans le **tissage sur un métier à tisser jacquard**, on peut lever ou abaisser chaque fils de chaîne individuellement. Ceci est rendu possible par un mécanisme de commande électronique à carte perforée, de laquelle partent les ordres nécessaires de soulèvement ou d'abaissement **(ill. 3)**.

Ce mécanisme de tissage porte le nom de son inventeur J. M. Jacquard (1755–1834), un tisseur de soie originaire de Lyon. L'expression « avec motif jacquard » se réfère aujourd'hui à toutes les surfaces textiles aux motifs variés.

6.2.2 Préparation du tissage

Avant de traiter les fil de chaîne et de trame pour en faire du tissu, il faut d'abord les apprêter pour le processus de tissage.

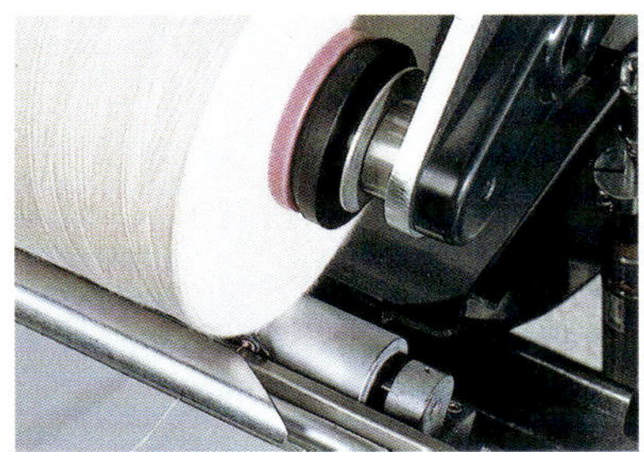

1 : Détail d'une machine à bobinage croisé

Bobinage

Sur la machine de bobinage, on modèle les fils provenant de la filature à la forme nécessaire pour les opérations suivantes. Pour les différents systèmes d'insertion de trame et pour la fabrication des chaînes de tissage, il faut enrouler les fils sur les bobines croisées avec une grande longueur du filetage **(ill. 1)**. Pour l'insertion dans des navettes, il faut encore rembobiner par la suite les fils sur les canettes.

Outre la préparation du type de bobine requise, le bobinage joue aussi un rôle important consistant à nettoyer les fils et à éliminer les défauts, ceci afin d'éviter au mieux des arrêts de machine et défaut de tissage causés par des irrégularités du fil dans le tissage. Le contrôle peut s'effectuer mécaniquement, électroniquement ou de façon combinée.

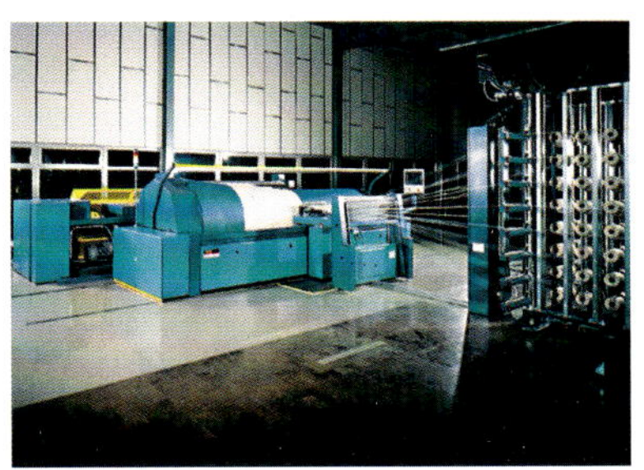

2 : Ourdissoir sectionnel

Production de la chaîne de tissage

Il faut produire la chaîne de tissage dans la largeur et la densité de fil souhaitées avant le processus de tissage. Ceci peut se réaliser par ourdissage sectionnel ou direct.

Ourdissage sectionnel

Dans cette forme d'ourdissage, on enroule une nappe de fils du cantre en forme d'un ruban étroit sur le tambour d'ourdissage **(ill. 2)**. La nappe d'ourdissage a déjà la densité de fil finale, mais alors seulement une partie de l'intégralité du nombre et de la largeur des fils de chaîne. On enroule plusieurs rubans les uns après les autres sur un tambour conique et il en résulte la chaîne de tissage finale. Dans une deuxième opération, on enroule l'ensemble de la nappe de fils de chaîne se trouvant sur la même machine sur l'ensouple.

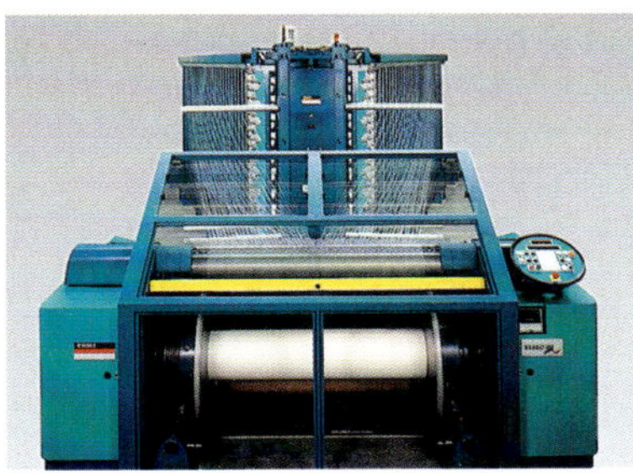

3 : Ourdissoir direct

Ourdissage direct

On place les bobines croisées avec les fils de chaîne sur le cantre et, grâce aux freins de fil assurant une tension uniforme de tous les fils, on les introduit dans l'ourdissoir où elles sont enroulées sur l'ensouple d'ourdissoir **(ill. 3)**. Pour atteindre le nombre total de fils pour un tissu, il faut ourdir plusieurs rouleaux d'ourdissage et les regrouper dans une autre opération. Ceci s'opère le plus souvent ensemble avec le processus d'encollage.

L'ourdissage direct est plus rentable pour les grands lots et les tissus bruts ou de couleur uniforme. Les possibilités de dessiner les ensouples d'ourdissoir avec des couleurs sont limitées.

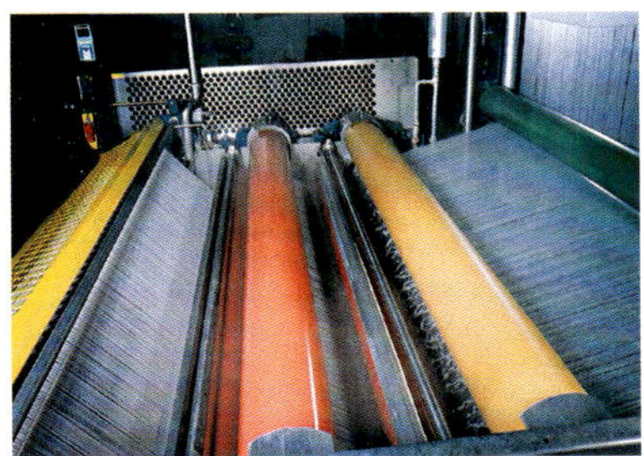

4 : Aperçu dans la partie interne d'un bac d'encollage

Encollage

Lors du processus de tissage, de fortes sollicitations mécaniques sont infligées aux fils de chaîne, ce qui peut mener à une usure et ainsi à des arrêts de machine causés par la rupture des fils de chaîne et à des défauts de tissage. Afin d'éviter cela, on traite la chaîne avec des agents d'encollage contenant de l'amidon ou autres qui rendent les fils de chaîne plus lisses, plus solides et plus résistants **(ill. 4)**.

Une application uniforme de l'agent d'encollage en quantité adéquate est très importante pour un bon fonctionnement du tissage. Puisqu'il faut rincer la pâte d'encollage après l'opération de tissage dans la plupart des cas **(désencollage)**, ce qui nuit à l'environnement, une application aussi rationnelle que possible de l'agent d'encollage est d'une importance capitale. Une récupération de l'agent d'encollage se produit normalement.

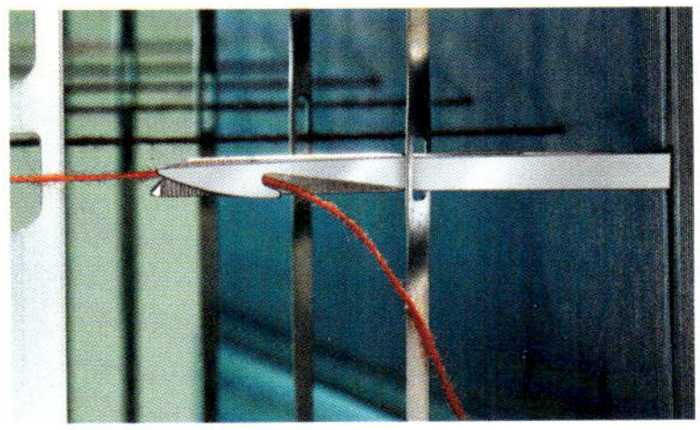

5 : Extrait d'une machine de rentrage

Rentrage

Le rentrage dans les lisses et le peigne est un travail très fastidieux qui est pratiqué de nos jours dans la majorité des tissages modernes sur un métier à lames à l'aide d'installations de tirement automatiques **(ill. 5)**. Si plusieurs chaînes égales s'entremêlent l'une après l'autre, la nouvelle chaîne sera nouée aux fils de l'ancienne chaîne. De ce fait, aucun nouveau rentrage n'est nécessaire. En cas de changement de fil différent rendant indispensable un changement de chaîne, on retire tout le harnais y compris l'ensouple tissée pour le remplacer par un autre harnais tiré au préalable dans la section de rentrage ensemble avec la nouvelle ensouple.

6.2.3 Procédé d'insertion de trame

Jusqu'au XXe siècle, l'**insertion de trame** s'effectuait exclusivement avec des navettes. Avec la mise au point des métiers à tisser sans navettes où l'insertion de la trame dans la foule s'opère avec des projectiles, des préhenseurs, à l'air ou à l'eau, on peut obtenir des vitesses de tissage plus élevées, des largeurs de tissu plus grandes et de temps d'arrêt réduits des métiers à tisser. En outre, la production de cannettes n'est pas obligatoire dans ce nouveau procédé d'insertion de la trame, vu que le fil de trame est retiré directement des grandes bobines. Des interruptions dues au changement de cannettes sont ainsi supprimées.

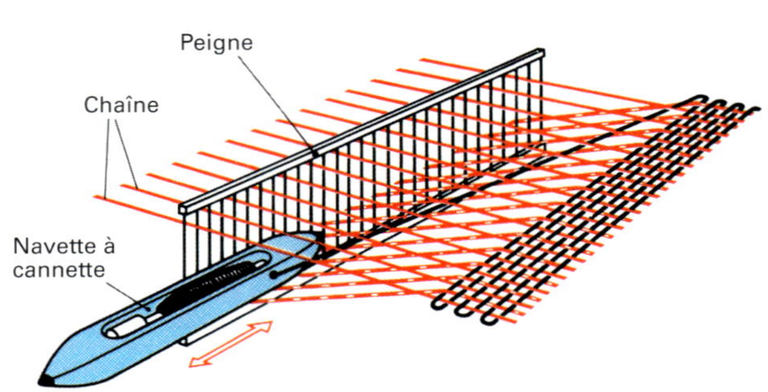

Insertion de trame par des navettes (ill. 1)

Le fil de trame se trouve sur une bobine dans la navette. Il est « enfermé » sur une surface de guidage lisse à travers la foule. Le fil de trame s'inverse à chaque bord du tissu, produisant ainsi des lisières solides. Pour la formation d'une haute foule visant à faire traverser les navettes relativement grandes, une quantité d'énergie relativement importante est nécessaire. De cette façon, l'augmentation de la vitesse de tissage se soumet à des limites naturelles. Certes, les cannettes vides se remplacent automatiquement par d'autres qui sont pleines, mais ceci entraîne souvent des arrêts de machine. De nos jours, la production des métiers à navette est rare.

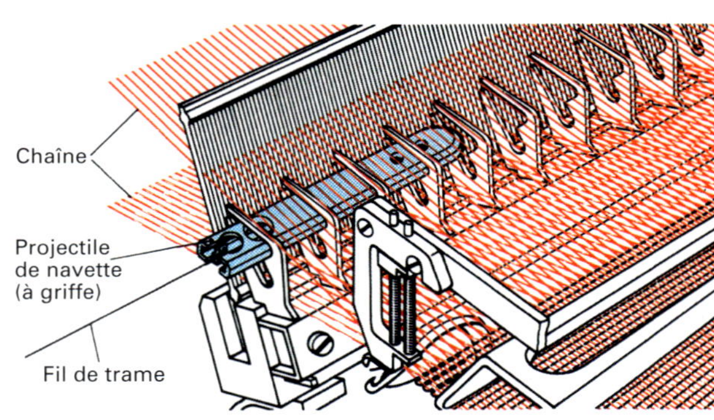

Insertion de trame par projectile (ill. 2)

Les projectiles préhenseurs insèrent le fil de trame tiré directement d'une bobine croisée dans la foule. Comparés aux navettes, les projectiles s'ont d'un petit volume et peuvent donc s'accélérer facilement. Plusieurs projectiles sont disponibles et retournent à chaque fois hors de la foule vers le point de tir de façon à se relayer sans interruption. La hauteur réduite de navette et le petit volume à déplacer permettent de grandes largeurs de tissu et des vitesses de production élevées. Puisque le fil de trame est coupé à chaque lancement, il faut sécuriser séparément les bouts de fil des deux lisières.

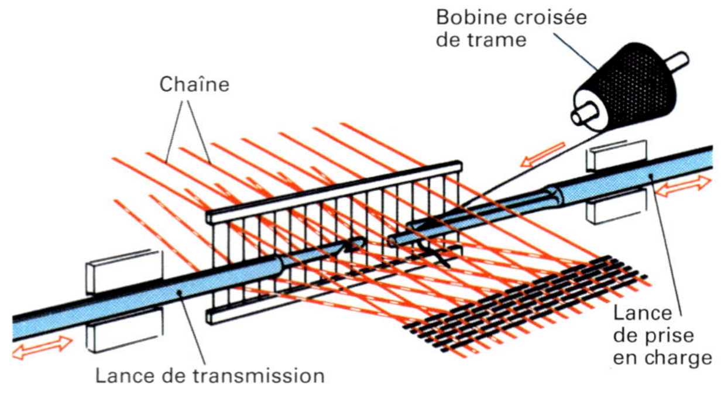

Insertion de trame par lances (ill. 3)

La plupart du temps, deux lances se trouvent à chaque extrémité. Une lance de transmission prend le fil de trame directement d'une bobine croisée et le déplace vers le centre du tissu, une lance de prise en charge la reprend et la mène à travers la foule jusqu'à l'extrémité opposée. Une faible accélération de la lance au début de l'insertion de la trame a un effet avantageux sur la préparation des fils cardés ou des fils sensibles aux tensions (par ex. les fils texturés) dans la trame. La hauteur réduite de la navette et le petit volume à déplacer permettent des vitesses de production élevées. Ici, il faut aussi sécuriser les lisières de tissu séparément.

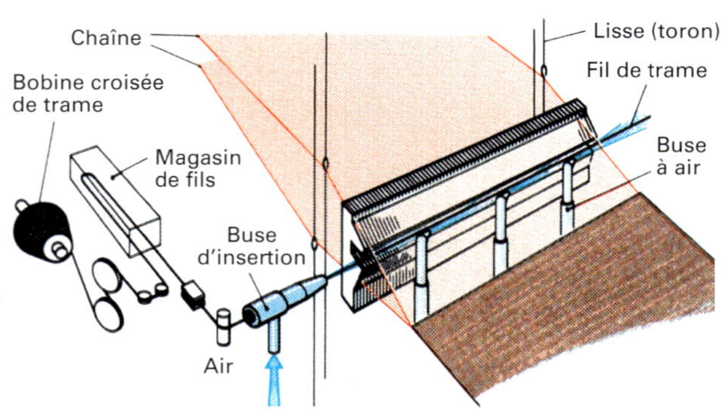

Insertion de trame par buses (ill. 4)

Dans ce principe, on sauvegarde en vrac la longueur de fil de trame nécessaire avant l'insertion et on l'injecte dans la foule au moyen d'un jet d'air ou d'eau. Dans le cadre de l'insertion à jet d'air, plusieurs buses disposées successivement assurent le transport du fil. L'insertion de la trame à jet d'air est douce et, de ce fait, appropriée pour des matériaux sensibles (par ex. tissus texturés).

Lors d'une insertion à jet d'eau, le tissu devient mouillé et doit être séché immédiatement après le tissage. On ne peut utiliser ce procédé que pour des fibres à faible absorption de l'humidité (par ex. le polyester).

6.2.4 Principes de construction des armures

Le système d'entrecroisement des fils de chaîne et de trame dans un tissu est désigné comme **armure**.

La représentation graphique d'une armure est appelée **dessin d'armure.** On la représente et la lit allant de gauche à droite et de bas en haut. Les rangées verticales correspondent aux fils de chaîne, les fils de trame sont graphiquement représentés dans des rangées horizontales. Une case noire représente un fil de chaîne qui passe sur un fil de trame **(pris de chaîne).** Si le fil de chaîne est situé sous un fil de trame, ce point d'intersection sera représenté par une case blanche **(sauté de chaîne).**

Le point où un fils de chaîne et un fil de trame forment un entrecroisement est appelé **point de liage.**

Le plus petit nombre de fils de chaîne et de trame dont on a besoin pour une entité de liaison est le **rapport d'armure.** Un dessin d'armure se compose de plusieurs rapports.

Un dessin représentant l'entrecroisement d'un fil de chaîne et de trame vu d'une coupe en travers du tissu est appelé **coupe transversale du tissu.**

Un morceau de fil qui n'est pas tenu sur une grande distance par des points de liage est appelé **flotté.**

Armures de base

	Armure toile	**Armure sergé**	**Armure satin**
	Chaque fil de chaîne est situé en alternance sur et sous un fil de trame. Les points de liage se touchent de tous côtés.	On la reconnaît au sergé diagonal. Celui-ci provient du fait que les points de liage sont de liage latéralement et se jouxtent.	Dans l'armure satin, les points de liage ne se touchent pas et sont répartis uniformément.
Modes d'entrecroisement	9 8 7 6 5 4 3 2 1 Trame 1 2 3 4 5 6 7 8 Chaîne		
Dessins d'armure **Rapports d'armures**	Pris, Sauté, Points de liage, Rapport, Rapport 10 - 01 01 - 01 - 00	Ligne en diagonale, Coupe transversale du tissu 20 - 03 01 - 01 - 03	Flotté 30 - 04 01 - 01 - 03

Codes numériques pour armures selon DIN 61101 (système informatisé)

La structure d'un dessin d'armure peut s'exprimer numériquement. Les numérotations pour armures sont un résumé de valeurs réparties selon le type d'armure, les pris ou sautés de chaîne, le regroupement et la valeur de décalage.

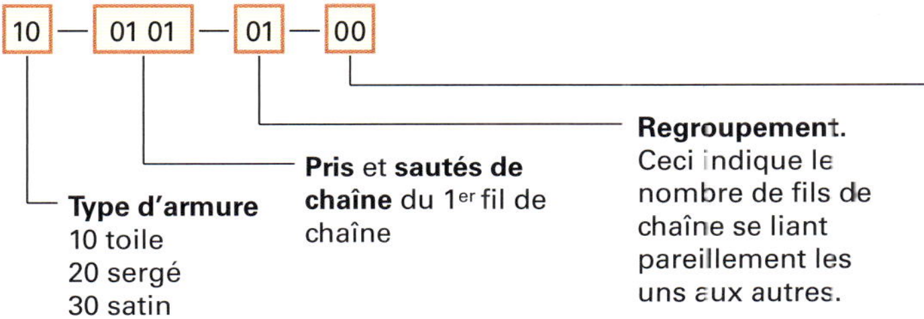

Valeur de décalage (nombre consécutif). Elle indique la quantité de fils de trame de laquelle doivent se décaler les pris et sautés de chaîne, respectivement de gauche à droite.

00 signifie inversement liant.

6.2.5 Armure toile et dérivés

Armure toile

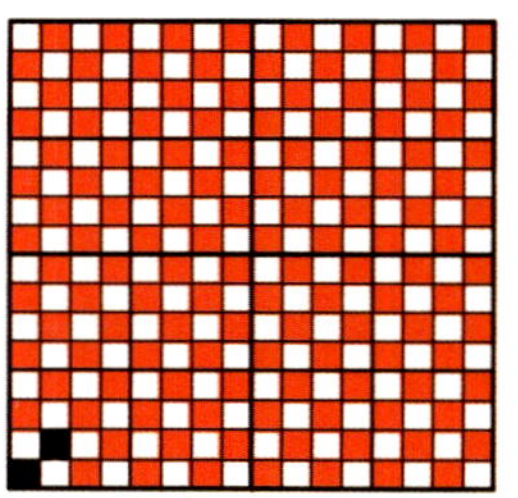
10 - 01 01 - 01 - 00

1 : Dessin d'armure

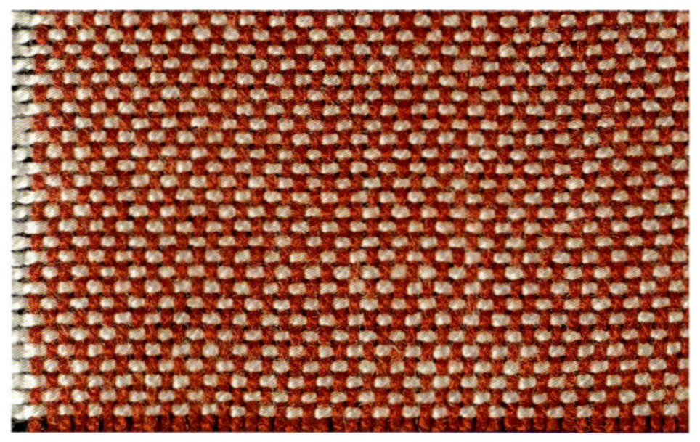
2 : Tissus en armure toile

L'**armure toile**[1)] est l'entrecroisement le plus simple et en même temps le plus étroit de la chaîne et de la trame. Chaque fil de trame se trouve en alternance sur et sous un fil de trame. Les points de liage se touchent de tous les côtés. Le rapport d'armure englobe deux fils de chaîne et deux fils de trame. L'envers et l'endroit sont identiques **(ill. 1 et 2)**.

En fonction du type de fibre et de fil, de la densité de fil et de l'apprêt, la toile produit du tissu avec une forte résistance à l'abrasion et à la déchirure grâce au nombre maximum possible de points de liage. Comme tissus à armure toile, on a par ex. **la batiste, le donegal, le fresco, le honan, la mousseline, le taffetas, la toile, le voile.**

1) Autres termes : pour les tissus de laine armure classique, pour les tissus en fils de filaments armure taffetas.

Développements de l'armure toile

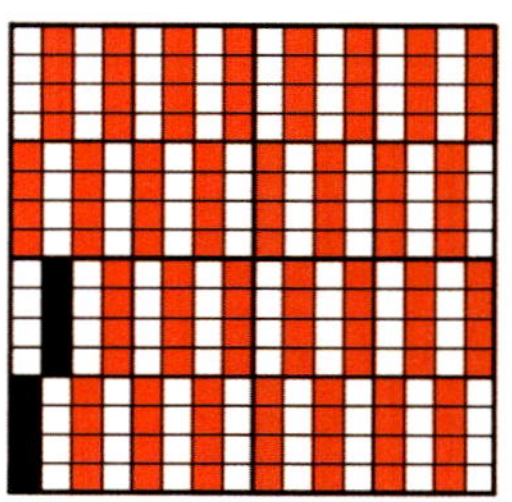
10 - 04 04 - 01 - 00

3 : Dessin d'armure

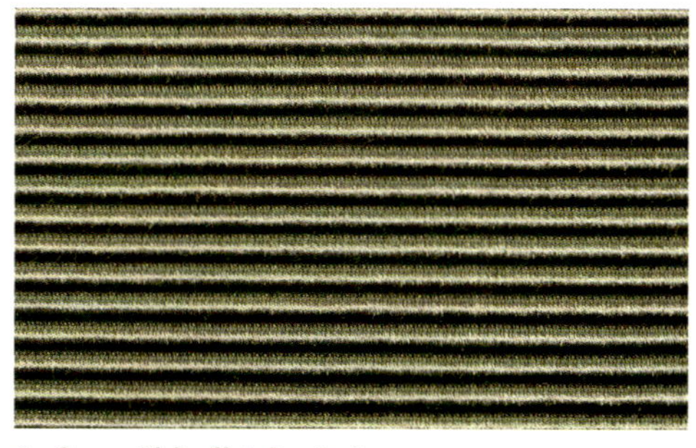
4 : Cannelé à effet de chaîne

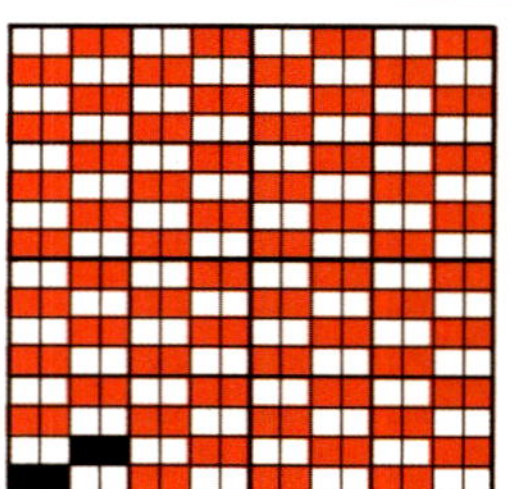
10 - 01 01 - 02 - 00

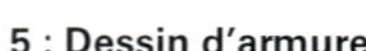
5 : Dessin d'armure

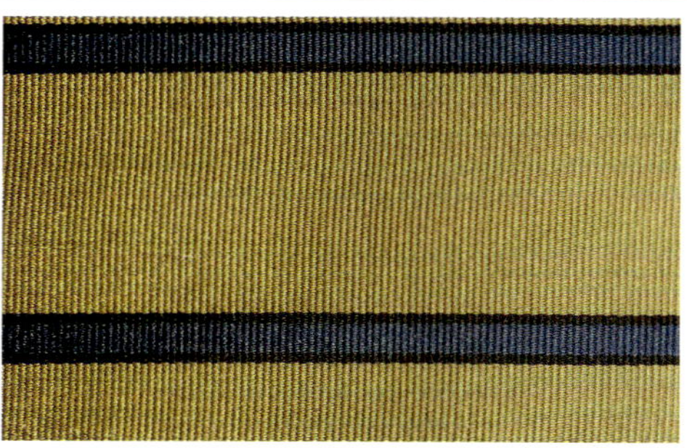
6 : Reps cannelé à effet de trame

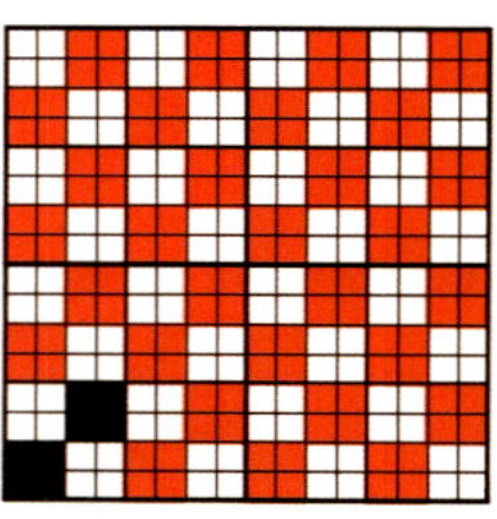
10 - 02 02 - 02 - 00

7 : Dessin d'armure

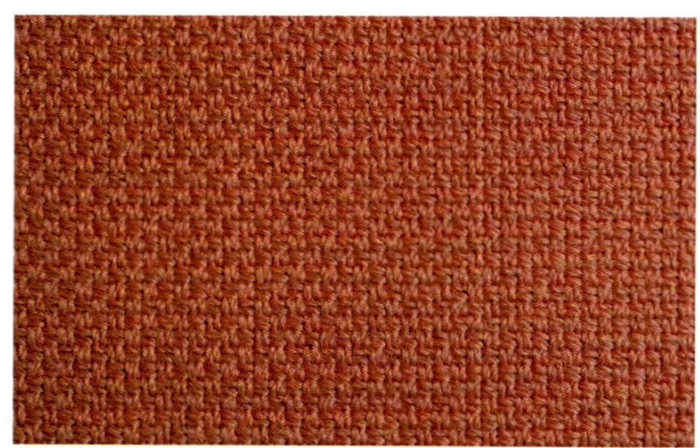
8 : Natté

Armure cannelée

L'armure cannelée est caractérisée par des tissus affichant des côtes.

Cannelés simples (à effet de chaîne)
On obtient des côtes transversales par un nombre élevé de fils de chaîne qui dissimule respectivement deux ou plusieurs fils de trame insérés dans la même foule **(ill. 3)**. Les fils de chaîne sont généralement plus fins que les fils de trame et recouvrent toute la surface du tissu, d'où l'appellation cannelée à effet de chaîne **(ill. 4)**.

Les caractéristiques et l'apparence dépendent du type de fibre et de fil des fils de chaîne, vu que ceux-ci sont prédominants des deux côtés du tissu.

Désignation commerciale : **Ottoman**

On peut aussi atteindre un aspect côtelé en insérant des fils de trame épais et des fils de chaîne fins. Ce faux tissu cannelé est à armure toile, par ex. **popeline**.

Reps cannelé à effet de trame (reps par la trame)
On atteint les reps cannelés à effet de trame par un nombre élevé de fils de trame qui cache respectivement deux ou plusieurs fils de chaîne se liant pareillement **(ill. 5)**. Grâce au nombre élevé de fils de trame, on n'atteint qu'une faible productivité en fabriquant des reps cannelés à effet de trame. Pour cette raison, la production des reps cannelé à effet de trame devient plus rare.

Les caractéristiques et l'apparence dépendent du type et de la nature des fils de trame **(ill. 6)**.

Armure nattée

L'armure nattée représente des effets de carreaux. Cela se produit lorsque deux ou plusieurs fils de chaîne se lient pareillement les uns près des autres et lorsqu'on insère simultanément deux ou plusieurs fils de trame dans la même foule **(ill. 7** et **ill. 8)**.

Désignations commerciales : **Panama, natté**

6.2.6 Armure sergé et dérivés (1)

Armure sergé

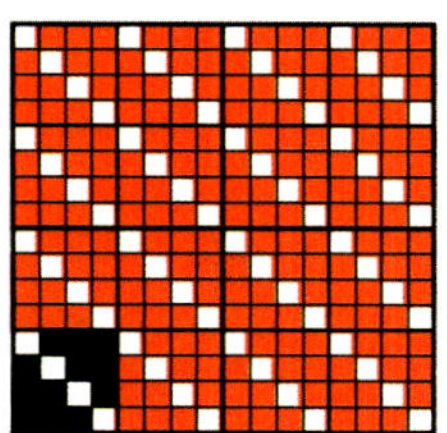

20 - 03 01 - 01 - 03

1 : Dessin d'armure

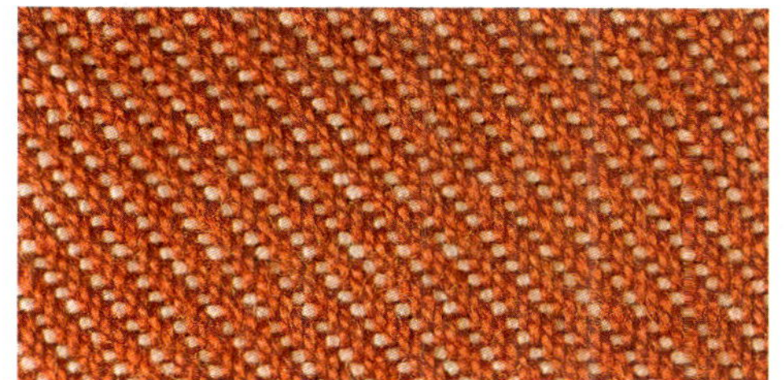

2 : Sergé à effet chaîne

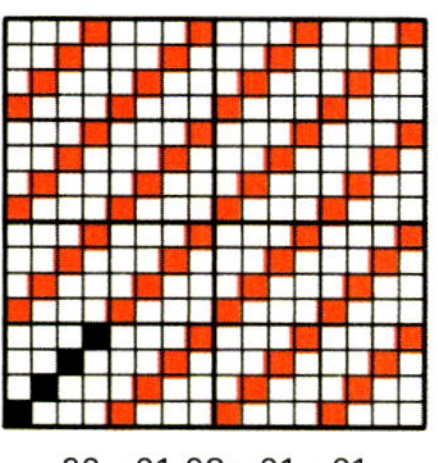

20 - 01 03 - 01 - 01

3 : Dessin d'armure

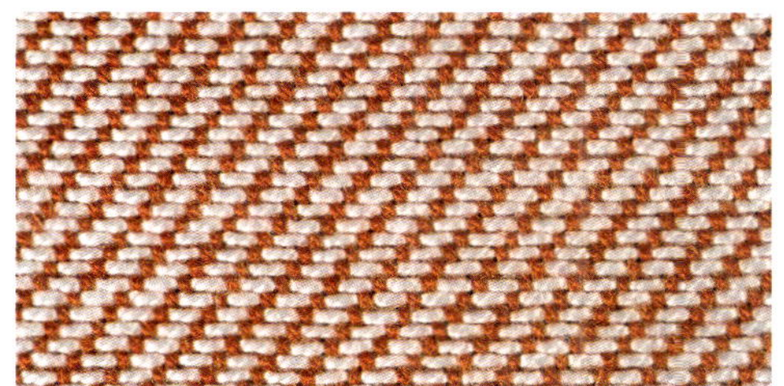

4 : Sergé à effet trame

On reconnaît l'armure sergé aux points de liage disposés en diagonale les unes à côté des autres, formant un sergé. Si l'arête monte de gauche à droite, la désignation de sergé Z est correcte, si, dans le cas contraire, elle descend de gauche à droite, il s'agit d'un sergé S.

La plus petite armure sergé englobe au moins 3 fils de chaîne et 3 fils de trame dans le rapport. Entre les points de liage naissent des flottés, c.-à-d. les fils de chaîne et de trame ne sont pas intégrés sur plusieurs fils.

Les **sergés à effet chaîne** montrent sur l'endroit du tissu plusieurs fils de chaîne **(ill. 1 et 2)**.

Les **sergés à effet trame** sont caractérisés par des fils de trame prépondérants sur l'endroit du tissu **(ill. 3 et 4)**.

Les tissus en armure sergé peuvent être doux et souples selon l'armure et la densité de fil, mais aussi lisses et résistants.

Les tissus à armure sergé sont par ex. : **le croisé, le cheviot, le denim, la diagonale, la gabardine, la finette, le sergé, le surah, le shetland, le twill, la tricotine, le whipcord**

Dérivés de l'armure sergé

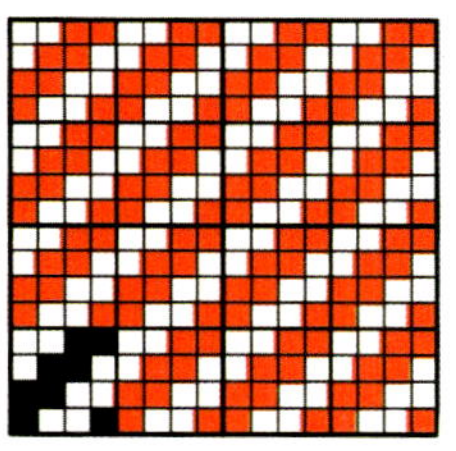

20 - 02 02 - 01 - 01

5 : Dessin d'armure

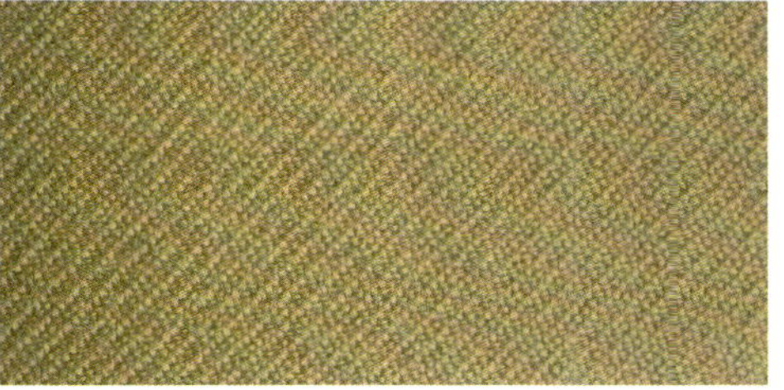

6 : Sergé croisé

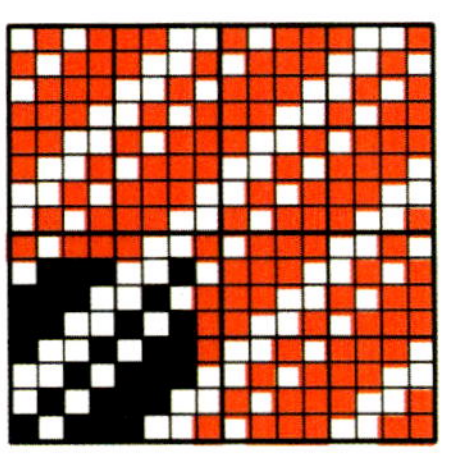

20 - 01 02 03 01 - 01 - 01

7 : Dessin d'armure

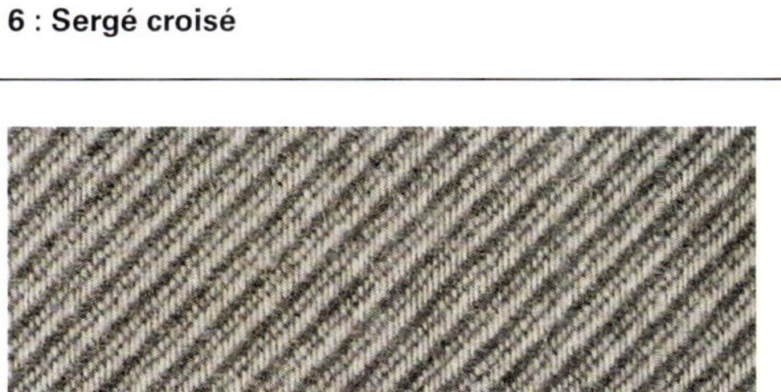

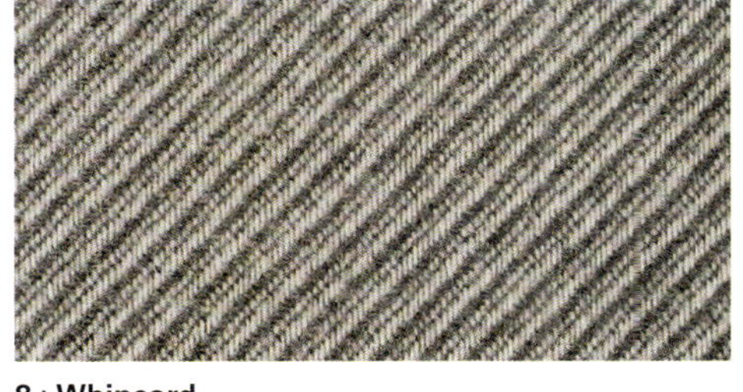

8 : Whipcord

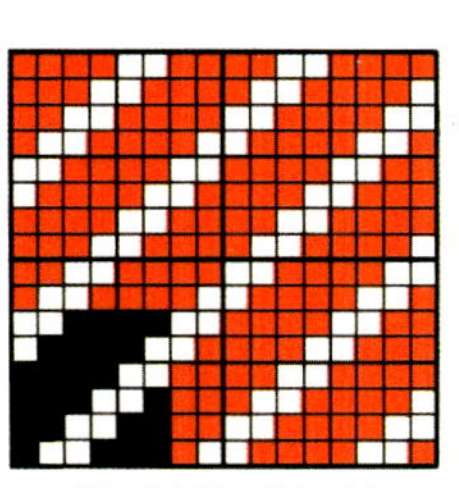

20 - 04 02 - 01 - 01

9 : Dessin d'armure

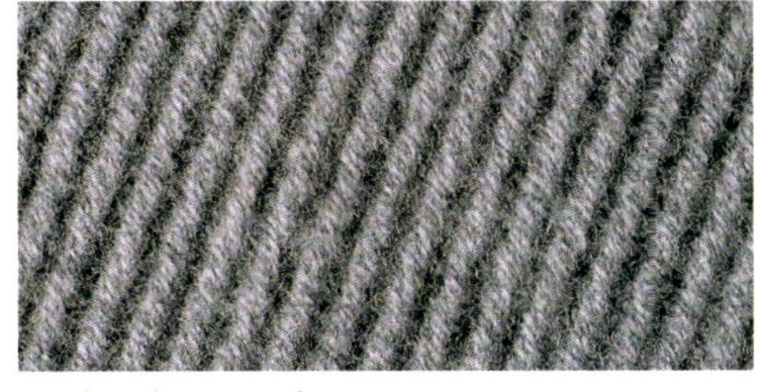

10 : Sergé composé

Sergé croisé

(Sergé équilatéral)

Dans le sergé croisé, les pris et sautés de chaîne sont répartis uniformément. Les deux faces d'un tissu ne se distinguent que dans le sens de l'arête. Les sergés doubles ont des flottés de même longueur sur les deux côtés du tissu et sont, pour cette raison, qualifiés d'équilatéraux **(ill. 5 et 6)**.

Comme désignations commerciales, on a par ex. **croisé, finette, shetland.**

Whipcord

Le whipcord naît de la présence d'au moins deux sergés de largeur différente dans un rapport. Un whipcord peut être un sergé à effet trame, sergé à effet chaîne ou un sergé équilatéral **(ill. 7 et 8)**.

Comme désignations commerciales, on a par ex. **Surah, diagonale.**

Sergé composé

Ces tissus sergés présentent de très larges arêtes. Les arêtes sont constituées chacune d'au moins deux pris et sautés de chaîne. Les sergés composés peuvent être équilatéraux ou non **(ill. 9 et 10)**.

Désignation commerciale par ex. : **diagonale**

6.2.6 Armure sergé et dérivés (2)

Dérivés de l'armure sergé

Les possibilités de modification de l'armure sergé de base sont bien plus nombreuses et variées que les dérivés de l'armure toile. Le sergé peut être légèrement modifié dans sa forme, mais aussi par des effets de couleur et de matière.

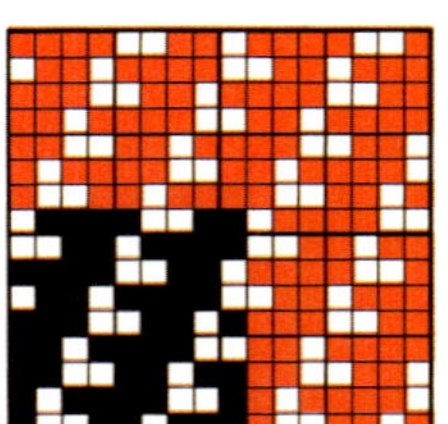

20 - 05 01 01 02 - 01 - 02

1 : Dessin d'armure

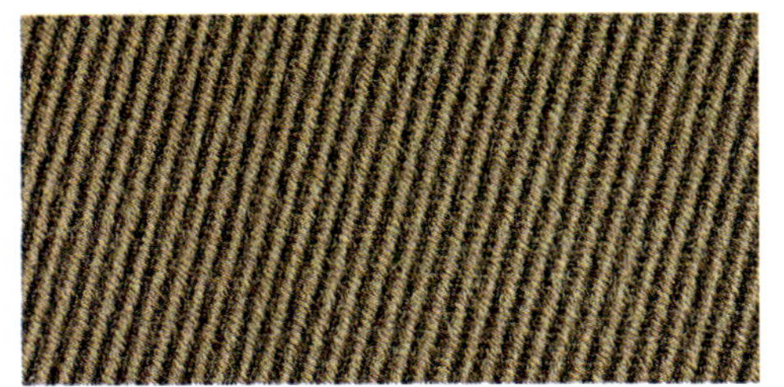

2 : Sergé à forte inclinaison

Sergé à forte inclinaison

Avec une densité de chaîne et de trame égale, les sergés croisés ont normalement une pente d'arête d'env. 45°. On peut atteindre une pente plus inclinée de l'arête de >45° par une densité de chaîne particulièrement haute par rapport à la trame, par la modification d'un sergé composé avec valeur de décalage deux ou par des armures spéciales. Comme désignations commerciales, on a par ex. **gabardine, tricotine**

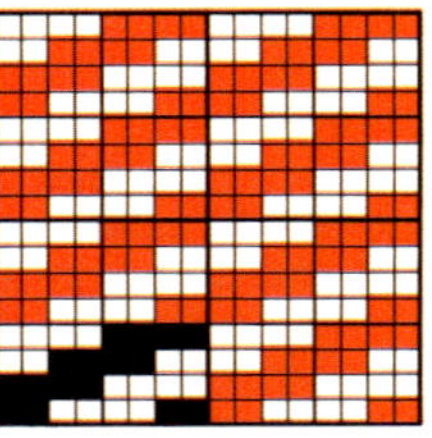

20 - 02 02 - 02 - 01

3 : Dessin d'armure

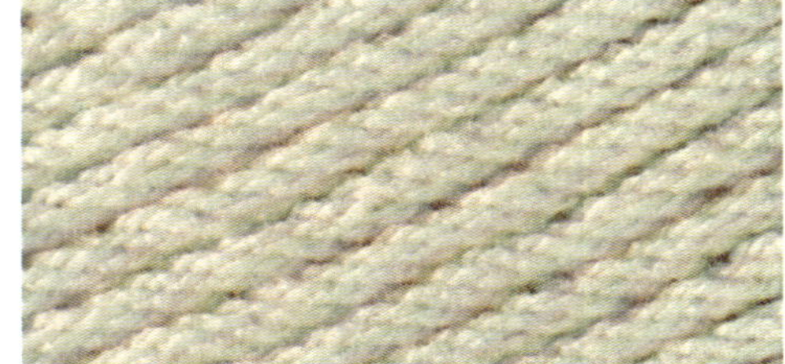

4 : Sergé à faible inclinaison

Sergé à faible inclinaison

Le sergé à faible inclinaison a un angle de < 45°. On atteint un sergé plat par des flottés de trame formant des arêtes. La valeur de décalage est de un et le regroupement de deux ou trois.

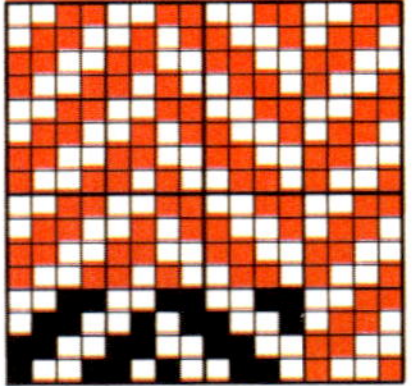

5 : Dessin d'armure

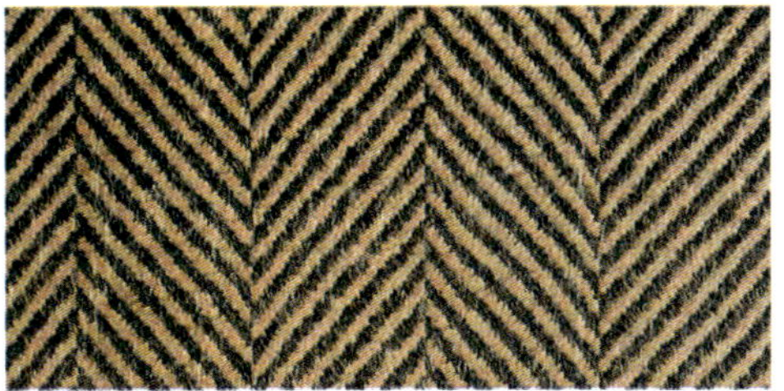

6 : Sergé à chevron

Sergé à chevron

Le sergé à chevron naît du changement de l'orientation d'arête. Lors du changement d'arête, les points de liage se décalent d'un ou de plusieurs fils de trame, de sorte que les arêtes ne convergent pas en pointe. L'emploi de diverses couleurs de chaîne et de trame accentuent l'armure.

Désignation commerciale : **Chevron**

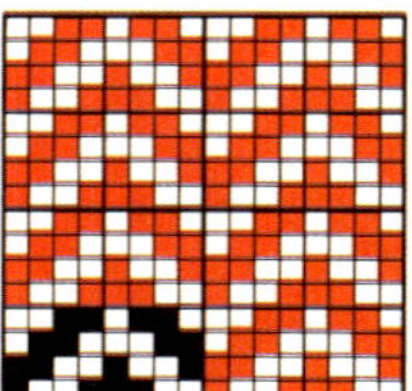

7 : Dessin d'armure

8 : Sergé à pointes et retours

Sergés à pointes et retours

Des formes d'arête de diagonales de sens opposés produisent des chevrons ondulés ou en zig-zag. Si ce principe est appliqué en chaîne et en trame, des arêtes en forme de losanges sont obtenues.

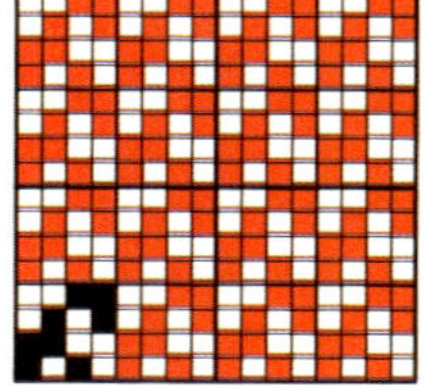

9 : Dessin d'armure

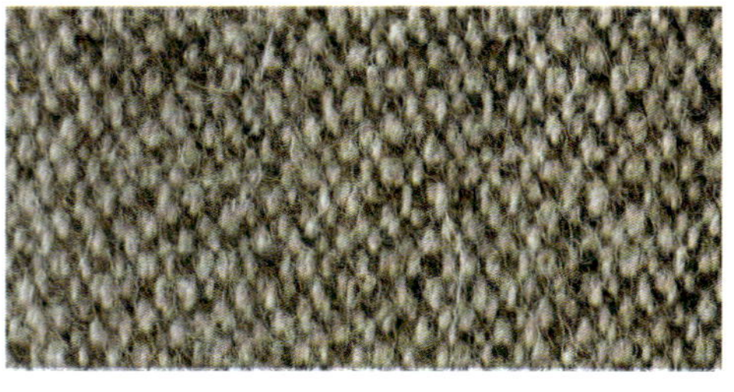

10 : Sergé satiné

Sergé satiné

Il se crée lorsqu'on divise le rapport en sens chaîne et en sens trame et on fait lier la première moitié des fils en sens Z, puis la deuxième moitié en sens S. Sous cette forme de liaison, l'image de surface n'obtient aucune arête.

6.2.7 Armure satin et dérivés

Armure satin

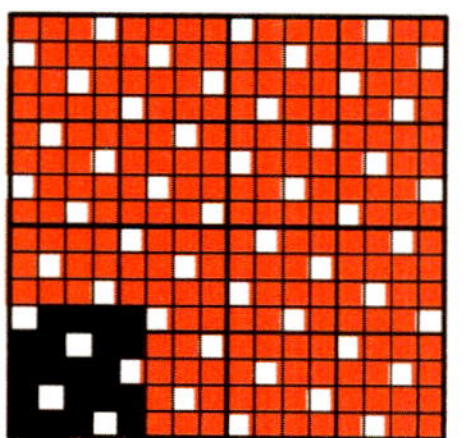

1 : Dessin d'armure

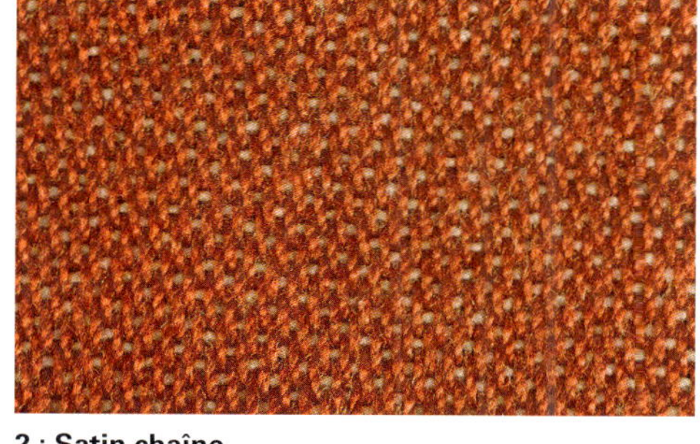

2 : Satin chaîne

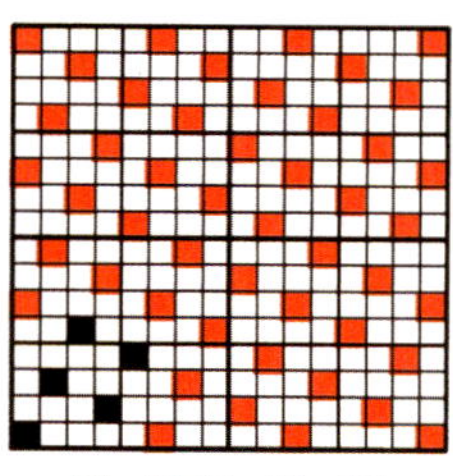

3 : Dessin d'armure

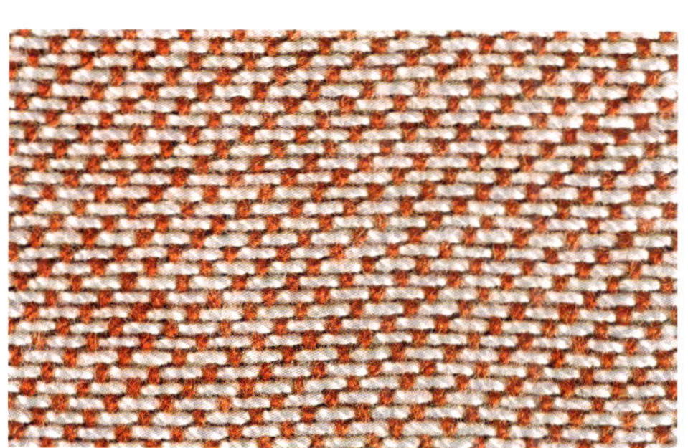

4 : Satin à effet trame

L'**armure satin** est caractérisée par un éparpillement uniforme des points de liage, ils ne se touchent en aucun endroit du rapport. Un rapport contient au moins 5 fils de chaîne et 5 de trame. Chaque fil de chaîne ne se détache dans le rapport qu'une fois, ce qui fait naître des flottés qui marquent aussi l'aspect du tissu et les caractéristiques. Ce type d'intégration de chaîne et de trame crée un envers et un endroit du tissu très différents.

Le **satin chaîne** est déterminé par la prédominance du système de fils de chaîne sur l'endroit du tissu **(ill. 1 et 2)**.

Dans le **satin trame** très rare, les fils de trame dominent l'endroit du tissu **(ill. 3 et 4)**. On utilise les tissus satin à effet trame par ex. lorsqu'il doit se produire un apprêt duveteux (cf. duvetine).

À cause du faible nombre de points de liage et de fils, les tissus à armure satin sont lisses, uniformes et brillants. Une intégration lâche favorise une tombé doux et une souplesse générale.

Comme tissus à armure satin, on a par ex. : **le satin, le satin duchesse, la moleskine, la charmelaine.**

Dérivés de l'armure satin

Les possibilités de modification de l'armure satin sont relativement infimes, du fait que les points de liage ne se touchent pas. La conception des tissus au moyen de l'armure satin s'effectue souvent par un **changement** du **satin chaîne** au **satin trame** ou des motifs à armure satin sont tissés avec d'autres armures de base. Ainsi se créent par ex. **le façonné, le chiffon** avec des **rayures de satin, damas, damassé, satin façonné, rayures satinées.** Même les **tissages sur un métier à tisser jacquard** connaissent souvent des changements de satin chaîne et trame (p.131 f.).

5 : Rayures satinées

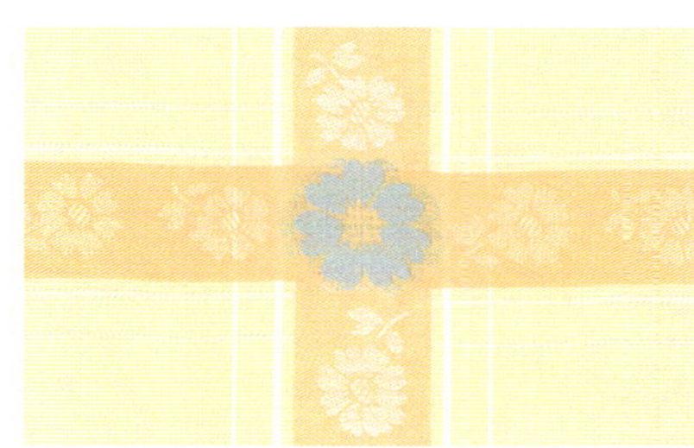

6 : Satin multicolore

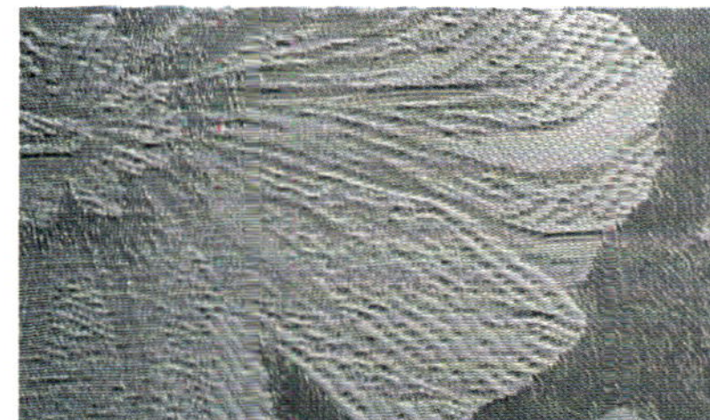

7 : Damas

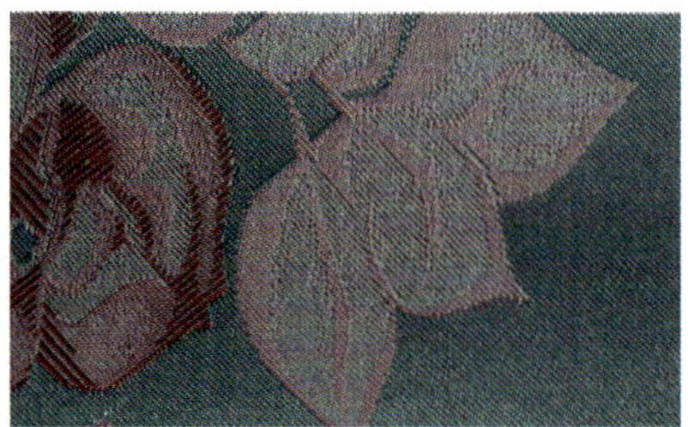

8 : Damassé changeant

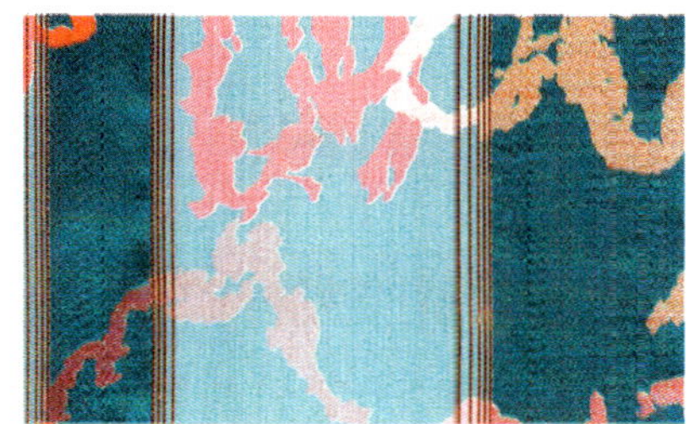

9 : Chiffon avec rayures de satin

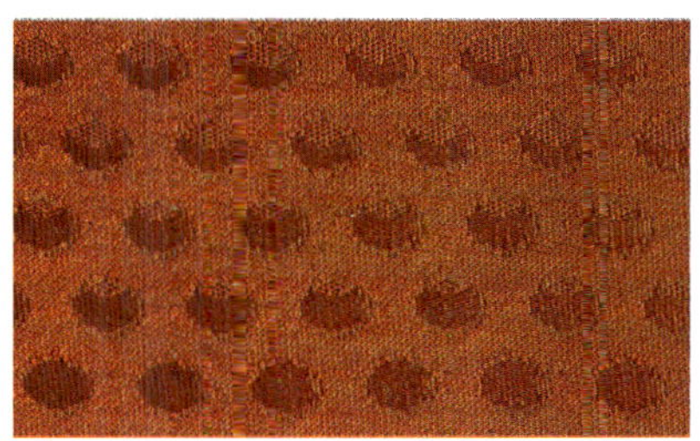

10 : Satin façonné

6.2.8 Tissu à effet de couleur

Les tissus à effets de couleur présentent des motifs qui résultent du changement de couleur du fils de chaîne ou de trame ou des deux. Les fils de trame de couleurs différentes donnent des **rayures transversales**, les fils de chaîne en couleur donnent des **rayures longitudinales**. La combinaison produit des **carreaux** ou des **petits motifs**.

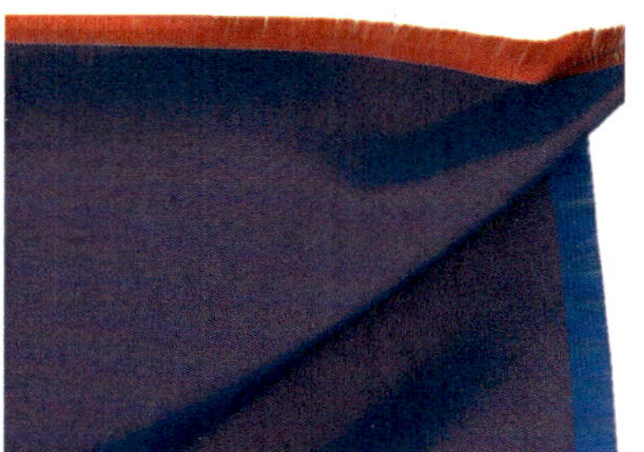

1 : Changeant

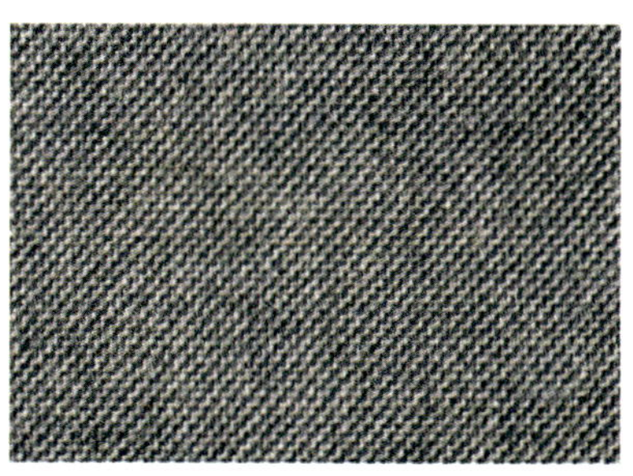

2 : Fil-à-fil

Changeant

L'ensemble de la chaîne a des couleurs différentes des fils de trame. En utilisant des fils de filaments, il se produit un effet éblouissant.

Fil-à-fil

Un fil clair et un fil foncé s'alternent en chaîne et en trame. Dans l'armure sergé double (2/2), il se crée de petits motifs en escalier.

3 : Rayures tennis (pin stripe)

4 : Oxford

Rayures tennis

Les fils de chaîne de couleurs claires sur fond monochrome, le plus souvent sombre, produisent de fines rayures longitudinales.

Oxford

Les fil de chaîne se lient par paire avec un fil de trame et rendent ainsi un aspect de petits carreaux.

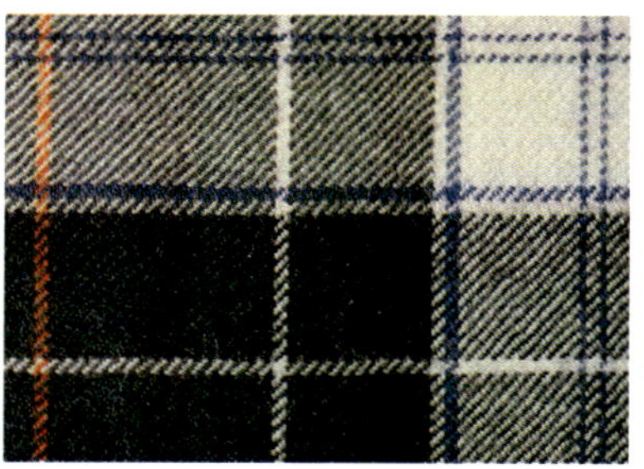

5 : Tartan

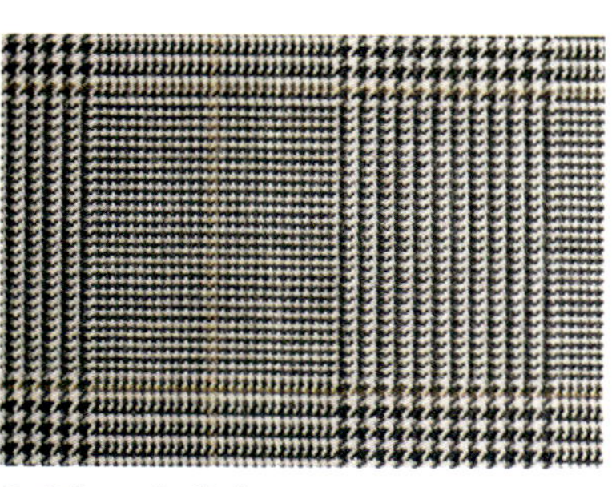

6 : Prince de Galles

Tartan

De grands carreaux en couleur se créent par des fils de chaîne et de trame aux fils teintés. Les motifs et la combinaison de couleurs sont calqués de la tenue nationale écossaise.

Prince de Galles

Dans un Prince de Galles, les carreaux de fond et de surface se croisent et forment ainsi le motif particulier.

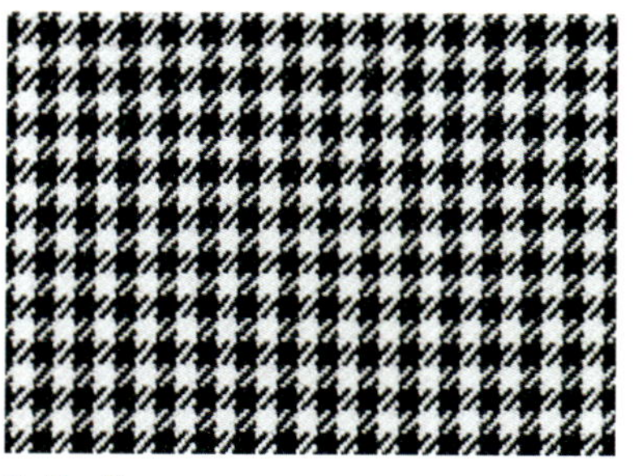

7 : Pepita

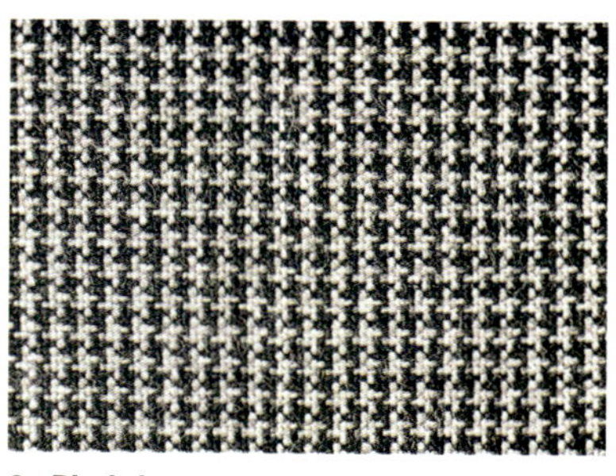

8 : Pied-de-coq

Pepita[1)]

Tissus avec de petits carreaux en bloc clairs-sombres n'ayant pas l'apparence de dents de scie. L'armure sergé double avec un changement de couleur 4 est courante : 4 en chaîne et en trame.

Pied-de-coq [1)]

Contrairement au pepita, le motif pied-de-coq montre des dents de scie aux coins des carreaux. L'image du motif se crée par ex. par armure toile avec changement de couleur 2 : 2 en chaîne et en trame.

[1)] Définition adaptée du : lexique allemand du textile « Textil-Lexikon Koch-Sattlow » (Deutsche Verlagsanstalt Stuttgart).

6.2.9 Tissu crêpe

La caractéristique essentielle du tissu crêpe est l'aspect **granuleux** et **crêpelé** de sa **surface** pouvant se créer de plusieurs façons. On distingue les fils crêpe, l'armure crêpe et l'apprêt crêpe. Il est possible de combiner les procédés de fabrication.

Fils crêpe

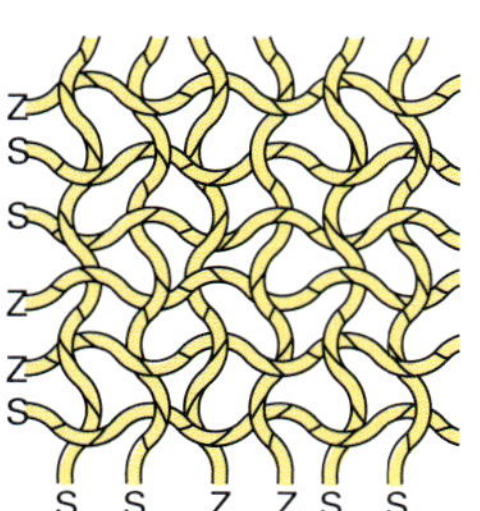

1 : Arrangement du fil dans le crêpe

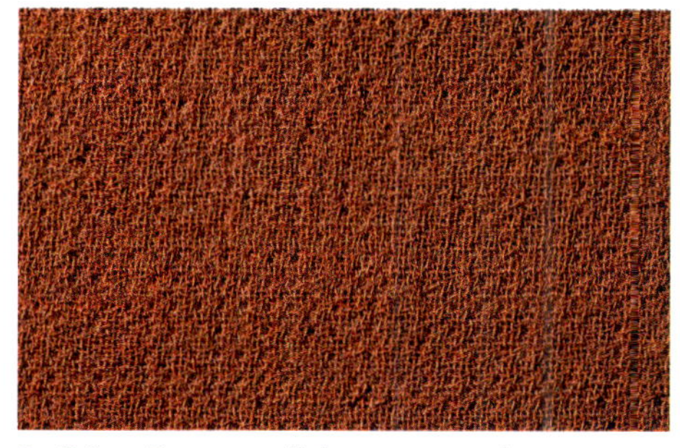
2 : Crêpe Georgette (laine georgette)

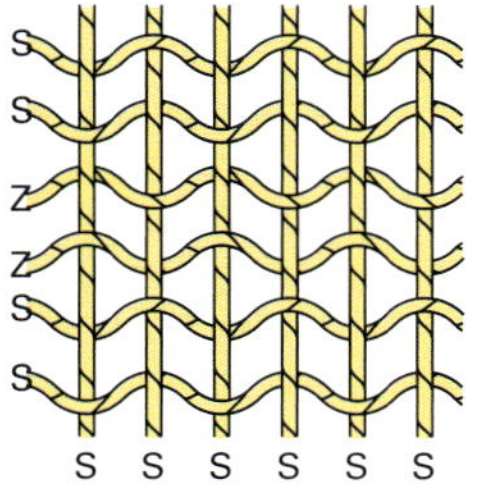

3 : Arrangement du fil dans le semi-crêpe avec fils crêpes dans la trame

4 : Crêpe marocain

Les **tissus à fils crêpes** naissent de l'utilisation de fils à torsion élevée. On appelle les tissus crêpe ainsi fabriqués des véritables crêpages. Les tissus affichent une surface irrégulière et finement granulée, sont souples et légers, au toucher sableux.

Le **crêpe** est un tissu constitué de fils crêpes en chaîne et trame **(ill. 1)**. On utilise aussi bien l'armure toile que l'armure crêpe. Désignations commerciales : **crêpe Georgette (ill. 2), crêpe chiffon**.

Le **semi-crêpe** est un tissu constitué de fils crêpes dans un seul système de fil.

On atteint un effet crêpe avec des fines côtes transversales, respectivement à l'aide de deux crêpages à fil tournés en S et deux tournés en Z dans la trame **(ill. 3)**. Désignations commerciales : **crêpe de Chine, crêpe satin, crêpe marocain (ill. 4)**.

Les fils crêpes produisent une apparence longitudinale ridée dans la chaîne. Désignation commerciale : **crèpe lavable**.

Le **crêpe étiré** est caractérisé par des bandes longitudinales alternativement bosselées et lisses. On atteint ceci grâce à des tensions de fils de chaîne, avec le soutien éventuel de fils crêpes par groupes. On peut aussi parvenir à cet effet avec des fils à haut potentiel de rétrecissement.

Désignation commerciale : **Seersucker**

Armure crêpe

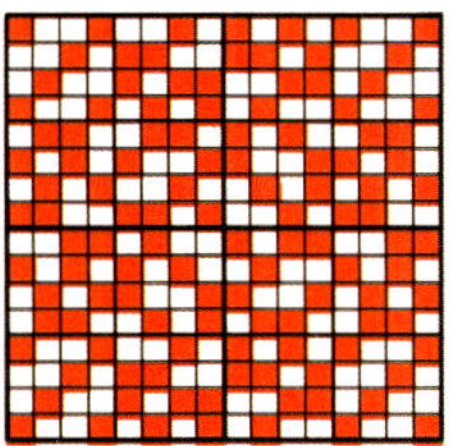
5 : Exemple d'une armure crêpe

6 : Crêpe sable

Les **armures crêpe** ont l'aspect granuleux et irrégulier. On les atteint avec des mesures techniques d'armure. Presque toutes les armures peuvent être modifiées ou combinées entre elles pour produire une armure crêpe. Il ne doit se produire aucune rayure, arête, ni de flottés trop longs. Il est difficile de reconnaître le rapport d'armure **(ill. 5)**.

Désignations commerciales : **crêpe sable (sablé), granité**

Apprêt crêpe

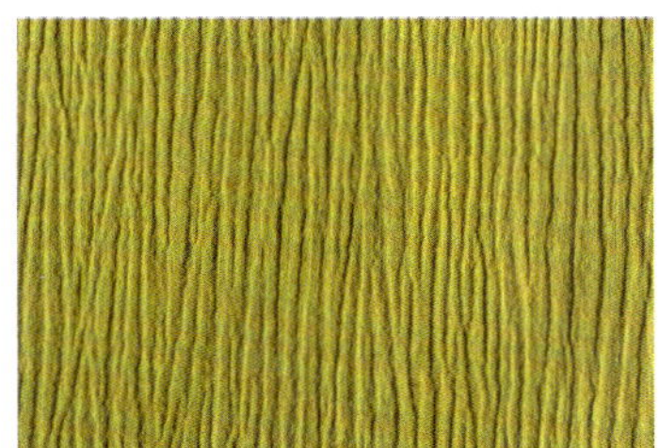
7 : Crépon

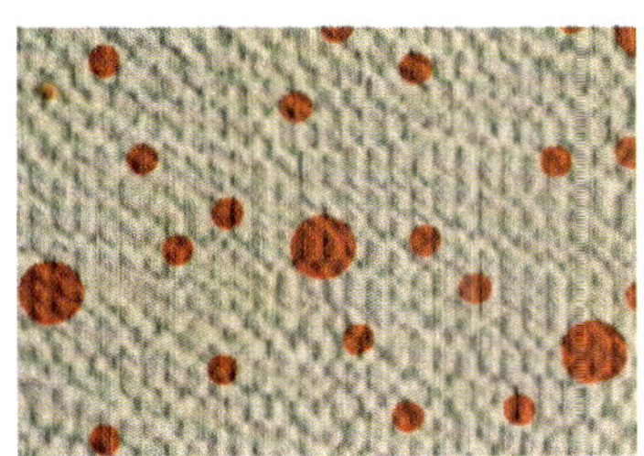
8 : Crêpe cloqué

Les **apprêts crêpe** tiennent leur aspect bosselé et crêpelé de l'apprêtage textile. Dans le cadre de la caustification, on presse la soude caustique ponctuellement ou par rayures sur du tissu en coton. Les endroits imprimés se rétrécissent et font naître des motifs bosselés et empilés. Désignations commerciales : Crêpe plissé, crêpe cloqué, crépon.

Avec la calandre de gaufrage, on peut également presser les structures de crêpe **(cf. p. 115)**.

Désignations commerciales : **gaufré, crash, Seersucker de gaufrage**

6.2.10 Tissu avec trois ou plusieurs systèmes de fil : Tissus renforcés, lancés, brochés et tissus éponge

Les tissus obtiennent grâce à un **troisième système de fil** parex. **une plus grande solidité** et résistance, **plus de corps**, un **motif supplémentaire** ou une **surface particulière**.

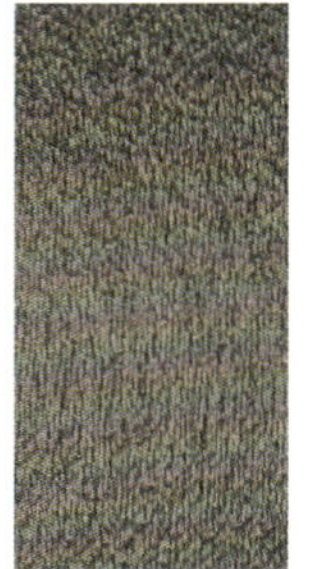

1 : Réversible, endroit et envers

Tissus renforcés

Les **tissus à chaîne renforcée** possèdent un deuxième système de chaîne outre la chaîne de base. Ce système de fil supplémentaire n'influence pas l'endroit du tissu. Il se crée des tissus ayant des faces d'apparence diverse.

Désignations commerciales : **réversible (ill. 1), charmelaine, crêpe réversible**.

Les **tissus à trame renforcée** possèdent un deuxième système de trame outre la chaîne de base et la trame de base. Les points de liaison de la trame inférieure ne sont pas reconnaissables à l'endroit. Pour les tissus granuleux, on emploie du fil doux, épais, moins tordus pour le renforcement de trame.

Désignation commerciale : **molleton**

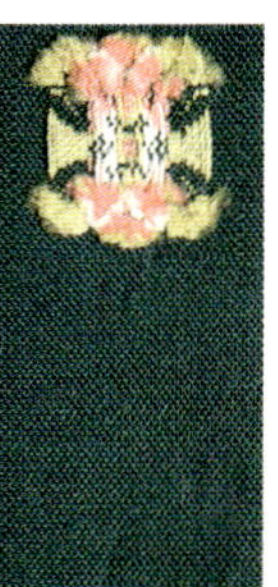

2 : Lancé, endroit et envers

Tissus lancés

Grâce à de systèmes de fil supplémentaires, des motifs semblables à des bordures ou des broderies s'introduisent dans l'armure toile, sergé ou satin. Les fils des motifs se distinguent clairement des tissus de base de par la couleur, le type de matériau, l'armure et la brillance.

Dans le **lancé à effet trame,** des fils lancés supplémentaires forment des dessins dans la largeur du tissu, tandis que dans le **lancé de chaîne** des fils supplémentaires forment des motifs dans le sens de la longueur. Les deux types de lancés sont combinables entre-eux.

Le système de fil supplémentaire apparaît sous forme de motif sur l'endroit du tissu. Sur l'envers du tissu se trouvent des fils de motif flottants entre les motifs lorsque le matériau, la densité et l'usage le permettent. Pour de grands écarts de motif ou lorsqu'il faut éviter un flottement, on coupe ou rase les flottés de fil **(ill. 2).**

Désignations commerciales : **lancé, lancé découpé, scherli**

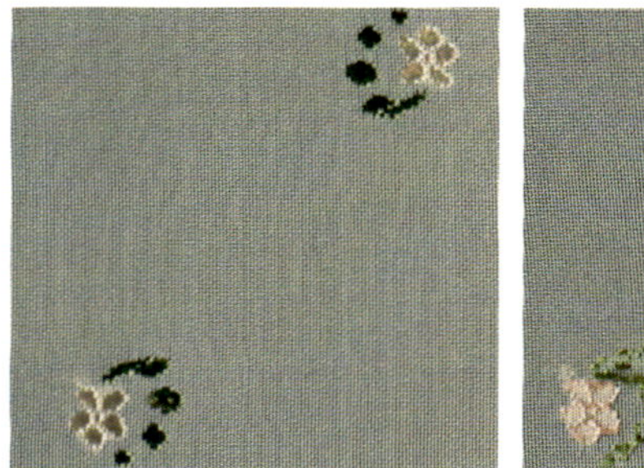

3 : Broché, endroit et envers

Tissus brochés

Les tissus brochés ont d'autres fils formant des motifs en sens trame. Chaque position de motif requiert une petite navette installée sur le métier à tisser qui descend pour constituer le motif. Il se crée des petits motifs semblables à des broderies **(ill. 3).** On applique rarement cette technique de tissage très fastidieuse. Afin d'épargner les coûts, on brode les motifs après le tissage.

Désignation commerciale : **broché**

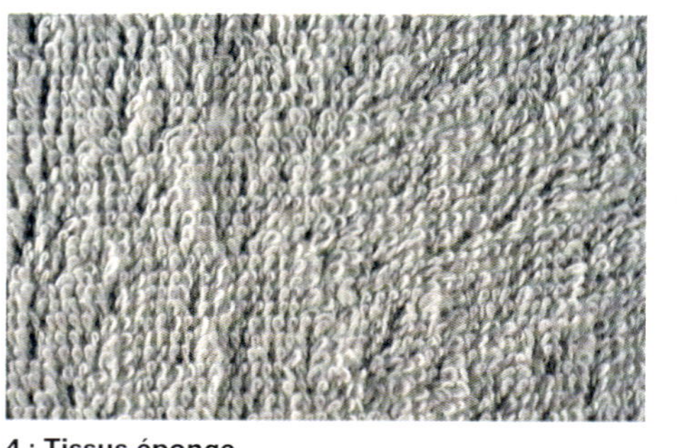

4 : Tissus éponge

Tissus éponge

Les tissus éponge **(ill. 4)** se composent d'une chaîne de base fortement tendue et d'une chaîne de boucles. D'abord, on insère trois ou quatre trames, lesquelles sont ensuite projetées au bout du tissu. Ce faisant, elles glissent sur la chaîne de base fortement tendue et la chaîne supplémentaire forme des boucles. Diverses couleurs de fils, des boucles sur une face ou les deux, des variations de hauteurs de boucles peuvent être obtenues.

Le **velours éponge** obtient un aspect velouté par la coupe ultérieure des boucles et par un brossage.

L'**éponge foulée** devient dense et plus résistante grâce à un traitement foulé. La chaine de fils supplémentaires se compose de fils simples.

L'**éponge retors** est particulièrement durable, la chaîne de fils supplémentaires se compose de retors.

Le **frotté** est un tissu à système de double fil avec un aspect de frotté à travers les retors bouclés en sens de trame.

6.2.11 Tissu avec trois ou plusieurs systèmes de fil : Tissus à fils relevés

Tissus à fils relevés

Dans les **tissus à fils relevés,** un troisième système de fil sur l'endroit du tissu constitue le duvet. Les tissus à fils relevés ayant une hauteur de poil de jusqu'à 3 mm sont appelés **velours** et ceux avec des poils plus éleves sont appelés **peluche.**

Selon la technique de fabrication, on distingue le velours de chaîne et le velours de trame. Dans le velours de chaîne, le poil se forme par une chaîne supplémentaire et dans le velours de trame, c'est par des fils de trame supplémentaires.

Les critères de qualité des velours sont la densité du tissu de base ainsi que la densité et la hauteur de la surface poilue. La facilité d'entretien dépend du type d'intégration des touffes de fils de trame coupés dans le tissu de base.

Les **imitations velours,** par ex. la **duvetine** et le **coton gratté**, obtiennent leur surface poilue par grattage et ponçage (velours duveteux).

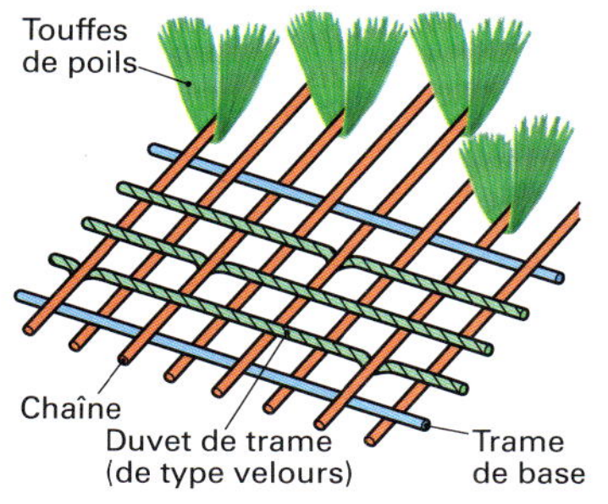

1 : Schéma velours de trame lisse

2 : Velours de trame lisse (velvet)

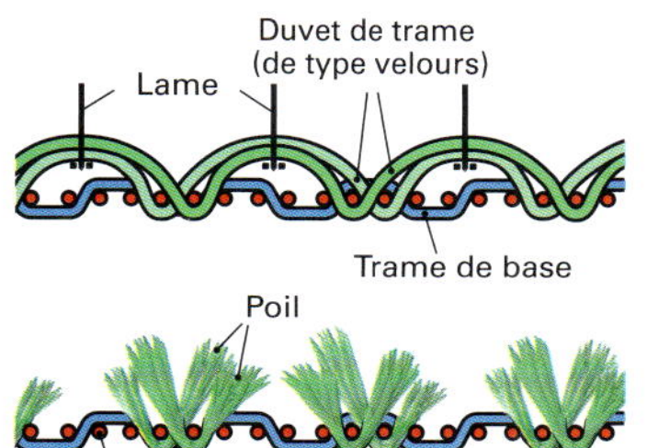

3 : Schéma velours côtelé (velours de trame)

4 : Velours côtelé, tissus bruts partiellement découpés

Dans le **velours de trame,** un duvet de trame intègre le tissu de base de sorte que des flottés se créent sur l'endroit du tissu. On reconnaît le velours de trame en ce que les touffes de fils de trame coupés sont retenues au fils de chaîne **(ill. 1).**

L'entrecroisement des fils de base et du duvet influencent la densité et la hauteur de poil souhaitée du tissu. Après le tissage, on coupe, brosse à fond et rase les flottés à une hauteur uniforme, et ce dans une opération particulière.

Si les duvets de trame s'intègrent en décalage uniforme il se produit un **velours lisse (ill. 2).**

Désignation commerciale : **velvet**

Si les duvets de trame s'intègrent toujours aux mêmes fils de chaîne et forment des flottés entre ceux-ci, il se produit après le coupage le **velours côtelé** avec des côtes longitudinales **(ill. 3 et 4).** Les côtes peuvent être fines, larges, fortement marquées ou différentes.

Exemples de désignations commerciales : **velours milleraies** (doux, côtes très fines), **velours côtelé fin** (côtes fines), **Manchester** ou **velours de Gênes** (solide, épaisseur de côtes moyenne), **velours cord** et **velours côtelé Trenker** (côtes larges), **velours côtelé Fancy** (côtes différentes).

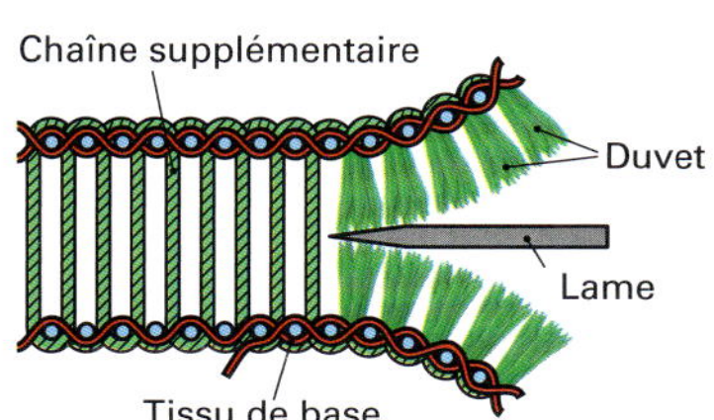

5 : Schéma velours à double face (velours de chaîne)

6 : Velours de chaîne lisse

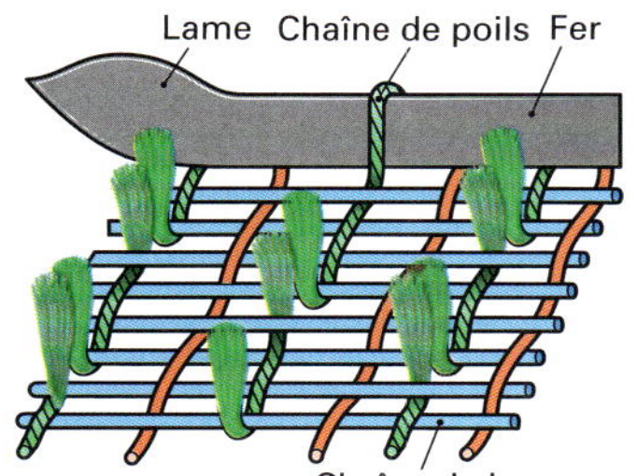

7 : Schéma velours coupé (velours de chaîne)

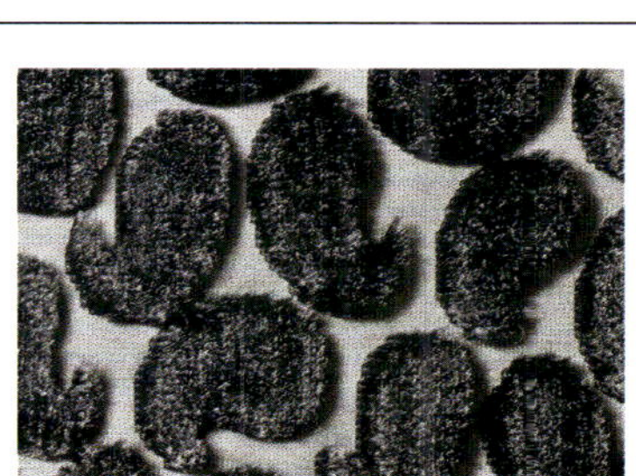

8 : Velours dévoré

Dans le **velours de chaîne,** des fils de chaîne supplémentaires s'intègrent au tissu de base, les touffes de fils de trame coupés s'intègrent, quant à eux, à la trame.

Selon la fabrication, on distingue la **technique du velours coupé** de la **technique du velours à double face.** Le procédé à double face est rentable. Deux tissus se créent l'un au-dessus de l'autre sur un métier spécial à tisser et sont liés par des fils de chaîne supplémentaires communs. Au moyen d'un couteau déplacé en va-et-vient, on découpe le fil de poil en son milieu. Avec cinq systèmes de fils, deux tissus se créent avec trois systèmes de fils chacun **(ill. 5 et 6).**

Dans le **velours coupé,** on introduit les fils de chaîne supplémentaires relativement lâches via les fers. Les boucles se coupent par le retrait des fers **(ill. 7).**

Ensuite, on rase, brosse et étuve le poil à une hauteur uniforme. Dans le velours dévoré, on détruit le poil avec des produits chimiques conformément au motif **(ill. 8).**

Désignations commerciales : **velours chiffon (petits filaments), panne de velours (filaments pressés).**

6.2.12 Tissu avec trois et plusieurs systèmes de fil : Tissus double

Les tissus avec quatre et plusieurs systèmes de fil (tissus double) se composent de deux tissus superposés qui sont solidement reliés l'un à l'autre à certains points, au moyen de différentes techniques pendant le tissage. On atteint par ex. une **plus grande densité**, un **volume plus élevé**, une **plus grande solidité**, de **tissus de différentes faces** et une **surface reliefée.**

1 : Tissus double avec 4 systèmes de fil sur l'endroit du tissu

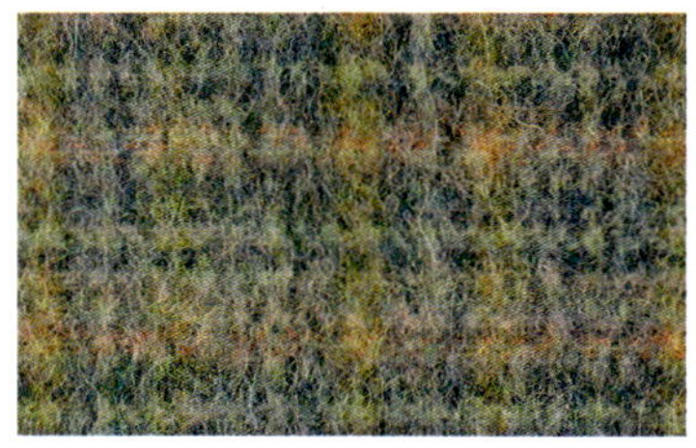

2 : Tissus double avec 4 systèmes de fil sur l'envers du tissu

Tissus double avec raccordement ou détachement

Ils sont fabriqués à partir de quatre systèmes de fil. Si la sous-chaîne s'intègre à la trame supérieure, on parle de raccordement. On parle de détachement lorsque la chaîne supérieure s'intègre à la sous-trame. La liaison des deux tissus est très étroite et ne peut être défaite. Cette technique du double tissage est typique pour les **tissus de veste et manteau avec doublure intérieure provenant du tissage.** L'aspect des deux faces du tissu diverge très souvent l'un de l'autre.

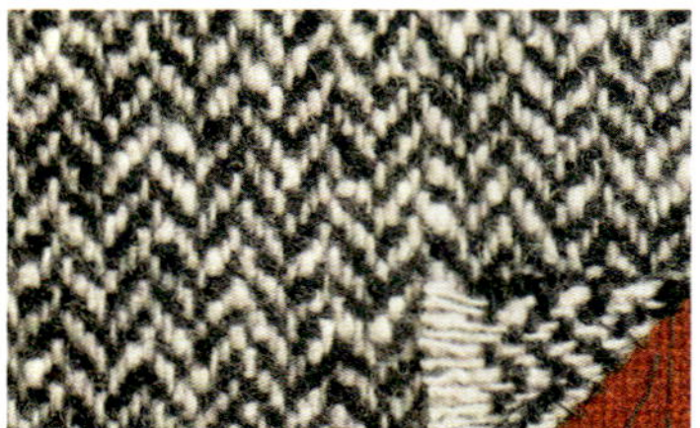

3 : Tissus double avec chaîne de liage

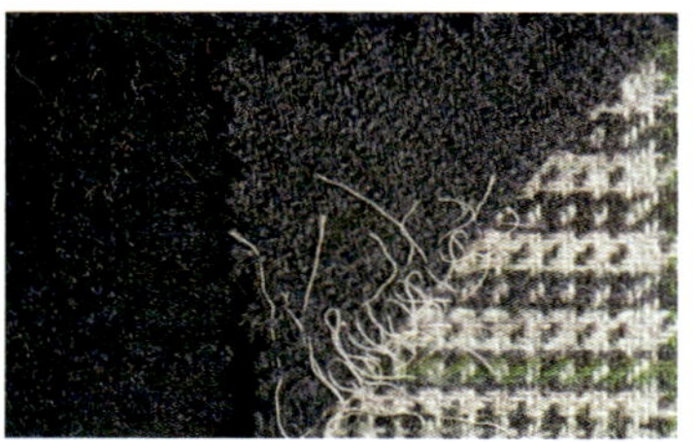

4 : Tissus double avec trame de liage

Tissus double avec chaîne de liage ou trame de liage

Deux couches textiles sont reliées par un cinquième système de fil. Une intégration détendue du fil de liage supplémentaire permet de séparer les deux couches textiles. Ces tissus sont appropriés pour des **vêtements réversibles**. Désignation commerciale courante : **double face**

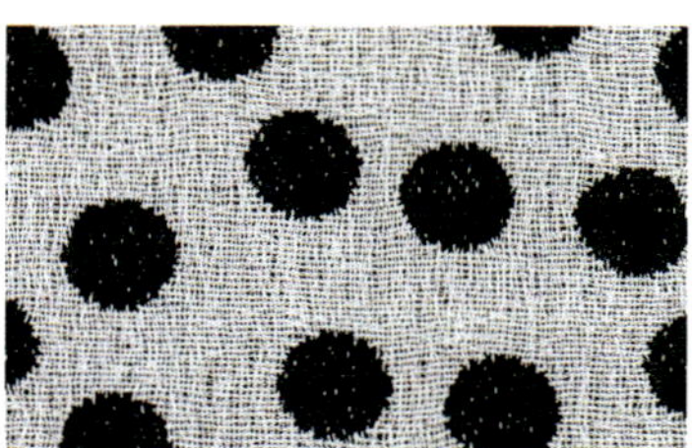

5 : Tissus à espaces creux endroit du tissu

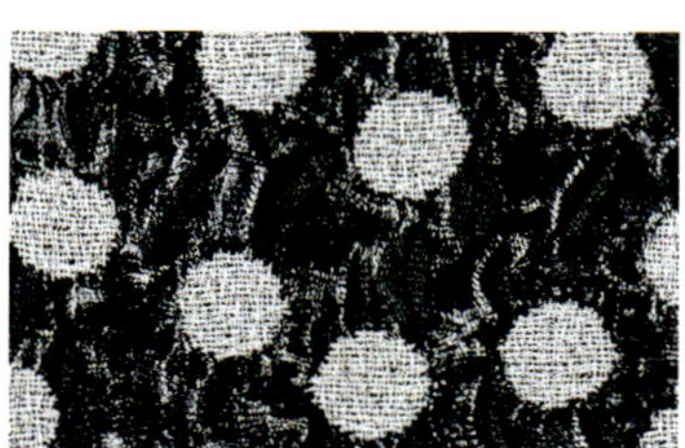

6 : Tissus à espaces creux envers du tissu

Tissus double interchangeables

Ils présentent des motifs et se composent de quatre systèmes de fil. Les deux couches textiles s'alternent au bord du motif et relient ainsi les tissus supérieur et inférieur. Des canaux se créent entre les motifs. Il se crée des faces de tissus aux motifs contraires. Ces tissus **utilisables des deux côtés** sont aussi appelés **tissus à espaces creux**. Utilisation pour le prêt-à-porter féminin surtout, etc.

Désignation commerciale : **double face**

7 : Cloqué endroit du tissu

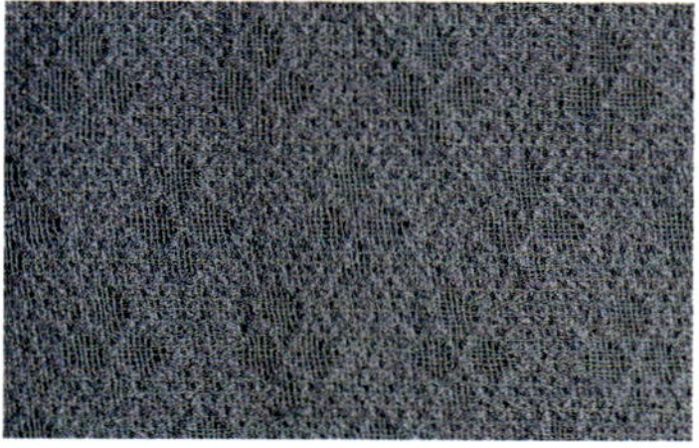

8 : Cloqué envers du tissu

Cloqué

Les tissus double ayant des boursouflures sur l'endroit sont désignés par le terme **cloqué**. Un tissu supérieur à fils fins et peu tordus est relié à un tissu inférieur crêpe conformément au motif. Grâce à un traitement humide, un rétrécissement du tissu inférieur crêpe a lieu et fait cloquer le tissu supérieur. Grâce aux fibres à retrait élevé uniquement dans le tissu inférieur, on peut atteindre le même effet.

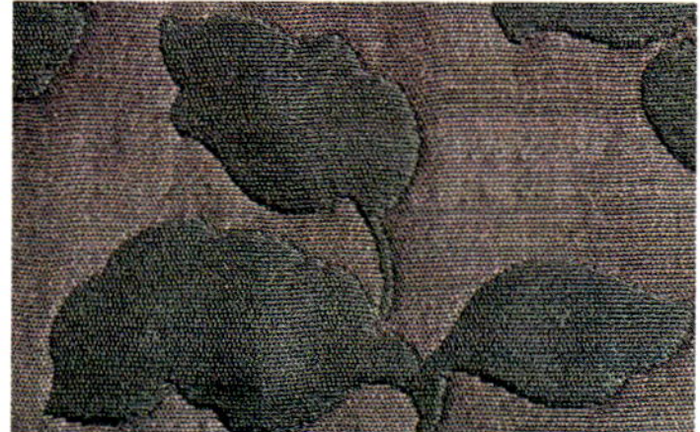

9 : Matelassé endroit du tissu

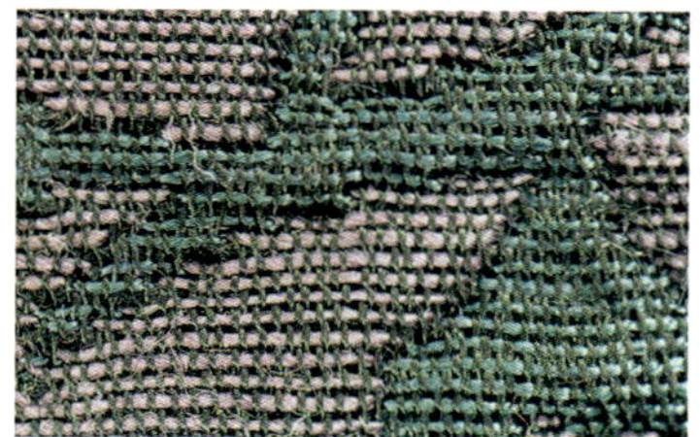

10 : Matelassé envers du tissu

Matelassé

Les tissus double ayant l'endroit reliefé sont désignés par le terme **matelassé.** Le tissu inférieur est à fils grossiers. Ils atteignent leur aspect par une sous-chaîne qui s'intègre dans le tissu supérieur, puis par des trames de remplissage supplémentaires façonnant des crêtes et des creux.

6.2.13 Tissus piqués

Les tissus piqués présentent une **texture de surface avec un effet matelassé**.

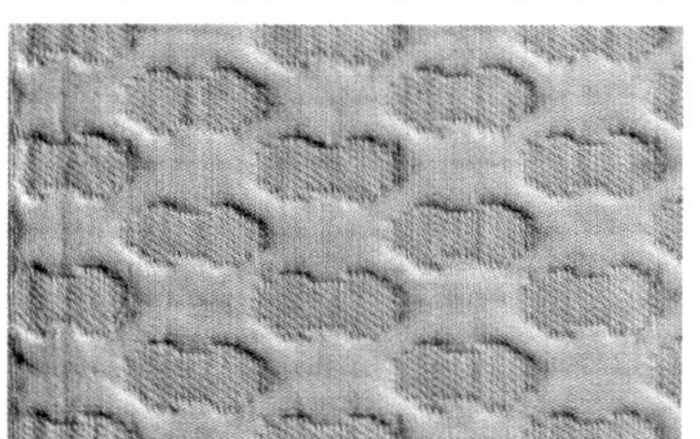

1 : Piqué endroit du tissu

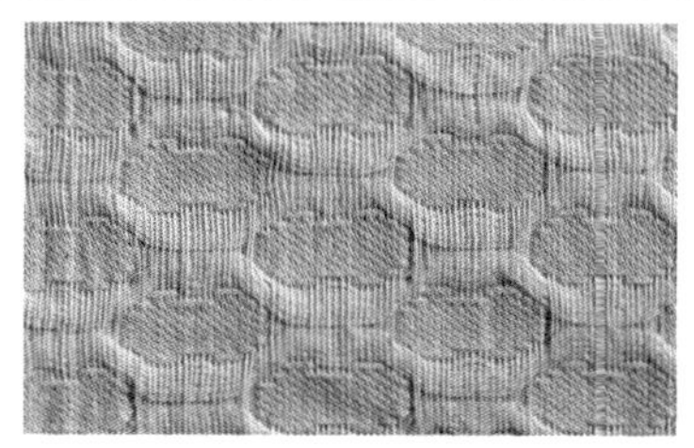

2 : Piqué envers du tissu

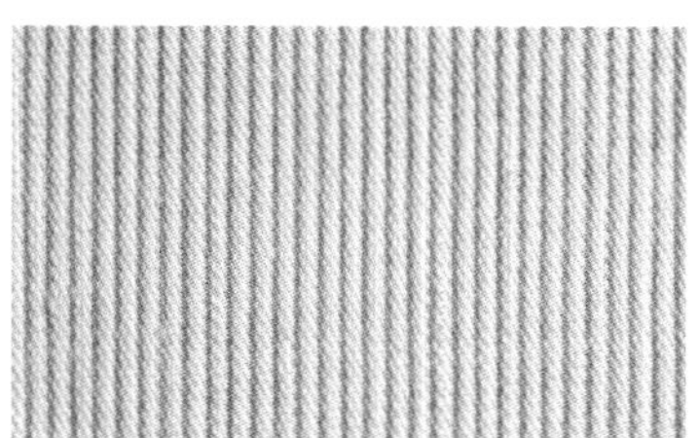

3 : Piqué rayé, système à quatre fils, endroit du tissu

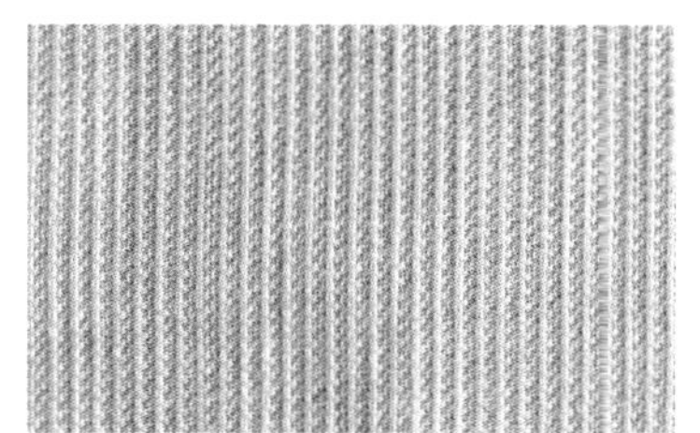

4 : Piqué rayé, système à quatre fils, envers du tissu

Piqué

En général, on qualifie le piqué à quatre systèmes de fil de véritable piqué.

Le piqué est un tissu double avec un tissu supérieur fin et un tissu inférieur plus grossier. Du fait que le tissu supérieur est relié au tissu inférieur par intégration selon une certaine règle, il se crée de petits dessins et sillons à l'aspect matelassé. Pour la formation du relief sur l'endroit, on intègre au tissage des trames de remplissage situées librement entre le tissu de base et la chaîne de piqûre. La chaîne de piqûre qui s'intègre dans le tissu supérieur et appuie les trames de remplissage contre le tissu supérieur est fine et fortement tendue **(ill. 1 et ill. 2)**.

Désignations commerciales : **piqué, piqué rayé**

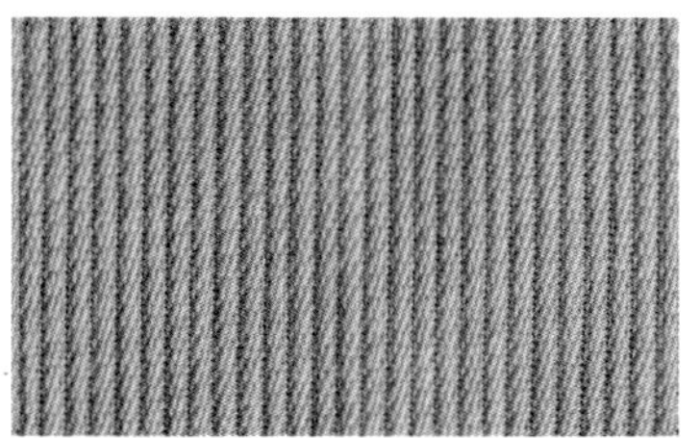

5 : Piqué de chaîne, système à deux fils, endroit du tissu

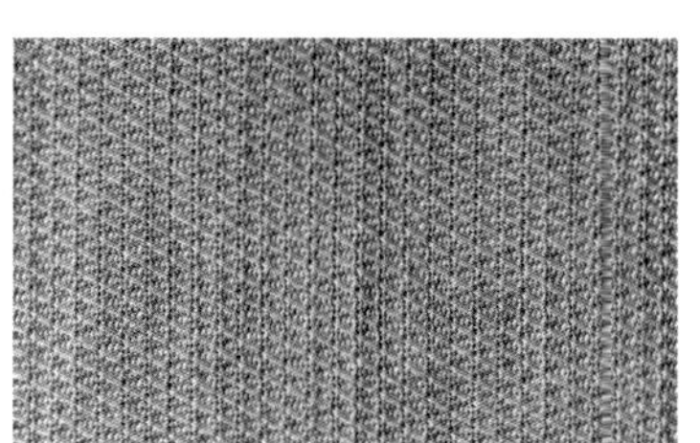

6 : Piqué de chaîne, système à deux fils, envers du tissu

Piqué de chaîne

Le tissu présente des côtes longitudinales étroites sur l'endroit.

Elles naissent grâce à quatre systèmes de fil dans le tissu de base, la chaîne de remplissage et les trames de piqûre **(ill. 3 et ill. 4)**, ou par une armure trame de piqûre **(ill. 5, ill. 6)**, à travers laquelle les fils de trame flottent et s'intègrent au tissu sur l'endroit **(ill. 6)**.

Désignation commerciale : **piqué de chaîne**

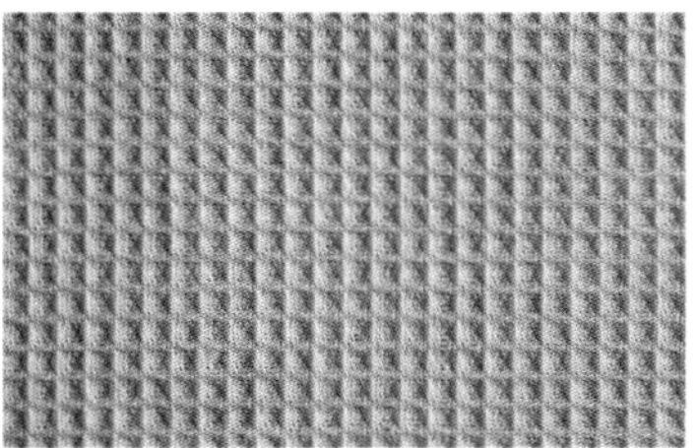

7 : Piqué gaufré endroit du tissu

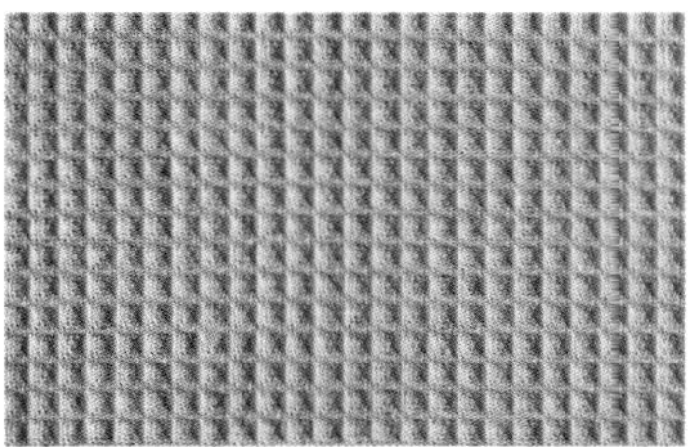

8 : Piqué gaufré envers du tissu

Piqué gaufré

C'est un tissu à système de double fil avec un aspect de gaufre. On atteint ceci par des flottés de fils de trame et de chaîne qui diminuent vers l'intérieur. Ces flottés de fils produisent des motifs en relief carrés **(ill. 7, ill. 8)**. Les deux côtés du tissu affichent le même aspect.

Désignation commerciale : **piqué gaufré**

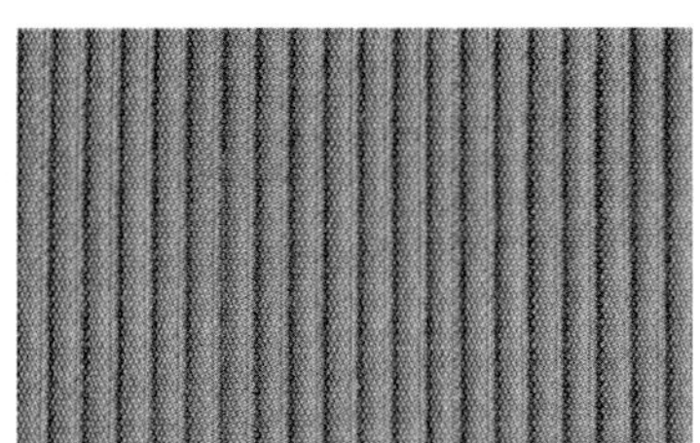

9 : Côtelé endroit du tissu

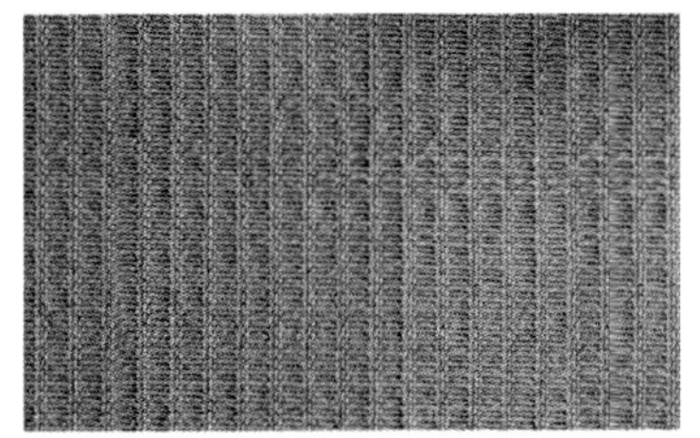

10 : Côtelé envers du tissu

Côtelé

Avec les armures de piqués côtelés, on atteint des motifs longitudinaux sans système de fil supplémentaire. La chaîne est prédominante sur l'endroit du tissu et très dense. On laisse flotter une partie des trames sur l'envers du tissu. Les flottés sont intégrés de façon régulière et il se crée ainsi des côtes longitudinales **(ill. 9 et ill. 10)**.

Désignations commerciales : **côtelé, cord**

6.3.1 Classification

Introduction selon la norme DIN 62050

Les tricots se créent au moyen de boucles de fil entrelacées les unes aux autres formées à partir d'un ou de plusieurs fils. En fonction du nombre de fils servant à la fabrication des tricots, on distingue **les tricots trame des tricots chaîne**.

Tricots

Tricot trame (ou tricot cueilli)

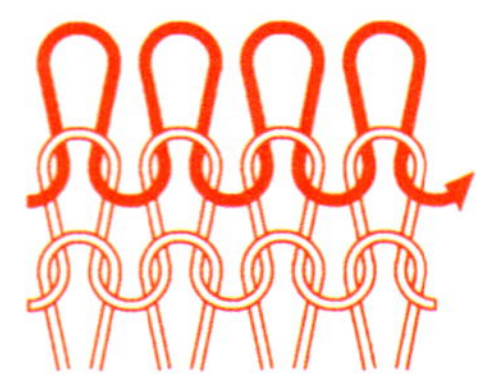

1 : Tricot à un fil de trame (cueilli)

Caractéristiques

- Les mailles sont formées avec un seul fil.
- Le déplacement du fil s'effectue en sens transversal.
- Le tricot trame est démaillable et peut filer (mailles coulées).
- Il peut être tricoté par séquence ou simultanément.

Tricot chaîne (ou tricot Raschel)

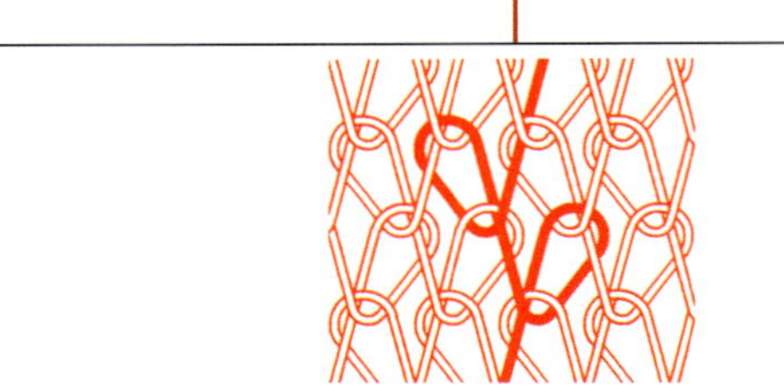

2 : Tricot à plusieurs fils de chaîne (jetés)

Caractéristiques

- Le tricotage requiert plusieurs fils de chaîne.
- Les fils formant les mailles se déplacent en sens longitudinal et en zig-zag.
- Le tricot est indémaillable et ne file pas.
- Les aiguilles travaillent toujours simultanément.

Répartition par fabrication

Tricots trame

Tricotage par séquence :
Le tricotage se fait avec des aiguilles (à clapet) bougées individuellement. Des métiers à tricoter rectilignes ou circulaires tricotent les mailles rangée après rangée, dans le sens de la largeur du tricot.

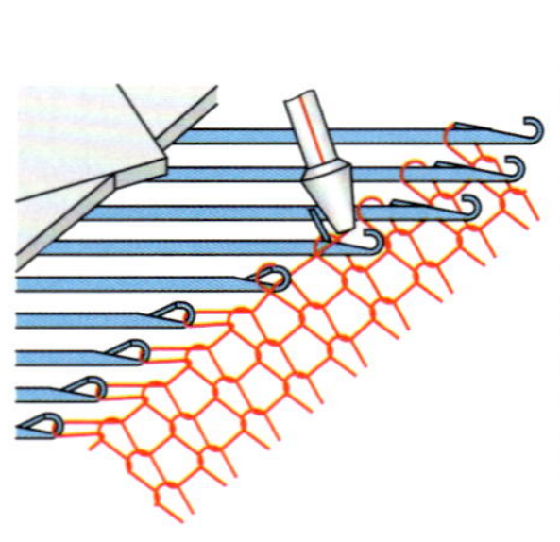

3 : Tricotage sur le métier à tricoter rectiligne
Vidéo sous https://goo.gl/kLxKHC

Tricotage simultané :
Le tricotage se fait soit avec des aiguilles (à bec) bougées simultanément, soit avec des aiguilles fixes et un système auxiliaire appelé « presse » qui forme la maille. Le travail s'effectue avec des métiers à tricoter rectilignes ou circulaires.

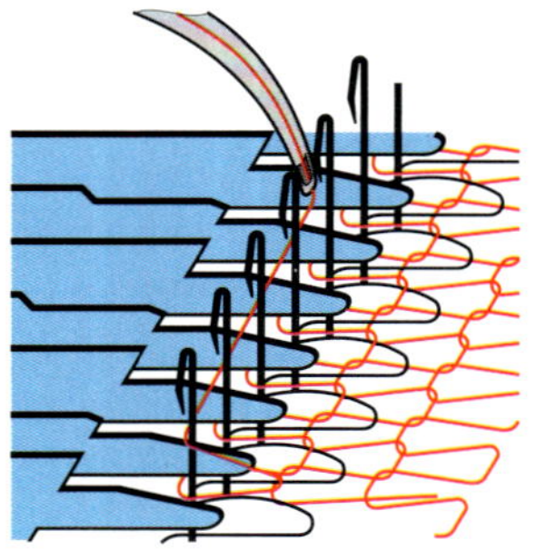

4 : Tricotage sur le métier à cueillage
Vidéo sous https://goo.gl/qLURzk

Tricot chaîne

Tricotage chaîne à maille jetée :
Dans le tricotage chaîne, on travaille avec une ou plusieurs nappes de fils. On dispose différents fils de chaîne autour d'aiguilles à bec, à clapet ou composées. Les aiguilles sont bougées simultanément. Les métiers à tricoter chaîne avec des aiguilles à clapet ou composées sont appelés métiers Raschel et le tricot qui en est fabriqué est le tricot Raschel.

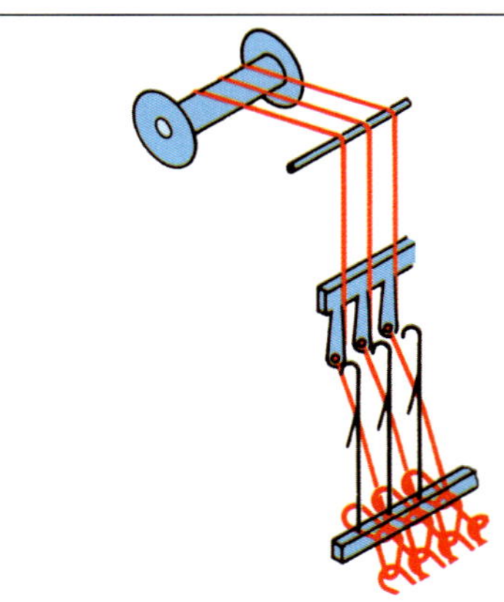

5 : Tricotage sur le métier à tricoter chaîne
Vidéo sous https://goo.gl/2mAUpm

6.3.2 Tricot trame (1)

Formation des mailles

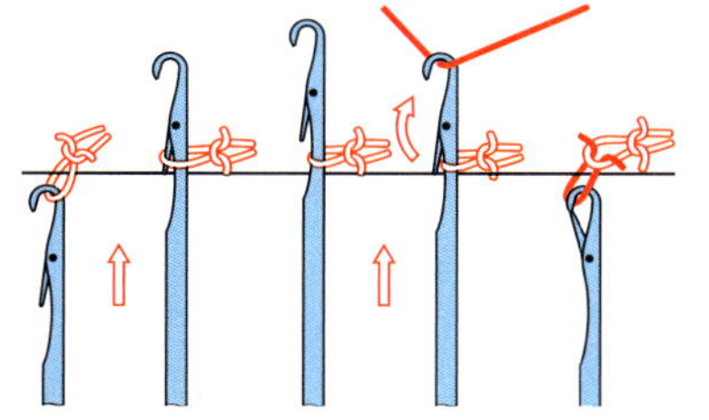

1 : Tricotage avec aiguilles à clapet
Vidéo sous https://goo.gl/kLxKHC

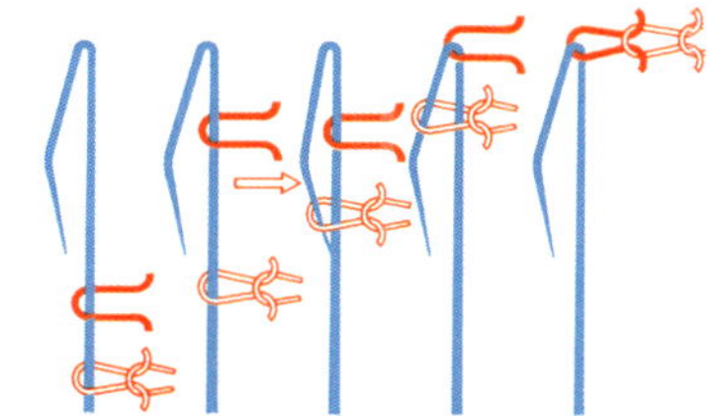

2 : Tricotage avec aiguilles à bec
Vidéo sous https://goo.gl/HFKQc4

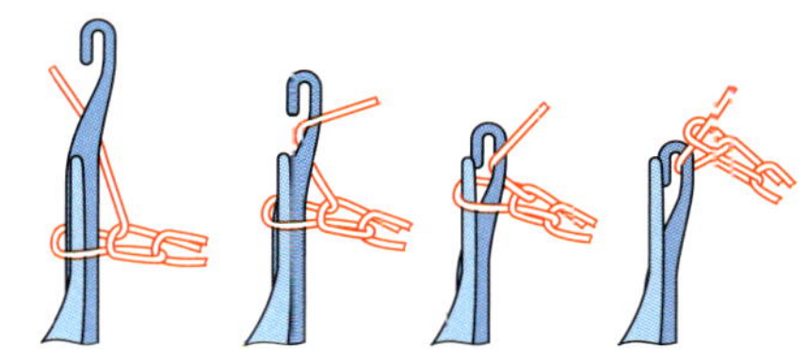

3 : Tricotage à aiguilles composées
Vidéo sous https://goo.gl/o9cjDW

Terminologie du tricot trame

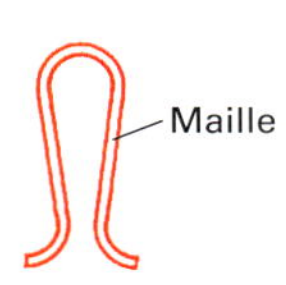

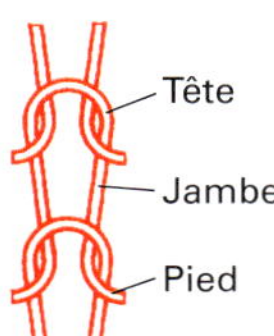

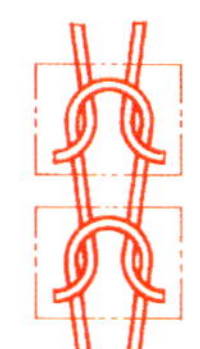

4 : La maille et ses caractéristiques

Structure de la maille

La maille est une boucle de fil entrelacée à d'autres mailles, lui procurant ainsi un point d'appui.

Elle se compose d'une **tête, de deux jambes** et de **deux pieds.** Les mailles entrelacées les unes aux autres sont reliées entre elles par quatre croisements de fils : les points d'entrelacement. Chaque maille a **deux points d'entrelacement supérieurs** et **deux points d'entrelacement inférieurs.**

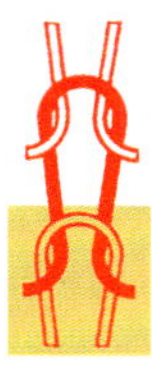

5 : Maille envers

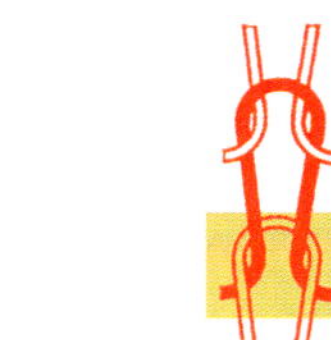

6 : Maille endroit

Mailles envers et mailles endroit

Les deux points d'entrelacement inférieurs déterminent s'il s'agit d'une maille endroit ou d'une maille envers. Pour une **maille envers**, les jambes se trouvent sous la tête de la maille précédente. Pour une **maille endroit**, les jambes se trouvent sur la tête de la maille précédente. Les points d'entrelacement supérieurs ne sont pas déterminants pour définir s'il s'agit d'une maille endroit ou d'une maille envers.

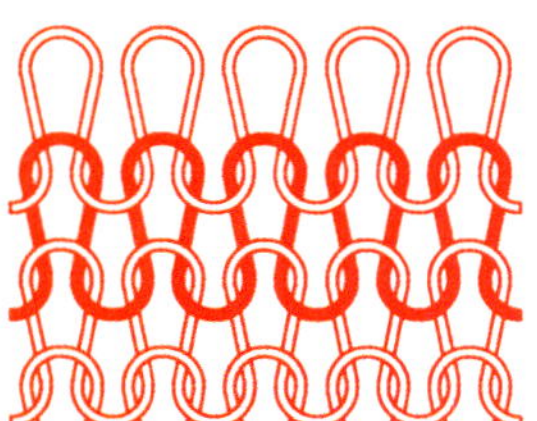

7 : Rang de mailles

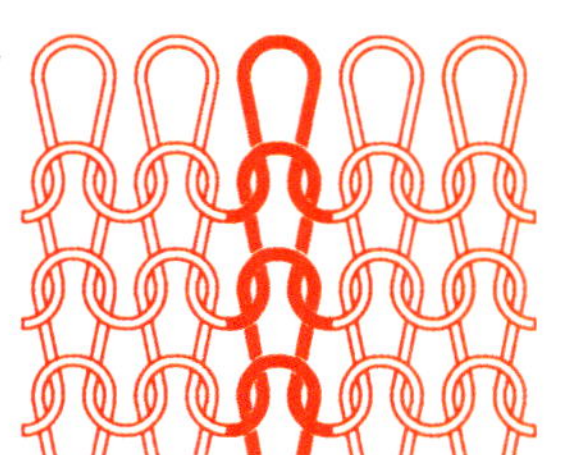

8 : Colonnes de mailles

Rang de mailles, colonnes de mailles

Les mailles disposées les unes près des autres en sens transversal constituent un **rang de mailles.**

Les mailles disposées les unes sur les autres en sens longitudinal constituent une **colonne de mailles.**

La finesse d'un tricot dépend du nombre de rangs et de colonnes par cm ou dm et est déterminée par la finesse de la machine de tricotage.

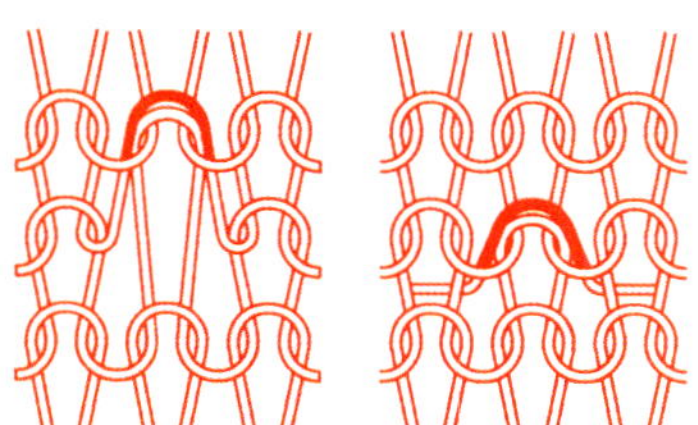

9 : Maille chargée a deux points d'entrelacement supérieurs

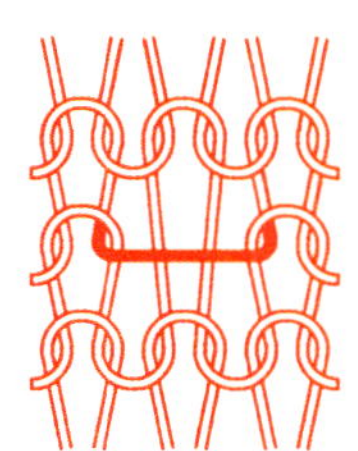

10 : Flotté a deux points d'entrelacement inférieurs

Structure de mailles chargées et mailles flottées

La **maille chargée** est une boucle de fil avec deux points d'entrelacement supérieurs qui est retenue dans la tête de l'aiguille, en complément à la maille constituée au préalable sur cette aiguille dans la ligne. C'est pourquoi la maille constituée au préalable est tirée sur la longueur.

Les **flottés** ont deux points d'entrelacement inférieurs. Ils se créent lorsque les aiguilles sont entièrement ou provisoirement inactives. Le fil est alors non traité. Si les mailles se suspendent dans les aiguilles, elles seront tirées sur la longueur. Les flottés réduisent l'élasticité transversale. Ils sont limités latéralement par les mailles et les mailles chargées.

6.3.2 Tricot trame (2)

Structure de base du tricot trame

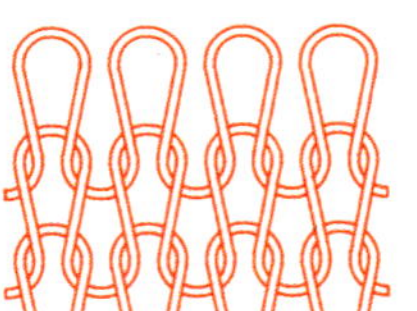
1 : Schéma

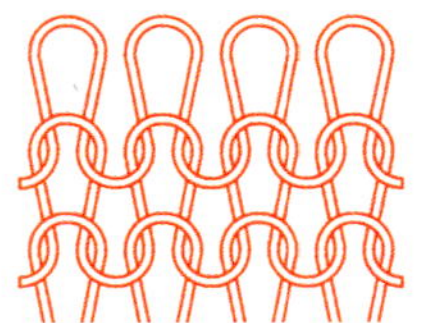
2 : Schéma

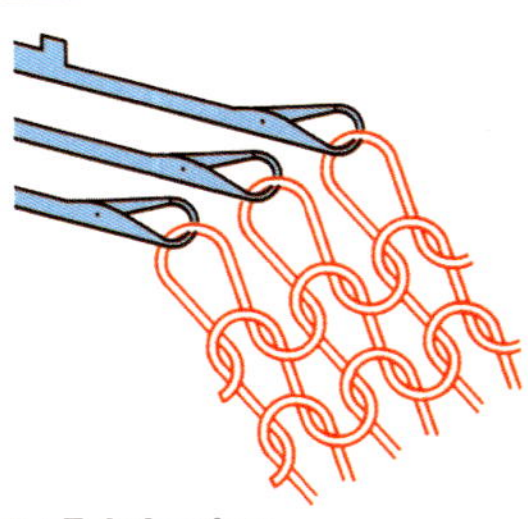

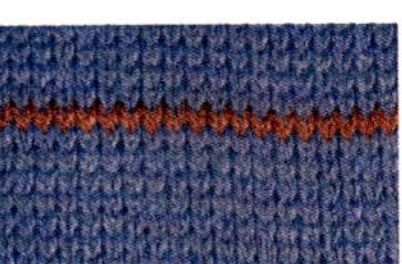
3 : Jersey simple / endroit

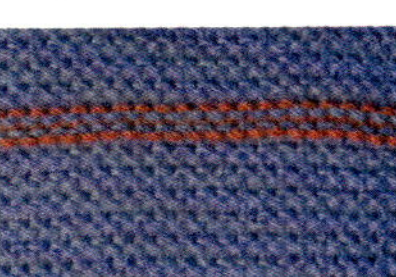
4 : Jersey simple / envers

5 : Fabrication
Vidéo sous https://goo.gl/Zb8Mjz

Jersey simple

Ce tricot est fabriqué uniquement avec une rangée d'aiguilles. On le qualifie d'uniface ou de **jersey simple**[1].

Il a deux faces d'aspect différent : l'une constituée de « mailles à l'endroit » et l'autre de « mailles à l'envers ».

Le jersey simple est moins élastique dans le sens transversal et tend à s'enrouler aux bords.

En fonction de la finesse du tricot, on fabrique des pulls, chemises, chemisiers, robes, t-shirts et sous-vêtements légers à partir du jersey simple.

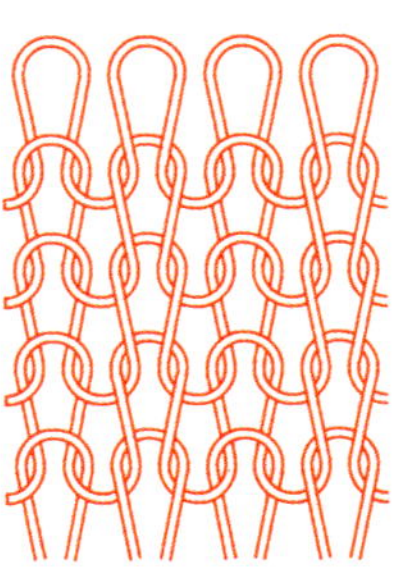
6 : Schéma tricot côte

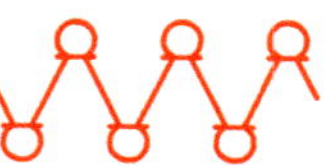
7 : Bord étiré

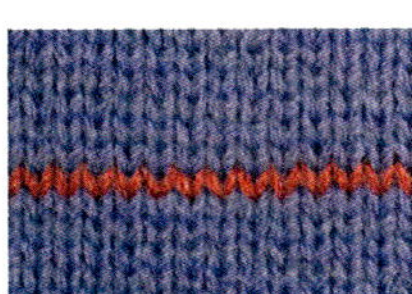
8 : Endroit

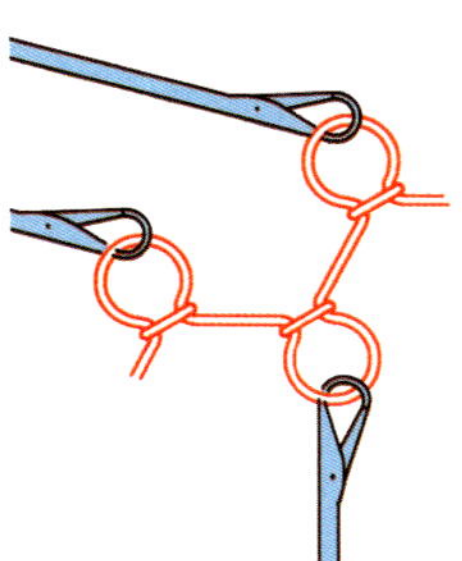
9 : Fabrication
Vidéo sous https://goo.gl/5K5SEd

Tricot côte

Le tricot côte est fabriqué sur deux rangées d'aiguilles lesquelles se font face de manière décalée. Ainsi, les mailles à l'endroit et à l'envers se placent en décalé les unes des autres. Les « mailles à l'endroit » et « à l'envers » changent dans une rangée. Les deux côtés du tricot affichent des « mailles à l'endroit ». Si le tricot est tendu dans le sens transversal, on reconnaîtra respectivement des colonnes de « mailles à l'envers » entre les colonnes de « mailles à l'endroit ». Le tricot côte est élastique en largeur.

Utilisation : Pulls, vestes en tricot, sous-vêtements, chaussettes, bord-côtes. Pour les sous-vêtements, le tricot côte est en **côte fine**.

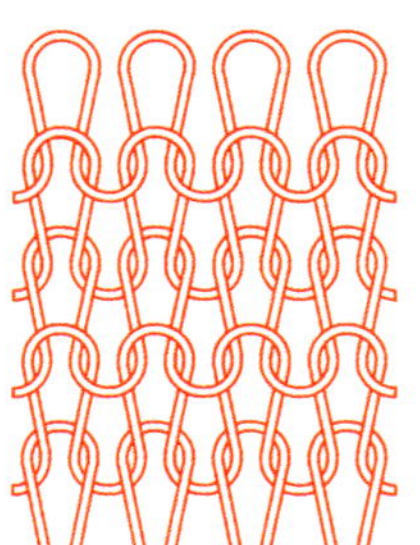
10 : Schéma tricot à mailles retournées

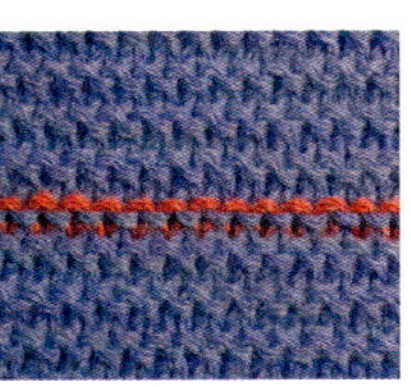
11 : Endroit / envers

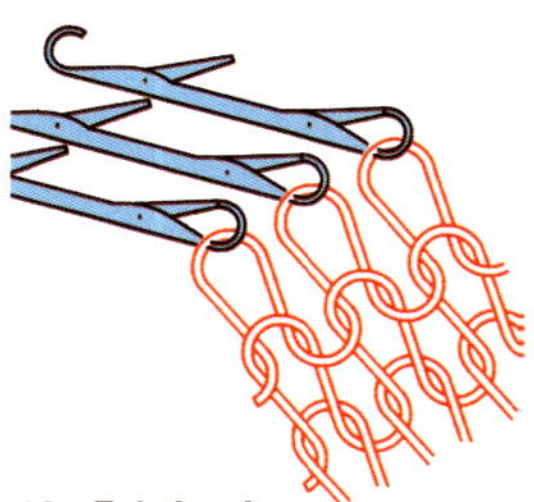
12 : Fabrication
Vidéo sous https://goo.gl/WYajkd

Tricot à mailles retournées

On fabrique normalement le tricot à mailles retournées avec des aiguilles à double clapet. On peut aussi produire ce tricot avec des aiguilles à clapet par suspension de maille. Les deux faces du tricot sont semblables et affichent les arcs des pieds et des têtes de maille. Une rangée de « mailles à l'endroit » s'échange avec une « à l'envers ». On reconnaît la rangée de « mailles à l'endroit » au fait qu'elle est ferme dans le sens longitudinal.

Le tricot à mailles retournées est très élastique en longueur.

Dans ce tricot, on fabrique des barboteuses, des pulls et des vestes en tricot.

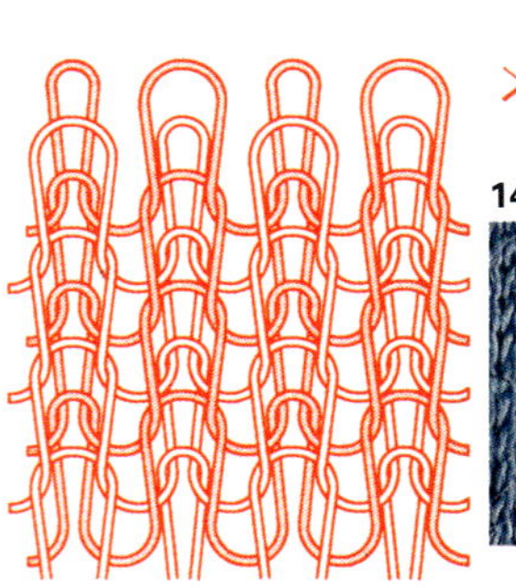
13 : Schéma interlock

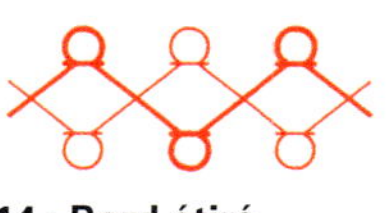
14 : Bord étiré

15 : Endroit / envers

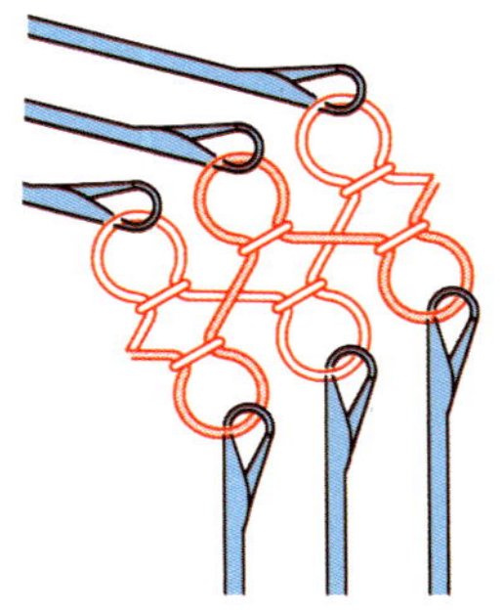
16 : Fabrication

Interlock

L'**interlock** est fabriqué sur deux rangées d'aiguilles lesquelles se font face de façon exacte et où elles travaillent en alternance.

Dans le tricot, les mailles à l'endroit et à l'envers se font face. Les mailles voisines sont décalées d'une demi-hauteur de maille par ce procédé.

L'interlock est indémaillable. Dans ce procédé, le tricot est extensible, mais pas très élastique.

Utilisation : t-shirts, chemisiers, sous-vêtements et vêtements de nuit, tenues de sport et de loisirs.

[1] Jersey est un terme générique pour des tricots présentant peu d'étirage du en raison de l'armure.

6.3.3 Tricot à armure endroit-envers

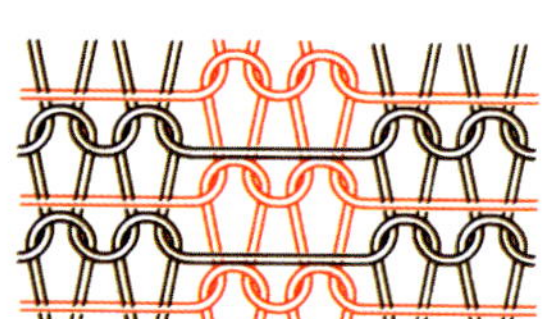
1 : Schéma jacquard à maille perdue

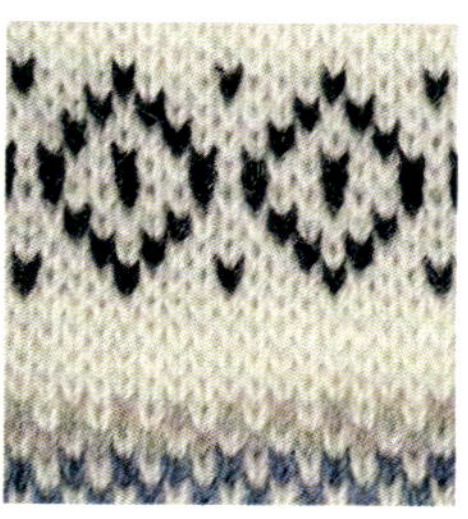
2 : Jacquard à maille perdue, endroit

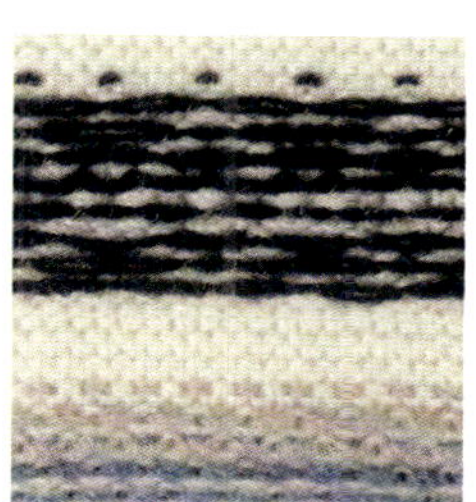
3 : Jacquard à maille perdue, envers

Tricot jacquard

Les aiguilles sélectionnées en fonction du motif tricotent avec un fil en couleur. Dans les rangées de mailles ultérieures, les aiguilles ayant fait une suspension au préalable travaillent avec d'autres couleurs. Les aiguilles ne faisant pas de tricotage forment des flottés de fil sur l'envers du tricot.

On obtient des tricots avec des motifs multicolores, présentant peu d'élasticité du fait des flottés de fil en sens transversal.

Utilisation : pulls, gilets, vestes.

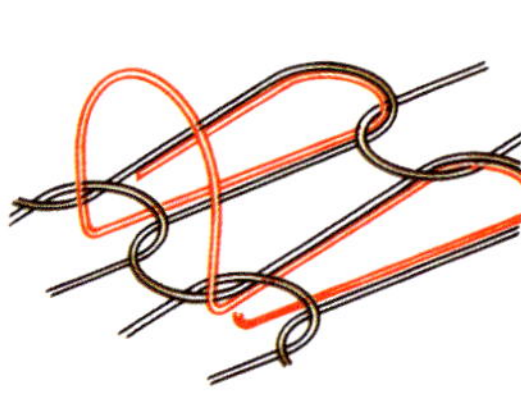
4 : Schéma tricot éponge

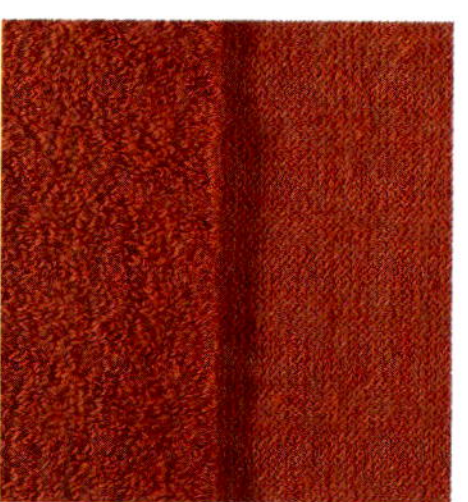
5 : Tricot éponge

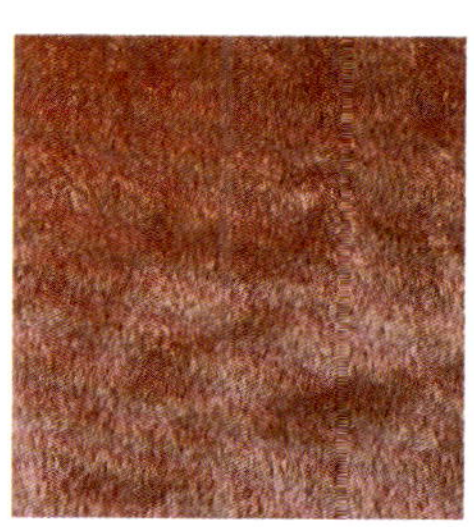
6 : Peluche rasée (tricot velours)

Tricot éponge

Le tricot éponge naît du fait qu'un fil supplémentaire formant des boucles à la surface est incorporé au tricot. Le fil supplémentaire peut être intégré sur toute la surface ou en fonction du motif.

Pour le tricot velours, on coupe les petites têtes de boucles. Il se crée ainsi une surface veloutée (tricot velours).

Utilisation : vêtements de loisirs et pour enfants, chaussettes, sous-vêtements chauds.

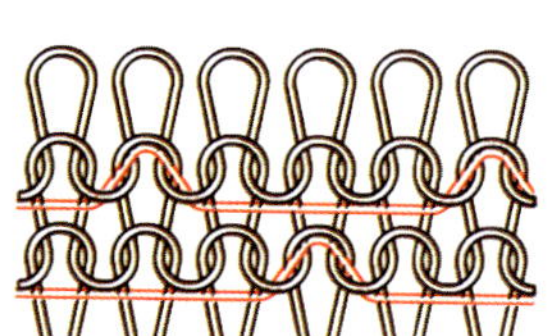
7 : Schéma du tricot molletonné

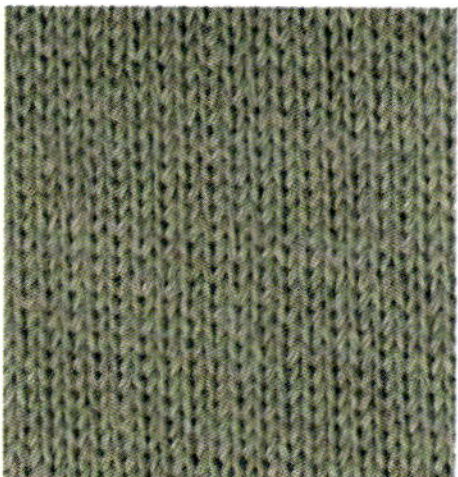
8 : Tricot molletonné, endroit

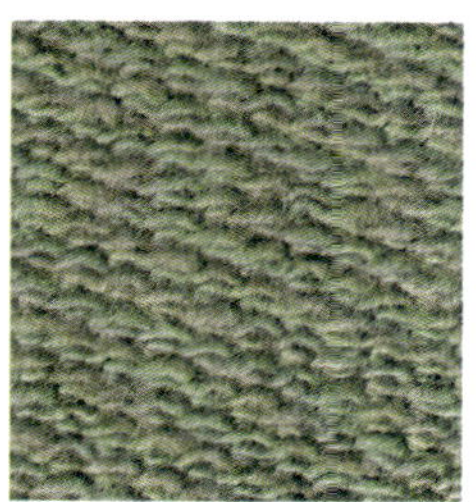
9 : Envers (flottés non coupés et non grattés)

Tricot molletonné

Dans un tricot molletonné, on intègre un fil supplémentaire, souvent épais sur l'envers.

Le tricot molletonné a une surface sur l'endroit fine et un envers volumineux, souvent gratté.

On utilise les tricots molletonnés pour les tenues de loisirs, les survêtements et sweats.

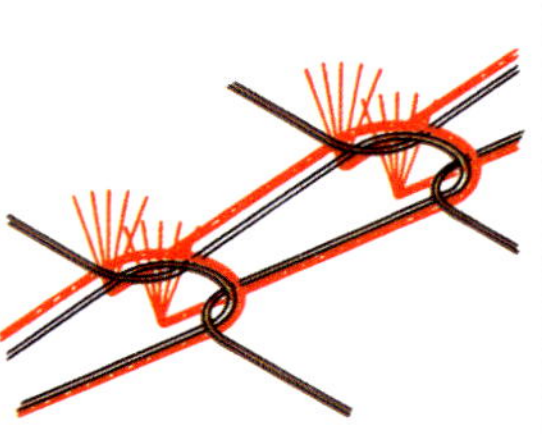
10 : Schéma peluche

11 : Peluche, imitation de fourrure, endroit

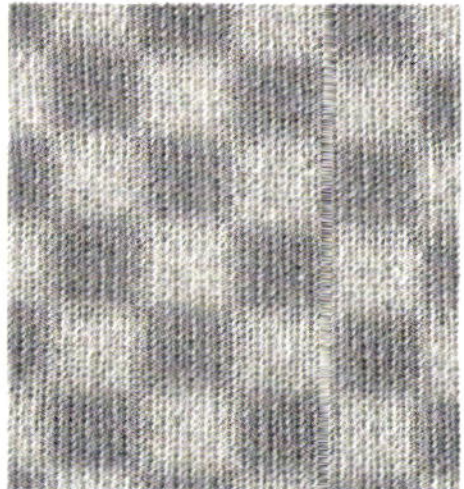
12 : Peluche, imitation de fourrure, envers

Tricot imitation fourrure

On insère les fibres sous forme de ruban de fibres (mèche) en les intégrant pendant le tricotage. Ils forment un ruban de carde sur l'endroit du tricot.

Imprimé avec des motifs de pelages d'animaux, ce genre de tricot sert d'imitation de fourrure.

On l'emploie comme substitut à la fourrure et doublure d'hiver (doublure Borg) pour manteaux et chaussures.

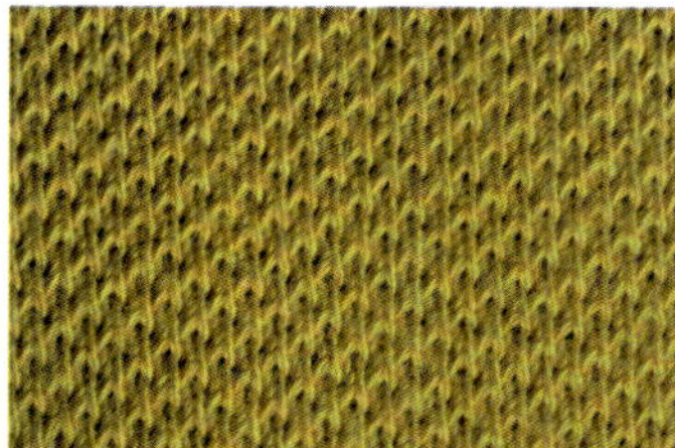
13 : Piqué, endroit

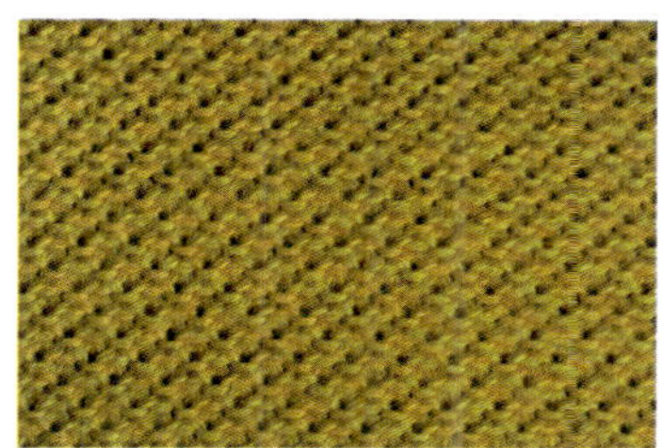
14 : Piqué, envers

Tricot piqué simple

On peut développer le motif piqué (petit motif avec des crêtes et creux) à partir des procédés de base du jersey simple et de l'interlock. On produit très souvent sur la base du jersey simple en raison de son poids plus léger.

En fonction du motif, on tricote des rangées de mailles simples et de mailles de charge en alternance et en décalage.

On emploie ce tricot pour les polos.

6.3.4 Tricot à armure endroit-endroit

2 : Bord étiré

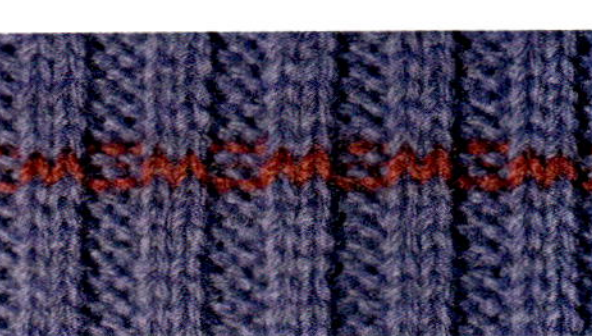

1 : Schéma bord-côtes

3 : Bord-côtes

Tricot à côtes larges 2x2

Lors de la fabrication de tricots côtelés, seules les aiguilles sélectionnées tricotent. On fabrique le plus souvent le tricot côte 2x2, appelé bord-côtes. Pour cela, on désactive respectivement la troisième aiguille dans la fonture d'aiguilles avant et arrière.

Les deux côtés du tricot côte 2x2 sont semblables. Si l'on tire le tricot dans la largeur, on reconnaîtra alors deux « mailles à l'endroit » et deux « mailles à l'envers » chaque fois en alternance dans une rangée de mailles. Le bord-côtes offre une grande élasticité en largeur.

Utilisation : poignets, pulls et robes.

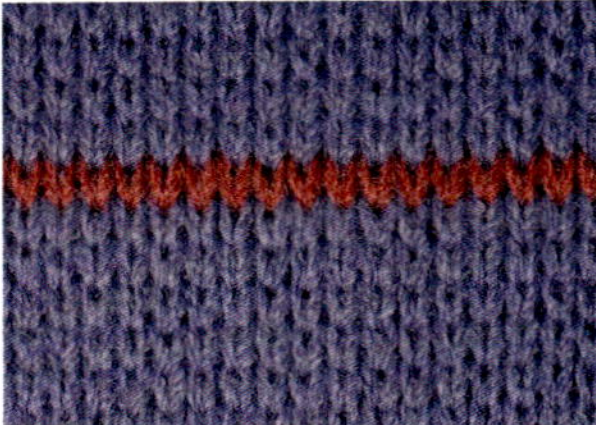

4 : Tricot à mailles plates, granité revers, endroit

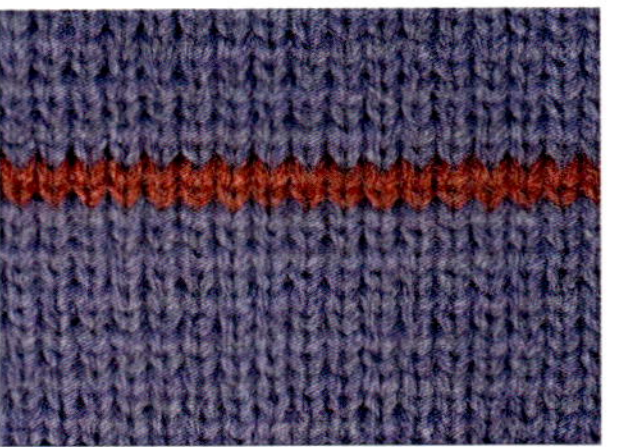

5 : Tricot à mailles plates, granité revers, envers

Tricot à mailles plates (granité revers)

Pour le tricot à mailles plates, les aiguilles tricotent une première rangée de mailles à côtes 1x1, suivie d'une rangée où seules les aiguilles de mailles jersey simple tricotent. Les mailles des aiguilles de fonture avant ne faisant pas de tricotage sont retenues et allongées. Les rangs de mailles jersey réduisent l'élasticité du tricot en largeur.

Lorsque plus d'une ranqée de mailles jersey est tricotée après un rang à côtes, on obtient un tricot granité (reliefé). Les rangs en jersey simple sont projetés en relief sans motif particulier.

Utilisation : pulls et cardigans.

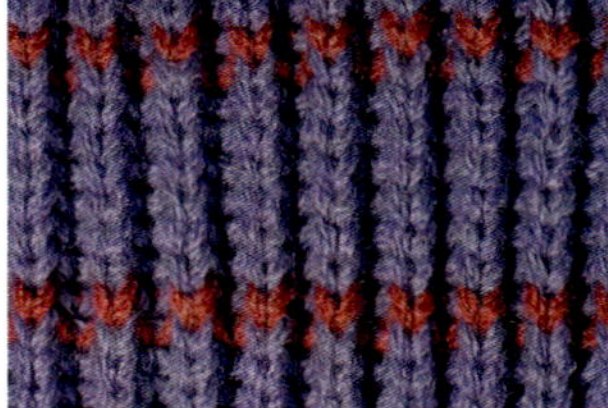

6 : Côte anglaise

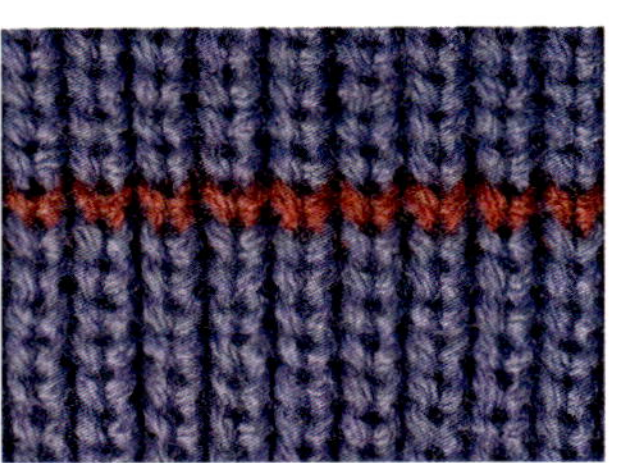

7 : Semi-côte anglaise, endroit

Côte anglaise, semi-côte anglaise

Dans la côte anglaise, on tricote des mailles chargées dans la première rangée à l'avant et des mailles en jersey simple à l'arrière. Dans la rangée suivante, c'est l'inverse. Les mailles flottées font apparaître les mailles en relief. La côte anglaise est plus lourde que la côte 1x1 et a tendance à s'élargir.

Dans la semi-côte anglaise, une rangée de côtes 1x1 est suivie d'un rang de mailles jersey simple tricotées sur l'avant et de mailles chargées tricotées sur l'arrière. L'endroit présente des côtes longitudinales proéminentes, alors que l'envers est semblable à la cote anglaise.

La structure volumineuse de la côte anglaise convient bien pour les pulls épais, les écharpes et bonnets.

8 : Tricot piqué double, endroit

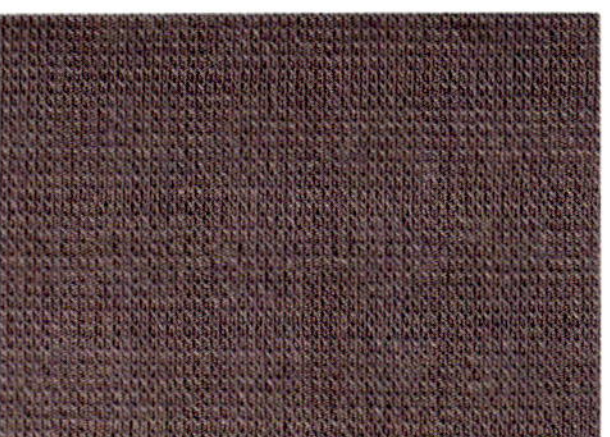

9 : Tricot piqué double, envers

Tricot piqué double

Les rangées de tricot similaires à des tricots à côtes et jersey simple sont alternées avec des flottés de fil. Les flottés de fil limitent fortement l'élasticité en largeur et donne de la stabilité au tricot. Cela permet de traiter le produit comme un tissé sans perdre les caractéristiques de port agréables d'un tricot.

Le tissu non doublé a tendance à pocher.

Une désignation commerciale connue en est le **Wevenit**®.

Utilisation : manteaux dame, pantalons, jupes, costumes

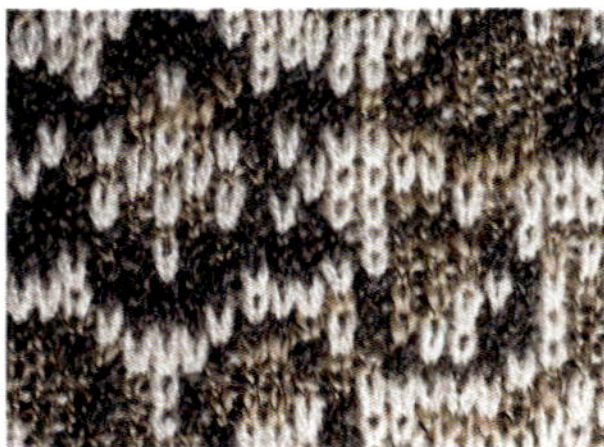

10 : Jacquard double, endroit

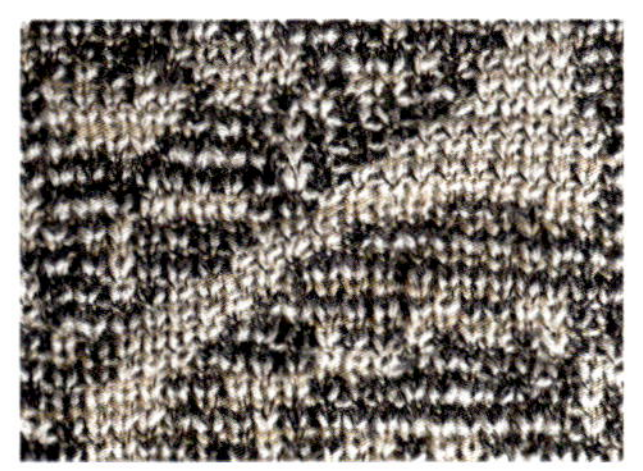

11 : Jacquard double, envers

Jacquard

Les tricots jacquard présentent des motifs et sont fabriqués sur deux rangées d'aiguilles. Dans le tricotage sur métier jacquard, on peut commander chaque aiguille du métier avec l'ordre « tricoter », « pas tricoter » et « former mailles flottées ». Ainsi, on peut parvenir à des quantités quasi infinies de motifs. Contrairement au tricot en jersey simple où les fils non nécessaires pour les motifs circulent rapidement, on les détache uniformément dans le tricot jacquard.

Utilisation : pulls, vêtements et vestes

6.3.5 Tricot à mailles retournées et Interlock
6.3.6 Confection des tricots

Tricots base à mailles retournées

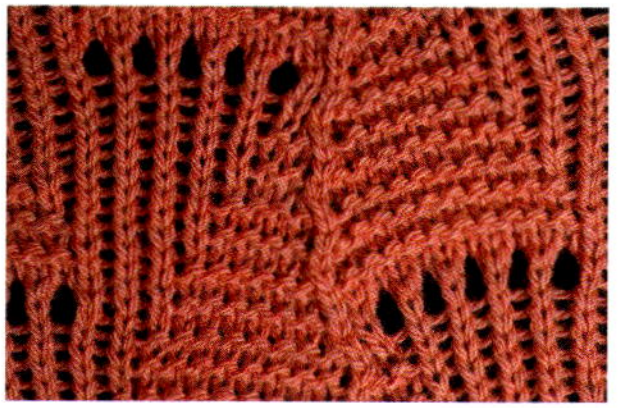
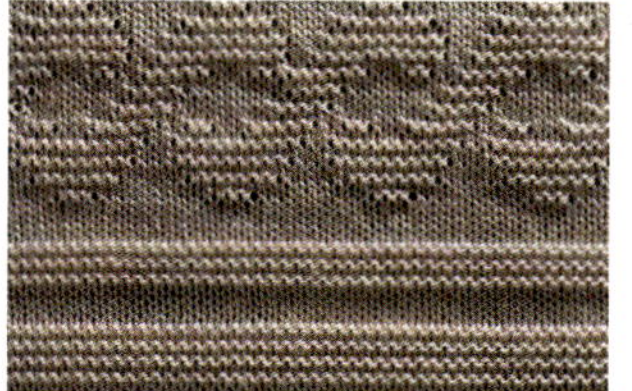

1 : Motifs à mailles retournées

Les tricots à mailles retournées se caractérisent par un mélange de « mailles envers » et de « mailles endroit » disposées en colonnes. On parvient à ces motifs par l'utilisation d'aiguilles à double clapet qui peuvent former, grâce à une commande appropriée, des mailles sur les aiguilles avant et arrière. Grâce à une répartition appropriée d'aiguilles sur les deux fontures et à des dispositifs de motifs, on peut fabriquer plusieurs motifs s'appliquant surtout aux pulls, vestes en tricot et cardigans.

Tricots base interlock

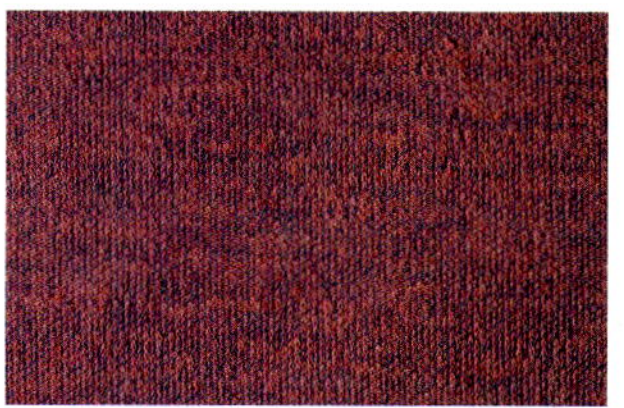
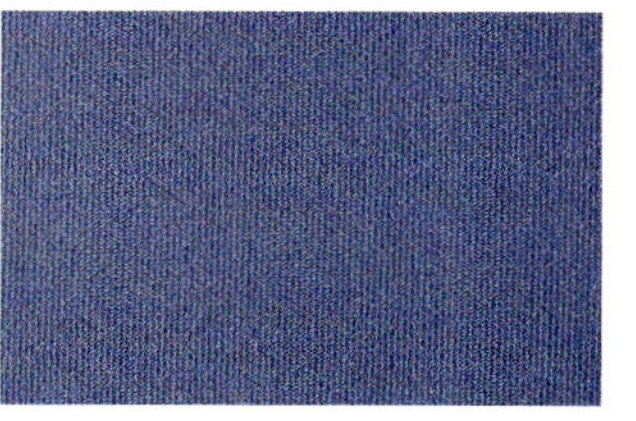

Tricot interlock avec des côtés différents :
2 : Côté coton 3 : Côté polypropylène

Les tricots interlock ont en général une finesse d'une grandeur exceptionnelle. Les étoffes fines présentent souvent des motifs imprimés. D'autres variantes se développent aussi de l'armure interlock. À titre d'exemple, l'interlock double face pour vêtements de sport. Dans ce tricot, on retrouve une surface extérieure en coton, alors que la surface intérieure est composée de fibres synthétiques (polypropylène). De ce fait, il en résulte des vêtements aux caractéristiques physiologiques particulièrement favorables **(cf. p. 52)**.

Confection des tricots

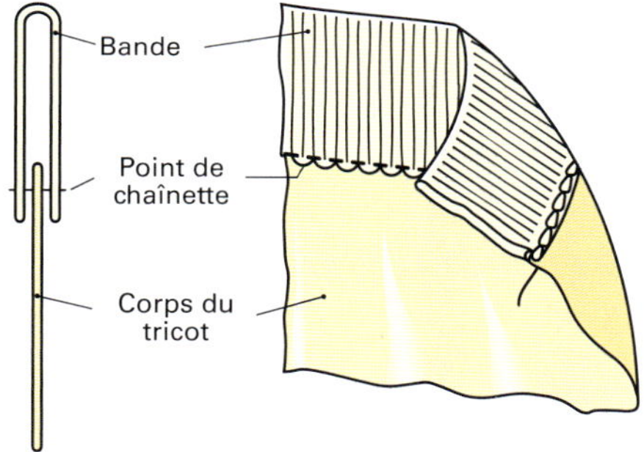

4 : Remmaillage d'une bande

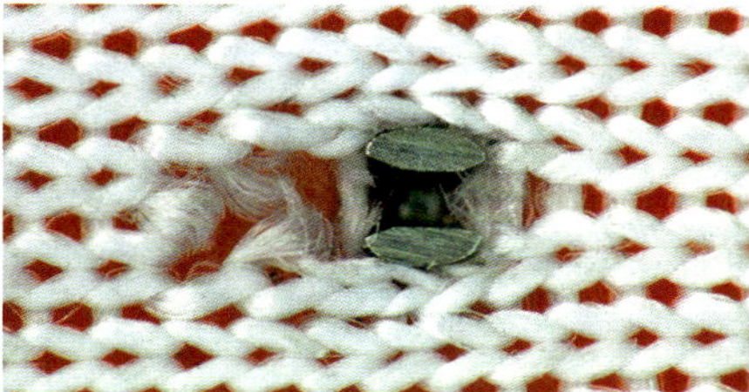

5 : Mailles endommagées

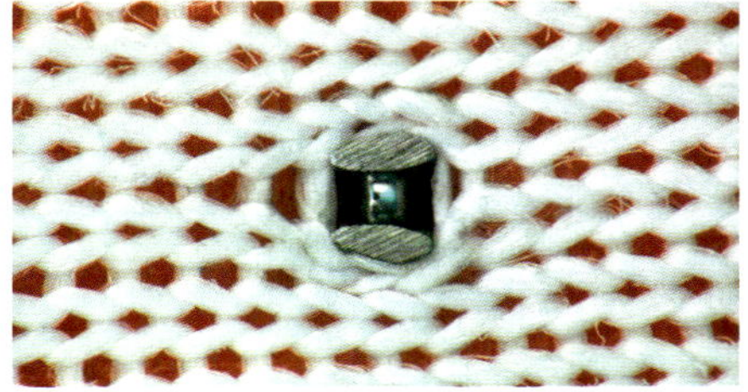

6 : Mailles intactes, résultat d'une aiguille appropriée

Le traitement des tricots et des tricots-trame requiert, par rapport au tissu; une prise en considération d'une plus grande extensibilité, d'une plus grande élasticité et de la formation des mailles coulées.

Matelassage et découpe

De quelque manière que soit effectué le matelassage (à la main ou à la machine), la très grande extensibilité du tricot doit être controlée de sorte à éviter toute tension sur l'étoffe.

Lors de la découpe, on utilise, outre les ciseaux à lame circulaire et les ciseaux électriques à lame verticale, aussi les emporte-pièces **(cf. p. 164)**.

Confection et remaillage

Pour la confection de tricots, on utilise surtout des points de chaînette.

Le **remaillage** est l'assemblage, maille par maille, de deux pièces d'un vêtement au moyen de la remailleuse. À cet effet, les mailles des pièces devant doivent être assemblées bord-à-bord lors de leur assemblage. Ensuite, on les coud avec le simple point de chaînette **(ill. 4)**. Le remaillage est une opération nécessitant beaucoup de temps. Il en résulte une couture propre et plate. Le remaillage est utilisé pour attacher les cols et bord-côtes sur des vêtements haut de gamme.

Pour coudre les dentelles, rubans élastiques et poignets pour des effets décoratifs, on utilise des points de chaînette à couture rabattue.

Avec des points de surjet, on oopère des coutures de finition en même temps, mais on effectue aussi de simples travaux de finition.

Mailles endommagées

Les détériorations de mailles peuvent survenir surtout lors de la pénétration de l'aiguille dans le matériau à coudre, lorsque les fils des tricots ne peuvent pas échapper à la pointe de l'aiguille. Les mailles endommagées **(ill. 5)** peuvent constituer des mailles coulées. Ces dommages ont essentiellement quatre causes :

- un apprêt du tricot incorrect (cause la plus fréquente)
- une pointe d'aiguille abîmée
- une aiguille trop épaisse
- une forme de pointe d'aiguille inappropriée

6.3.7 Tricots tubulaires, tricots rectilignes

Tricots tubulaires

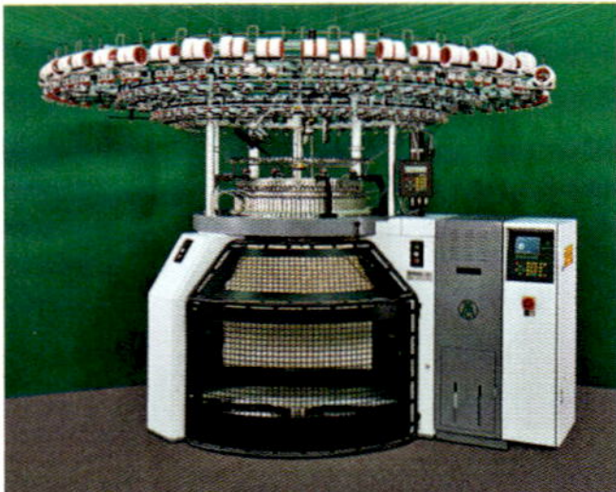

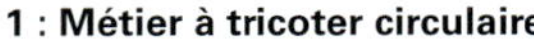

1 : Métier à tricoter circulaire

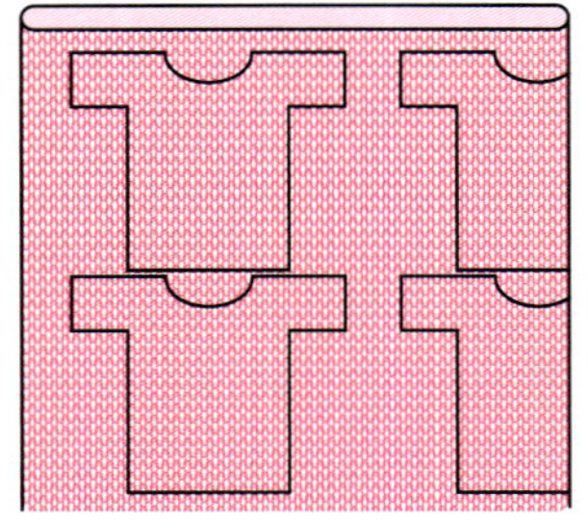

2 : Tricot tubulaire

Les éléments formant les mailles sont disposés en forme de cercle dans un **métier à tricoter circulaire (ill. 1)**. Plusieurs fils peuvent s'entre-boucler simultanément. Les **tricots tubulaires (ill. 2)** sont fabriqués comme **articles au mètre** de manière tubulaire. On peut les personnaliser et confectionner des articles soit en découpant le tube tricoté, soit en gardant le tube fermé pour confectionner des articles sans couture. Les tricots tubulaires sont généralement plus légers et plus fins que ceux produits sur des machines à tricoter rectilignes. On les transforme en t-shirts, sweats, sous-vêtements et vêtements de nuit, polos et survêtements.

Tricots rectilignes

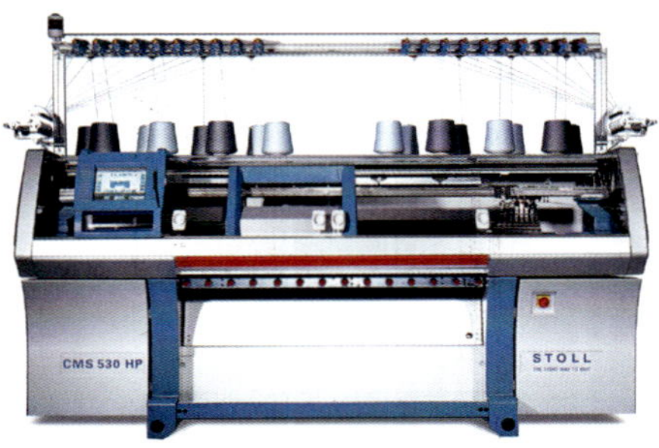

3 : Métier à tricoter rectiligne

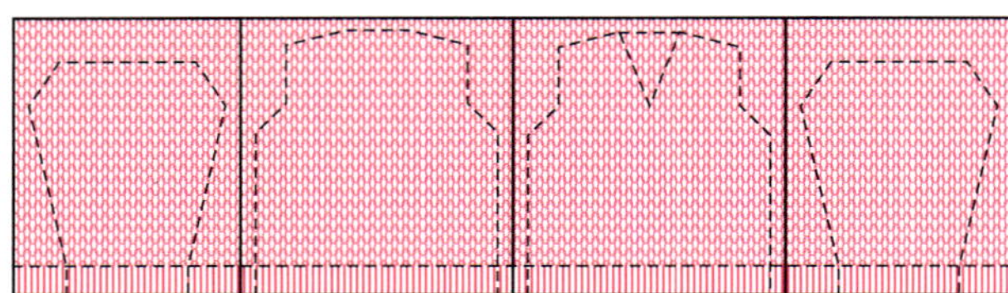

Pièces de vêtement avec bandes de taille et poignets

4 : Pièces semi-terminées (panel knitting)

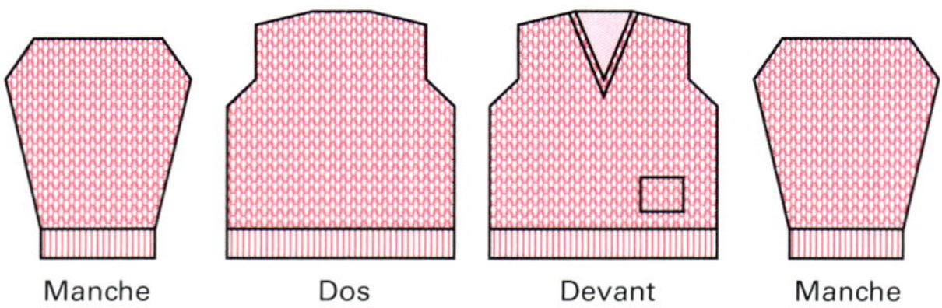

5 : Pièces partiellement façonnées (partly fashioned)

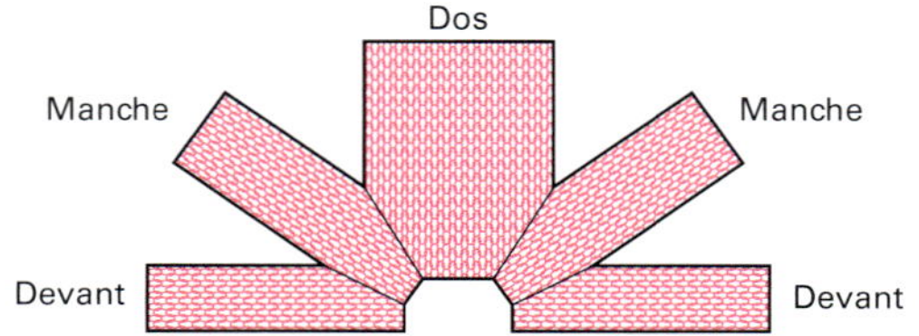

6 : Tricot intégral (integrated fully fashioned)

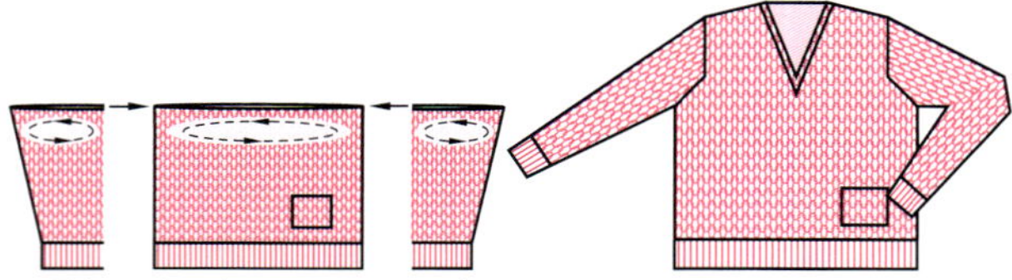

7 : Tricot de vêtement entier (whole garment knitting)

Dans les **métiers à tricoter rectilignes (ill. 3)**, les éléments formant les mailles sont disposés sur deux fontures d'aiguilles opposées. Des tricots uniface ou double face sont préparés.

On fabrique les pulls, les vestes en tricot, robes, jupes et pantalons essentiellement sur des métiers à tricoter rectilignes. En principe, on peut distinguer les **procédés de production** d'assemblage de vêtements en tricot sur des métiers à tricoter rectilignes suivants :

Produits semi-terminés (panel knitting) (ill. 4)

(Tricot découpé avec bandes intégrées)

Les pièces du vêtement sont fabriquées en grandeurs et formes déterminées. Elles présentent un début solide (taille et poignets). On découpe et assemble les pièces par couture. On tricote et remmaille souvent les poches et bandes d'encolure en tant que pièces individuelles.

Tricot partiellement façonné « partly fashioned » (ill. 5)

Le terme technique « partly fashioned » signifie que les composants de tricots sont tricotés en respectant les formes des différentes pièces du vêtement. Le tricot réalisé avec un procédé de diminution et d'augmentation de mailles est aussi appelé **tricot « en forme »**. Les poches, boutonnages et bordure de col peuvent être intégrés. Après avoir cousu les composants, on remaille la bordure de col arrière.

Tricot intégral « integrated fully fashioned » (ill. 6)

Dans le tricotage intégral (integrated fully fashioned), on tricote les éléments entièrement finis et assemblés en un seul morceau. Les poches, boutonnages et bordure de col peuvent être intégrés. Il n'y a plus que quelques coutures à fermer.

Tricot de vêtement entier « whole garment knitting » (ill. 7)

Le tricot de vêtement entier se produit comme une étoffe tricotée de manière tubulaire. Dans une première étape, on fabrique le corps, les manches droite et gauche comme trois tricots tubulaires. En deuxième étape, on tricote les manches au corps conformément à leur forme (raglan, etc.). Les poches, boutonnages et bordure de col peuvent être intégrés. Il ne se crée aucune couture visible.

6.3.8 Tricot chaîne (1)

Fabrication et termes

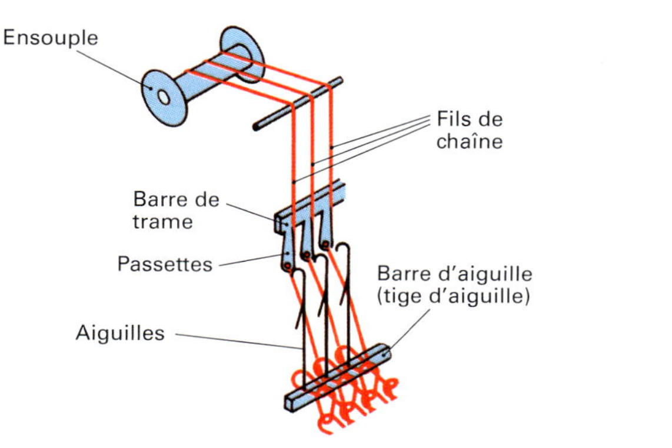

1 : Principe du tricotage chaîne Vidéo sous https://goo.gl/2mAUpm

Les **tricots chaîne** sont fabriqués avec au moins un système de fil de chaîne.

Chaque fil de chaîne s'introduit dans une passette située dans une barre de trame. Les passettes des barres de trame enroulent les fils de chaîne autour des aiguilles (à clapet, à bec ou composées). Après cette jetée de fil, les mailles se forment ensemble sur toutes les aiguilles grâce au mouvement de la barre à aiguille.

Ensuite, la barre de trame se décale latéralement d'une ou de plusieurs aiguilles. Puis, les fils de chaîne sont à nouveau enroulés autour des aiguilles et il se forme encore une rangée de mailles.

Le mouvement de décalage de la barre de trame détermine le genre de jetée.

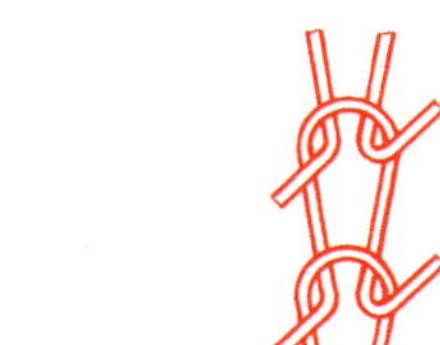

Dans le **jeté ouvert** les pieds ne se croisent pas.

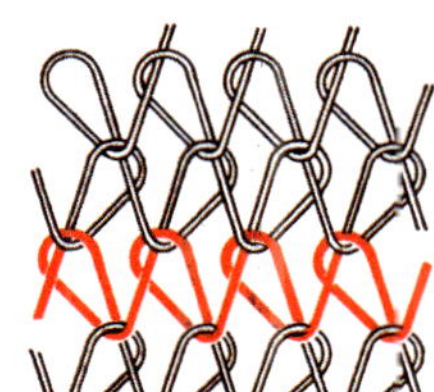

Les mailles placées les unes près des autres forment des **rangs de mailles**.

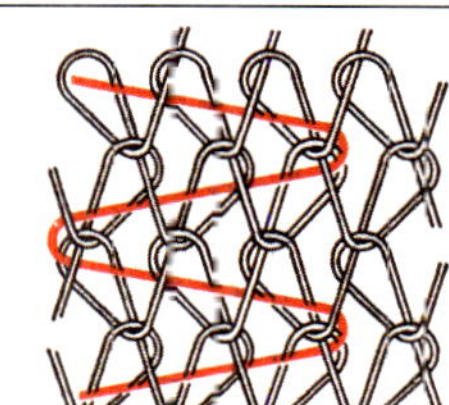

Un fil inséré en sens transversal et tenu par des mailles s'appelle **trame partielle**

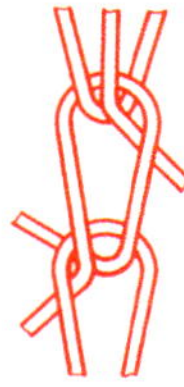

Dans le **jeté fermé** les pieds se croisent.

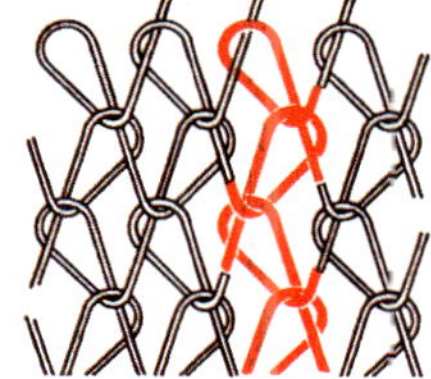

Les mailles placées les unes sur les autres forment des **colonnes de mailles**.

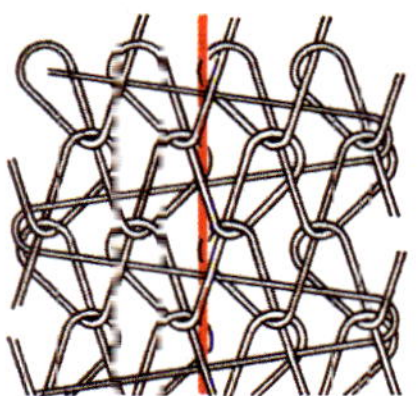

Un fil inséré en sens longitudinal et tenu par des mailles s'appelle **trame partielle verticale**.

2 : Éléments de structure des tricots chaîne

Exemples de tricots à une barre (ill. 3)

Chaînette	Tricot simple	Tricot simple 2x1	Atlas
Il n'existe pas de liaisons transversales aux mailles voisines. On peut joindre la chaîne de mailles par la combinaison avec d'autres jetées ou fils de trame.	Chaque fil de chaîne formant des mailles se déplace en zig-zag dans le sens longitudinal à travers le tricot et s'intègre entre deux colonnes voisines.	Le tricot simple 2x1 s'intègre tout comme le tricot simple, toutefois chaque fil de chaîne formant des mailles saute une colonne de mailles.	Chaque fil de chaîne formant des mailles se déplace en forme d'escalier jusqu'à un point d'inversion et change sa direction.

6.3.8 Tricot chaîne (2)
6.3.9 Produits cousus-tricotés

Tricots à plusieurs barres

Pour la plupart des tricots chaîne, on combine des structures de base les unes avec les autres, ce qui signifie que le travail se fera avec plus d'une chaînette de fils.

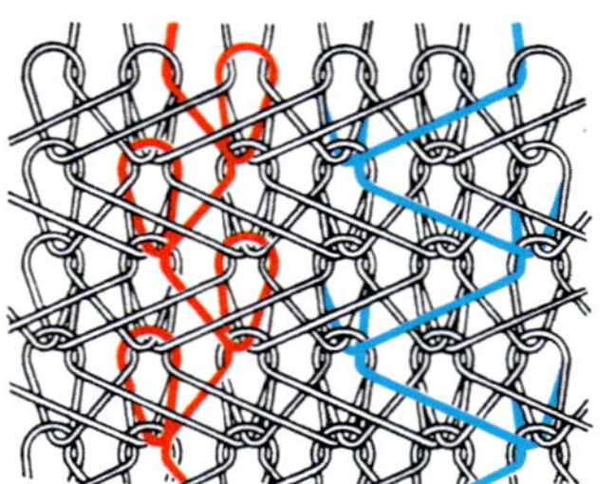
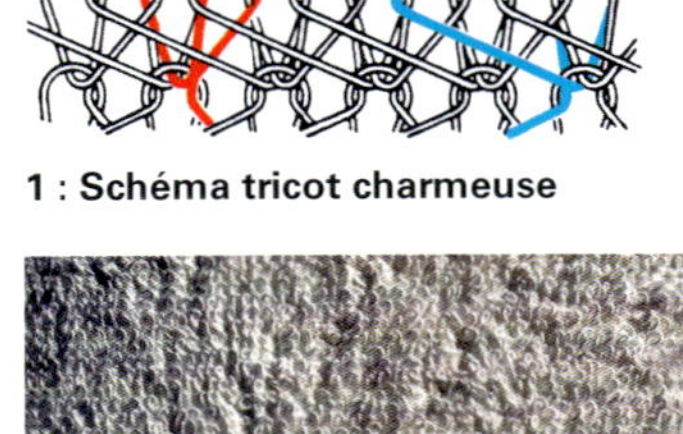

1 : Schéma tricot charmeuse

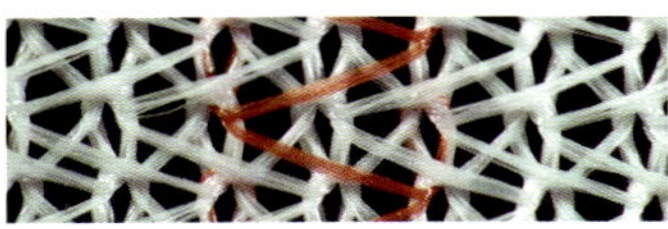

2 : Tricot charmeuse endroit

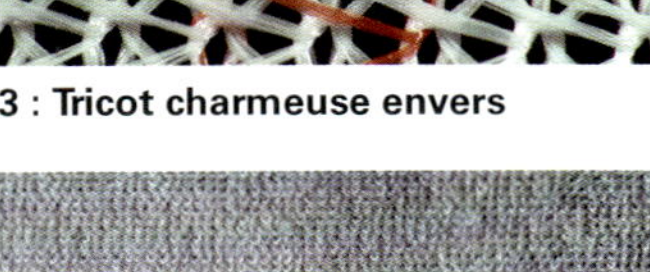

3 : Tricot charmeuse envers

4 : Tissu éponge tricot-chaîne

5 : Tricot chaîne velours

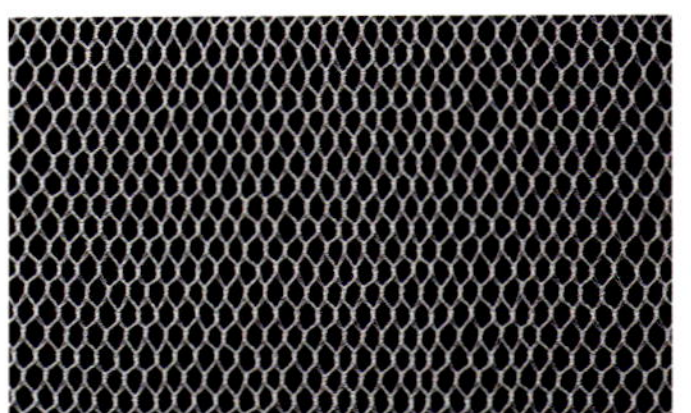

6 : Tulle Raschel

7 : Dentelle Raschel

Charmeuse (ill. 1, 2 et 3)

Le tricot charmeuse se produit à partir de fils de filaments, les structures de tricot simple et de tricot simple 2x1 sont alors combinées. Sur l'endroit, on peut reconnaître des « mailles endroit » et sur l'envers, le parcours en zig-zag des fils de chaîne. Comme applications, on a les entoilages, les doublures et la lingerie.

Tricot éponge tricot-chaîne (ill. 4)

Le tricot éponge tricot-chaîne se produit avec des fils de chaîne supplémentaires formant des boucles dans un tricot de base. Comme applications, on a par ex. les étoffes pour l'ameublement et la literie.

Tricot chaîne velours (ill. 5)

Dans le tricot chaîne velours, on coupe les boucles de poil et on obtient une surface duveteuse. Comme applications, on a par ex. les tenues de loisirs, les vêtements pour dames.

Tulle Raschel (ill. 6)

De nos jours, la tulle se produit essentiellement d'après la technique de tricotage Raschel, les mailles simples et chaînettes sont alors combinées. On l'utilise surtout dans la mode nuptiale.

Dentelle Raschel (ill. 7)

Les dentelles Raschel présentent souvent un fond en tulle dans lequel sont incorporés des fils de motif. On l'emploie pour la corseterie, la lingerie, la mode nuptiale, les vêtements de soirée et aussi comme garnitures.

Tissus maintenus par des piqûres

Dans les produits maintenus par des piqûres, on assemble les **non-tissés** ou **nappes de fibres** par des piqûres pour en faire des surfaces textiles. Les surpiqûres se font par un tricotage de points de chaînette ou de tricot simple, tout comme pour le métier à tricoter chaîne. L'avantage de cette technique repose dans la rapidité de production et le faible investissement. Comme applications des produits maintenus par des piqûres, on a par ex. des entoilages duveteux **(ill. 9)**, des tissus éponge **(ill. 11)**, des tissus d'ameublement, des chiffons et des textiles techniques.

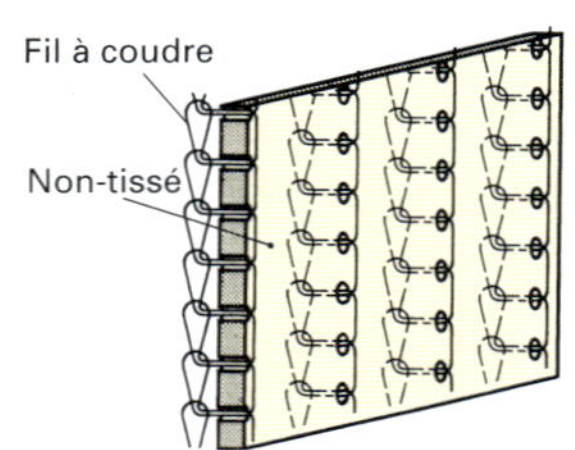

8 : Non-tissé maintenu par des piqûres (schéma)

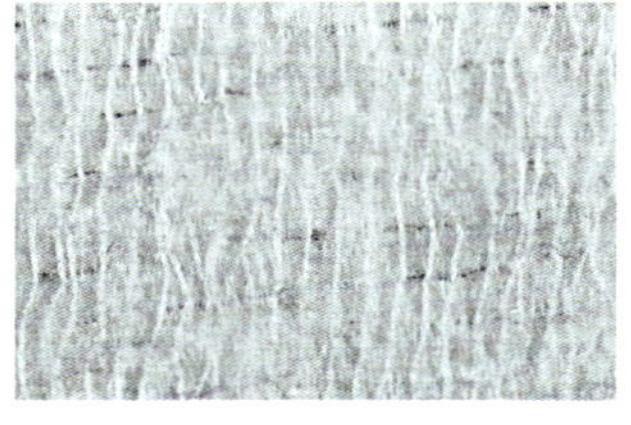

9 : Non-tissé maintenu par des piqûres

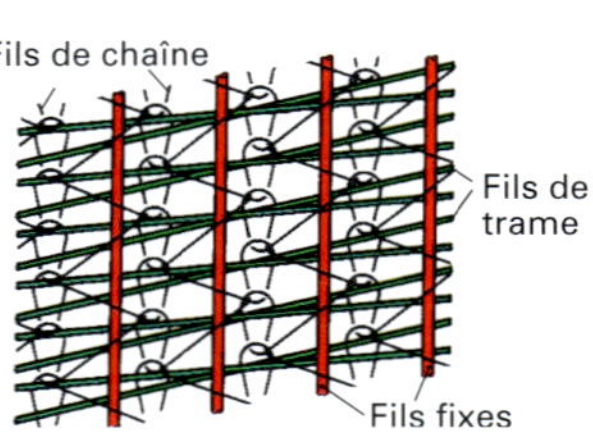

10 : Tricotage maintenu par des fils (schéma)

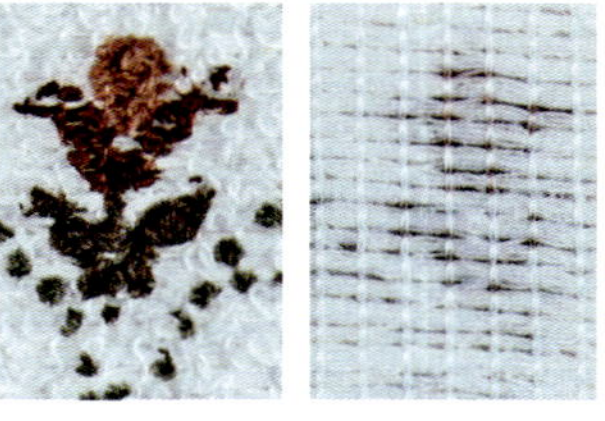

11 : Couture-tricotage de tissu tufté

Non-tissé maintenu par des piqûres (ill. 8, 9)

Un non-tissé maintenu par des piqûres se crée lorsqu'on coud un non-tissé d'ouate. Ainsi, il obtient la solidité nécessaire et il se crée, par ex., un matériau de remplissage réchauffant pour les vêtements d'hiver.

Tricotage maintenu par des fils (ill. 10)

On parvient à un tricotage maintenu par des fils en cousant des fil de chaîne et/ou de trame. Ils sont tendus, puis posés les uns près des autres et reliés en une surface par le système de couture sans croisement, ni entrelacement.

Couture-tricotage de tissus tuftés (ill. 11)

Un tissu à l'aspect d'éponge se crée lorsqu'on pose des boucles de fil sur l'un ou les deux côtés d'un tissu de base au moyen d'un système de fils longitudinaux et on le fixe par les mailles de la technique du tuft.

6.4.1 Tissus transparents et ajourés

Par des structures d'armures et des techniques d'apprêts ou en combinant les deux, on peut atteindre des effets de transparence et de dégradés. **Applications :** tissus pour robes et chemisiers, lingerie, chiffons, rideaux, nappes.

1 : Voile rayé ombré

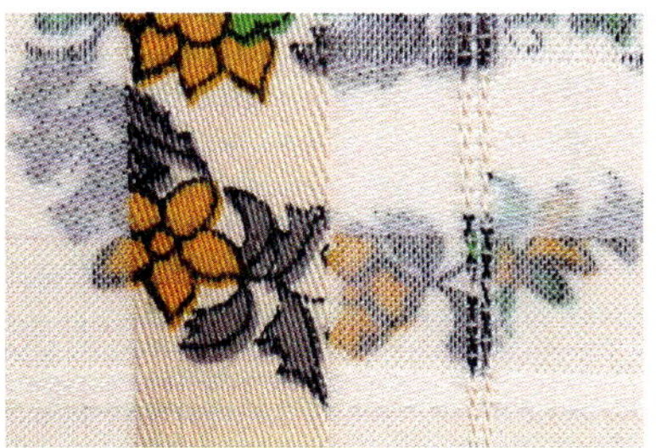

2 : Batiste satin avec effet de transparence

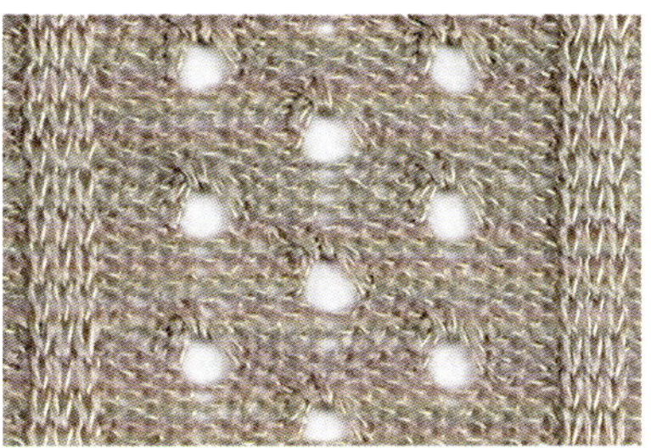

3 : Tricots ajourés

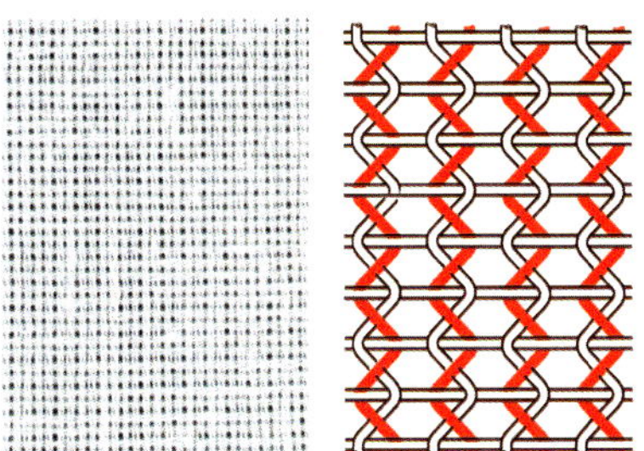

4 : Aïda croisées (agrandi)

5 : Schéma d'armure gaze à chaîne croisée (schématique)

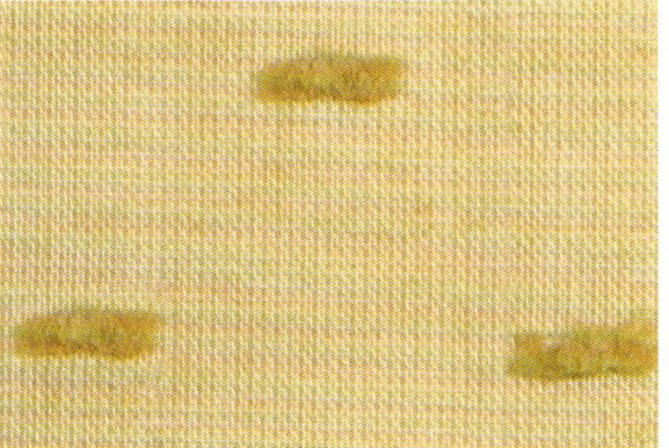

6 : Voile découpé ; scherli

Armure toile lâche

La densité de fils de chaîne et de trame est faible, comme par ex. dans le **chiffon** et la **gaze.** Afin d'atteindre une plus grande résistance à la déchirure avec une faible densité de fil, on retourne ou retord fortement les fils comme par ex. dans le **voile,** ou on rigidifie le tissu comme par ex. dans l'**organdi** et dans l'**organza,** ou on le traite par finissage chimique.

Densité de fil différente

Un effet de rayures verticales se crée par un réglage différemment dense des fils de chaîne. Les effets ombré et dégradé sont possibles comme par ex. dans le **voile rayé ombré (ill. 2), le georgette rayé dégradé.**

Changement d'armure

Par le changement de différentes armures conformément au motif, par ex. l'armure toile et l'armure satin, il se crée des endroits transparents, souvent avec effet de carreaux ou de rayures, par ex. **le carré batiste-satin (ill. 2), le rayé chiffon-satin** ou **chiffon avec rayures de satin.**

Tissu ajouré

En laissant certains fils de chaîne et/ou de trame, éventuellement en liaison avec l'armure aïda ou l'armure gaze, il se crée des percées avec des bords ourlés. Elles sont souvent disposées en rayures (par ex. **jour, ajouré**). Pour les tricots, il se crée par suspension de différentes mailles un motif ajouré **(ill. 3)** ou un aspect résille.

Armure aïda

Les fils inversement retournés en sens chaîne et trame s'intègrent aussi l'un à l'autre en sens opposé, de sorte que les fils glissent régulièrement l'un au-dessus de l'autre et forment des interstices. Comme désignations commerciales pour des tissus poreux en armure natté (aussi appelée armure fausse gaze), on a par ex. **aïda (ill. 4), natté.**

Tissu à chaînes croisées

Les fils de chaîne situés les uns près des autres ou les groupes de fils de chaîne réalisent un enlacement réciproque. Il se crée une surface ajourée dans son ensemble ou selon le motif, présentant une grande résistance à la déchirure malgré la faible densité de fil, par ex. l'**étamine** et la **marquisette,** un tissu de rideau.

Dévoré et velours dévoré

Si on fabrique une surface textile à partir de deux matières fibreuses à réaction chimique différente dont l'une est dissous conformément au motif, il est possible d'atteindre des motifs variés.

Dans le **dévoré,** par ex. le **batiste dévoré,** on utilise un fil de fibres combinées ou un fil gainé en coton/polyester ou viscose/polyester.

Dans le **velours dévoré,** le tissu de base se compose par ex. de viscose, le poil en soie.

Technique du lancé

Des fils de chaîne et/ou de trame supplémentaires s'intègrent dans un tissu de base transparent conformément au motif. Les flottés de fil ne faisant pas partie des motifs sont cisaillés, le plus souvent sur le côté supérieur du tissu. Il se crée des motifs sur fond transparent, par ex. dans le **voile découpé** ou **scherli (ill. 6).**

6.4.2 Dentelles et tulles

Les **dentelles** sont des surfaces textiles ajourées faites de fil et de tissu ou seulement de tissu et présentant des motifs décoratifs.

Les **dentelles** confectionnées à la main (« véritables ») ont connu un grand essor dès le XVIe siècle. De nos jours, la plupart des dentelles sont produites à la machine. Par le passé, on produisait les **tulles** à l'aspect de filet sur un métier bobin, le métier à tisser de tulle-bobinot (« tulle véritable »). De nos jours, ils se créent surtout par tricotage Raschel, une technique spéciale de tricotage chaîne. C'est un moyen rationnel permettant l'imitation des techniques manuelles de crochetage, tricotage, nouage.

Comme garniture, les dentelles **s'appliquent** aux robes, chemisiers, à la lingerie, la literie, aux nappes, objets décoratifs et mouchoirs. Le traitement des dentelles et tulles fournit d'élégants chemisiers et robes, vêtements nuptiaux et de soirée, corseterie, rideaux, nappes de table, voilettes ou garnitures de chapeaux, tissus de carnaval.

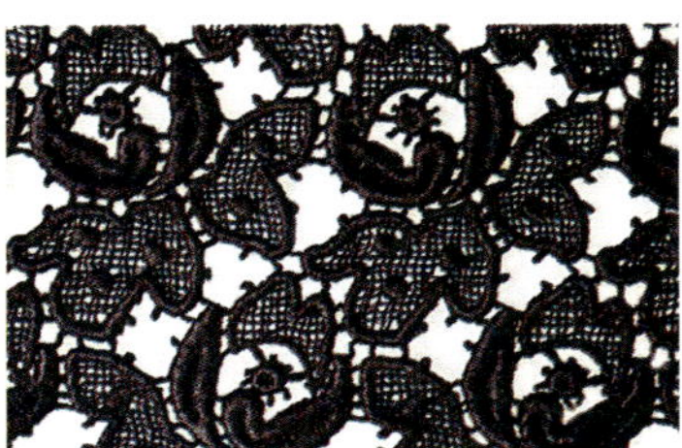

1 : Guipure ou broderie dévorée

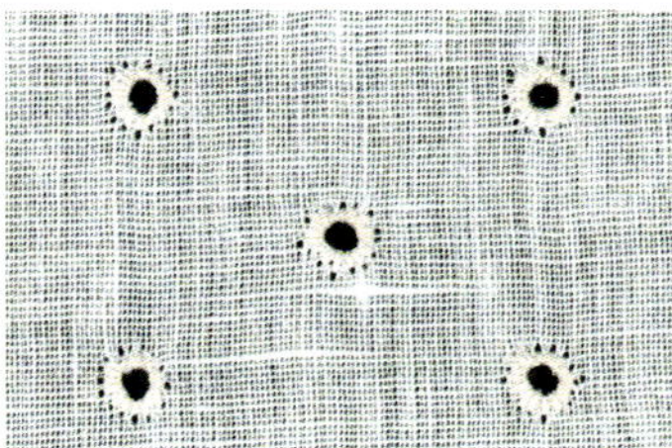

2 : Broderie à jours sur du lin pur

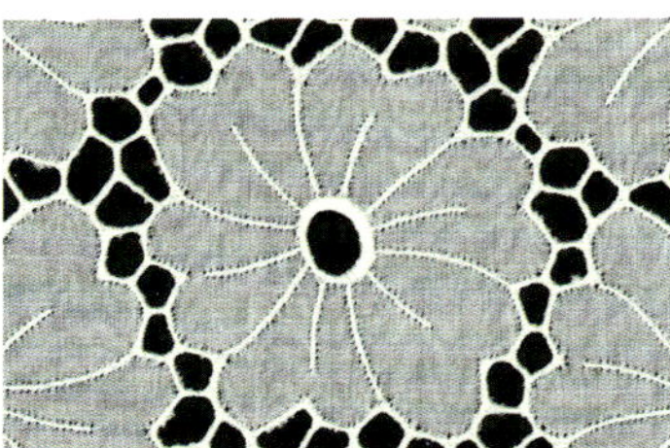

3 : Dentelle de Madère sur de la batiste

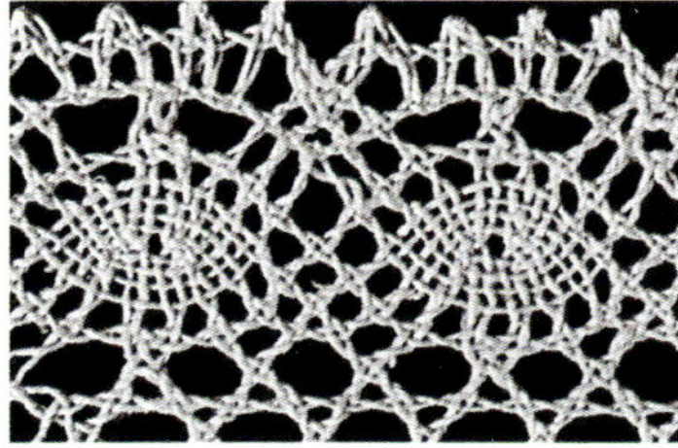

4 : Dentelle au fuseau

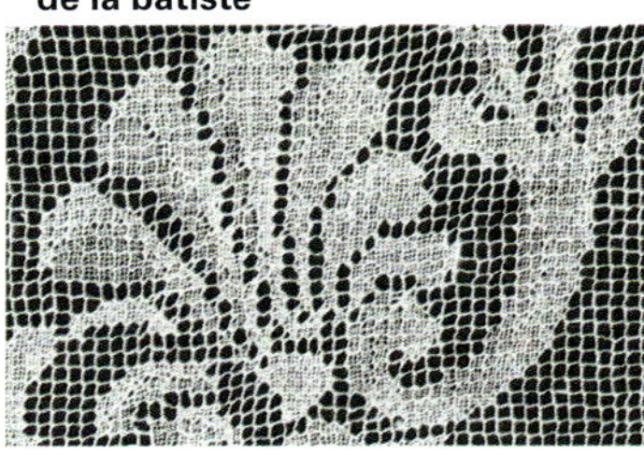

5 : Dentelle filet

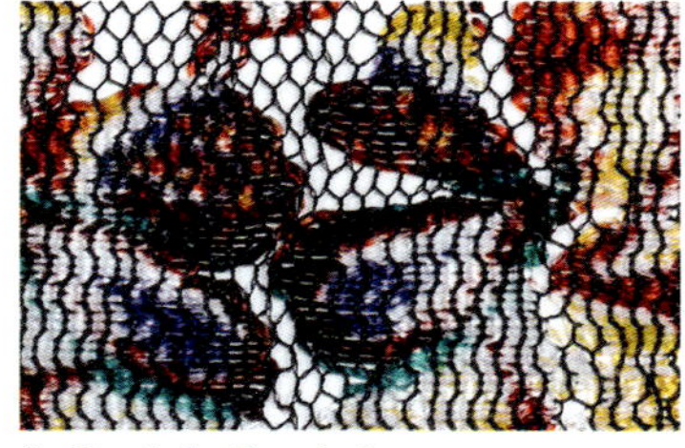

6 : Dentelle Raschel

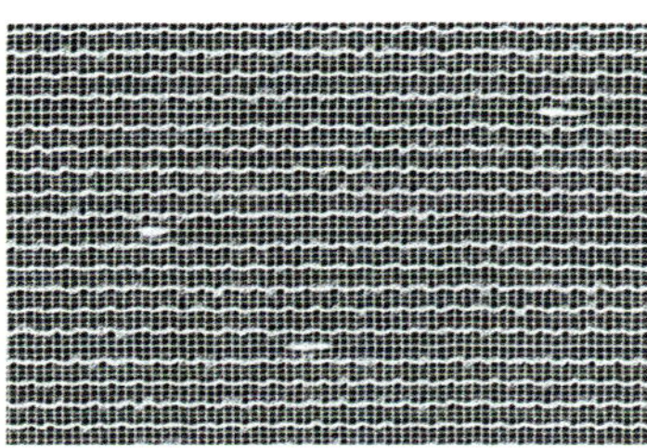

7 : Marquisette (tissu à chaînes croisées)

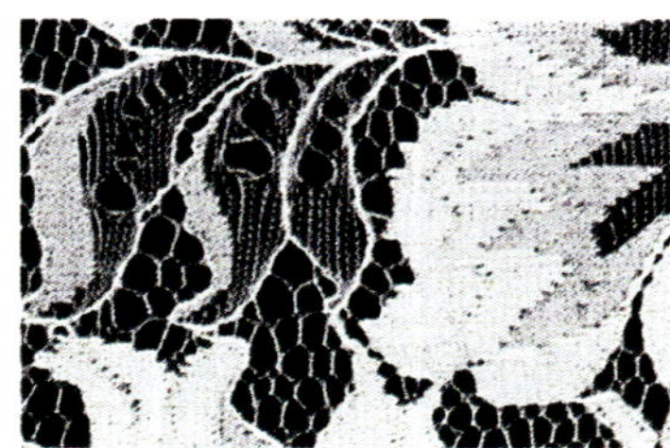

8 : Dentelle tricotée ; brodé lacé

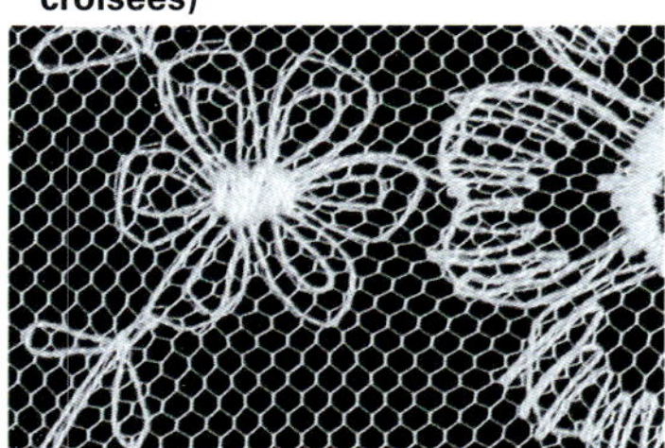

9 : Tulle de Florence (Tulle à mailles rondes brodé)

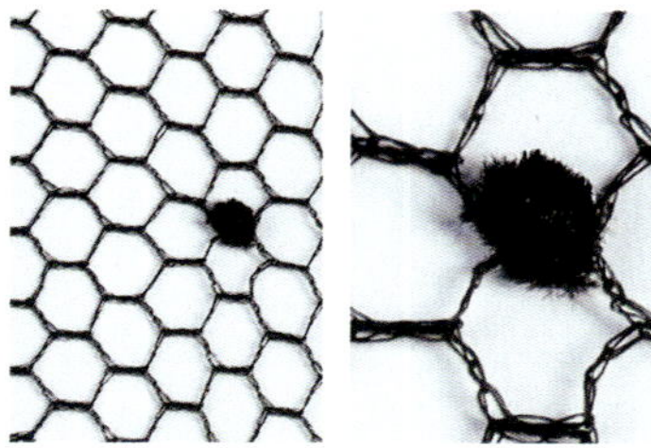

10 : Tulle voile avec pois ; tulle bobin

[1] angl.: lace = dentelle

[2] angl. : bobin = bobine

Dentelles brodées

Elles se créent en brodant une surface à la main ou par machine. On élimine le fond complètement ou partiellement.

Dans la **guipure ou broderie dévorée (ill. 1)**, ceci se fait par lessivage (papier) ou avec des produits chimiques.

Dans la **broderie découpée,** on découpe le matériau de base. Au départ, on la réalisait avec la **pointe de l'aiguille** sur du parchemin.

Dans la **broderie à jours (ill. 2)**, on perce les effets à jours dans le tissu de base et on les surfile ensuite avec un bord solide.

Dans la **dentelle de Madère (ill. 3)**, on découpe des trous reliés ou des percées à partir de la batiste et les brode par la suite. Il se crée des ramages.

Dentelles tressées et nouées

Les **dentelles au fuseau (ill. 4)** à l'aspect de filet se créent par tressage, surtout sur des métiers pour faire de la dentelle au fuseau.

La dentelle au fuseau confectionnée à la main se fabrique sur un coussin. On enroule entre 4 et 400 fils de tressage sur des fuseaux (bobines en bois), puis on les entrelace et noue selon un modèle de motif (piqué).

Dans la **dentelle filet (ill. 5)**, on enfonce des motifs dans un fond quadrillé.

Tulle tricoté et dentelle tricotée

La fabrication s'effectue sur des métiers à tricoter chaîne. Le **tulle Raschel** se fabrique sous combinaison des jetées de chaînettes et de tricot. Dans la **dentelle Raschel (ill. 6)**, on incorpore des fils de motif dans un fond en tulle. L'aspect du tissu et les caractéristiques des **tulles de rideaux** tricotés sont semblables aux tissus à chaînes croisées et à la **marquisette (ill. 7)**.

Les dentelles tricotées aux motifs semblables à des broderies, plusieurs estompées et entourées de fils en relief et de contours, sont appelées **brodé lacé (ill. 8)**.

Le **tulle à mailles rondes** est la désignation d'un tulle hexagonal plus grossier. Le **tulle de Florence (ill. 9)** reçoit par la suite des motifs par broderie.

Tulle tissé et dentelle tissée

Dans les tissus bobinot, les fils de chaîne sont entourés de fils bobinot en spirale, il se crée des ouvertures à la forme alvéolaire. Le **tulle bobin** peut s'assortir de motifs divers en tant que **dentelle bobin** avec un fil de motif supplémentaire, le plus souvent en liaison avec la technique jacquard.

6.5.1 Caractéristiques et utilisation des surfaces textiles

Genre	Fabrication	Principaux Caractéristiques	domaines d'utilisation
	Tissu Un système de fils longitudinaux (chaîne) et un système de fils transversaux (trame) s'entrecroisent perpendiculairement.	durable, à forme stable, peu extensible, peu élastique, faible volume des pores, bords s'effilochent	Vestes et manteaux, costumes, ensembles, robes, chemises et chemisiers, doublure, entoilages, literie, nappes et linge de maison, rideaux, housses de coussin
	Tricot trame Au moins un fil transversal constitue des rangées de mailles suspendues verticalement l'une dans l'autre.	doux, souple, fort volume des pores, très extensible, très élastique, infroissable, formation possible de mailles filées (démaillable)	Sous-vêtements, vêtements de nuit, linge de bébé, chaussettes et bas, pulls, vestes en tricot, bonnets et écharpes, tenues de sport et de loisirs
	Tricot chaîne Un fil longitudinal constitue des mailles qui se relient en forme de zig-zag dans le sens longitudinal du tricot.	durable, à forme stable, lisse, à extensibilité limitée, à élasticité limitée, indémaillable, infroissable	lingerie, dentelles, tulles, bordures, entoilages élastiques et doublure, vêtements de bain et de sport, corseterie, rideaux, literie, textiles techniques
	Tresses Les fils d'un système de fils longitudinaux se déplaçant en zig-zag s'entrecroisent en diagonale vers les bords du tissu.	extensible, souple, malléable, bords s'effilochent fortement	Passementeries (galons, cordons, soutache, tresses), rubans, dentelles, chapeaux
	Feutre de laine Un non-tissé en fibres de laine enchevêtrées ou en poils d'animaux est solidifié (feutré) par traitement mécanique sous l'action de l'humidité et de la chaleur.	à forme stable, malléable sous influence de l'humidité et de la chaleur, bonne isolation, hygroscopique, bords ne s'effilochent pas	Chapeaux, pied de col (prêt-à-porter masculin), décorations, pantoufles, matériau isolant
	Voiles synthétiques Un non-tissé en fibres plus ou moins ordonnées est solidifié par aiguilletage et/ou collage, dissolution ou soudage.	à stabilité de forme limitée, bords ne s'effilochent pas, faible poids, poreux	Entoilages, textiles à usage unique (nappes de table, serviettes, slips, carrés), lingettes

1) En comparant les surfaces textiles, on ne peut tenir compte que des aspects fondamentaux, vu que les caractéristiques peuvent se modifier dans d'autres domaines par matière première fibreuse, armure, épaisseur et apprêtage.

7.1.1 Définition et but de l'ennoblissement textile
7.1.2 Procédés d'ennoblissement

Le terme **ennoblissement textile** englobe tous les processus de travail textiles qui modifient et améliorent les caractéristiques d'un matériau brut ou créent des caractéristiques ou fonctions particulières.

- Le **caractère du tissu** comme l'aspect visuel, le confort ou le tombé sont influencés par l'application de couleur, le traitement mécanique ou chimique de la surface.
- La **confection** s'améliore. La suturabilité et la résistance à la déchirure des coutures augmentent.
- On améliore les **caractéristiques de port** en diminuant la tendance au froissage ou au boulochage (formation de petites boules pelucheuses), par ex.
- On augmente le **confort de port** en améliorant l'élasticité et la gestion de l'humidité (transpiration sur des couches de vêtements extérieurs) ou en rendant la surface textile hydrofuge.
- L'**entretien** des textiles s'améliore par un apprêtage anti-tache ou par un apprêt anti-feutrant pour les textiles en laine.
- La **protection** contre les coups de soleil ou les piqûres d'insectes, par ex., est assurée par des textiles grâce à l'apprêt de produits chimiques adéquats.

Ennoblissement textile

Pré-traitement Traitement intermédiaire Traitement ultérieur	Coloration			
	Teinture	Impression		
		Procédé d'impression	Possibilités d'impression	
Flambage, lavage, mercerisation, blanchiment, azurant optique, carbonisation, thermofixation, essorage, séchage, fixation	Teinture des fibres Teinture de fil Teinture des pièces Teinture de produit confectionné	Impression en relief Impression hélio Sérigraphie Impression numérique Impression par transfert	Impression Impression par rongeage Impression par réserve Impression de chaîne	Impression par flocage **Impression pigmentaire** Impression à la laque Dévoré

Finissage				Enduction
Finissage mécanique	Finissage mécano-thermique	Finissage chimique		
Grattage Ratinage Ponçage Rasage	Foulage doux Foulage Sanforisage Décatissage Calandrage Gaufrage Moirage Lustrage	Apprêt anti-électrostatique Apprêt anti-boulochage Apprêt bactériostatique Apprêt anti-feutrant Apprêt ignifuge Apprêt anti-tâches Apprêt fonctionnel Apprêtage de confort	Entretien facile Hydrophilisation Hydrophobisation Apprêt anti-mîtes Apprêtage anti-glisse Rendre transparent Apprêtage de protection antivectorielle[1] Apprêt wellness	Enduction Collage Laminage Pelliculage

L'ennoblissement textile s'effectue avec des **procédés chimique, mécanique, mécano-thermique** ou par des **combinaisons de ces procédés**. Comme exemples, on a :

- **Procédé chimique :** blanchiment, teinture, carbonisation, mercerisation, apprêt anti-tâches, apprêt anti-feutrant, rendre transparent
- **Procédé mécanique :** grattage, ponçage, ratinage, rasage
- **Procédé mécano-thermique :** foulage, sanforisage, décatissage, calandrage, gaufrage, moirage

On peut généralement utiliser certains procédés comme le grattage indépendamment du matériau brut. Cependant, les procédés sont souvent déterminés par la composition chimique et la nature de la surface des matières fibreuses employées.

Phases d'ennoblissement

On apprête les surfaces textiles le plus efficacement après leur fabrication en tant que **produit à l'unité** (tissu large, rangée de matière). Toutefois, l'apprêtage textile doit souvent s'effectuer à un moment précoce ou même ultérieur. Comme exemples de phases d'apprêtage, on a :

- la **teinture des fibres**, par ex. pour la fabrication des fils mélangés.
- la **teinture de fil**, par ex. pour la fabrication de tissus multicolores et des tricots multi-couleurs, la teinture de fils à coudre.
- l'**apprêtage du produit confectionné**, par ex. l'apprêtage du jean

Protection de l'environnement

Il importe d'accorder une importance particulière à la **protection de l'environnement**, surtout dans l'ennoblissement textile. Les résidus d'encre et d'apprêtage ne doivent pas être évacués sans nettoyage dans les eaux usées, l'air d'évacuation nocif comme les vapeurs de solvants ne doivent pas être déchargés dans l'environnement.

Actuellement, il existe des directives ainsi qu'une législation nationales sur l'environnement, mais aucune valable au niveau mondial. L'absence d'harmonisation internationale se ressent aussi au niveau des risques pour la santé dus au travail d'apprêtage textile ou au port de textiles apprêtés. Il incombe à chaque pays de définir et d'appliquer les lois et règles relatives aux sanctions en ce sens.

[1] Protection antivectorielle = protection contre les insectes vecteurs de maladies infectieuses

7.2.1 Flambage, lavage, mercerisage

Lors du **pré-traitement**, on prépare le matériau à apprêter pour la teinture, l'impression ou le finissage. Il faut éliminer les produits auxiliaires employés pendant le filage, le tissage ou le tricotage, comme l'ensimage, l'encollage, etc. Il faut évacuer les impuretés naturelles encore présentes ou résultant du processus de fabrication, afin d'assurer le degré de pureté nécessaire pour les processus d'ennoblissement ultérieurs.

Après la teinture, l'impression ou d'autres étapes d'ennoblissement, de divers **travaux de traitement intermédiaire et ultérieur** sont nécessaires pour préparer le tissu à la prochaine étape d'apprêtage ou au traitement final.

Ci-après sont décrits les principaux procédés de pré-traitement, de traitement intermédiaire et ultérieur.

Flambage

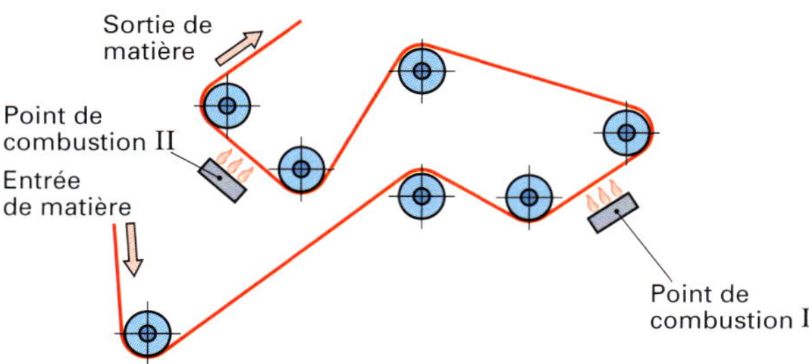

1 : Schéma du passage dans un couloir de desserte

Le **flambage** est un procédé qu'on emploie surtout pour le coton, mais aussi pour d'autres matières fibreuses. Le duvet de fibrilles faisant saillie est brûlé sur l'un ou les deux côtés du tissu. On obtient une surface lisse et un aspect plus net. Pour les fibres en polyester, on peut aussi utiliser le flambage pour réduire la tendance au boulochage **(cf. p. 116)**.

On fait passer la surface textile sur un rail avec des flammes de gaz situées l'une près de l'autre. **(ill. 1).** On emploie le flambage par rayonnement infrarouge surtout pour les surfaces textiles en fibres chimiques synthétiques.

Lors du flambage, les laizes de tissu ne doivent pas rester immobiles, pour éviter qu'il ne se produise des trous de brûlure. Par conséquent, en cas d'arrêt de la machine, le tissu est immédiatement retiré de la source de chaleur de manière à éviter tout dommage.

Lavage

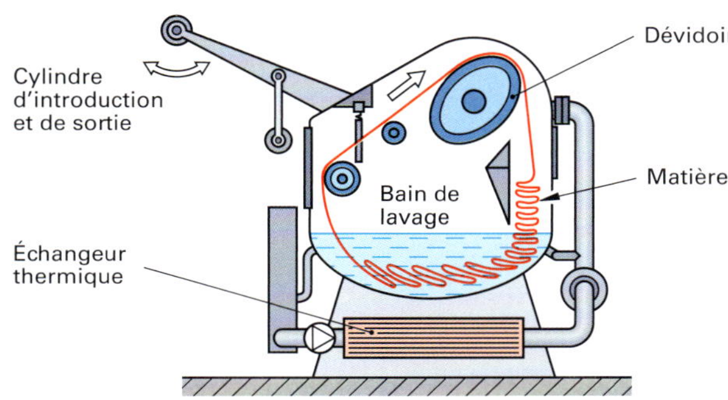
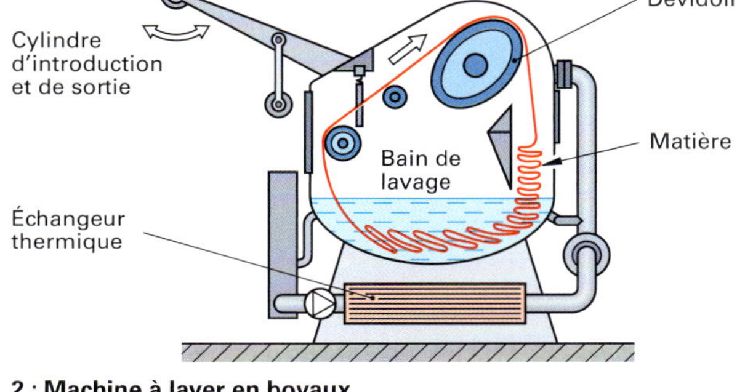

2 : Machine à laver en boyaux

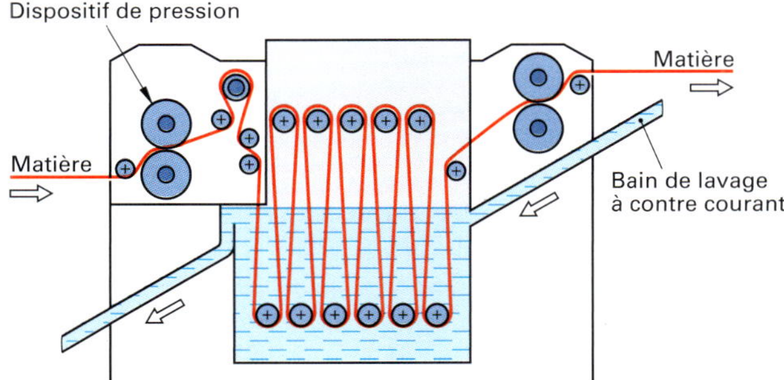

3 : Machine à laver en large avec cuve à roulettes (une section de flottes)

Les fibres naturelles doivent être nettoyées et libérées des **impuretés dues à leur culture**. Pour le coton, on supprime les graisses et cires par **cuisson dans une solution alcaline**. Pour les **étoffes en laine**, on élimine la graisse de la matière et les saletés au cours d'un lavage doux. La soie est **décreusée** dans des bains d'eau savonneuse chauds.

Pour les **impuretés dues à la fabrication**, il s'agit surtout de colorants signature[1], d'avivages[2] et d'agents d'encollage[3].

Après la teinture ou l'impression, il faut lessiver les excédents d'encre et auxiliaires d'impression non fixés, et après le finissage chimique **(cf. p. 116 f.)** en faire autant pour les résidus chimiques.

Le procédé de lavage est déterminé par le genre de tissu à laver, la structure et le mode de travail des métiers utilisés. Les surfaces textiles sensibles à la traction telles que les tricots ou les tissus fins se lavent dans un processus **discontinu**, si possible sans courants d'air et sans tension. On ne lave toujours qu'une certaine quantité de tissus **(ill. 2)**.

Les tissus résistants aux contraintes de traction se lavent dans un processus **continu (ill. 3)**. Ce faisant, le tissu traverse plusieurs sections de flottes[4] dans une large cuve. Le passage du tissu et des flottés sont alors contraires (principe de contre-courant). Le début et la fin de différents lots sont cousus pour un passage continu du tissu.

[1] On utilise les colorants signature pour identifier les dépôts
[2] Avivages = auxiliaires textiles visant à améliorer le glissement des fibres chimiques
[3] Agent d'encollage cf. p. 81
[4] Flotte = fluide d'usinage dans l'apprêtage textile

Mercerisage

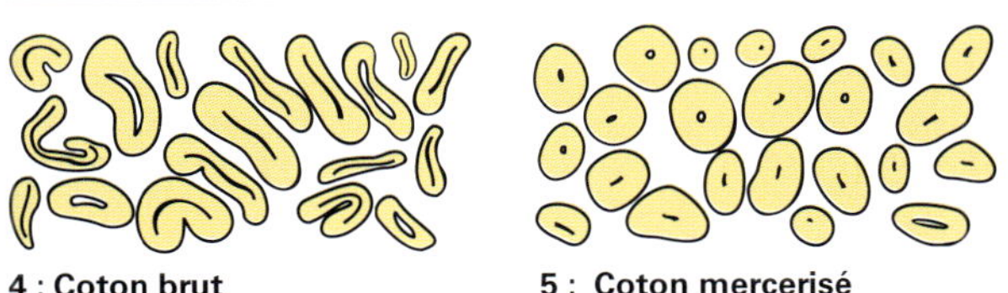

4 : Coton brut **5 : Coton mercerisé**

Mercerisage est le terme désignant le traitement des fils et tissus de coton avec de la souce caustique froide et concentrée. Les fils ou tissus doivent alors être sous tension. La coupe transversale de la fibre devient presque ronde **(ill. 4 et 5)**. Le tissu obtient une certaine brillance, une résistante au lavage, une meilleure prédisposition à la teinture, une douceur accrue au toucher et une résistance élevée à la déchirure.

7.2.2 Blanchiment, azurant optique, carbonisation, thermofixation, essorage, séchage, fixation

Blanchiment et azurant optique

Pour des textiles blancs purs ou pour des tissus devant être teints ou imprimés dans des tons clairs, le **blanchiment** du matériau brut est absolument requis. L'opération de blanchiment permet d'éliminer les couleurs naturelles existantes des fibres naturelles.

Pour le **coton**, le blanchiment est généralement courant comme pré-traitement. On blanchit avec des agents blanchissants oxidants (rarement réducteurs), le plus souvent des composés peroxydes. Grâce à l'oxydation, les colorants naturels se transforment en des composés hydrosolubles et incolores pouvant être rincés. La **laine** se blanchit de façon très douce. On ne peut pas atteindre de blanc pur. La **soie** se blanchit par dégommage. Le blanchiment du **lin** peut causer une perte de poids jusqu'à 40 %, en raison de colorants qu'il contient naturellement. Pour les **fibres chimiques,** un blanchiment léger est normalement nécessaire.

Grâce à **l'azurant optique,** les fibres naturelles deviennent plus blanches. On traite les fibres avec des produits chimiques qui absorbent les rayons UV invisibles de la lumière diurne et les transforment en « rayons bleus », à ondes longues et visibles. Ceux-ci se complètent avec le colorant jaunâtre propre du textile pour produire un effet plus blanc.

Carbonisation

Lors de la **carbonisation**, des composants cellulosiques sont éliminés de la laine par traitement à de l'acide sulfurique. La laine de tonte peut contenir de la bardane, des résidus de foin et de paille. La laine de recyclage contient souvent des fibres de cellulose. Ces composants se carbonisent dans l'acide sulfurique, deviennent granuleux et peuvent être facilement éliminés par soufflage **(cf. p. 16)**.

Thermo-fixation

Pour les fibres chimiques synthétiques thermoplastiques, le **thermo-fixations** constitue l'une des principales actions de pré-traitement dans l'ennoblissement textile. Les tensions à l'intérieur des fibres survenues lors de production de fibres et de la fabrication des fils et surfaces se compensent. Les fibres se fixent sans tension grâce à un traitement thermique et à un refroidissement ultérieur, contrôlé et rapide. Les surfaces textiles prennent une forme stable, ne rétrécissent pas et restent lisses après le lavage.

Essorage et séchage

Après un traitement humide et avant d'autres traitements (thermiques), il faut **sécher** le tissu. Ceci s'effectue par **essorage (centrifugation), succion** ou **compression.** L'humidité restante après l'essorage doit être **séchée** thermiquement. Dans l'ennoblissement textile, le séchage se pratique le plus souvent avec la rame élargisseuse (rame à picots). Lors des opérations précédentes, le tissu s'allonge et perd en largeur. On rectifie alors la dimension à l'entrée de la matière. Le tissu est ainsi saisi des deux côtés par des pinces, des picots ou des chaînes sans fin et séché dans les chambres de séchage à la dimension souhaitée. Les coûts d'énergie diminuent grâce à la récupération de chaleur. Ceci profite à la protection de l'environnement.

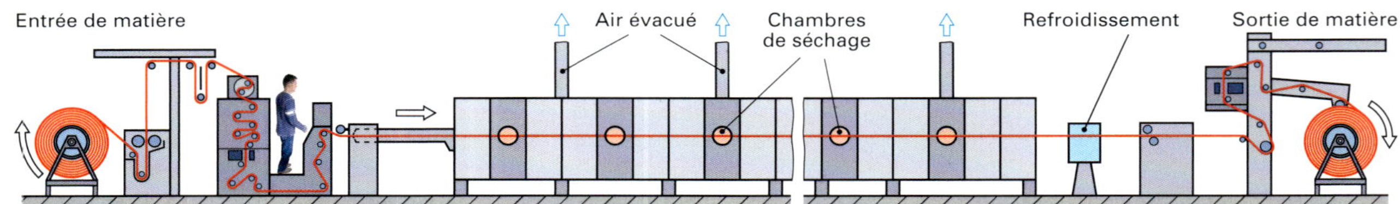

1 : Rame élargisseuse (rame à picots)

Fixation

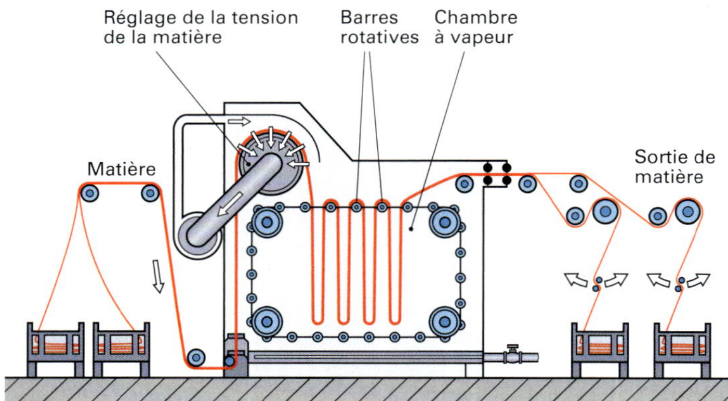

2 : Séchoir à plis

Les couleurs appliquées par teinture ou impression doivent être **fixées**, c.-à-d. reliées en permanence avec la fibre.

Le genre de fixation dépend de la matière fibreuse et de la classe de colorants **(ill. 2, cf. p. 109)**.

Les teintures ou impressions sur le coton, la viscose, la soie, la laine et le polyamide se fixent par vapeur saturée[1] à des températures autour de 102 °C. Les teintures ou impressions avec des colorants dispersables sur du polyester se fixent par vapeur à chaud[2] à env. 175 °C. Lors de la fixation des impressions pigmentaires **(cf. p. 113)**, des températures autour de 190 °C sont requises.

[1] et [2] Vapeur saturée et vapeur à chaud – L'eau boue à 100 °C, elle s'évapore en cas d'apport énergétique supplémentaire. La **vapeur humide** désigne un mélange de vapeur et de fines gouttelettes d'eau juste en dessous de la température d'ébullition. Si la température de la vapeur continue de s'élever dans un récipient de surpression, on parle de **vapeur à chaud** ou **vapeur « chaude »**, car elle ne contient plus alors de gouttelettes d'eau. La limite entre la vapeur humide et la vapeur à chaud est appelée **vapeur saturée**.

7.3.1 Teinture : Notions élémentaires

La conception en couleurs des textiles est un désir aussi vieux que la maîtrise du filage et du tissage. Des millénaires durant, l'être humain a dépendu des **colorants naturels** à base de **minéraux** tels que l'ocre, la craie rouge et le cinabre, de **plantes**, par ex. l'indigo, le tournesol et le séquoia, et **d'animaux** comme la cochenille ou l'escargot pourpre. Il faudra attendre jusqu'au XIXe siècle pour voir se développer les **colorants synthétiques** qui, de nos jours, ont pratiquement supplanté les colorants naturels.

Les aspects importants à respecter lors de la teinture sont :

- l'obtention d'une égalité élevée (uniformité)
- l'obtention d'une brillance et d'une stabilité élevées de la couleur
- le ménagement des fibres
- la préservation des ressources
- la rentabilité
- la protection sanitaire

Les formules de teintures sont compilées selon ces aspects. Lors du processus de teinture, de nombreux produits chimiques interagissent à côté des colorants, à l'instar de solvants pour colorants, dispersants[1)], colloïdes protecteurs[2)], d'agents mouillants, agents d'unisson, activateurs de teinture et agents de post-traitement. La composition s'appelle **bain de teinture**.

- Pour les fibres chimiques, la teinture peut s'effectuer comme **teinture dans la masse** déjà pendant le filage. On atteint des solidités élevées. Cependant, la teinture dans la masse n'est rentable que pour les couleurs standard et de grandes quantités à teindre.
- Dans la **teinture sur fibres ou flocons**, on teint du matériau non filé. Ceci est indispensable lorsque les fils et les surfaces textiles doivent être produits avec des effets mélange.
- Dans la **teinture sur fils**, on teint les fils sur des bobines croisées ou en écheveaux.
- La **teinture sur pièces** revêt la plus grande importance. Sont surtout teints les tissus et tricots. Les avantages de la teinture des pièces sont un stockage simple et une réponse rapide aux désirs des clients.
- On parle de **garment dyeing** (teinture en plongée) lorsque l'on teint du produit déjà confectionné. On peut réaliser des effets particuliers ou vite réagir aux couleurs tendance.

Colorants et classes de colorants

Tous les **colorants** ne sont pas uniformément appropriés pour chaque matière première textile, car une liaison physique ou chimique du colorant à la fibre dépend de la structure chimique et physique des fibres. Une multitude de colorants avec d'innombrables nuances et divers critères de solidité des couleurs est disponible pour des différents genres et mélanges de fibres. La répartition des colorants en différentes **classes de colorants** s'effectue en fonction du genre du **processus de teinture**. Trois classes de colorants importantes sont :

Classe de colorants/ application	Processus de teinture	Représentation schématique
Colorants réactifs Fibres cellulosiques, sous condition : laine, soie	Les molécules des colorants forment des liaisons chimiques **(cf. p. 25)** dans les zones amorphes des microfibrilles dans les fibres.	Fibre — Teinture →
Colorants de cuve Fibres cellulosiques, surtout les vêtements de travail	Tout d'abord, on met des pigments de couleur insolubles dans une forme hydrosoluble par réduction. Après la teinture, on les fait passer à nouveau à un pigment insoluble par oxydation (fortes solidités).	Fibre — Réduction → Oxydation →
Colorants dispersés Polyester	Les colorants sont insolubles dans l'eau. À des températures de plus de 100 °C, les fibres se ramollissent toutefois et deviennent absorbantes pour les colorants. Les colorants s'infiltrent dans les fibres et s'y dissolvent (s'y dispersent).	Fibre — Température de teinture de plus de 100 °C →

Critères de solidité des couleurs

La **solidité des couleurs** désigne la résistance des colorants aux différents impacts auxquels les textiles en cours de fabrication et lors de leur utilisation sont exposés. La solidité d'une teinture dépend du colorant utilisé et de la matière première à teindre. Il n'existe pas de colorants universels ayant les mêmes solidités des couleurs pour toutes les matières premières. En outre, la demande en solidités des couleurs diffère d'un domaine d'application à un autre. Ainsi, on aura des exigences pour la teinture des sous-vêtements et nappes différentes de celles des tissus d'ameublement, par ex. Il existe une multitude de critères de solidité des couleurs dont la vérification est réglementée par des normes prescrites. Comme exemples de solidités, on a :

- la **solidité au frottement** , qui décrit la résistance des teintures et des impressions au frottement. On distingue la solidité au frottement humide et au frottement sec ;
- la **solidité au lavage**, qui indique à quels procédés de lavage les teintures résistent. On s'attend essentiellement à une résistance aux solutions détergentes à des températures jusqu'à 90 °C pour les tissus en coton et en lin ;
- la **solidité à la transpiration**, qui décrit la résistance à l'impact de la sueur, importante pour les sous-vêtements, vêtements de dessus et vêtements de sport.

D'autres critères importants de solidité des couleurs sont **la solidité à la lumière, à l'eau, à l'eau de mer, aux solvants, à la salive ou au repassage.**

[1)] Les dispersants garantissent le mélange de substances qui sont en principe non miscibles ; [2)] les colloïdes protecteurs empêchent les particules de s'agglomérer

7.3.2 Procédé de teinture

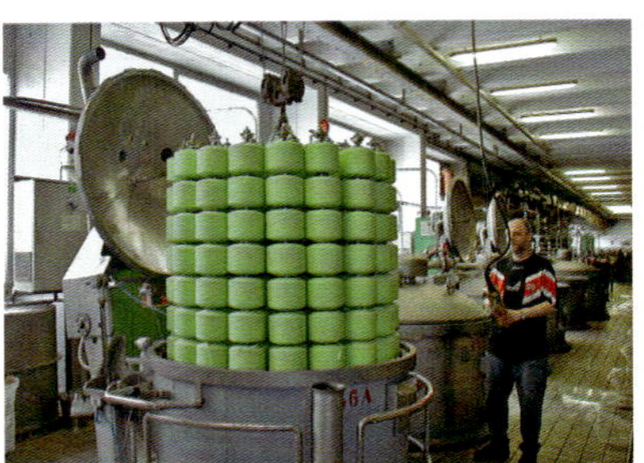
1 : Appareil de teinture pour la teinture sur fils

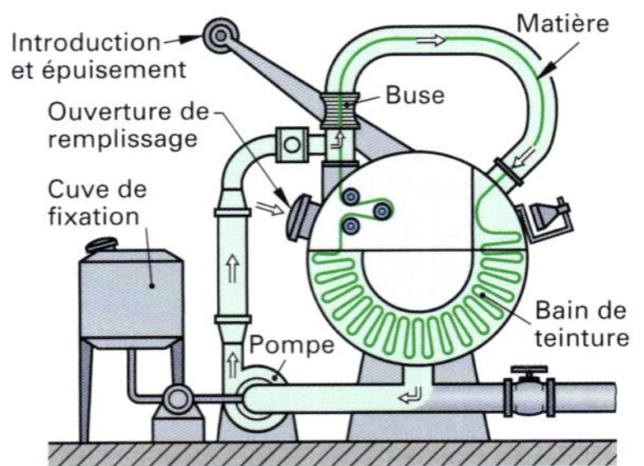

2 : Machine de teinture à buse (jet)

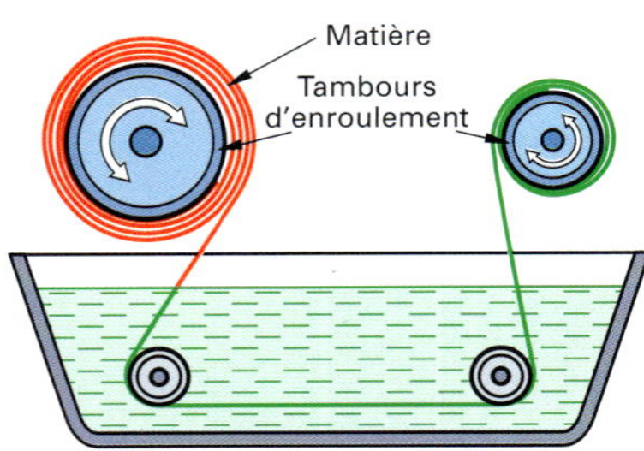

3 : Jigger

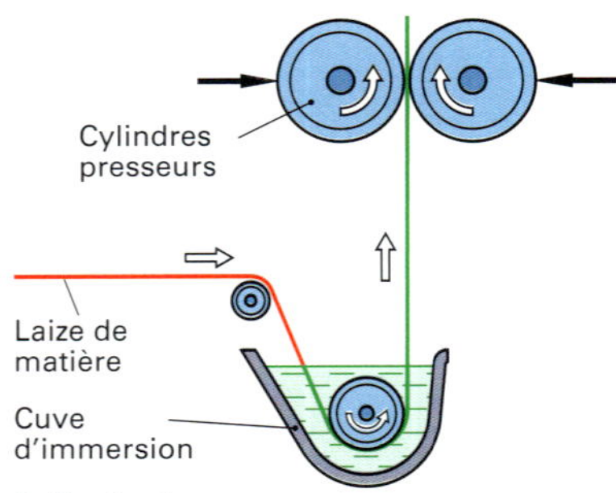

4 : Foulard

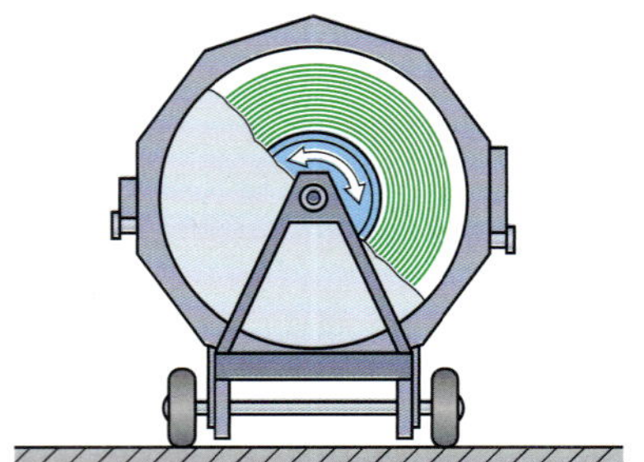
5 : Écheveau comme station d'entreposage

Le choix des machines et appareils de teinture doit être adapté au produits textiles à teindre. Les critères suivants y jouent un rôle prépondérant :

- la **nature** des produits textiles à teindre (fibres, fils, tissus, tricots, non-tissés, produit confectionné) ;
- la **substance des fibres ;**
- la **résistance à la déchirure** des fils et surfaces textiles ;
- la **rentabilité.**

Dans la teinture, on distingue **le procédé dit d'étirage, le procédé d'imprégnation** et **le procédé d'imprégnation en semi-continu.**

Procédé dit d'étirage (procédé de teinture discontinu[1])

La **teinture des flocons et des fils** tout comme la teinture des **tricots** et des **tissus légers, peu résistants à la déchirure** s'effectue en général par **procédé dit d'étirage**. Selon la nature des produits textiles à teindre, on utilise différents appareils ou machines.

On place une certaine quantité de tissu textile (lot) dans la machine correspondante. La taille d'un lot est déterminée par le dépôt et le genre de surface textile. Lors de la teinture, le colorant issu du bain de teinture[2] s'étire sur la fibre jusqu'à ce qu'il en résulte un équilibre entre le colorant sur la fibre et le colorant dans le bain. Plusieurs processus d'apprêtage chimique peuvent avoir lieu successivement, par ex. le blanchiment, le lavage, la teinture, la fixation et le finissage.

L'**ill. 1** montre le retrait de bobines croisées déjà teintes d'un **appareil de teinture.**

Pour teindre les tricots, on charge la machine de teinture, par ex. une **machine de teinture à buse (ill. 2),** avec une certaine quantité de tissu dans la rangée. À cet effet, on coud le début et la fin du produit textile. Le produit à teindre tout comme le bain de teinture se déplacent à travers un tube avec un rétrécissement. Il se trouve ici une buse, dans laquelle on injecte le bain de teinture et qui entraîne le produit à teindre.

Lors la teinture du **Jigger (ill. 3)**, on introduit le produit à teindre tendu et sans plis dans une cuve à travers le bain de teinture. Il peut alors s'enrouler plusieurs fois d'un tambour d'enroulement à un autre et plonge plusieurs fois dans le bain de teinture. La teinture avec le Jigger s'emploie pour des **textiles tissés moyens à lourds**.

Procédé d'imprégnation (procédé de teinture continu[1])

Le **procédé d'imprégnation** est aussi appelé **procédé foulard** ou **procédé pad**.

Le **foulard (ill. 4)** fait partie de tous les processus d'apprêtage et sert principalement à appliquer uniformément des solutions de traitement concentrées telles que les bains de teinture ou des imprégnations. Le tissu passe par le foulard tendu et sans plis.

Le bain de teinture s'applique sur le produit textile dans la cuve d'immersion. Grâce à des cylindres presseurs caoutchoutés, le tissu est pressé dans le bain et l'excédent de bain est impregné uniformément sur toute la largeur. A la suite du foulardage, on peut procéder à la fixation en continu ou il s'ensuit le finissage humide.

Le temps de préparation pour le chargement et le déchargement, ainsi que le nettoyage des machines et la consommation d'eau, sont nettement moindres dans le processus continu que dans le discontinu.

Procédé d'imprégnation en semi-continu

Dans ce procédé, on applique le bain de teinture avec un **foulard (ill. 4)** de façon continue. Ensuite, on développe ou fixe le colorant de façon discontinue, par ex. par enroulement sur un **écheveau (ill. 5)** et pour une durée de séjour appropriée dans un milieu chaud ou froid jusqu'à la fixation définitive. Afin de garantir une teinture égale, c.-à-d. uniforme, il importe de protéger le tissu contre le dessèchement en le recouvrant d'un film et de tourner constamment l'écheveau, ceci pour empêcher au bain de teinture de s'accumuler au plus bas point.

[1] Procédé continu = procédé appliqué de manière constante sans interruption ;
procédé discontinu = procédé dans lequel il n'est toujours traité qu'une certaine quantité
[2] Bain = liquide pour teinture (cf. p. 109)

7.3.3 Procédé d'impression (1)

L'**impression** peut être définie comme une teinture localement limitée des textiles. Tout comme pour la teinture, on applique et fixe d'abord le colorant à l'aide d'une pâte d'impression. Puis, on lessive les excédents d'encre et produits chimiques non fixés (par ex. les épaississants, auxiliaires de fixation).

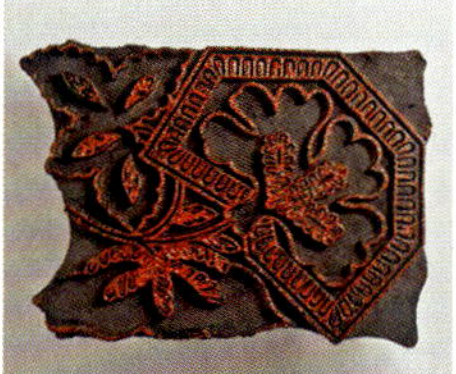
1 : Planche d'impression

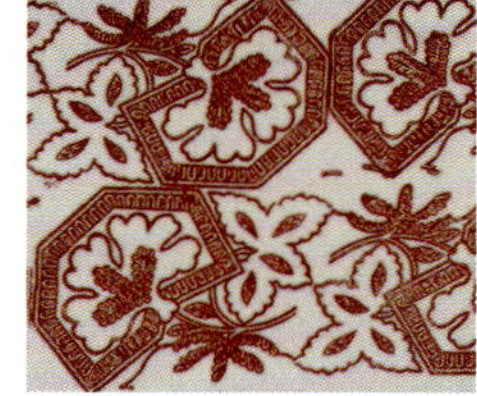
2: Impression manuelle

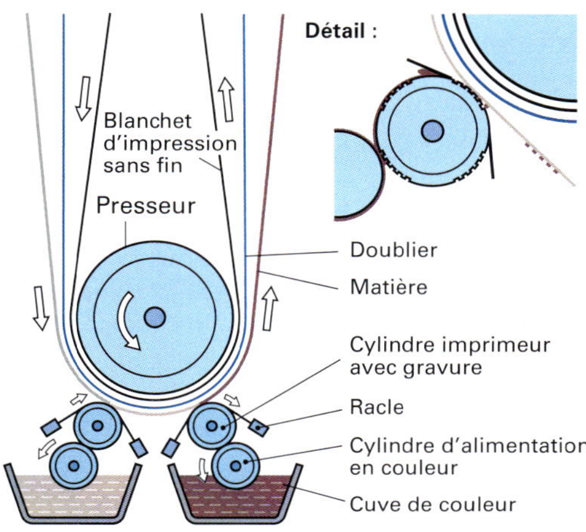

3 : Principe de l'impression au rouleau

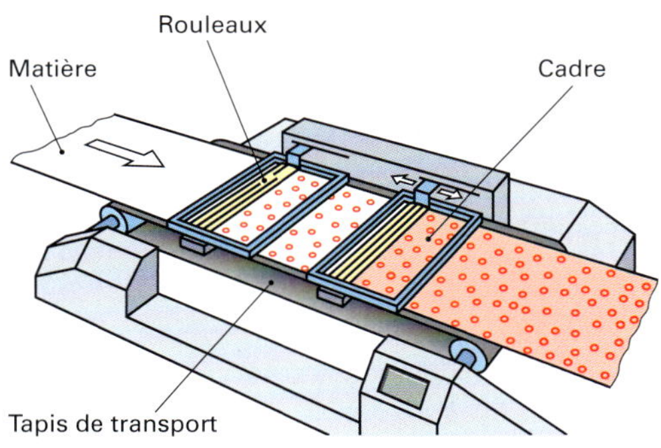

4 : Principe de la sérigraphie textile à plat

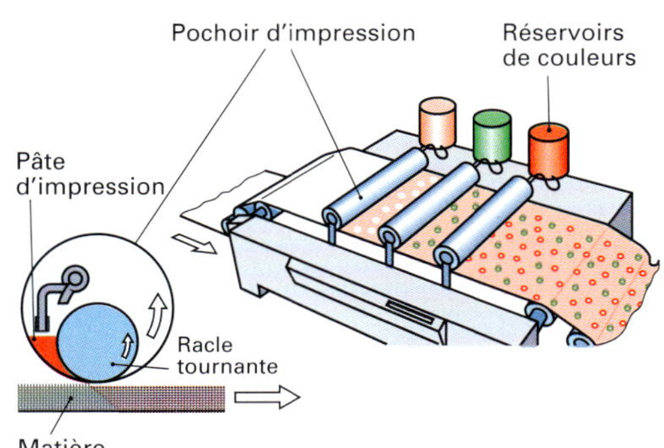

5 : Principe de la sérigraphie textile à film rotatif

Impression en relief (impression manuelle à la planche)

Ce procédé d'impression, encore pratiqué de nos jours surtout en Afrique et en Asie, permet de déposer le colorant sur la surface textile avec un modèle (tablette) ou un pochoir. La pâte d'impression se trouve sur les crêtes du modèle d'impression **(ill. 1 et 2)**.

Impression hélio (impression au rouleau)

L'**impression au rouleau (ill. 3)** est le plus vieux procédé d'impression par machine. Le modèle imprimé est gravé dans des cylindres de cuivre. Chaque couleur a besoin d'un cylindre. Les machines à haute performance peuvent fournir des impressions jusqu'à 8 couleurs. À l'aide d'un cylindre d'alimentation, on transfère la pâte d'impression de la cuve au cylindre d'impression. La racle[1] enlève l'excédent de colorant. La couleur se trouvant dans la gravure passe au produit textile lors de l'operation au cylindre de pression. Le doublier se charge d'absorber les fragments de colorants transpercés afin qu'ils ne salissent pas l'envers du produit imprimé.

On applique ce procédé d'impression coûteux surtout pour des impressions de haute qualité à grands tirages, par ex. pour les cravates et carrés aux dessins récurrents tels que les paisleys[2], les pois ou rayures.

Sérigraphie (impression par film et au cadre)

Le **procédé de sérigraphie** tire son nom de la technique de fabrication du support d'impression, un tamis avec des points perméables et imperméables à l'encre.

Grâce à la technique de gravure au laser, on transfère les extraits de couleur[3] du motif imprimé au tamis (pochoir). Chaque extrait de couleur a besoin d'un pochoir. Avec l'impression par film, on peut produire des motifs à grand rapport.

On distingue la sérigraphie textile à plat et la sérigraphie textile à film rotatif.

Sérigraphie textile à plat

Dans le cadre de la sérigraphie textile à plat, on colle le produit imprimé sur des bandes transporteuses avec un adhésif hydrosoluble. Il passe sous les cadres d'impression **(ill. 4)**. Le transport se fait selon les rapports du dessin. Dans la phase de l'arrêt du tissu, tous les cadres s'abaissent et impriment en même temps. La couleur d'impression est pressée sur le produit textile à travers les cadres au moyen de rouleaux ou de racles[1]. Après soulèvement des cadres d'impression, le tapis de transport continue à se mouvoir d'une largeur de rapport ou de cadres. Il est possible d'imprimer de cette façon des motifs à grand rapport.

Sérigraphie textile à film rotatif

La sérigraphie textile à film rotatif est un autre développement de la sérigraphie textile à plat vers le déroulement continu de produit. Les cadres d'impression sont modelés pour former un cylindre.

La pâte d'impression est pompée hors des réservoirs de colorant dans les cylindres d'impression et pressée sur le tissu au moyen d'une racle tournante ou d'une racle fixe à travers les orifices du pochoir **(ill. 5)**.

La taille du rapport est limitée par le pourtour maximal du cylindre d'env. 90 cm.

1) Racle = dispositif pour appliquer ou enlever la couleur d'impression
2) Paisley est le terme désignant un motif abstrait du genre d'une grande virgule décorée, apprécié comme motif de cravate
3) Extrait de couleur – Une impression polychrome se compose de plusieurs couleurs. Pour chaque couleur, on a besoin d'un pochoir approprié. Le jeu de couleurs désigne les extraits de couleurs qui, tous combinés, reproduisent le modèle multicolore entier.

7.3.3 Procédé d'impression (2)

Papier d'impression
Couleurs d'impression en phase gazeuse
Vue transversale d'une moitié de fibre

1 : Principe de l'impression par transfert

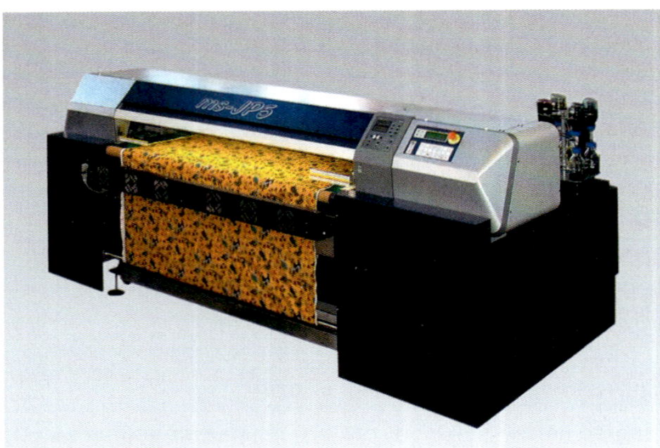

2 : Imprimante numérique

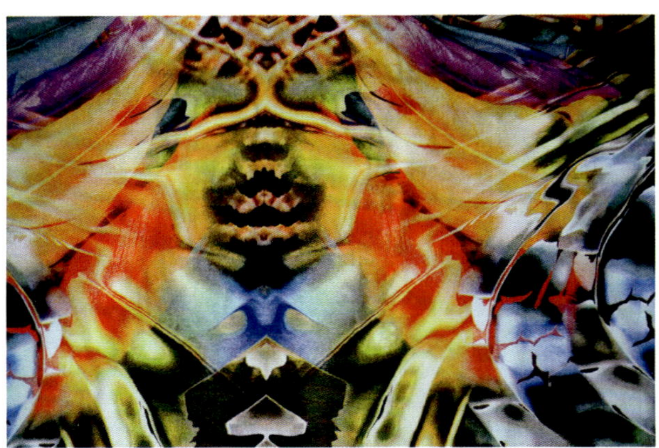

3 : Motif imprimé en impression numérique

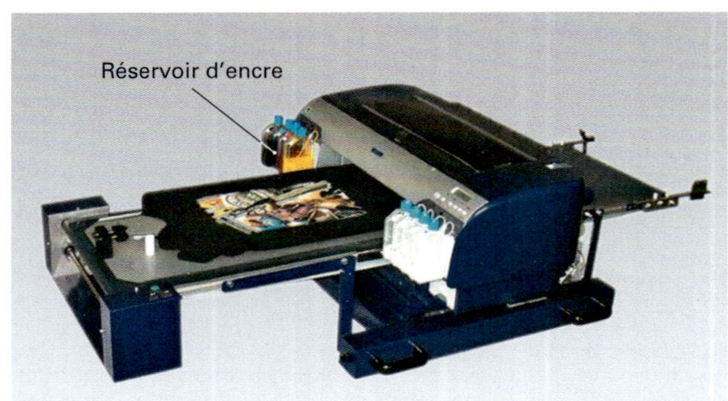

4 : Imprimante pour impression du produit confectionné

Impression par transfert

Dans l'**impression par transfert**, on imprime d'abord le motif sur du papier spécial. On transfère les motifs imprimés à l'aide d'une calandre **(cf. p. 115)** sur les surfaces textiles. On applique le motif grâce à la chaleur et à la pression **(ill. 1)**.

On emploie principalement ce procédé pour des textiles en fibres de polyester imprimés avec des colorants dispersables **(cf. p. 109)**. Sous l'action de la pression et de la chaleur, le colorant passe de l'état solide au gazeux et s'infiltre dans les fibres.

Avec un pré-traitement approprié, on peut aussi imprimer les textiles en fibres naturelles ou les mélanges.

On peut aussi créer de cette façon des impressions à la laque, scintillée ou perlée.

L'envers du tissu a un aspect typique de l'impression par transfert.

Impression numérique (jet d'encre)

Pour l'**impression numérique**, on conçoit le motif à imprimer à l'écran et on le transfère numériquement à **l'imprimante (ill. 2)**. L'imprimante spéciale à jet d'encre est alimentée jusqu'à huit réservoirs de colorant **(ill. 4)** et applique tout motif imprimé souhaité. Théoriquement, les trois couleurs fondamentales jaune, cyan et magenta suffiraient, mais aucun orange lumineux par ex. ne se mélangerait avec elles. Il existe des imprimantes performantes pour des petits, moyens et grands ordres de production.

Avant l'impression, on imprègne le tissu de certains produits chimiques afin de permettre l'absorption des couleurs d'impression et leur liaison aux fibres.

Après l'impression, on vaporise le tissu pour fixer les colorants; puis, on lave et sèche le tissu. En fonction du genre d'encre, on peut imprimer toutes les matières fibreuses et surfaces textiles, des soies les plus fines aux moquettes structurées.

Avantages de l'impression numérique :

- la fabrication coûteuse des cadres d'impression n'a plus lieu ;
- on peut renoncer aux rapports lors de la création des motifs ;
- les possibilités de motifs avec des transitions de couleur fluides sont illimitées **(ill. 3)** ;
- aucune conversion fastidieuse des machines n'est nécessaire ;
- l'impression de petits lots est possible et essentiellement moins onéreuse que l'impression conventionnelle des textiles ;
- l'investissement en temps requis est faible, de la conception à la livraison du tissu imprimé.

Impression du produit confectionné

L'**impression des vêtements** (par ex. t-shirts) requiert des imprimantes spéciales **(ill. 4)**. On tend les pièces de vêtements sur un cadre et les imprime suivant le procédé approprié (sérigraphie textile à plat ou impression numérique).

7.3.3 Procédé d'impression (3)

1 : Impression par rongeage (endroit/envers)

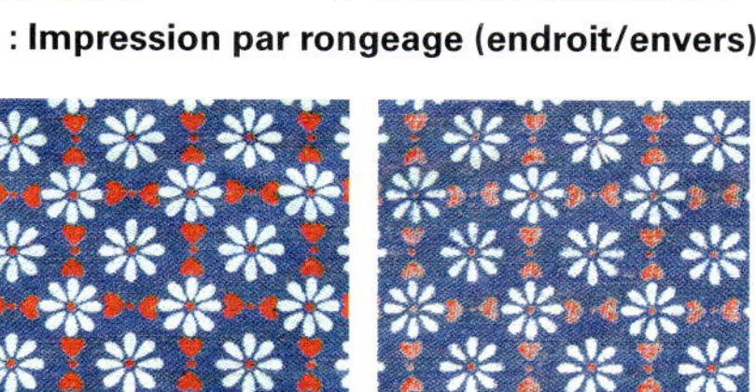
2 : Impression par réserve (endroit/envers)

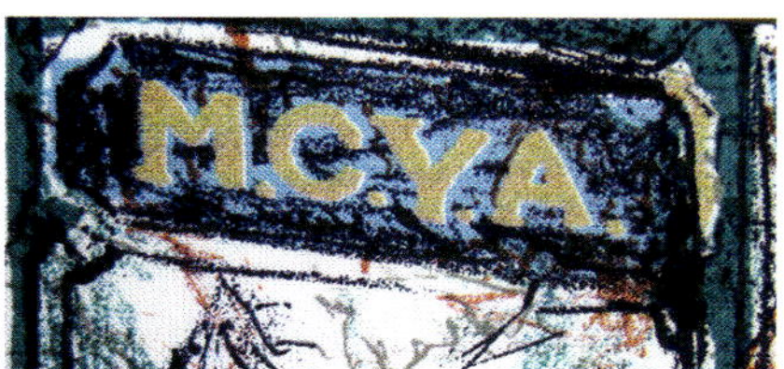

3 : Impression pigmentaire dorée

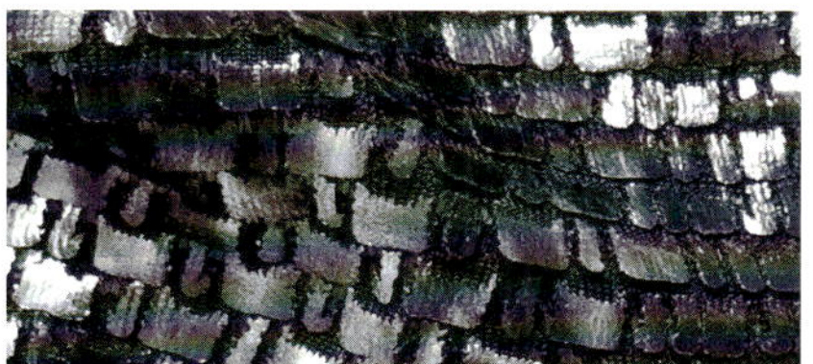
4 : Impression à la laque

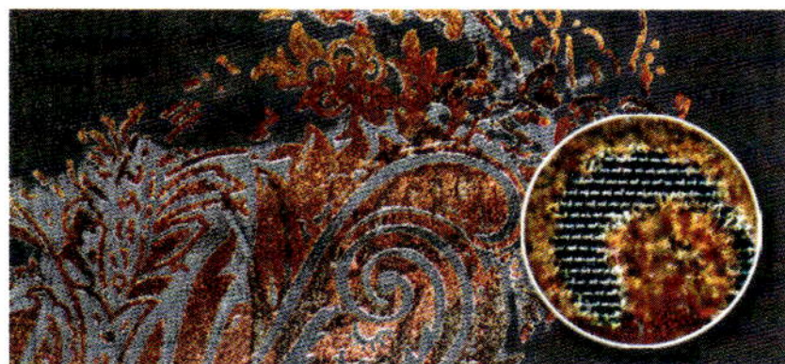
5 : Impression par flocage

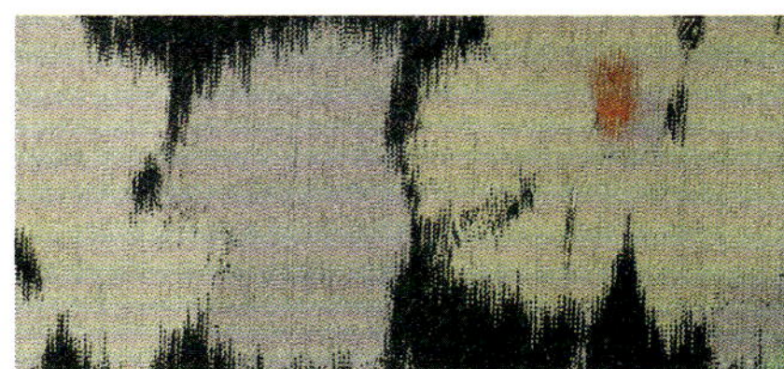
6 : Impression sur chaîne

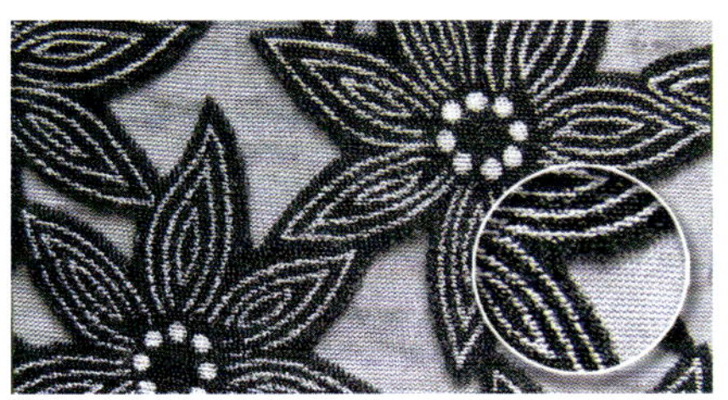
7 : Dévoré

Partant des différents procédés d'impression, il existe, par ex. en fonction de la composition des couleurs d'impression[1], plusieurs possibilités pour concevoir l'aspect optique et l'haptique[2] des motifs imprimés.

Impression directe et surimpression

Pour l'**impression directe** on imprime directement la pâte de couleur sur du tissu blanc ou coloré.

Impression par rongeage

Pour l'**impression par rongeage (ill. 1)**, on imprime la pâte de rongeage sur du tissu préteint, détruisant ainsi le colorant aux endroits imprimés. Si le blanc d'origine apparaît par la suite, on parle alors de **rongeage en blanc**. Mais si un colorant résistant à la pâte de rongeage s'applique simultanément avec cette pâte, il est alors question de **rongeage coloré**. La couleur de fond n'a pas la même intensité des deux côtés du tissu, le motif imprimé est faible sur l'envers, voire même invisible. L'impression par rongeage est onéreuse et n'est utilisée que pour des textiles de haute qualité.

Impression par réserve

Pour l'**impression par réserve (ill. 2)**, on imprime un textile non teint avec de la pâte refusant l'encre. Aux endroits imprimés, on empêche une coloration à la prochaine opération de teinture. Ici, on distingue aussi des **réserves blanches** et des **réserves colorées**. L'endroit et l'envers du tissu n'ont pas la même intensité de couleur, le motif imprimé est faible sur l'envers, voire même invisible.

Impression pigmentaire

Pour l'**impression pigmentaire (ill. 3)**, la couleur d'impression contient aussi bien un liant (colle) que de pigments colorés (molécules de colorants plus grands et insolubles). L'impression pigmentaire recouvre plus ou moins l'aspect des tissus et des mailles. À l'aide de liants tels que les polymères acryliques par ex., on obtient une bonne résistance à l'usure de l'impression pigmentaire.

Impression à la laque (impression d'effets, scintillée ou perlée)

L'impression à la laque (ill. 4) s'utilise souvent pour des tricots (tricot-chaîne). Comme couleur d'impression, on emploie un polymère constituant un film mat, brillant ou scintillant sur la surface textile. On peut aussi parvenir à des effets 3D. Afin que l'impression à la laque ne se dégrade avec le temps, il est nécessaire d'utiliser des liants souples.

Impression par flocage

Pour l'**impression par flocage (ill. 5)**, on imprime les motifs du tissu avec un adhésif et on le parsème de poussières de fibres. Ceci s'effectue dans un champ électrostatique, où les courtes fibrilles s'orientent en sens vertical vers la surface textile. Le motif imprimé a l'aspect velouté. On peut alors assister à une variation de finesse et de longueur de fibre.

Impression sur chaîne

Pour l'**impression sur chaîne (ill. 6)**, on imprime un motif sur la chaîne avant le tissage. Du fait des différences de tension lors du tissage, les contours deviennent flous, créant ainsi un effet particulier.

Désignation commerciale : **chiné**

Dévoré

Pour le **dévoré (ill. 7)**, on applique la pâte à dévorer sur la surface textile constituée d'un mélanges de fibres, par ex. du polyester et d'une matière fibreuse cellulosique. On dévore les fibres cellulosiques, l'étoffe apparaît transparente à ces endroits.

Les traits caractéristiques des tissus ou tricots ayant des effets de dévoré sont des motifs denses sur fond translucide (ou vice versa).

[1] Couleurs d'impression = mélanges contenant des colorants
[2] Haptique, du grec haptós = qui signifie « le toucher »

7.4.1 Apprêtage mécanique

Le terme **apprêtage** désigne la préparation du produit textile pour l'usage souhaité. Il s'agit en général de traitements finaux. On parle aussi souvent de « finition » (en anglais finish). Au sens restreint, l'apprêtage signifie aussi l'empesage des tissus en coton.

Essentiellement, on atteint les buts suivants grâce au finissage :

- **l'amélioration des propriétés sensorielles** (toucher, apparence, odeur, etc.) ;
- **la conception de la surface** (grattage, lissage, gaufrage, etc.) ;
- **l'obtention/l'amélioration des caractéristiques techniques pour la confection** (résistance à la déchirure, suturabilité, etc.)
- **l'obtention/l'amélioration des caractéristiques de port** (protection anti-taches, infroissabilité, etc.) ;
- **l'amélioration des caractéristiques d'entretien** (facilité de repassage, solidité au rétrécissement, etc.) ;
- **l'obtention de certaines caractéristiques** (ignifugation, anti-feutrage, etc.) ;
- **le changement de fonction** (respirant, repoussant l'eau, etc.).

Sur le plan des procédés, on distingue **l'apprêt mécanique, l'apprêt mécano-thermique** et **l'apprêt chimique.** Souvent, on utilise aussi des combinaisons de procédés.

Des nouvelles exigences quant aux caractéristiques de port et d'entretien ainsi qu'un changement d'attitude des consommateurs requièrent un ajustement constant des procédés chimique et technique.

Apprêt mécanique

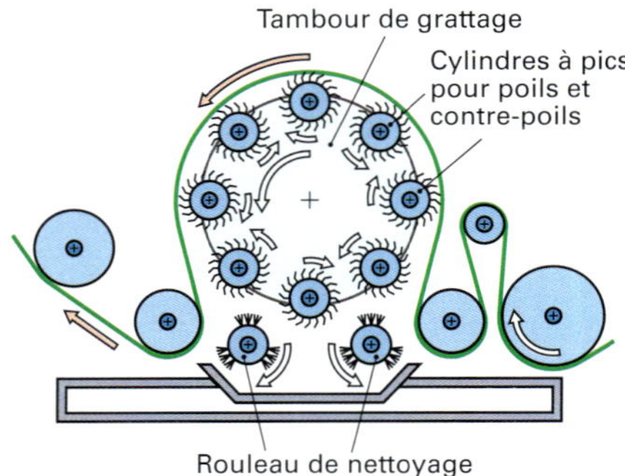

1 : Principe du grattage

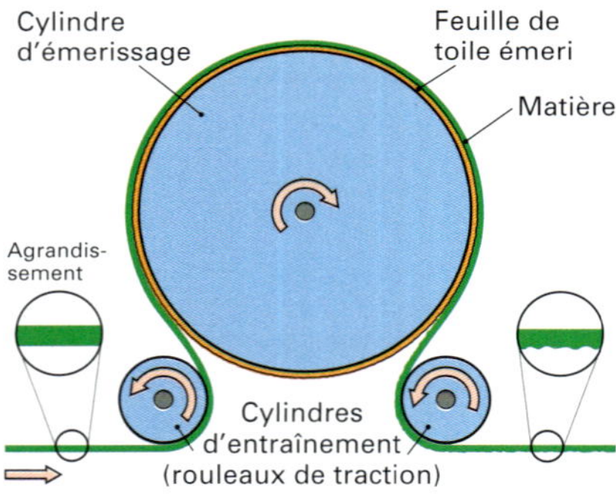

2 : Principe du ponçage

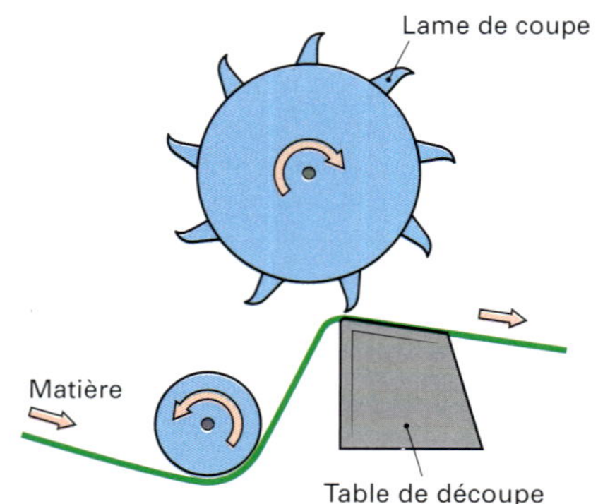

3 : Principe du tondage

Grattage

Sur une laineuse, on gratte les tissus avec des raclettes métalliques **(ill. 1).** Ce faisant, les fibres sont tirées du fond du tissu vers la surface par des crochets, sans être séparées du tissu. Il se crée un duvet couvrant complètement ou partiellement le dessin d'armure. Dans le **grattage sens poil,** on brosse le voile de carde dans le sens du fil. Dans les tissus en laine, on combine souvent le grattage avec le **foulage (cf. p. 115).**

Les tissus grattés se distinguent par un toucher doux et duveteux. La rétention de la chaleur s'accroît grâce à la haute teneur en air. La résistance diminue.

Désignations commerciales : **velours, flanelle**

Ratinage

Pour le **ratinage**, le duvet créé par le grattage est frisé, brossé, comprimé, à l'aide de plaques de matière plastique rotatives ou de brosses selon les motifs. Des tissus grattés de laine en constituent la condition première.

Désignation commerciale : **ratiné**

Émerisage

L'**émerisage** constitue une variante du grattage. Pour l'émerisage, on fait passer les tissus sur des cylindres recouverts de papier émeri soit fin ou soit grossier, selon la qualité du tissu et l'effet souhaité **(ill. 2).**

Contrairement au grattage, aucune fibrille n'est tirée hors des fils de la surface textile, mais la surface de fibre s'érafle légèrement du fait du ponçage. Le toucher devient ainsi velouté, adouci et a l'aspect de la peau de pêche. Le ponçage fait diminuer la résistance jusqu'à env. 10 %.

Hormis la laine, on peut poncer toutes les matières fibreuses, même les surfaces textiles issues de fils de filaments.

Désignations commerciales : **duvetine, toile**

Tondage

Pour le **tondage**, on fait passer le tissu sur des rouleaux métalliques recouverts de couteaux à bords tranchants **(ill. 3).** On distingue la **tonte d'égalisation** et la **tonte rasage.**

Dans la **tonte d'égalisation,** on place la hauteur de poil d'un tissu ou d'un tricot gratté au préalable à une égalité de longueur.

Désignations commerciales : **velours, jersey velours**

La **tonte rasage** constitue un procédé alternatif au flambage **(cf. p. 107).** Par la tonte rasage, on découpe des extrémités de fibre faisant saillie pour en obtenir un dessin d'armure clair.

Désignation commerciale : **gabardine**

7.4.2 Apprêtage mécano-thermique

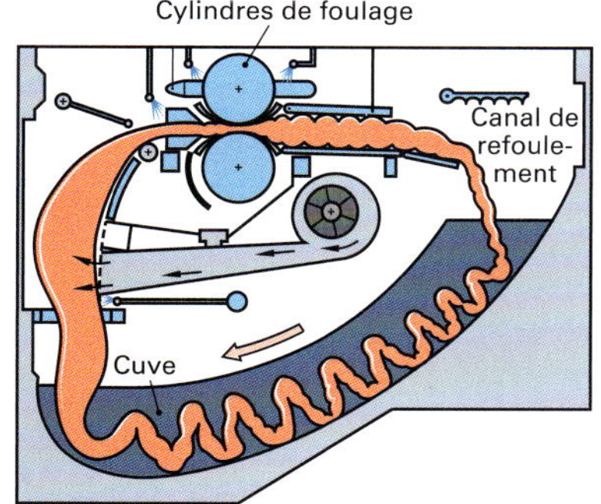

1 : Principe du foulage

Foulage et foulage doux

À cause de la surface des fibres en forme d'écaille, les fibres en laine ont la propriété de feutrer sous certaines conditions.

Pour le **foulage (ill. 1),** on feutre les tissus ou tricots sous l'action contrôlée des produits chimiques, de la chaleur, l'humidité et des mouvements, de sorte que l'armure n'est presque plus ou plus du tout reconnaissable. Il y a alors un rétrecissement de l'étoffe (jusqu'à 40 %). Il faut en tenir compte préalablement lors de la fabrication des tissus ou des tricots. Le tissu a l'air feutré, on assiste à une résistance accrue à la déchirure, à l'abrasion et aux intempéries.

Le **foulage doux** est une forme raffinée de foulage. Le dessin d'armure reste relativement bien reconnaissable. Des **flanelles peignées** de haute qualité subissent le foulage doux.

Sanforisage

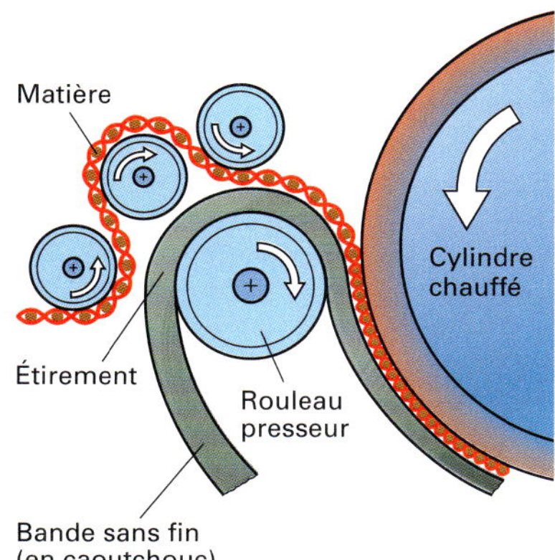

2 : Principe du sanforisage et du décatissage

Durant l'ensemble du processus de fabrication, les textiles s'exposent plus ou moins à de grandes forces de traction et d'étirage. Les tensions qui en résultent se dissoudraient lors d'un traitement humide ultérieur, par ex. le lavage des textiles. Par ailleurs, les fibres cellulosiques tendent à gonfler et, de ce fait, à se contracter. Ces modifications éventuelles des dimensions sont réduites au minimum grâce à diverses méthodes par **sanforisage,** un procédé de rétrécissement.

Tout d'abord, on humidifie le tissu à la vapeur et on le chauffe. Le véritable sanforisage a lieu entre une bande sans fin en caoutchouc et le cylindre de rétrécissement **(ill. 2).** La bande en caoutchouc passe par un rouleau de pression. À cet effet, il s'allonge et se presse en même temps contre le cylindre de rétrécissement chauffé. Lorsque la force de pression relâche, la bande en caoutchouc se réduit. Le tissu introduit entre la bande en caoutchouc et le cylindre prend part à la réduction et se rétrécit ainsi. L'intensité du sanforisage est réglable sur la machine.

Les marques telles que **Monforisieren**® ou **Sanforisieren**® assurent une certaine stabilité dimensionnelle.

Décatissage

Pour le **décatissage,** il est question d'un procédé similaire au sanforisage. On décatit les tissus en laine. Le tissu passe alors, à l'état sec ou humide, entre un cylindre chauffé et une bande sans fin **(ill. 2).** Le tissu se détend (empêchement de la contraction), le lustre de pressage non naturel est éliminé, l'éclat et le confort désirés apparaissent.

Calandrage

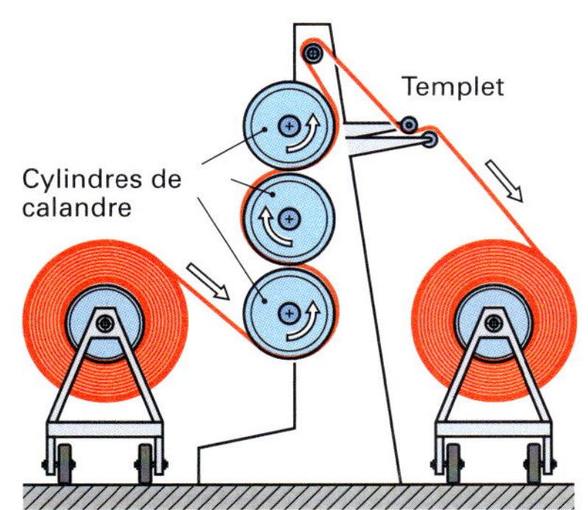

3 : Principe du calandrage

Pour le **calandrage (ill. 3),** on fait passer le produit textile entre les cylindres qui se trouvent sous pression et sont mises à chaud. Le tissu se comprime et se lisse. Il peut se produire un lustre.

Selon la nature de la surface, de la température et de la disposition des cylindres et selon la vitesse des différents cylindres, plusieurs effets se créent.

Afin de concevoir durablement les effets, la température des cylindres pour les fibres chimiques thermoplastiques est proche de leur point de ramollissement. Pour les tissus non thermoplastiques, on applique au préalable un agent réticulant thermoplastique, lequel s'élimine par condensation après le calandrage.

Des genres particuliers de calandrage sont le **gaufrage,** le **moirage** et le **chintzage.**

Pour le **gaufrage,** on crée un cylindre gravé avec des motifs estampés. Les motifs s'intègrent grâce à une réflexion lumineuse différente entre des points estampés et non estampés.

Désignation commerciale : **gaufré**

Pour le **moirage,** il se crée un dessin de veinure ondulée typique lorsqu'on calandre un reps d'armure cannelée, tout en décalant les nervures du tissu les unes par rapport aux autres. On peut aussi produire cet effet par gaufrage.

Désignation commerciale : **moiré**

Pour le **chintzage,** on fait passer le tissu – exclusivement du tissu en coton – entre un cylindre mou et un cylindre en acier chauffé. La vitesse du cylindre en acier est plus élevée que celle du tissu. Ce faisant, il se produit une pression de friction sur le tissu et un aspect glacé et brillant se crée.

Désignation commerciale : **chintz**

7.4.3 Apprêtage chimique (1)

L'**apprêtage chimique** permet surtout de modifier, d'améliorer ou de créer des caractéristiques aux textiles **(cf. p. 106)**. Le tableau contient des procédés importants. La chimie des textiles met constamment au point de nouveaux produits et procédés ou améliore ceux qui existent déjà, car les besoins des clients et les exigences de préservation des ressources et de durabilité prennent de l'ampleur.

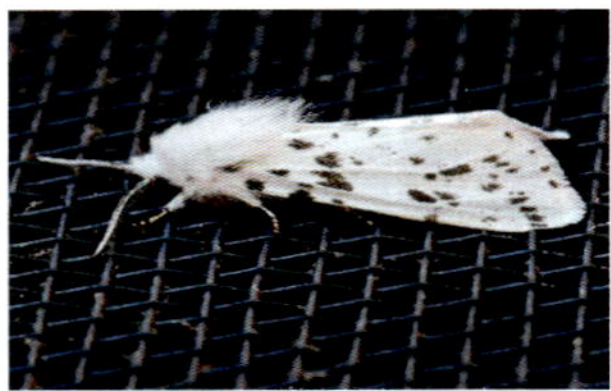
1 : **Mite des vêtements**

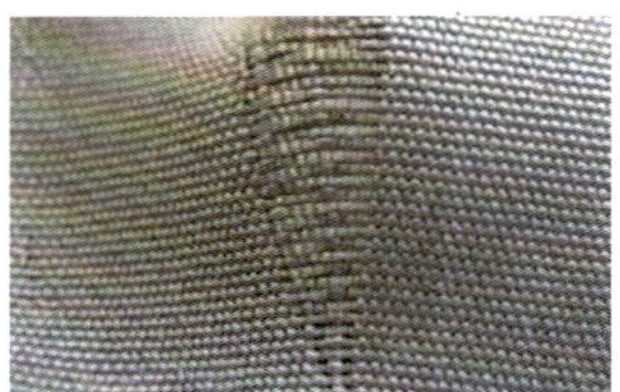
2 : **Tissus avec faible résistance à la déchirure**

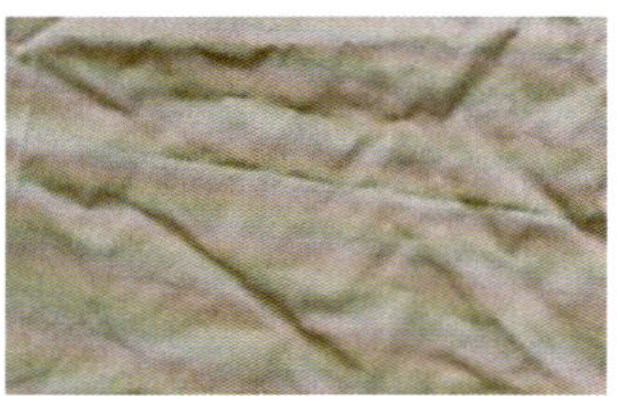
3 : **Tissus sans apprêt d'entretien**

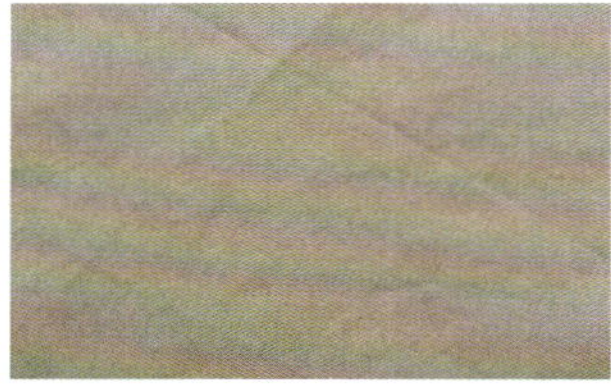
4 : **Tissus avec apprêt d'entretien**

5 : **Tricots sans et avec apprêt anti-boulochage**

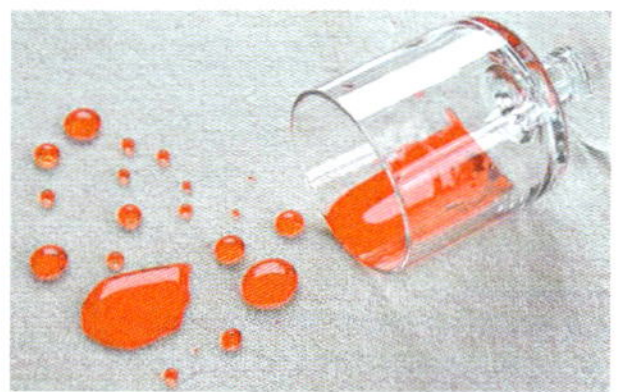
6 : **Surface textile avec apprêt anti-tâches**

Procédé/ Application	**Description**
Parcheminage/ Rendre transparent Batiste de coton	On mercerise d'abord la batiste de coton, ensuite on la traite avec de l'acide, puis on la mercerise à nouveau. Le tissu devient ainsi **vitreux et rigide**. Désignation commerciale : **organdi**
Apprêt ignifuge Tous les matières premières et textiles	En appliquant des composés de phosphore-azote ou des sels spéciaux, on rend les textiles **difficilement inflammables ou non combustibles**. Les textiles se carbonisent certes, mais le feu ne se propage toutefois pas. Les consignes de protection incendie rendent ce dispositif obligatoire pour les espaces publics.
Apprêt anti-feutrage Textiles en laine	Pour pouvoir **laver les textiles en laine dans la machine,** il faut empêcher le feutrage des fibres de laine, compte tenu de leur structure à écailles. Afin de réduire un « accrochage » des extrémités des écailles, on traite les fibres de laine avec des composés chlorés ou dans un plasma (gaz électriquement ionisé) et dans un dépôt de polymère ultérieur. De cette manière, on aplatit les extrémités des écailles.
Apprêt anti-mîtes Vêtements et tapis en laine	Les textiles en laine ou en poils fins d'animaux deviennent moins **sensibles aux dégâts causés par les larves de mites ou d'anthrènes (ill. 1)**. Les insectes évitent les textiles équipés d'insecticides spéciaux, ils meurent également après tout contact avec le textile.
Apprêtage anti-glisse Tissu de doublure	Pour les tissus en filaments lisses, on remarque que les fils de chaîne et de trame se décalent en cas de charge **(ill. 2)** ou se séparent en cas de sollicitation par traction au niveau des coutures. Ceci endommage la **résistance des coutures**. Afin d'empêcher cela, on recouvre les fils d'une couche ultramince de microcristaux. Ceux-ci s'accrochent les uns aux autres et **empêchent ainsi aux fibres des tissus de se décaler les unes par rapport aux autres.**
Entretien facile Textiles en coton, viscose, lin	Les textiles en matières fibreuses cellulosiques tendent légèrement à se froisser pendant le lavage et le port. En appliquant des agents réticulants, des liaisons transversales se forment entre les fibrilles cellulosiques. Il s'ensuit que dans l'eau, les fibres se **gonflent moins et sont dimensionnellement plus stables**. On peut quasiment renoncer au repassage **(ill. 3 et 4)**. En outre, on obtient de meilleures solidités au mouillé dans les teintures et impressions. Les effets de lustre et de gaufrage résistent au lavage. La tendance au boulochage se réduit.
Apprêt anti-boulochage Vêtements et tissus d'ameublement en fibres synthétiques	Les textiles en fibres synthétiques ou les mélanges de fibres synthétiques et de fibres naturelles tendent au boulochage. Il se forme alors de petites boules de fibre à la surface du tissu. En appliquant des polymères ou apprêt d'entretien, les fibres se fixent dans le combiné de fils. La **formation des boules de fibre se réduit (ill. 5)**. L'apprêt est résistant au lavage et au nettoyage.
Apprêt anti-tâches Toutes les matières premières et textiles pour vêtements et nappes	On imprègne les surfaces textiles avec des composés fluorocarbonés ou des dendrimères, c.-à-d. des polymères fortement ramifiés et sphériques. Cela rend la surface « rugueuse ». **Les liquides et particules de saleté** ont beaucoup moins de surface de contact avec le textile et **ne peuvent pas adhérer**. En fonction de la technologie utilisée, les textiles rejettent l'eau, la saleté et/ou l'huile **(ill. 6)**.

7.4.3 Apprêtage chimique (2)

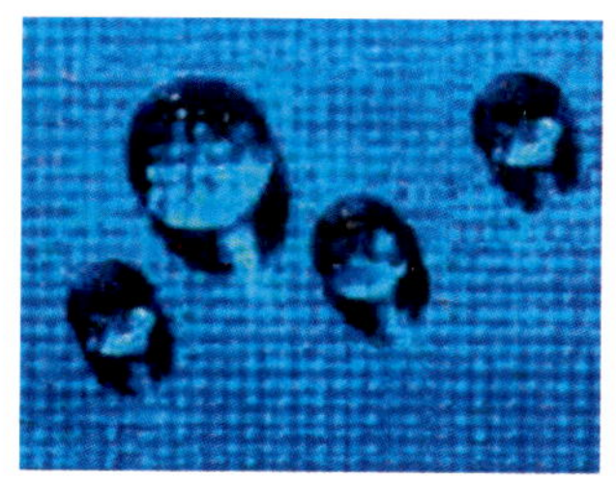
1 : Apprêt hydrophobe

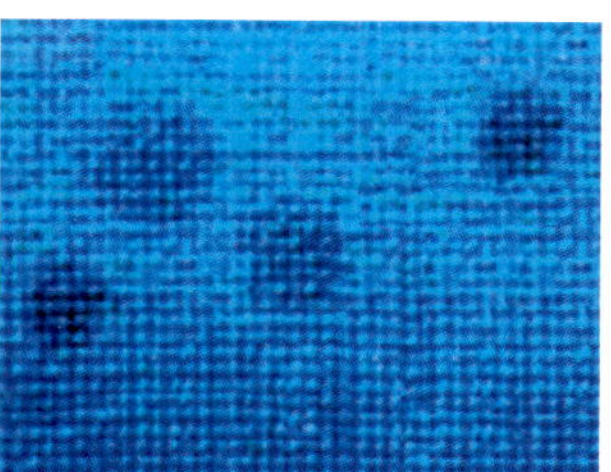
2 : Apprêt hydrophile

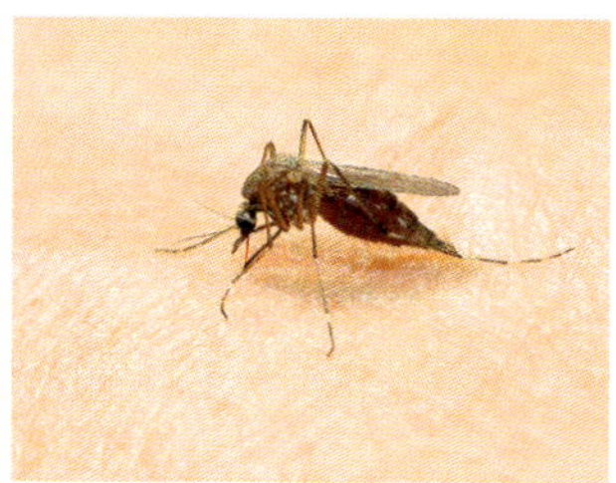
3 : Moustique

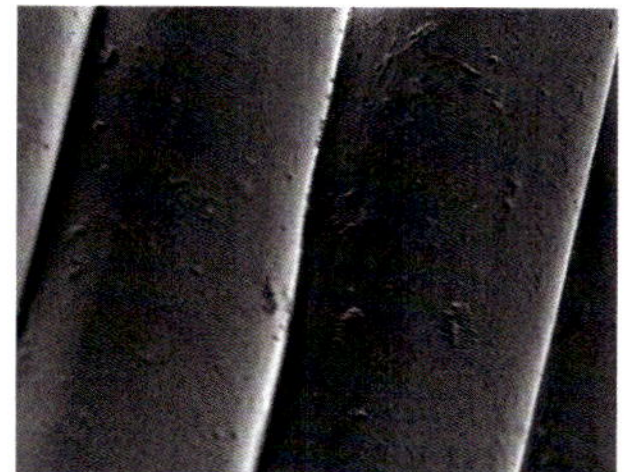
4 : Fibres avec des particules d'argent

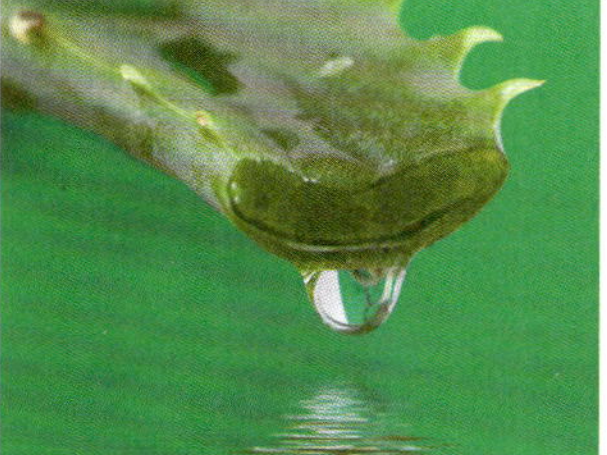
5 : Feuille d'aloe vera

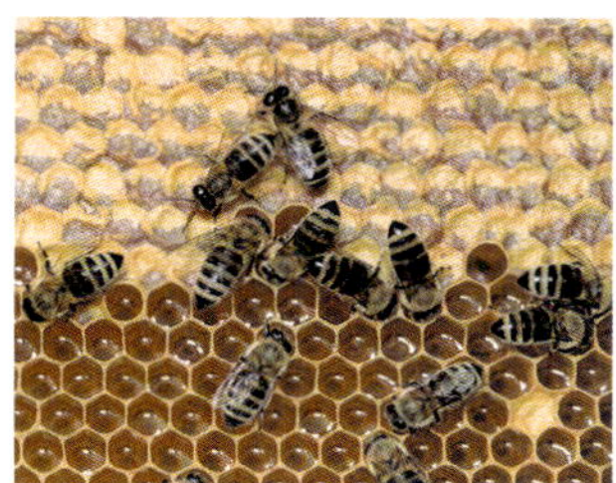
6 : Abeilles mellifères

Procédé/ Application	Description
Apprêt anti-électrostatique Vêtements et revêtements de sol en fibres chimiques synthétiques	Les fibres synthétiques conservent à peine de l'eau. Pour cela, ils se chargent de façon électrostatique en cas de friction, « collent » au corps, craquent lorsqu'on les met et les enlève ou il se produit de petites décharges, par ex. en courant sur une moquette. En appliquant certains produits chimiques hydratants, **l'électricité statique diminue**. Les textiles deviennent ainsi plus doux au toucher. Néanmoins, cet apprêt ne résiste en général pas au lavage.
Apprêtage de confort Tous les matières premières et textiles	Dans l'apprêtage de confort, on applique des **plastifiants sur des surfaces textiles.** Il s'agit de diverses substances chimiques telles que le silicone, les tensioactifs, graisses, cires ou huiles. On utilise des plastifiants pour de différentes raisons. La souplesse, la finesse ou l'élasticité perdues du fait du blanchiment/de l'impression se récupèrent. Les caractéristiques technologiques telles que l'élasticité, l'effet antistatique ou anti-boulochage ont une influence positive. La confection se simplifie.
Apprêt fonctionnel Tenues de sport	**L'élasticité et la résilience** sont déterminantes pour le confort de port des textiles en élasthanne pour des tenues de sport. Grâce à l'apprêt, ces caractéristiques **s'améliorent**. L'application de certains élastomères silicones rend la surface des fils lisse, de sorte que les textiles s'étirent plus facilement. En outre, des polymères thermiquement interconnectés sur la surface des fibres forment un film élastique sur la fibre. La capacité de résilience des fibres obtient ainsi du soutien.
Hydrophobisation Textiles utilisés pour la protection contre les intempéries	Plusieurs matières fibreuses sont hydrophiles (mouillables). Afin de garantir aux textiles une **imperméabilité optimale** et ainsi une protection contre la pluie ou la neige, on effectue un apprêt avec des moyens hydrophobisants (rejetant l'eau) **(ill. 1)**. Selon le profil des exigences, on utilise à cet effet des composés fluorocarbonés, de paraffine ou de silicone.
Hydrophilisation Tenues de sport	La **mouillabilité** des textiles souvent synthétiques **augmente (ill. 2)** nettement par des apprêts avec des plastifiants et/ou des polymères hydrophiles. La sueur se dirige rapidement vers le côté extérieur du tissu et le confort de port des vêtements de sport et d'extérieur s'accroît.
Apprêtage de protection antivectorielle Uniformes militaires, Vêtements pour forestiers et ouvriers forestiers, Vêtements d'extérieur, Vêtements tropicaux	En biologie et en médecine, les vecteurs désignent des insectes qui transmettent des maladies infectieuses **(ill. 3)**. Un apprêtage approprié a pour effet de **tenir à distance** les **moustiques ou tiques** du corps ou des vêtements. En cas de contact, ils ne peuvent plus se mouvoir et meurent. L'apprêt avec des substances actives telles que les insecticides synthétiques résiste au lavage.
Apprêt antibactérien/ apprêt bactériostatique (Apprêt de fraîcheur) Tenue de travail, tenue de sport, sous-vêtements, vêtements pour patients atteints de neurodermite	Les textiles synthétiques en particulier tendent à dégager des odeurs peu après être portés. L'odeur est générée par des bactéries qui décomposent la sueur en des substances odorantes. On applique des apprêts avec des principes actifs à base d'ions d'argent sur les textiles **(ill. 4)**, lesquels produisent un effet antibactérien / bactériostatique en inhibant la croissance bactérienne. **L'odeur de sueur se réduit ainsi (cf. p. 57)**.
Apprêt wellness Textiles de wellness, par ex. bas, sous-vêtements	L'extrait d'aloe vera **(ill. 5)**, la vitamine E, la protéine de soie ou la cire d'abeille **(ill. 6)** sont réputés bénéfiques pour la peau, antioxydants ou favorisant la cicatrisation **(cf. p. 58)**. Si on applique ces substances ensemble avec des plastifiants textiles (voir apprêtage de confort) sur des surfaces textiles en fibres naturelles, le tissu obtient en plus un caractère doux, lisse et fluide. En raison des matières premières naturelles utilisées, les effets ne résistent pas particulièrement au lavage.

7.4.4 Apprêtage du jean

Le **jean** est devenu un composant indispensable du monde de la mode depuis les années 1960. Si les premiers porteurs de jean nettoyaient ce tissu avec du savon et une brosse dans la baignoire afin qu'il paraisse porté, les designers, confectionneurs, **ennoblisseurs (lavage)** et l'industrie chimique coopèrent aujourd'hui pour développer de **nouvelles tendances (lavages)**.

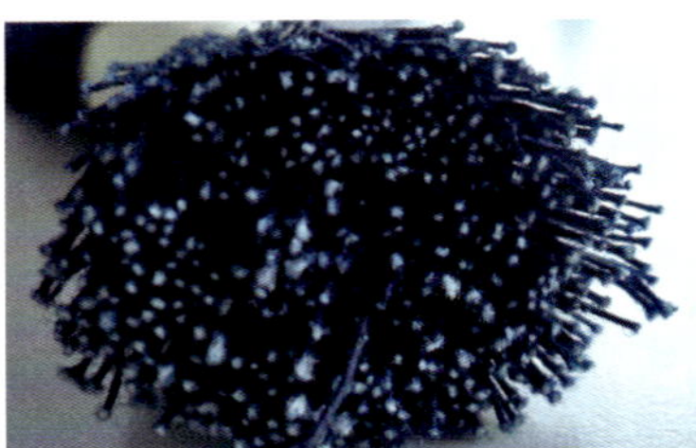
1 : Fils de chaîne teints en écheveau

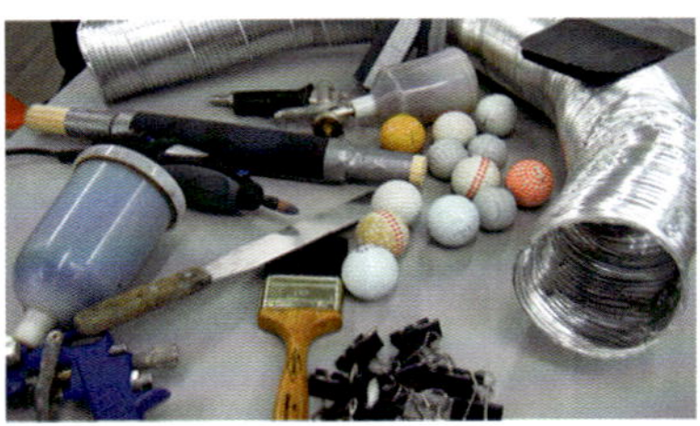
2 : Différents outils pour le traitement manuel du jean

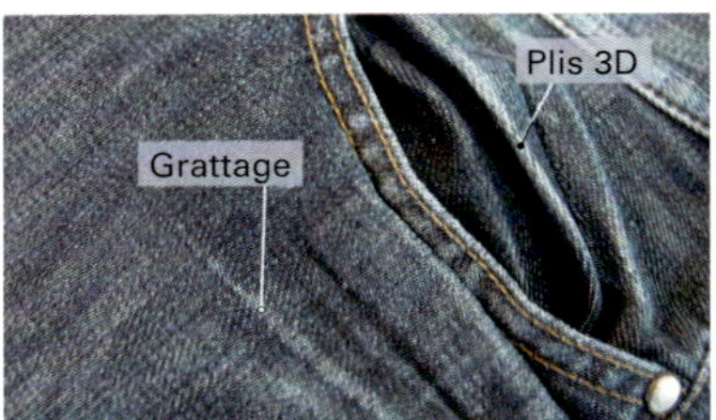

3 : Grattage et plis 3D

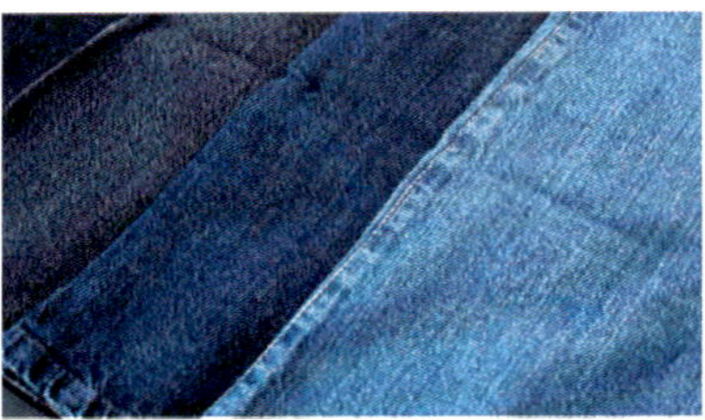
4 : Différents agents blanchissants, différents résultats de blanchiment

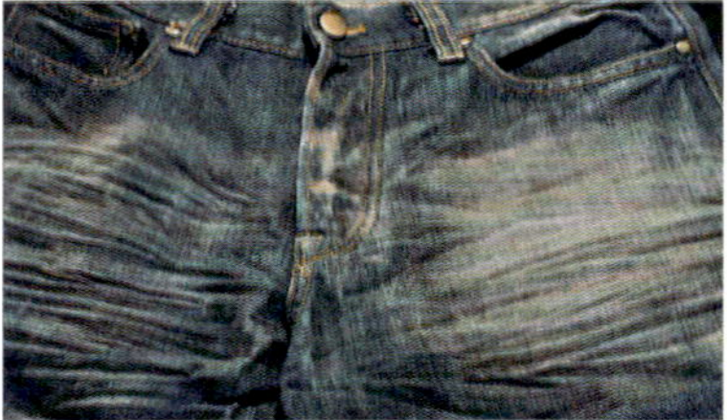
5 : Look vintage (Tinting)

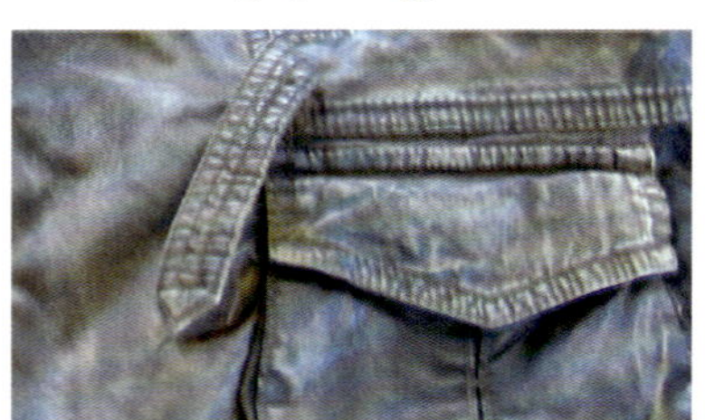
6 : Look gras

À part la teinture, on ennoblit le jean seulement **après la confection**. Le jean est aussi le seul vêtement dont le tissu se confectionne à **l'état encollé (cf. pp. 81 et 107)**. Ainsi, il est possible de faire des matelassages plus importants lors de la coupe du tissu, car les agents d'encollage empêchent le décalage des différentes couches. Les différents procédés d'ennoblissement sont facilités par les agents d'encollage.

Dans la **planification du produit,** il faut veiller à ce que les fils à coudre, la doublure et les entoilages résistent au chlore, aux colorants, aux acides, aux solutions alcalines et aux enzymes[1].

La condition pour **l'aspect caractéristique** des jeans est **l'utilisation d'un fil de chaîne à quatre brins en retor Z teint** et un fil de **trame non teint** (endroit du tissu bleu et envers du tissu blanc).

La **teinture du fil de chaîne** s'effectue à travers plusieurs (entre 6 et 12) bains de teinture enclenchés successivement. Dans ces bains, se trouve le **colorant de cuve indigo** dans sa forme hydrosoluble **(cf. p. 109)**. Le colorant s'étire sur le fil, mais ne s'infiltre toutefois pas complètement dans le fil. Ceci s'appelle **teinture en anneau ou en manteau (ill. 1)**. Le colorant oxyde entre deux bains et redevient insoluble à l'eau. Plus le nombre de bains et la concentration de colorants sont élevés, plus la teinture devient intensive. L'emploi du noir de soufre au lieu de l'indigo dans certains bains de teinture permettra plus de variations de couleurs lors du traitement ultérieur du jean.

Pour le **lavage** (lors de l'apprêtage du jean), une créativité accrue est requise. Outre les types de lavage fondamentaux par machine, on atteint souvent des lavages manuels par application, par pulvérisation, par brossage, par meulage ou à l'aide d'outils improvisés **(ill. 2)**. Ceci peut nécessiter beaucoup de temps selon les cas. Ci-après, sont décrits quelques procédés importants pour atteindre certains aspects optiques :

Le **délavé** est, depuis les années 1970, une forme traditionnelle de traitement de jean visant à procurer un **aspect porté**, le « used look » à un nouveau jean. On lave les pantalons ensemble avec des **pierres ponces**, une sorte de roche volcanique poreuse et légère avec des bords tranchants, ou des **enzymes** dans des machines à laver spéciales. Les pierres ponces abrasent le colorant, les enzymes attaquent la cellulose de coton. La couleur des pantalons devient plus claire, surtout aux coutures et aux bords, et la douceur de confort est augmentée.

Avec le **grattage**, on crée une **image d'usure locale** en ponçant la surface textile avec du papier de verre aux endroits voulus. Ce faisant, des particules d'indigo se détachent du fil. Après le processus de blanchiment qui s'ensuit, les endroits traités apparaissent nettement plus clairs **(ill. 3)**.

La **création de plis 3D** s'effectue par moulage ou pressage à la machine. Les plis 3D doivent être stabilisés avec des résines synthétiques et fixés thermiquement **(ill. 3)**.

Le **blanchiment** du jean s'effectue complètement ou seulement partiellement. Le blanchiment complet se réalise dans des grands tambours de lavage. Si seuls des lots individuels doivent être blanchis, on applique alors les agents blanchissants avec des pistolets pulvérisateurs ou par ex. des chiffons. Si on place les jeans avant le blanchiment dans des filets étroits, des effets de mode tels que la formation de rayures peuvent se créer. Avec divers agents blanchissants, on peut créer différents degrés de blanchiment ou de nuances comme le bleu ciel ou le gris-bleu **(ill. 4)**.

Le **tinting** s'effectue pour créer un **« look vintage »**[2]. Pour ce faire, après le procédé de délavage, on teinte le jean dans un bain de teinture à faible quantité de colorants de nuances de couleur appropriées. Si la couleur appliquée n'agit pas de façon uniforme **(ill. 5)**, on peut surteindre uniquement les endroits usés moyennant des procédés d'application et une combinaison de couleur appropriée.

En **enduisant** avec des acrylates et/ou polyuréthanes et en les fixant par la chaleur, il se crée un **aspect gras, usé et huileux (ill. 6)**.

[1] Enzymes = produits métaboliques accélérant les processus biochimiques tels que les processus de dégradation.
[2] Vintage-Look = aspect usé

7.5.1 Enduction, pelliculage, laminage, collage

Enduction

1 : Principe de l'enduction directe

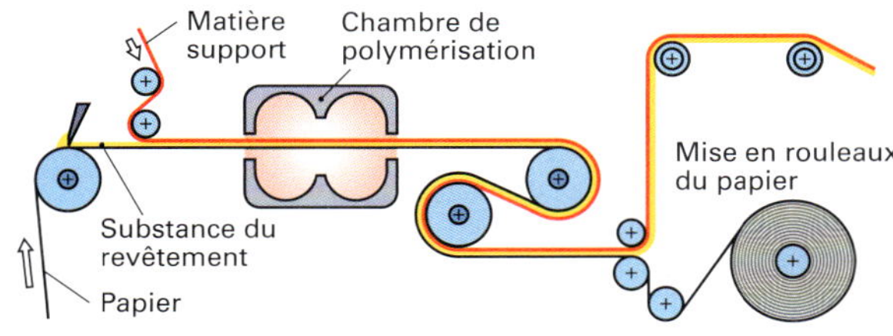

2 : Principe de l'enduction par transfert

3 : Tissus enduits

4 : Tissus enduits et estampés

Le terme **enduction** signifie l'application d'un polymère sur une surface textile. On applique la substance liquide d'un côté (sur la surface supérieure ou inférieure) ou des deux côtés sur un tissu de support et on le solidifie ensuite dans une chambre de polymérisation. Pour **l'enduction directe (ill. 1)**, on applique la substance directement sur le produit textile. Pour **l'enduction par transfert (ill. 2)**, on pose d'abord la couche de matière plastique sur du papier et de là, on l'applique sur le produit textile.

L'enduction confère aux tissus une **surface particulière** et de **nouvelles propriétés**, lesquelles résultent des caractéristiques du tissu de support (par ex. tissu, tricots, non-tissé) et de la masse d'enduction (par ex. polyuréthane, chlorure de polyvinyle). L'**aspect fonctionnel** passe au premier plan si les textiles pour vêtements de protection doivent être étanches à l'eau ou aux produits chimiques. L'**aspect optique** passe au premier plan s'il faut imiter le cuir. Pour les textiles destinés à l'habillement, il importe que la surface en matière plastique soit poreuse, de façon à garantir le transport d'air et de l'humidité.

Utilisation des tissus enduits dans l'habillement :

- cuir synthétique pour vestes, manteaux et accessoires tels que les sacs et ceintures **(ill. 3 et 4)** ;
- vêtements de sport, de protection, d'avertissement et de travail.

Utilisation des tissus enduits dans les textiles de maison et textiles techniques :

- tissus d'ameublement, stores de fenêtre, nappes de table enduites, housses lavables, revêtements de sols et de murs ;
- garnitures intérieures pour l'automobile, bâches et tissus de revêtement, articles d'usage médical tels que le matériel pour pansement.

Pelliculage, laminage, collage

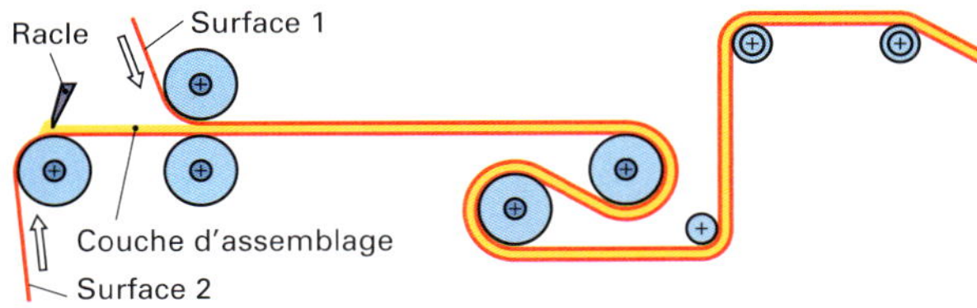

5 : Contre-collage

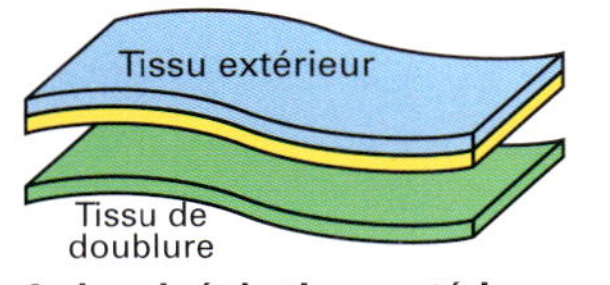

6 : Laminé de tissu extérieur

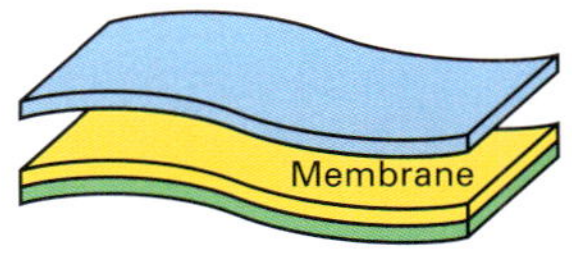

7 : Laminé de doublure

8 : Laminé 3 couches

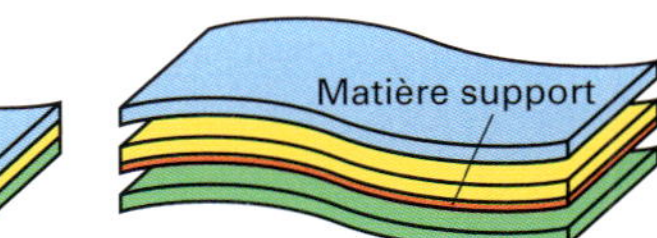

9 : Laminé-inséré

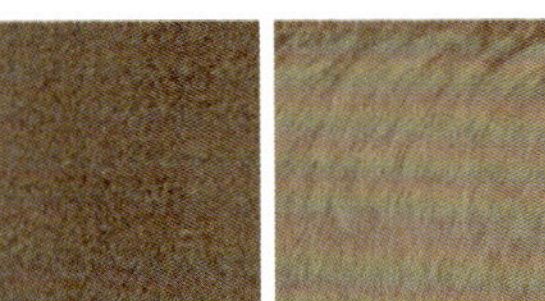

10 : Textiles collés – imitation de cuir velours avec imitation de fourrure

11 : Textiles collés tartan avec polaire

En général, on désigne comme **pelliculage**, mais aussi comme **laminage**[1)] ou **collage**[2)] la liaison durable des surfaces textiles sans tissage et tricotage aux matériaux textiles composites. Ces termes ne sont pas clairement différentiables.

Une liaison peut s'effectuer par un adhésif **(ill. 5)** ou par soudage des différents matériels selon le **procédé de fusion** ou le **procédé de flambage**, tout en faisant fondre les surfaces dans un processus thermique et en les pressant ensuite les unes contre les autres.

Le terme **laminé** s'emploie couramment pour les étoffes avec **membrane** intégrée, plus imperméable et pare-vent mais toutefois plus perméable à la vapeur d'eau. On les utilise pour les textiles destinés à protéger contre les intempéries (**cf. p. 54**). Une distinction est faite entre :

- **le laminé de tissu extérieur :** la membrane est appliquée sur le tissu extérieur **(ill. 6)** ;
- **le laminé de doublure :** la membrane est appliquée sur le tissu de doublure **(ill. 7)** ;
- **le laminé 3 couches :** le tissu extérieur, la membrane et le tissu de doublure sont fermement reliés les uns aux autres **(ill. 8)** ;
- **le laminé-inséré :** la membrane est appliquée sur un tissu de support (très souvent tricot chaîne) et traitée en vrac entre le tissu extérieur et le tissu de doublure **(ill. 9)**.

En général, on appelle **collages** des tissus sur lesquels **deux ou trois surfaces textiles** sont collées ou soudées les unes aux autres. Elles présentent plus d'épaisseur et de volume, peuvent être utilisées des deux côtés **(ill. 10, 11)** ou se font traiter plus facilement.

Avec le **pelliculage de mousse** appliqué sur la surface inférieure, on obtient du matériel isolant et à forme stable avec un poids faible.

1) du latin lamina = couche

2) to bond (en anglais) = coller, lier

8.1.1 Termes techniques pour certains effets (1)

Les **désignations commerciales** des textiles donnent des informations sur leur aspect, leurs caractéristiques et leur utilisation possible. Tout comme les caractéristiques correspondant aux textiles, elles ne sont cependant pas normalisées et manquent, pour cela, souvent de définition claire.

Les **critères d'évaluation** d'un textile se réfèrent, par ex. à la **matière fibreuse,** le **type de fil**, la **structure de la surface** textile et les **procédés d'apprêtage**. D'un côté, on peut observer des caractéristiques optiques concernant le dessin, la brillance, la structure de la surface, la couleur. De l'autre côté, on peut déduire certaines caractéristiques du matériau, par ex. concernant le tombé, la froissabilité, la capacité de rétention de chaleur.

Les désignations commerciales résultent, par ex. de la **matière première** (cheviot), du **type de fil** (bouclé), de l'**armure** (chevron), du **type de fabrication** (velours), de l'**ennoblissement** (moiré), de l'**utilisation** (taffetas de doublure), du **pays ou lieu d'origine** (Shetland), du **dessin** (carreaux), de la **structure de la surface** (cloqué), du **coloris** (changeant). Les nouvelles étoffes à la mode sont désignées comme **nouveautés**.

Termes techniques pour certains effets

Les désignations en tant que **complément** s'écrivent avec une minuscule (par ex. satin batiste rayé) et en tant que **désignation commerciale** avec une majuscule (par ex. Rayé). Des combinaisons sont possibles, par ex. duchesse changeant façonné.

1 : Satin reps barré,
Barré

2 : Satin carré,
Carré

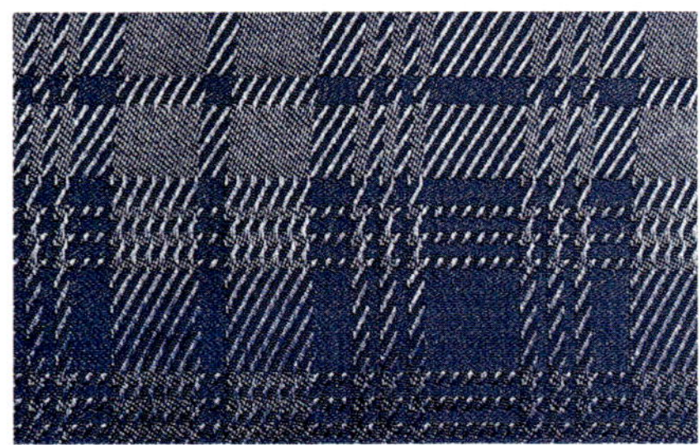

3 : Georgette rayé degradé,
Dégradé

4 : Satin soie-laine figuré,
Figuré

Effets de dessins

ajouré :	ajouré, transparent
all-over :	dessin réparti sur toute la surface
barré :	larges rayures transversales, tissées ou imprimées
broché :	fabrication de motif par insertion supplémentaire de la trame
brodé :	dessin par broderie
carreaux :	quadrillage, généralement tissé
chiné :	impression de chaîne
cravates :	désignation pour les dessins de cravates
découpé :	dessins délimités en coupant le flotté pour les tissus lancés
dégradé :	dégradé de couleurs avec des transitions progressives
dévoré :	translucide comme de la dentelle dû à l'élimination chimique d'une matière fibreuse
façonné :	petit motif de tissage isolé
faux uni :	ayant l'air monochrome malgré l'utilisation de fils de différentes couleurs
figuré :	grands motifs figuratifs
lancé :	motifs obtenus par tissage de fils de chaîne et/ou des fils de trame supplémentaires
mille fleurs :	très petits motifs floraux all-over
mille point :	très petit motif de points all-over
milleraies :	fines rayures verticales
minimaux :	très petits motifs
navajo :	motifs ethniques
ombré:	nuances de couleur à transitions douces
paisley :	motif floral stylisé (simplifié) avec contour en forme de goutte
motif patchwork :	ensemble de différents dessins
pointillé :	motif à points, généralement imprimé
quadrillé :	petit motif à carreaux
rayé :	rayures verticales, tissé ou imprimé
travers :	fines rayures horizontales, tissées ou imprimées

8.1.1 Termes techniques pour certains effets (2)

1 : Flammé bicolore, Bicolore

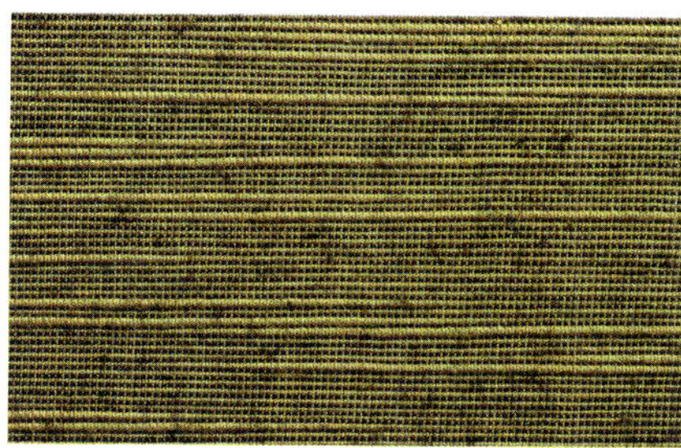

2 : Taffetas ombré, Ombré

3 : Satin quadrillé, Quadrillé

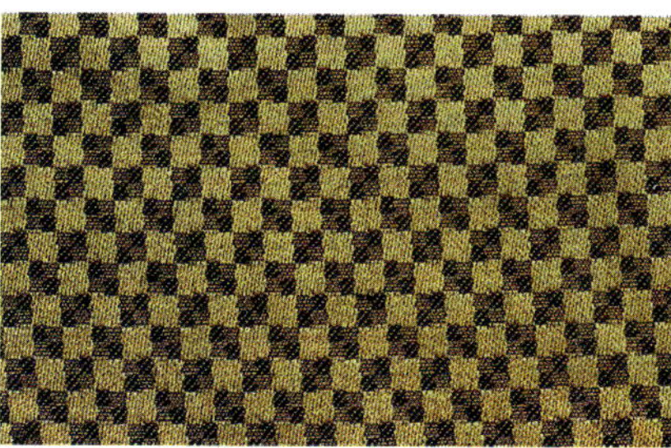

4 : Satin rayé, Rayé

5 : Toile travers, Travers

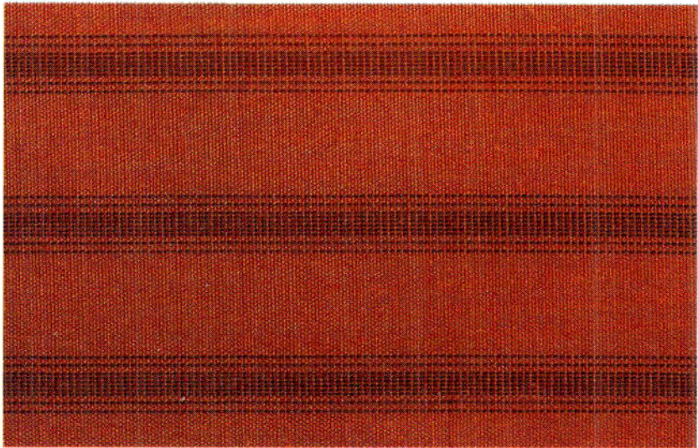

Effets de brillance

ciré : fort effet de brillance et de vernis dû à l'ennoblissement

glacé : surface brillante, scintillante due au fil et à l'armure

lamé : surface brillante avec un aspect lustré métallique due au fil et à l'armure

Effets structurés

bouclé : à boucles

boutonné : épaississements granuleux, nodulaires

cloqué : surface rétrécie avec des bulles

côtelé : nervuré

froissé : effet froissé, par ex. dû à l'ennoblissement

flammé : épaississements gonflants et dégonflants (fluctuations du titre)

floconné : floconneux

frisé : surface de boucle crépue, fine

frotté : surface de boucle granuleuse, nodulaire

gaufré : dessin serti (embossé)

matelassé : rembourré

moiré : dessin serti sous forme d'ondes, de grain du bois

natté : dessin de l'armure tressé

noppé : épaississements granuleux, nodulaires

ondé : nervures ondulées

perlé : boules de fibre ressemblant à des perles

piqué : surface en relief au caractère piqué

plissé : plis tissés ou pressés

ratiné : voile de carde nodulaire, souple

relief : structure de la surface en relief

structuré : surface avec dessin en relief

ondulé : voile de carde ondulé

effets de couleurs

bicolore : nuance discrète grâce à deux couleurs de fil différentes

changeant : scintillant en différentes couleurs, chaîne et trame de couleurs différentes

imprimé : dessin imprimé

jaspé : nuance discrète grâce à des fils à effets

mélange : effet plusieurs nuances d'un mélange de couleurs

mouliné : effet moucheté contrasté

multicolore : effets de fil multicolores, colorés

uni(-colore) : unicolore, sans motif

Les pages suivantes montrent des illustrations et des descriptions de tissus extérieurs importants. Vous trouverez d'autres désignations commerciales dans l'index des mots-clés.

8.1.2 Textiles extérieurs : afghalaine à bourrette

1 : Afghalaine

Initialement faite à partir de laine provenant d'Afghanistan

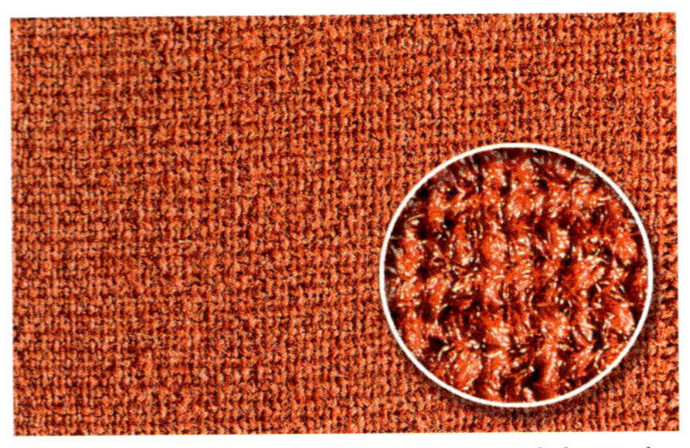

Tissu pour vêtements moyennement fin, doux, en laine, viscose et mélanges, souvent en armure toile. Les fils à torsion S et Z en alternance lui donnent un aspect crêpé, légèrement perlé. Il est poreux et infroissable.

2 : Ajouré

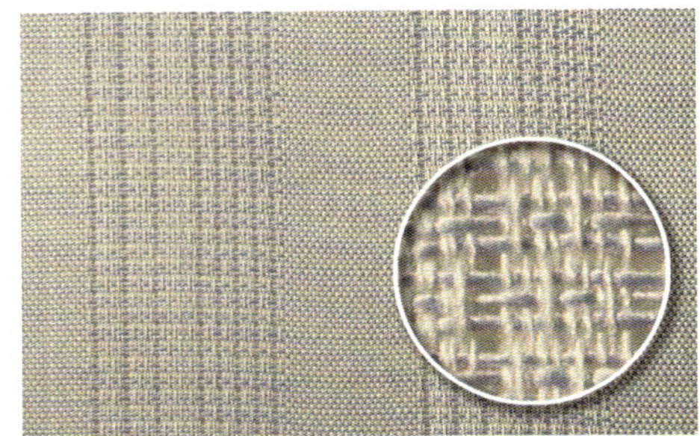

Désignation pour les tissages et tricots ajourés. Des **jours** sont répartis de manière régulière sur la surface ou sont disposés selon un motif, par ex. en rayures.

3 : Alcantara® Amaretta®

Marques enregistrées pour des imitations du cuir

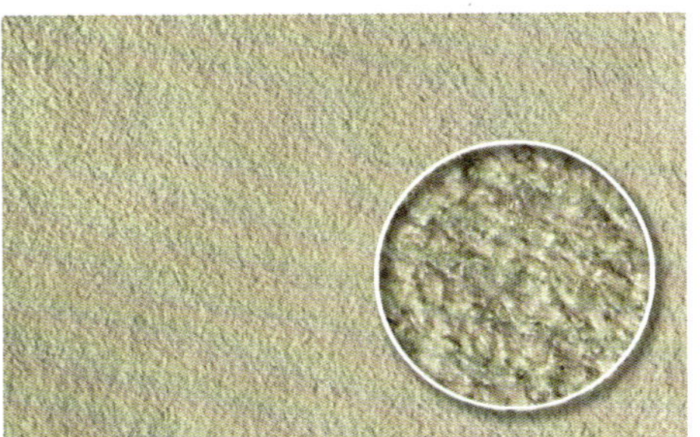

Surface à l'apparence du velours, léger, doux, déperlant, respirant, infroissable, facile d'entretien. Un non-tissé à fibres agglomérées en microfibres de polyester ou de polyamide et en polyuréthane forme la base. Pour vestons, costumes, vestes et manteaux.

4 : Astrakan

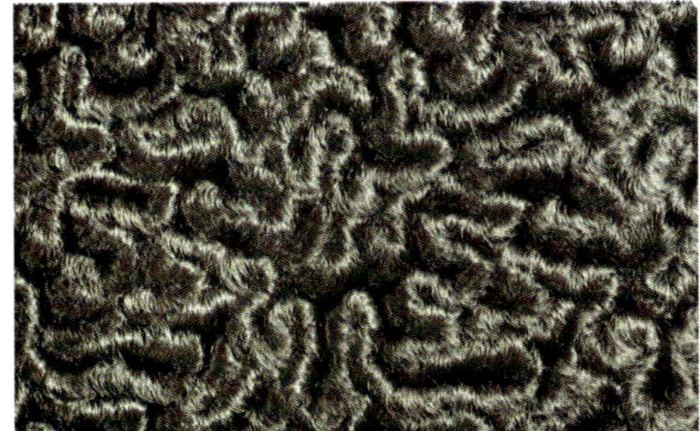

Fausse fourrure, reproduit la fourrure bouclée du mouton Karukal (imitation d'Astrakan). Peluche avec un duvet haut, boucles fermées ou coupées. Utilisation pour manteaux, vestes, garnitures, cols, revers de manches.

5 : Batiste

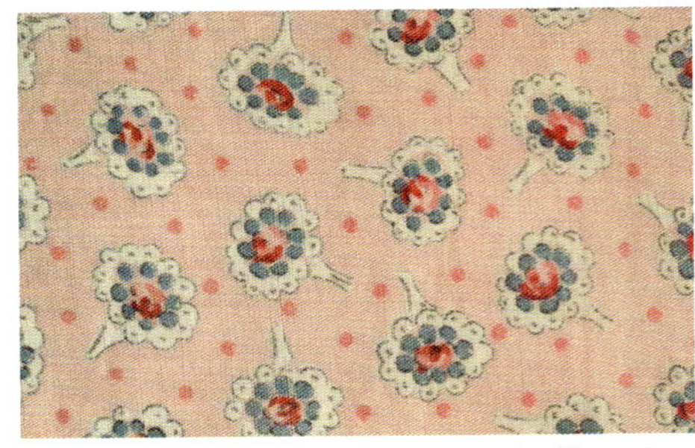

Tissu à fil fin en armure toile, en coton, doux, souple, léger. Les qualités supérieures sont peignées et/ou mercerisées. Éventuellement mélanges avec du polyester et du modal. Pour chemises, chemisiers, linge, entoilage.

6 : Batiste opale

Opale = pierre précieuse

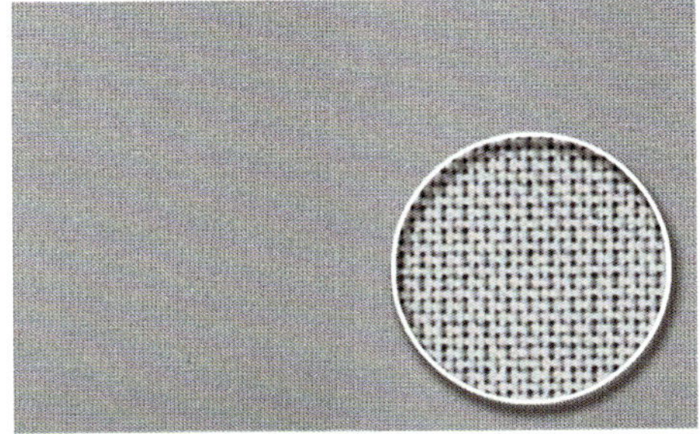

Batiste de coton à l'aspect trouble et laiteux dû à l'opalisation (mercerisation sans tension ou traitement alcalin) **(cf. p. 107)**. Contrairement à l'organdi, il n'est pas translucide et moins rigide. Utilisation pour robes, chemisiers, linge.

7 : Bouclé

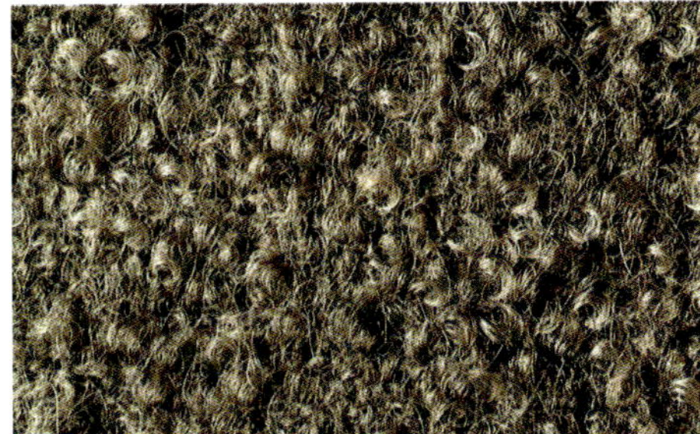

Tissu avec une surface granuleuse, nodulaire formée par des fils bouclés. Utilisation comme tissu pour des robes, costumes et manteaux.

8 : Bourrette

Tissu mat, granuleux en bourrette de soie en armure toile ou sergé. Utilisation pour vêtements pour femmes et comme tissu d'ameublement.

8.1.2 Textiles extérieurs : brocart à charmeuse

1 : Brocart

ital. :
broccato = brodé

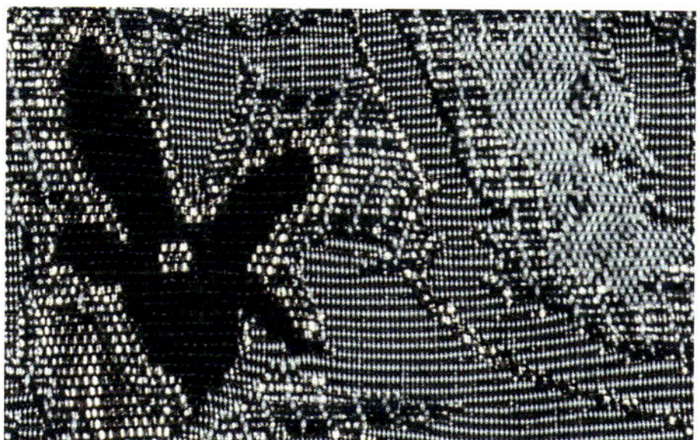

Désignation pour des tissus ayant un grand effet avec un riche dessin jacquard, souvent multicolores et généralement parsemé de fils métallisés, initialement de fils d'or ou d'argent. Utilisation pour vêtements de fête et décorations élégantes.

2 : Broché

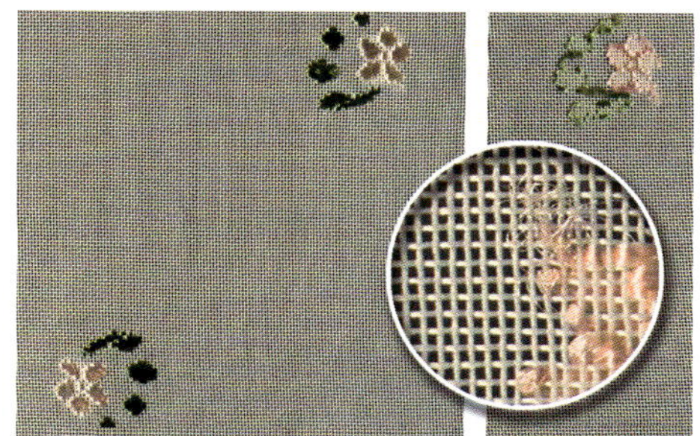

Tissu avec un motif de trame. Le fil supplémentaire de trame se noue uniquement à l'emplacement du dessin et forme des boucles d'inversion sur le bord du dessin. Utilisation par ex. comme tissu folklorique, ruban décoratif ou galon.

3 : Brodé

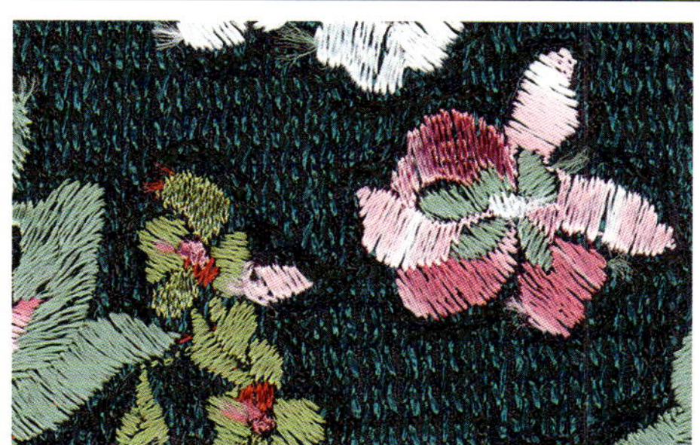

Désignation générale pour les tissus brodés. Le dessin est généralement brodé sur des machines spéciales de broderie (double piqûre en zigzag ou simple ou double point de chaînette). Utilisation pour chemisiers, robes, tenues de soirée.

4 : Calicot

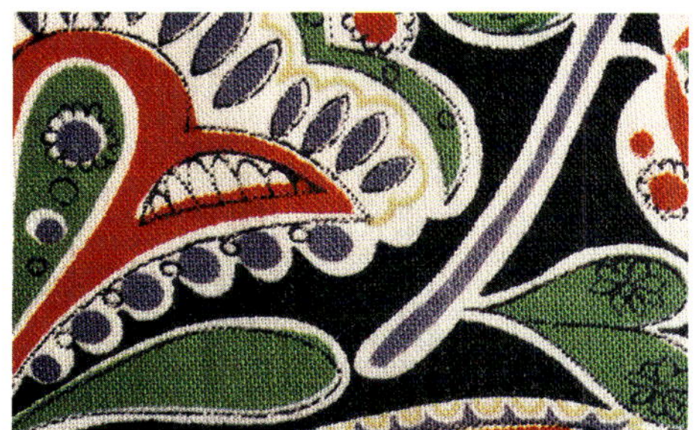

Tissu en coton en armure toile d'épaisseur moyenne et à l'aspect optique mat, généralement imprimé. Utilisation pour chemises, chemisiers, robes d'été, tabliers, linge de lit, nappes. Non blanchi **(toile lourde)** pour mouler des patrons.

5 : Canevas

angl. : canevas.
dérivé du lat. :
cannabis =
chanvre

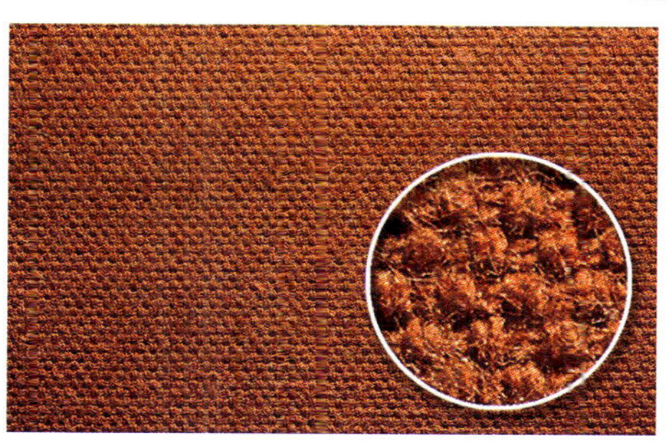

Tissu en coton (initialement un tissu en chanvre) en armure assez grossière de toile ou panama, résistant et rigide, également désigné comme **toile Aïda** ou **toile**. Utilisation pour pantalons et vestes sportives, sacs et chaussures.

6 : Changeant

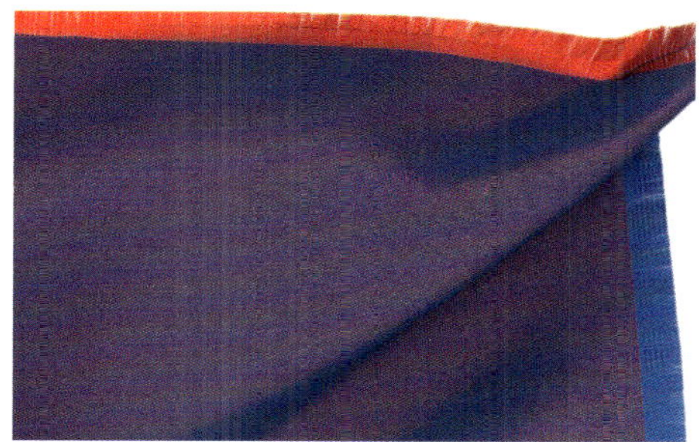

Tissu obtenant un aspect scintillant par des fils de chaîne et de trame de différentes couleurs. Il est souvent composé de fils de filaments. Utilisation comme tissu pour robes, chemisiers et comme tissu de doublure.

7 : Charmelaine

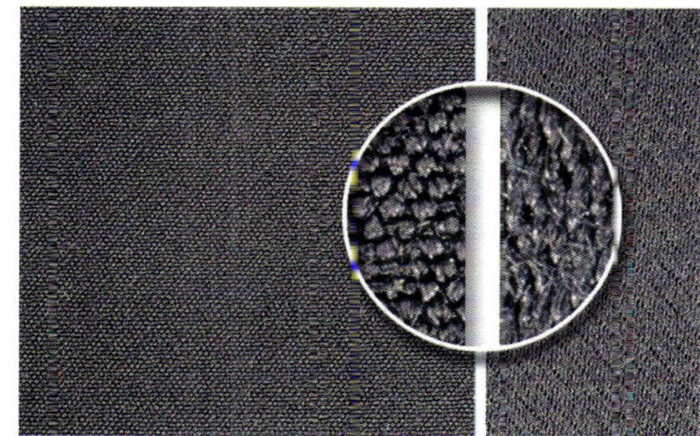

Tissu en laine peigné douce d'armure satin avec un envers brillant et un endroit mat. Le lustre s'obtient en tondant et en pressant. Utilisation pour vêtements pour dames.

8 : Charmeuse

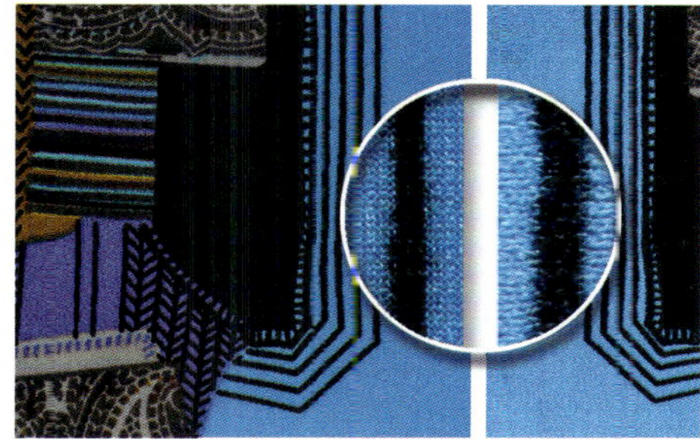

Étoffe en tricot chaîne lisse, élastique en largeur et indémaillable en fils de filaments en jetée de tricot et de toile. Elle est utilisée pour les doublures, la lingerie, les robes et chemisiers **(cf. p 102)**.

8.1.2 Textiles extérieurs : chenille à côtelé

1 : Chenille

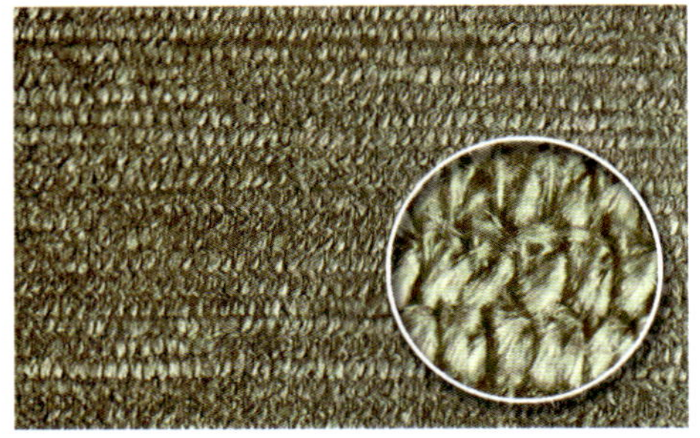

Tissu doux, velouté, aussi en tricot, obtenu en utilisant des fils de chenille dans la trame. Utilisation pour pulls, vestes, tissus d'ameublement, écharpes, chapeaux.

2 : Cheviotte

Race de moutons des Cheviot-Hills (Angleterre-sud de l'Écosse)

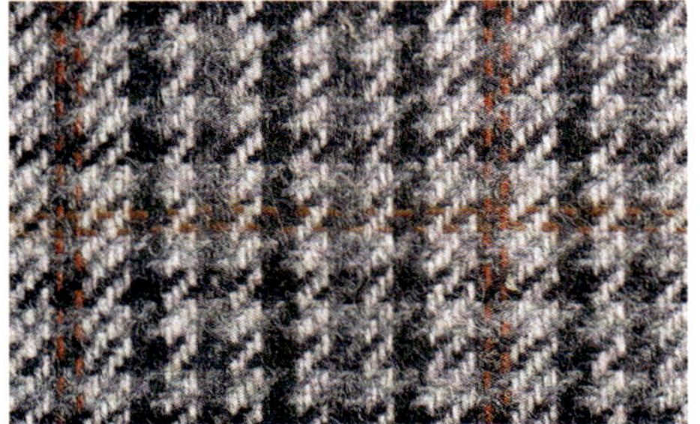

Tissu en laine résistant, généralement en armure sergée et souvent à dessin. Les qualités de fil de laine peignée unicolores montrent un tissage clair ; les tissus en fil cardé affichent, eux, une surface fibreuse. Pour des costumes, manteaux sportifs.

3 : Chevron

Désignation générale pour les tissus en armure sergé à chevron **(cf. p. 86)** en laine, coton, fibres chimiques, mélanges. Souvent différentes couleurs dans la chaîne et la trame. Utilisation pour costumes, manteaux, chemises et chemisiers.

4 : Chiffon (crêpe chiffon)

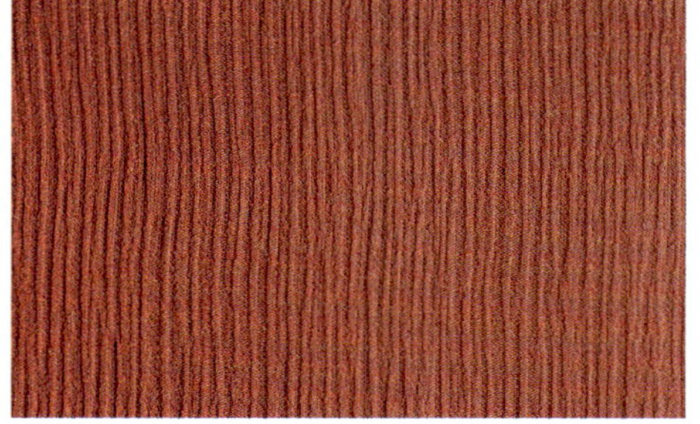

Tissu d'une extrême finesse ayant un aspect de voile avec des fils crêpe en chaîne et en trame, armure toile, souvent avec gaufrage. Utilisation pour chemisiers, robes, carrés et tenues de soirée.

5 : Chintz

Hindi : chı¯nt

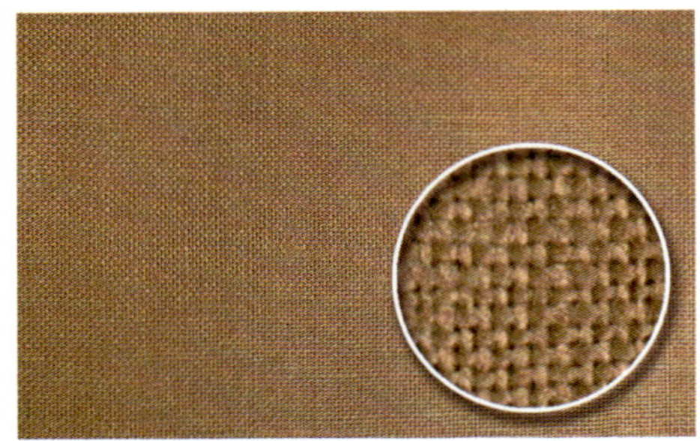

Tissu en coton très brillant, la surface a un aspect glacé. Généralement non salissant et déperlant dû à une imprégnation ou un calandrage. Utilisation pour vêtements de sport et tissus d'ameublement.

6 : Ciré

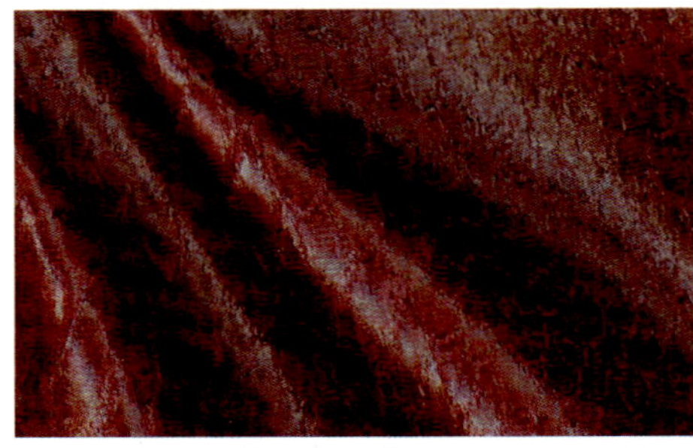

Tissu en filaments avec une surface laquée, par ex. par cirage et calandrage à chaud ou par enduction , éventuellement avec un dessin estampé. L'impression à la laque crée un dessin dû aux points de brillance. Pour vestes, manteaux, vêtements pour femmes.

7 : Cloqué

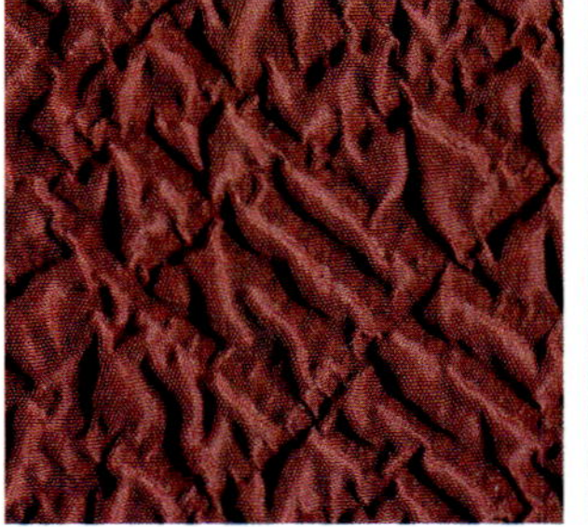

Tissu double avec une surface en relief, boursouflée. Le tissu supérieur se compose de fils lisses, le tissu inférieur de fils crêpe ou de fils rétractés. Utilisation pour vêtements féminins élégants.

8 : Côtelé

Tissu dense, résistant avec des côtes marquées, légèrement extensible grâce à l'armure à trame creuse ou velours. C'est la raison pour laquelle il est également désigné comme **velours cord.** Tissu léger pour chemisiers et chemises, tissu lourd pour pantalons et vestes.

8.1.2 Textiles extérieurs : coton gratté à crêpe satin

1 : Coton gratté

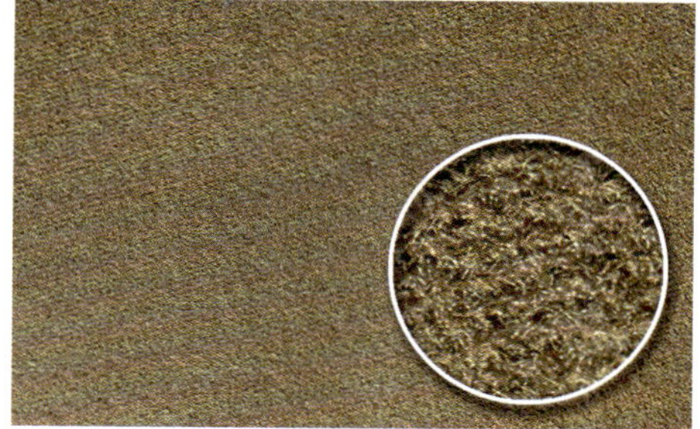

Tissu en coton avec une surface veloutée. Le duvet court se forme par le grattage et le ponçage de l'endroit du tissu. Ferme et résistant, facilement lavable. Utilisation pour pantalons, vestes, garnitures, revêtements de meubles.

2 : Crêpe cloqué

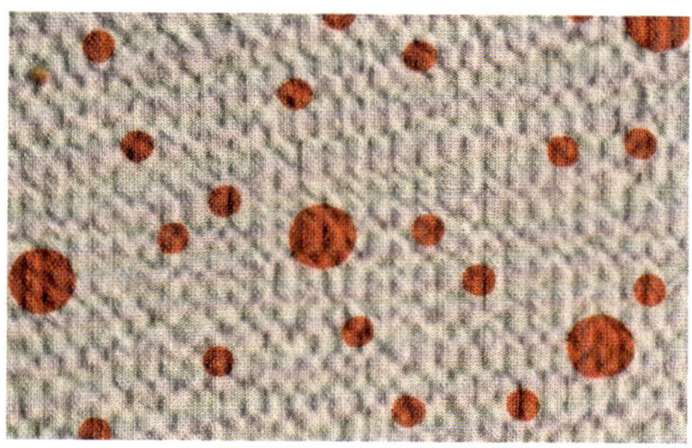

Tissus en coton qui obtiennent un aspect boursouflé par l'impression de motifs avec de la soude caustique **(cf. p. 89)**. Utilisation pour chemisiers et robes.

3 : Crêpe de Chine

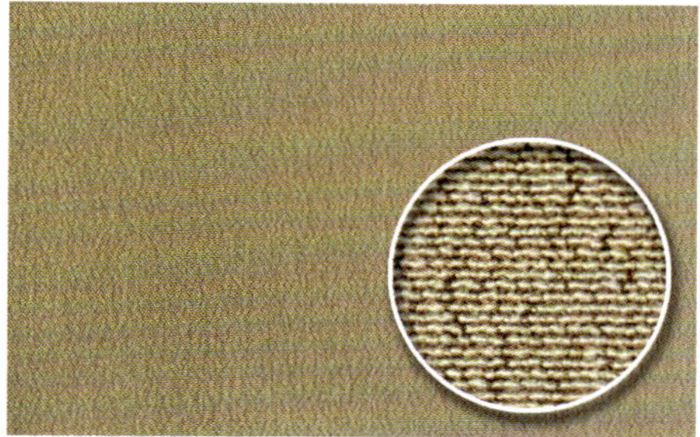

Tissu en soie fluide, léger en armure toile avec des fils crêpe dans la trame et une chaîne faiblement torsadée. Utilisation pour chemisiers, robes, carrés.

4 : Crêpe Georgette

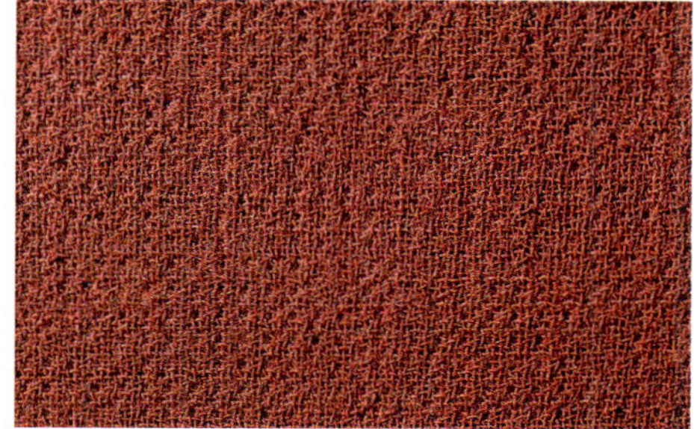

Tissu crêpe en armure toile ou crêpée, toucher sableux par fils crêpes en chaîne et trame; en soie, polyester, laine, coton, viscose. Utilisation pour vêtements pour femmes.

5 : Crêpe lavable

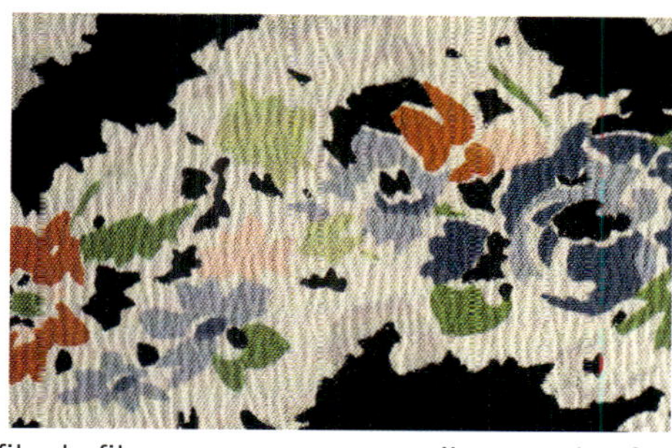

Tissu crêpe en fils de filaments en armure toile avec des fils crêpe dans la chaîne, trame faiblement torsadée. Utilisation pour robes, chemisiers.

6 : Crêpe marocain

Tissu en armure toile en fils de filaments avec une trame fortement torsadée. Le gaufrage permet de renforcer les côtes de la trame. Utilisation pour robes et chemisiers.

7 : Crêpe sable, Sablé

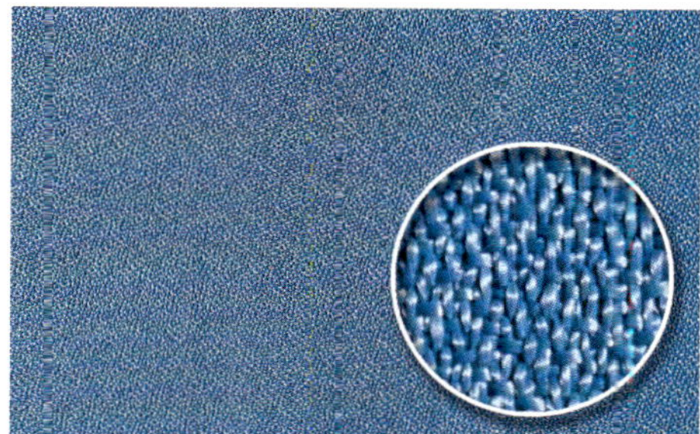

Tissu en armure crêpe, par ex. en laine, coton, polyester, viscose. Les flottés de fils courts, irréguliers donnent une surface mouvementée à granuleuse **(cf. p. 89)**. Utilisation pour robes, chemisiers, costumes.

8 : Crêpe satin

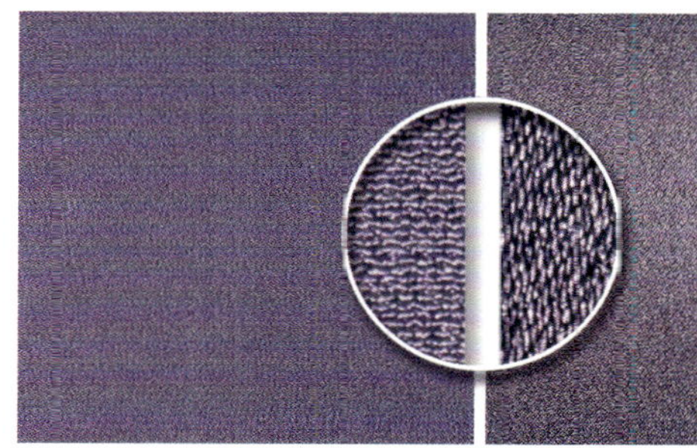

Tissu fluide au tombé doux en armure satin chaîne. Des fils de filaments fortement torsadés dans la trame et des filaments lisses dans la chaîne donnent un envers brillant et un endroit mat. Utilisation pour chemisiers et robes.

8.1.2 Textiles extérieurs : crépon à diagonale

1 : Crépon

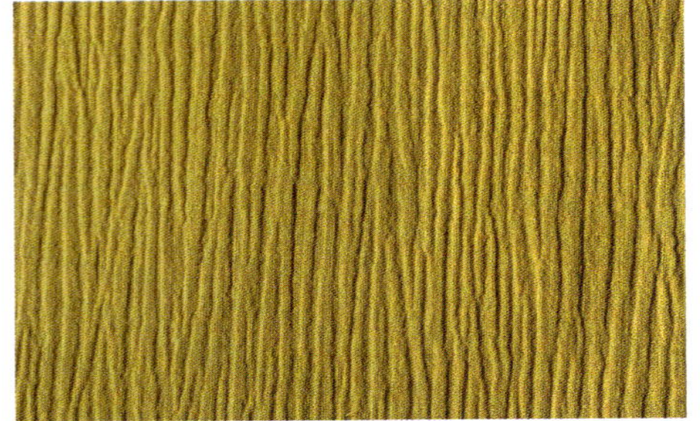

Tissu avec une structure de la surface ressemblant à de l'écorce obtenue par traitement alcalin, gaufrage ou, moins souvent, par l'utilisation de fils crêpe dans la trame. Utilisation pour chemisiers, robes, chemises.

2 : Cretonne

d'après l'inventeur français, Paul Creton

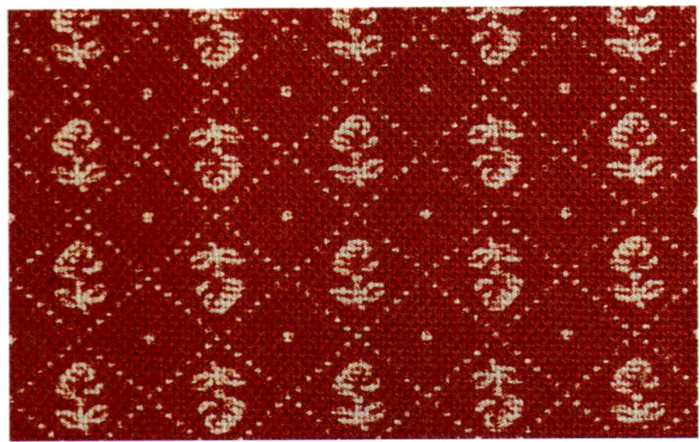

Tissu en coton en armure toile, solide, souvent imprimé et apprêté à l'endroit. Utilisation pour robes d'été, dirndl, tabliers, décorations. Non blanchi **(toile lourde)** pour des inserts et pour mouler des patrons.

3 : Croisé

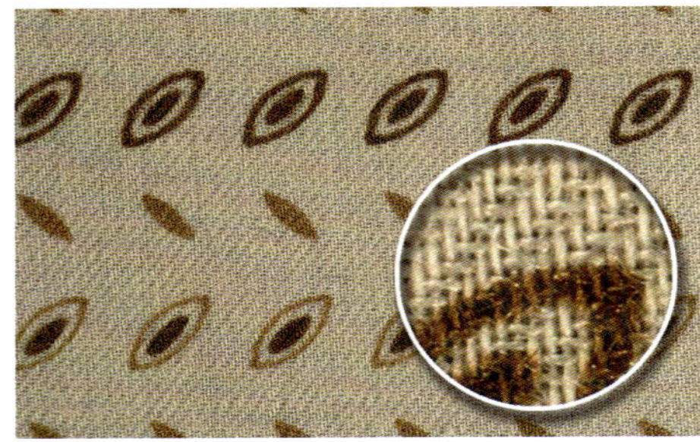

Tissu en armure sergée, réversible, au drapé souple et au toucher doux. Le croisé en coton ou mélanges est utilisé pour les chemises et les vêtements de nuit. Les doublures en croisé sont utilisées dans la mode masculine, par ex. comme doublure de vestes ou de manches.

4 : Damas

initialement : tissu en soie de Damas

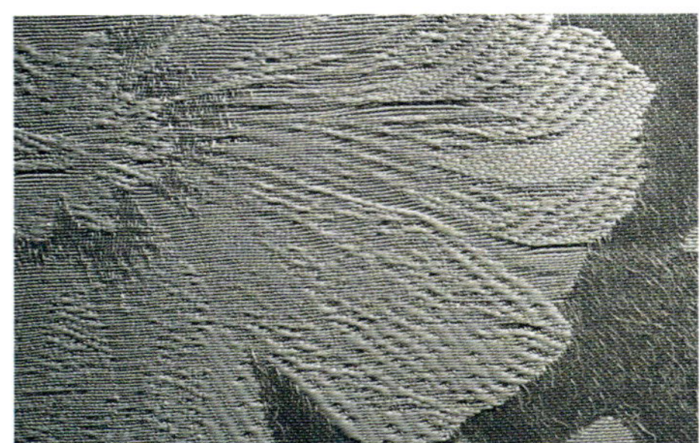

Tissu en coton de haute qualité, mercerisé pour linge de lit et de table. L'alternance de satin à effet de chaîne et de satin à effet trame permet d'obtenir le dessin. Lors de l'utilisation de fils de filaments, on parle de damassé.

5 : Damassé

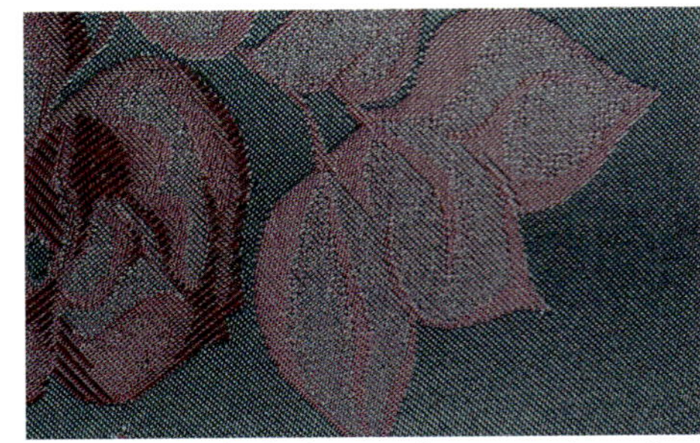

Tissu de filaments avec un dessin de tissage d'une grande surface obtenu par l'alternance de satin à effet de chaîne et de satin à effet trame. Sous forme de tissu multicolore, il est désigné comme **damassé changeant (ill.)** et montre un effet de couleurs scintillant. Utilisation pour chemisiers, tenues de soirée, décorations.

6 : Denim

français : originaire de Nîmes

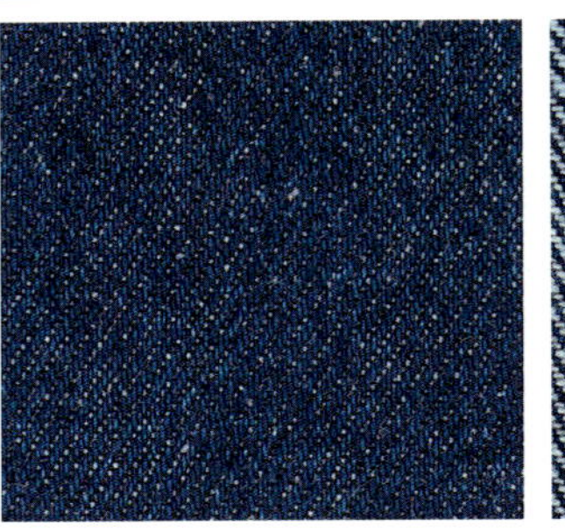

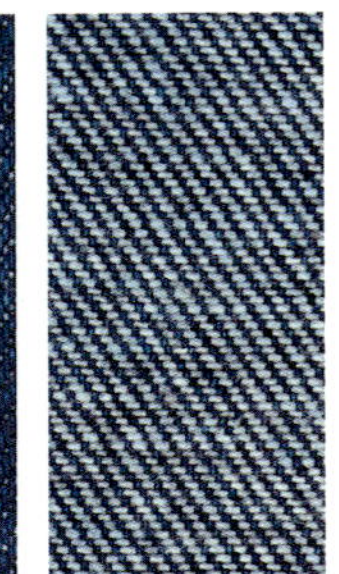

Tissu en coton résistant en armure à effet de chaîne. Initialement avec une chaîne bleue en fil teinté et une trame blanche (Blue Denim). Pour jeans, vêtements de sport, loisirs et tenue de travail.

7 : Dévoré

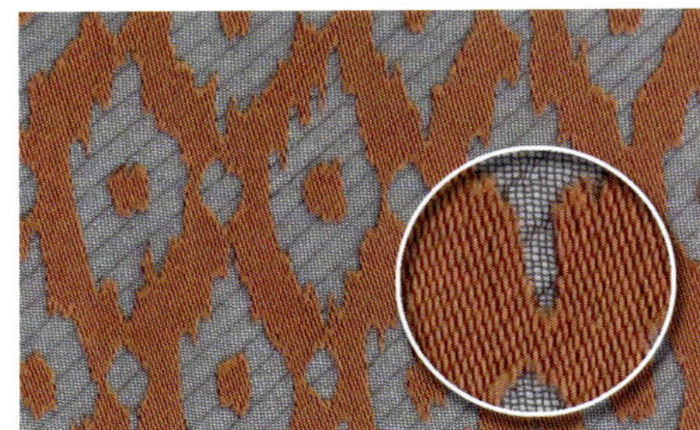

Désignation générale pour toutes sortes de surfaces textiles en fibres mélangées dont certaines parties sélectionnées ont été enlevées en fonction d'un motif. Des motifs denses se forment sur un fond translucide.

8 : Diagonale

Désignation pour un tissu avec un dessin en diagonale bien visible. Généralement un sergé composé, sergé gabardine ou whipcord avec un accent de couleur sur le fil de l'armure obtenu par teinture du fil. Pour la mode masculine et les vêtements pour femmes en fil peigné et fil cardé.

8.1.2 Textiles extérieurs : donegal à façonné

1 : Donegal

Donegal = ville du nord-ouest de l'Irlande

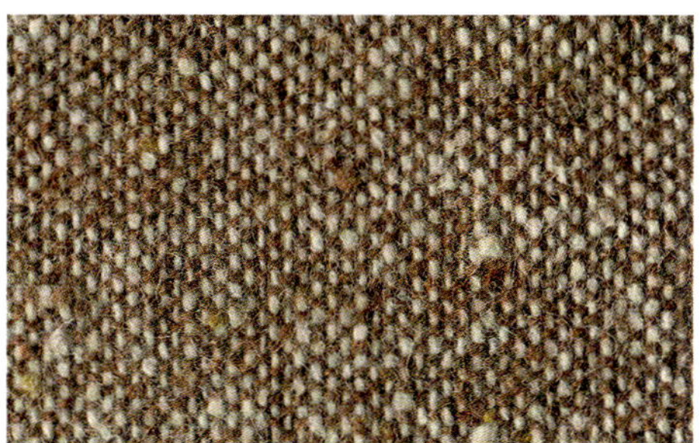

Tissu en fil cardé avec des fils de trame en armure toile volumineux, granuleux. La chaîne et la trame ont des couleurs différentes. Pour costumes et manteaux sportifs.

2 : Double-face

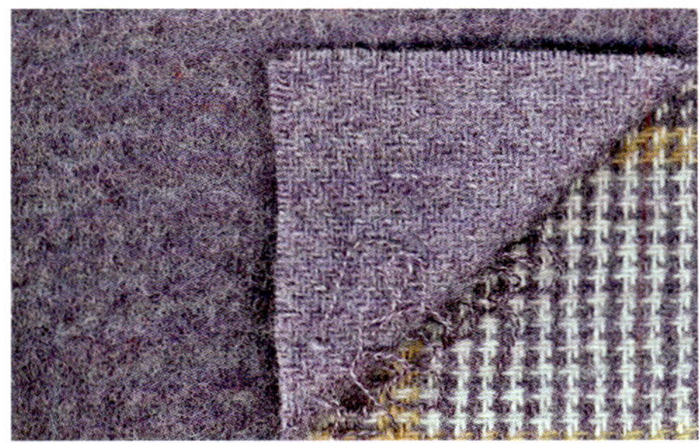

Désignation générale pour les tissus doubles pouvant être utilisés des deux côtés avec des faces différentes ou contraires. Utilisation pour vestes, manteaux, robes, tissus d'ameublement.

3 : Doupion

ital. : duplicato = doublé

Tissu en soie brillante en armure toile avec une trame flammée (soie de schappe) et des fils de filaments dans la chaîne, au toucher ferme et rigide. Initialement fait de doubles cocons. Utilisation pour vêtements pour femmes, décorations.

4 : Drap

Tissu en laine foulé et gratté, généralement en armure toile. Brillance noble due à un voile court qui couvre l'armure. Pour l'armure sergé : drap croisé, pour l'armure satin ; drap satin. Pour costumes, vestes, manteaux, uniformes.

5 : Duvetine, peau de pêche

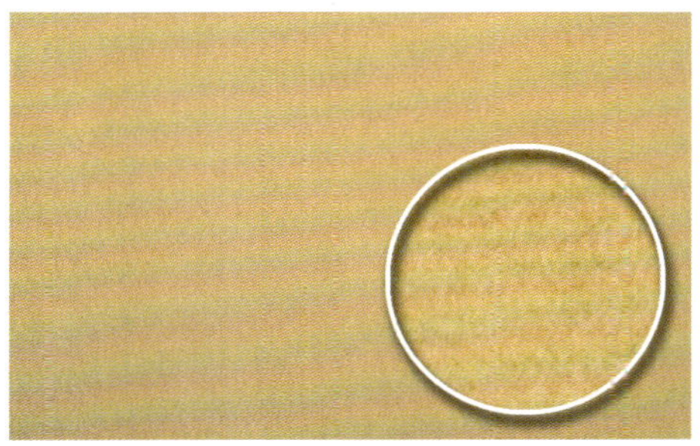

Tissu à effet cuir velours avec un duvet mat. Un satin à effet trame ou un sergé à effet trame, généralement en coton, est gratté ou poncé plusieurs fois. Plus léger que le coton gratté et moins résistant. Utilisation pour pantalons et vestes.

6 : Étamine

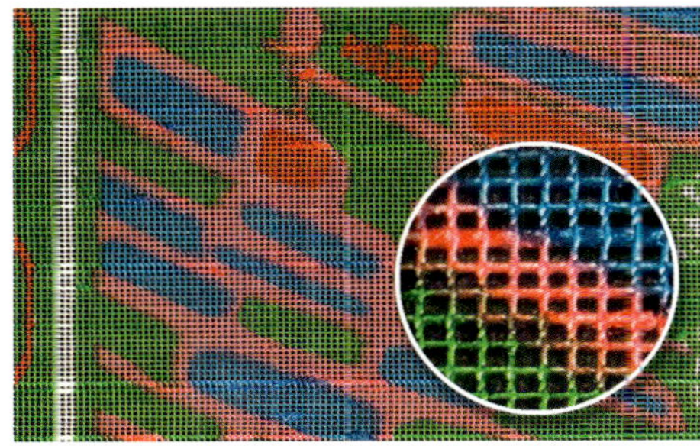

Tissu léger à l'aspect grillagé en armure à chaînes croisées ou fausse gaze ou en toile Aïda **(cf. p. 103)**, par ex. en laine, soie, polyester, éventuellement avec des fils flammés ou boutonnés. Utilisation pour robes, chemisiers, accessoires et comme tissu pour rideaux.

7 : Étamine, lin indien

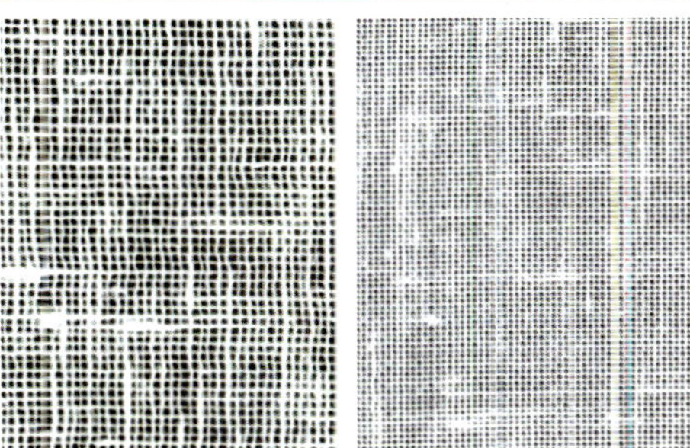

Tissu doux en armure toile en lin (gauche) ou en coton (droite) avec une faible densité de chaîne et de trame. Léger effet crêpe dû aux fils irréguliers avec torsion alternée en S/Z. Utilisation pour robes, chemisiers, carrés.

8 : Façonné

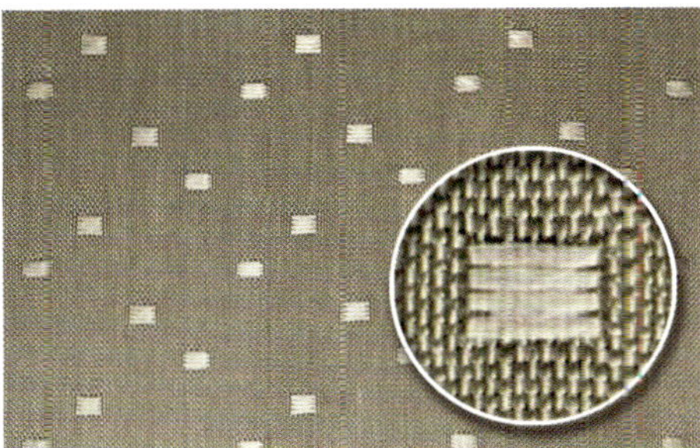

Désignation générale pour tissus avec des petits dessins, souvent des flottés satin qui se démarquent de la surface de base dû au changement d'armure. Utilisation pour robes, chemisiers et comme tissu de doublure.

8.1.2 Textiles extérieurs : faille à frippé, froissé

1 : Faille

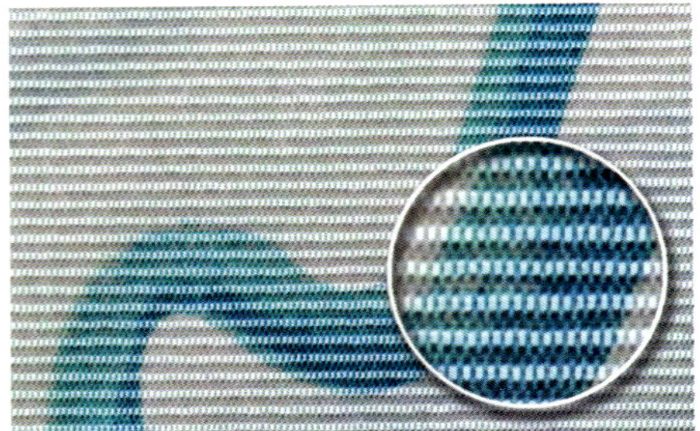

Tissu côtelé souple, doux en armure toile en soie ou en fibres chimiques. La densité élevée des fils de chaîne (souvent des fils de filaments) et les fils de trame plus épais à basse torsion donnent ces côtes transversales. Utilisation pour robes, costumes.

2 : Fil-à-fil

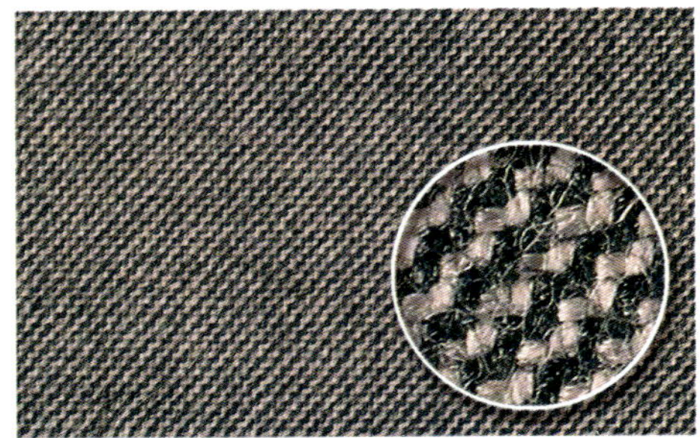

Tissu en armure sergé double avec un petit motif dentelé obtenu par l'alternance de fils de chaîne et de trame clairs et foncés. Utilisation pour costumes.

3 : Finette

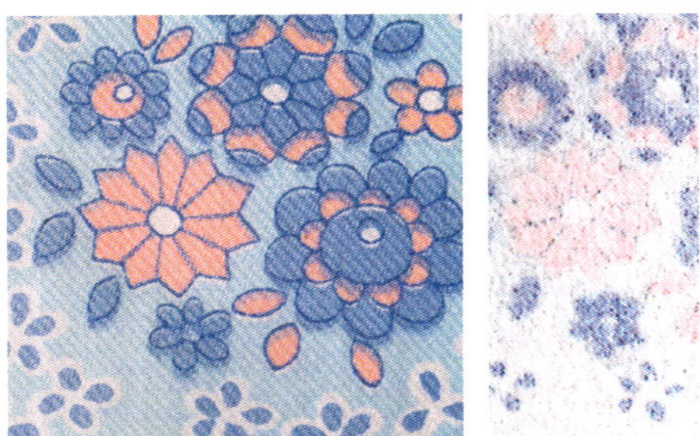

Tissu en coton gratté sur l'envers et en armure sergée, souvent imprimé. Utilisation pour vêtements de nuit et chemises pour hommes.

4 : Flanelle

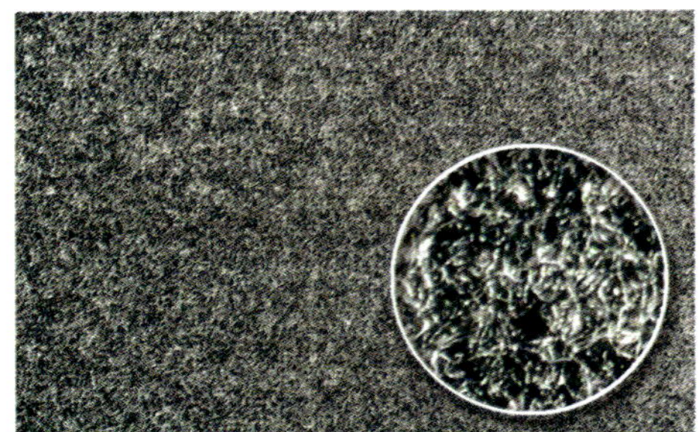

Tissus légers à moyennement lourds en armure toile ou en armure sergé, souvent en fils mélangés, légèrement grattés sur un ou sur les deux côtés. La flanelle de coton est utilisée pour les chemises, les vêtements de nuit, le linge de lit, et la flanelle de laine, pour les vêtements de dessus.

5 : Floqué

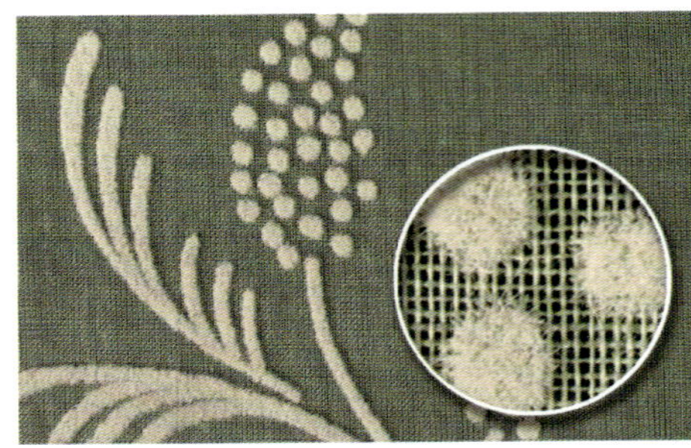

Le dessin velouté, en relief se forme par l'impression d'adhésif et le flocage par la suite **(cf. p. 113)**. Utilisation pour robes et chemisiers.

6 : Foulé

Tissu en laine très fin, doux, généralement en armure sergé avec une chaîne en fil peigné et une trame en fil cardé. Le grattage de l'endroit du tissu et le foulage ultérieur sont typiques. Utilisation pour costumes élégants.

7 : Fresco

ital. :
fresco = frais

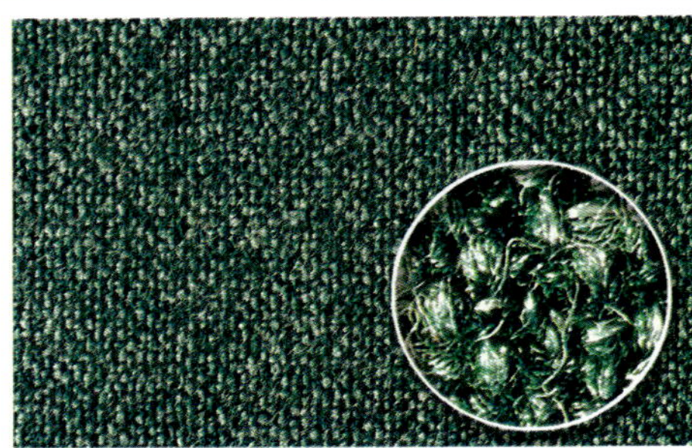

Tissu en fil peigné en armure toile, résistant, poreux. Des retors multiples fortement tournés, unicolores ou moulinés donnent un toucher dur. Qualité plus légère : **tropical**. Utilisation pour costumes pour homme.

8 : Frippé, froissé

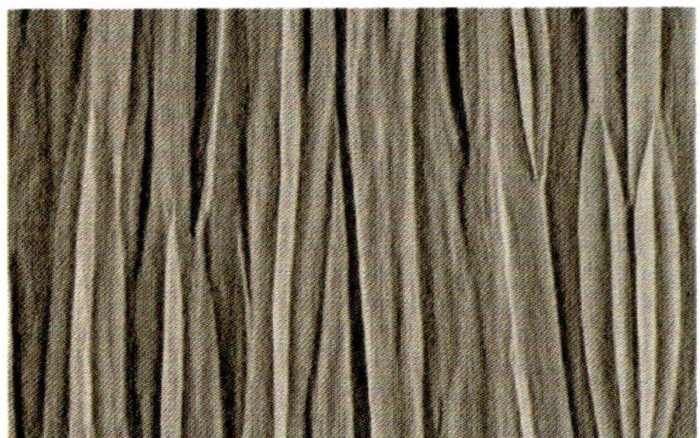

Tissu avec faux plis pressés et fixés. Le **frippé** en fils de filaments montre l'effet souvent dans toutes les directions, le **froissé** en fils de fibres textiles surtout en direction de la chaîne. Pour robes, chemisiers, jupes, écharpes.

8.1.2 Textiles extérieurs : frisé à guipure

1 : Frisé

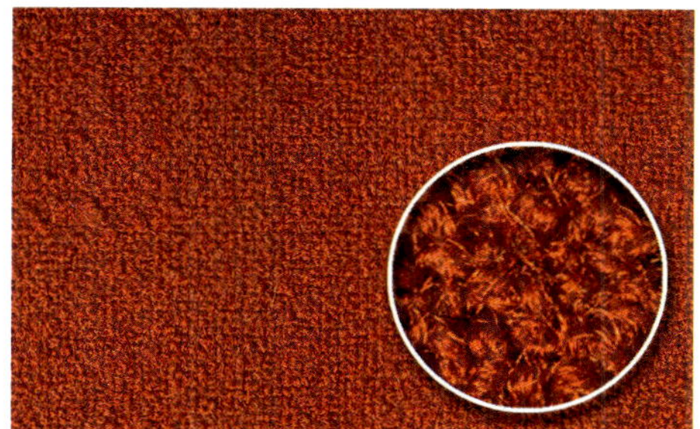

Tissu doux, souple en retors très fins à boucles, mais fortement tournés qui donnent un toucher légèrement granuleux **(cf. p. 74)**. Poreux et infroissable, plus fin que le frotté et sans nœuds. Utilisation pour robes, vestes, costumes.

2 : Frotté

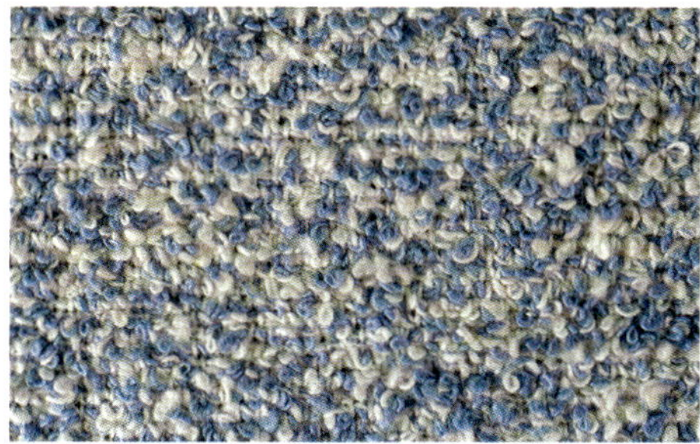

Tissu en retors à nœuds et à boucles dans la trame qui donnent une surface irrégulière, crêpelée et un toucher granuleux. Souvent désignation erronée pour tissus éponge. Utilisation pour robes, vestes, costumes.

3 : Gabardine

Gabardin = maison de mode à Paris

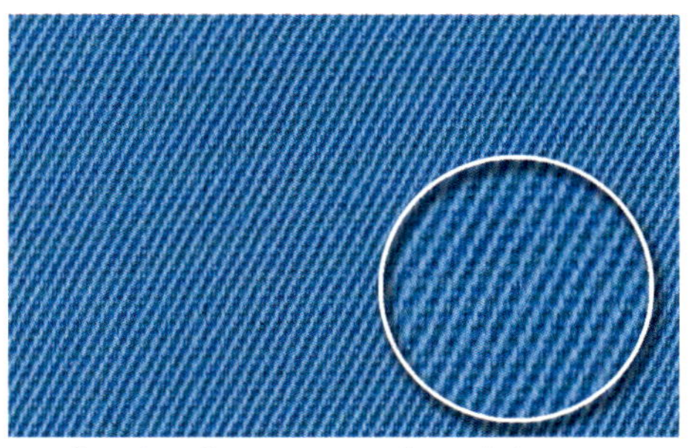

Tissu avec un sergé gabardine prononcé en laine, coton, polyester et mélanges avec un réglage de chaîne dense. L'endroit est lisse en raison de la tonte et du pressage. Utilisation pour costumes, vestes et manteaux.

4 : Gaufré

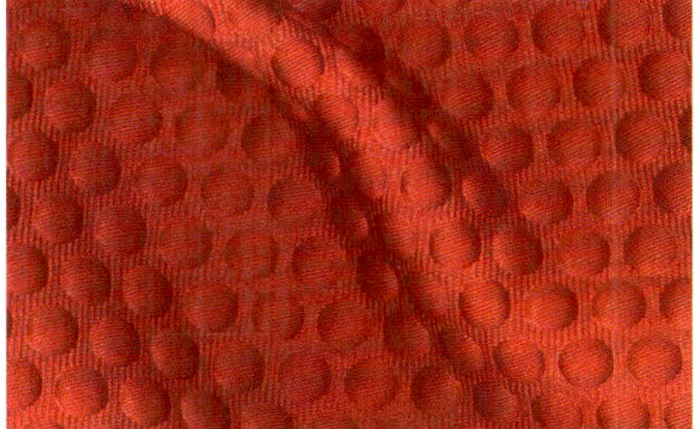

Tissu en armure toile avec des gaufrages de surface en relief obtenus avec un rouleau gravé, la calandre de gaufrage **(cf. p. 115)**. Effet discret du motif grâce à différentes réflexions de lumière. Utilisation pour vêtements pour femmes.

5 : Gaze

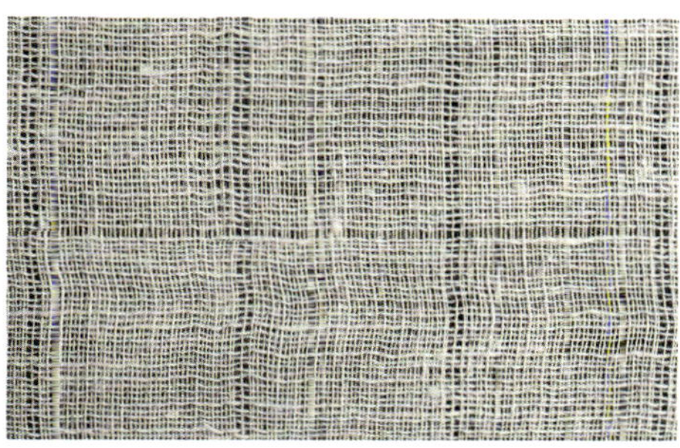

Tissu en coton très léger et doux en armure toile avec un réglage très lâche des fils de chaîne et de trame, ce qui entraîne une faible résistance au glissement. Utilisation pour robes et chemisiers légers, carrés.

6 : Glacé

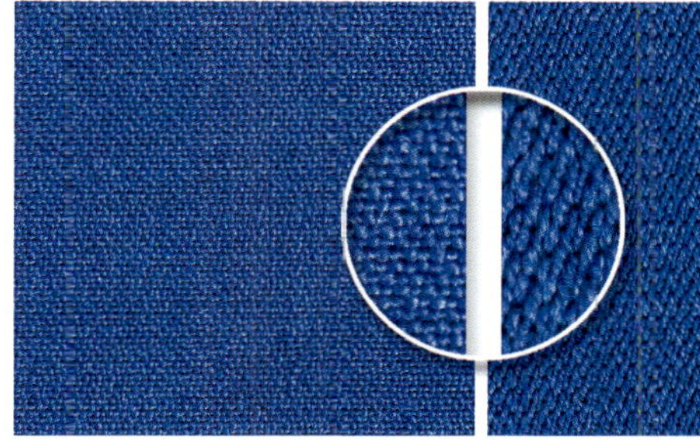

Tissu en fil de laine peignée en armure sergé ou satin, lisse et régulier grâce à l'apprêt rasé. Sans structure de surface concise, mais envers brillant. Utilisation pour costumes, blazers.

7 : Granité

lat. :
Granum = grain

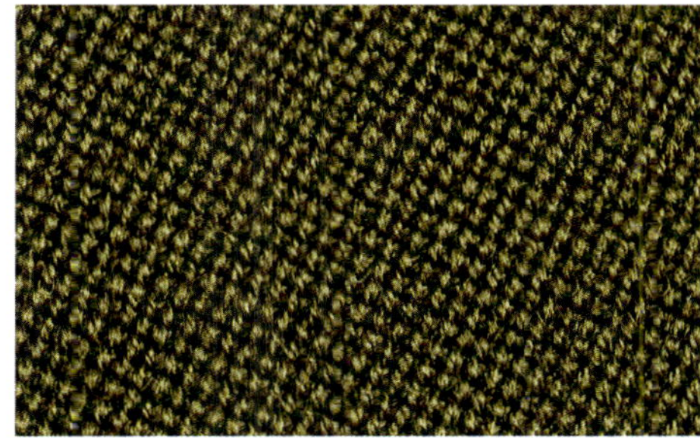

Tissu en fil peigné au toucher granuleux, dur et au dessin d'armure perlé dû à la forte torsion du retors et aux éléments d'armure décalés l'un par rapport à l autre dans les diverses armures (sergé, reps, crêpe). Pour costumes et tailleurs.

8 : Guipure

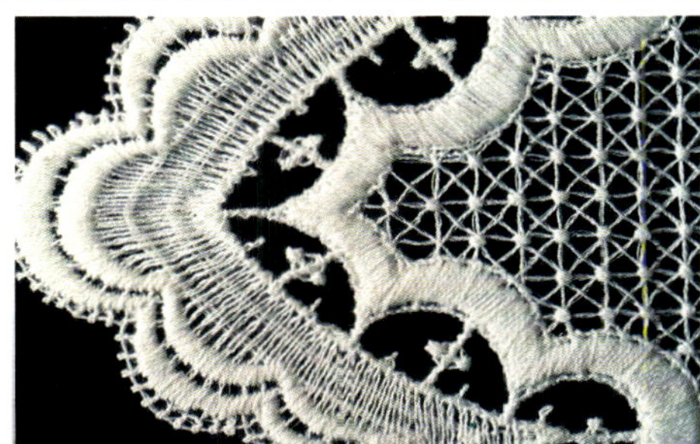

Dentelle lourde au relief prononcé. Un tissu de base est brodé mécaniquement. Ensuite, le fond de la broderie est détruit.

8.1.2 Textiles extérieurs : harris tweed à jersey simple

1 : Harris tweed

Harris = partie sud de l' Île Lewis (Hébrides extérieures)

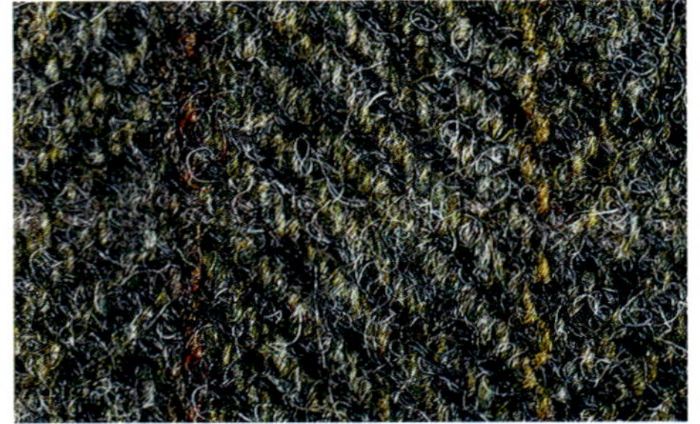

Nom protégé pour les tissus en fil cardé anglais tissés à la main et fabriqués de fils mélangés en armure sergé double filés à la main. Légèrement foulé et gratté, résistant, toucher ferme. Pour vestons, manteaux, costumes.

2 : Homespun

angl. : homespun = filé à la main

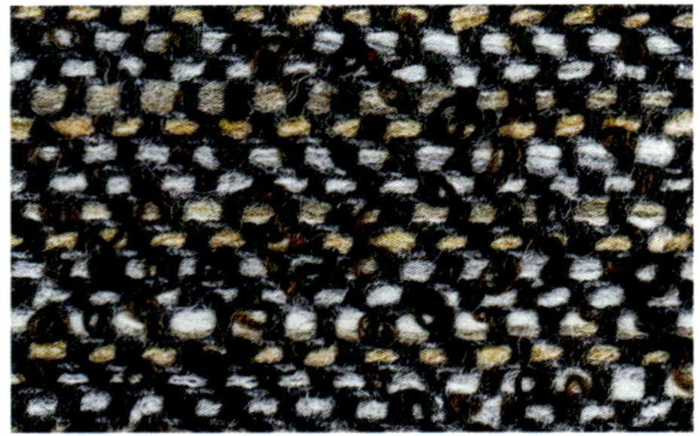

Tissu en fil cardé épais, généralement en armure toile avec des noppes colorées. Structure de fil souple, armure souple à l'apparence fait main, peu foulé, toucher relativement doux. Pour vestons et costumes sportifs.

3 : Ikat

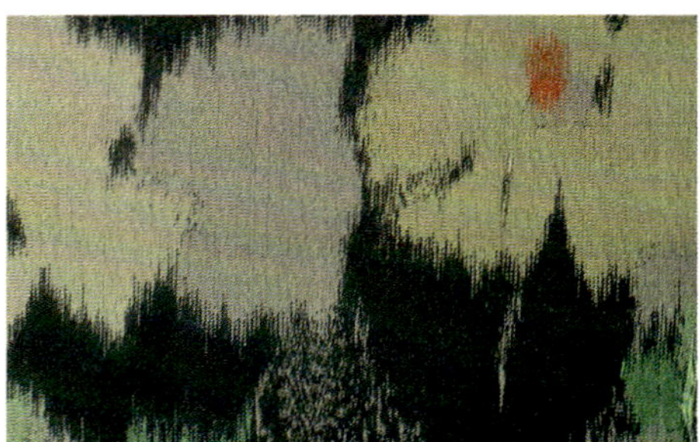

Tissu avec des contours de dessins flous obtenus par l'impression des fils de chaîne avant le tissage. Il est fabriqué dans toutes sortes d'armures et souvent en fils de filaments. Utilisation pour vêtements et tissus d'ameublement.

4 : Interlock

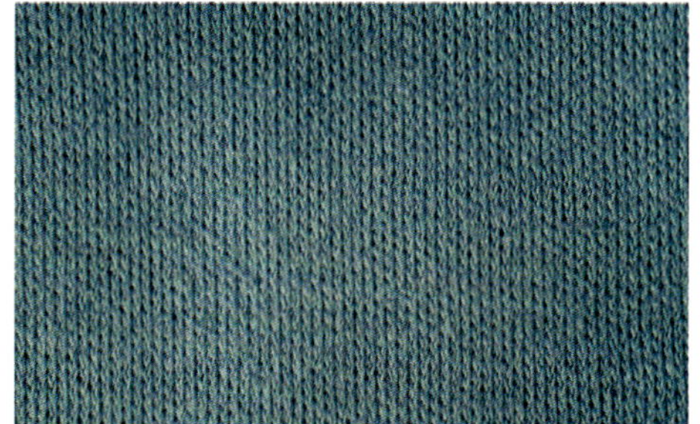

Tricots doubles, fins, réversibles, très extensibles, mais peu élastiques et indémaillables. Utilisation pour t-shirts, lingerie et vêtements de nuit, chemisiers, linge de lit **(cf. p. 96)**.

5 : Jacquard

Inventeur français du métier à tisser du même nom

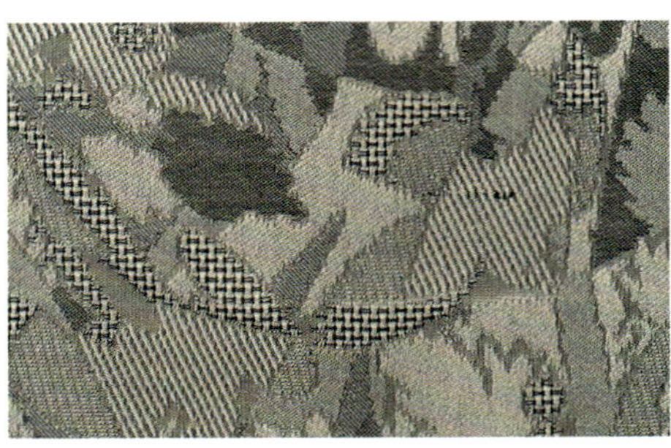

Tissu avec un dessin riche en formes, à grands rapports pouvant être accentué par différents fils, l'alternance de satin à effet chaîne et à effet trame et par des effets d'armure. Utilisation pour tenues habillées, décorations.

6 : Javanaise

Java = Île indonésienne

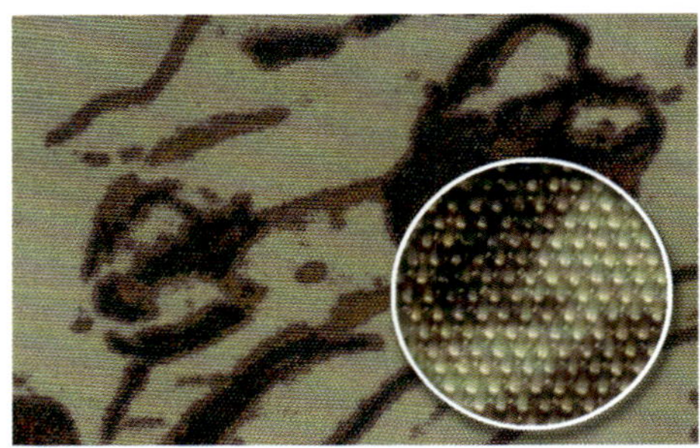

Tissu en viscose en armure toile, souple et doux, généralement imprimé. Chaîne en fils de filaments, trame en fils de fibres textiles. Donne les légères côtes transversales. Utilisation pour chemisiers, chemises, carrés.

7 : Jersey

Tricots fins, extensibles et élastiques avec une structure à côtes en coton, utilisation pour lingerie, vêtements de nuit, vêtements en maille **(cf. p. 96)**.

8 : Jersey simple

angl. : single = simple jersey = pulls

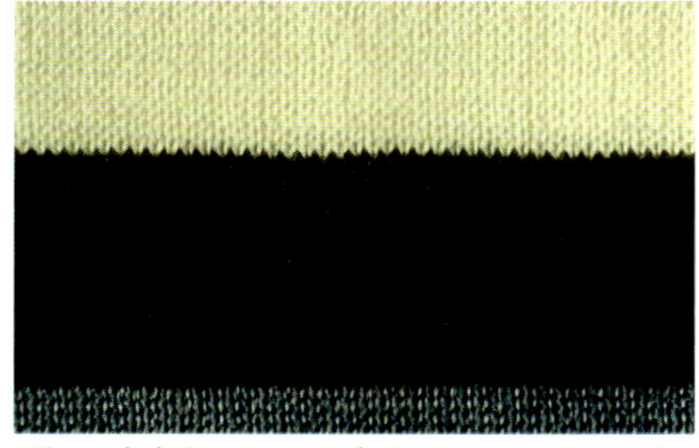

Tricots fins, avec d'un côté des mailles à l'endroit et de l'autre des mailles à l'envers, en coton, viscose, modal, polyester, laine, soie et mélanges **(cf. p. 96)**. Utilisation pour t-shirts, lingerie et vêtements de nuit, chemises et chemisiers.

8.1.2 Textiles extérieurs : jersey velours à lustre

1 : Jersey velours, peluche rasée

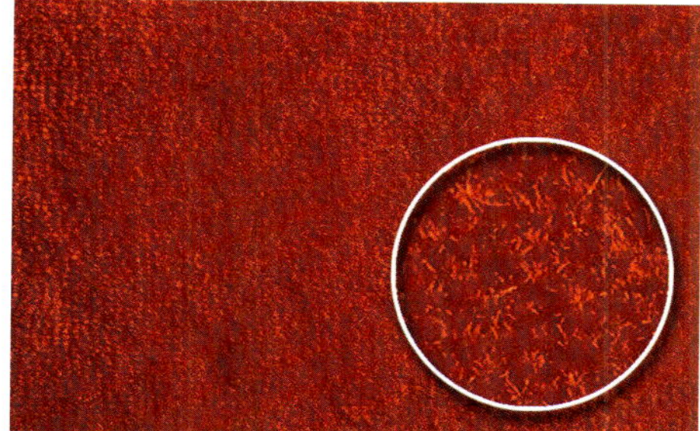

Tricots doux, souples avec une surface veloutée. Un système de fils supplémentaire forme des boucles coupées et rasées **(peluche rasée).** Utilisation : vêtements d'intérieur, vêtements pour enfants et de loisirs.

2 : Lamé

Tissu à l'aspect scintillant avec des fils à effets métalliques brillants (par ex. Lurex®) dans la trame. La chaîne se compose de fils de filaments ou de coton, généralement sans motif. Utilisation pour vêtements féminins élégants.

3 : Lancé

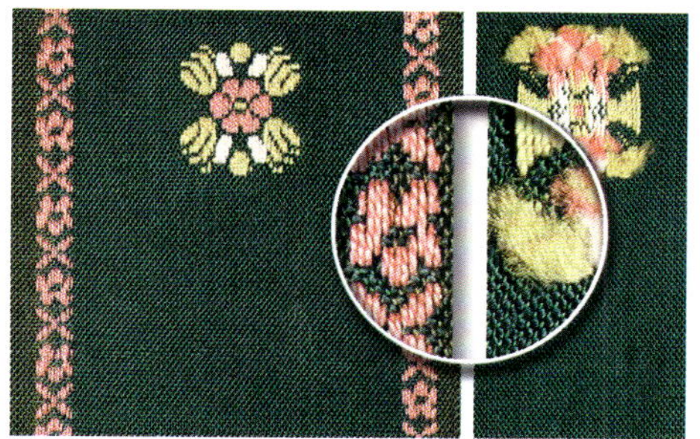

Le tissu présente un motif supplémentaire semblable à une lisière obtenu par un deuxième système de fils de chaîne et/ou de trame. Dans le cas du **lancé découpé (Découpé)**, des groupes de motifs délimités se forment. Pour robes, chemisiers, dirndl, décorations.

4 : Liberty

nommé d'après le grand magasin « Liberty of London »

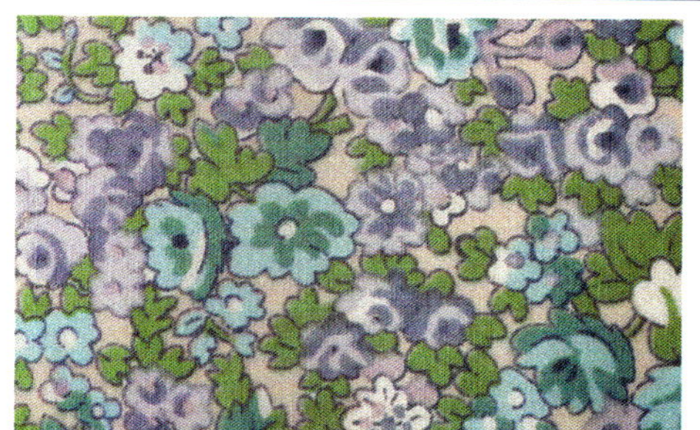

Tissu en coton en armure toile, imprimé de petites fleurs. Qualité fine à moyenne. Utilisation pour chemisiers, robes. Liberty désigne également la foulardine ou le satin de doublure en armure à huit points.

5 : Lin de chasse

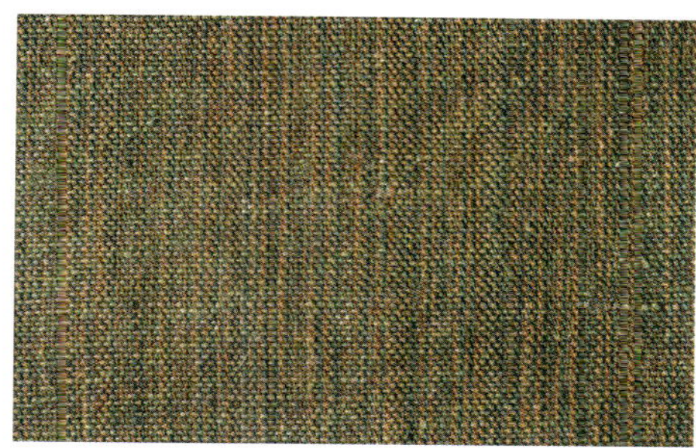

Tissu en armure toile, vert mêlé en lin, métis ou coton. Utilisation pour costumes.

6 : Loden

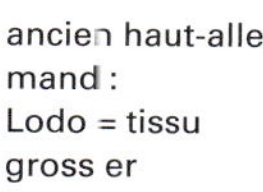

ancien haut-allemand : Lodo = tissu grosser

Tissus en fil cardé de poids moyen à lourd, souvent foulés, avec ou sans finition brossée. Le foulage renforcé les rend denses et résistants. Utilisation pour manteaux, costumes.

7 : Loop

angl. : loop = boucle

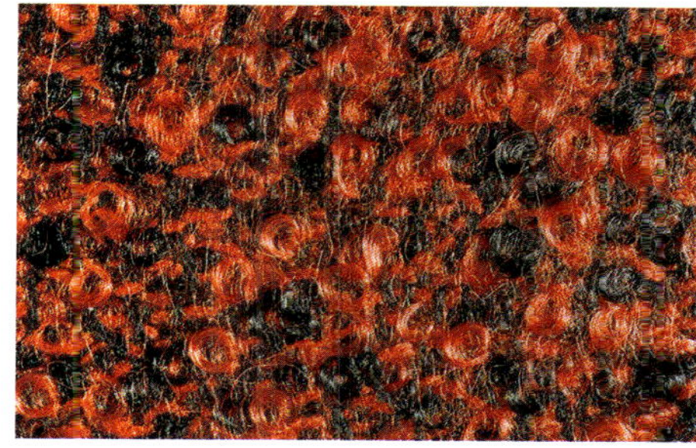

Tissu souple en armure toile avec une surface présentant de grandes boucles rondes. Elle est formée par des fils bouclette dans la trame **(cf. p. 74)**, souvent en mohair. Utilisation pour vestes, costumes.

8 : Lustre

Lustre = couche brillante

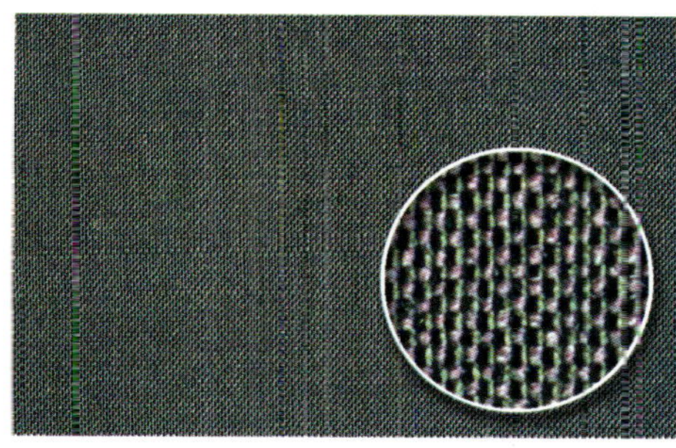

Tissu léger en fil peigné en armure toile. Les fils en mohair ou alpaga lui donnent un aspect brillant et il est généralement infroissable. Utilisation pour costumes d'été, vêtements d'infirmières.

8.1.2 Textiles extérieurs : madras à mouliné

1 : Madras

Ville indienne

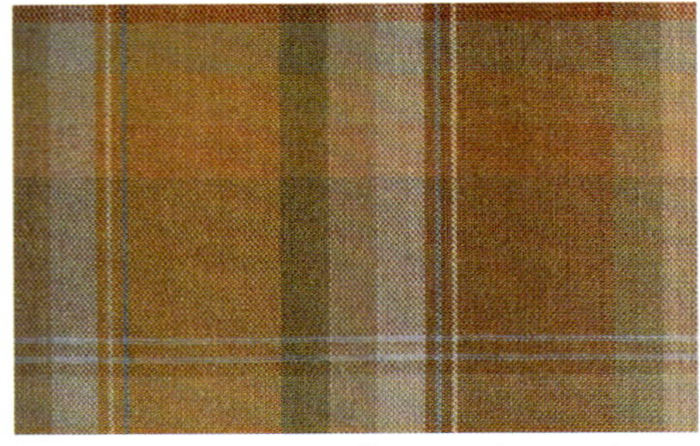

Tissus en coton à fils fins en armure toile avec de grands carreaux colorés sans fond clair. Utilisation pour chemises, chemisiers, robes.

2 : Marengo

Marengo = ville située en Italie du nord

Tissu en laine foncé avec 2 % à 5 % de teneur en fibres blanches, ce qui le rend insensible aux peluches. Fil peigné ou fil cardé foulé en armure toile ou sergé. Utilisation pour costumes, manteaux.

3 : Matelassé

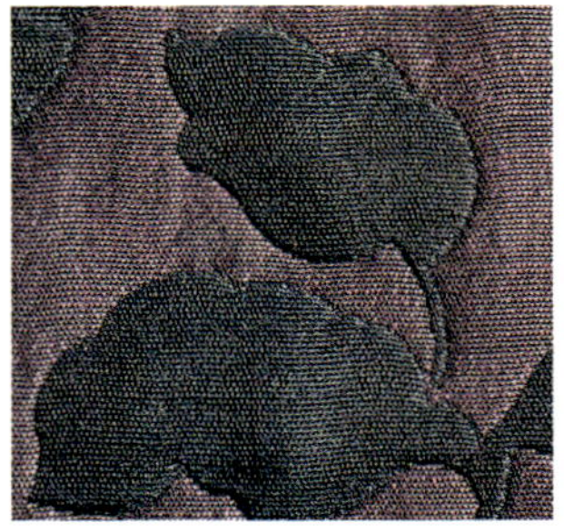

Tissu double reliefé avec des systèmes de deux fils de chaîne et trois fils de trame. À grands motifs et rembourré de trames de remplissage **(cf. p. 92)**. Utilisation pour manteaux pour femmes, tenues de soirée, tissus d'ameublement.

4 : Melton

Ville située en Angleterre

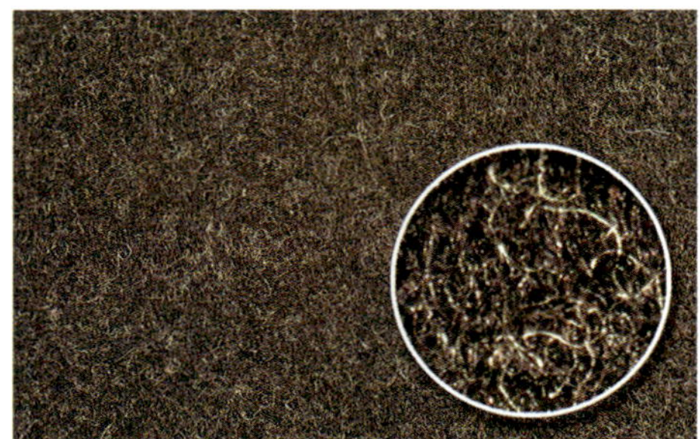

Tissu en fil cardé fortement foulé et légèrement gratté. Le voile de carde dense, mat, sans fil couvre le dessin de l'armure et peut s'user. Tissu plus lourd que la flanelle, pour vestes, manteaux, costumes.

5 : Mille fleurs

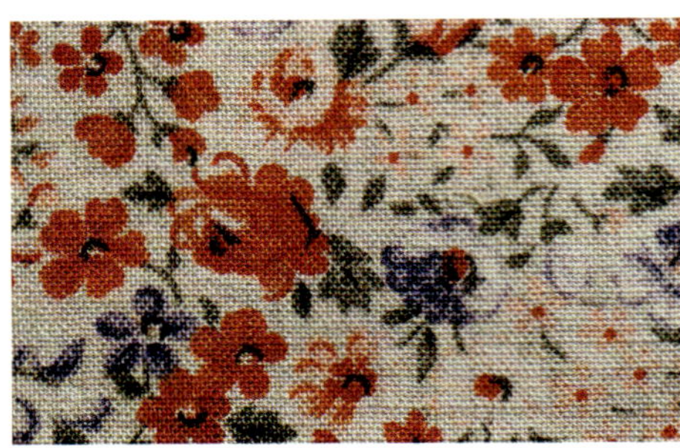

Désignation pour les tissus avec un petit dessin floral allover (mille fleurs, fleurs) généralement imprimé. L'illustration montre un **imprimé** sur un tissu mélangé en lin. Utilisation pour robes, chemisiers.

6 : Mohair

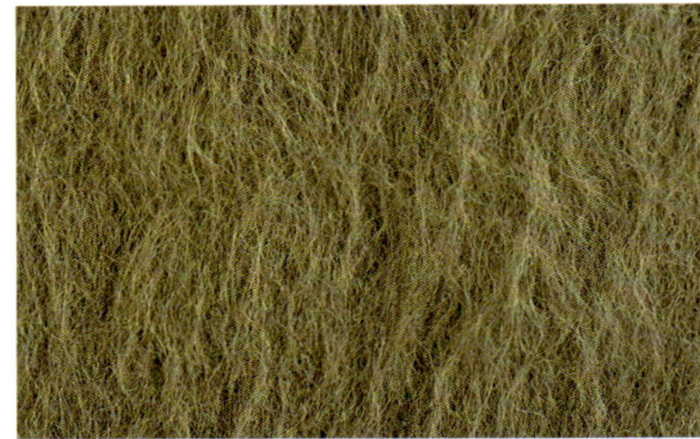

Tissu en fil cardé volumineux à poil de fil long, fabriqué avec trois à cinq systèmes de fils. Utilisation pour vestes et manteaux.

7 : Moiré

Le grain ondulé se forme par le pressage de deux tissus reps superposés ou par des rouleaux de gaufrage **(cf. p. 115)**. Utilisation pour robes, chemisiers, doublures.

8 : Mouliné

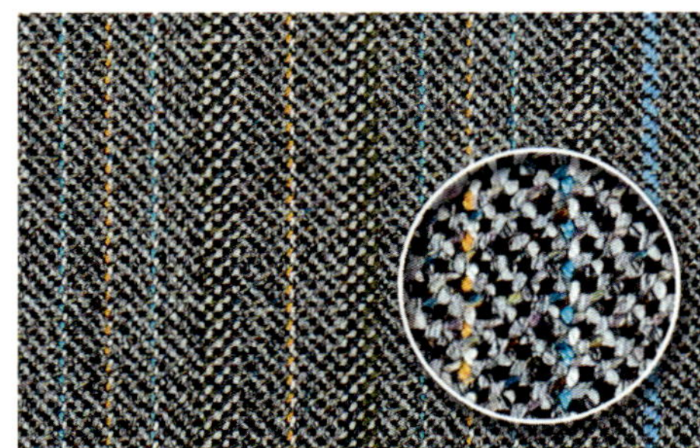

Tissu résistant à l'aspect moucheté multicolore résultant de l'utilisation de retors moulinés. Différentes armures sont courantes (cf. **fresco, twist**). Pour costumes, vestes, manteaux.

8.1.2 Textiles extérieurs : mousseline à oxford

1 : Mousseline

nommé d'après la ville de Mosul (nord de l'Irak)

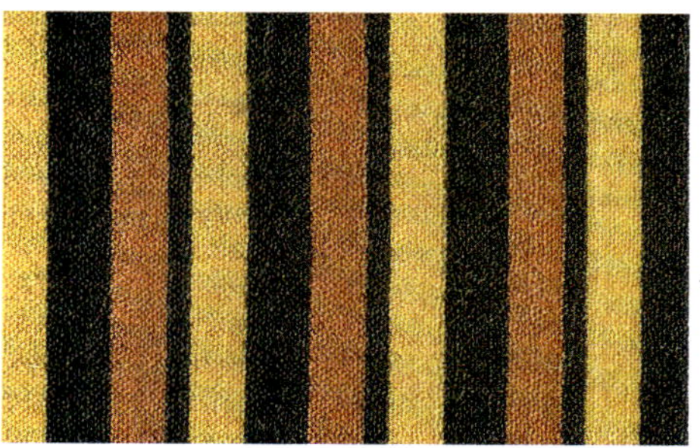

Tissu utilisé pour des vêtements, léger, fluide, en armure toile, généralement en fils de laine peignés à faible torsion, mais aussi en coton, viscose, polyester, mélanges. Unicolore ou imprimé. Utilisation pour chemisiers, robes, carrés et rideaux.

2 : Natté

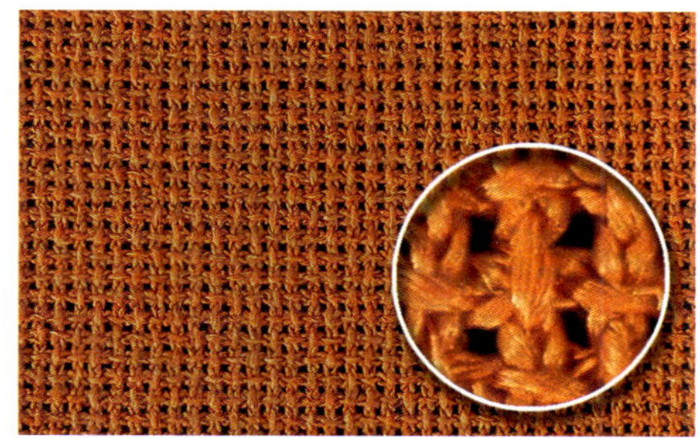

Tissu poreux avec une surface à l'aspect de damier obtenue par une faible densité de chaîne et de trame en armure toile. Armure panama, toile Aïda (ici) ou une combinaison de reps de chaîne et de reps de trame. Pour robes, costumes.

3 : Œil de perdrix

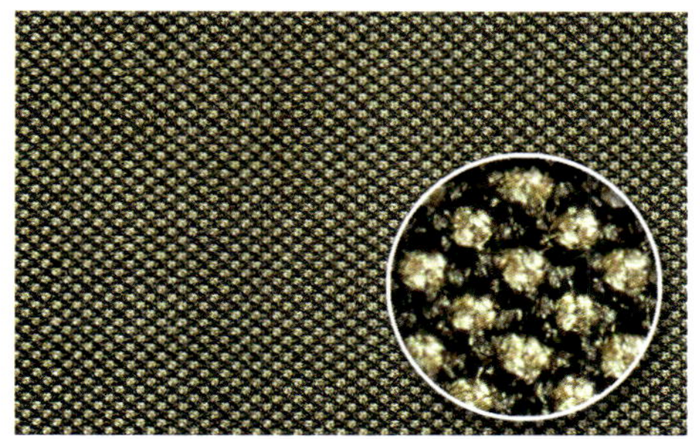

Tissu en fil peigné à apprêt rasé avec motif à pois typique, obtenu par des fils de différentes couleurs en armure toile dérivée. Utilisation pour costumes, avec du fil cardé pour vestes et manteaux.

4 : Organdi

Tissu en coton fin, en armure toile qui semble translucide, brillant et rigide après avoir été rendu transparent **(cf. p. 116)**. Utilisation pour chemisiers, garnitures, tenues de soirée.

5 : Organdi teinté, imprimé ou brodé

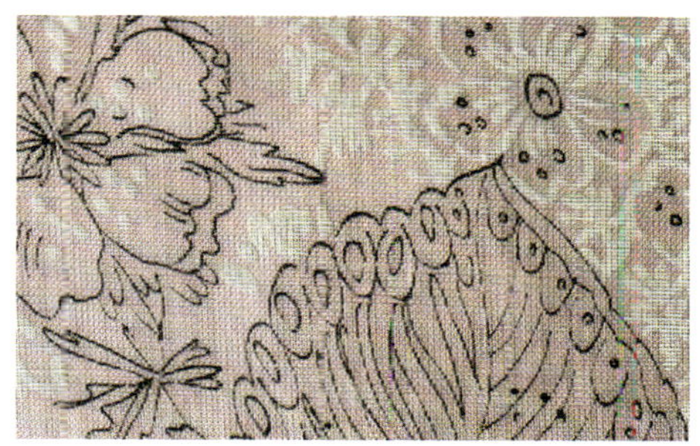

Organdi teinté, imprimé ou brodé. Transparent et rigide dû à l'apprêt (rendre transparent). Utilisation pour garnitures, robes, chemisiers.

6 : Organza

Tissu en fils de filaments transparent, rigide en armure toile en fils de soie à forte torsion et en fils de soie non décreusés. Les imitations en fibres chimiques sont pourvues d'un apprêt rigidifiant. Utilisation pour robes, chemisiers; léger insert rigidifiant, accessoires

7 : Ottoman

Ottomans

= dynastie turque

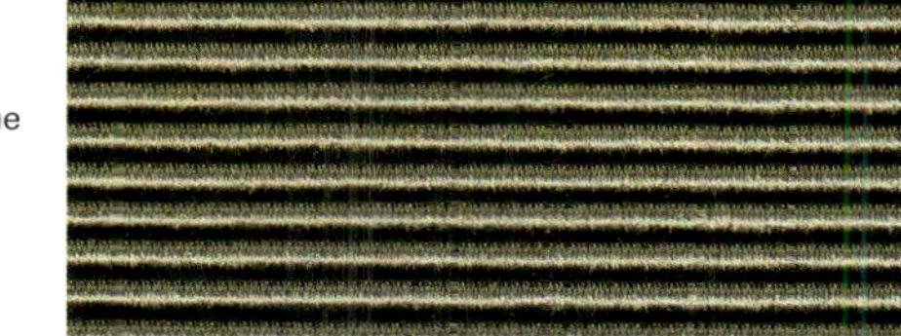

Tissu reps ayant des côtes horizontales larges. La haute densité de chaîne et les fils de filaments donnent cette brillance élégante. Utilisation pour robes et costumes, avec des côtes en relief pour vestes et manteaux **(cf. p. 84)**.

8 : Oxford

Oxford = ville située en Angleterre

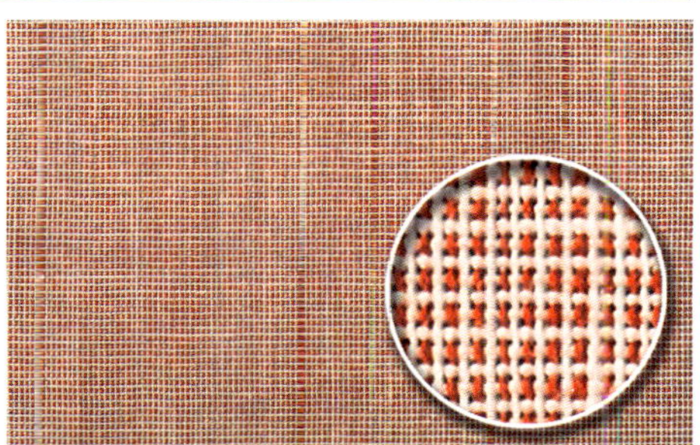

Tissu pour chemises en coton en armure toile dérivée. Les fils de chaîne s'intègrent par paires avec une trame d'une autre couleur (half panama) et donnent ainsi l'aspect de petits damiers. Utilisation pour chemises, chemisiers.

8.1.2 Textiles extérieurs : panama à polaire

1 : Panama

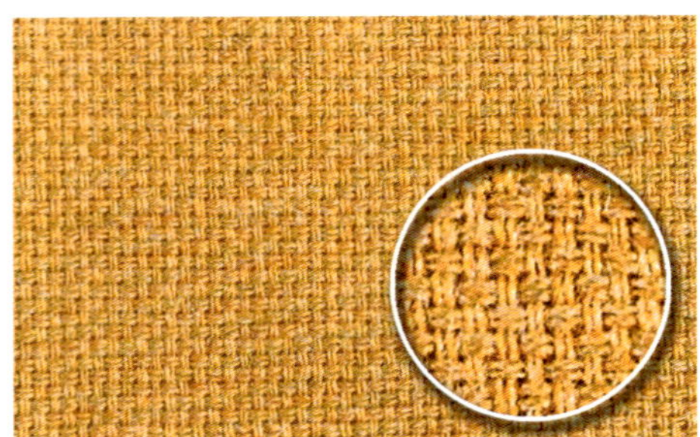

Désignation générale pour les tissus en armure panama et avec un aspect de damier comme un échiquier. En coton pour chemises, vêtements de sport et de loisirs, en laine pour costumes.

2 : Panne de velours

panné = couché

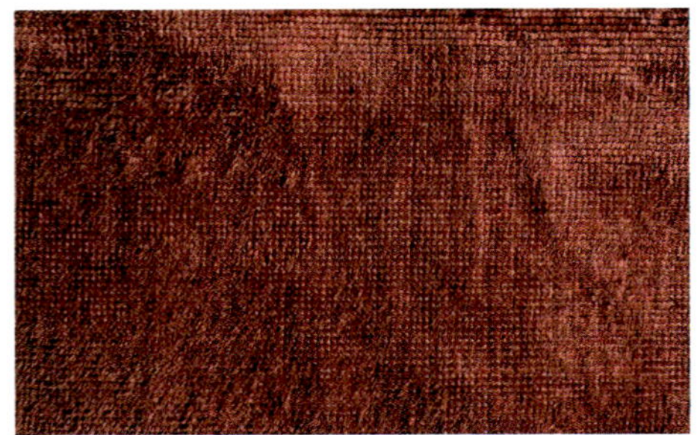

Velours très brillant en fils de filaments aplatis. L'aspect optique miroitant (« velours miroir ») est lisse ou avec un motif, par ex. à effet moiré. Utilisation pour vêtements féminins élégants et accessoires.

3 : Peluche, fausse fourrure

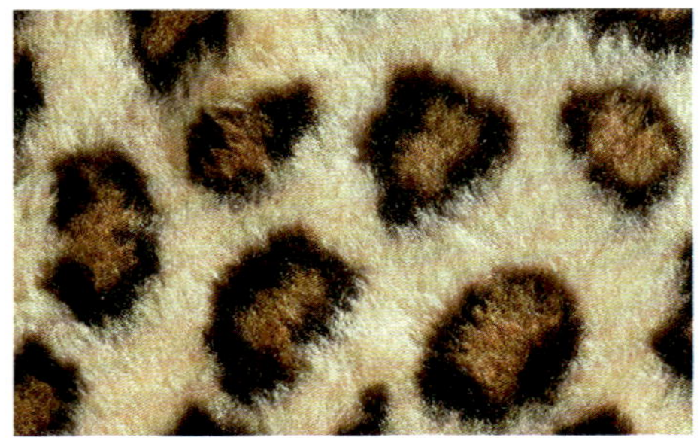

Tissus ou tricots avec un long duvet (plus de 3 mm). Fabrication en technique velours chaîne **(cf. p. 91)** ou comme tricot chaîne velours **(cf. pp. 97, 102)**. En tant qu'imitation de fourrure souvent imprimée, en polyacryle, viscose. Utilisation par ex. pour des doublures chaudes.

4 : Pepita

Tissu en armure sergé à petits carreaux qui ne semblent pas dentés, contrairement au pied-de-coq. Le motif montre des carreaux clairs, foncés et bicolores avec un sergé prononcé. Pour vêtements, costumes, vestons **(cf. p. 88)**.

5 : Pied-de-coq

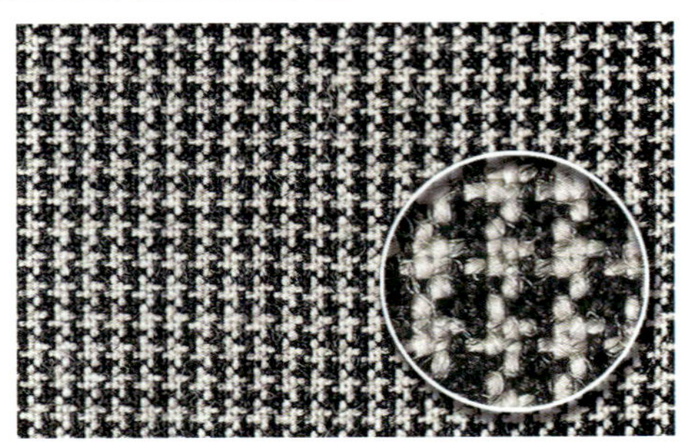

Désignation pour des tissus avec un dessin qui comporte des prolongations diagonales courtes au niveau des coins des carreaux. Les motifs peuvent être en tissage multicolore **(cf. p. 88)**, tricotés ou imprimés. Utilisation pour costumes et tailleurs.

6 : Piqué

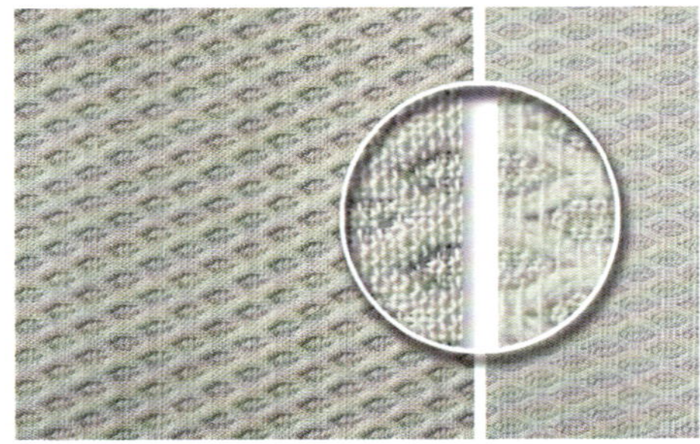

Tissu double en coton avec un dessin en relief ayant l'aspect piqué. L'endroit est en fil fin et en armure toile. Utilisation pour vêtements d'été pour femmes, doublures de col ou poignet.

7 : Piqué gaufré, nid d'abeilles

Tissu en coton à l'aspect gaufré obtenu par des flottés de fils disposés en carré. Les qualités fines sont utilisées pour les garnitures et les chemisiers, tandis que les qualités plus épaisses, pour les serviettes et les peignoirs.

8 : Polaire

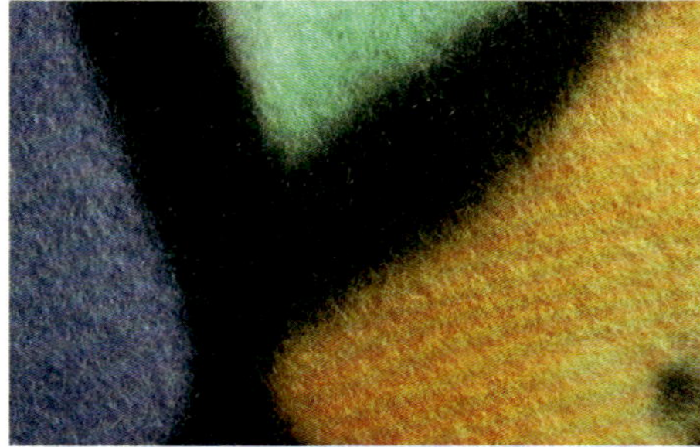

Tricots doux avec boucles en peluche coupées. Fortement gratté sur un ou sur les deux côtés, généralement en polyester, unicolore ou imprimé. Utilisation pour vestes, pulls, bonnets, gants, écharpes.

8.1.2 Textiles extérieurs : pongé à réversible

1 : Pongé

du français :
Japon =
soie du Japon

Tissu en pure soie léger, à fil fin, en armure toile, entièrement décreusé et non empesé. Utilisation pour doublures, chemisiers, carrés. La doublure en imitation pongé est souvent en filaments chimiques.

2 : Popeline

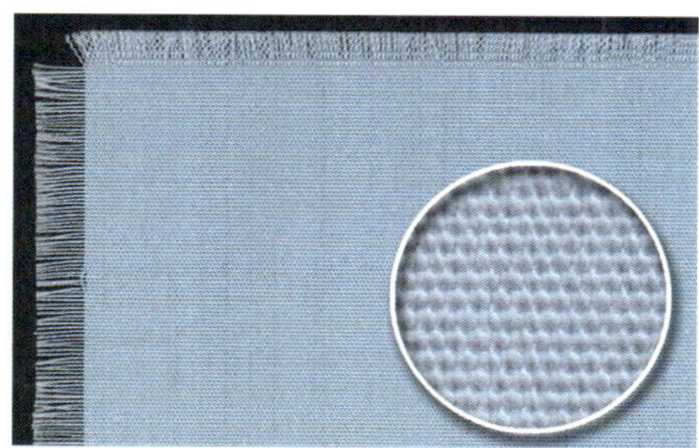

Tissu en armure toile avec de fine côtes transversales qui se forment avec une chaîne très fine et dense et avec un fil de trame plus épais. Utilisation selon l'épaisseur pour chemises, chemisiers, pantalons, vestes, manteaux.

3 : Prince de Galles

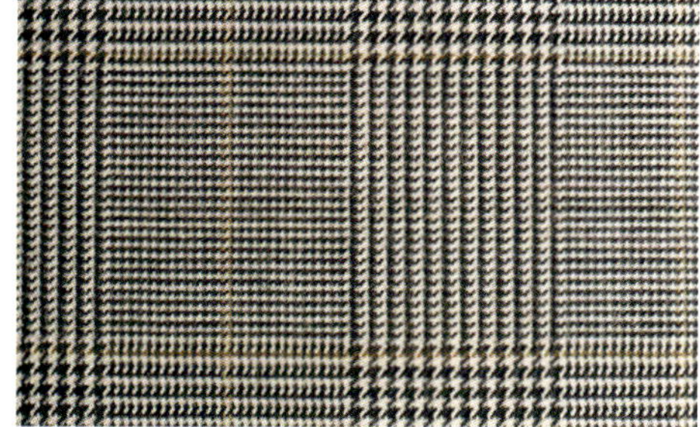

Tissu multicolore formé de grands carreaux avec des motifs pied-de-poule, superposés de rayures, ton sur ton ou de couleurs bien visibles. Utilisation pour costumes et tailleurs.

4 : Ratiné, floconné, perlé, ondulé

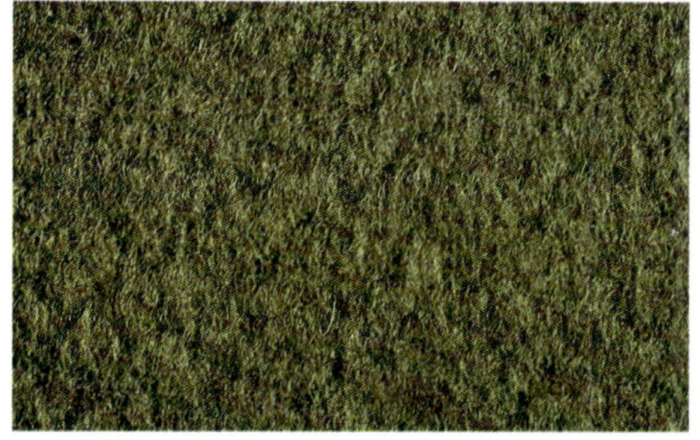

Tissu en laine lourd avec traitement de surface. Après le foulage et le grattage, le duvet est enroulé de manière mécanique par « ratinage » pour former des petits nœuds, des boucles, perles ou vagues **(cf. p. 114)** ; utilisation pour vestes et manteaux.

5 : Rayures tennis (pin stripe, hair line)

angl. :
hair = cheveu,
line = ligne

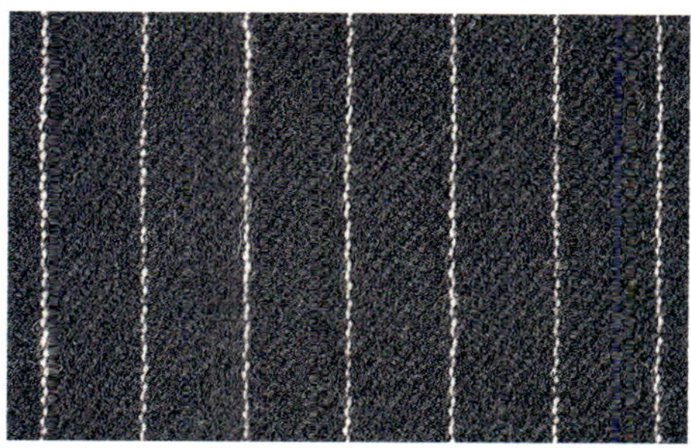

Tissu en fil peigné avec des rayures claires ou contrastées longitudinales sur fond unicolore, généralement avec apprêt rasé. Le **hair line** présente des rayures très fines en soie naturelle avec des espaces plus grands. Pour costumes et tailleurs.

6 : Rayures tennis

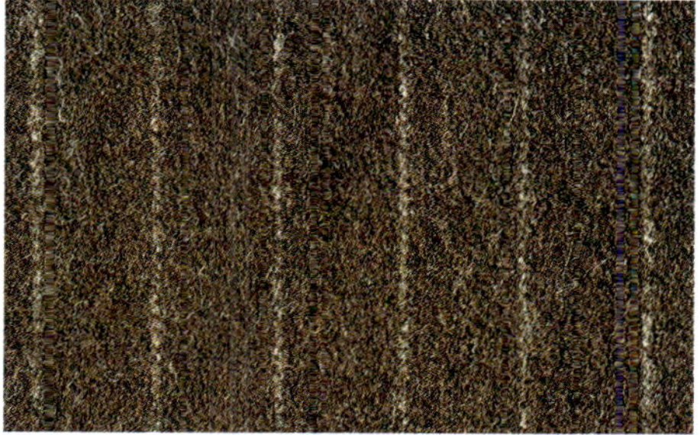

Tissu en laine foncé avec de fines rayures verticales claires. Les contours sont floués par un léger grattage. Utilisation pour costumes.

7 : Reps

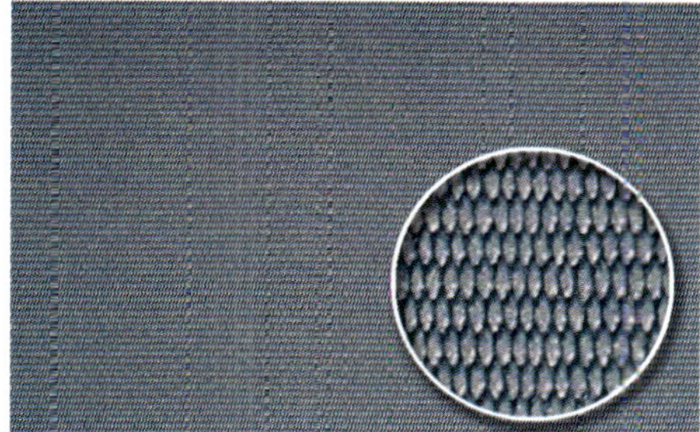

Tissu avec des côtes prononcées, généralement en direction transversale, moins souvent en direction longitudinale **(cf. p. 84)** en viscose, acétate, polyester, laine, coton, soie. Utilisation pour robes, costumes, manteaux, rubans et décorations.

8 : Réversible

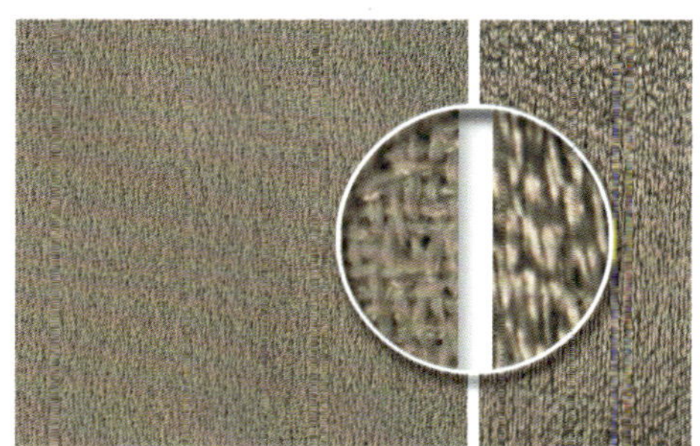

Désignation pour les tissus utilisables des deux côtés, par ex. tissu crêpe avec un envers brillant, lisse obtenu par un deuxième système de chaîne. Le tissu obtient ainsi un tomber plus lourd. Pour robes, chemisiers, costumes, garnitures.

8.1.2 Textiles extérieurs : satin à soie-laine

1 : Satin

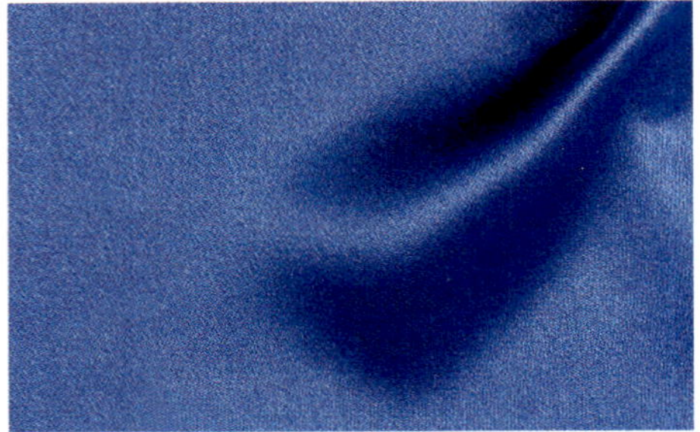

Tissu en armure satin avec une surface lisse, brillante et un tomber souple, par ex. en soie, laine, coton, viscose, polyester. Utilisation pour vêtements de dessus élégants, doublures, linge, accessoires et décorations.

2 : Satin duchesse

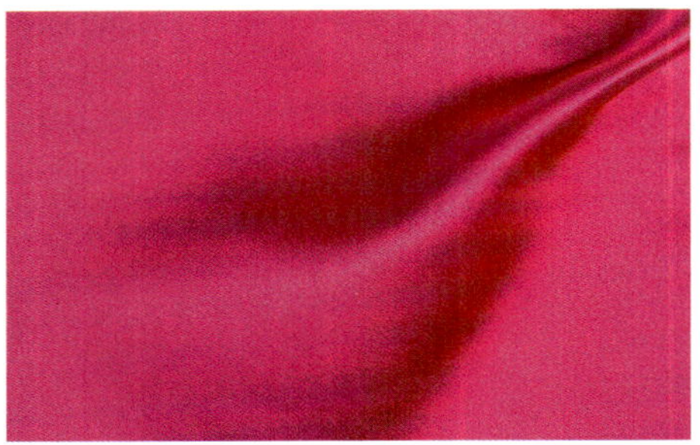

Tissu très épais, très brillant en armure satin de chaîne en fils de filaments. Utilisation pour robes festives et doublures de col ou poignets, doublure en satin duchesse pour vestes et manteaux.

3 : Seersucker

persan :
shir o shekar =
lait et sucre

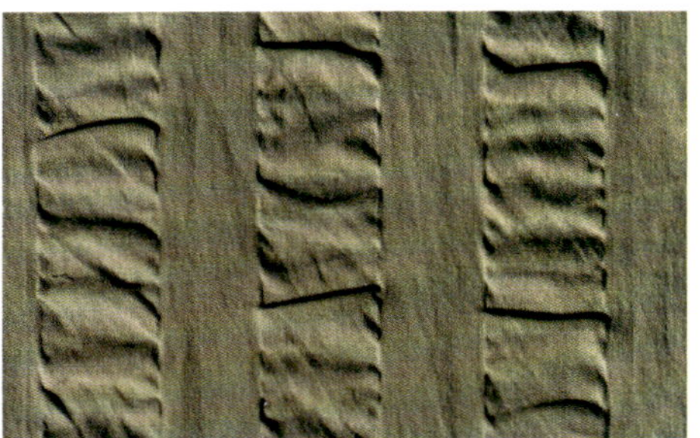

Tissu en coton avec des rayures verticales boursouflées. Le véritable seersucker se forme par différentes tensions de chaîne. On peut atteindre les mêmes effets avec un apprêt. Utilisation pour chemisiers, chemises, robes.

4 : Sergé

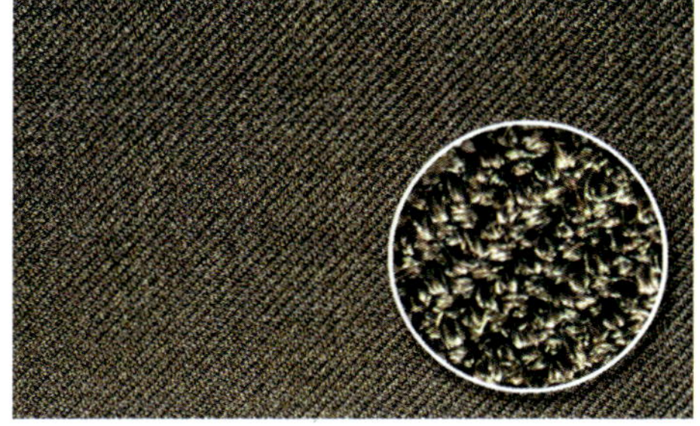

Tissu dense en armure sergé. Le sergé en laine, légèrement gratté ou avec un apprêt rasé, est utilisé pour les costumes. Le sergé de doublure en filaments de viscose très lisse est utilisé comme doublure de vestons et manteaux dans la mode masculine.

5 : Shantung

Shantung =
province
chinoise

Tissu en soie sauvage en armure toile avec des irrégularités de fils, surtout dans la trame. Toucher ferme et brillance mate dû au décreusage partiel. Utilisation pour vêtements élégants, chemisiers et décorations.

6 : Shetland

Shetlands,
îles écossaises

Tissu en fil de laine cardé en armure sergé double. En fils épais, solides, souvent mêlés et entremêlés avec des poils grossiers. Utilisation pour costumes, manteaux.

8 : Soie du Hunan

Hunan =
province
chinoise

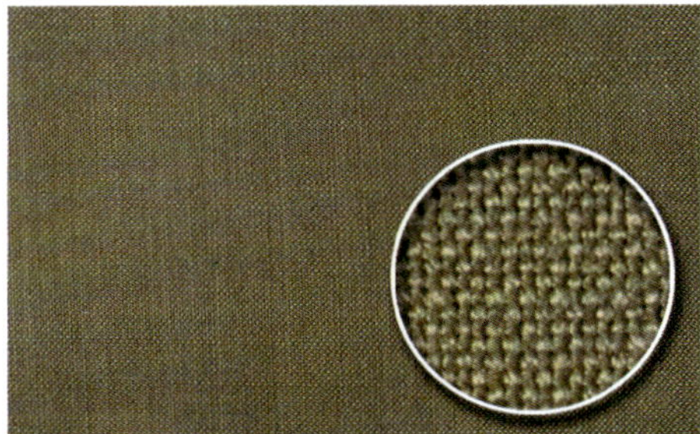

Tissu en soie sauvage en armure toile au toucher crissant et avec une brillance mate dû au décreusage partiel. Épaississements dans les fils de chaîne et de trame (effet carreaux), unicolore ou imprimé. Pour robes, chemisiers, accessoires, décorations.

7 : Soie-laine

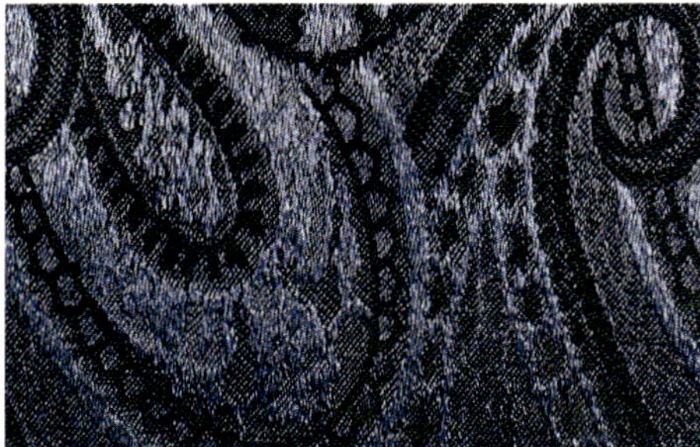

Tissu très doux, fluide avec un effet mat/brillant dû aux filaments de soie dans la chaîne et aux fils de laine fins dans la trame, en armure toile ou satin. L'illustration représente un motif jacquard avec du paisley (motifs cachemire). Utilisation pour chemisiers, robes, jupes, carrés.

8.1.2 Textiles extérieurs : soie sauvage à tissu renforcé

1 : Soie sauvage, soie Tussah

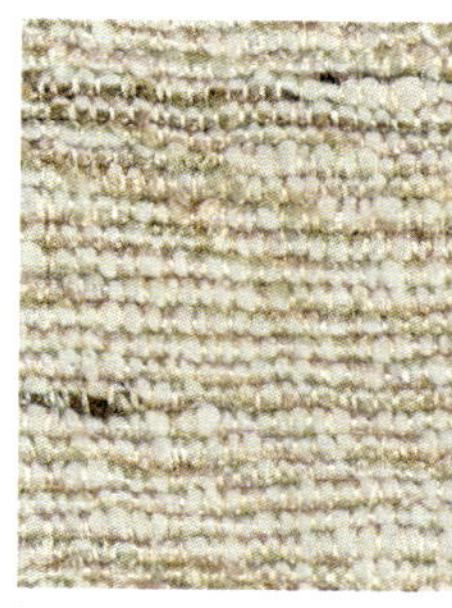

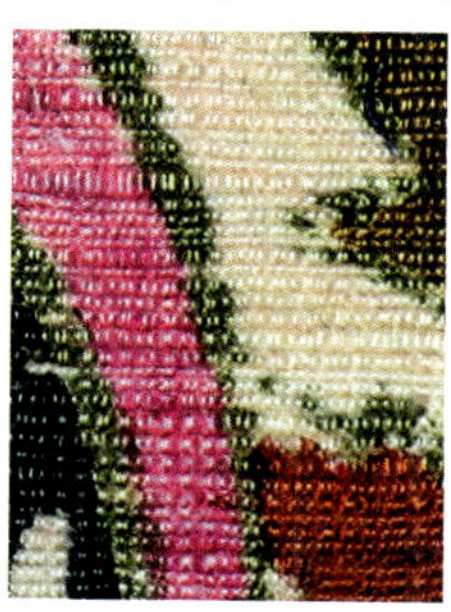

Désignation générique pour les tissus en soie provenant du bombyx de Tussah ou bombyx du chêne asiatique, généralement sauvage, avec des variations de titre prononcées, souvent parsemé de noppes et de nœuds. Utilisation pour robes, costumes, textiles de maison.

2 : Surah

Surat = Ville indienne

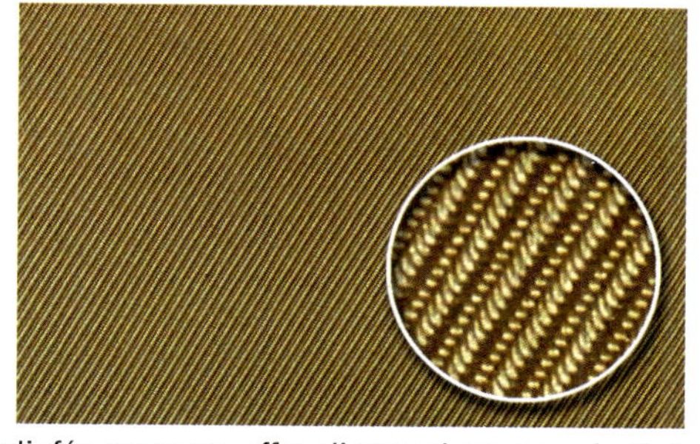

Tissu en soie reliefée avec un effet diagonal prononcé dû à l'armure whipcord. Haute densité, pour cela toucher plein et tombée fluide. Utilisation pour chemisiers, cravates, robes, doublures et décorations.

3 : Taffetas

persan : tafteh = tissé

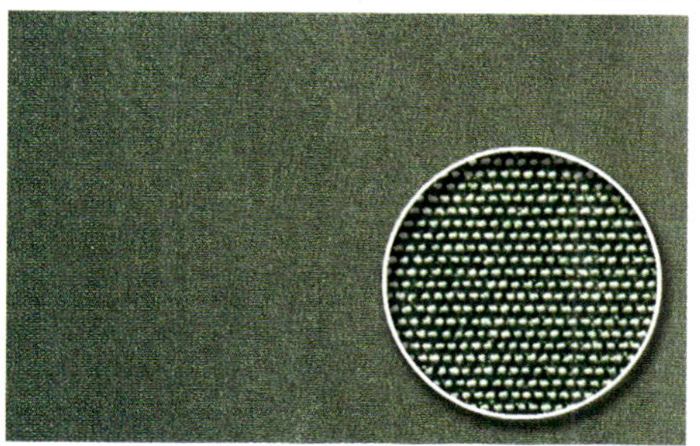

Désignation générale pour les tissus en fils de filaments à tissage dense en armure toile, légèrement reps dû à la trame plus épaisse et ferme à rigide, selon la matière. Utilisation pour doublures, tenues de soirée.

4 : Tartan

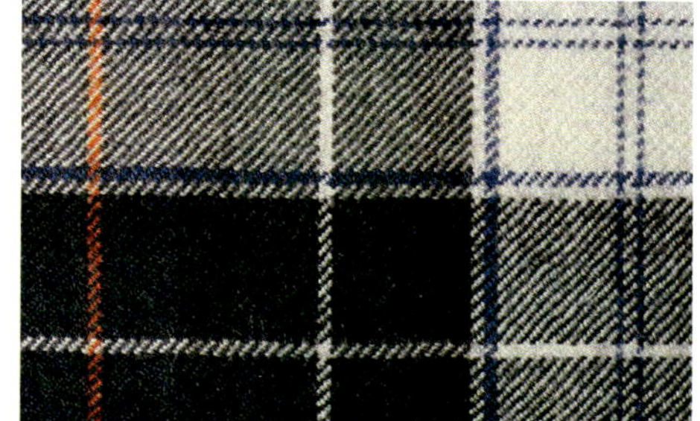

Tissus en laine, coton ou mélanges à larges carreaux, surtout en armure sergé, mais aussi en armure toile. Les couleurs vives dominent : bleu, vert, rouge, jaune, noir, blanc. Utilisation pour jupes, pantalons, robes, chemises, vestes.

5 : Tissu de Saxe

angl. : Saxony : Saxe

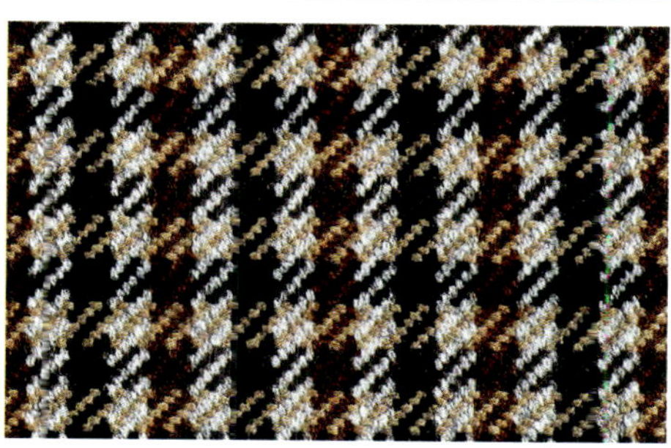

Tissu en laine fin, doux, généralement en mérinos. À motifs en couleurs discrètes avec des dessins de tissage sportifs ou classiques, comme les carreaux et le pied-de-coq. Toucher similaire à la flanelle dû au voile de carde fin. Pour vestons, costumes sportifs.

6 : Tissu en lin

Tissu en lin et en mélange avec du lin **(cf. p. 14)** ou imitation de tissus en fibres variés à l'aspect optique similaire au lin (épaississements de fil, brillance discrète). Utilisation pour robes, chemisiers, jupes, pantalons, vestes.

7 : Tissu en microfibres

Microfibres : finesse (titre) sous 1 dtex

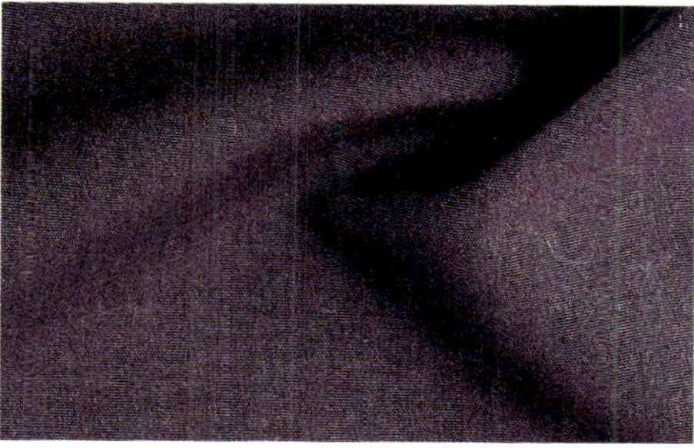

Tissus très denses, au tomber léger et au toucher doux en polyamide ou polyester, résistants au vent et déperlants mais néanmoins respirants. Ils sont utilisés, entre autres, pour les vestes et les manteaux. Exemples : Tactel®, Trevira Finesse®, Belseta®.

8 : Tissu renforcé

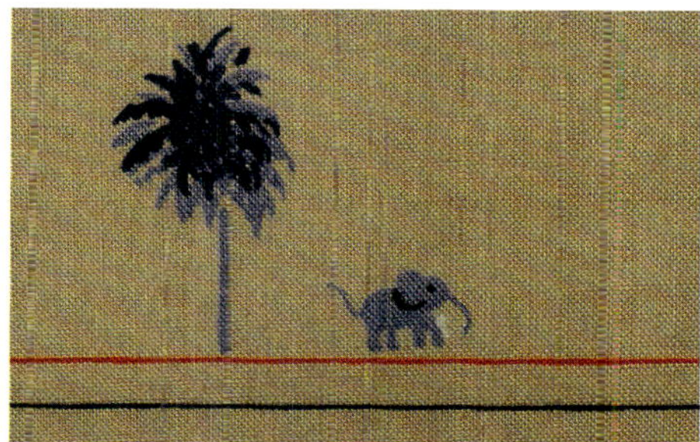

Tissu en coton en armure toile à l'aspect optique mat, unicolore ou imprimé. Plus grossier que le batiste et le calicot, à fils plus fins et doux que la cretonne. Aussi mélangé avec du polyester. Utilisation pour chemises, chemisiers, linge de lit.

8.1.2 Textiles extérieurs : toile à tricot piqué double

1 : Toile

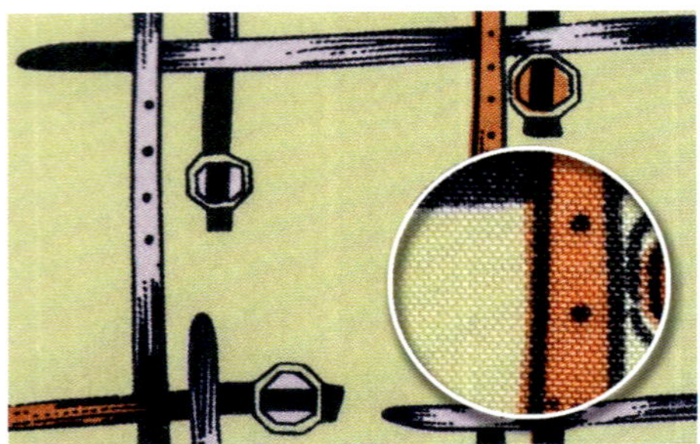

Tissu léger, souple en armure toile en fils de filaments ou en soie de schappe. Les tissus émerisés ont un toucher savonneux. Pour robes, chemisiers, chemises, linge, carrés.

2 : Tricot à côtes 2 x 2

Tricots extrêmement élastiques en largeur en armure tricôt trame / base côte (armure reps) **(cf. p. 98)**. Utilisation pour poignets, lingerie, vêtements en maille.

3 : Tricot éponge

Tricots doux avec un fil supplémentaire qui forme des boucles régulières d'un côté **(cf. p. 97)**. Utilisation pour layette, lingerie chaude, chaussettes, draps-housses.

4 : Tricotine

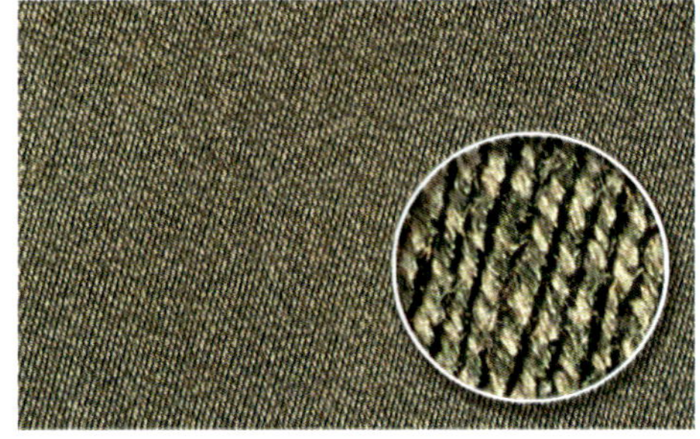

Tissu en laine résistant, élastique en armure sergé gabardine. L'endroit présente des côtes étroites, diagonales et est pourvu d'un apprêt rasé. Utilisation pour pantalons et uniformes.

5 : Tricot jacquard

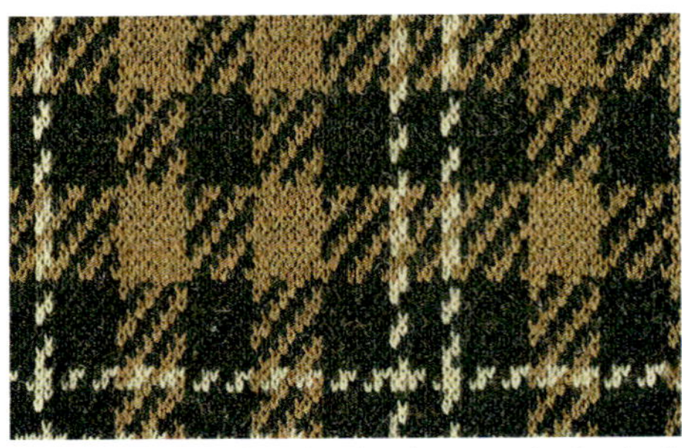

Motifs variés sur l'endroit, les fils de dessin sont intégrés à l'envers, des fils colorés sont généralement utilisés **(cf. p. 98)**. Utilisation pour vêtements en maille, par ex. vestons, jupes, pulls, vestes en tricot.

6 : Tricot molletonné

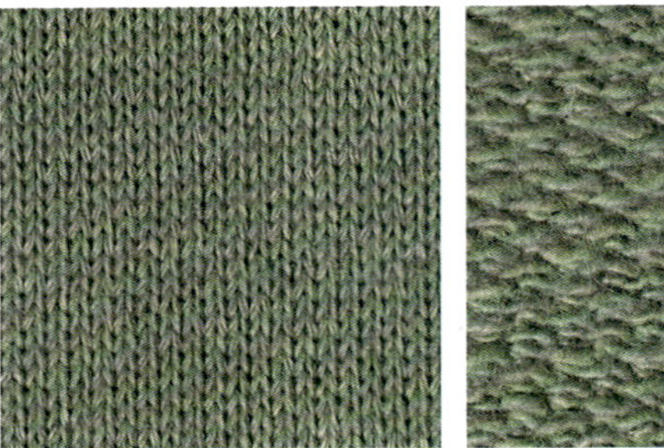

Produits tricotés avec une surface fine, lisse et un envers volumineux, généralement gratté. Tricot de base avec un fil supplémentaire. Utilisation pour sweatshirts, survêtements, vêtements pour enfants **(cf. p. 97)**.

7 : Tricot piqué

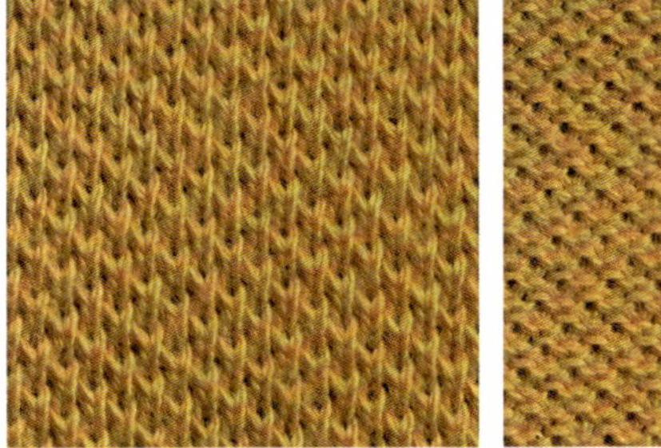

Tricots en coton ou en mélange avec un petit dessin en relief. Dérivé de l'armure jersey simple ou interlock. Utilisation pour polos.

8 : Tricot piqué double, Wevenit®

Tricots lourds, indéformables avec une élasticité transversale limitée avec une structure dérivée du tricot côte. Il se travaille comme un tissu tissé **(cf. p. 98)**. Utilisation pour robes, costumes, pantalons, vestons, manteaux.

8.1.2 Textiles extérieurs : tropical à velours de laine

1 : Tropical

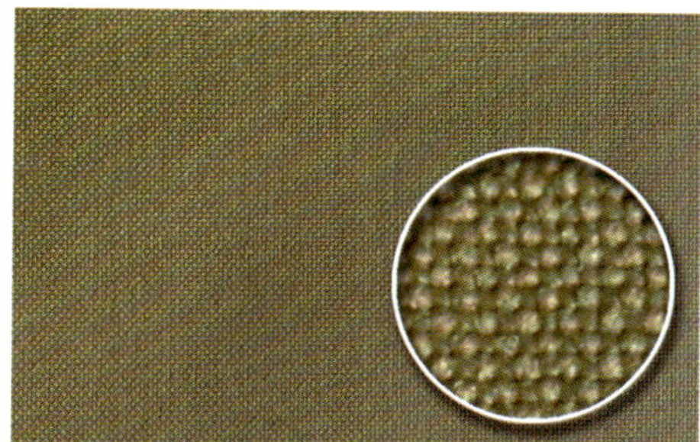

Tissu en fils peignés en armure toile fabriqué de retors à forte torsion. Très léger, infroissable et aéré. Utilisation pour costumes d'été. Les tissus en laine ayant ces caractéristiques sont également désignés comme « cool wool ».

2 : Tulle

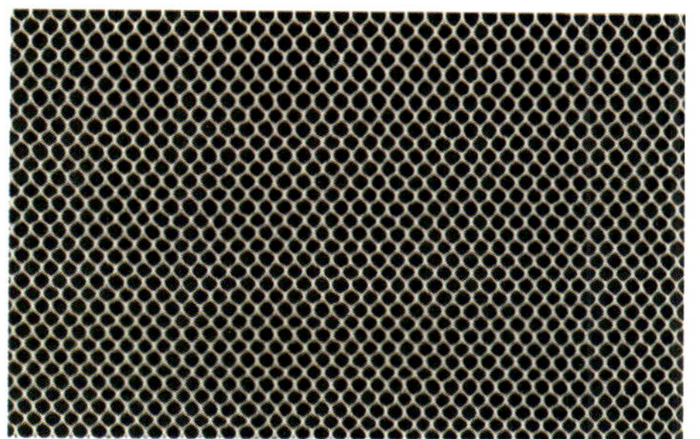

Étoffe ajourée fabriquée sur des métiers à tricoter ou des métiers pour tulle, généralement avec une structure alvéolaire, lisse, à motif ou éventuellement brodée. Utilisation pour robes et chemisiers élégants, doublure de col ou poignet, voile.

3 : Tweed

Tweed = rivière située en Écosse

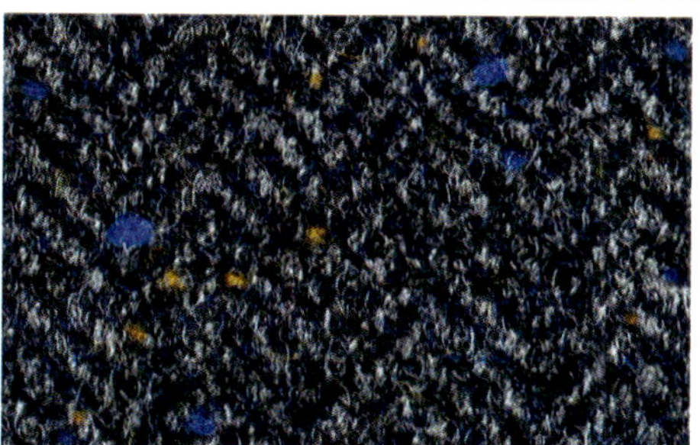

Tissu en fil cardé d'aspect de tissage à la main en armure toile ou sergé. En fils épais, mêlés, granuleux. La chaîne et la trame ont généralement des couleurs différentes. Utilisation pour costumes, manteaux.

4 : Twill

angl. : twill = sergé

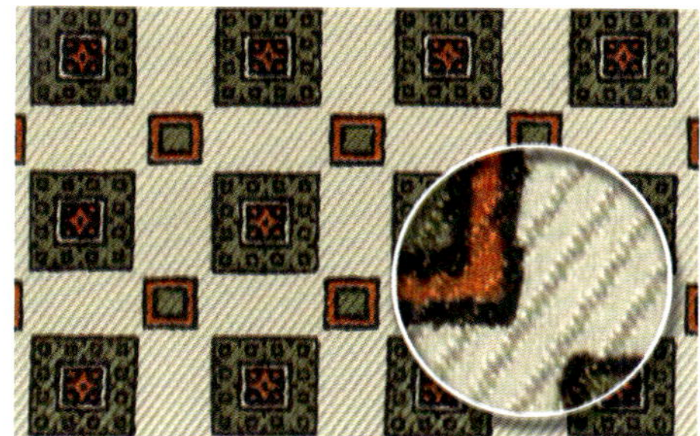

Tissu en armure sergé, léger, doux, généralement imprimé ; l'illustration montre un dessin de cravate. Souvent en fils de filaments, mais aussi en laine et coton. Pour robes, chemisiers, cravates, écharpes, carrés.

5 : Twist

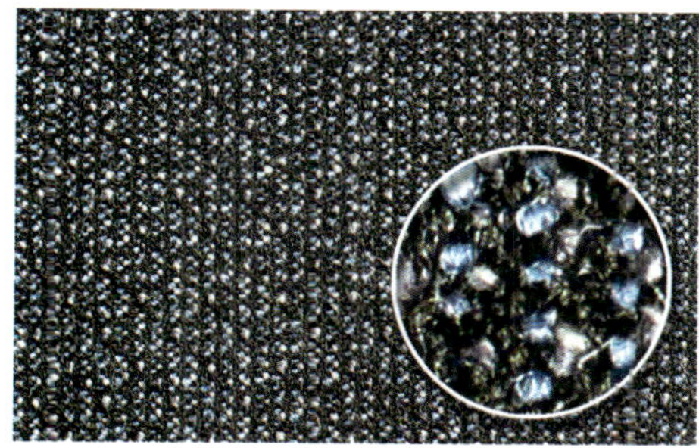

Tissu en fil peigné résistant, en armure sergé ou en armure toile, généralement avec des retors multicolores qui donnent un aspect optique moucheté. Utilisation pour pantalons costumes.

6 : Velours

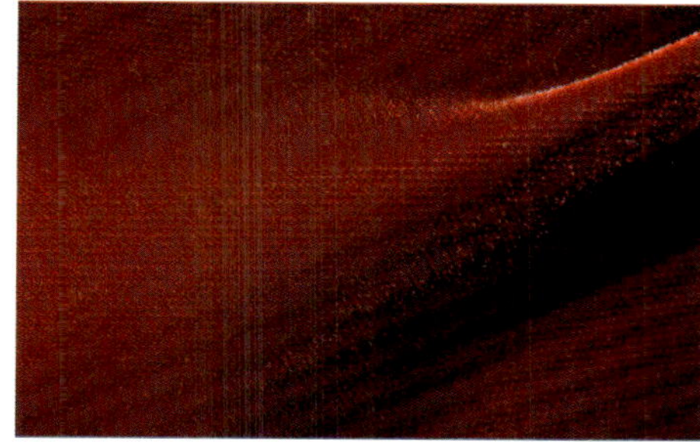

Désignation générale pour les tissus à fils relevés avec une hauteur de duvet jusqu'à 3 mm, par ex. en coton, viscose, soie. Un troisième système de fils forme le duvet **(cf. p. 91)**. Utilisation pour vêtements élégants et décorations.

7 : Velours côtelé

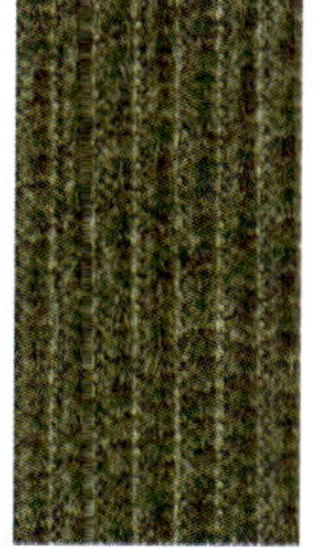
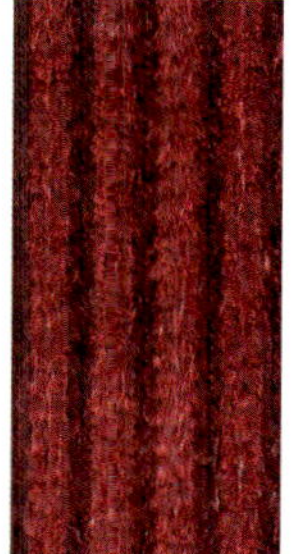
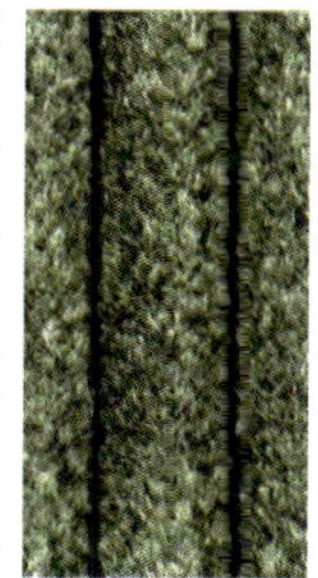

Velours de trame en coton ou mélangé avec modal, polyester, élasthanne, en différentes largeurs de côtes : **Velours milleraies** (gauche), **velours Manchester** avec côte marquée (centre), **velours Cord avec côtes larges** (droite). Pour vêtements de loisirs et professionnels.

8 : Velours de laine

Tissu en laine doux, gratté avec un duvet dense et court (velours à poil levé) ou un velours aplati (velours à poil couché). Tissé en armure sergé à effet trame ou en armure satin à effet trame, tissus lourds comme les tissus double. Utilisation pour vestes et manteaux.

8.1.2 Textiles extérieurs : velours dévoré à zéphir

1 : Velours dévoré

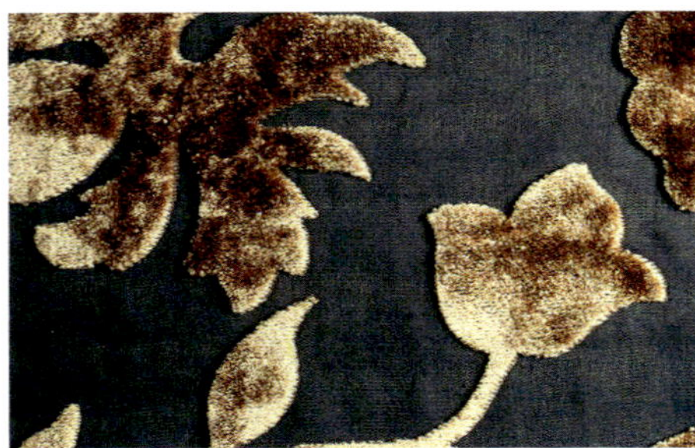

Velours à poil court, doux avec duvet dense, avec un fond translucide. Le dessin se forme par l'application d'un acide détruisant partiellement les poils autour du motif. Utilisation pour robes, chemisiers, habits de soirée.

2 : Velours milleraies, velours côtelé fin

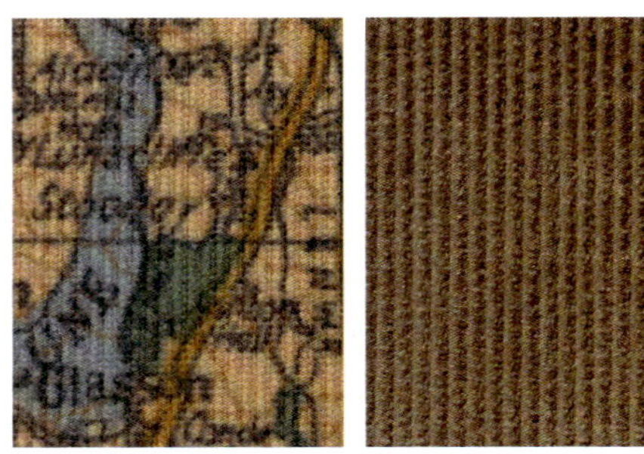

Le **velours milleraies (gauche)** est léger, doux et souvent imprimé. Il convient aux vêtements pour enfants, chemises et vestes légères. **Milleraies** est la désignation générale pour les tissus avec des côtes verticales fines et denses et pour le velours côtelé le plus fin **(droite)**.

3 : Velventine

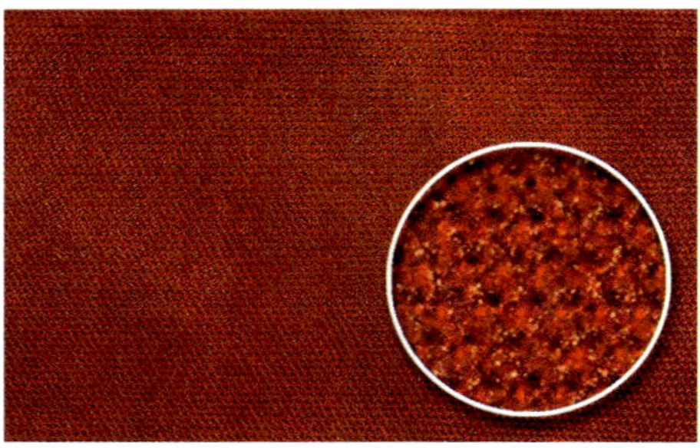

Désignation pour les tissus en velours de trame, généralement en coton. Voile de carde court, dense et régulier sur un fond en armure toile ou sergé, éventuellement imprimé. Utilisation pour vêtements pour femmes, vestons, doublures, rubans, accessoires, décorations.

4 : Vénitien

Tissu en armure satin très fin pour les costumes habillés. Des fils peignés sont utilisés dans la chaîne et des fils cardés, dans la trame. L'endroit montre un léger finissage avec poil brossé.

5 : Vichy

Ville située en France

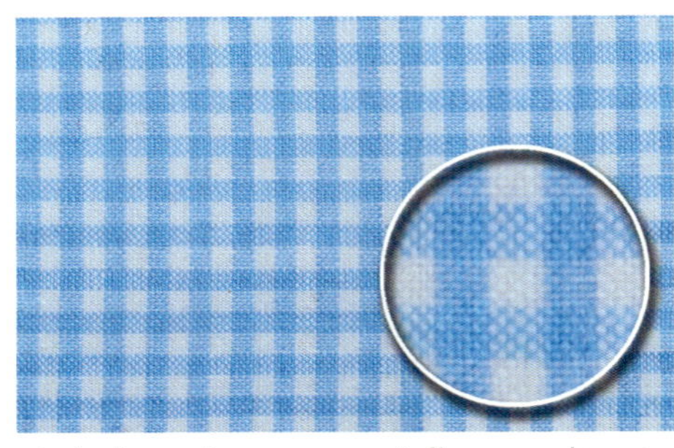

Tissu en coton généralement en armure toile avec des carreaux bicolores contrastés. Le tissu multicolore se forme par l'utilisation de groupes de fils de chaîne et de trame de différentes couleurs. Utilisation pour chemises, chemisiers, dirndl, décorations.

6 : Voile

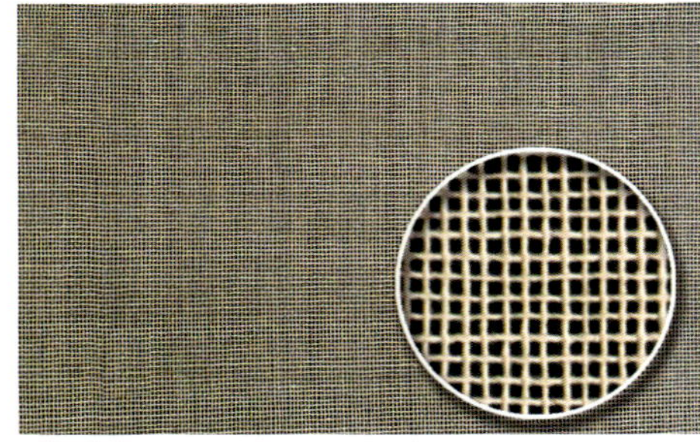

Tissu en armure toile avec des fils à forte torsion dans la chaîne et la trame ou seulement dans la chaîne. Le tissu est translucide et au toucher rugueux. Utilisation pour robes et chemisiers.

7 : Whipcord

angl. : whipcord = corde de fouet

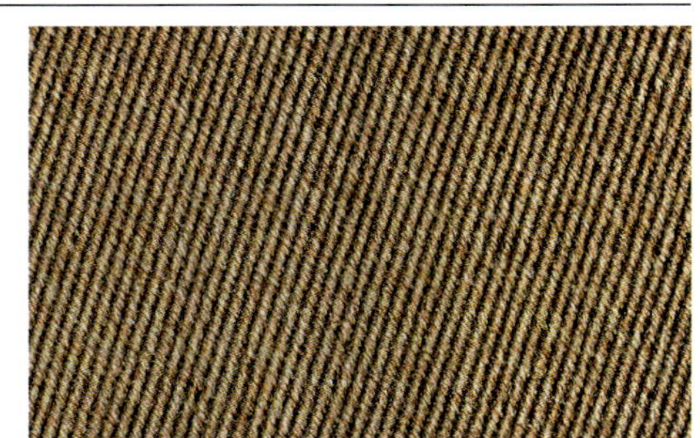

Tissu en fil peigné en armure sergé gabardine. L'endroit présente des diagonales en relief, surélevées et est pourvu d'un apprêt rasé. Utilisation pour pantalons, costumes.

8 : Zéphir

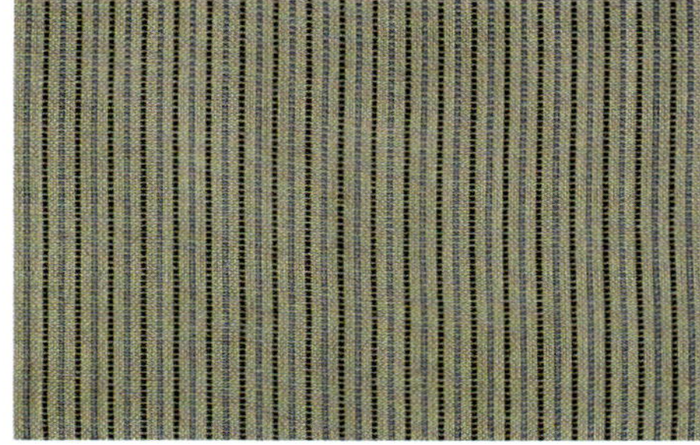

Batiste à tissage multicolore, généralement avec un dessin à rayures ou à carreaux fins. **Rayures romaines** : rayures parallèles contrastées ou groupes de rayures de la même largeur. **Carreaux tattersall** : petits quadrillés colorés sur fond clair. Pour chemises, chemisiers.

8.2.1 Textiles de maintien : entoilage

Les **entoilages** se travaillent sur l'envers du textile extérieur et garantissent principalement le maintien de la forme du vêtement. Cette stabilité est obtenue en effectuant avec soin un **piquage** (fixation par points invisibles), une **thermofixation** (collage par pressage et chaleur) ou une **superposition**. Un façonnage est possible en combinaison avec un accessoire de **pressage** en forme et de la vapeur (repassage de pièces du vêtements).

Il existe une grande variété d'entoilages répondant aux différentes **exigences** comme l'élasticité, le volume, le renforcement, la stabilité de forme et la durabilité lors de l'usure et de l'entretien. Ils peuvent être fabriquées en tant que tissu tissé, non-tissé ou tricot chaîne. Presque tous les types d'entoilages sont proposés en tant qu'articles à coudre ou thermocollants. Les entoilages thermocollants avec un **revêtement de surface** donnent un toucher rigide, tandis que les entoilages thermocollants avec un **revêtement à picots** offrent un toucher doux.

1 : Entoilage en crin

2 : Entoilage en laine

3 : Entoilage en coton

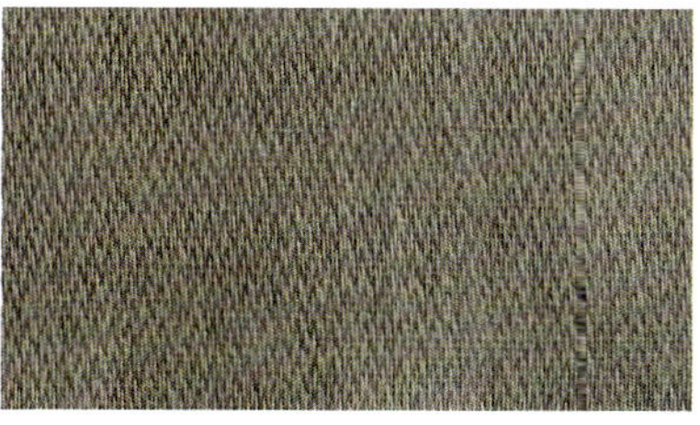

4 : Polyquick®

5 : Bougran

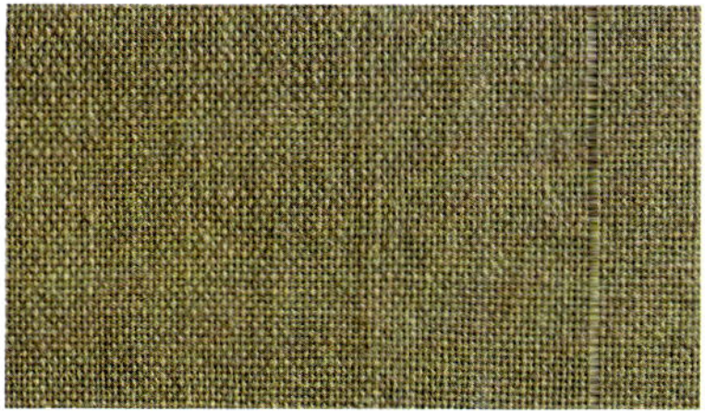

6 : Lin non apprêté

7 : Entoilages non tissés renforcés

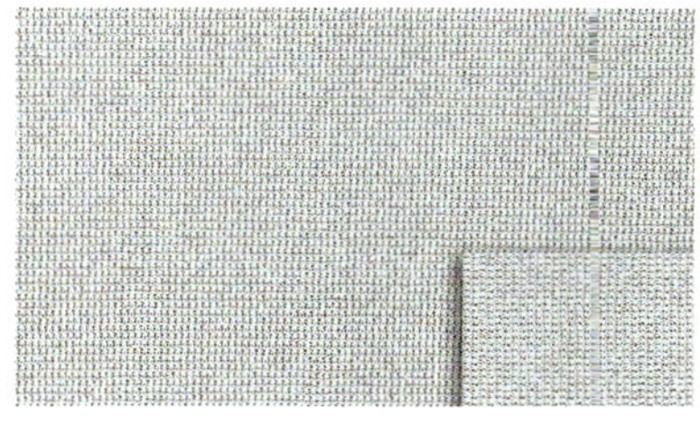

8 : Entoilage thermocollant en charmeuse

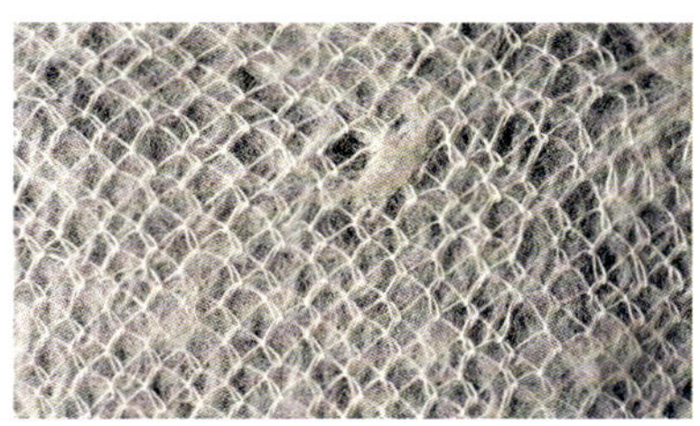

9 : Ouatine

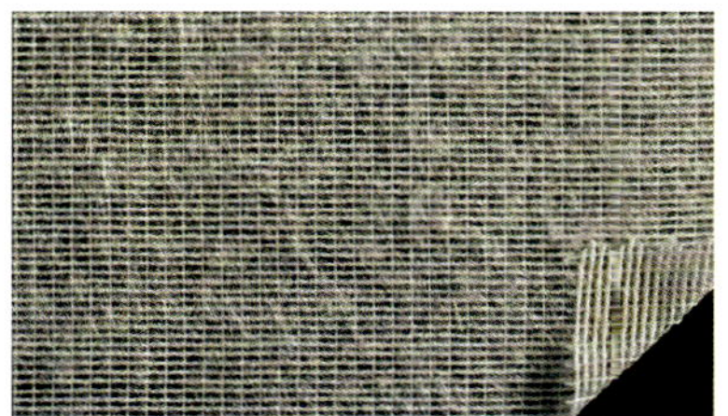

10 : Tricot Raschel

Entoilages tissés

Les **entoilages en crin (ill. 1)** disposent d'une adhérence suffisante grâce à leur surface rugueuse et se caractérisent par leur élasticité transversale. Ils ont une chaîne en laine ou en coton et une trame en crin de cheval ou éventuellement en crin de chameau. Ils sont utilisés, tout comme les **entoilages en laine (ill. 2)** un peu plus légers et destinés à travailler la partie avant de vestons, pour les manteaux et vestes en tissus de poids moyen et lourds.

Les **entoilages en coton** de différentes épaisseurs sont principalement utilisés dans les vêtements pour femmes. Ils sont légèrement grattés pour un effet particulièrement doux **(ill. 3)**.

Les entoilages sont généralement en armure toile et ainsi indéformables. L'entoilage souple **Polyquick® (ill. 4)** est en armure sergé croisé.

Les **tissus de renforcement** disposent d'un apprêt plus ou moins fort. L'entoilage de renfort en coton, par ex. le **bougran (ill. 5)**, est principalement utilisé pour les cols et poignets dans la fabrication de chemises. Les entoilages en lin comme le **wigan** (collé) et le **lin non apprêté (ill. 6)** non collé sont utilisés dans la confection pour homme. L'**organza** est un léger entoilage de renforcement pour les vêtements pour femmes.

Entoilages non tissés

Il existe toute sorte d'entoilages non tissés : de léger à lourd, de doux à rigide, de fin à volumineux. Les entoilages non tissés renforcés par des fils tricot-chaîne **(ill. 7)** sont encore plus indéformables.

Généralement, les entoilages non tissés se caractérisent par leur faible poids.

Entoilages tricot-chaîne

La **charmeuse (ill. 8)** est un entoilage lisse à élasticité transversale avec une structure de tricot simple et de tricot simple 2x1 combinés. Elle est principalement utilisée pour les textiles extérieurs extensibles. La **ouatine (ill. 9)**, un entoilage souple doux et gratté à l'envers en tricot, est utilisée en tant que rembourrage et doublure intermédiaire. Le **tricot Raschel**, par ex. en mailles tramées **(ill. 10)**, est souple, mais indéformable. Il est utilisé pour les vestons, manteaux et vestes, avec des fils supplémentaires dans la trame et est adapté aux textiles extérieurs élastiques.

8.2.2 Textiles intérieurs : doublure

La **doublure** vise à augmenter la valeur d'usage des vêtements et aussi d'accroître la qualité de l'aspect optique. Elle garantit un bon tomber du tissu extérieur et le protège de la sueur, du frottement et des salissures. Les vêtements doublés gardent mieux leur forme ; ils glissent mieux lors de l'habillage et du déshabillage et tiennent éventuellement aussi plus chaud. La doublure couvre la finition intérieure et masque la transparence de certains textiles extérieurs fins. Les doublures servent aussi à la production de pièces non visibles sur le vêtement, comme les poches et les poches intérieures, pour doubler les rabats et autres petites pièces, et dans la confection pour homme pour le traitement de ceinture et de veste.

Les **critères** attendus des tissus de doublure sont de bonnes propriétés physiologiques, ainsi que la résistance à l'usure, lors du nettoyage et du lavage. Ces critères sont garantis par le choix adapté de la matière fibreuse, de l'armure, de la densité du fil et de l'apprêt.

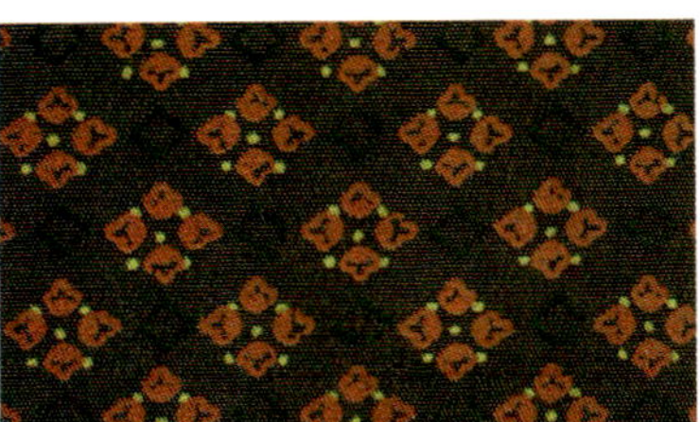

1 : Taffetas imprimé (« doublure de costumes traditionnels »)

2 : Pongé Venezia®

3 : Sergé de doublure

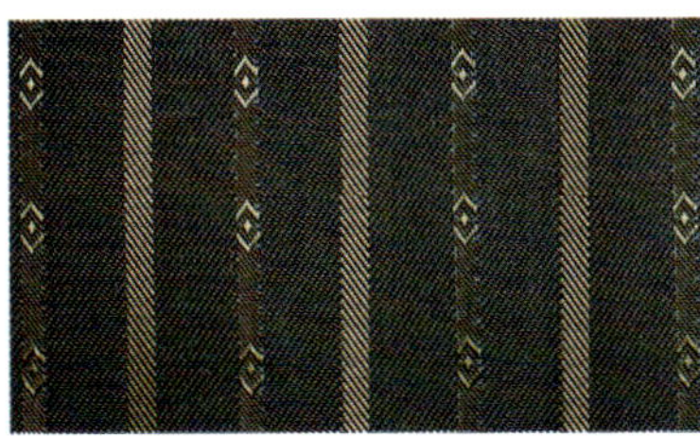

4 : Croisé changeant rayé

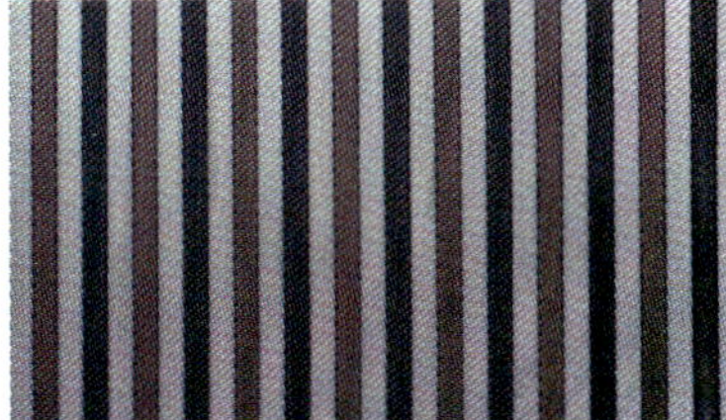

5 : Doublure de manches en satin rayé

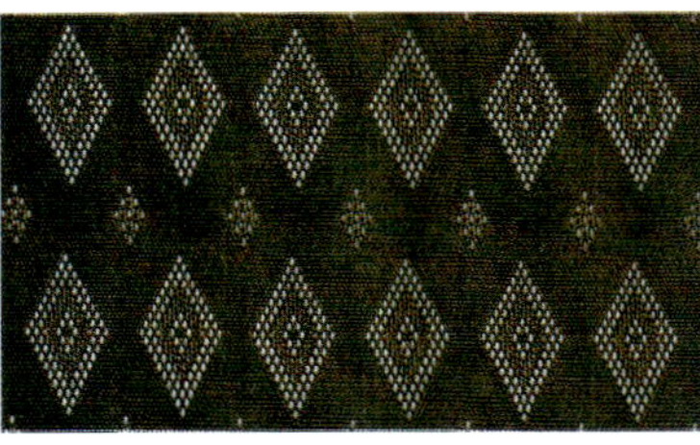

6 : Taffetas changeant façonné

7 : Moleskine

8 : Pocketing

9 : Charmeuse

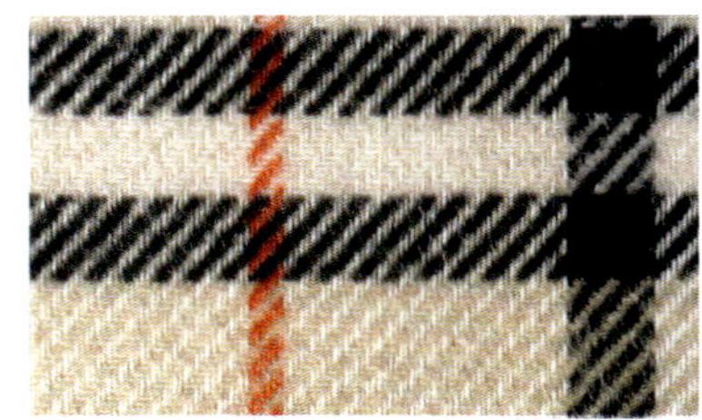

10 : Doublure tartan

Doublure de corps

La doublure sert à doubler les vêtements de dessus. Elle est fabriquée en fils de filaments en viscose, polyester, polyamide, acétate, cupro, soie et en mélanges (par ex. viscose/polyamide, triacétate/polyamide, acétate/cupro).

Le **taffetas (ill. 1)** et le **pongé (ill. 2)** sont en armure toile, le **sergé (ill. 3)** et le **croisé (ill. 4)** en armure sergé, le **duchesse** et le **satin** en armure satin.

Doublure de manches

Les motifs à rayures à fond clair sont appréciés pour les doublures de manche. Elles sont généralement en fils de filaments en viscose. Elles existent sous forme de **taffetas, satin (ill. 5)** et de **croisé.**

Doublure de gilet

Les doublures pour les dos de gilet présentent souvent des motifs de couleur ou d'armure, comme par ex. **changeant rayé (ill. 4)** et **changeant façonné (ill. 6).** Elles sont par ex. en viscose ou en soie/acétate (« étoffe mi-soie »). Les doublures avec ce type d'effet sont également utilisés pour doubler manteaux et vestes.

Doublure de poche

Les tissus en coton comme la **moleskine (ill. 7)** en armure satin à effet trame, le **pocketing (ill. 8)** en armure toile et le **twill pour fond de poche** en armure sergé sont fortement apprêtés et calandrés. Les tissus en fibres chimiques synthétiques sont particulièrement résistants à l'usure. Le **velveton pour fond de poche** est gratté et tient chaud.

Doublure tricot-chaîne

Les doublures extensibles et adaptables peuvent être fabriqués avec une technique de bonneterie-chaîne, par ex. **charmeuse (ill. 9)** en polyamide ou viscose en jetée de drap/tricot combiné.

Doublure isolante

Pour l'intérieur de vestes outdoor et de manteaux, on utilise souvent des tissus en coton, polyacrylique, viscose, laine et mélanges.

La **doublure tartan (ill. 10)** est un tissu à carreaux multicolore, éventuellement gratté. La **doublure en peluche** avec une hauteur de poil supérieure à 3 mm peut être fabriquée en tant que tissu tissé ou tricots. La **doublure matelassée** se compose de deux ou trois couches de tissu cousues ensemble.

8.2.3 Rubans et garnitures

La production de vêtements utilise des garnitures favorisant la confection et ayant une influence positive sur son résultat. Le style, la gamme et le prix sont les éléments de sélection pris en compte.

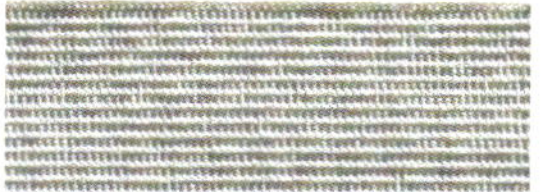
1 : Bande élastique

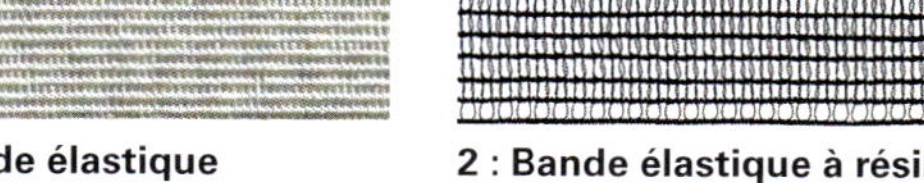
2 : Bande élastique à résille

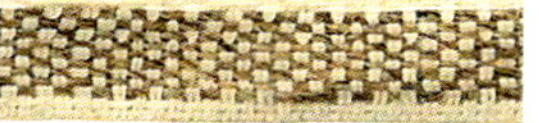
3 : Liséré

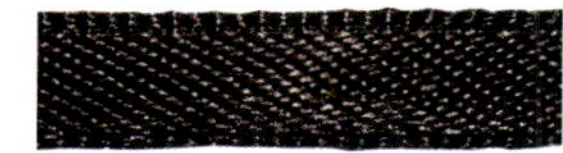
4 : Ruban d'attache

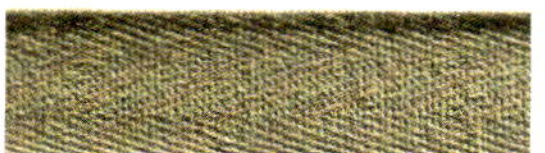
5 : Ruban de couture

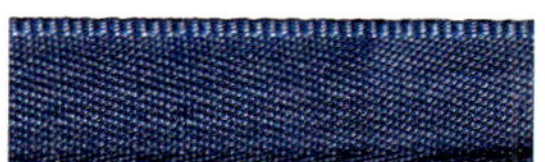
6 : Talonnette

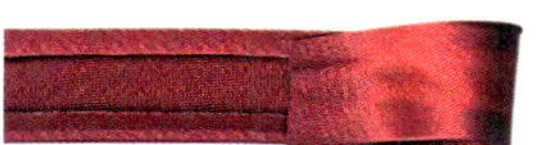
7 : Biais, plié

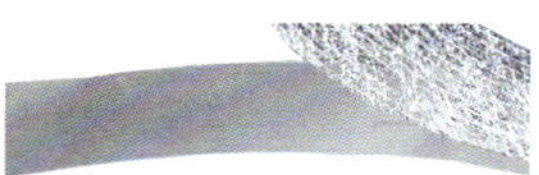
8 : Ruban à surfaces adhésives

9 : Ruban de fixation

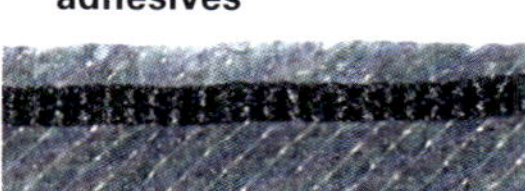
10 : Ruban de fixation/liséré

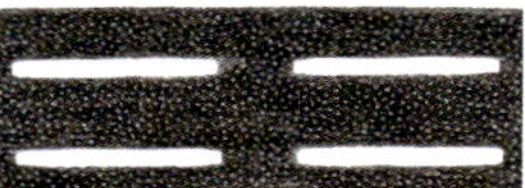
11 : Bande de découpe

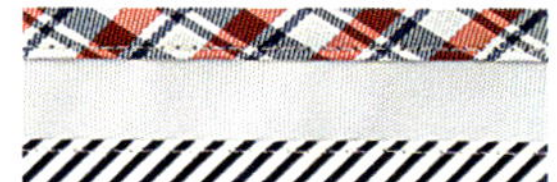
12 : Talonnette

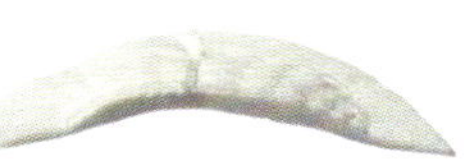
13 : Épaulette en croissant de lune

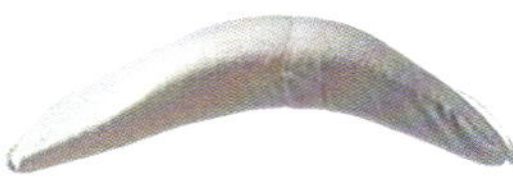
14 : Forme de selle avec revêtement en charmeuse

15 : Forme de croissant, matelassé

16 : Rembourrage raglan

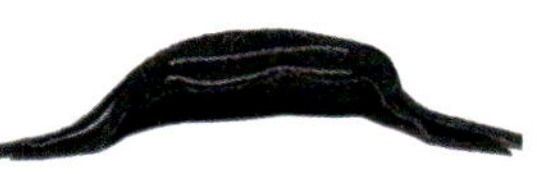
17 : Rembourrage de veston

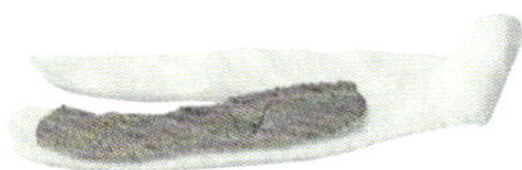
18 : Rembourrage de manche

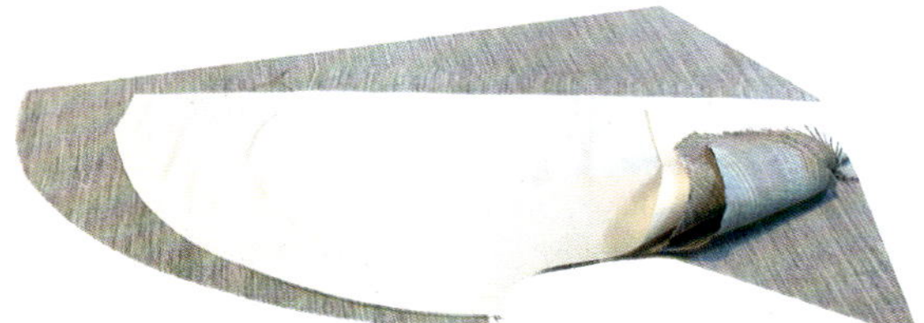
19 : Ébauche de plastron pour la partie avant de vestons

Rubans et entoilages

Les **rubans élastiques** sont très extensibles grâce à l'utilisation de fils élastiques ou d'élastomères. Ils sont par ex. utilisés pour les ceintures **(ill.1)**, les finitions et le **smock (ill. 2)**.

Les rubans tissés avec des bords solides sont indéformables. Le **liséré (ill. 3)** est utilisé pour stabiliser bords, revers et cols. Un **ruban de couture (ill. 5)** est utilisé pour travailler les bords et sécuriser les coutures, le **ruban d'attache (ill. 4)** étroit sert pour les bretelles et les attaches. Une **talonnette (ill. 6)** protège l'ourlet intérieur des pantalons .

Les **biais tissés (ill. 7)**, coupés le long de la diagonale du droit fil, sont souples et déformables. Ils sont disponibles dans différentes largeurs et matériaux, unicolores ou à motifs, plats ou pliés à l'avance pour la technique de bordage.

Les **bandes de découpe (ill. 11)** avec perforation de couture et surface adhésive, éventuellement avec un renfort de tissu ou non-tissé au centre, permettent un traitement rationnel, par ex. pour ceintures, bord-côtes, coins en onglet.

Les **rubans de fixation (ill. 9 et 10)**, coupés droit ou en biais, en non-tissé ou en tissu tissé, sont utilisés pour stabiliser bords et coutures, par ex. la couture de l'emmanchure, la couture d'épaule. La **bande d'ourlet** fixable est un **ruban à surfaces adhésives** thermocollantes protégées par un papier protecteur **(ill. 8)** permettant un travail rationnel de l'ourlet.

La **bande ceinture homme (ill.12)** matériau coupé en biais avec un entoilage de lin également en biais ; éventuellement une bande élastique au centre est préfabriquée pour la ceinture intérieure de pantalons d'homme.

Épaulettes

Les épaulettes soutiennent un vêtement. La **demi-lune (ill. 13)** et la **forme de selle (ill. 14)** sont adaptées pour les manches montées. Pour les chemisiers, les vestes légères et les pièces non doublées, elles sont en polyester, mousse avec revêtement en charmeuse ou doublure. Pour les blazers légers, une mousse peluche traitée, éventuellement avec un rembourrage, en **forme de croissant** est adaptée **(ill. 15)**.

Les **rembourrages raglan (ill. 16)** ont un noyau en mousse thermoplastique formée (moulé[1]) avec une transition arrondie vers la tête de manche. Pour les vestes doublées, le noyau est couvert de non-tissé et de ouatine.

Les épaulettes de haute qualité pour vestons et manteaux présentent une structure à plusieurs couches, par ex. un noyau en ouate avec des poils de chèvre et une couche façonnée de crin de cheval. La couverture en non-tissé des deux côtés empêche l'usure par frottement de la doublure **(ill. 17)**.

Rembourrages de manche

Ces pièces moulées soutiennent la tête de manche. En version simple, elles sont en mousse de polyester à une couche. Pour la fabrication de blazers et de vestons, elles sont préfabriquées en plusieurs couches, par ex. avec de la ouatine, du non-tissé et du crin de cheval. De plus, il est possible de piquer des demi-lunes en non-tissé et/ou en crin de cheval sous l'emmanchure avant et arrière **(ill. 18)**.

Plastron

Le **plastron (ill. 19)**, un entoilage préfabriqué à plusieurs couches en entoilage de coton, lin ou poil animal. Il aide à la la stabilité de la partie avant de vestons, vestes et manteaux. La forme est adaptée à la partie des manches, des épaules et du thorax, la structure est adaptée au tissu extérieur. Pour les **doublures intermédiaires**, un **non-tissé** fin est utilisé.

[1] Moulage = déformation thermique durable de matériaux synthétiques déformables par l'application de chaleur.

8.2.4 Rubans décoratifs et passementeries

Outre le textile extérieur, d'autres garnitures **ornementales** et concernant la **technique de fabrication** sont nécessaires. Lors de la sélection, il convient de prendre en compte le fait qu'ils correspondent au matériel du textile extérieur, qu'ils répondent aux exigences d'usure de celui-ci et qu'ils peuvent rendre un vêtement moderne.

Les **rubans décoratifs et passementeries**[1)] sont des éléments ornementaux utilisés pour les vêtements de dessus, les vêtements traditionnels, uniformes et décorations. Leur production a lieu sous forme de **tissu, tricot ou tresse.** De nombreux dessins sont possibles. Selon l'utilisation, ils sont fabriqués en fibres naturelles, par ex. coton, lin, laine, soie, et en fibres chimiques, par ex. viscose, polyacryle, polyamide, polyester.

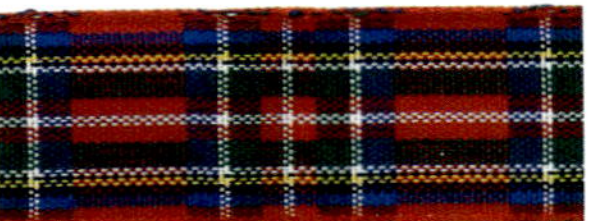
1 : Ruban en taffetas

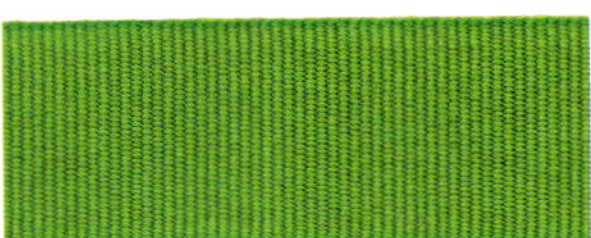
2 : Ruban reps

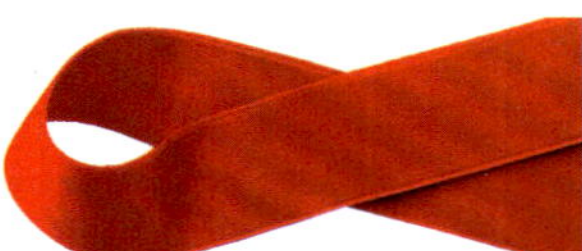
3 : Ruban satin, double satin

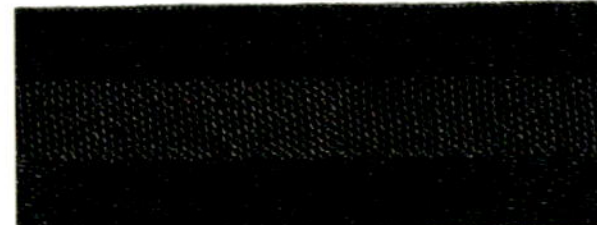
4 : Bandes de galon

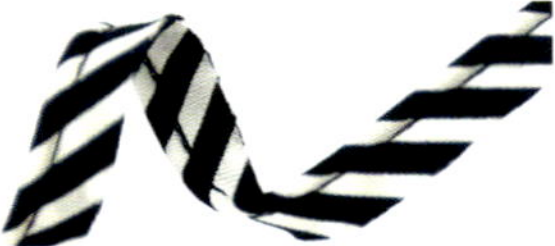
5 : Galon passepoil, tissé

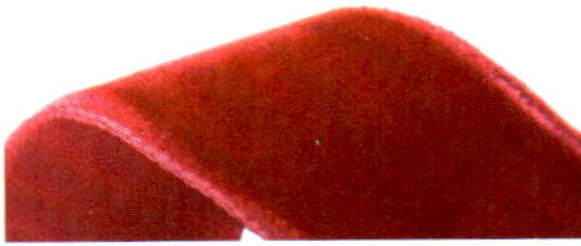
6 : Ruban de velours

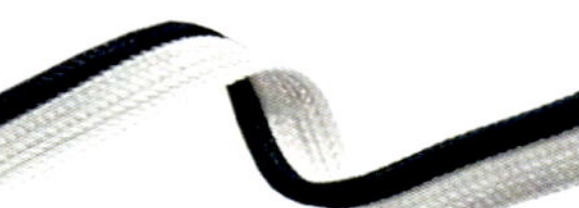
7 : Galon passepoil, tricoté

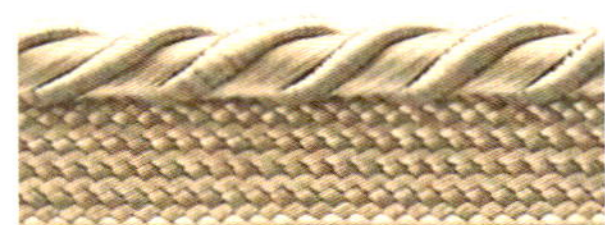
8 : Cordelette avec bande à coudre

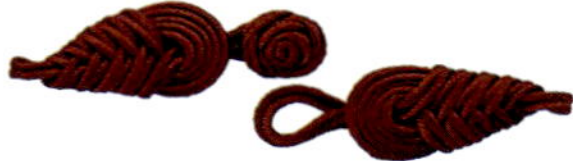
9 : Fermeture par cordelette

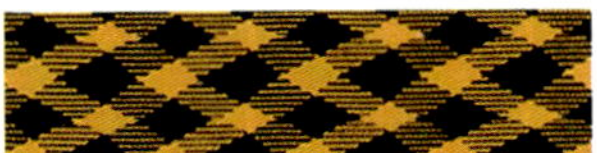
10 : Tresse

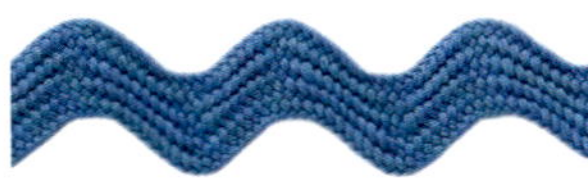
11 : Liseré dentelé (croquet)

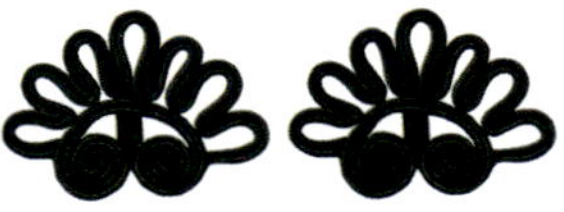
12 : Ornements en soutache

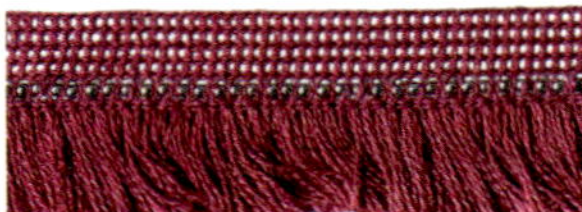
13 : Galon à franges

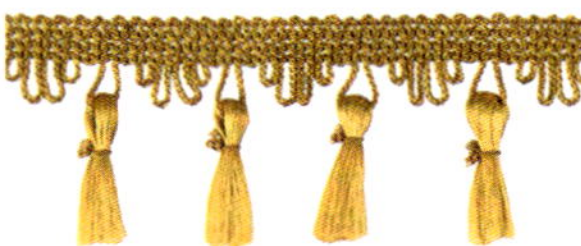
14 : Galon à pompons

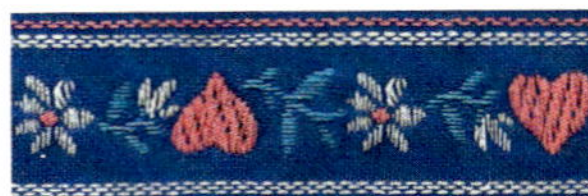
15 : Galon tissé

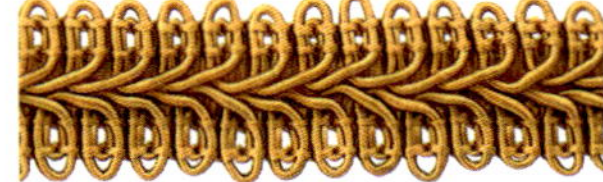
16 : Galon de passementerie

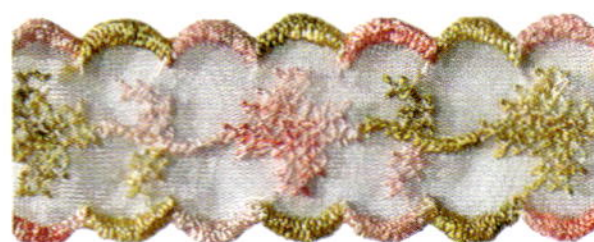
17 : Dentelle de lingerie

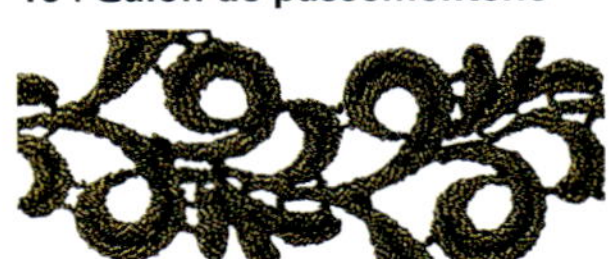
18 : Galon en dentelle brocart

1) passementeries = initialement la désignation des garnitures ornementales en fils métalliques (précieux) ; aujourd'hui, généralement pour les éléments ornementaux sur les produits textiles finis

Rubans tissés

Le **ruban en taffetas (ill. 1)** en fils de filaments, en armure toile, à tissage dense, unicolore ou à motif, est principalement utilisé en tant que ruban pour nœuds.

Le **ruban reps (ill. 2)** en armure reps ou armure toile est principalement utilisé en tant que ruban de chapeau. Il peut être utilisé des deux côtés.

Le **ruban satin (ill. 3)** en armure satin est en fils de filaments, à haute brillance. Le ruban en armure satin double peut être utilisé des deux côtés, par ex. pour des nœuds. Les **galons (ill. 4),** des bandes latérales en soie sur le pantalon de queue-de-pie ou de smoking, sont cousus sur le pantalon.

Les **rubans en velours (ill. 6),** fabriqués comme les tissus en velours, sont principalement cousus sur le vêtement, par ex. pour les vêtements traditionnels.

Les **galons passepoil** facilitent le liserage de bords et de coutures. Ils sont tissés avec un fil à mèche dans la pliure du tissu et il peut être en droit fil ou en biais **(ill. 5) ; ils sont** unicolores ou à motifs, en armure toile ou armure satin.

Rubans tricotés

Les **galons passepoil** tricotés se composent par ex. d'un bourrelet **(ill. 7)** ou d'une cordelette **(ill. 8)** sur une bande à coudre.

Les franges sont des fils desserrés sur un bord étroit. Le **galon à franges (ill. 13)** est généralement fabriqué sous forme de tricot chaîne et utilisé pour les bordures.

Tressés

Les **cordelettes (ill. 8 et 9)** sont fabriquées en tant que treisses rondes de différentes épaisseurs. Elles peuvent être cousues sur les tissus ou utilisées en tant que fermetures.

La **tresse (ill. 10)** est un ruban tressé souple qui est principalement utilisé pour le bordage. Le terme tresse est aussi utilisé en général pour les bandes de garniture, par ex. sur les uniformes.

Les **liserés** sont des rubans tressés, souvent en forme d'arc ou dentelée, par ex. le **liseré dentelé (ill. 11).** Ils sont utilisés comme garniture pour uniformes, vêtements traditionnels ou pour enfants. La **soutache (ill. 12)** est un liseré plat étroit et déformable avec deux arêtes. Elle peut être appliquée de manière linéaire ou ornementale.

Les pompons sont des articles de haute qualité fabriqués à la main et qui combinent franges, cordelettes et liserés **(ill. 14).**

Bordures

Bordure est la désignation générale utilisée pour un ruban à motif, tissé **(ill. 15)** ou tricoté en technique Raschel. La **bordure en passementeries (ill. 16)** est une bordure tressée avec des éléments de cordelette. Une **bordure en dentelle** peut être réalisée sous forme de tresse, dentelle filet ou dentelle tricotée ou dentelle Raschel **(cf. p. 104)** , avec des bords droits, courbés ou dentelés. Les **dentelles de lingerie (ill. 17),** par ex. pour la lingerie féminine, se composent souvent de fils élastiques, les **dentelles brocart (ill. 18),** de fils métalliques.

8.2.5 Moyens de fermeture (1)

Boutons

Les boutons ne représentent pas uniquement un moyen de fermeture fonctionnel, mais peuvent également servir d'ornement et mettre en valeur un certain style ou genre. Ils peuvent être ronds, allongés, carrés, plats, bombés ou sphériques.

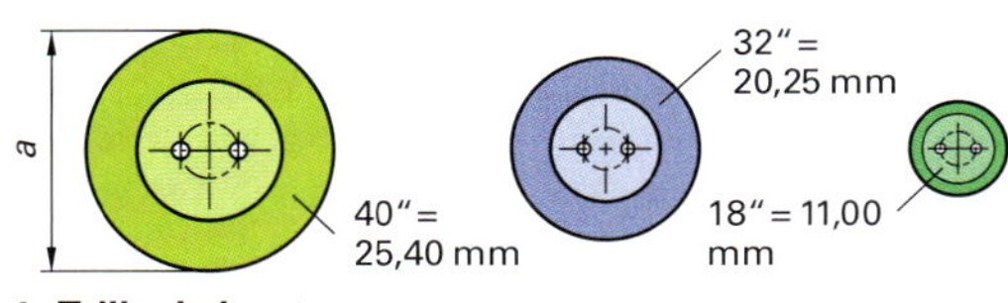

1 : Taille de bouton

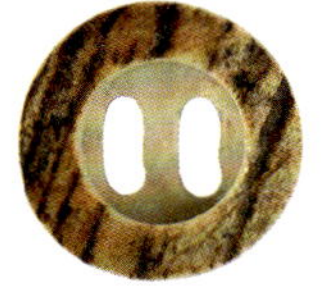

2 : Bouton avec alésage à passerelle

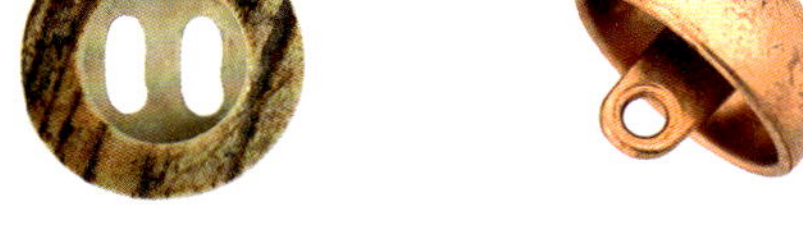

3 : Bouton à queue

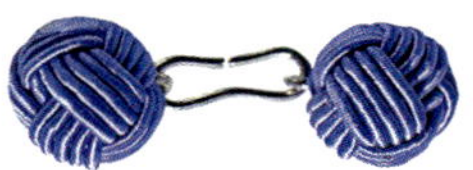

4 : Bouton double

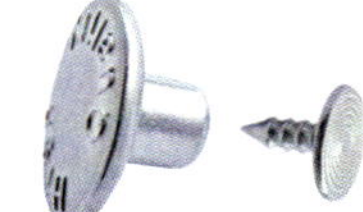

5 : Bouton-célibataire

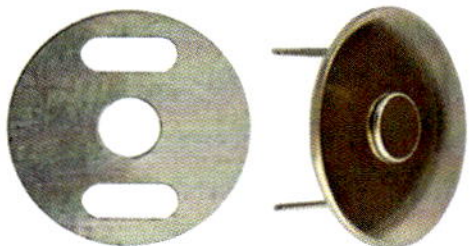

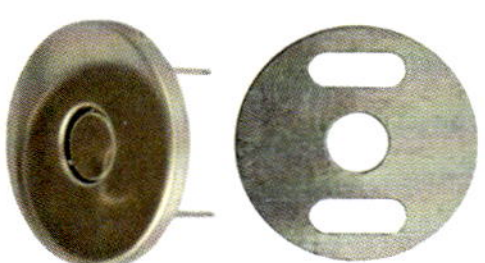

6 : Bouton magnétique à riveter

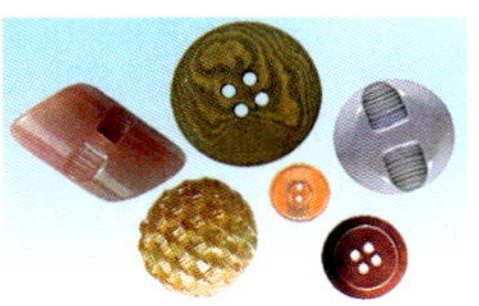

7 : Boutons synthétiques

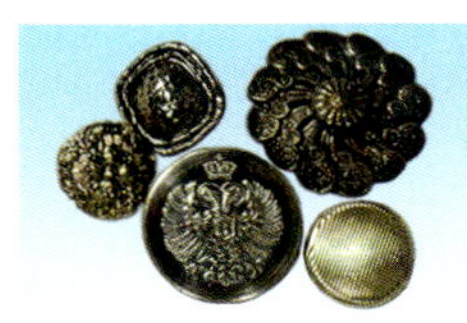

8 : Boutons métalliques

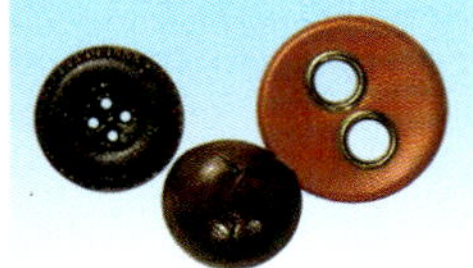

9 : Boutons en cuir

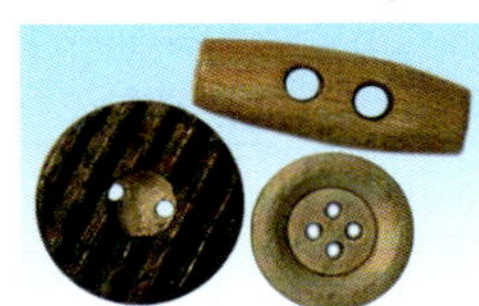

10 : Boutons en bois

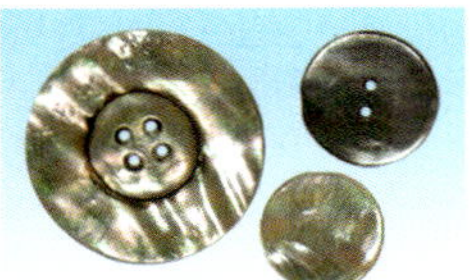

11 : Boutons en nacre

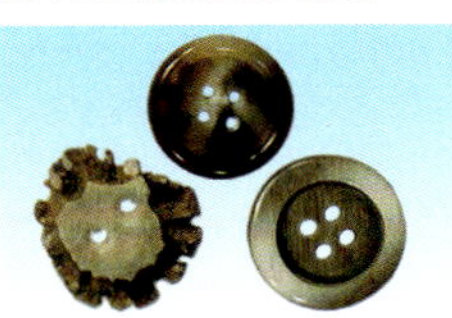

12 : Boutons en cornes et boutons en corne de cerf

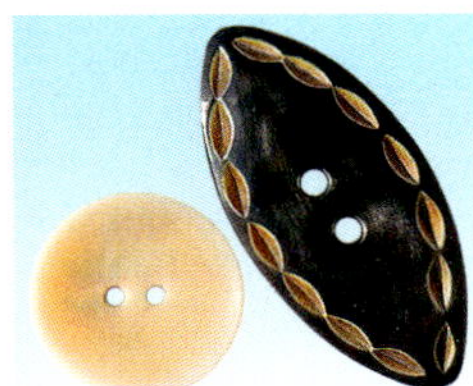

13 : Boutons en corozo

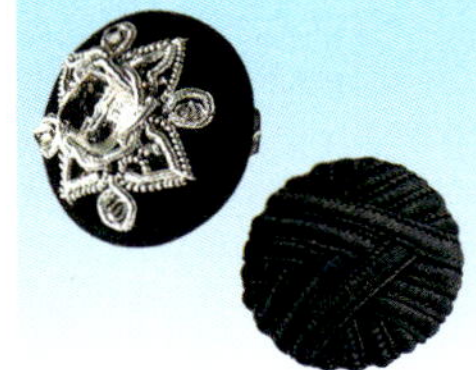

14 : Boutons en passementerie

Tailles de bouton

La taille de bouton est indiquée par le diamètre **(ill. 1)** exprimé en **lignes** anglaises basées sur le pouce, l'unité de mesure anglo-saxonne : 1 ligne = 0,635 mm, 1 pouce = 2,54 cm ou 40 lignes. Le symbole d'unité déterminé pour les lignes est le signe « pouce » (″). Les tailles courantes pour chemisiers et chemises est de 18″, pour la ceinture, 32″, pour les vestes, la taille standard 40″.

Fixation de bouton

Les **boutons à trous** sont fixés avec un fil à travers un alésage à deux, trois ou quatre trous. Le **bouton avec alésage à passerelle (ill. 2)** est cousu par le biais d'une bande de matériau enfilé. Les **boutons à queue** sont munis d'un anneau ou d'un œillet intégré dans la forme sur la partie inférieure pour leur fixation **(ill. 3)**.

Les **boutons doubles (ill. 4)** sont courants par ex. pour les vestes de tenues de travail, les vêtements en cuir, les vêtements traditionnels et les poignets. Le **bouton-célibataire (ill. 5)** est riveté sur la sous-patte. Il est principalement utilisé pour les vêtement en jean et les tenues de travail. Le **bouton magnétique (ill. 6)** est riveté ou cousu par le biais d'œillets extérieurs ou une passerelle centrale.

Matériaux de boutons

Les boutons en polyester et polyamide couvrent la majeure partie de la consommation totale de boutons, bien que leur fabrication en matières naturelles regagnent en importance. Ils sont disponibles dans une grande variété de couleurs et de formes **(ill. 7)** et toutes les matières naturelles peuvent être imitées. Leur résistance à la chaleur et au nettoyage permet une utilisation universelle.

Les **boutons en métal (ill. 8)**, par ex. en laiton ou aluminium, avec une surface gravée ou estampée sont utilisés, notamment pour des blazers, jeans, tricots et pour des vêtements folkloriques.

Les **boutons en cuir (ill. 9)** sont sensibles à l'humidité et ne résistent pas très bien au frottement. En véritable cuir ou en similicuir, ils sont utilisés pour les vêtements en cuir, les vêtements folkloriques, les vêtements de sport et les tricots.

Les **boutons en bois (ill. 10)** sont nature, lasurés ou vernis, parfois peints. Ils peuvent se fendre et sont sensibles à la chaleur et l'humidité. Ils sont utilisés pour les tricots, les vêtements folkloriques, les vêtements pour enfants.

Les **boutons nacrés (ill. 11)** sont fabriqués à partir de la couche intérieure de la coque des huîtres perlières et des escargots de mer. Ils ont une surface irrégulière, brillante en plusieurs couleurs et sont résistants à la chaleur, retiennent la brillance, mais sont sensibles aux chocs. Ils sont utilisés pour les vêtements pour femmes et le linge.

Les **boutons en corne (ill. 12)**, par ex. en **corne de buffle,** ont une veinure individuelle et sont très résistants à l'usure. Ils sont utilisés pour des vestes et manteaux de haute qualité. Les boutons en corne de cerf naturel fabriqués en ramures de cerfs sont idéaux pour les vêtements folkloriques. Les **boutons en corozo (ill. 13)**, fabriqués à partir des fruits de palmier, ont un grain naturel. Ils permettent divers teintes et traitements, sont très résistants à l'usure et offrent une utilisation variée.

Les **boutons en passementerie (ill. 14)** sont ornés de galons. Comme pour les **boutons recouverts de tissu** et les **boutons en strass** avec des pierres de verre scintillantes et des montures en métal, ils sont utilisés dans les vêtements féminins élégants. Les **boutons de linge** sont des disques métalliques de fabrication traditionnelle recouverts de tissu ou des anneaux métalliques autour desquels du fil de lin ou de coton est torsadé en forme d'étoile.

L'os, le jais, le coco, le marbre, la galalithe (corne artificielle), le verre et la porcelaine sont d'autres matériaux de boutons plus rarement utilisés.

8.2.5 Moyens de fermeture (2)

L'assortiment de moyens de fermeture comprend des articles sélectionnés selon leur fonctionnalité et aussi comme des éléments de mode pour la création de vêtements.

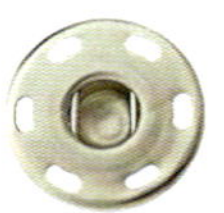
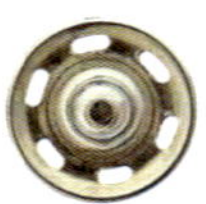
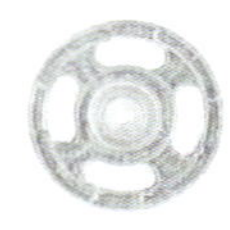
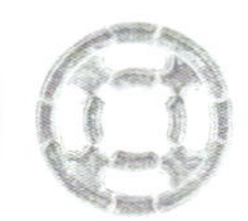

1 : Bouton-pression à coudre

2 : Bouton-pression transparent

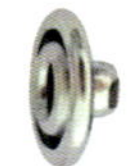
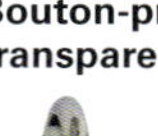
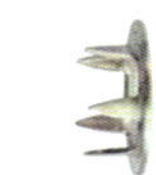

3 : Bouton-pression à bague dentée à riveter

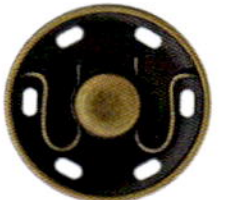
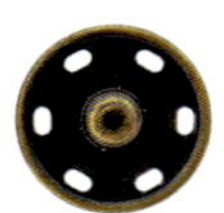
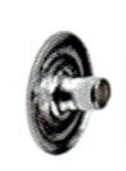
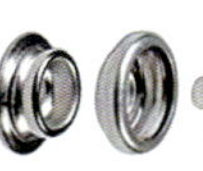

4 : Bouton-pression à ressort

5 : Bouton-pression à ressort annulaire

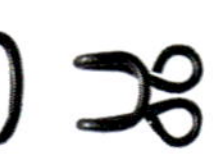
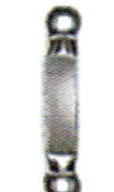
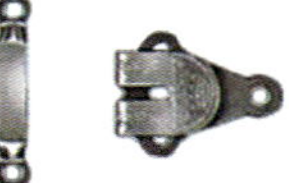

6 : Crochets et œillets

7 : Crochets pour jupes et pantalons à coudre

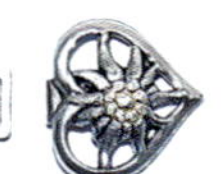
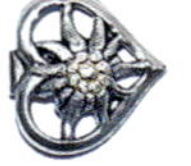
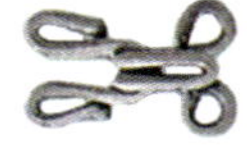

8 : Crochets de corsage

9 : Crochet de fourrure et œillet

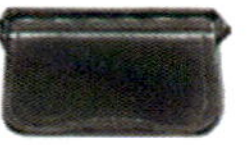
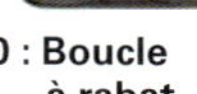
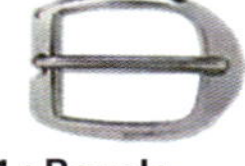
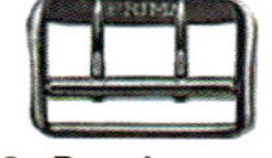

10 : Boucle à rabat

11 : Boucle à ardillon

12 : Boucle à échelon

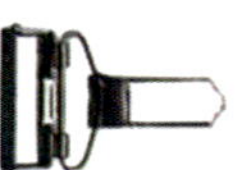
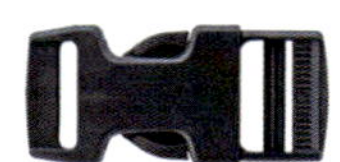
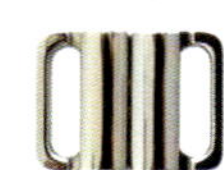

13 : Système à bretelles

14 : Fermeture encliquetable

15 : Fermeture pour lingerie

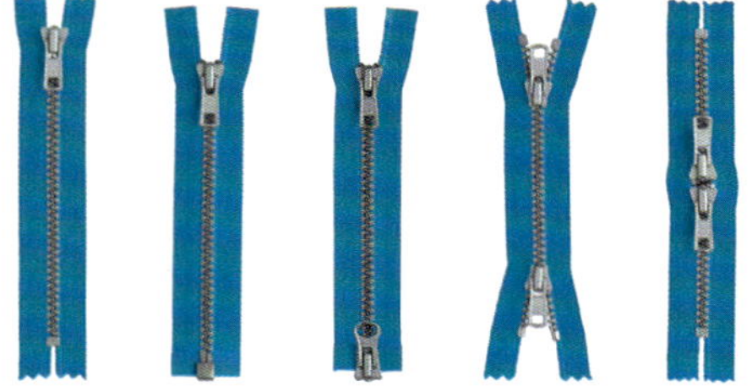

16 : Types de fermetures à glissière

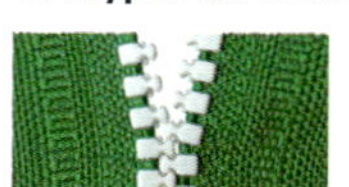
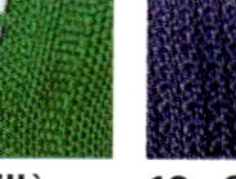
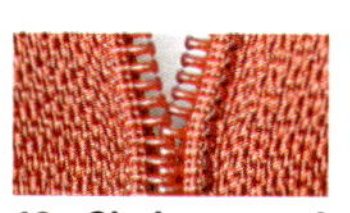

17 : Crémaillères en matière plastique

18 : Crémaillères en métal

19 : Chaîne en spirale en matière plastique

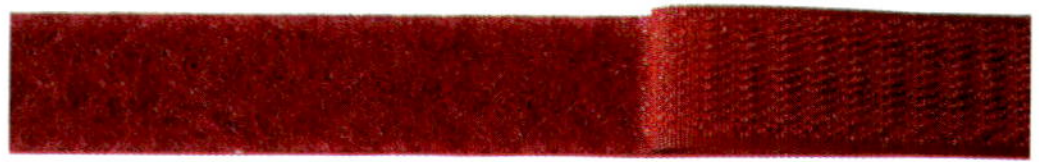

20 : Fermeture velcro

Boutons-pression

Les **boutons-pression** à **coudre** se composent d'une partie inférieure et d'une partie supérieure. Ils sont en métal **(ill. 1)** ou en matière plastique **(ill. 2)** et fixés de manière invisible. Les **boutons-pression** à **riveter** se composent de 4 pièces et sont visibles sur l'endroit du produit. La force de fermeture requise dépend du domaine d'utilisation et du tissu extérieur. La force de fermeture des **boutons-pression à bague dentée (ill. 3)** est légère à moyenne ; la force de fermeture des **boutons-pression à ressort (ill. 4)** est, elle, moyenne et celle des **boutons-pression à ressort annulaire (ill. 5)**, élevée.

Crochets et œillets

Les **crochets et œillets (ill. 6)** existent en métal et en matière plastique. Les **crochets pour jupes et pantalons** sont à coudre **(ill. 7)** ou à riveter. Pour la fabrication rationnelle, on utilise une bande à crochets pour corsages préfabriquée.

Les **crochets pour corsage (ill. 8)**, par. ex. pour le laçage du dirndl, sont ornés de laiton ou d'argent. Les **crochets et œillets pour fourrures (ill. 9)** sont enveloppés d'un fil solide.

Fermetures (boucles)

Les fermetures sont fabriquées en métal, cuir ou en matière plastique. La **boucle à rabat (ill. 10)**, la **boucle à ardillon (ill. 11)** et la **boucle à échelon (ill. 12)** représentent les formes standards pour les bretelles et ceintures. Les **systèmes à bretelles (ill. 13)** sont utilisés pour les vêtements pour enfants, les tenues de travail et de sport. La **fermeture encliquetable** en matière plastique **(ill. 14)** et la **fermeture à accrocher** pour la corsetterie, les maillots de bain une pièce et bikinis **(ill. 15)**.

Fermetures à glissière

Les **fermetures à glissière (ill. 16)** se composent de deux rubans avec une crémaillère en **matière plastique (ill. 17)**, par ex. en Delrin[1)] ou en **métal (ill. 18)**, qui s'accrochent au milieu et forment une chaîne de fermeture à glissière (crochets). Un curseur permet de l'ouvrir et de la fermer. Les fermetures à glissière (zips) sont disponibles dans des modèles à la mode. Les **fermetures à glissière pour pantalons** ont un blocage dans la glissière.

La fermeture à glissière standard reste aussi fermée à l'extrémité basse à l'état ouvert. Les fermetures à glissière **séparables** peuvent être décrochées. Les **fermetures à glissière à double curseur** s'ouvrent des deux côtés et sont utilisées pour les vestes, tricots et dans le domaine du sport et des loisirs. Les fabrications non séparables en **forme de x et y** sont utilisées dans le domaine de la lingerie et pour les textiles techniques. Les **fermetures à glissière au mètre** sur des rouleaux sont utilisées pour la fabrication rationnelle, par ex. la literie. Le curseur est mis en place ultérieurement.

La **fermeture à glissière à jointures fines** est munie d'une glissière spéciale et de **chaînes en spirale** qui sont cousues sur un ruban textile ou piquées pendant le tissage. Les spirales aux deux directions sont en **matière plastique (ill. 19)**.

Les fermetures à glissière peuvent être **imprimées, rendues imperméables** et **enduites**. Les fermetures imperméables pour les tenues de travail, de sport et de loisirs requièrent un traitement spécial.

Fermetures velcro®

La **fermeture velcro® (ill. 20)** se base sur le principe d'adhésion de la bardane végétale. Deux rubans tissés en fibres synthétiques sont cousus ou collés sur le tissu. Un ruban est muni de crochets flexibles, l'autre de boucles. Une fois comprimés, ils forment une connexion résistante à la traction.

[1)] Delrin = polyoxyméthylène (POM), polymère thermoplastique de la marque Du Pont breveté en 1956

9.1.1 Fabrication du cuir (1)

La transformation de peaux et de pelages en cuir représente un des plus anciens artisanats. Les peaux et les pelages en cuir ne peuvent pas être utilisés à l'état brut car ils moisissent à l'état humide et se cassent au séchage. Il existe différentes techniques de tannage. En font partie la conservation par fumage, la mastication des peaux chez les esquimaux, le tannage avec des graisses ou la conservation à l'aide de différentes substances végétales avec utilisation d'eau.

Ce n'est qu'au XIXe siècle que la technique du tannage a été affinée. Le développement d'extrait, de techniques et de tonneaux de tannage ont permis de faire des progrès. À partir de la fin du XIXe siècle, le tannage au chrome s'est développé. Aujourd'hui, il représente plus de 80 % de la production mondiale (soit la part la plus importante). Au début du XXe siècle, les premiers tannins synthétiques et minéraux furent utilisés.

Un procédé de tannage renonçant aux tannins chimiques conventionnels constitue une approche écologique. L'entreprise wet-green® travaille avec un tannin naturel à base d'un extrait aqueux de feuille d'olivier selon un procédé breveté.

Bases

Peau brute

Les peaux proviennent de toutes les régions du monde. Le cuir pour l'habillement est principalement fabriqué avec des peaux de vache, d'agneau, de mouton, de chèvre, de porc, de cerf et de chevreuil. Selon l'origine, on distingue les **peaux de bêtes domestiques** provenant d'animaux d'élevage vivant en troupeaux ou issus de la stabulation, et les **peaux de bêtes sauvages** issues d'animaux de la faune.

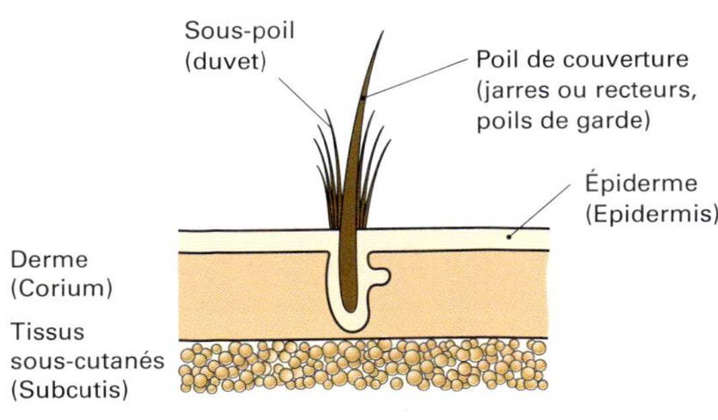

1 : Structure d'une peau

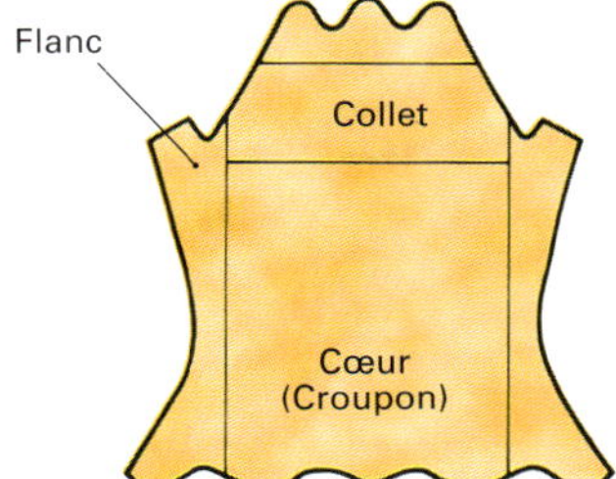

2 : Division d'une peau

Structure de la peau

L'**épiderme** se compose d'une couche de mucus qui est recouverte par une couche cornée sèche. Cette couche de peau représente 1 % de la surface de la peau. Elle est retirée avant le tannage.

Le **derme** est aussi désigné comme corium. Il se divise encore en une couche papillaire et une couche réticulaire.

Les tissus sous-cutanés (subcutis) sont retirés avant le tannage.

Les désignations suivantes résultent de la structure de la peau **(ill. 1)** **(cf. p. 149)** :

- **Côté fleur :** Après la suppression des poils, des soies ou de la laine, le côté extérieur, lisse et grainé d'une peau se transforme en **cuir nappa** lisse ou en **cuir nubuck** poncé et velouté.
- **Côté chair :** Le côté rugueux du derme est poncé pour donner du **cuir velours**.

Qualités de peau

La qualité d'une surface de peau n'est pas uniforme. On distingue trois qualités de surface :

Première, la meilleure qualité :	Croupe
Seconde qualité :	Collet
Troisième qualité :	Flanc

Fabrication du cuir

La fabrication du cuir à partir de peaux brutes a lieu en trois étapes :

Préparation au tannage	Processus de tannage dans la tannerie	Corroyage ou ennoblissement
Atelier de préparation au tannage par trempage	transformation des peaux en cuir	Le cuir tanné brut est transformé en cuir d'habillement

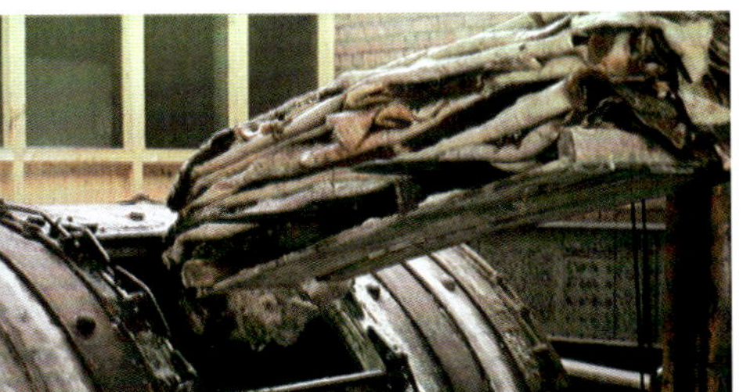

3 : Lavage dans des tambours tournants

Préparation pour la tannerie en atelier de préparation au tannage par trempage

Les peaux périssables sont conservées grâce au salage et au séchage et sont livrées de cette manière aux tanneries. Les peaux sont dures et comportent une couche de salissures. Les travaux suivants sont effectués avec de grandes quantités d'eau :

- lavage dans des tambours tournants avec divers additifs **(ill. 3)** ;
- processus de trempage spéciaux pour assouplir la peau ;
- suppression de la couche de salissures de la peau, racines des poils et épiderme inclus ;
- découpe des peaux, raclage du côté inférieur de la peau ;
- refente de peaux épaisses en deux ou trois couches **(cf. p. 149)** ;
- suppression de la graisse de la peau.

Les peaux parcourent l'atelier de préparation au tannage par trempage pendant une semaine.

9.1.1 Fabrication du cuir (2)

Le processus de tannage dans la tannerie

Dans la tannerie, la peau absorbe les tanins du bain de tannage dans les foulons de tannage **(ill. 1)**. Ce processus transforme les peaux « périssables » en cuirs « résistants à l'usure ». Les fibres protéiniques de la peau sont transformées en fibres de cuir à l'aide des tanins. Le cuir, un produit naturel, est respirant, imperméable au vent, agréable pour la peau, résistant à la déchirure, agréable au toucher et présente une certaine élasticité.

On distingue les techniques de tannage suivantes :

Tannage végétal Les tanins sont obtenus à partir de fruits, d'écorces, de bois et de racines à teneur de tanin. Les peaux tannées ont une teinte claire à rouge-brun foncée et ne peuvent pas être teintées de façon plus claire et brillante. Les cuirs sont aussi relativement lourds et ont un toucher compact.

Tannage minéral Le tannage est généralement effectué avec des sels de chrome dans des foulons tournants **(ill. 1)**. Le cuir tanné au chrome a une couleur claire, bleu-grisâtre et peut être teinté de toutes les couleurs avec une bonne résistance à la lumière. Ces cuirs sont très légers, « soyeux » et résistants à la déchirure.

Tannage à l'huile (chamoisage) Ce sont principalement les peaux de bêtes sauvages comme l'élan, le cerf, le chevreuil, etc. qui sont trempées dans de l'huile de poisson. Lors du séchage, l'huile s'oxyde au contact de l'oxygène de l'air, ce qui lui confère un effet tannant. Les cuirs de peaux chamoisés ont une couleur jaune. Ils sont très absorbants.

Tannage combiné Il est possible de combiner différentes méthodes de tannage, mais cette technique est rarement utilisée pour le cuir d'habillement.

Le corroyage

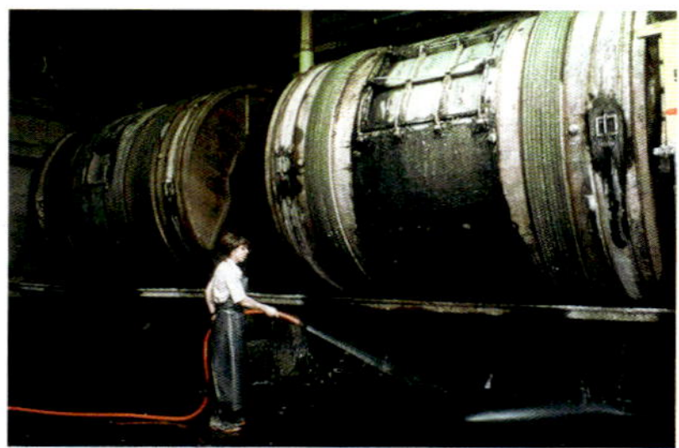

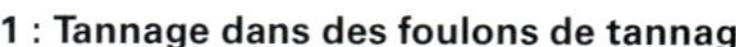

1 : Tannage dans des foulons de tannage

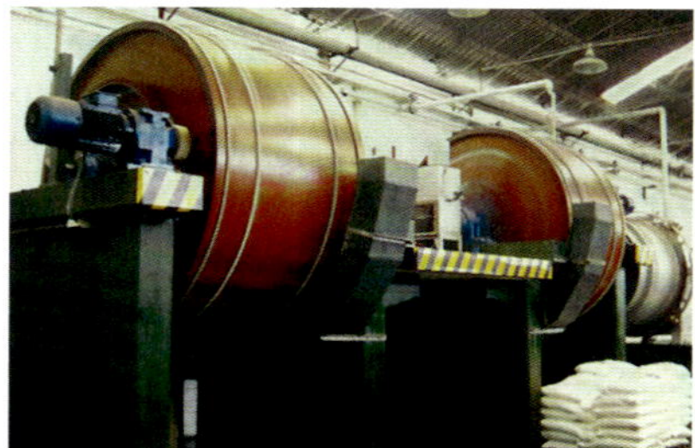

2 : Usine de teinture de cuir

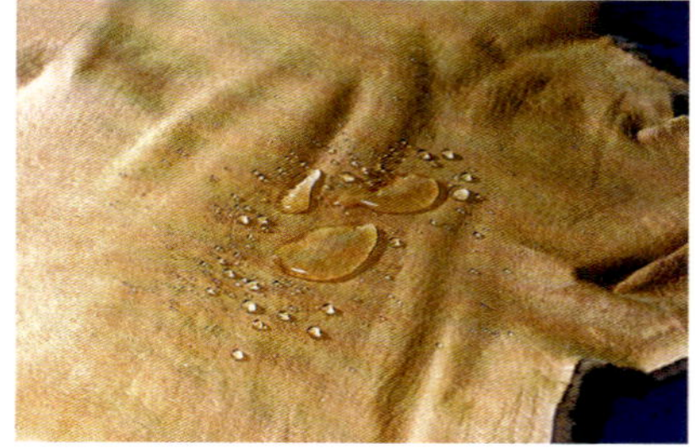

3 : Cuir imprégné

Lors du corroyage, les cuirs bruts tannés sont ennoblis pour devenir des cuirs d'habillement à la mode.

Essorage L'eau est éliminée des cuirs tannés de manière mécanique par pressage entre des bandes de feutre.

Séchage Davantage d'humidité est extraite plus tard dans les machines de séchage par air chaud.

Rasage Le cuir est raclé du côté chair et obtient ainsi une **épaisseur régulière**.

Teinture Les cuirs sont teintés dans des foulons tournants **(ill. 2)** avec des colorants solubles dans l'eau appelés teintures d'aniline. Les teintures d'aniline sont transparentes. Le grain du cuir ou l'« aspect naturel » du cuir est clairement visible. Une pulvérisation discrète avec des couleurs à base de pigments égalise la couleur du côté nappa. Les cuirs très cicatrisés sont fortement pulvérisés de couleur.

Huilage La graisse de la peau supprimée au cours de diverses opérations et l'eau emmagasinée sont remplacées par des huiles synthétiques lors du regraissage. Cette technique rend le cuir **souple**.

Séchage Les cuirs sont amenés à un degré de séchage uniforme dans des chambres climatiques à température contrôlée.

Palissonage Les peaux sont ponctuellement étirées après séchage afin de les rendre souples à nouveau. Les fibres sont desserrées, ce qui permet d'obtenir un toucher agréable.

Ponçage Le côté chair peut être poncé pour obtenir du **cuir velours** soyeux. En ponçant le côté nappa lisse, on obtient le **cuir nubuck** fin et velouté.

Grainage chaude Le côté lisse du cuir (côté fleur) peut obtenir un **aspect décoratif** par l'utilisation de plaques de grainage chaude.

Nappage Le côté velours rugueux peut être pulvérisé avec un liant polymère filmogène et ensuite repassé. Cette technique crée un **aspect lisse et soyeux.**

Imprégnation Les produit imprégnants adaptés donnent au cuir une **imperméabilité optimale (ill. 3)**.

Repassage Des presses à repasser repassent le cuir et le rendent lisse. Elles créent une fine **brillance** sur le cuir.

9.1.2 Types de cuir

Chaque espèce animale fournit son propre type de peau . Différents grains de peau se forment selon le type de recouvrement, par ex. laine, cheveux ou poils. Plus le recouvrement est fin (par ex. laine), plus le grain du cuir est lisse. Les poils épais du porc marquent un aspect grainé prononcé.

Différents facteurs influencent la qualité de la peau ou du cuir :

- **Âge de l'animal :** Plus l'animal est jeune (par ex. agneau, veau), plus le cuir est fin et cher. Les peaux d'animaux plus âgés sont plus compactes et moins chères.
- **Origine :** Dans les régions tropicales et humides, les moustiques s'acharnent sur les animaux. Les peaux des animaux sauvages ont donc de nombreuses cicatrices et égratignures, ce qui fait baisser le prix.

Chaque peau a deux côtés. Le côté extérieur, qui portait le recouvrement, représente le côté poil ou côté grain. Le **cuir nappa** lisse utilise ce côté. Lorsque le côté lisse du cuir nappa est poncé, on obtient le **cuir nubuck** avec le polissage le plus fin.

Le deuxième côté, orienté vers le côté chair, est rugueux après avoir été retiré. Il est poncé pour obtenir du **cuir velours** soyeux à fibres courtes **(ill. 1)**.

Les peaux épaisses sont refendues en deux, plus rarement en trois couches **(ill. 2 et 3)**. Les **cuirs croûte** sont rugueux des deux côtés. Ils sont lourds et ont un toucher ferme.

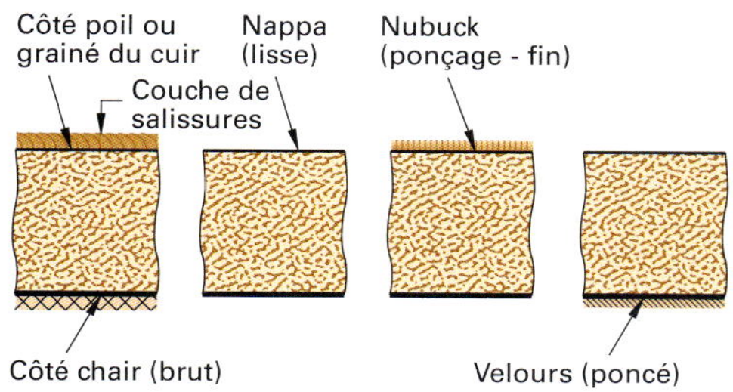

1 : Sections transversales du cuir

2 : Cuir croûte de vache

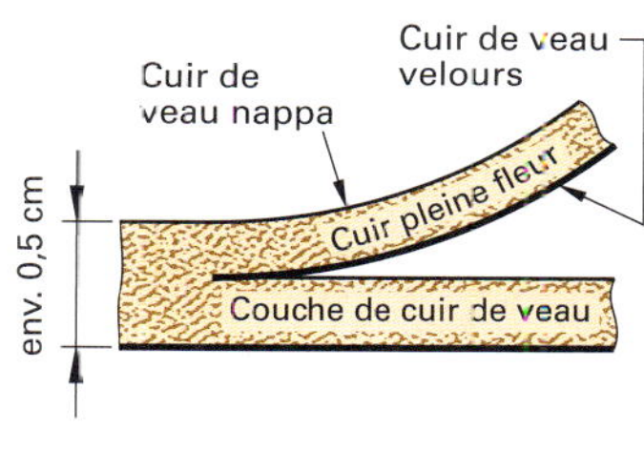

3 : Cuir croûte de veau

4 : Cuir de veau[1)]

Le **cuir de veau nappa** est un cuir de très haute qualité. Son grain de peau est fin et régulier sur toute la surface.

Le **cuir velours de veau** est un cuir prestigieux en raison du polissage élégant et soyeux.

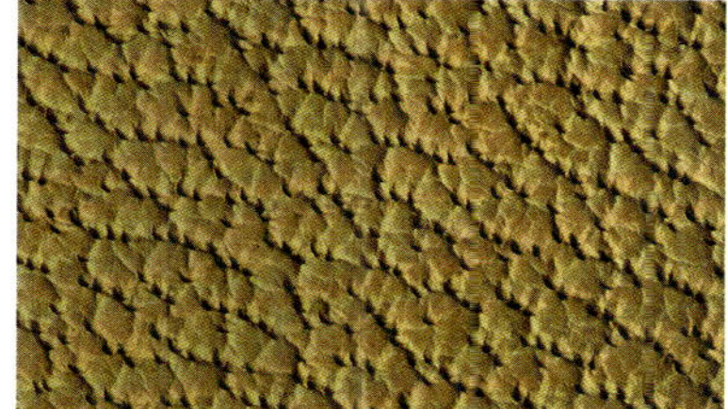

5 : Cuir de vache[1)]

Le **cuir vachette nappa** est un cuir indéchirable, indéformable et très résistant. Les pores fins sont disposés de façon régulière.

Le **cuir velours** n'est pas utilisé pour la fabrication de vêtements.

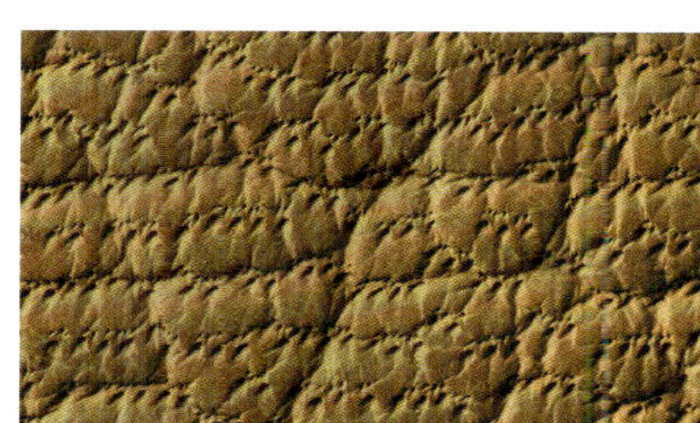

6 : Cuir de chèvre[1)]

Le **cuir de chèvre nappa** avec ses grands pores est rarement utilisé comme cuir pour vêtements.

Le **velours de chèvre** présente une finition soyeuse, est doux au toucher, indéformable et élégant.

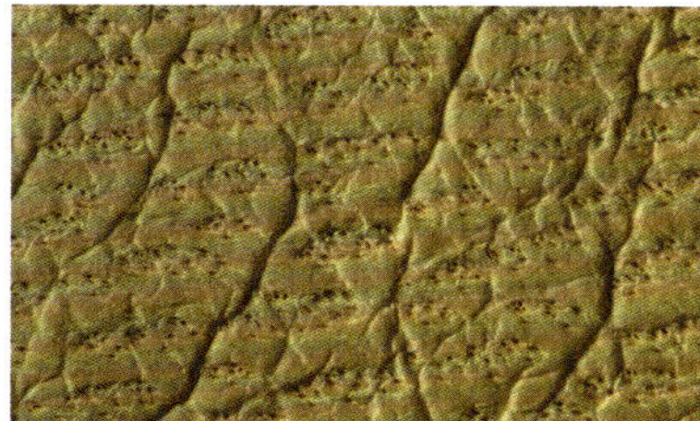

7 : Cuir d'agneau[1)]

Le **cuir d'agneau nappa** est un cuir d'habillement noble et élégant dû à son grain de peau extrêmement fin, son faible poids et son toucher doux.

Le **velours d'agneau** a un polissage court. Lorsque vous commencez à le porter, il est possible que de la poussière de ponçage se détache.

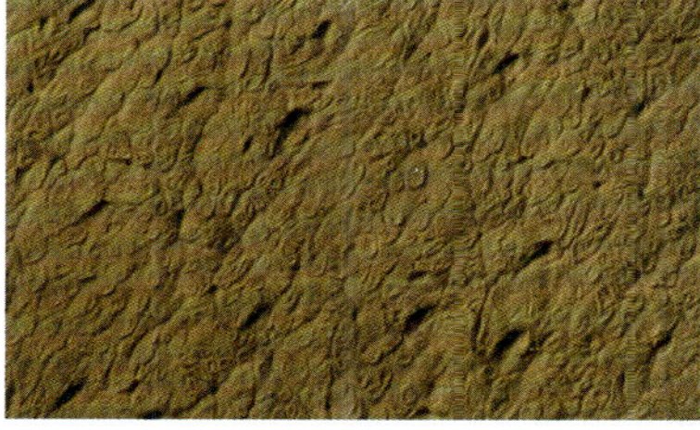

8 : Cuir de porc[1)]

Le **cuir de porc** est un cuir résistant peu coûteux. Les gros poils des porcs marquent un grain de nappa prononcé et sportif, ainsi qu'une perforation du côté velours.

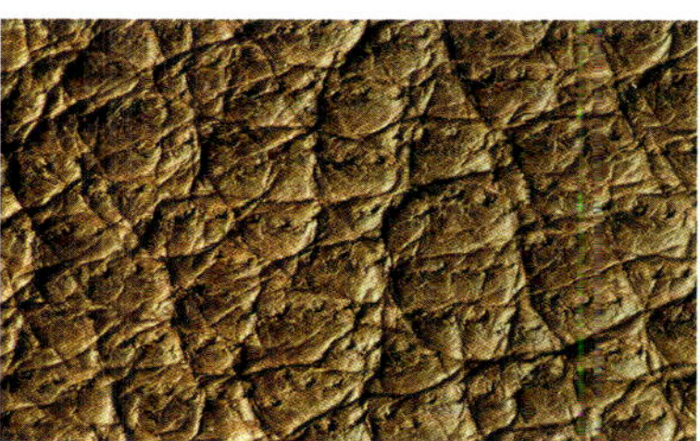

9 : Cuir de cerf (cuir de daim)[1)]

Le **cuir de daim nappa**, un véritable daim, présente un grain de peau rustique avec des cicatrices supplémentaires et aussi des variations de couleur.

Le terme **« daim »** est souvent utilisé à tort pour toutes sortes de cuirs à surface rugueuse.

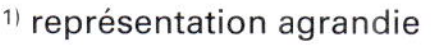

1) représentation agrandie

9.1.3 Caractéristiques et confection en cuir

Caractéristiques du cuir

La différence entre les vêtements en cuir **(ill. 5)** et les vêtements en textiles en matière de dessin de patrons provient essentiellement de la caractéristique du cuir : lors de la découpe du cuir, on dépend des dimensions de la peau. Les différentes parties d'un vêtement en cuir se distinguent également dans leur structure ou leur épaisseur, selon la peau ou les parties du corps auxquelles elles sont destinées. Un étirage partiel d'un vêtement en cuir est irréversible. Ce problème doit être pris en compte lors de la découpe.

Le cuir ne peut pas présenter le tombé souple d'un textile. Plus la peau travaillée est épaisse, plus le vêtement confectionné sera rigide. Ceci augmente également le poids du vêtement en lui-même. Cependant, une plus grande épaisseur augmente aussi la résistance envers les influences liées au climat.

Traitement du cuir

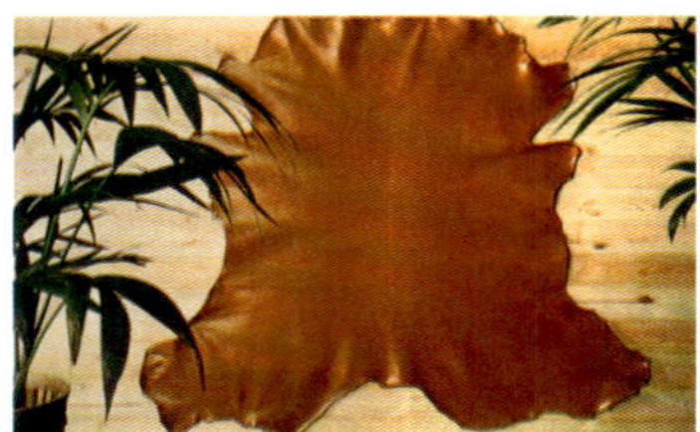
1 : Peau

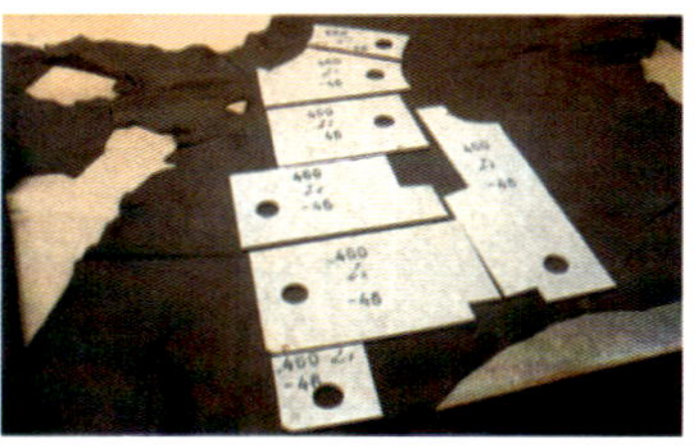
2 : Placement des patrons sur le cuir

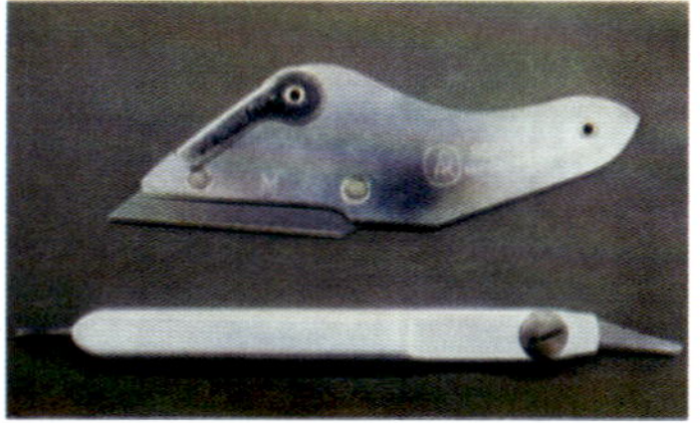
3 : Outils de découpe

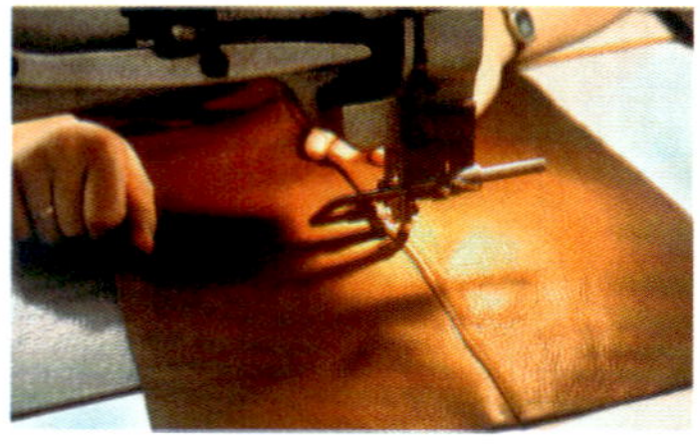
4 : Surpiqûre d'une couture en cuir

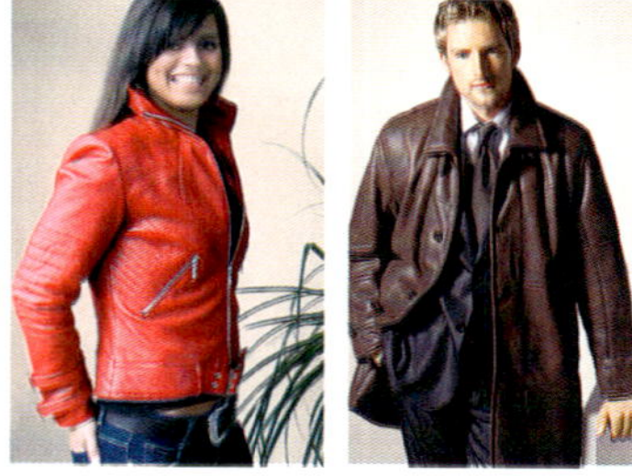
5 : Vêtements en cuir

En raison de la taille limitée du cuir, entre 6 (par ex. pour une veste) et 15 (par ex. pour un manteau) peaux différentes sont transformées en un vêtement. La superficie d'une peau se mesure avec des dispositifs électroniques et se calcule à l'aide d'un ordinateur. Elle est indiquée en pied carré. 1 pied carré = 30,48 cm × 30,48 cm = 929 cm^2.

La confection à partir de différentes tailles de peau présentant des irrégularités naturelles supplémentaires requiert un très haut savoir-faire. Les processus de fabrication d'un vêtement en cuir sont présentés ci-dessous.

Triage

Les cuirs sont triés **selon la couleur, l'épaisseur et la structure**. 3000 à 4000 peaux sont teintées dans le même tonneau de teinture. Il est cependant naturel que chaque peau absorbe la teinture de manière différente. Les différentes nuances de couleur doivent être identifiées et triées. La personne effectuant le tri des couleurs doit réaliser un travail de précision visuel car les teintes des différentes peaux d'un vêtement en cuir doivent être parfaitement assorties.

Découpe

La découpe de vêtements en cuir ne peut pas être effectuée en couches rationnelles comme pour les vêtements en textile. La découpe de cuir constitue une **découpe manuelle individuelle et complexe** réalisée au couteau **(ill. 2)**.

En raison du format et de la forme particulière de chaque cuir, les caractéristiques suivantes doivent être respectées au moment de la découpe :

- Tailles différentes
- Irrégularités de la peau, par ex. cicatrices, flancs
- Variations de couleurs, poil de velours
- Trous, déchirures

Les différentes parties du patron sont placées de manière à économiser la matière au maximum, en évitant toutes les irrégularités de la peau. Les pièces du patron en cuir sont découpées avec un couteau tranchant comme une lame de rasoir **(ill. 3)**.

Entoilage

Les bords, cols, revers, etc. sont renforcés avec des rubans tissés ou non tissés, enduits de points adhésifs. La fixation est effectuée avec un fer à repasser ou une presse à thermocoller.

Confection

Pour la confection de vêtements en cuir, des piqueuses rapides, des machines spéciales, des machines automatisées, et des machines à repasser permettent de traiter toutes les qualités de cuir : du nappa au cuir velours. Le transport du cuir à travers la machine pour les diverses étapes de couture est manuel **(ill. 4)**. Ceci impose des exigences de qualité extrêmement élevées. Les coutures décousues laissent des trous de piqûres visibles. Les surpiqûres décoratives doivent notamment être immédiatement correctes.

Collage

Après la confection, les coutures, ourlets et parementures sont enduites d'une colle spéciale et pressés contre le cuir. Ceci rend les coutures planes et donne la tenue nécessaire aux ourlets et parementures.

9.2.1 Espèces d'animaux à fourrure
9.2.2 Caractéristiques et traitement de fourrures

Poil de couverture
avec pigments colorés
(follicules primaires)

Duvet
peu pigmenté
(follicules secondaires)

Peau
avec bulbes pileux

1 : Structure d'une fourrure

Depuis la nuit des temps, les fourrures sont portées comme vêtements contre le froid. Elles sont vitales dans les régions froides. Pendant longtemps, le port de vraies fourrures était considéré comme un symbole de statut social. Cependant, depuis les années 1980, elles font l'objet de critiques pour des raisons de bien-être des animaux.

Le pelage est désigné comme rugueux ou plat selon la hauteur et la densité des poils.

Structure d'une fourrure

Les fourrures se composent de la peau tannée et transformée en cuir et des poils. L'**ill. 1** montre les différentes couches de poils. Selon le type d'animaux à fourrure et la zone climatique, les différentes couches de poils sont plus ou moins prononcées ou manquent entièrement.

Les fourrures s'obtiennent à partir des fourrures des **animaux à fourrure**. Actuellement, env. 90 % des animaux proviennent de l'élevage et env. 8 % à 10 % des animaux à fourrures sont sauvages. Ces derniers sont tués pour lutter contre les nuisibles et pour la chasse.

Le commerce des animaux sauvages est soumis aux dispositions de la **Convention de Washington sur le commerce international des espèces (CITES)** signée par plus de 130 États. Cette convention est révisée par les États signataires tous les deux ans. L'objectif de la CITES est de protéger les espèces sauvages menacées. La convention définit très précisément les spécimens sauvages à l'aide des dites annexes. L'annexe I de la CITES liste les animaux à fourrure dont la fourrure est soumise à une interdiction totale de commerce. Le commerce des fourrures des animaux indiqués dans l'annexe II est possible avec un permis d'exportation du pays exportateur. Certains pays d'origine peuvent soumettre les animaux listés dans l'annexe I à des restrictions commerciales. Un permis d'exportation doit être présenté lors de l'exportation depuis le pays ayant sollicité l'inclusion dans l'annexe III. Pour tous les autres pays, un certificat d'origine est nécessaire.

Depuis le 1e janvier 1997, la Convention de Washington sur le commerce international des espèces s'applique de manière uniforme et **contraignante à tous les États membres de l'UE** en raison des nouvelles réglementations européennes. Le respect de la recommandation du Conseil de l'Europe du 22 juin 1999 relative à l'élevage d'animaux de ferme est contrôlé par les autorités vétérinaires compétentes. Ceci garantit le bien-être des animaux vivants gardés en captivité.

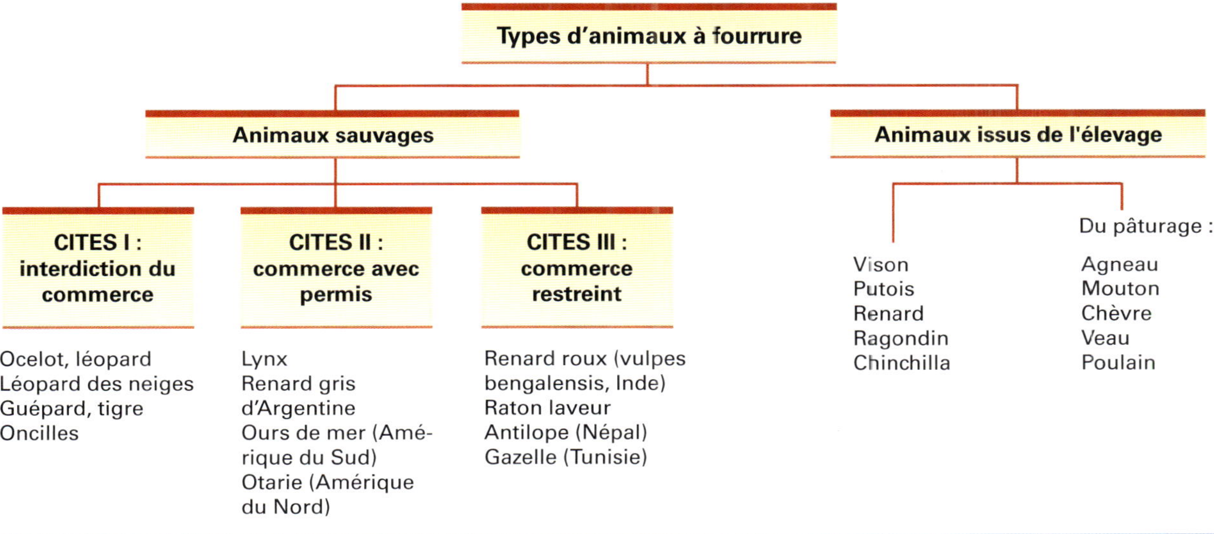

Caractéristiques et production de fourrures

Les caractéristiques spéciales de la fourrure requièrent un traitement différent de celui des autres matériaux textiles.

- Contrairement aux textiles assemblés avec des marges de couture, les pièces en fourrures peuvent être cousues **bord à bord** Les mesures du corps et les patrons doivent être exactes car il n'existe aucune possibilité de correction.
- Contrairement aux textiles, les fourrures ne présentent **aucune élasticité**, car une fourrure étirée ne reprend pas sa forme d'origine. Le glaçage (renforcement avec du tissu) évite donc l'étirage. Tout façonnage doit être réalisé avec le patron car les formes ne peuvent pas être modifiées par repassage à la vapeur (pressage). Les coutures doivent toujours faire référence à la ligne du vêtement, la taille de la fourrure et l'emplacement de la fourrure sur le vêtement.
- Le tombé souple des textiles ne peut pas être retrouvé avec les fourrures car la fourrure, un produit naturel, ne possède **pas de structure régulière** (concernant l'épaisseur, le poids, les textures). Les très grands modèles en fourrure sont également plus lourds, ce qui est contraignant, mais accepté bon gré, mal gré.
- L'impression, la teinture, le tondage, le galonnage[1] et la technique du patchwork permettent d'obtenir des effets variés.

[1] Le galonnage signifie que des bandes en cuir ou en textile sont placées entre les pièces de fourrure.

9.2.3 Corroyage des fourrures
9.2.4 Apprêtage des fourrures

Corroyage des fourrures

Tandis que pour le cuir, les peaux sont épilées avant le tannage, les peaux des fourrures doivent être corroyées, de manière à ce que le derme garantisse une bonne tenue des poils. Des procédés mécaniques et chimiques permettent d'obtenir ce résultat.

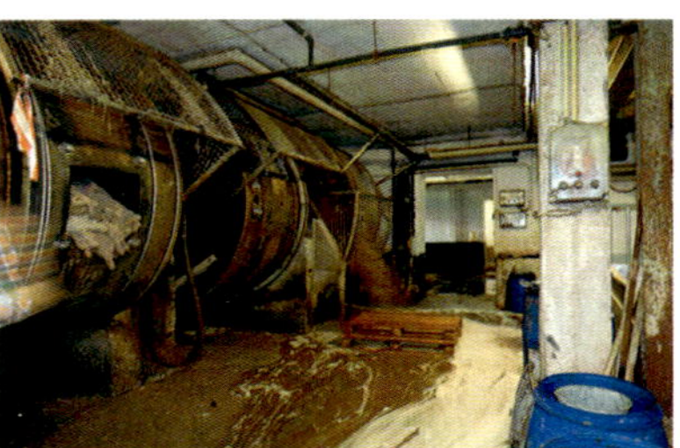
1 : Trempage des fourrures

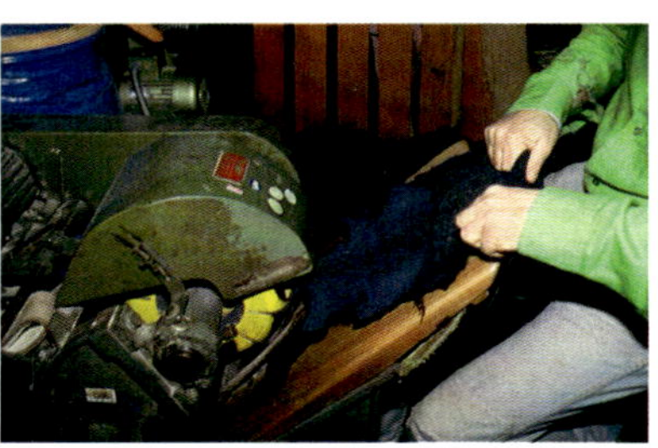
2 : Découpe fine des fourrures

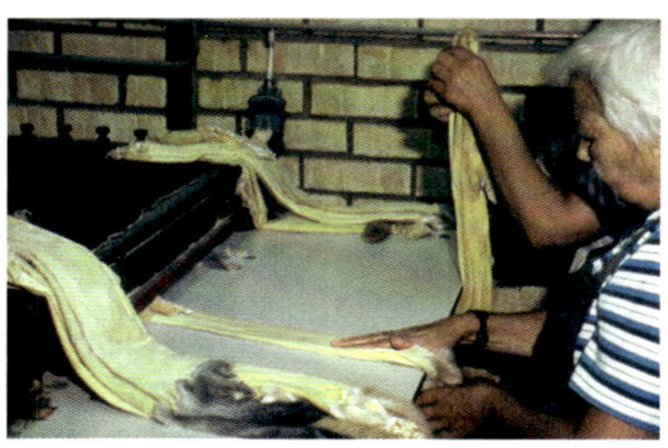
3 : Étiage des fourrures

Trempage et lavage (ill. 1)

Les fourrures brutes sont conservées par séchage et deviennent dures et fragiles. Dans le bain[1], qui peut être effectué au repos ou en mouvement, la fourrure absorbe de l'humidité et reprend de nouveau son état d'origine avant d'avoir été retiré de l'animal. Les fourrures fortement salies et très grasses sont lavées avec des produits de lavage neutres.

Écharnage et picklage

Les fourrures sont écharnées manuellement ou mécaniquement sur la partie inférieure. Le tissu sous-cutané est donc retiré afin de permettre une meilleure pénétration des agents chimiques lors des étapes suivantes. Une solution d'acide et de chlorure de sodium desserre la structure des fibres cutanées et favorise le tannage ultérieur.

Tannage (conservation) et graissage

Des sels minéraux ou des produits tannants synthétiques transforment la peau en cuir. Le dosage doit être effectué avec grande précaution pour n'agresser qu'au minimum la structure de la peau afin de continuer à donner une bonne tenue aux poils. Des graisses animales ou synthétiques sont ajoutées au cuir de fourrures tanné afin d'obtenir une élasticité durable.

Essorage et séchage

Dans un premier temps, l'eau est retirée par centrifugation et pressage. L'humidité restante est retirée sur des sols de séchage ou dans des machines de séchage.

Affinage

La graisse excédentaire est retirée dans des tambours remplis de copeaux de bois (hêtre) secs ou humides qui tournent lentement avec un apport simultané d'air chaud, et le pelage est assoupli. Le degré d'humidité idéal est en même temps visé.

Découpe fine (ill. 2)

Les parties de peau superflues et trop épaisses sont découpées du côté cuir.

Étirage et palissonage (ill. 3)

Les fourrures sont amenées dans leur forme d'origine par étirement dans le sens longitudinal et transversal. La peau est rendue souple et plus élastique par palissonage.

Apprêtage des fourrures

L'apprêtage des fourrures permet de modifier et d'améliorer l'aspect d'origine des fourrures corroyées.

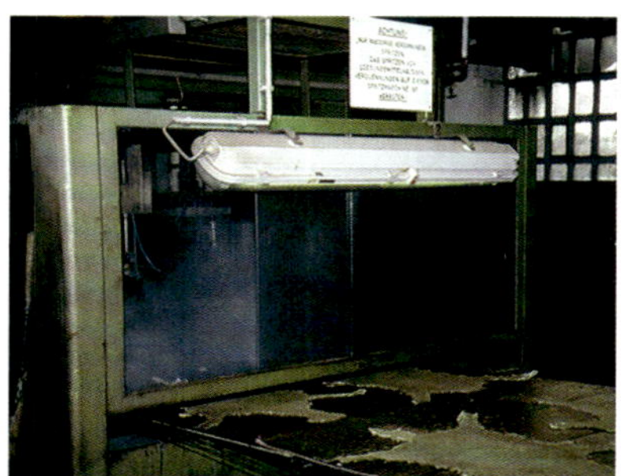
4 : Traitement nappa des fourrures

Remontage de la couleur, teinture et impression

Lors du remontage de la couleur, le ton naturel du poil est éclairci. Les tons clairs requièrent un blanchiment préalable, ce qui peut entraîner une perte de qualité. Les teintures à chaud durables sont obtenues par un tannage supplémentaire qui augmente la résistance à la chaleur du cuir de fourrure.

L'impression permet d'imiter certains dessins de fourrures. Les motifs d'impression simples sont apposés avec des pochoirs.

Rasage et suppression du poil dense

Le poil est rasé entièrement ou partiellement ou le poil en surface (jarres) est retiré (éjarré).

Traitement du cuir velours et cuir nappa (ill. 4)

Le côté cuir des fourrures peut obtenir une surface nappa ou velours par le retannage et d'autres opérations afin de produire des fourrures utilisables des deux côtés.

Repassage

Les points de pression sont éliminés sur des machines de repassage spéciales pour fourrures avec des rouleaux rotatifs chauffés.

[1] Liquide de trempage avec des additifs chimiques détergant et émulsifiant les graisses qui inhibent la croissance bactérienne.

9.2.5 Fabrication de vêtements en fourrure (1)

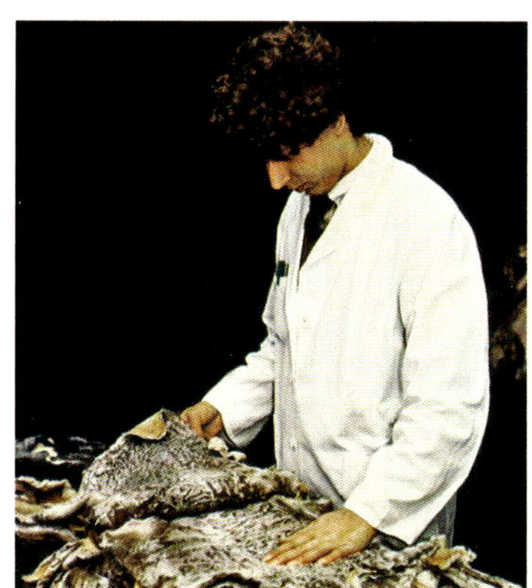
1 : Sélection des fourrures

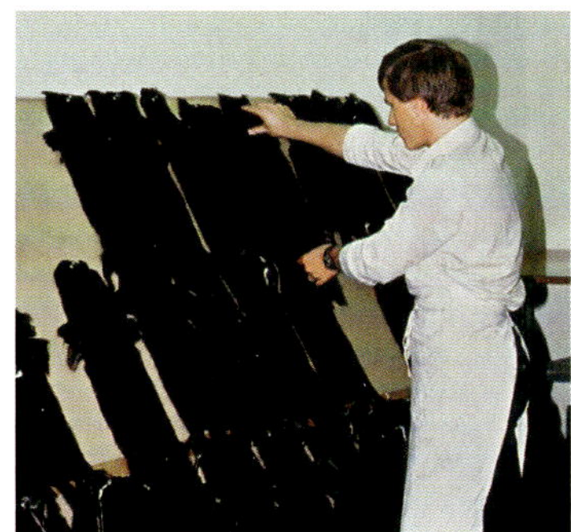
2 : Triage des fourrures

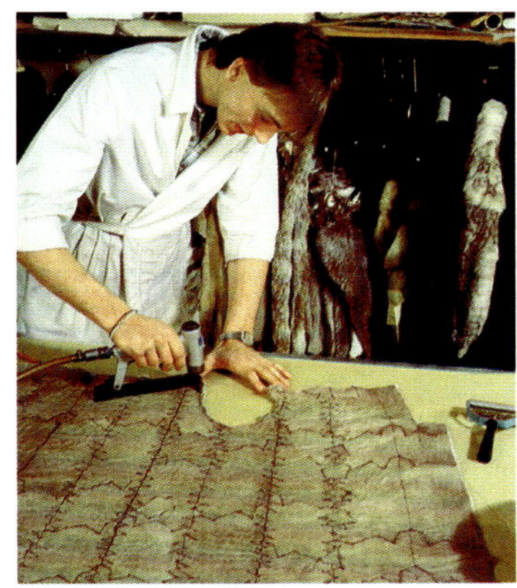
3 : Agrafage

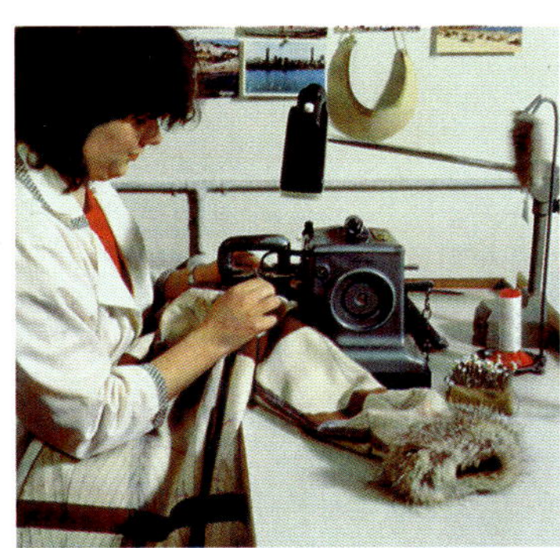
4 : Montage des pièces

Selon le type de fourrure, la production d'un vêtement à partir de fourrures corroyées requiert entre 25 et 45 opérations différentes. On ne part pas d'une surface textile ; il s'agit tout d'abord de créer une surface harmonieuse à partir d'un assortiment de fourrures relativement petites.

Sélection de la fourrure et patrons (ill. 1)

Dans un premier temps, la consommation de matières doit être exactement calculée pour chaque patron, selon le type de fourrure et de traitement. Ensuite, les fourrures sont sélectionnées. En cas de calcul inexact, des fourrures peuvent manquer, empêchant de finir le vêtement, ou être en surplus, ne rendant pas la production rentable.

Étirage et coupe

Si elles ne sont pas livrées planes, les fourrures sont coupées et étirées sur le bord de la table pour que la fourrure soit à plat et obtienne une forme appropriée. Le cas échéant, les fourrures sont aussi découpées d'après les formes spécifiques de l'animal. Les déchets comme les griffes, la queue, etc. peuvent servir pour des retouches et du patchwork de fourrures.

Réparation

Il s'agit ici de rendre la fourrure utilisable. Les erreurs sont éliminées et les différences de couleurs, de hauteur du poil, les dessins de fourrures et les caractéristiques structurelles sont indiquées sur le côté cuir.

Triage (ill. 2)

Le triage représente une des activités les plus importantes du pelletier. Ce procédé détermine principalement l'image globale d'un vêtement en fourrure. Il fixe aussi la position de chaque patron sur la fourrure. Il n'existe pas de solution universelle ; il faut au contraire travailler avec beaucoup de doigté et d'expérience. En règle générale, le principe suivant s'applique : les plus belles pièces de fourrure pour les endroits attirant l'attention, comme les dos, cols, bords avant ou les hauts de manche. La couleur, la brillance, la structure du poil et la taille de la fourrure représentent des critères de sélection.

Découpe

Suite aux étapes décrites ci-dessus, les fourrures doivent être reliées afin de former des surfaces. Il existe ici plusieurs possibilités de production : selon le vêtement, le type de fourrure et l'effet souhaité. Les fourrures sont coupées à l'aide de différentes **techniques de coupe** **(cf. p. 154)** et les bandes sont recousues.

Agrafage (ill. 3)

Les pièces cousues d'un vêtement sont humidifiées du côté cuir et agrafés avec des agrafes à une plaque en bois sur laquelle le patron est dessiné. L'humidification rend le cuir plus ou moins élastique et permet d'épouser la forme souhaitée qui perdura après un séchage d'env. 12 heures, et le dégrafage de la plaque en bois. Les irrégularités des coutures sont égalisées à l'aide d'un outil en bois avec des bords arrondis ou de roulettes à joints, notamment lors de travaux d'étirage.

Ajustement et travaux de finition

Après le détachement de la plaque en bois, chaque pièce est de nouveau affinée **(cf. p. 152)** et ensuite découpées exactement selon le patron. Suite aux étapes antérieures, le pelage peut être comprimé en raison de fortes sollicitations. Le repassage, le battage, le brossage avec de l'humidité et le peignage permettent de rétablir l'aspect d'origine du côté fourrure.

Montage du vêtement

Si elles ne sont pas préparées pour être portées des deux côtés (nappa/velours), les pièces du vêtement sont d'abord renforcées aux coutures avant d'être assemblées avec une machine à coudre la fourrure, afin d'obtenir un vêtement fini et éventuellement doublé.

9.2.5 Fabrication de vêtements en fourrure (2)

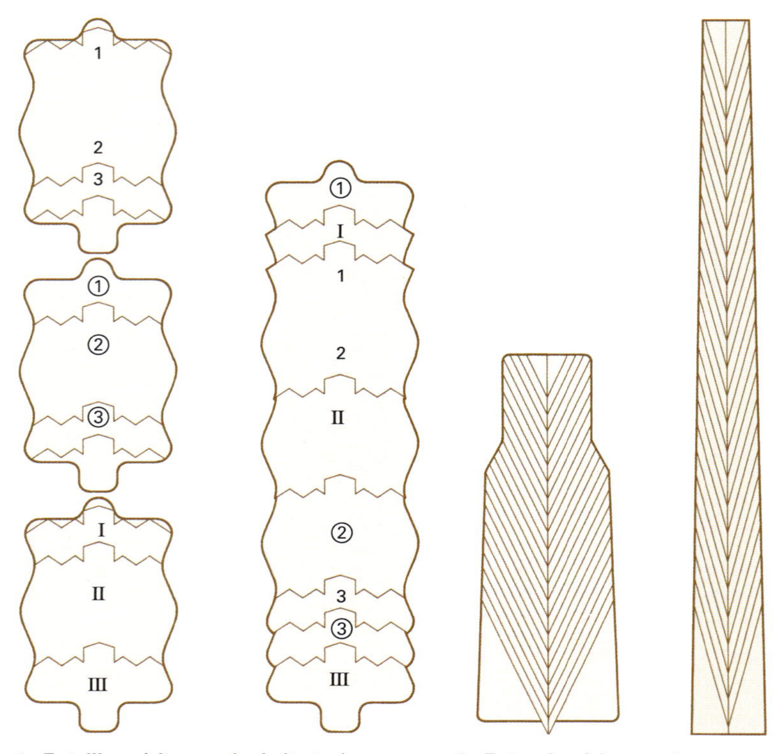

1 : Entaillage à l'exemple de l'astrakan

2 : Extension à l'exemple de l'astrakan

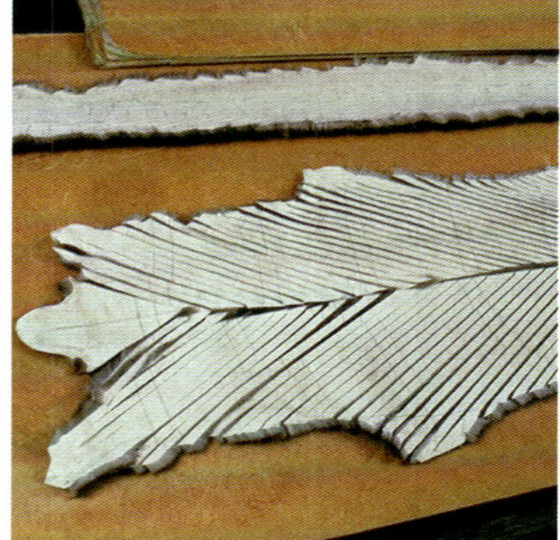

3 : Fourrure découpée (premier plan). Bande cousue, étendue (plan arrière)

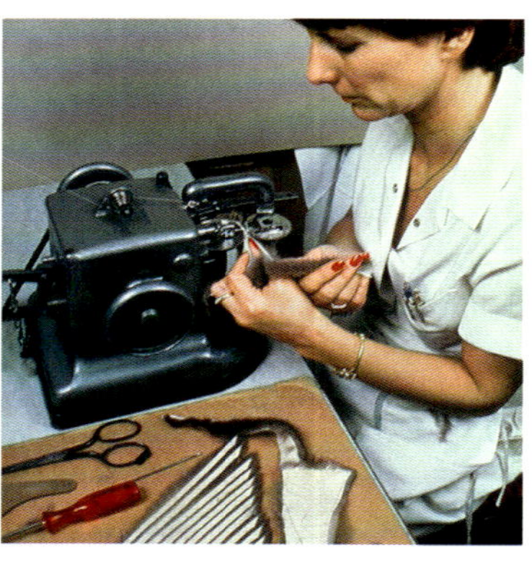

4 : Extension sur la machine à coudre la fourrure

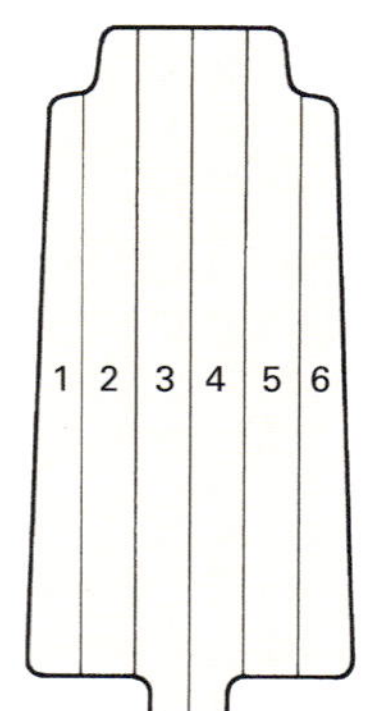

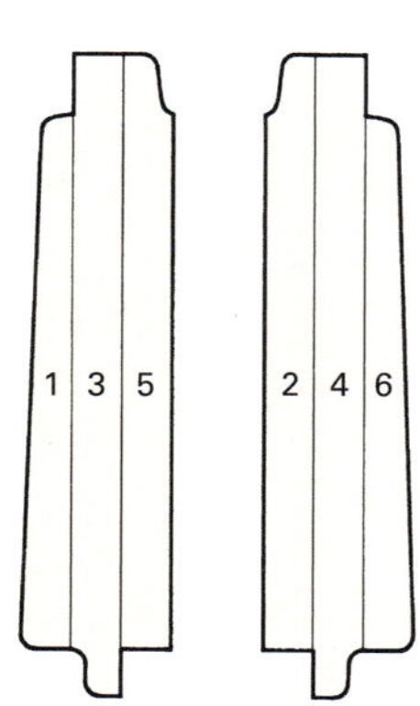

5 : Redécoupe

Techniques de découpe

Lors de la découpe de fourrures, il est important de sectionner uniquement la couche de cuir et de ne pas endommager les poils. La coupe est effectuée avec un couteau de fourreur ou une machine à couper.

Repose

Cette technique est également désignée comme traitement de la fourrure entière. La tailles des fourrures n'est pas modifiée, mais ces dernières sont reliées en longueur et en largeur dans leur forme naturelle.

Entaillage (ill. 1)

Cette technique permet d'agrandir ou de réduire les fourrures. Deux ou plusieurs fourrures appairées sont coupées en segments crantés dans le sens de la largeur au niveau de l'épaule,du dos et de la croupe. Cette coupe permet ultérieurement une couture invisible. Ensuite, elles sont assemblées de manière à obtenir une fourrure allongée qui peut couvrir entièrement la longueur du manteau. Les longues pièces sont alors cousues ensemble sur le côté et la surface totale d'un manteau est ensuite obtenue.

Extension

Cette technique complexe vise à produire de longues bandes sans coutures transversales à partir de fourrures courtes et larges. Ces bandes doivent présenter une structure de fourrure régulière de haut en bas et, par ex. pour les manteaux en vison, donnent des découpes élégantes.

L'**ill. 3** montre la découpe en bandes fines d'une fourrure de vison d 'une longueur d'env. 50 cm en forme de V ; ces bandes sont ensuite cousues ensemble avec la machine à coudre afin d'obtenir une bande d'une longueur d'env. 120 cm **(ill 4).** Les bandes obtenues de cette manière doivent de nouveau être triées car la couleur et la structure peuvent avoir changées, ce qui ne peut être constaté qu'à ce moment-là, lors du placement du patron sur les bandes. Les bandes sont ensuite cousues ensemble. Une surface se forme alors.

Redécoupe

Les fourrures présentant des différences de structure du poil sont coupées dans des bandes fines afin d'égaliser ces différences. Ces bandes sont numérotées, puis cousues ensemble selon l'ordre 1, 3, 5 et 2, 4, 6 ou 1, 4, 7; 2, 5, 8 et 3, 6, 9 afin d'obtenir deux ou trois nouvelles fourrures plus petites **(ill. 5).**

Galonnage

Pour les fourrures avec un sous-poil épais, des bandes de fourrure sont combinées avec des bandes de cuir ou de textile afin d'assouplir le poil et obtenir une plus grande surface.

9.2.6 Imitations de fourrures

Les **imitations de fourrures (imitations de fourrures d'animaux, « fourrures synthétiques »)** sont utilisées pour remplacer les vraies fourrures d'animaux des vêtements à la mode, des garnitures et des parties de vêtements, mais aussi des cols, des doublures, des vêtements entiers et des accessoires. Elles constituent une réelle alternative quant à l'aspect optique et aux caractéristiques et se retrouvent même dans les collections de designers et de marques. L'aspect optique attrayant et le confort de ce matériau prennent le dessus sur l'image prestigieuse. Les imitations de fourrures ont un faible poids, sont plus résistantes à l'usure et plus souples, ne sentent pas en cas d'humidité et sont généralement plus faciles d'entretien que les fourrures véritables. De plus, leur production est moins complexe.

En la matière, on distingue les **fausses fourrures** des **tricots à poils longs.** Elles sont également désignées comme peluche car elles ont les poils longs. Le **collage** (collage ou soudage de surfaces textiles) permet aussi de produire des tissus utilisables des deux côtés.

Les **imitations de fourrures** sont reproduites selon l'original et portent la désignation correspondante. Le rasage, le pressage, le gaufrage, la teinture et l'impression permettent d'obtenir les caractéristiques typiques de la fourrure.

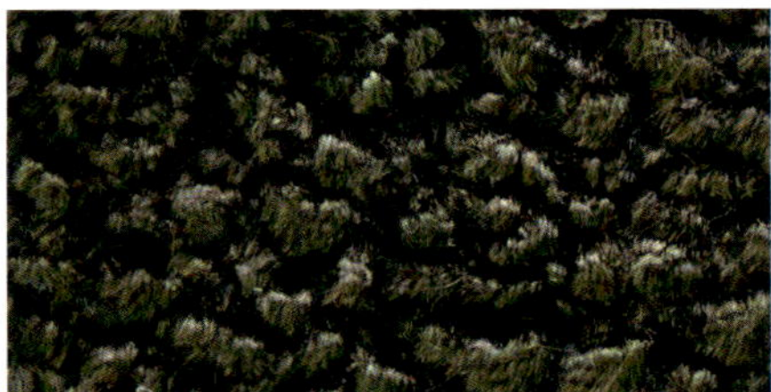

1 : Imitation de fourrure d'astrakan (tissu peluche)

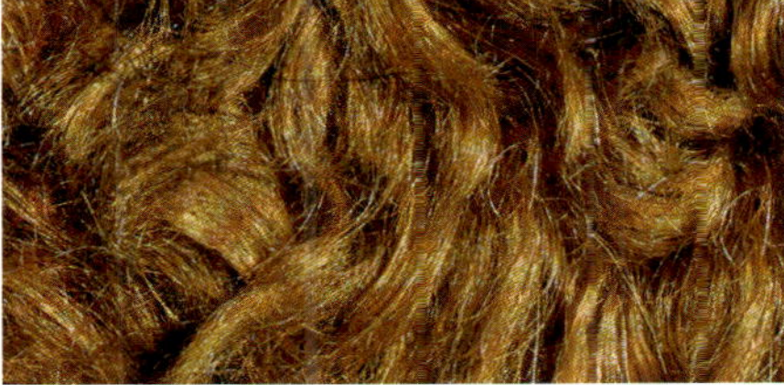

2 : Imitation de fourrure de poulain (tissu peluche)

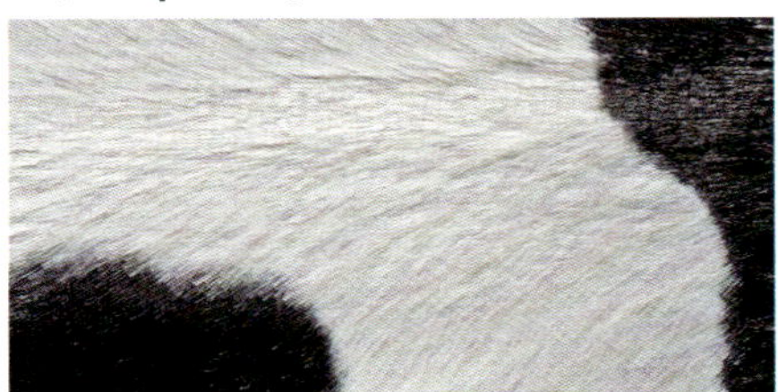

3 : Imitation de fourrure de veau (tissu peluche)

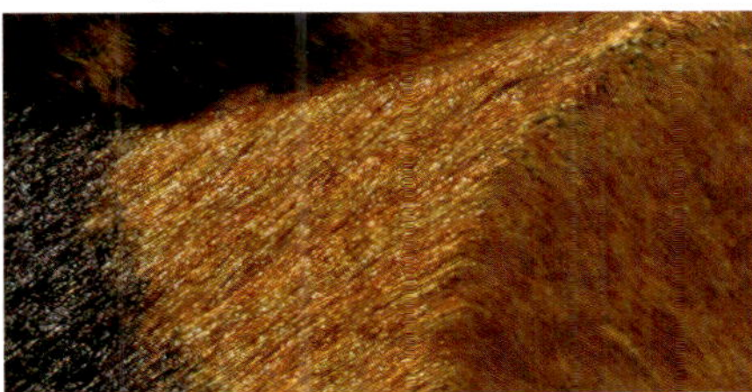

4 : Imitation de fourrure de poney (tissu peluche)

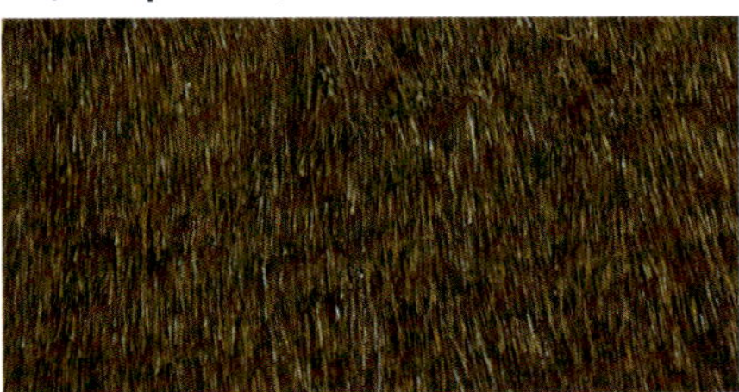

5 : Imitation de fourrure de musc (tricot chaîne velours)

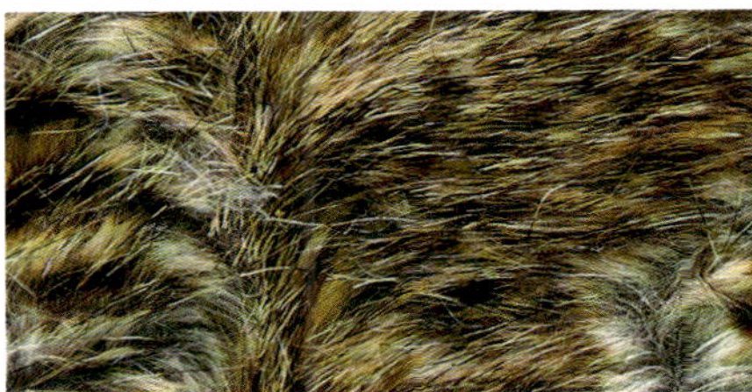

6 : Imitation de fourrure de loup (tricot chaîne velours)

7 : Imitation de fourrure de singe (tricot chaîne velours)

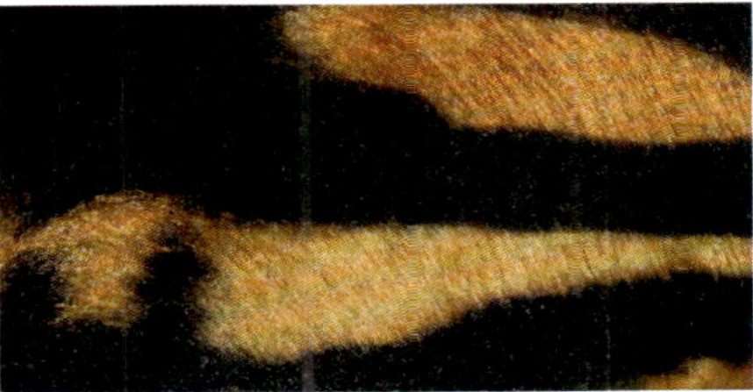

8 : Imitation de fourrure de tigre (tricot chaîne velours)

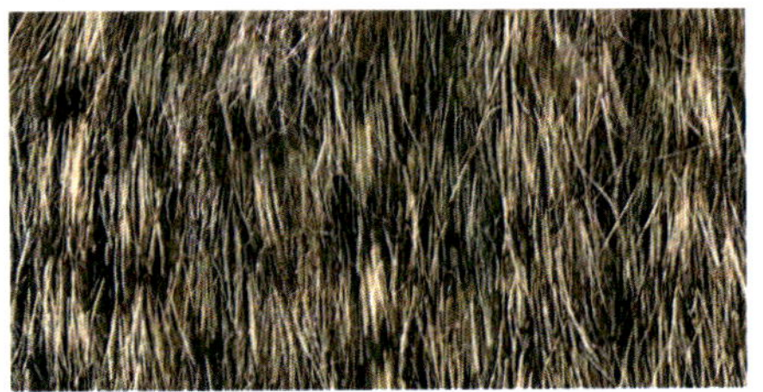

9 : Imitation de fourrure de raton laveur (tricot chaîne velours)

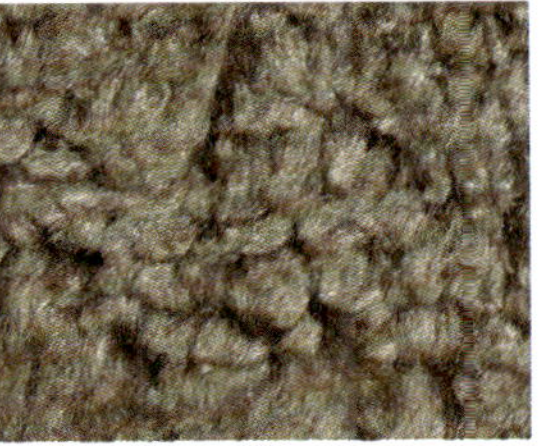

10 : Imitation de fourrure d'agneau et de velours d'agneau (textiles collés)

Fausse fourrure

Les imitations de fourrures tissées sont produites en tant que tissus en velours de chaîne avec un duvet particulièrement long **(tissu peluche) (cf. p. 91)**. Des fils de poils, par ex. en polyacryle, polyester ou viscose, sont intégrés dans un tissu de base solide. Les boucles non coupées forment des boucles ou des frisures, par ex. chez l'**astrakan (ill. 1)**. Les boucles coupées permettent de coucher le duvet et/ou de le presser dans différentes directions **(ill. 2)**.

Lors de l'utilisation de fibres rétrécissantes et non rétrécissantes, la formation de sous-poils et d'un pelage externe (poils denses) est possible comme pour une fourrure naturelle. Un film adhésif élastique sur l'envers du tissu permet d'obtenir une forte tension du duvet.

Tricots à poils longs

La fabrication des imitations de fourrures tissées ou tricotées peut s'effectuer en tant que peluche ou tricot éponge **(cf. p. 97)**, poil de mèche **(cf. p. 97)** et en tant que tricoté en peluche. Elles sont généralement désignées comme **« tricot chaîne velours »**.

Textiles collés

Le collage permet de transformer la fourrure tricotée et l'imitation de cuir velours en un tissu utilisable des deux côtés **(ill. 10)**.

Polarskin®, une matière contre le froid avec des caractéristiques idéales, est produit à base de microfibres **(cf. p. 119)**.

10.1.1 Projet et développement de patrons

Le développement de modèles pour la fabrication de vêtements comprend la partie créative du **projet (design)** et la partie technique du **développement de patrons (modélisme)**.

Projet

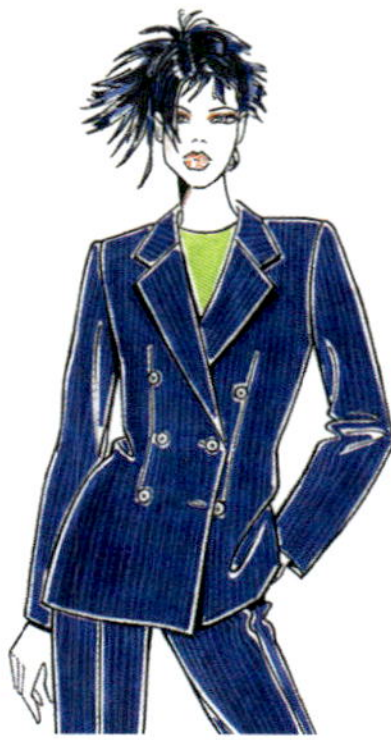

1 : Modèle dessiné

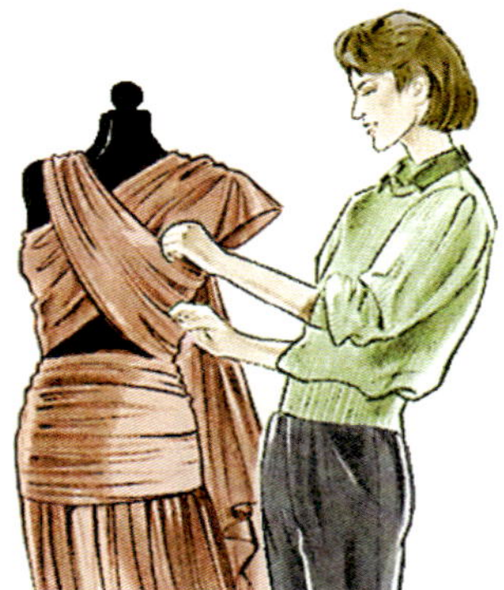

2 : Modélisme

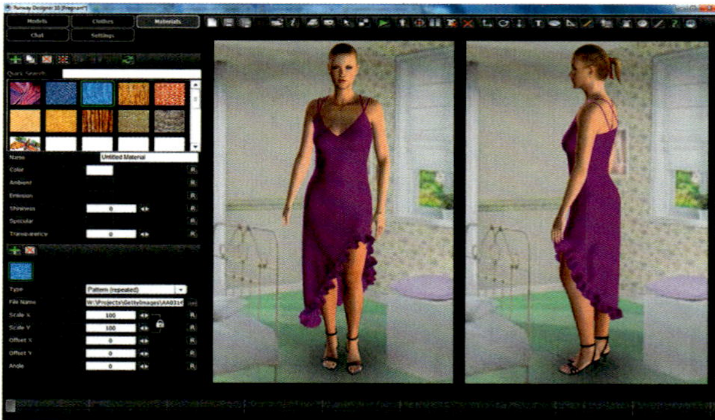

3 : Système CAO[1]

Le projet de modèle peut être dessiné à la main ou élaboré à l'aide d'un système CAO. Il est également possible de faire un moulage sur un buste.

La création avec un **logiciel CAO** permet de modifier les projets à volonté et d'essayer des échantillons de tissus et de couleurs. Les résultats sont sauvegardés et peuvent ainsi être consultés à tout moment.

En combinaison avec les échantillons de tissus et de couleurs, ces résultats forment la base de la planification de la collection **(cf. p. 246 s.)**.

Modélisme (patrons)

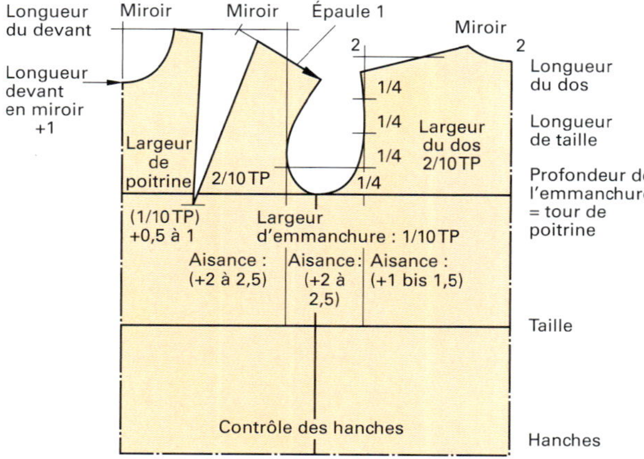

4 : Développement de patrons par dessin manuel

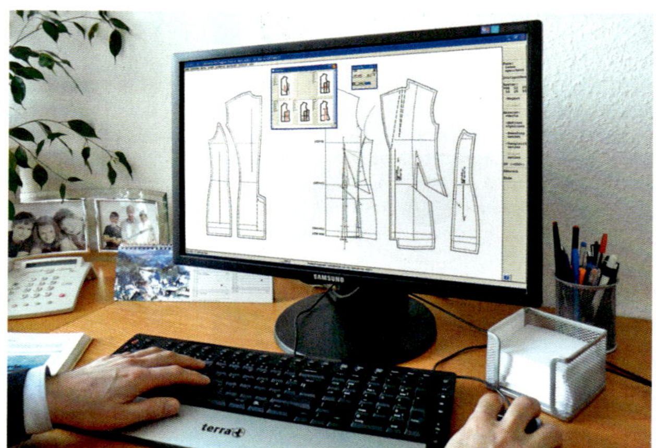

5 : Développement de patrons informatisés

Le développement de patrons correspond à l'élaboration des dessins des pièces de patron destiné à un vêtement. Il peut être réalisé manuellement ou de manière informatisée.

Un **patron de base** est d'abord construit et une **coupe du modèle** est ensuite développée à partir de celui-ci. Complétée par des surplus de couture et des tracés de montage, la coupe donne le **patron de production** sur lequel s'appuie la réalisation de plan de coupe et la découpe.

Le calcul des mesures de construction peut varier selon le système de coupe. Les bases sont les suivantes :

- **Mesures du corps :** Mensurations réelles prises sur le corps et recueillies dans un tableau de mesures.
- **Mesures du tableau :** Mesures du corps représentatives déterminées par des relevés de mesures **(cf. p. 241)**
- **Mensurations :** Mesures sur le vêtement

Dans un premier temps, un **« pré-développement »** est réalisé pour chaque modèle de série dans une taille de base. Les tailles plus petites et plus grandes en sont déduites par gradation.

Dans la pratique du développement de patrons, les pré-développements sont construits, mais le plus souvent, des patrons existants de modèles sont utilisés et modifiés.

L'utilisation de **systèmes CAO** facilite considérablement ce travail. Un logiciel CAO permet par ex. de modifier des points et des lignes des coupes existantes, de déplacer des pinces et de séparer des lignes. Les pièces de patrons obtenues de cette manière peuvent automatiquement être gradées et enregistrées dans toutes les tailles. Elles peuvent être imprimées au moyen d'un traceur ou elles sont immédiatement à disposition pour le placement du plan de coupe **(cf. p. 160)**.

[1] CAO = Conception Assistée par Ordinateur

10.1.2 Gradation (1)

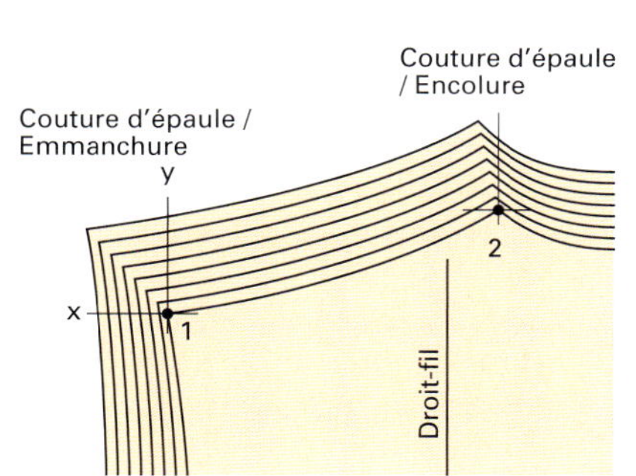

1 : Extrait d'évolution de points de gradation

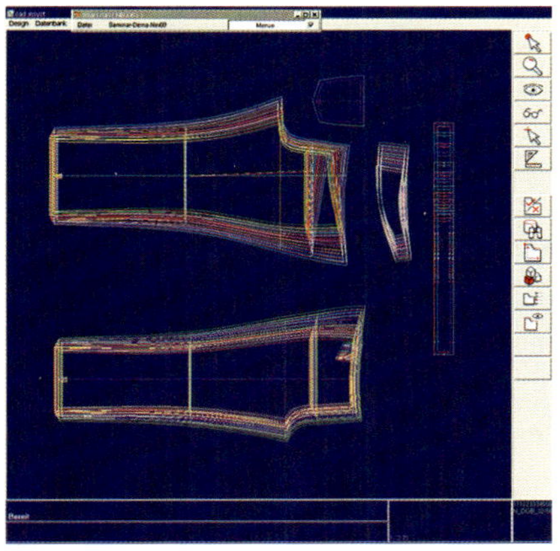

2 : Gradation de la partie devant du pantalon, de la partie dos du pantalon, de l'empiècement et de la ceinture

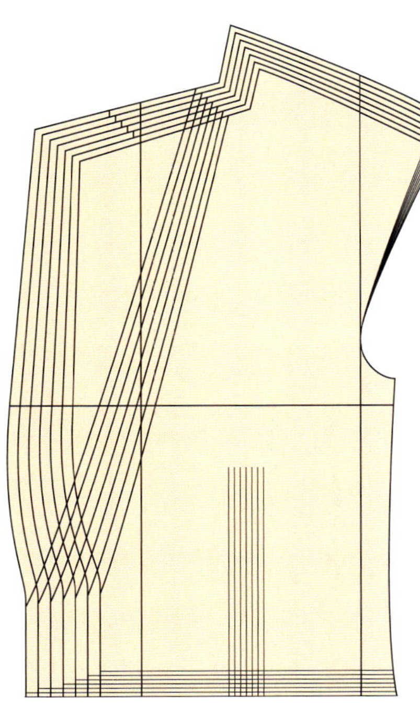

3 : Groupement de tailles d'un modèle dessinées les unes dans les autres

La **gradation** consiste à déduire des tailles plus petites et plus grandes à partir d'une **certaine taille du modèle** (taille de base). Cette **taille de base** est déterminée individuellement dans chaque entreprise. Les tailles de base pour la gradation des vêtements pour femmes sont les tailles 34, 36 ou 38, et pour le prêt-à-porter masculin, les tailles 48 ou 50. Elles sont également utilisées comme **tailles types**.

La gradation ne modifie pas l'image globale du modèle.

On distingue les types de gradations suivants :

- **Gradation avec des valeurs de gradation** sur la base de calculs mathématiques en direction X et Y du système de valeurs de gradation
- **Gradation constructive** avec des mesures du corps ou du tableau standardisé

Gradation avec valeurs d'évolutions

Mesures en cm	Barème de mensurations avec intervalles de gradation						
	Taille de base 34 :	Évolution	Taille 36	Évolution	Taille 38	Évolution	Taille 40
Tour de taille	64	2	66	4	70	4	74
Tour de bassin	87	3	90	4	94	4	98
½ largeur de la poitrine	16	1	17	1	18	1	19
½ largeur du dos	15,5	0,5	16	0,5	16,5	0,5	17
Hauteur dos	13	0,5	18,5	0,5	19	0,5	19,5
Longueur dos	40,9	0,1	41	0,1	41,1	0,1	41,2
Longueur devant	44,1	0,4	44,5	0,4	44,9	0,4	45,3

Le **tableau** montre un extrait d'un **barème de tailles** de vêtements pour femmes 34, 36, 38 et 40 avec les **valeurs d'évolutions** respectives utilisées pour les mensurations correspondantes. Ce barème différentiel constitue la base du calcul des **intervalles de gradation.** Lors de la **gradation**, ces valeurs différentielles sont réparties sur les pièces de patron selon le modèle. La part respective à répartir dans le sens X ou Y **(ill. 1)**, la **valeur de gradation**, est calculée à partir de cette base et enregistrée dans le barème de gradation.

Les gradations sont effectuées aux endroits essentiels pour la taille respective du vêtement et appelés **points de gradation (ill. 1)**. Pour effectuer une gradation vers des tailles plus grandes, les valeurs de gradation sont additionnées à partir de la taille de base. Pour une gradation vers des tailles plus petites, les valeurs sont soustraitent de la taille de base.

En fonction de sa position, le point de gradation est déplacé en direction horizontale (axe X) et en direction verticale (axe Y), comme par ex. au point 1 épaule/emmanchure ou point 2 épaule/encolure, comme indiqué dans l'**ill. 1**.

La plupart des systèmes CAO effectue la gradation à l'aide de barèmes de valeurs de gradation. Il existe deux possibilités :

- Les intervalles de gradation sont directement appliquées sur les points de gradation de la pièce de patron.
- Les intervalles de gradation sont enregistrées directement sur l'ordinateur sous forme de tableau de valeurs de gradation. Des gradations numérotées sont alors obtenues et appliquées aux points de gradation correspondants de la pièce de patron.

La gradation d'un patron peut être reportée sur toutes les autres pièces du patronnage d'un modèle **(ill. 2)**.

Un **groupement de tailles** montre toutes les tailles d'une pièce de patron dessinées les unes dans les autres **(ill. 3)**.

La **série de patrons** contient les pièces de patron d'un modèle précis obtenues par gradation.

Selon le domaine d'utilisation, des gabarits de différentes pièces de patron sont fabriqués en papier, en carton ou avec d'autres matériaux.

Une **série de patrons** comprend tous les patrons de découpe d'une taille obtenus par gradation.

Des **gabarits de coupe** destinés au tissu extérieur, à la doublure et aux entoilages sont fabriqués pour la découpe.

Des **gabarits de marquage** sont créés pour la confection

10.1.2 Gradation (2)

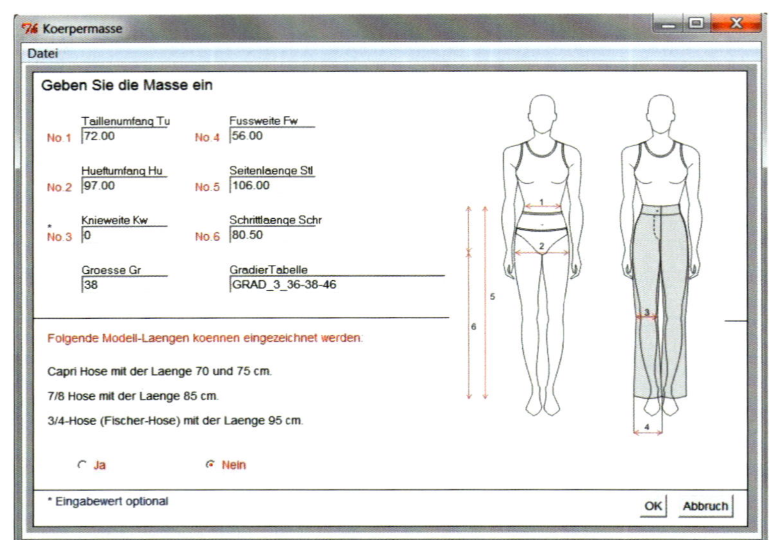

1 : Entrées possibles pour la construction

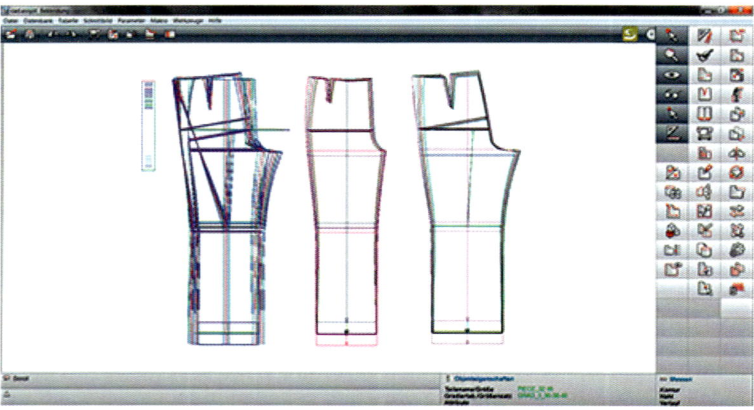

2 : Développement de modèle avec gradation

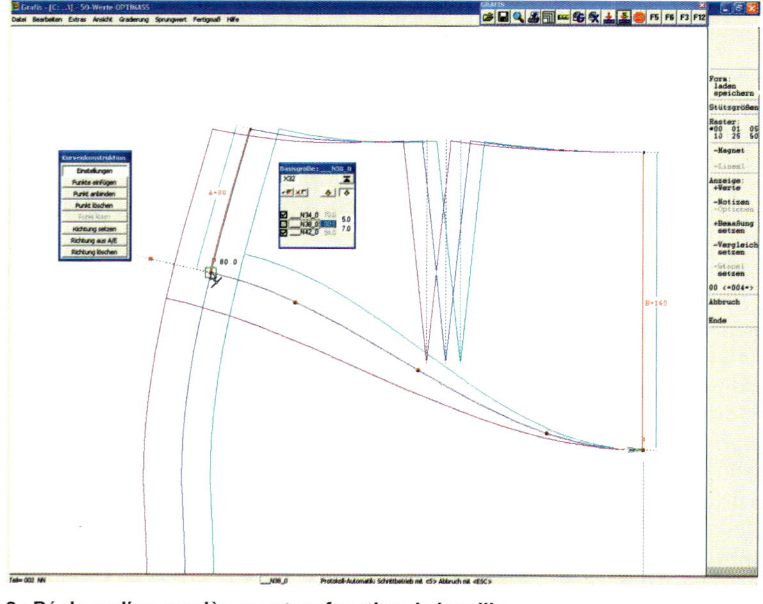

3 : Réglage d'un empiècement en fonction de la taille

Gradation constructive avec des mensurations du corps ou du barème enregistré

La gradation informatisée impliquant des tableaux de mensurations du corps ou des mesures du barème de gradation signifie une nouvelle construction du patron de base d'un modèle avec des règles de construction programmées. Selon le système de modélisme et du logiciel CAO ou du module du programme, différentes formules mathématiques sont utilisées pour déterminer le calcul. L'**ill. 1** montre un écran de saisie utilisé pour les mesures individuelles.

Ces constructions peuvent être influencées par des modifications des mensurations, mais également par des modifications de paramètres, comme l'aisance du tour de taille, la taille standardisée ou le client. Ces facteurs permettent la construction de patrons sur-mesure individuels utilisés entre autres pour la fabrication sur-mesure industrielle **Made-to-Measure[1] (MtM)**.

Les étapes de la construction, comme la construction d'un empiècement, sont automatiquement enregistrées.

La construction de base et les étapes qu'implique l'élaboration de modèles peuvent encore être modifiées une fois finies et ajustées selon la taille **(ill. 2 et 3)**.

Caractéristiques de performances générales des systèmes de gradation commandés par ordinateur

Les programmes pour la construction de coupes et la gradation **(programmes CAO)** disposent de nombreuses fonctions spéciales qui sont adaptables aux différents besoins de la fabrication de vêtements.

En voici quelques exemples :

- Toutes les modifications d'une pièce de patron sont automatiquement appliquées à toutes les tailles.
- Toutes les tailles gradées peuvent être modifiées individuellement.
- Les règles de gradation d'une ligne peuvent être transférées sur une nouvelle ligne.
- Les tailles gradées peuvent être affichées et éditées individuellement.
- Les règles de gradation générales peuvent être classées dans des tableaux.
- Les règles individuelles sont enregistrées avec les pièces correspondantes.

Les possibles étapes du processus dépendent du logiciel CAO avec lequel l'entreprise d'habillement travaille.

[1] Made-to-Measure = angl. fabriqué sur mesure

10.1.3 Réalisation de plan de coupe (1)

Le **plan de coupe** est un modèle de découpe. Il comporte tous les patrons de coupe nécessaires au vêtement. Ces patrons sont placés selon des règles déterminées et visent à consommer le moins de matériaux possible, en ayant le minimum de chute de découpe (restes dans le plan de coupe).

Lors du **placement des patrons**, l'**orientation** du tissu doit être respectée, par ex. la structure de la surface textile, le droit-fil, le dessin et le duvet. Pour les tissus à rayures et à carreaux notamment, le **raccord des motifs** doit être respecté.

Direction et placement des patrons

Placement dans le sens de la chaîne et de la trame

Étoffes sans orientation de direction ; travail des tissus à lignes dans le sens chaîne ou trame.

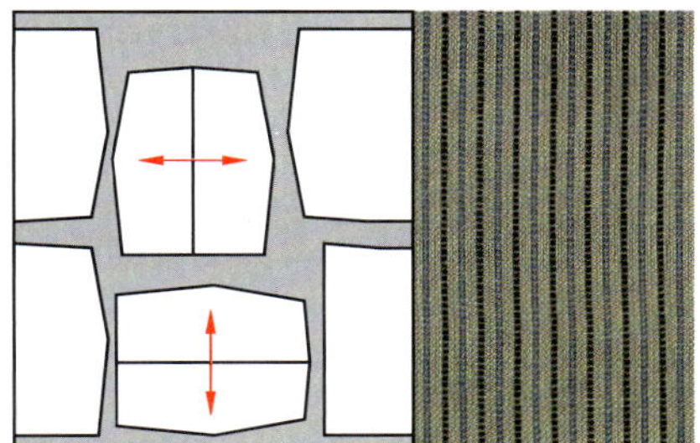

1 : Zéphir

Placement dans le sens de la chaîne, tête bêche

Surfaces textiles avec un aspect optique neutre concernant l'armure, le dessin et l'ennoblissement.

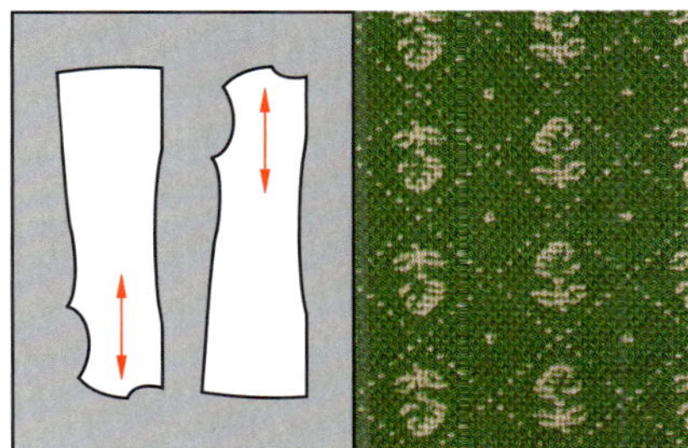

2 : Cretonne imprimée

Placement dans le sens de la chaîne, dans le sens du motif, du duvet (couché ou relevé)

Motifs unidirectionnels et dessins asymétriques, tissus avec duvet, tricots.

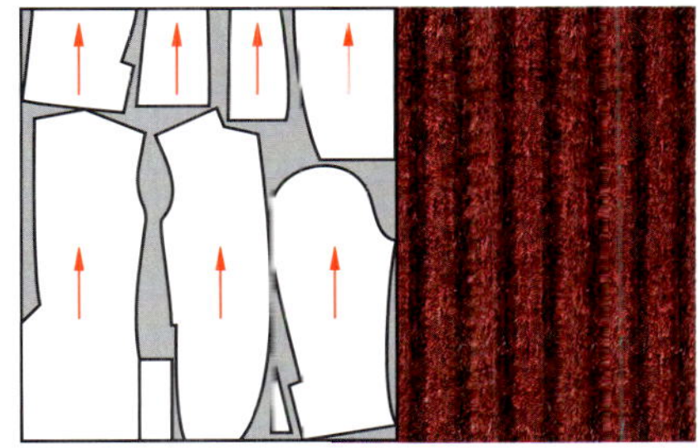

3 : Velours côtelé

Raccord des motifs

La qualité d'un produit dépend notamment d'une confection respectant les raccords de motifs. Un aspect visuel impeccable, notamment pour les carreaux et les rayures, requiert toujours une consommation de tissu plus élevée et davantage de temps. La couleur, la taille du motif, ainsi que l'exactitude des raccords souhaités pour les différentes pièces de patron déterminent le niveau de travail supplémentaire qu'impliquent l'élaboration du plan de coupe, le matelassage et la découpe.

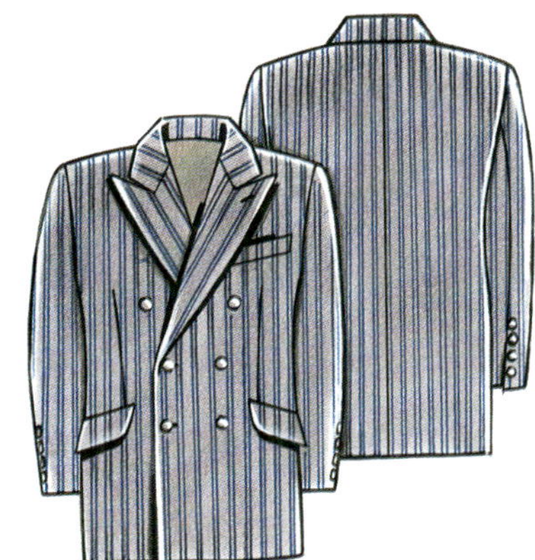

4 : Travail des tissus à rayures

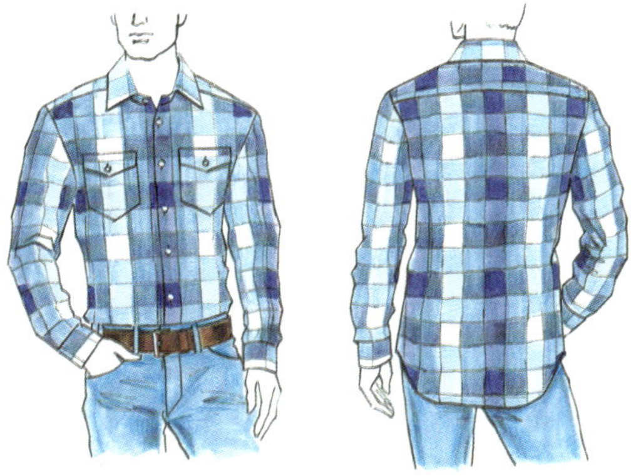

5 : Travail des tissus à carreaux

Lors de l'**élaboration du matelassage**, chaque patron est pourvu de lignes dans le sens longitudinal et transversal selon le raccord des motifs **(lignes d'assemblage)**. Lors du **placement** du **plan de coupe**, chaque patron est placé selon ces lignes d'assemblage, généralement avec une **marge de couture rudimentaire**, la découpe de motifs à carreaux et à rayures commençant par un **découpage grossier**.

Avant la **découpe finale**, les raccords des motifs de chaque patron sont assortis par **rectification** et **mis en forme** lors d'une étape supplémentaire. Des dispositifs d'épingles servent d'aide. Les différentes pièces de patron sont fixées sur ces dispositifs d'épingles selon le motif, l'objectif étant de faciliter une découpe sans glissement. Lorsque des **tables à aiguilles** sont utilisées dans la production en série, les bandes d'étoffes sont **placées** ou **épinglées et en même temps rectifiées** selon le raccord des motifs. Le découpage grossier est supprimé.

- **Symétrie des motifs**
  Les pièces de patron sont superposables symétriquement à l'axe central, par ex. devant ou dos gauche et droit, empiècement sur l'épaule, col et revers.
- **Continuité en longueur des motifs**
  Le motif se répète en direction longitudinale et ne doit pas être déplacé ou interrompu aux coutures transversales (par ex. pour les poches, pattes et passepoils).
- **Continuité horizontale des motifs**
  Le motif se répète en direction transversale et ne doit pas être déplacé ou interrompu aux coutures verticales ou en travers des patrons adjacents ou juxtaposés (par ex. coutures latérales devant ou dos, manche et devant, bande de fermeture, empiecements).
- **Continuité globale des motifs**
  Le motif se répète en direction transversale et longitudinale et ne doit pas être décalé en travers des coutures, des empiècements et des découpes, par ex. poches, pattes et passepoils.

10.1.3 Réalisation de plan de coupe (2)

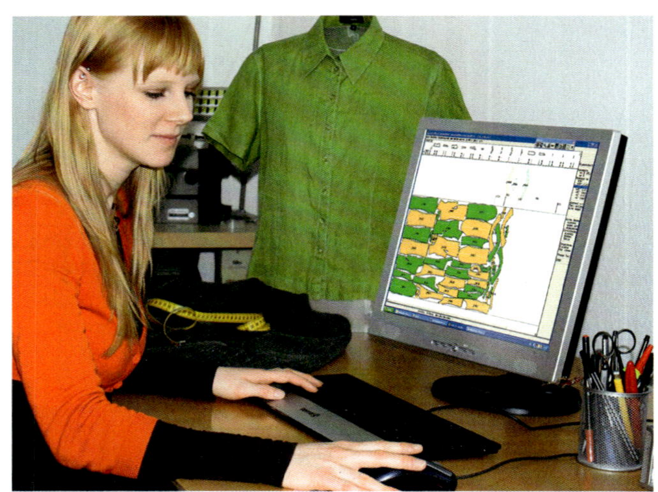

1 : Réalisation du plan de coupe sur l'écran

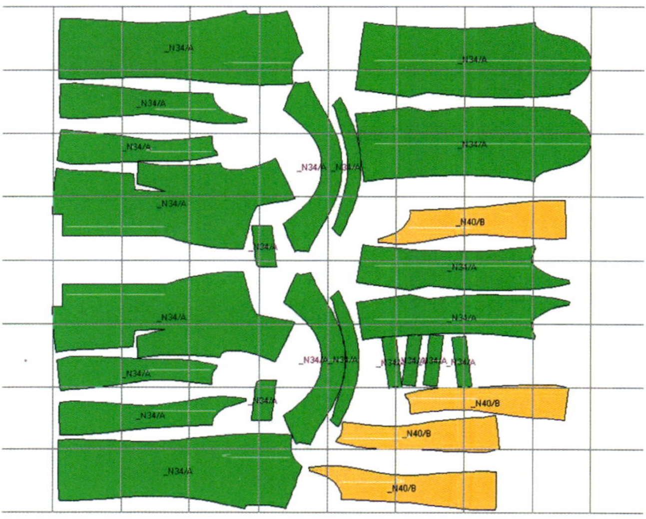

2 : Extrait d'un plan de coupe avec des lignes de carreaux rectifiées

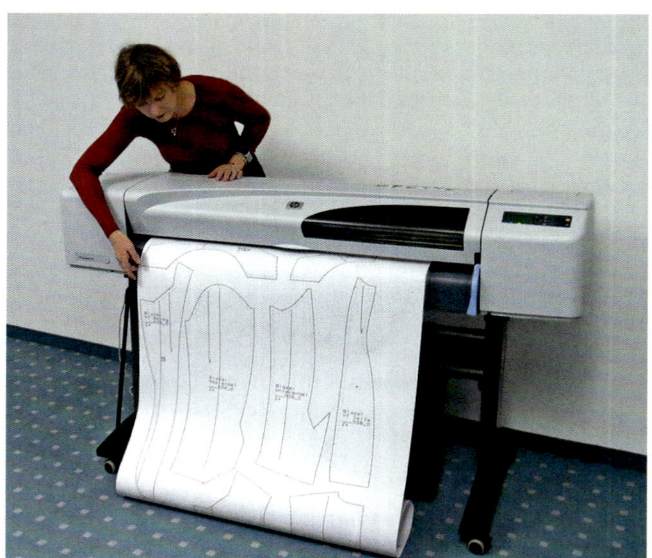

3 : Impression des tracés graphiques d'une coupe du modèle

Élaboration manuelle du plan de coupe

Les plans de coupe résultent de la juxtaposition de patronnage pour la découpe d'un modèle. Lors du procédé manuel, les patrons sont directement placés sur la laize de l'étoffe ou sur un papier spécial pour la découpe. Les contours sont tracés avec une craie de tailleur ou des crayons de marquage. Le résultat est le plan de coupe.

Élaboration du plan de coupe avec des systèmes CAO

Les systèmes CAO proposent des solutions de plan de coupe performants permettant de placer les pièces de patron sur la laize de l'étoffe.

Ces systèmes offrent par ex. les fonctions suivantes :

- Rotation et image miroir des pièces
- Réglage de distances de sécurité et de marges pour la découpe
- Prise en compte de défauts des matériaux et des valeurs de rétrécissement
- Marquage de points de motifs et adaptation pour le placement de motifs à rayures et à carreaux
- Utilisation de plans de coupe entiers
- Placement et tassement automatiques des tailles

Des modules de logiciel permettent aussi de placer les pièces de patron automatiquement sur la largeur utile du tissu **(cf. p. 162)**. Grâce à ces modules, les pièces sont placées et tournées de manière à consommer un minimum de matériau.

Les combinaisons de tailles dans le plan de coupe et le nombre de couches sont calculés à l'aide d'un logiciel de planification de matelassage, selon la quantité de commande du modèle correspondant.

Édition de la coupe du modèle et du plan de coupe

Des patrons individuels et des plans de coupe peuvent être imprimés à l'échelle de 1:1 ou à une toute autre échelle à l'aide d'un traceur ou découpés avec un cutter. Ils servent de base à la découpe manuelle. Les plans de coupe sont transférés par thermofixation sur l'empilement de couches. Ensuite, la découpe est effectuée manuellement ou avec un cutter piloté par ordinateur.

Les données peuvent également être utilisées pour découper des chablons.

Dans la fabrication industrielle, les plans de coupe sont généralement directement transférés sur des tables de coupe à une ou à plusieurs couches. Les cutters découpent les pièces dans les matériaux placés sans plan de coupe **(cf. p. 164)**.

Exportation et importation de données

Des formats de données standardisés existent pour échanger des informations avec d'autres systèmes CAO, comme AAMA (Asia America Multitechnology Association) ou ASTM (American Society for Testing Materials).

Les données de production peuvent être exportées dans ces formats et envoyées par Internet aux sites de production situés dans le monde entier.

Ces données sont alors importées dans les systèmes CAO des sites de production. Il est possible de modifier des coupes, de placer et de tracer des plans de coupe.

10.1.4 Types de plan de coupe

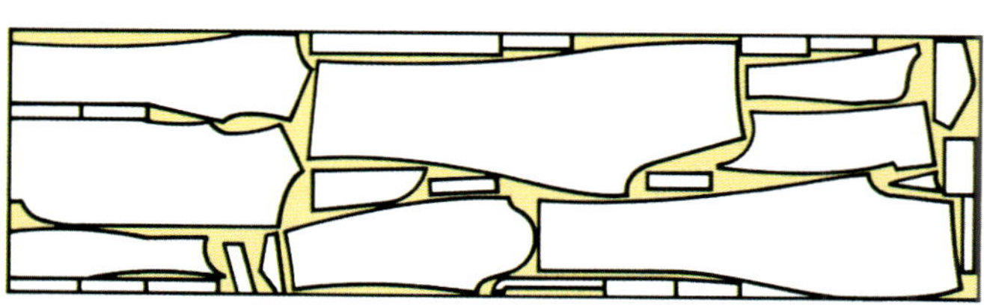

1 : Plan de coupe dossé (plié)

Plan de coupe dossé (plié)

Le **plan de coupe dossé** contient uniquement une moitié (par ex. uniquement les parties droites) de toutes les pièces de patron d'un modèle.

Les plans de coupe pliés peuvent être utilisés pour les tissus doublés et ceux placés endroit contre endroit.

2 : Plan de coupe dédossé (ouvert)

Plan de coupe dédossé (ouvert)

Le **plan de coupe dédossé** se compose de toutes les pièces droites et gauches de patron d'un modèle.

Le plan de coupe ouvert est utilisé pour les tissus larges.

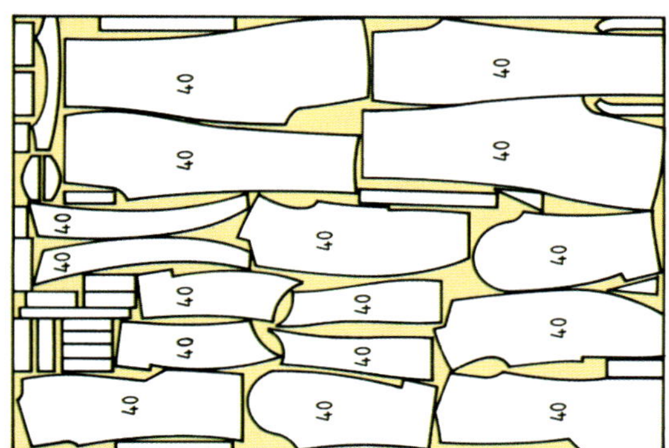

3 : Plan de coupe uni taille

Plan de coupe uni taille

Le **patron uni taille** se compose des pièces de patron d'une taille de modèle.

Le patronnage en une seule taille est utile lors du traitement des commandes et la planification du matelassage de couches. L'inconvénient est la consommation élevée de matériau par rapport au plan de coupe multi tailles.

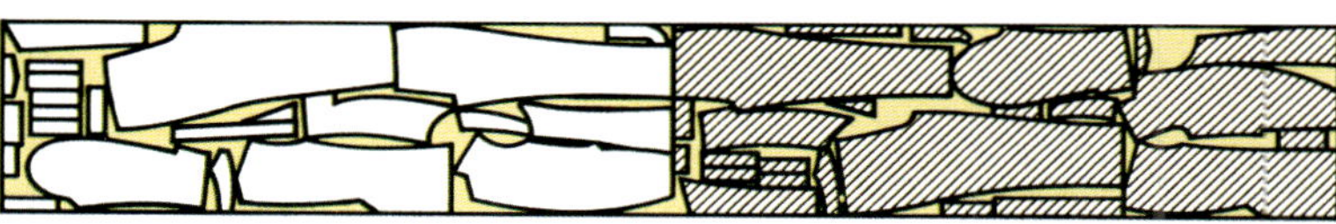

4 : Chaîne de plan de coupe multi tailles, composée de 2 tailles différentes

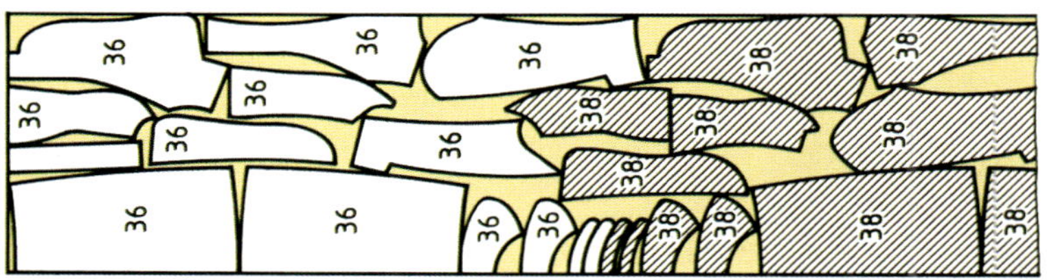

5 : Plan de coupe multi tailles emboîtées, composé de 2 tailles différentes

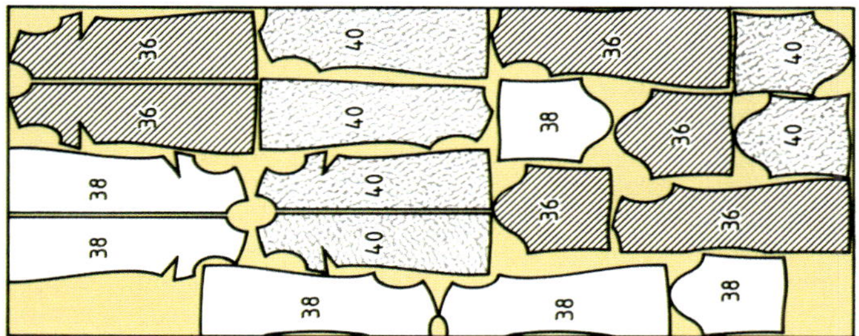

6 : Plan de coupe multi tailles mixtes, composé de 3 tailles différentes

Plan de coupe multi tailles

On différencie les **plans de coupe multi tailles** suivants :

- **Plan de coupe multi tailles par sections :**

Un plan de coupe avec au moins deux tailles différentes ou identiques situées l'une après l'autre et dont les patrons sont respectivement placés sous forme d'un plan de coupe rectangulaire sectionné par taille complète.

- **Plan de coupe multi tailles emboîtées :**

Les tailles d'un plan de coupe situées l'une derrière l'autre s'emboîtent les unes aux autres.

- **Plan de coupe multi tailles mixtes :**

Les patrons de différentes tailles dans un plan de coupe s'emboîtent les uns aux autres. Cette composition du plan de coupe garantit généralement la meilleure utilisation du matériau.

10.1.5 Matelassage (1)

Lors du **matelassage**, des laizes de tissu sont étalées, coupées à la longueur nécessaire (longueur prescrite) et empilées les unes sur les autres. Le plan de coupe est placé sur la couche supérieure. La largeur du plan de coupe résulte de la **largeur utile** du tissu (largeur utile = largeur du tissu moins les bords non utilisables). Le **taux d'utilisation du matériau** désigne le rapport en pourcentage de la surface utilisée en comparaison avec la surface non utilisée.

Selon la norme de qualité d'une entreprise, les défauts des tissus sont saisis et marqués lors de l'**inspection du tissu**. Coûteux et longs, ces procédés sont utilisés pour du **haut-de-gamme**. Les défauts sont soit découpés par « chevauchement », soit la pièce défectueuse est triée après découpe et **« recoupée »**. Dans le cas de **tissus pour le commerce de détail**, des erreurs telles que les défauts de tissage sont laissées. Le produit fini est trié lors de l'inspection finale et commercialisé comme **« second choix »**.

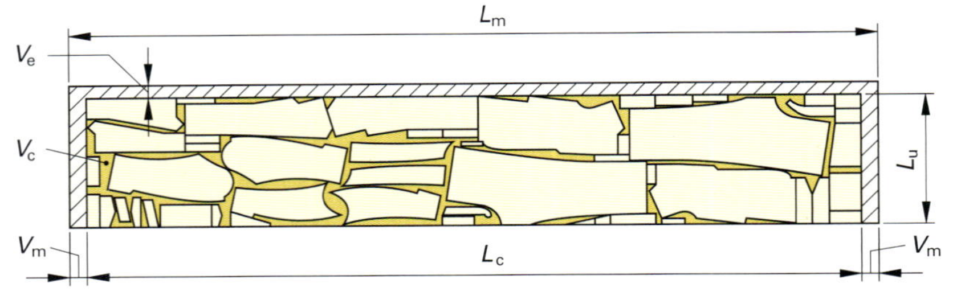

1 : Exemple d'un matelas de coupe

V_m **marge** = perte de tissu au début et à la fin du matelas

L_m **longueur matelas** = longueur du plan de coupe + marges

L_e **valeur d'embarrage** = marge de sécurité aux extrémités du matelas

V_c **valeur de chute** = chute dans le plan de coupe

L_u **largeur utile** = largeur du tissu – valeur d'embarrage

L_c **longueur du plan de coupe**

Types de matelas (ill. 2)

Matelas simple

Le matelas simple se compose d'une laize d'étoffe couchée, par ex. pour les coupes manuelles de modèles.

Matelas multiple

Le matelas multiple comporte plusieurs laizes l'une sur l'autre.

Matelas en escalier

Le matelas à niveaux est un empilement de laizes composé de plusieurs laizes de différentes longueurs, par ex. pour les plans de coupe de plusieurs tailles.

Présentation de tissus (ill. 3)

On entend par présentation de tissus la manière dont le tissu est livré.

Les éléments déterminants pour le type de présentation sont le matériau (par ex. velours), l'usage (par ex. échantillon de matière, vente au détail) et les transports internes (par ex. support à rouleaux, chariot à plate-forme, chariot élévateur avec palettes). Le type de présentation est pris en compte pour l'élaboration et le type de matelassage. Les **symboles de présentation** suivants s'appliquent :

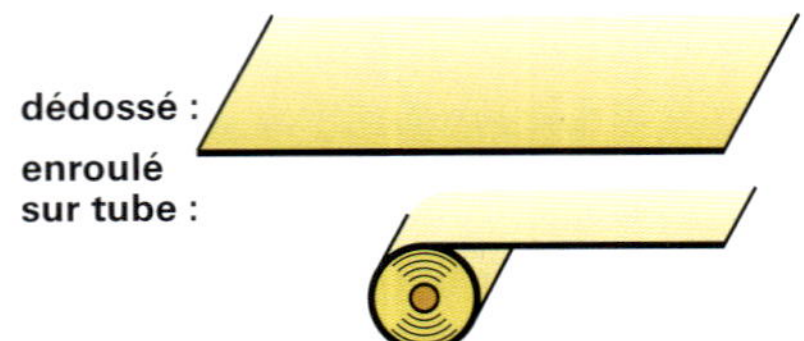

dossé : =

enroulé sur planche :

tubulaire :

plié en accordéon :

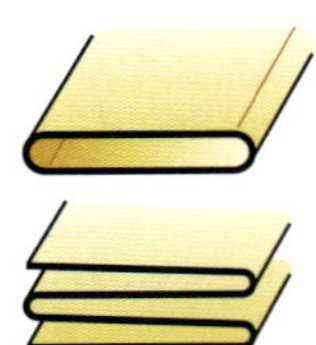

Types de matelassage (ill. 4)

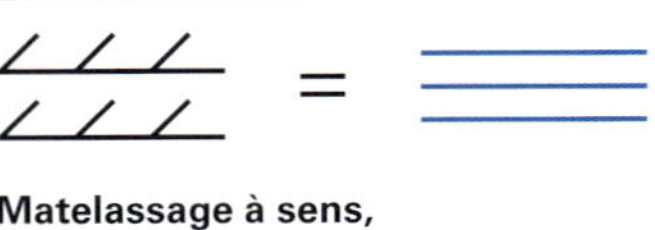 **Matelassage à sens, endroit vers le haut**	Au niveau de l'empilement, l'**envers de l'étoffe** se trouve sur l'**endroit de l'étoffe.** Le « droit-fil » va toujours dans la même direction. Chaque couche du matelas doit être coupée. Lors de l'utilisation de machines de matelassage, un passage à vide est nécessaire après chaque couche ; il s'agit en effet de recommencer systématiquement à la même extrémité du matelas. Les étoffes avec un sens sont placées de cette manière.
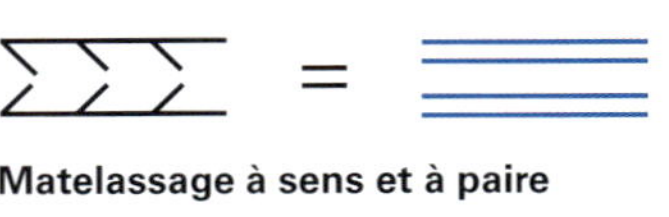 **Matelassage à sens et à paire**	Au niveau de l'empilement, l'**endroit de l'étoffe** se trouve sur l'**endroit de l'étoffe.** Le « droit-fil » va toujours dans une direction. L'étoffe doit être retournée avant qu'une nouvelle couche puisse être placée. Des passages à vide sont nécessaires lors de l'utilisation de machines de matelassage. Ce type de matelassage est utilisé pour des tissus similaires au procédé envers sur endroit.
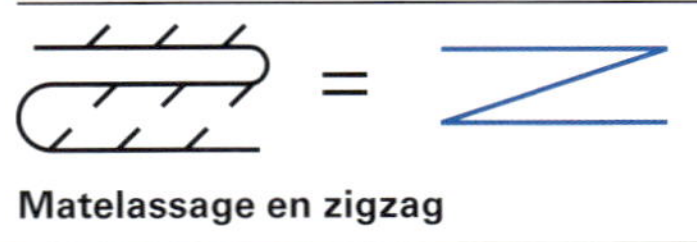 **Matelassage en zigzag**	Une couche **envers sur envers** suit une couche **endroit sur endroit**. Les couches sont superposées en forme de zigzag de façon continue. Ce type de matelassage est le plus rationnel et n'est pas adapté aux tissus avec un sens.

10.1.5 Matelassage (2)

Lors du matelassage, l'étoffe est déroulée sur la table de matelassage en une ou plusieurs couches selon le plan déterminé. Il est ainsi préparé pour la découpe.

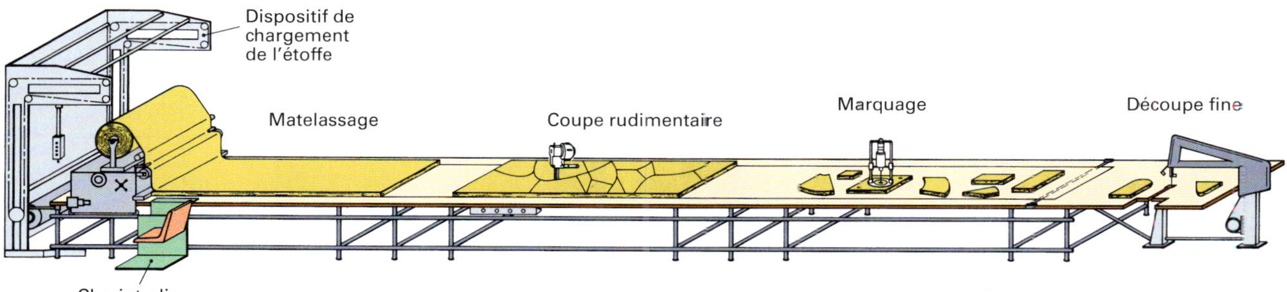

1 : Processus de travail dans l'atelier de coupe

Dans la première section, le matelas est formé par un empilement de couches.

Un **empilement de couches** est un matelas multiple. Si un plan de coupe est appliqué, on parle d'un **matelas de coupe.**

Dans la deuxième section, toutes les pièces sont coupées de manière grossière ou fine avec un couteau à lame verticale.

Par la suite, divers repères sont **marqués**, par ex. les pliures de poche ou les pointes de pinces.

La **découpe finale** est effectuée à l'aide des patrons avec une scie à ruban. Ce processus garantit une précision de coupe optimale.

Méthodes de matelassage

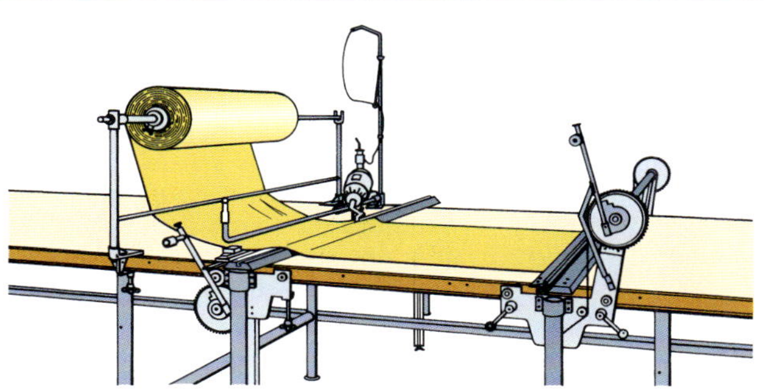

Matelassage manuel (ill. 2)

Les laizes d'étoffes sont déroulées à la main sur la pile de couches et coupées à la longueur nécessaire. Des dispositifs de déroulage et de découpe avec des glissières de coupe facilitent le processus. L'égalité des bords doit être assurée manuellement.

Ce processus de matelassage est adapté aux couches courtes et des changements d'étoffes et de couleurs très fréquents. Il est souvent utilisé dans les petites entreprises.

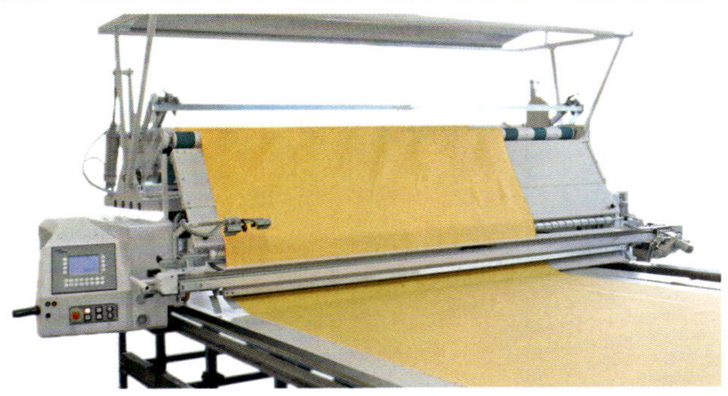

Matelassage avec des chariots-plieurs (ill. 3)

Les laizes d'étoffe sont déroulées avec un chariot-plieur à guidage manuel.

Le chariot est amené d'un côté à l'autre. Généralement, une mise en place et le lissage ultérieur des couches individuelles ne sont pas nécessaires. L'utilisation de chariots de matelassage est avantageuse pour les couches larges et longues et lorsque les rouleaux d'étoffe sont rarement changés en raison du volume de la commande.

Cette méthode est rationnelle et adaptée aux petites entreprises.

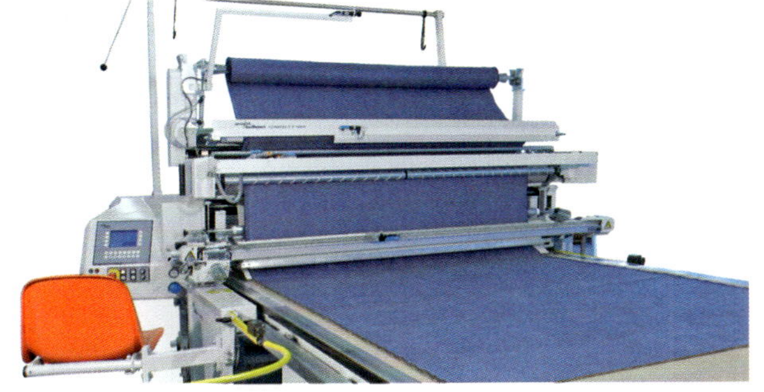

Matelassage avec des chariots automatiques (ill. 4)

Les laizes sont également déroulées avec un chariot.

Les dispositifs supplémentaires comme des cellules photoélectriques pour le guidage des bords, les aides au levage pour les rouleaux d'étoffe, les dispositifs de chargement d'étoffe, les dispositifs de coupe à l'extrémité de la couche, le dispositif de transport pour l'opérateur constituent des développements d'ordre technique permettant à l'industrie de produire de grandes séries de façon plus rentable.

10.1.6 Découpe

Le terme « coupe » désigne la découpe des pièces de patron dans des couches de tissu effectuée selon des patrons de découpe. En règle générale, le plan de coupe est d'abord apposé sur la couche de tissu supérieure (dessinée, décalquée, pulvérisée, collée, agrafée, épinglée).

On distingue la **coupe rudimentaire** (par ex. la séparation d'un empilement de couches) et la **coupe finale** (découpe exacte des pièces de patron). L'exactitude de la découpe dépend principalement de l'outil de coupe utilisé.

Ciseaux électriques à lame circulaire (ill. 1)

Les **ciseaux électriques à lame circulaire** travaillent avec un couteau à rotation.

Le ciseau électrique à lame circulaire **(« ciseaux à main électriques »)** est adaptée pour découper des couches individuelles et couper les matelas lors du placement. Des hauteurs de coupe jusqu'à environ 10 mm sont possibles, selon la taille de l'appareil.

Le grand ciseau à lame circulaire **(lame circulaire)** est particulièrement adaptée pour séparer les couches du matelas ou pour des contours droits ou légèrement arrondis. Des hauteurs de coupe jusqu'à environ 150 mm sont possibles.

Ciseau électrique à lame verticale (ill. 2)

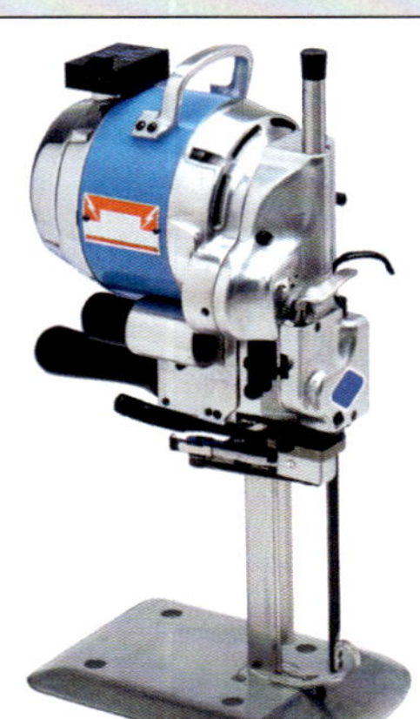

Le **ciseau électrique à lame verticale (couteau vertical)** travaille avec un couteau coulissant verticalement de haut en bas et permet des pré-découpes et des découpes finales jusqu'à une hauteur de matelas de 300 mm. La découpe des coins et des arrondis est exacte. Les pièces de patron sur le matelassage sont identiques car toutes les couches sont saisies en même temps, contrairement aux ciseaux électriques à lame circulaire.

Les ciseaux électriques à lame verticale et les ciseaux électriques à lame circulaire sont poussées manuellement à travers les étoffes immobiles.

Scie à ruban (ill. 3)

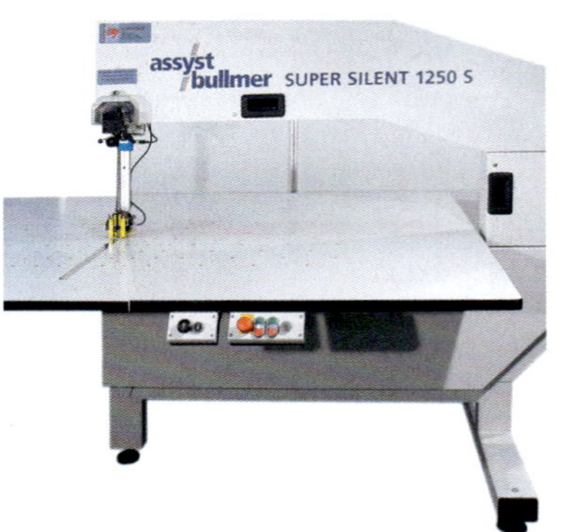

Pour la **scie à ruban**, une bande en acier fine, aiguisée et continue traverse verticalement le matelas. Le matelas est déplacé manuellement. Un coussin d'air situé entre la table et la pièce peut faciliter le guidage de la pièce. Les matelas sont agrafés pour éviter un glissement des couches de matériau. Les scies à ruban sont utilisées pour la découpe finale. Des hauteurs de coupe jusqu'à 300 mm sont possibles. La découpe de coins, d'arrondis serrés et d'entailles pointues est exacte.

Machines à emporte-pièces (ill. 4)

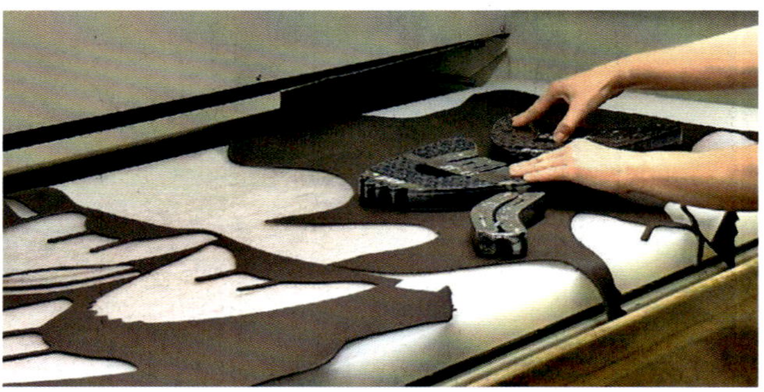

Pour une **machine à emporte-pièces**, des formes de coupe préfabriqués identiques aux pièces du patronnage (emporte-pièces) appuient la pièce à couper contre un support (plaque à étamper) qui sert de contre-lame. Les machines à emporte-pièces sont principalement utilisées pour le cuir, les matières enduites et laminées, ainsi que dans les domaines où des patrons de même forme sont utilisés pendant de longues périodes, par ex. pour la production de tenues de travail.

La fabrication des emporte-pièces est coûteuse.

Machine automatique de découpe (ill. 5)

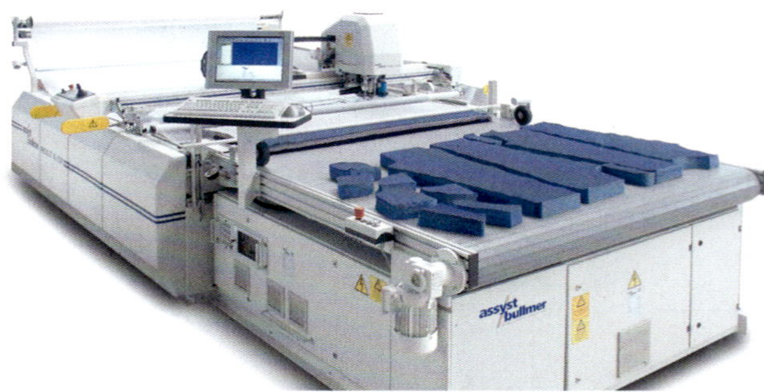

Pour les **machines automatiques de découpe (cutters)**, les pièces du patronnage sont découpées de manière totalement automatique. Des ordinateurs commandent la machine de coupe.

Outre un couteau vertical spécial, la découpe des matelas peut être réalisée avec des rayons laser, des faisceaux de plasma (faisceaux chauds en gaz ionisé à haute densité énergétique) et un hydrocutter (eau comprimée sous haute pression par une buse).

10.1.7 Marquage et préparation

Marquage

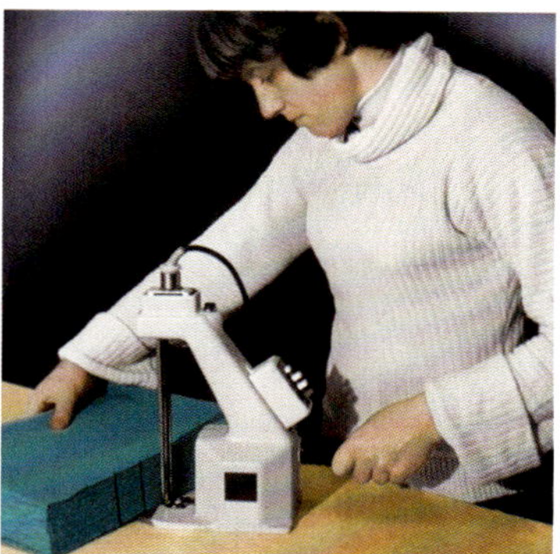

1 : Cranteur à chaud

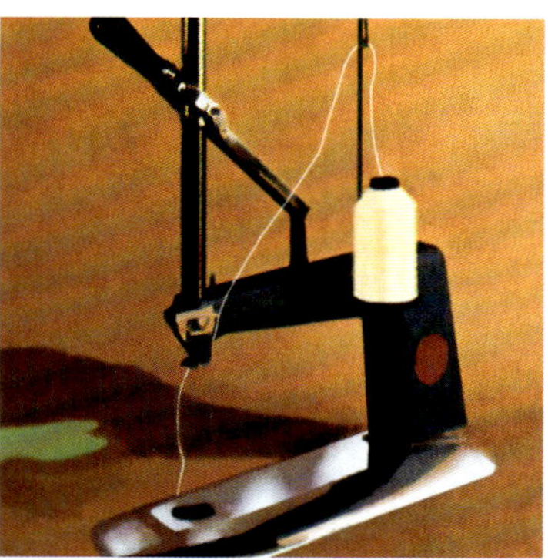

2 : Marqueur de fils

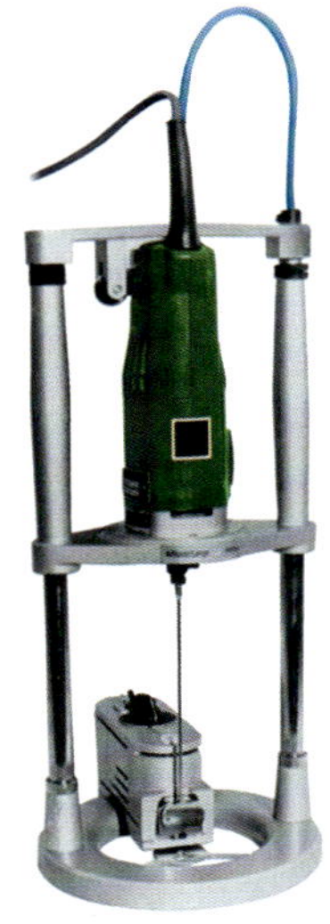
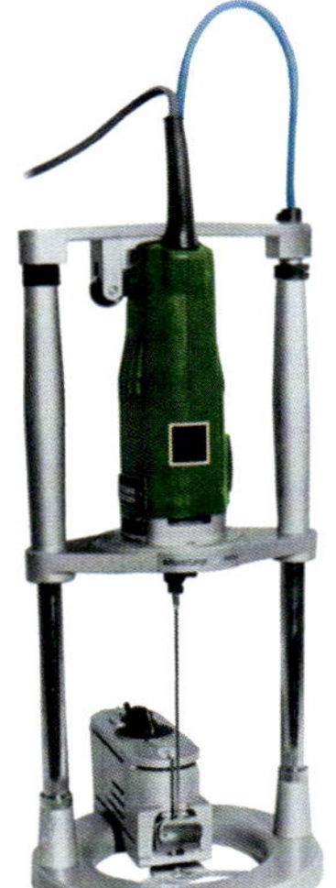

3 : Machine à perforer

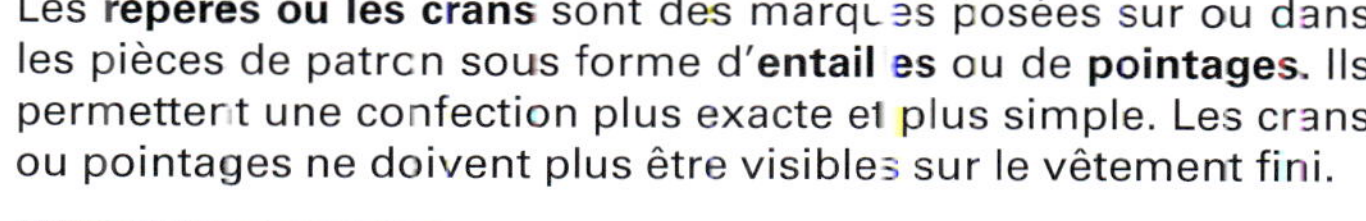

Les **repères ou les crans** sont des marques posées sur ou dans les pièces de patron sous forme d'**entailles** ou de **pointages**. Ils permettent une confection plus exacte et plus simple. Les crans ou pointages ne doivent plus être visibles sur le vêtement fini.

Cranteur à chaud (ill. 1)

Elle est utilisée pour apposer des crans sur le bord des couches de tissu. La température et la profondeur de l'entaille sont réglables.

L'appareil est principalement utilisé pour les tricots en fibres naturelles Les tissus synthétiques peuvent fondre sur les bords.

Marqueur de fils (ill. 2)

Cet appareil pique un fil verticalement à travers le matelas avec une aiguille perpendiculaire puis coupé sous la dernière épaisseur. Ensuite, le fil est coupé entre chaque couche avec des ciseaux. Des marquages avec du fil fluorescent « invisible » à l'oeil nu et détectable sous une lampe à ultraviolet sont apposés.

Ce type de marquage est utilisé pour tous les tissus pouvant être endommagés par des marquages par perçage.

Machine à perforer (ill. 3)

Une aiguille est pressée à travers les couches de tissu. L'écartement du textile rend le trou visible pendant un certain temps. Le chauffage de l'aiguille rend les trous visibles pendant plus longtemps.

Plaque de détection (ill. 4)

Elle est utilisée en combinaison avec les machines à perforer. Un signal sonore montre que toutes les couches de tissu ont été percées par l'aiguille de marquage. Le plateau de la table est ainsi protégé des dommages pouvant être causés par l'aiguille.

Marqueur couleur

Les trous des piqûres sont également marqués avec une couleur provenant d'une aiguille creuse. Tous les types de textiles peuvent être « marqués par points » sur une surface de manière bien visible. Les emplacements de poches et les pointes de pinces par ex. sont marquées.

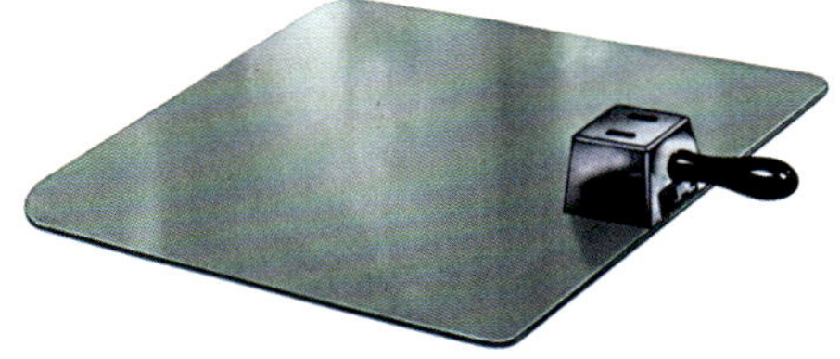

4 : Plaque de détection

Préparation

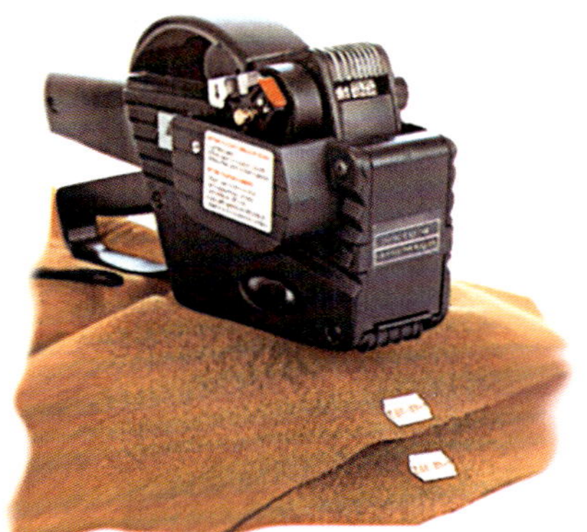

5 : Appareil d'étiquetage manuel

La **préparation** désigne tous les travaux préparatoires pour la couture après la découpe :

- **numérotation** et **étiquetage** des pièces découpées
- **marquage** des emplacements de poches
- **tri** des pièces découpées
- **attribution** des composants accessoires
- **empaquetage** des pièces et accessoires triés

Les pièces découpées sont numérotées pour éviter des variations de couleur dans un vêtement. Les étiquettes comportent des numéros de série, le numéro de la taille et d'autres données internes. La numérotation doit être apposée de manière à être visible pendant le traitement ultérieur (couture, thermofixation), sans déranger. Dans l'industrie du vêtement, une des nombreuses possibilités d'apposer des étiquettes pour la gestion de la production, à savoir l'appareil manuel, s'est imposé (**ill. 5**). Il offre des fonctions variées lors de la saisie de données et son utilisation est économique.

10.1.8 Outils pour dessiner, mesurer et marquer

Désignation	Caractéristiques et utilisation

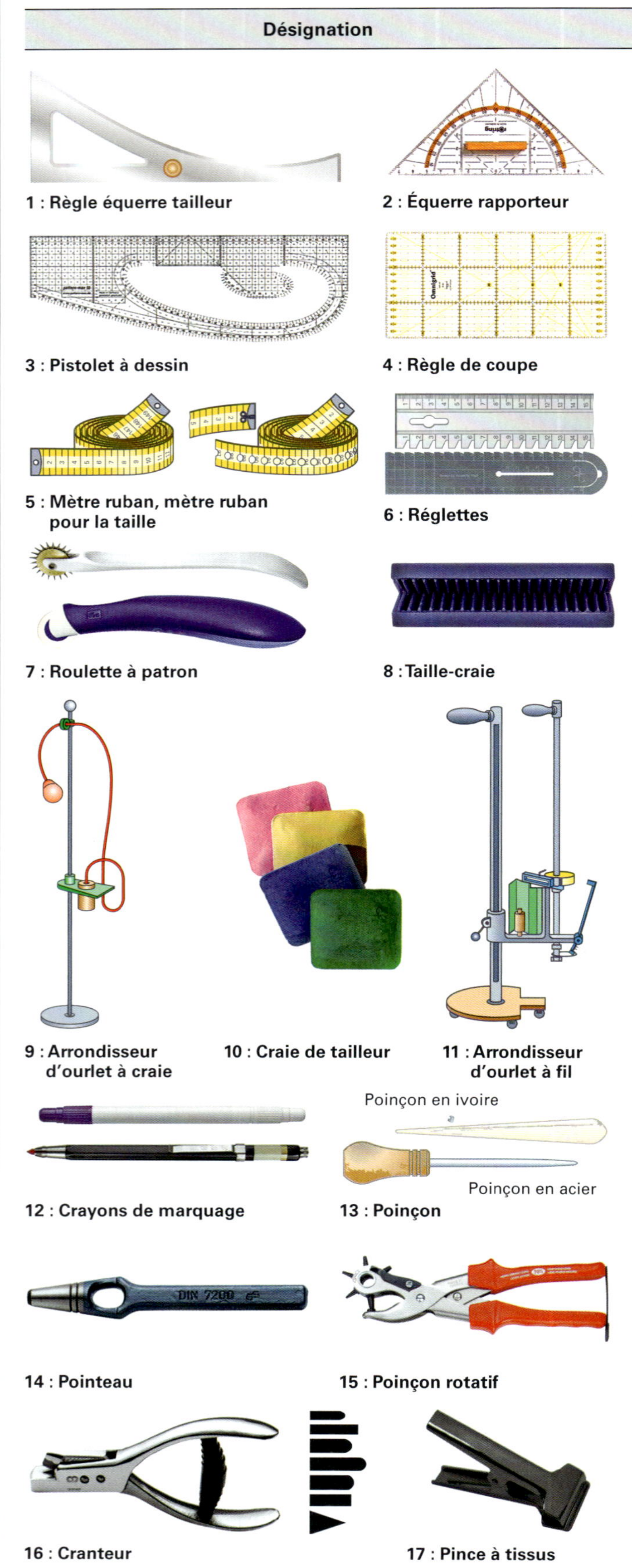

1 : Règle équerre tailleur

2 : Équerre rapporteur

3 : Pistolet à dessin

4 : Règle de coupe

5 : Mètre ruban, mètre ruban pour la taille

6 : Réglettes

7 : Roulette à patron

8 : Taille-craie

9 : Arrondisseur d'ourlet à craie

10 : Craie de tailleur

11 : Arrondisseur d'ourlet à fil

12 : Crayons de marquage

13 : Poinçon

14 : Pointeau

15 : Poinçon rotatif

16 : Cranteur

17 : Pince à tissus

Le **règle équerre tailleur (ill. 1)** se compose de métal léger ou de matière plastique et dispose d'un bord courbé et de deux bords droits avec graduation. Les **équerres de dessin** sont généralement en matière plastique solide. L'**équerre rapporteur (ill. 2)** avec des lignes auxiliaires et une poignée s'utilise de manière universelle. Un **pistolet à dessin (ill. 3)** facilite le dessin de lignes courbées. La **règle de coupe et de dessin (ill. 4)** en plastique avec division gravée est utilisée pour les travaux avec le cutter et le cutter circulaire.

Les **mètres ruban (ill. 5)** sont généralement des rubans tissés de 1,5 à 2 m de longueur dotés d'un revêtement en matière plastique. Ils servent à prendre les mensurations et les arrondis. Le **mètre ruban pour la taille** dispose d'un crochet et de plusieurs œillets supplémentaires pour une fixation à la taille.

La **réglette (ill. 6)** est une règle de 20 cm à 30 cm en matière plastique flexible avec une graduation des deux côtés et parfois un côté cranté. Elle permet de mesurer de courtes distances et de faire des marquages. Faite en acier inoxydable, elle résiste à la chaleur et à la vapeur.

Les **roulettes à patron (ill. 7)** disposent de petites roues métalliques crantées, munies de dents ou de pointes. Elles servent à reproduire les lignes de coupe et de construction sur du papier et du textile.

Les marquages sur du textile sont principalement réalisés avec de la **craie de tailleur (ill. 10)**. Cette craie est fabriquée à partir de plusieurs matériaux : la craie fabriquée à base d'argile s'enlève facilement à la brosse. La craie en cire fond **en raison de la chaleur du repassage.** La **craie synthétique** se volatilise après un certain temps. Les **tailles-craie (ill. 8)** avec des lames en métal incorporées existent en différentes tailles.

L'**arrondisseur d'ourlet à craie (ill. 9)** permet d'appliquer des traits de craie par air comprimé. La poudre de craie existe en différentes couleurs. L'**arrondisseur d'ourlet à fil (ill. 11)** mobile permet de marquer au moyen d'un fil. Les appareils sont utilisés pour marquer la longueur de la jupe à une distance uniforme du sol.

Les **crayons de marquage (ill. 12)** sont adaptés pour les marquages à l'endroit du tissu. Ils s'effacent après 2 à 8 jours ou peuvent être retirés avec de l'eau ou la chaleur du fer à repasser, selon le type de tissu.

Le **poinçon (ill. 13)** en os, plastique ou métal est pointu et sa surface est lisse. Il sert à arrondir les boutonnières à œillet et les trous lacés.

Le **pointeau (ill. 14)** est utilisé pour perforer des trous sur des surfaces, par ex. pour la suspension de patrons. Le **poinçon rotatif (ill. 15)** dispose d'un chargeur avec des poinçons de différentes tailles. Il est adapté aux perforations à une petite distance du bord.

Un **cranteur (ill. 16)** est adapté pour placer des repères transversaux et des largeurs de coutures sur les patrons.

Les **pinces à tissu (ill. 17)** servent à tenir les couches de tissu ; **des poids en métal lestent lors de la découpe.** Les **supports** servant à l'utilisation d'appareils de poinçonnage et de coupe sont en PVC ou propylène. Avec leur graduation en cm ou en pouce d'un côté, ils sont utiles pour les travaux de patchwork.

10.1.9 Outils de coupe

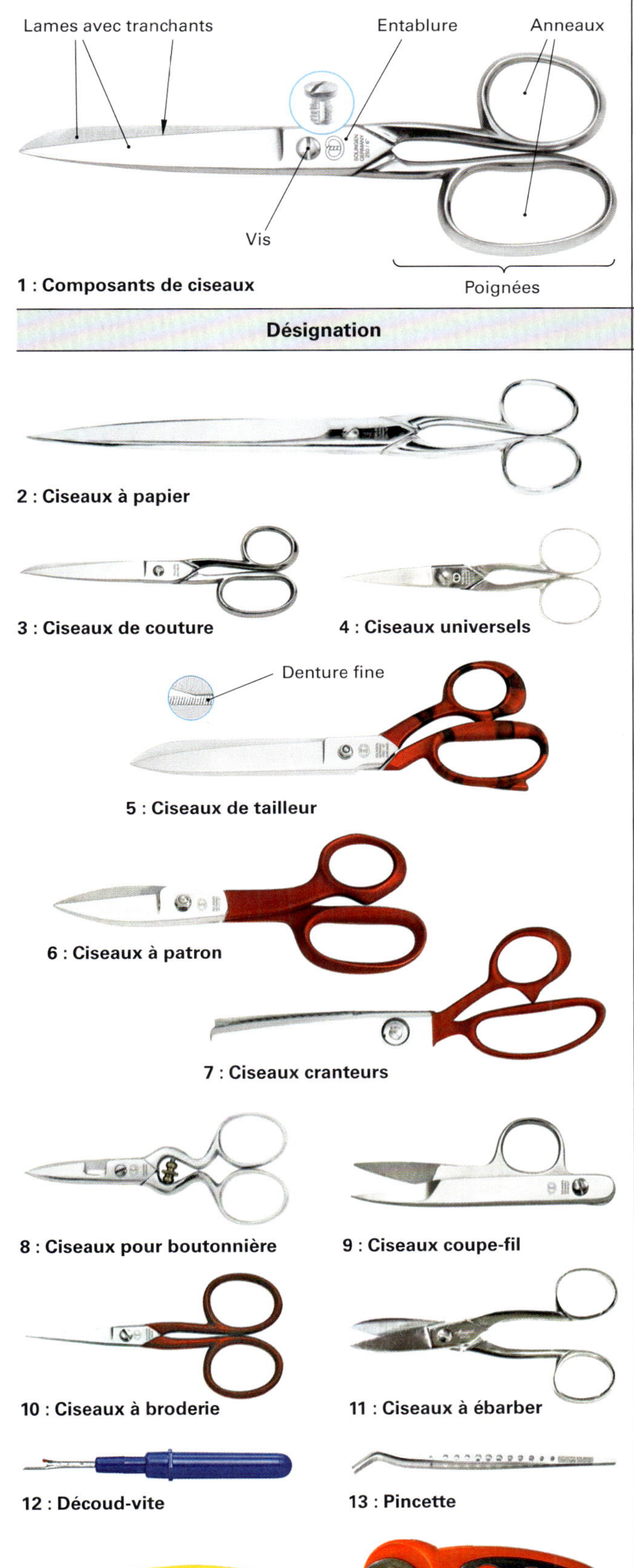

1 : Composants de ciseaux

2 : Ciseaux à papier

3 : Ciseaux de couture

4 : Ciseaux universels

5 : Ciseaux de tailleur

6 : Ciseaux à patron

7 : Ciseaux cranteurs

8 : Ciseaux pour boutonnière

9 : Ciseaux coupe-fil

10 : Ciseaux à broderie

11 : Ciseaux à ébarber

12 : Découd-vite

13 : Pincette

14 : Cutter

15 : Cutter circulaire

Les **ciseaux** et autres outils de coupe existent en différentes versions, par ex. nickelés ou en acier inox. Les modèles de qualité supérieure sont forgés et peuvent être affûtés. Il existe également de nombreux types de ciseaux pour gauchers.

Les poignées ont souvent une forme anatomique et sont vernis. Elles peuvent aussi être en matière plastique, ce qui facilite la manipulation. Les poignées des ciseaux entièrement en acier sont également en métal.

Les ciseaux doivent être traités avec soin et être uniquement utilisés pour les usages auxquels ils sont destinés, par ex. le tissu, le papier.

Désignation	Caractéristiques et utilisation

Les lames pointues des **ciseaux à papier (ill. 2)** sont plus longues que les poignées. Elles sont adaptées pour la coupe droite de papier fin.

Les **ciseaux de couture (ill. 3)** ont des lames différentes. Une grande poignée longue facilite leur manipulation. Ces ciseaux sont polyvalents.

Les **ciseaux universels (ill. 4)** avec des lames courtes et pointues existent en différentes tailles. Le placement de la vis dans la moitié avant permet d'effectuer une grande force de coupe avec les pointes.

Les **ciseaux de tailleur (ill. 5)** sont grands et solides. Des poignées décalées de différentes tailles et de forme ergonomique facilitent la coupe de tissus épais. Ils existent en différentes tailles. Ces ciseaux sont adaptés pour la découpe de couches simples. Une lame avec denture fine évite le glissement des tissus lisses lors de la coupe.

Les poignées décalées de différentes tailles et de forme ergonomique des **ciseaux à patron (ill. 6)** sont considérablement plus longues que les lames courtes qui sont remplaçables et vissées. Ces ciseaux sont utilisés pour la découpe de gabarits en carton épais et en plastique.

Les **ciseaux cranteurs (ill. 7)** ont deux lames crantées. Les bords de coupe dentelés réduisent l'effilochage du textile ou servent de décoration.

L'encoche sur les lames des **ciseaux pour boutonnière (ill. 8)** permet de réaliser des entailles courtes dans le textile. La longueur de coupe est réglable à l'aide d'une vis.

Les **ciseaux coupe-fil (ill. 9)** se composent de lames qui s'ouvrent de manière autonome par pression de ressort. L'avantage de ces ciseaux consiste en la manipulation rationnelle lors de la coupe de fils, par ex. lors d'essais, de contrôles finaux et de travaux de retouches.

Les **ciseaux à broderie (ill. 10)** ont des poignées plus longues que leurs lames étroites et pointues. Les **ciseaux à ébarber (ill. 11)** ont des lames courtes, et solides. Les deux formes sont adaptées pour saisir et couper des fils courts et fins.

Le **découd-vite (ill. 12)** se caractérise par une partie coupante en forme de crochet avec une pointe en forme de flèche. Il sert à découper les boutonnières faites à la machine et à découdre. La **pincette (ill. 13)** permet d'enlever les fils libres. Elle facilite également l'enfilage des machines à coudre.

Les **cutters (ill. 14)** sont utilisés pour des matières solides, par ex. pour gabarits en carton. Les **cutters circulaires (ill. 15)** sont adaptés pour la découpe de matières fines sans glissement.

10.2.1 Formes des machines à coudre

La forme de base de la machine à coudre est la piqueuse à plateau équipée des composants suivants :

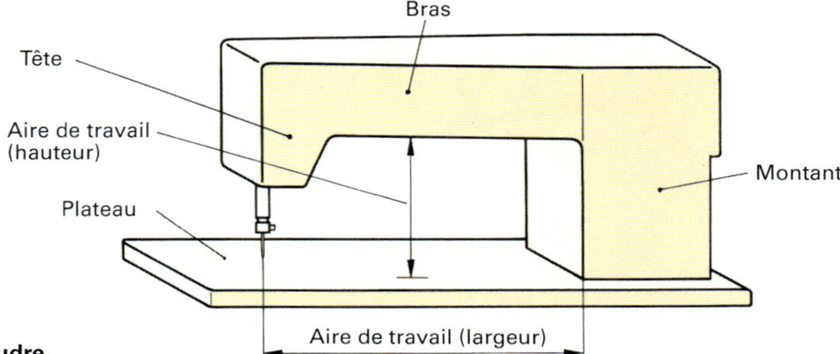

1 : Forme de base des machines à coudre

Différentes formes de machines à coudre ont été développées pour effectuer des étapes de travail spécifiques.

Formes	Type de point	Caractéristiques et utilisation
2 : Piqueuse à plateau (forme de base)	Point noué Point de chaînette	L'air de travail est conçue de manière à obtenir une utilisation aussi variée que possible et à pouvoir guider la pièce à coudre autour de l'aiguille et du pied-presseur le plus facilement possible. La forme de base est utilisée pour tout type de travaux de couture.
3 : Machine à plateau surélevé	Point noué Point de chaînette	Le support de la pièce à coudre est formé par un plateau surélevé. Cette construction facilite l'assemblage de pièces déjà montées. Elle représente la forme de base pour diverses machines spéciales, par ex. les machines à boutonnières.
4 : Machine à coudre à pilier	Point noué Point de chaînette	Cette construction dispose d'un socle surélevé et d'une navette verticale **(cf. p. 182)** dans le pilier. La production d'articles tridimensionnels, par ex. de chaussures et de sacs, compte parmi les domaines d'application spécifiques. Le traitement de courbes étroites et de coins, la couture de manches et l'assemblage de produits semi-finis volumineux sont particulièrement facilités.
Machine à coudre à bras libre **Machine à coudre à bras déporté** **5 : Machines à coudre à bras libre**	Point noué Point de chaînette	Les machines ont un socle surélevé et un bras inférieur supplémentaire. Ces constructions sont particulièrement adaptées pour le traitement de textiles tubulaires par ex. pour les ourlets de manches, les canons des pantalons et pour les machines à point d'arrêt et de pose de boutons automatiques. La machine à coudre bras déporté est surtout utilisée pour la confection de tricots.
6 : Machine à coudre monobloc	Point de chaînette et point de surjet	Le boîtier de la machine est en forme de bloc. Cette construction ne présente qu'un petit espace de travail. Elle a spécialement été conçue pour travailler les bords, par ex. coutures surjetées et de sécurité.

10.2.2 Machines à coudre : aperçu

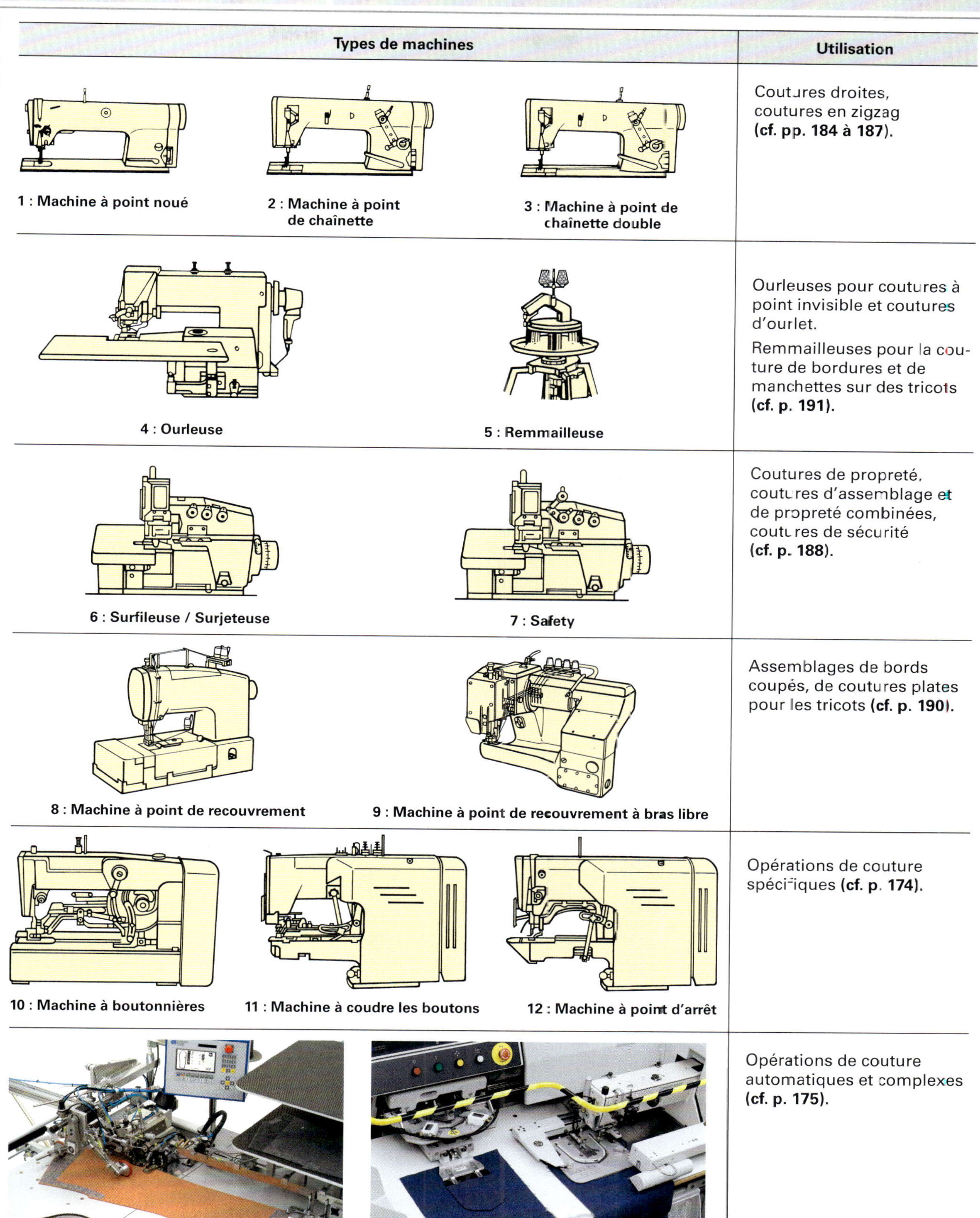

Types de machines	Utilisation
1 : Machine à point noué; **2 : Machine à point de chaînette**; **3 : Machine à point de chaînette double**	Coutures droites, coutures en zigzag **(cf. pp. 184 à 187)**.
4 : Ourleuse; **5 : Remmailleuse**	Ourleuses pour coutures à point invisible et coutures d'ourlet. Remmailleuses pour la couture de bordures et de manchettes sur des tricots **(cf. p. 191)**.
6 : Surfileuse / Surjeteuse; **7 : Safety**	Coutures de propreté, coutures d'assemblage et de propreté combinées, coutures de sécurité **(cf. p. 188)**.
8 : Machine à point de recouvrement; **9 : Machine à point de recouvrement à bras libre**	Assemblages de bords coupés, de coutures plates pour les tricots **(cf. p. 190)**.
10 : Machine à boutonnières; **11 : Machine à coudre les boutons**; **12 : Machine à point d'arrêt**	Opérations de couture spécifiques **(cf. p. 174)**.
13 : Machine automatique pour coudre les contours; **13 : Machine automatique pour coudre des poches**	Opérations de couture automatiques et complexes **(cf. p. 175)**.

10.2.3 Composants de la machine à coudre

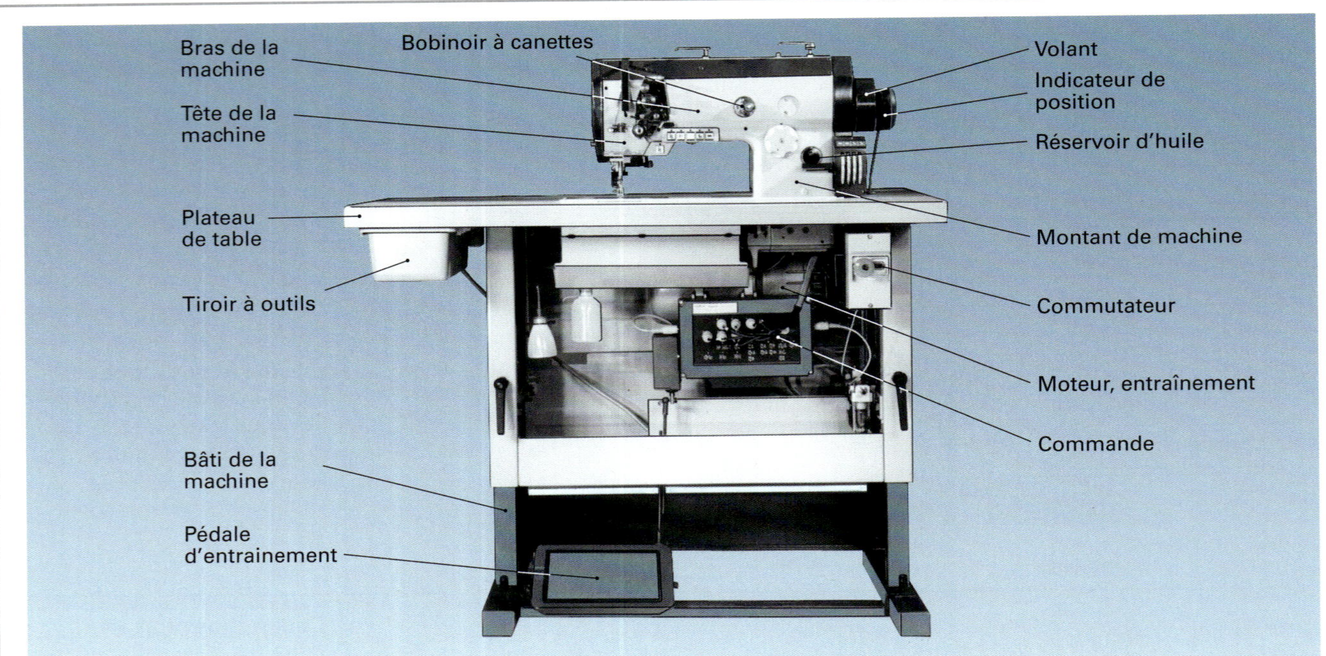

1 : Aperçu d'une machine à coudre (machine à coudre à point noué)

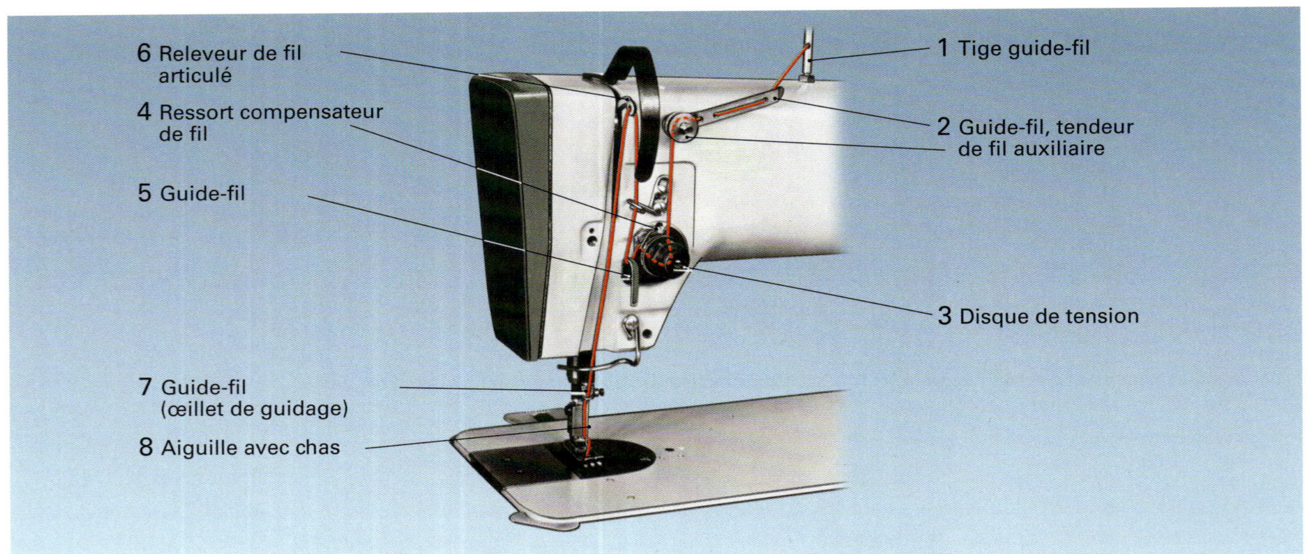

2 : Tête de machine à coudre avec guidage du fil supérieur (machine à coudre à point noué)

Éléments de guidage des fils – fil d'aiguille

N°	Désignation	Fonction	N°	Désignation	Fonction
1	**Guide-fil**	Permet un déroulement uniforme du fil.	6	**Releveur de fil articulé**	Libère la quantité de fil nécessaire pour la formation du point. Serre le point après la formation du point. Déroule le fil d'aiguille de la bobine de fil.
2	**Guide-fil et dispositif et tendeur de fil auxiliaire**	Permet un déroulement et une tension uniforme du fil.			
3	**Disque de tension du fil**	Assure l'entrelacement correct des fils.	7	**Guide-fil (oeillet de guidage)**	Maintient le fil dans sa voie fonctionnelle.
4	**Ressort compensateur de fil**	Amortit les secousses du fil.	8	**Aiguille avec chas**	Passe le fil à travers le textile et forme une boucle de fil.
5	**Guide-fil**	Sert au parcours du fil.			

10.2.4 Éléments mobiles de la machine à coudre

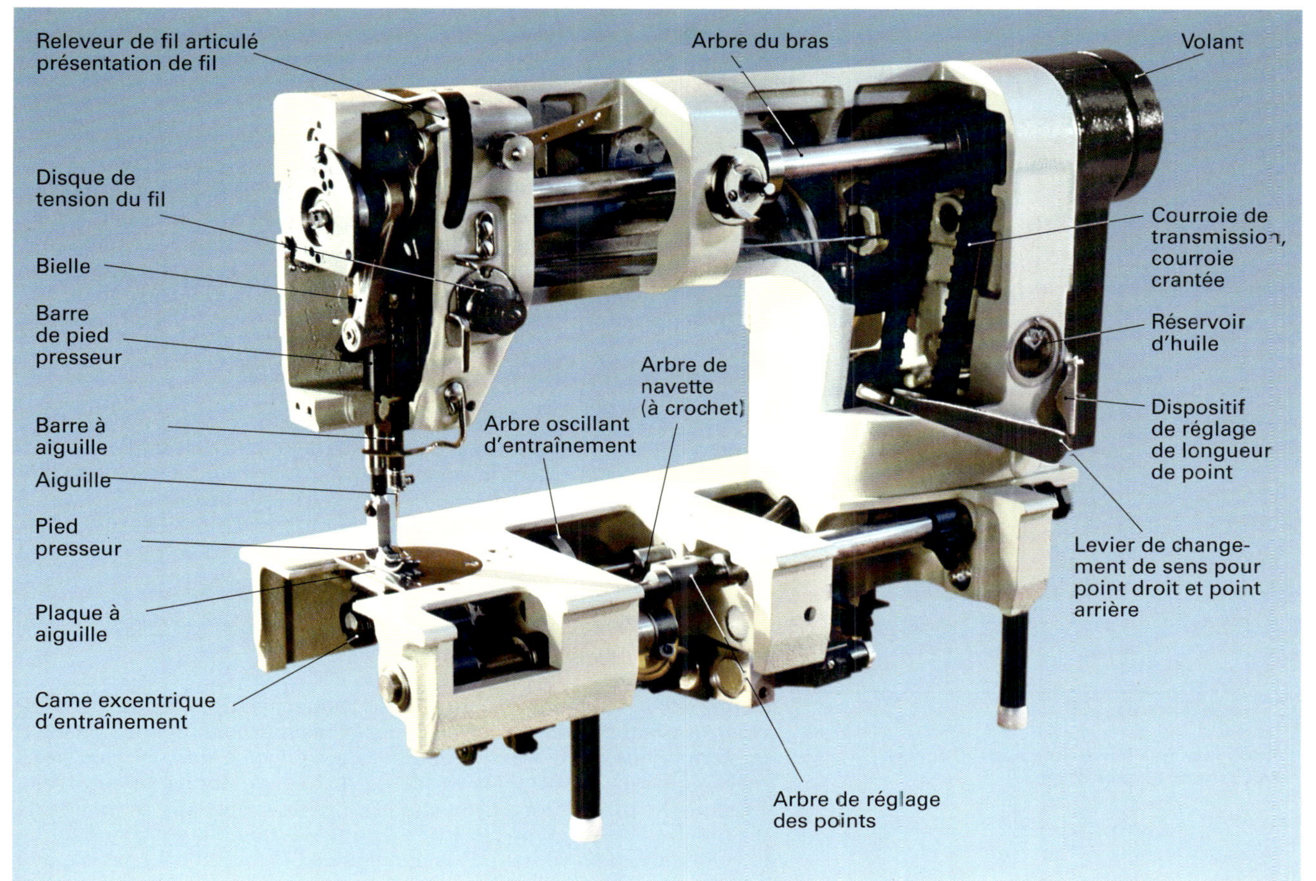

1 : Vue en coupe (machine à point noué)

Éléments de formation des points			
Désignation	**Fonction**	**Désignation**	**Fonction**
Aiguille	Passe le fil d'aiguille à travers le textile et forme une boucle de fil.	**Disque de tension du fil**	Assure la formation de point correcte.
Navette	Saisit la boucle de fil et la passe autour du fil de canette.	**Pied presseur**	Presse le textile contre les griffes d'entraînement et la plaque à aiguille et permet la formation de boucle.
Releveur de fil articulé	Libère la quantité de fil nécessaire pour la formation de point. Serre le point après la formation du point. Tend le fil d'aiguille de la bobine de fil.	**Plaque à aiguille**	Elle comporte l'ouverture pour l'aiguille et les griffes d'entraînement.
		Griffes d'entraînement	Déplace le textile en fonction de la longueur de point, après la formation du point.

Séquences de mouvements de la machine à coudre (mécanique de couture)

La description est valable pour la vue en coupe de la machine à coudre à point noué ci-dessus.

Le moteur commande l'arbre du bras par la courroie d'entraînement. L'arbre du bras commande l'arbre inférieur principal par la courroie crantée et l'engrenage.

L'arbre à crochet permet de déplacer la navette.

La came excentrique des griffes d'entraînement initie le mouvement de levier, tandis que l'arbre oscillant d'entraînement donne le mouvement de déplacement du dispositif d'entraînement.

Le dispositif de réglage du point, l'arbre de réglage du point et l'arbre oscillant d'entraînement déterminent la longueur de l'avancée.

Une poulie se trouve sur l'arbre du bras et permet de transformer le mouvement rotatif de l'arbre en mouvement vertical de la barre à aiguille.

10.2.5 Entraînement de la machine à coudre

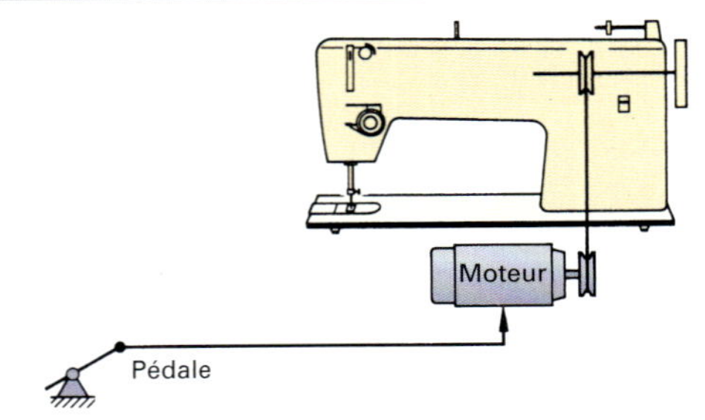

1 : Entraînement avec moteur démarreur

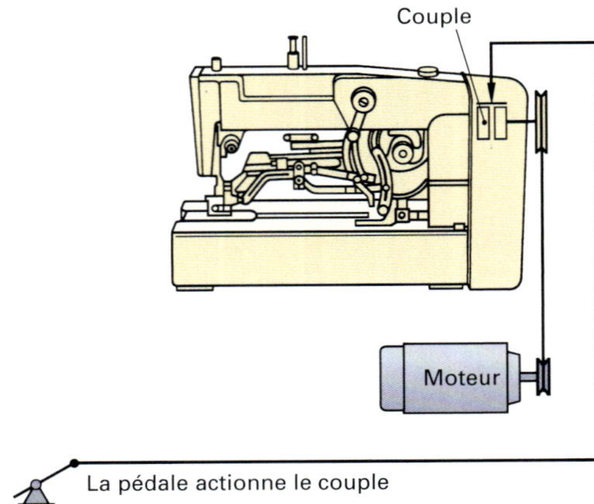

2 : Entraînement à fonctionnement en continu avec moteur à embrayage

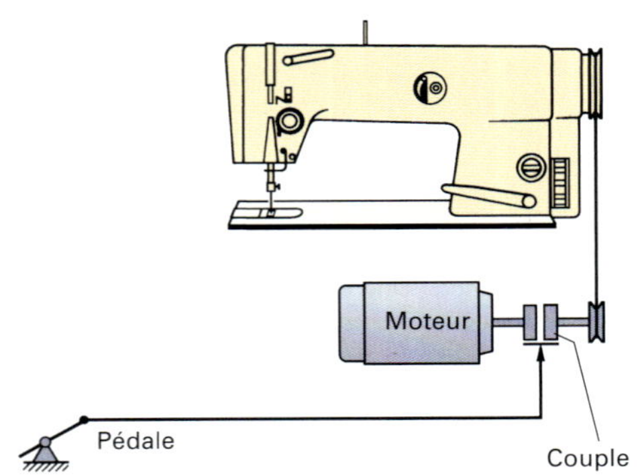

3 : Entraînement avec moteur à embrayage

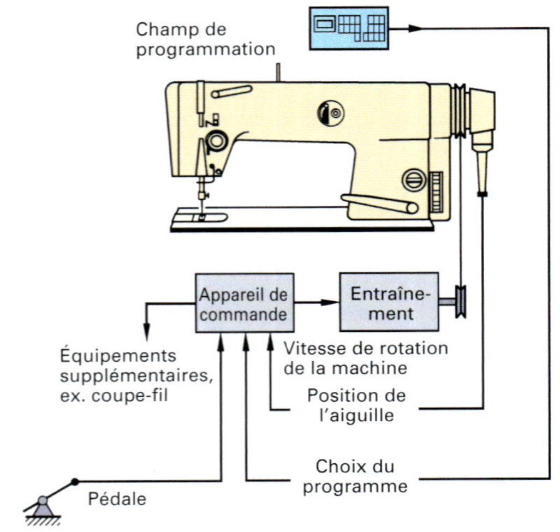

4 : Entraînement de positionnement, à commande électronique

Les machines à coudre sont entraînées par des moteurs électriques. On distingue en principe les moteurs des machines à coudre les moteurs démarreurs, les moteurs à fonctionnement en continu, les moteurs à embrayage et les entraînements de positionnement.

Moteur démarreur (ill. 1)

Le moteur démarreur désigne le type d'entraînement le plus simple des machines à coudre fonctionnant à bas régime et à courant faible. L'actionnement de la pédale détermine la vitesse de couture. La puissance électrique du moteur se règle en appuyant sur la pédale. Lorsqu'on relâche la pédale, un frein mécanique entraîne l'arrêt du moteur. Les machines à coudre domestiques sont équipées de moteurs démarreurs.

Moteurs à fonctionnement en continu (ill. 2)

Le moteur s'enclenche avant de commencer à coudre puis tourne à régime constant. De petites pressions de la pédale permettent un embrayage mécanique dans le socle de la machine, ce qui entraîne l'arbre du bras. Le programme de couture se poursuit à vitesse constante de manière autonome, jusqu'à ce que le programme soit terminé, puis le débrayage s'effectue automatiquement. Ce type d'entraînement est privilégié pour les machines à coudre à commande par came, par ex. pour les boutonnières automatiques.

Moteur à embrayage (ill. 3)

Comme pour les moteurs à fonctionnement en continu, le moteur s'enclenche avant de commencer à coudre puis tourne à régime constant. La commande de la vitesse de couture s'effectue par des pressions mécaniques plus ou moins fortes du disque d'embrayage au niveau de la poulie du moteur en marche. Si la pédale n'est pas actionnée, le disque d'embrayage repose sur le disque de frein. Cette action bloque le volant. Un déplacement de la position de l'aiguille n'est possible que si l'on appuie légèrement sur la pédale, et que l'on relâche légèrement la position du frein. Les piqueuses rapides simples sont équipées de moteurs à embrayage.

Entraînement de positionnement (ill. 4)

L'entraînement de positionnement à commande électronique, qui par ex. mène l'aiguille vers sa position de départ, constitue une avancée d'ordre technique du moteur à embrayage. Des moteurs à courant triphasé ou à courant continu sont utilisés pour l'entraînement. Le mode de fonctionnement de l'entraînement de positionnement se produit en trois étapes.

Indication L'indicateur de position monté sur le volant continue de donner des impulsions électriques au boitier de contrôle sur la vitesse de la machine à coudre et la position de l'aiguille. L'indication des programmes de couture sélectionnées s'effectue via le programmateur situé au niveau de la partie supérieure de la machine à coudre ou sur le boitier de contrôle. La position de la pédale permet d'indiquer la taille de réglage de la vitesse de la machine à coudre. D'autres processus tels que le coupe-fil automatique, le lève-pied (pied presseur automatique), le positionnement de la hauteur d'aiguille, etc. peuvent être enclenchés via la pédale, le levier à bascule ou le bouton poussoir.

Production L'appréciation des ordres de saisie s'effectue au niveau du boitier de commande électronique de la machine à coudre.

Sortie L'appareil de commande transmet des impulsions au moteur lesquelles permettent de déterminer le régime et la position de l'aiguille et d'enclencher des fonctions supplémentaires. La nouvelle génération de moteurs ne s'enclenche que si l'on actionne la pédale.

10.2.6 Fonctions supplémentaires de la piqueuse rapide

Les machines à coudre industrielles se prêtent à un fonctionnement en continu et à de grandes vitesses (machines à point noué jusqu'à 5000 points par minute). Elles sont désignées sous le terme de **piqueuses rapides**.

En principe, les machines à coudre basiques sont équipées de dispositifs supplémentaires qui permettent d'accélérer la réalisation des opérations manuelles annexes. L'entraînement de positionnement constitue ainsi une condition préalable.

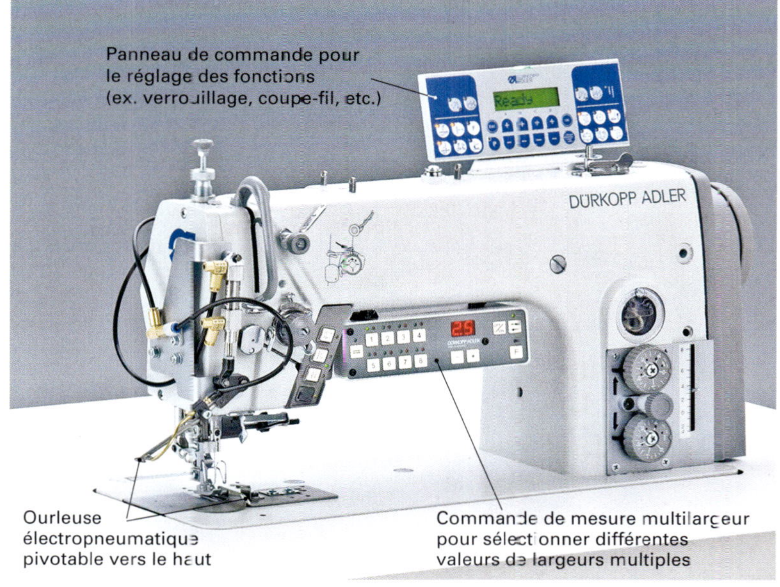

1 : Exemple d'une piqueuse rapide avec panneaux de commande à fonctions supplémentaires

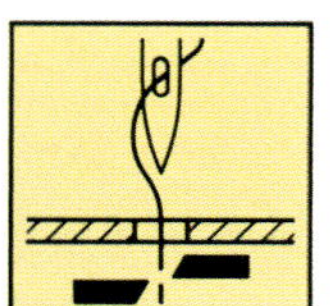

2 : Coupe-fil automatique

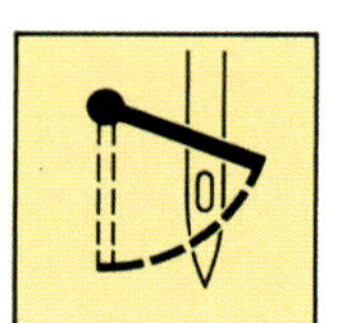

3 : Tire-fil

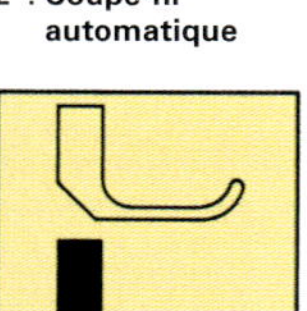

4 : Pied presseur automatique

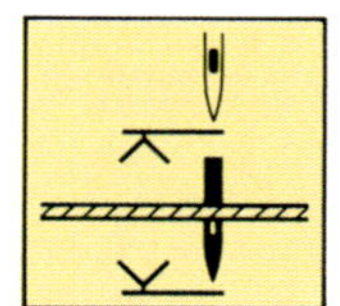

5 : Positionnement de l'aiguille

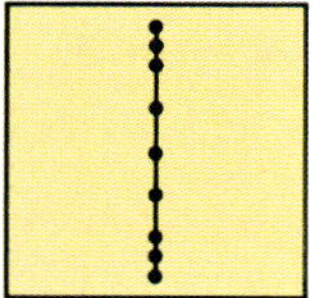

6 : Diminution de la longueur des points / compression de couture

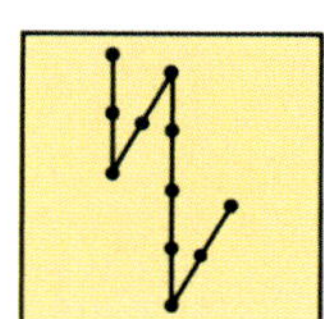

7 : Verrouillage

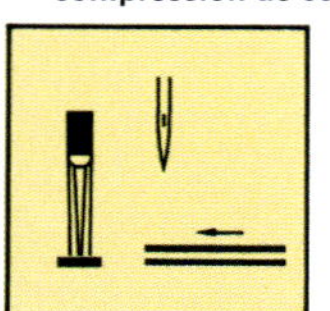

8 : Départ de couture automatique au début du textile grâce à des barrières lumineuses

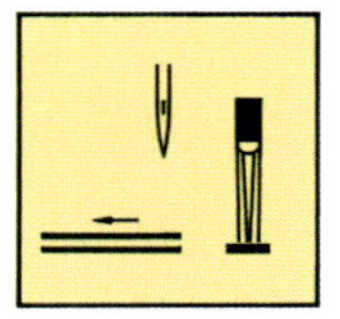

9 : Arrêt de couture automatique à la fin du textile grâce à des barrières lumineuses

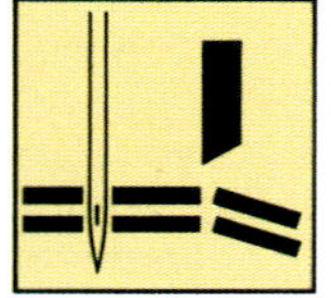

10 : Dispositif de découpe des bordures

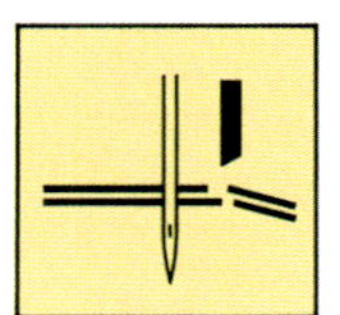

11 : Dispositif de découpe des bordures (découpe à paliers)

Fonctions et dispositifs supplémentaires de la piqueuse rapide industrielle

Le **coupe-fil automatique (ill. 2)** coupe le fil supérieur et le fil de canette.

La tâche du **tire-fil (ill. 3)** ou du racleur de fil consiste à poser le fils d'aiguille sur la partie supérieure du pied presseur, après avoir coupé le fils à coudre et soulevé le pied presseur. On évite ainsi de coincer le fil d'aiguille et de garantir un départ de couture propre.

Avec le **pied presseur automatique (ill. 4)** ou le lève-pied, le pied presseur se soulève de lui-même en cas d'interruption du processus de couture. L'aiguille se trouve alors soit en position basse soit relevée, par ex. après une coupe automatique.

Le **positionnement de l'aiguille (ill. 5)** permet de placer l'aiguille en position basse, par ex. lors de chaque interruption du processus de couture. L'ouvrage peut ainsi être fixé, par ex. lorsqu'on coud des angles. On peut aussi relever le pied presseur et l'aiguille par ex. pour corriger le placement de l'ouvrage.

Lorsque les points arrière ne sont pas possibles, alors la **compression de couture (ill. 6)** garantit une sécurité suffisante du départ et de la fin de la couture des points noués et des coutures en point de chaînette.

En revanche, un **dispositif de verrouillage (ill. 7)** permet d'effectuer les points avant et les points arrière. Le nombre de points à réaliser au départ et à la fin d'un processus de couture peut être indiqué en amont.

La **détection de la limite d'extrémité** termine le processus de couture. Des capteurs, par ex. une cellule photographique, réagissent aux différences de luminosité. Ces dispositifs permettent ainsi de saisir le départ du textile **(ill. 8)** ou la fin de l'ouvrage **(ill. 9)** dans la commande de la machine. Le capteur émet un signal et selon la programmation effectuée, un verrouillage final, un positionnement de l'aiguille ou un coupe-fil automatique s'enclenchent. Les capteurs peuvent aussi travailler à l'intérieur de l'ouvrage.

Un **dispositif de découpe des bordures (ill. 10)** permet par ex. de recouper des surplus de couture pour des travaux à retourner pendant le processus de couture. Il est aussi possible de procéder à une découpe en paliers **(ill. 11)** ou les bordures de coupe peuvent être dentelées.

Le guidage et le retrait automatique de l'ouvrage constituent des dispositifs supplémentaires qui contribuent à la rationalisation.

10.2.7 Machines à coudre automatiques

Les machines à coudre automatiques et les installations de couture automatisées constituent un niveau supérieur d'automatisation. Elles présentent les caractéristiques suivantes :

- L'utilisateur doit équiper les machines automatiques ou l'installation ; en d'autres termes, il introduit l'ouvrage et enclenche le processus de travail automatique, en contrôle le déroulement puis retire les pièces une fois celles-ci terminées.
- Le processus de travail s'effectue sans aucune influence extérieure.
- Les dispositifs de contrôle arrêtent la machine en cas d'anomalies, par ex. via un contrôleur de fil en cas de cassure de fil.
- L'utilisation ne requiert que peu d'expérience en couture et n'exige qu'une durée d'apprentissage assez courte.

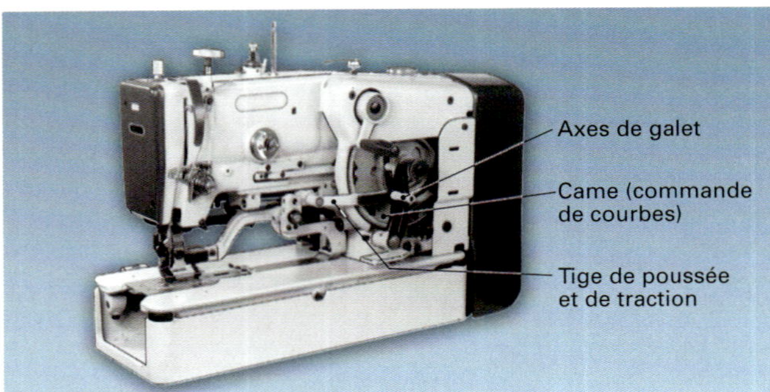

1 : Machine à coudre automatique à cames

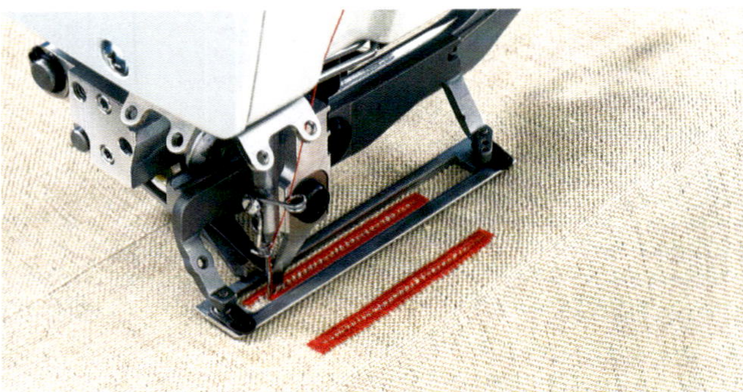
2 : Fabrication d'une boutonnière

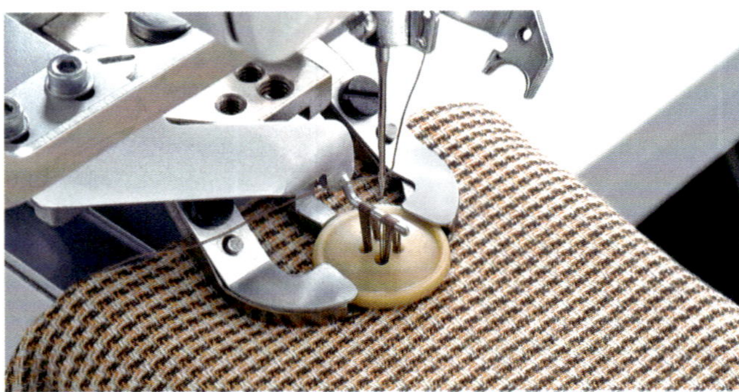
3 : Couture d'un bouton avec tige

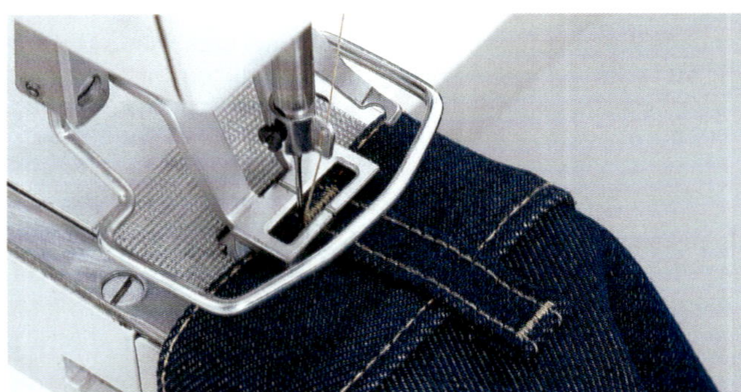
4 : Gansement d'une boucle de ceinture

Avec des **machines automatiques à came (ill. 1)**, le transport d'ouvrage est réalisé via une came sur des bras articulés. Deux galets de came roulent dans une fente et transmettent la forme du mouvement via un dispositif de levage.

Le transport d'ouvrage à commande par came est de plus en plus remplacé par les commandes CNC[1]. Le mouvement de l'ouvrage est alors commandé via des programmes informatiques.

Les machines automatiques cousent des coutures en zigzag (points noués, points de chaînette simples ou doubles).

Les tâches classiques de ces machines automatiques consistent à coudre des boutonnières, des boutons et des coutures courtes, par ex. des ganses.

Machines automatiques (ill. 2)

Les boutonnières automatiques brodent la forme d'une boutonnière, laquelle est entaillée automatiquement en amont ou en aval par une lame. Avec les **machines à coudre automatiques à commande par came,** la densité des points de piqûres et la longueur des points de boutonnière sont réglées via le disque de réglage et un entraînement par engrenage modulable. Les distances entre les boutonnières sont elles réglées soit manuellement, soit automatiquement via un chariot de transport.

Avec des programmes, les **boutonnières automatiques à commande CNC** permettent de réaliser des boutonnières de longueurs et de formes différentes.

Les **boutonnières lingerie** sont principalement utilisées pour les chemises et les chemisiers et les **boutonnières à œillet,** pour, entre autres, les vestons, les manteaux, les pantalons et les tenues de travail.

Machines à poser des boutons automatiques (ill. 3)

Les boutons sont cousus soit manuellement, soit via des machines à boutons spéciales d'agrafe-boutons. Par ailleurs, le côté de la barre d'aiguille est généralement mobile et oscille entre les orifices. Avec les boutons à quatre trous, l'agrafe-boutons se déplace également et change de paire de trous. Pour que les boutons tiennent dans la durée avec le point de chaînette simple, l'extrémité du fil doit être particulièrement sécurisée.

Machines à point d'arrêt automatiques (ill. 4)

Les ganses sont utilisées par ex. pour protéger des poches appliquées et des fentes ou fixer des passants de ceintures et des étiquettes.

Avec des **machines à point d'arrêt automatiques à commande par came**, le programme de couture varie selon la commande de courbe. Il est généralement nécessaire de changer de commande de courbe et de dispositif de maintien de l'ouvrage en fonction des différentes formes de coutures.

Avec les **machines à point d'arrêt automatiques à commande CNC**, il est possible de programmer et de consulter les différentes formes de ganses. Il est aussi possible de programmer des formes de ganses personnalisées.

[1] CNC = computerized numerical control (commande numérique informatisée)

10.2.8 Installations de couture automatisées

Avec les **installations de couture à commande numérique**, le mouvement souhaité pour l'ouvrage est créé avec un programme informatique. L'ouvrage ou le bouton de couture est déplacé sur l'axe X et l'axe Y grâce aux commandes informatiques de servomoteurs.

Deux procédés servent à saisir des programmes :

- **Procédé « teach-in » (apprentissage) :**
  Pendant que le contour d'un modèle fini est parcouru, les valeurs X et Y sont récupérées et enregistrées.
- **Programmation :**
  Les contours de la coupe CAO enregistrés peuvent être utilisés.

Les points de contour des coutures, les distances entre les piqûres et les nombres de piqûres sont renseignés dans une station de programmation. Dans les deux cas, les programmes sont sauvegardés sur un support de données.

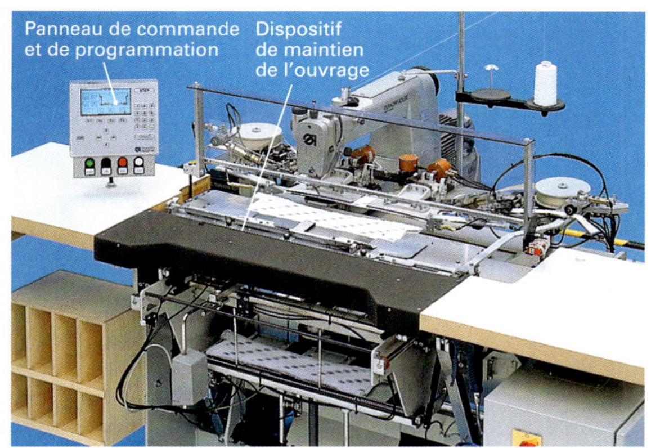

1 : Conception des cols

Les cols sont précousus grâce à la machine à coudre à commande numérique (CNC) **(ill. 1)**. Les parties du col sont positionnées en amont sur un dispositif d'alimentation. Un système automatique de guidage de l'ouvrage permet de chevaucher les travaux, à savoir de poser manuellement un second col pendant la couture. La programmation des formes de cols et le réglage des tailles s'effectuent sur le panneau de commande.

Un contrôle électronique des fils à coudre et un compteur programmable des points de fils de canettes en cas de doubles points de piquage permettent d'arrêter immédiatement la machine à coudre en cas de cassure de fil ou de bobine vide.

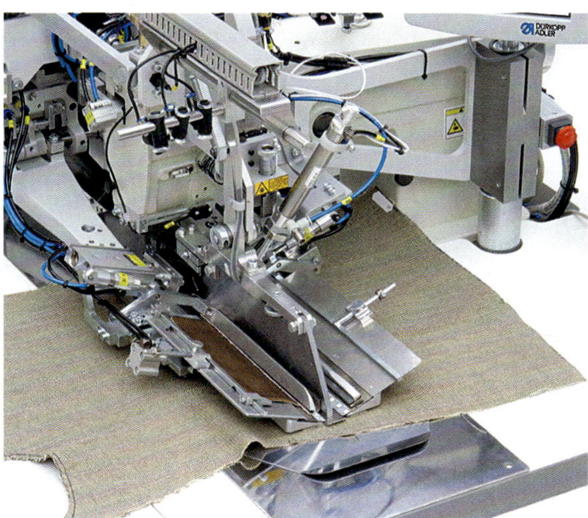

2 : Confection de poches passepoilées

L'**ill. 2** montre une machine à coudre CNC permettant de précoudre des poches droites et obliques passepoilées, à rabats, gilets ou intérieures.

Cette machine à coudre peut s'adapter aux critères de fabrication spécifiques des modèles.

Exemples de conception pour poches passepoilées :

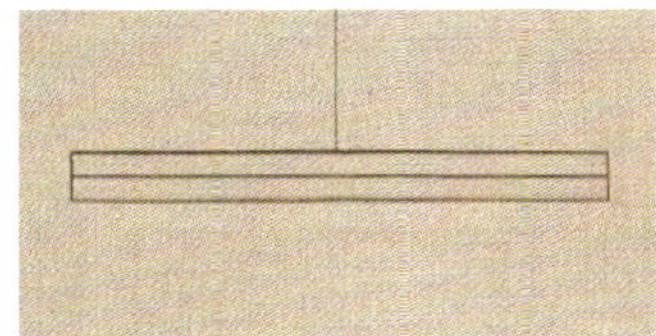

Poche double passepoilée

Poche passepoilée à rabat

Le niveau d'automatisation peut être augmenté grâce à un équipement supplémentaire. Il s'agit par ex. de

- dispositifs automatiques de transfert pour les rabats, l'intérieur des poches ;
- installation d'une fermeture éclair ;
- machine d'installation de rubans et de découpe automatique.

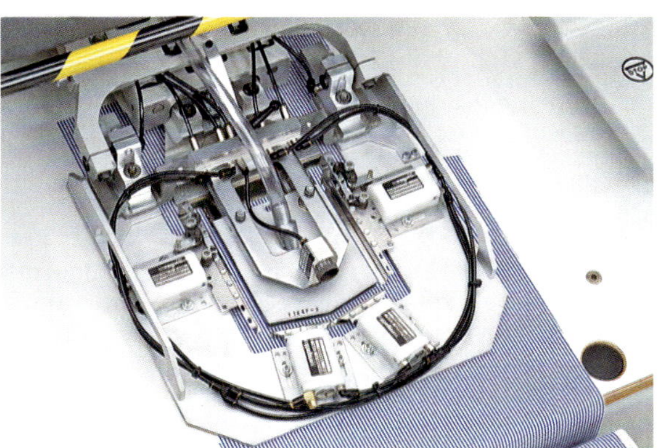

3 : Couture des poches

Machine à coudre CNC avec gabarits

Sur ces machines à coudre, des gabarits permettent de fixer et de transporter l'ouvrage. Le gabarit reprend les tâches du pied-de-biche et du transporteur. Il doit maintenir l'ouvrage bien en place et garantir un point impeccable. Après chaque piqûre, le gabarit avance progressivement. Ce mouvement est commandé grâce à la CNC.

Il est possible de travailler différentes formes en changeant de gabarit.

Exemples d'application :

Couture des poches **(ill. 3)**, confection de rabats, de décorations sur des poches cousues.

10.2.9 Aiguilles de machines à coudre (1)

Exigences

Les exigences de l'aiguille consistent à pénétrer dans le tissu avec le fil d'aiguille et à former une boucle. Les fils de la matière sont repoussés ; des matières homogènes telles que le cuir ou le plastique sont coupées. Il existe des aiguilles de machines à coudre pour chaque domaine d'application ; ces aiguilles comptent différents modèles. Leur fabrication est conforme à la norme DIN 5330.

Leur utilisation varie aussi selon la nature de l'ouvrage, l'épaisseur du fil à coudre, le type de couture et le type de point.

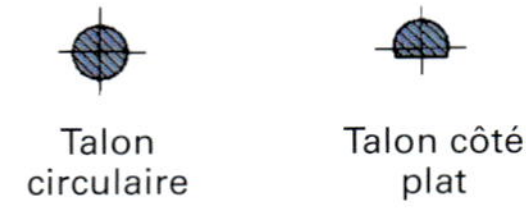

1 : Coupes transversales de talon

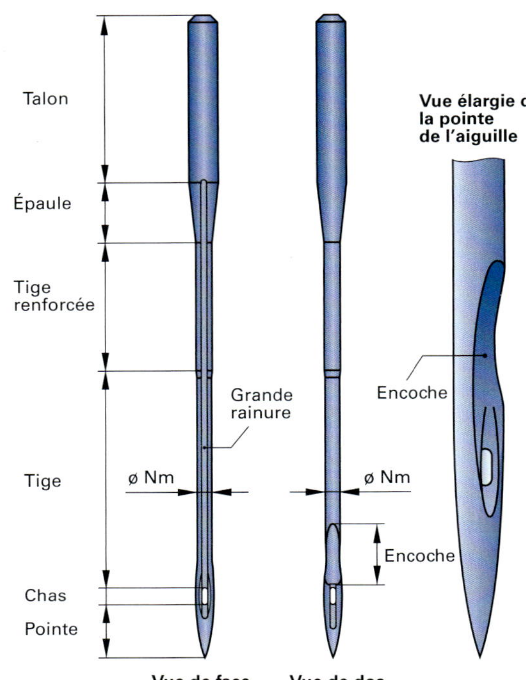

2 : Aiguille pour point noué

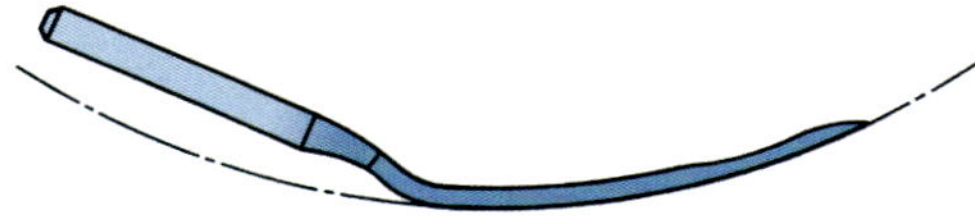

3 : Tige d'aiguille courbe (aiguille pour point invisible)

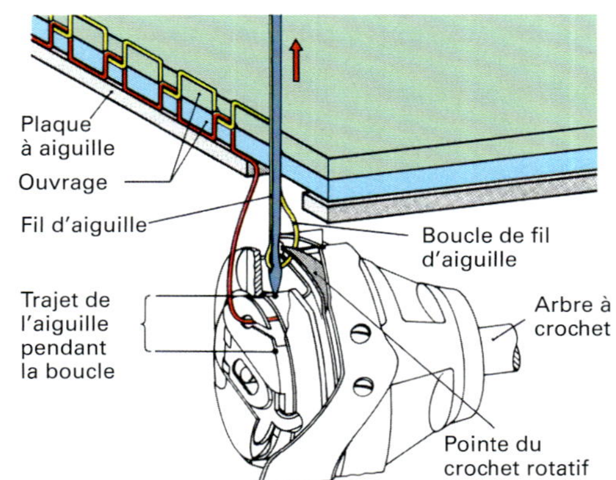

4 : Formation de la boucle du fil d'aiguille (vue transversale)

Structure et désignations (ill. 1 et 2)

Le **talon** sert à fixer l'aiguille dans le porte-aiguille de la barre d'aiguille. On distingue :

- les aiguilles à talon circulaire ;
- les aiguilles à talon aplati. Dans le porte-aiguille, l'aiguille est placée dans une position particulière ;
- les aiguilles dont l'épaisseur du talon égale l'épaisseur de la tige. Elles sont utilisées avec certaines machines spéciales.

La tige de l'aiguille correspond à la distance entre l'extrémité de l'épaule et le début du chas. Le diamètre de la tige est souvent plus épais à proximité de l'épaule. Cette tige renforcée évite à l'aiguille de plier. Elle permet aussi un élargissement du trou de piqûre, ce qui réduit le frottement entre l'aiguille et l'ouvrage pendant l'avancée de l'aiguille. L'aiguille chauffe donc moins.

Outre les aiguilles des machines à coudre à tige droite, il existe aussi des aiguilles dont la tige est volontairement recourbée **(ill. 3)**. Ces aiguilles sont par exemple utilisées sur des ourleuses **(cf. p. 191)**.

La longue **rainure de fil** se trouve côté enfilage de l'aiguille. Sa fonction est de guider le fil d'aiguille pendant le processus de formation de points et de le protéger des frottements excessifs.

Une **encoche** se trouve au-dessus du chas de l'aiguille. Elle permet au crochet de saisir facilement la boucle, ce qui réduit le risque de points manqués.

La représentation du **chas d'aiguille** est toujours longitudinale car le fil d'aiguille se déplace dans le sens de la longueur en position oblique par rapport à l'aiguille. La largeur du chas est égale à la largeur de la longue rainure.

Désignation de l'épaisseur

La désignation métrique de l'épaisseur « Nm » (Numérotation métrique) indique le diamètre en 1/100 mm dans la zone de la tige située au-dessus de la gorge **(ill. 2)**.

La désignation de l'épaisseur des aiguilles fines est par ex. de 60 Nm et 70 Nm, celles des aiguilles moyennes de 80 Nm et 90 Nm, et celles des grosses aiguilles, de 100 Nm et 120 Nm.

Formation de la boucle du fil d'aiguille (ill. 4)

Après que le fil d'aiguille ait été guidé à travers l'ouvrage, une boucle se forme lors de l'avancée de l'aiguille et le mouvement du fil dans l'ouvrage. Celle-ci est saisie par la pointe du crochet située près de la gorge puis élargie. Lors de ce procédé puis lors du tirage du fil par le levier relève-fil, la longue rainure garantit le moins de frottements possibles avec le fil d'aiguille qui se déplace de manière très accélérée dans les deux cas.

10.2.9 Aiguilles de machines à coudre (2)

Pointes d'aiguilles

La nature différentes des matières à coudre nécessite une grande variété de pointes d'aiguilles.

Il existe deux catégories de pointes d'aiguilles : **pointes écartantes** et **pointes tranchantes**.

Les aiguilles de machines à coudre sont réparties en fonction de leurs pointes et de leur utilisation sur l'ouvrage correspondant.

Pointes arrondies (ill. 1)

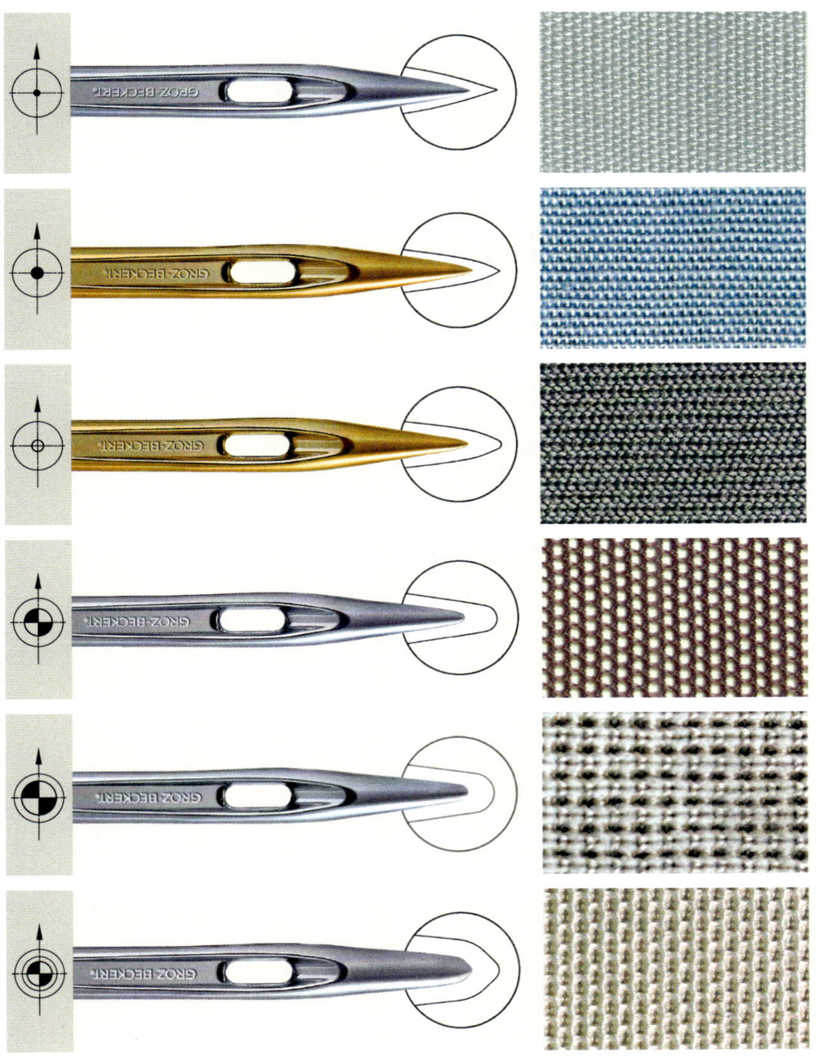

La **pointe normale amincie (RS)** perfore l'ouvrage à coudre.
Elle est utilisée pour les points invisibles et pour les tissus fins et denses. Elles sont peu adaptées aux tricots.

La **pointe normale (R)** repousse le fil de l'ouvrage sans l'abîmer. La pointe est légèrement arrondie.
Cette forme de pointe est utilisée dans les cas les plus variés et correspond à la norme employée pour les points noués.

La **pointe à bille fine (RG)** est surtout utilisée pour les ouvrages fragiles ou les tissus en microfibre et les tricots ; l'objectif est d'éviter d'abîmer les ouvrages. Cette forme de pointes d'aiguilles est la norme utilisée pour les points de chaînette.

La **pointe à bille moyenne** (FG) convient aux tissus extensibles composées de fils élastomères ou de caoutchouc.

Les fils ne sont pas percés mais repoussés.

La **pointe à bille épaisse** (G) convient aux tissus très extensibles et ajourés.

La **pointe arrondie épaisse** (SKL) est très arrondie et est specialement utilisée pour les étoffes comportant une forte proportion d'élasthanne (par ex. les vêtements médicaux).

Pointes tranchantes (ill. 2)

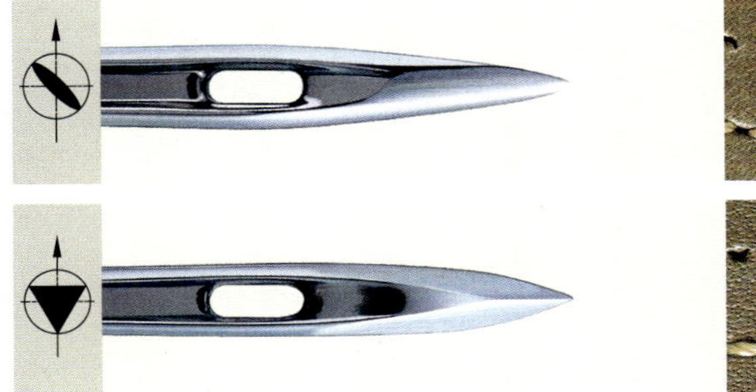

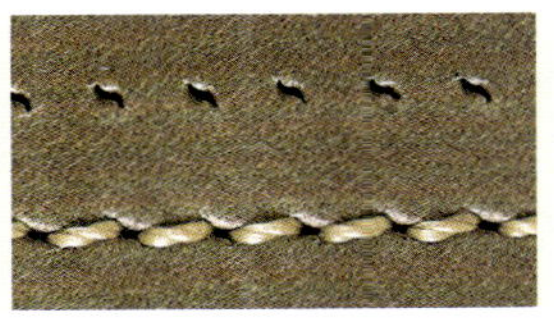

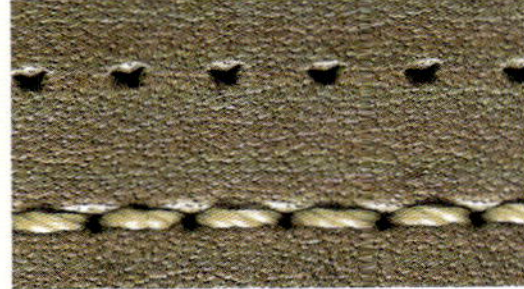

Les pointes tranchantes sont utilisées pour travailler le cuir, les films plastiques, ainsi que les surfaces textiles laminées et enduites.

Les désignations tiennent compte de :

- la position de découpe par ex. **pointe lancée.**
- la forme par ex. **pointe triangulaire**.

10.2.10 Système d'entraînement (1)

L'**entraînement** (transport) désigne le déplacement contrôlé de l'ouvrage entre deux piqûres d'aiguille. Il permet de transformer une suite de points en couture. Le transport est en principe possible dans toutes les directions, mais n'a lieu la plupart du temps que vers l'avant ou vers l'arrière. L'ouvrage est généralement transporté lorsque l'aiguille se trouve en dehors de l'ouvrage ; ce transport s'arrête lorsque la pointe de l'aiguille pique de nouveau l'ouvrage.

Principes d'entraînement de l'ouvrage

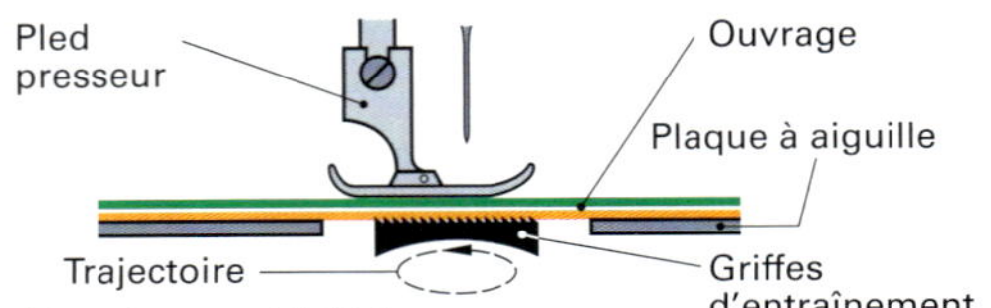

1 : Entraînement inférieur

L'ouvrage est transporté grâce à l'action combinée de la griffe d'entraînement et du pied presseur. La griffe d'entraînement traverse ainsi la plaque à aiguille, presse l'ouvrage contre le pied presseur, puis le déplace d'une longueur de point. La griffe d'entraînement passe ensuite sous la plaque à aiguille puis revient dans sa position de départ.

La griffe d'entraînement, le pied presseur et la plaque à aiguille sont sélectionnés en fonction de l'ouvrage et des opérations de piquage. Les griffes d'entraînement peuvent présenter des griffes et des formes diverses.

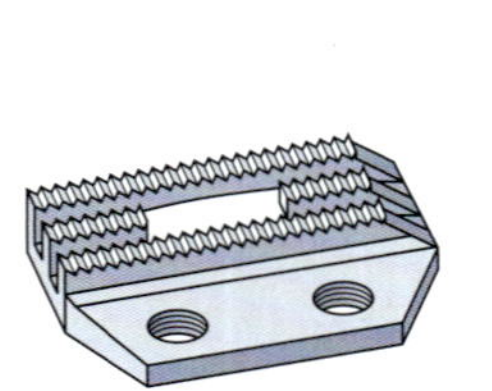

Griffe d'entraînement

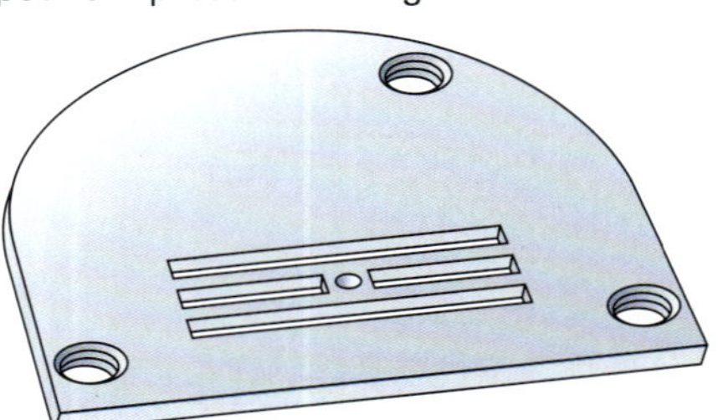

Plaque à aiguille

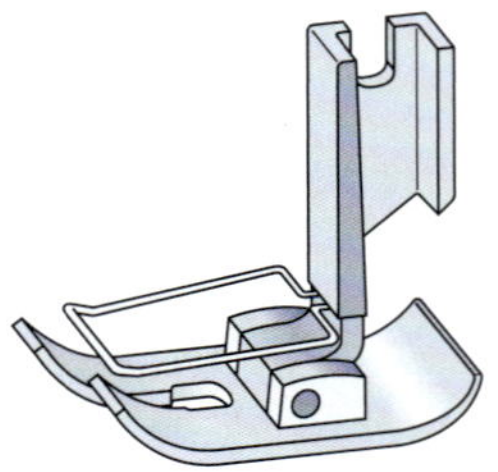

Pied presseur (pied-de-biche)

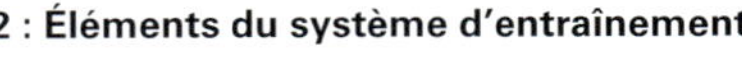

2 : Éléments du système d'entraînement

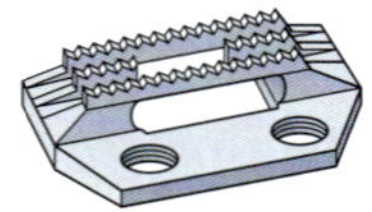

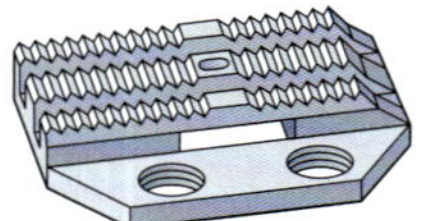

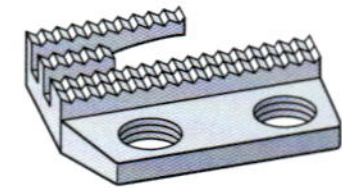

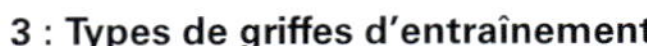

3 : Types de griffes d'entraînement

Types de griffes (ill. 4)

Types de griffes	Griffes en dents de scie	Griffes à dents symétriques	Griffes à pointe diamant
Utilisation	Entraînement unidirectionnel	Entraînement bidirectionnel	Entraînement d'étoffes délicates pour étoffes fines

Types d'entraînement

L'ouvrage est généralement entraîné par en-dessous. En fonction des exigences techniques de couture, il peut toutefois aussi s'effectuer par le haut ou simultanément par en-dessous et par le haut. Les différents types d'entraînement permettent de résoudre de nombreux problèmes techniques de couture **(cf. p. 200)**.

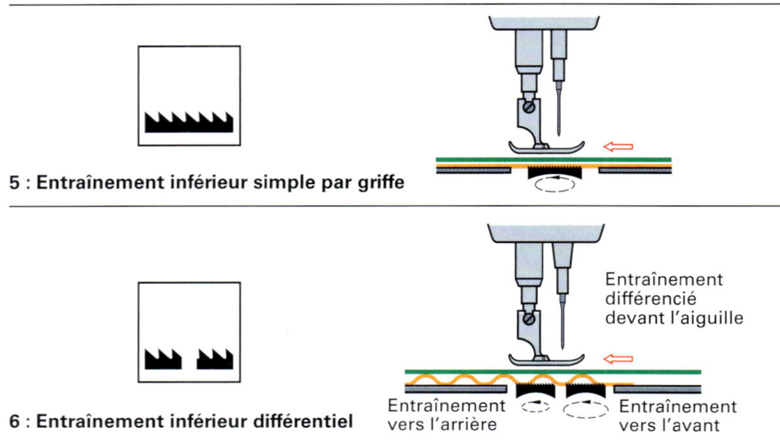

5 : Entraînement inférieur simple par griffe

Ce type d'entraînement convient aux ouvrages ne présentant aucune difficulté particulière à la couture.

Le transport s'effectue grâce au déplacement « sautillant » de la griffe d'entraînement. Aussi parle-t-on de transport sautillant.

6 : Entraînement inférieur différentiel

L'entraînement inférieur différentiel s'effectue via deux griffes d'entraînement, chacune indépendante l'une de l'autre. L'avancée de chaque griffe d'entraînement est réglée séparément.

Par ex., avec une plus grande avancée de la griffe d'entraînement, une largeur supplémentaire peut être travaillée sous la couche de tissu.

10.2.10 Système d'entraînement (2)

Types d'entraînement combinés

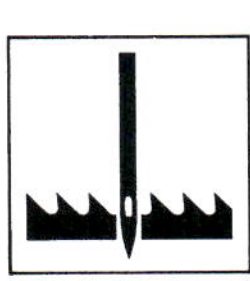
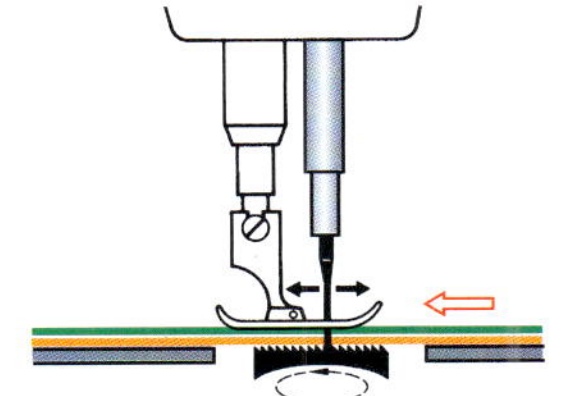

1 : Entraînement inférieur par griffes et supérieur par aiguille

L'ouvrage est transporté pendant que l'aiguille se trouve dans l'ouvrage. Avec l'aiguille plantée, la barre d'aiguille exécute le mouvement d'entraînement avec l'entraînement inférieur de manière synchronisée.

L'entraînement de l'aiguille empêche les décalages entre les couches de tissus et est surtout utilisé pour les surpiqûres, les carreaux et les rayures.

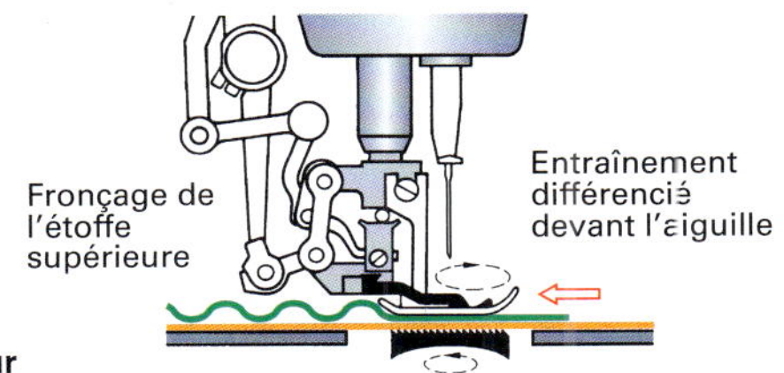

2 : Entraînement différentiel inférieur par griffes et entraînement supérieur par pied presseur (devant l'aiguille)

Le pied d'entraînement supérieur ressemble à un pied presseur. Il peut par ex. être posé, de part et d'autre de l'ouvrage, à côté du pied presseur.

L'avancée de l'entraînement supérieur et inférieur peut être réglée séparément.

Ce type d'entraînement convient pour froncer l'étoffe de dessus.

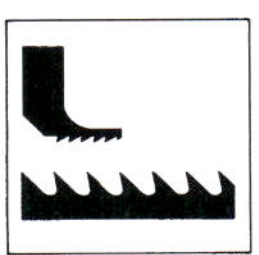
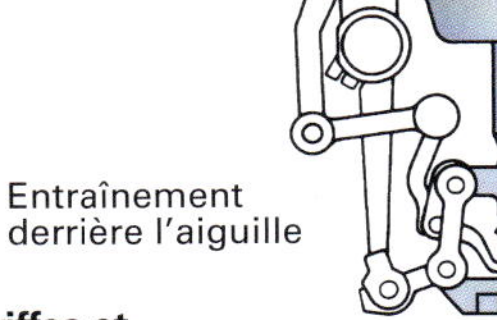

3 : Entraînement inférieur par griffes et entraînement supérieur par pied presseur (derrière l'aiguille)

Avec ce type d'entraînement, le déplacement vers l'avant du pied d'entraînement supérieur a lieu derrière l'aiguille. Cette technique permet d'obtenir une couture particulièrement lisse.

Cette construction facilite la pose d'accessoires.

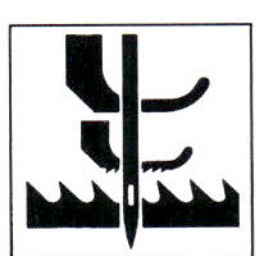
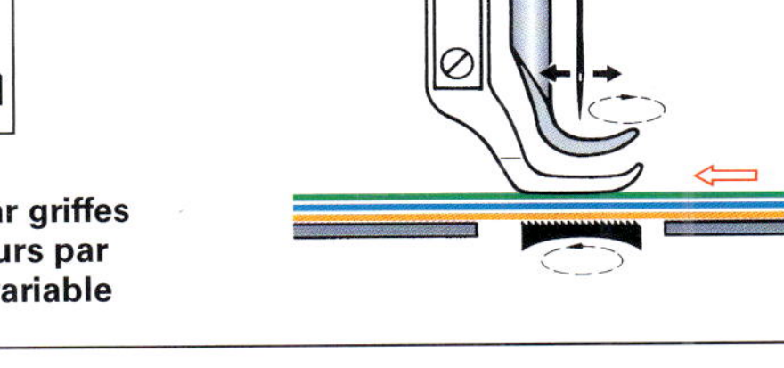

4 : Entraînement inférieur, par griffes et entraînements supérieurs par aiguille et pied presseur variable

Cette combinaison inclut trois types d'entraînement. Un fronçage de l'étoffe supérieure n'est pas possible car l'aiguille se trouve dans l'ouvrage pendant le transport.

Domaines d'application :

- ouvrage composé de plusieurs couches d'étoffes (transport parfaitement régulier) ;
- piquage des coutures sur tissus plus épais.

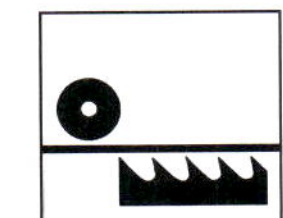
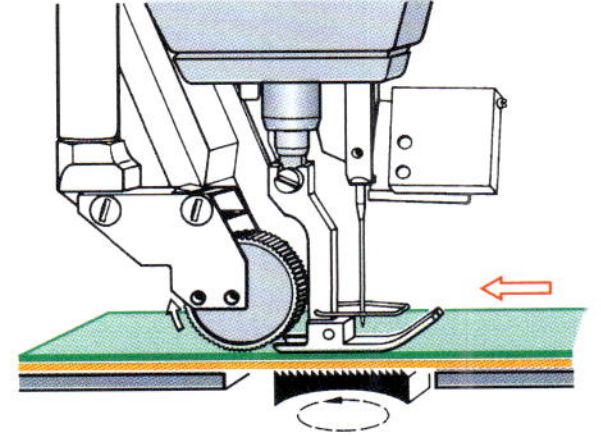

5 : Entraînement inférieur par griffes et entraînement supérieur par puller (cylindre)

Pendant le transport d'ouvrage, l'entraînement inférieur simple est assisté d'un cylindre (puller). Le cylindre se trouve derrière l'aiguille. Le mouvement de transport peut avoir lieu en continu ou par intermittence (par intervalles)

Ce transport convient aux longues coutures droites, par ex. pour le linge de lit. Il permet de travailler le tissu sans le froncer.

Systèmes d'entraînement spéciaux

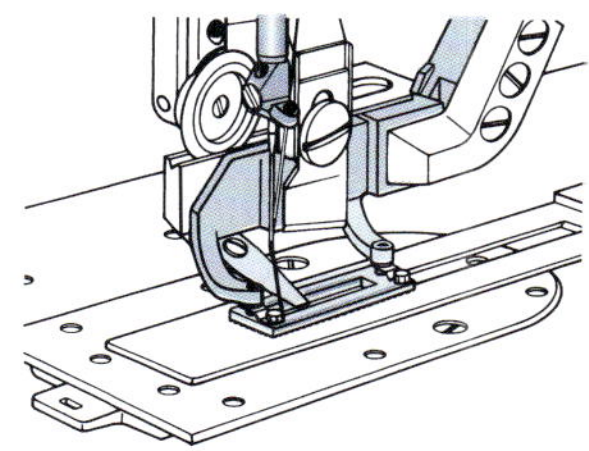

6 : Pinceur

Sur les machines à coudre automatiques, par ex. les boutonnières automatiques, les machines à points noués et les machines automatiques pour petites pièces, l'ouvrage est tendu à l'aide d'un pied presseur spécial **(cf. p. 174)**. Ce dispositif mobile est responsable de l'entraînement de l'ouvrage et guide ce dernier dans les directions déterminées en amont.

1) variable = en alternance

10.2.11 Pied presseur et guides (1)

Pied presseur

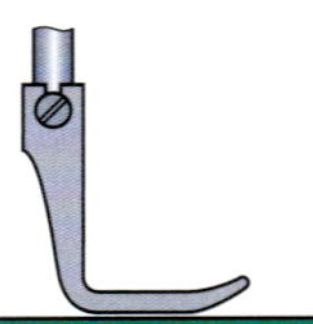

1 : Pied presseur fixe pour des coutures d'épaisseur uniforme

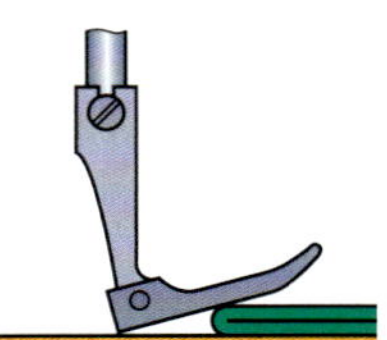

2 : Pied presseur articulé pour les épaisseurs variées

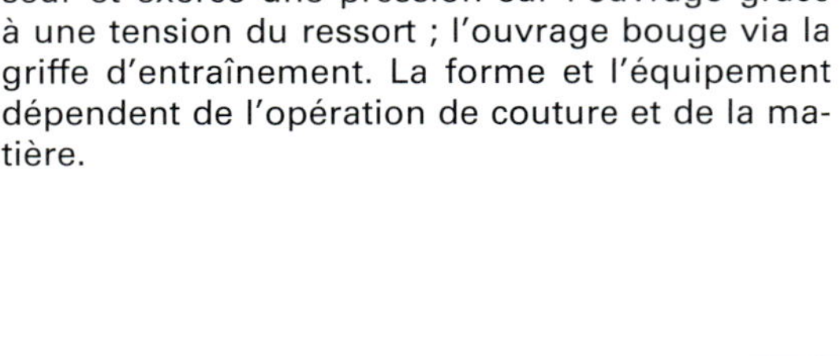

Le **pied presseur** est fixé sur la barre du pied presseur et exerce une pression sur l'ouvrage grâce à une tension du ressort ; l'ouvrage bouge via la griffe d'entraînement. La forme et l'équipement dépendent de l'opération de couture et de la matière.

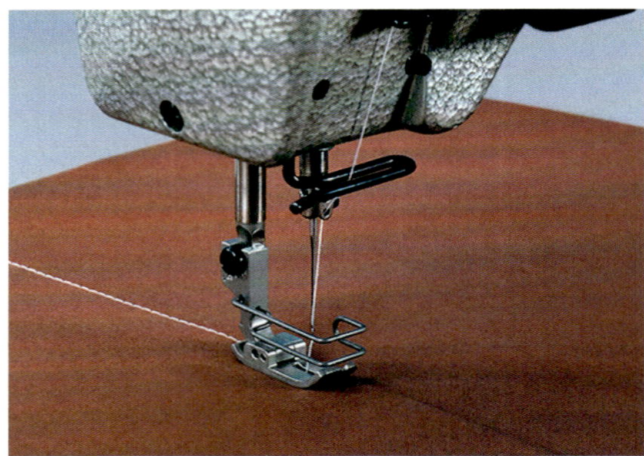

3 : Pied presseur articulé

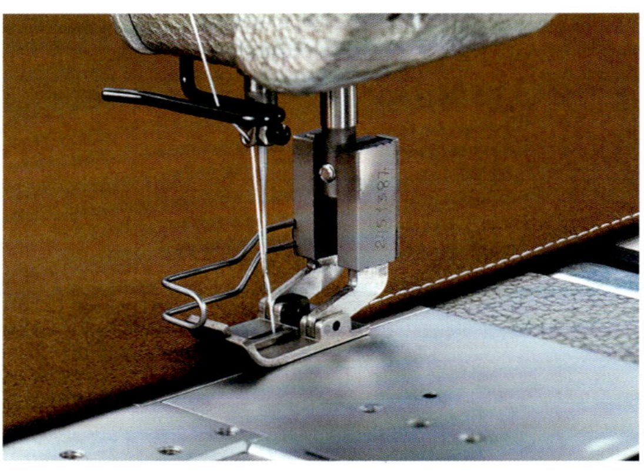

4 : Pied compensateur pour surpiquer les bordures de 5 à 7 mm

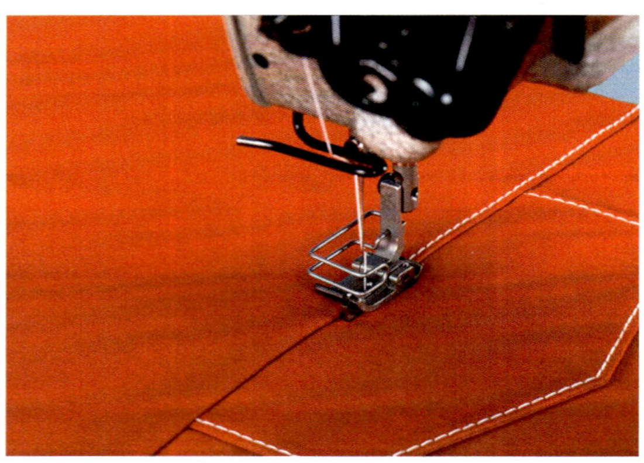

5 : Pied compensateur pour surpiquer les bordures de 2 mm

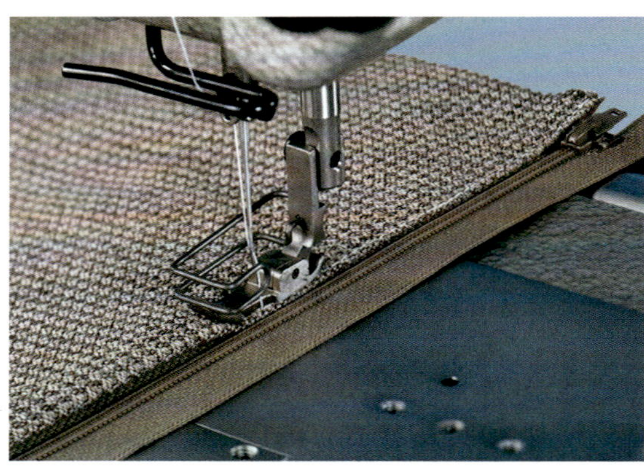

6 : Pied presseur pour fermeture à glissière

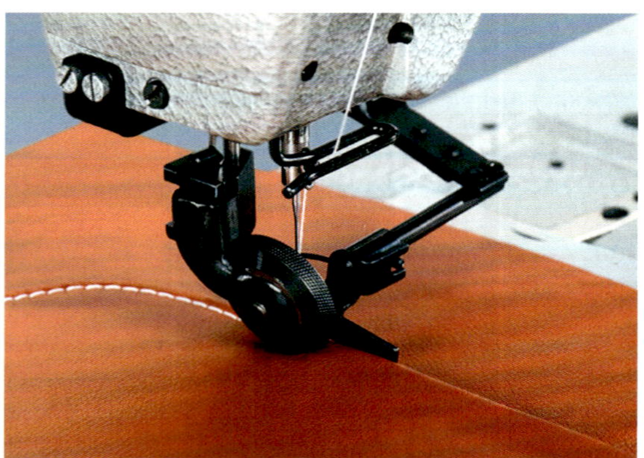

7 : Pied presseur à roue et guide-bord pivotant

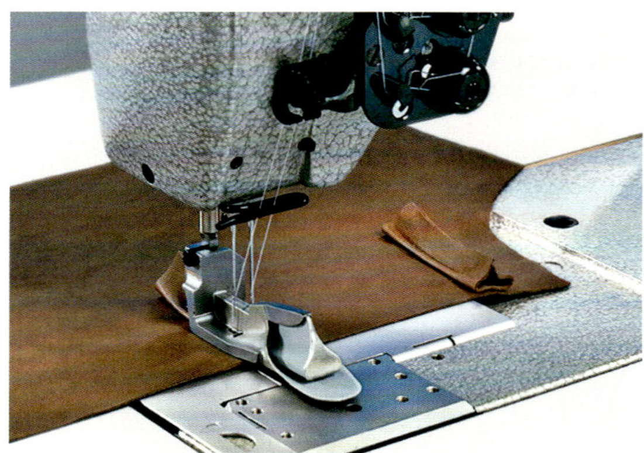

8 : Pied presseur avec passepoileur

10.2.11 Pied presseur et guides (2)

Guides

Les **guides** sont des accessoires qui servent à guider la matière et facilitent l'opération de piquage. Le guide ourleur et les autres guides de piquage facilitent l'entraînement du tissu vers l'aiguille et permettent l'exécution de coutures régulières.

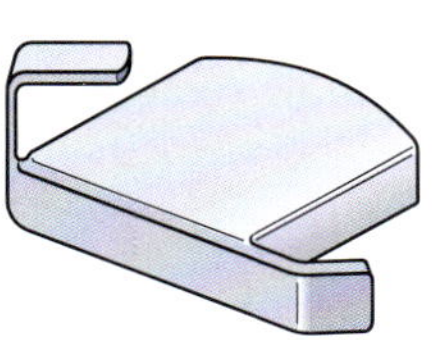

1 : Guide margeur magnétique

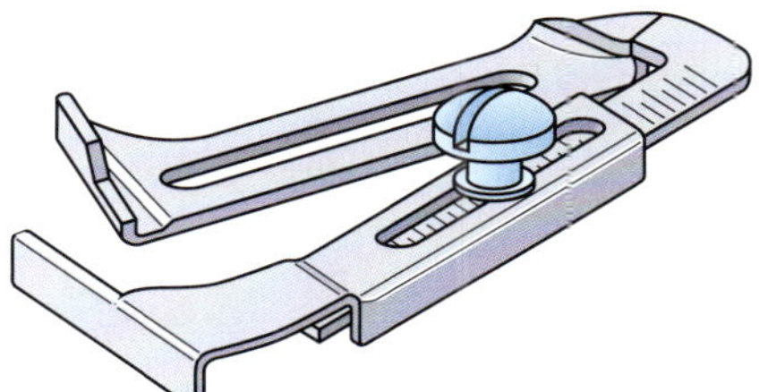

2 : Guide-bord escamotable

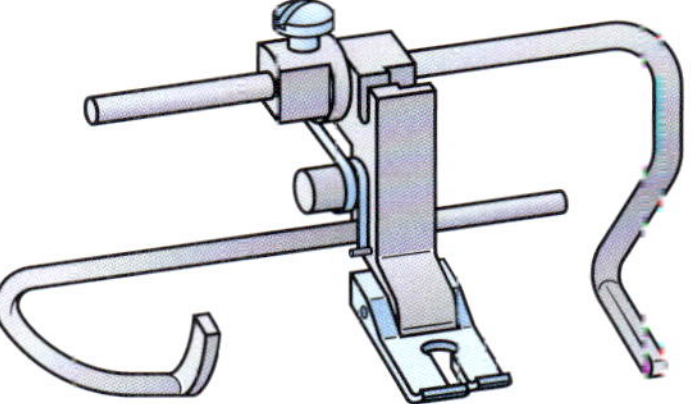

3 : Guide-bord pour maintenir une distance fixe

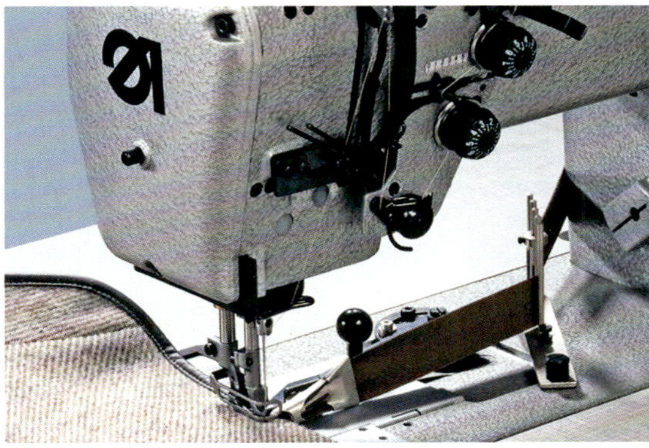

4 : Le guide bordeur guide et rabat le biais

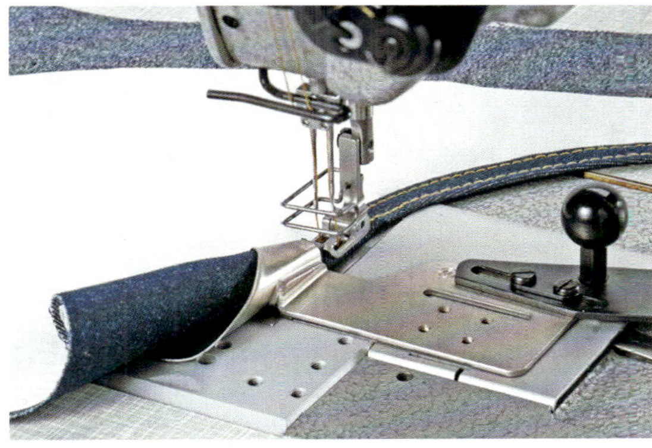

5 : Le guide remplieur ou ourleur se charge de rabattre le bord coupé

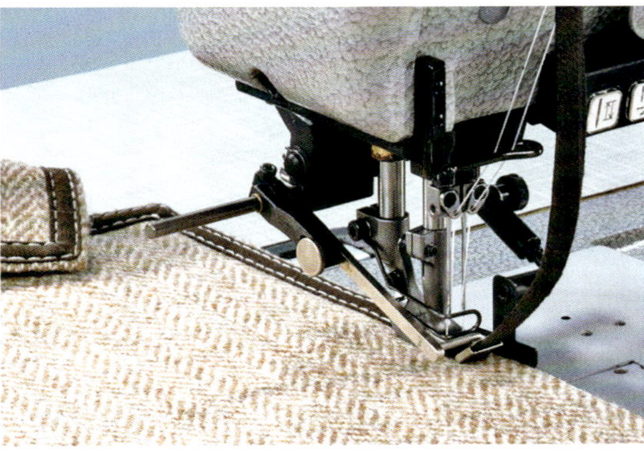

6 : Guide ganseur

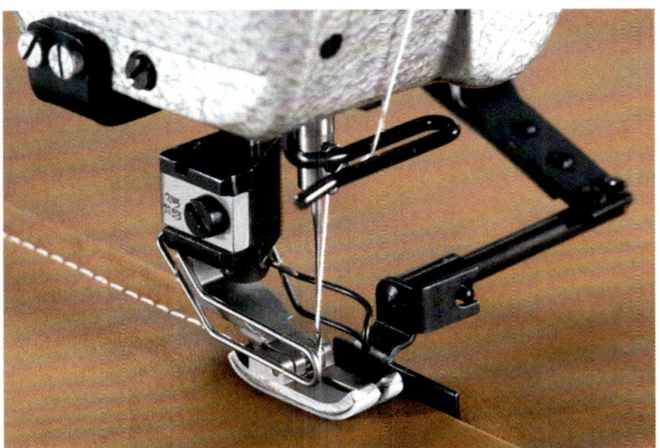

7 : Pied presseur avec une semelle en Teflon et un guide-bord pour faciliter le glissement de la matière

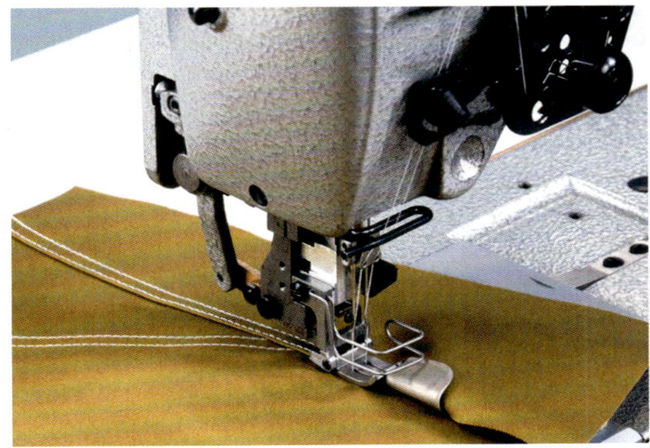

8 : Guide double rabatteur pour assemblage

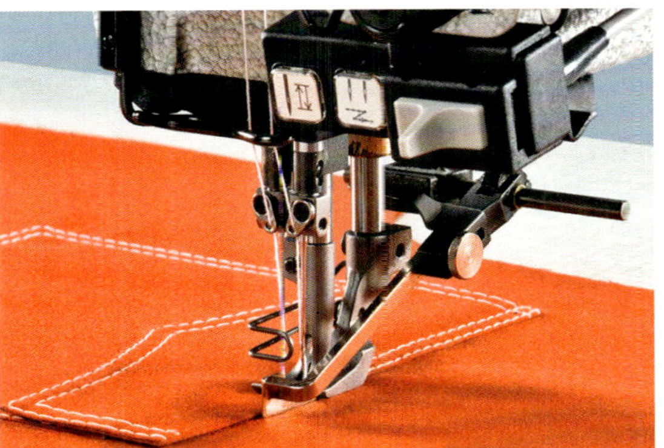

9 : Pied élévateur pour surpiqûre et guidage des angles

10.2.12 Navettes et boucleurs

La tâche des navettes et des boucleurs consiste à provoquer l'entrelacement du fil d'aiguille et du fil de canette de façon à former un point noué.

Navettes à point noué

La navette est un dispositif de transport du fil de canette. Elle passe entièrement à travers la boucle élargie du fil d'aiguille ou encore guide la boucle autour d'elle.

Les navettes sont surtout utilisées sur des machines à coudre domestiques et pour traiter les ouvrages rigides, ainsi que les fils à coudre épais ; pendant le bouclage, le fil à coudre est alors moins sollicité qu'avec le boucleur. Ces machines travaillent à une vitesse allant jusqu'à 2000 piqûres/minute. Concernant les navettes, la navette de la bobine centrale = **navette CB** (CB = dérivé du terme anglais « Central Bobbin Shuttle «) est surtout utilisée.

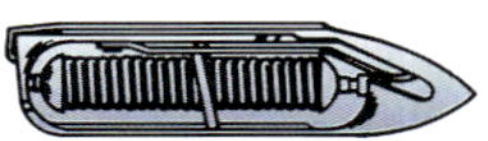

1 : Navettes longues

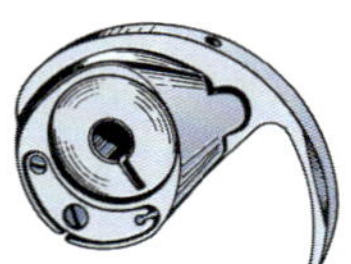

2 : Navettes circulaires

Navette complète

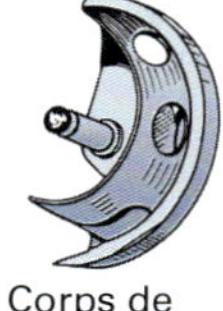

Corps de navette

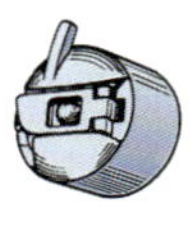

Boitier à canette

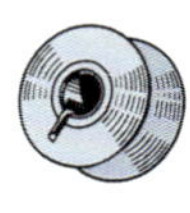

Canette

3 : Navette CB

Crochets rotatifs à point noué

Le crochet rotatif enroule la boucle du fil d'aiguille autour du boitier à canette immobile. La partie essentielle utilisée pour la formation du point est la canette du fil du dessous, enfermée dans un boîtier à canette, lequel est composé d'une partie supérieure et d'une partie inférieure. La fonction de la partie supérieure du boitier à canette est comparable à la partie inférieure de la boîte à canette d'une navette sans fonction de bouclage.

Crochet double rotatif sur arbre horizontal (crochet horizontal)

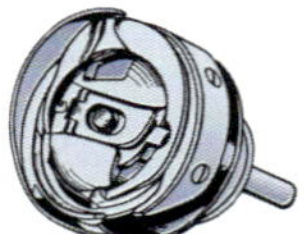

Crochet complet

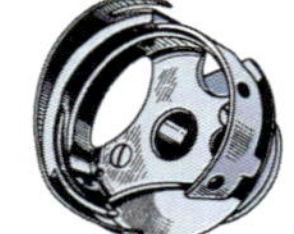

Corps du crochet

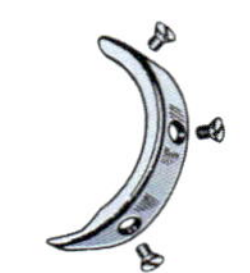

Aile du crochet

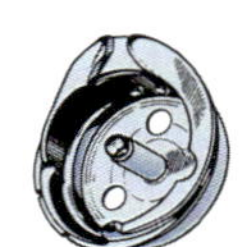

Partie inférieure du boucleur (capsule)

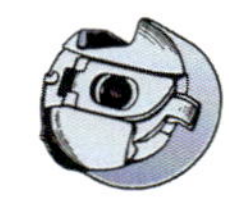

Partie supérieure du boucleur (boitier)

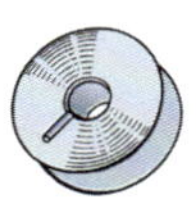

Canette

4 : Crochet double rotatif

Le mode de fonctionnement du crochet double rotatif se caractérise par le fait qu'il effectue deux rotations réalisées à chaque formation de point. Selon le modèle de machine et le crochet, ce dernier peut former jusqu'à 7000 points par minute et doit par conséquent effectuer le double de rotation à chaque fois.

Crochet double rotatif sur arbre vertical (crochet vertical)

Le mode de fonctionnement de ce type de crochet est le même qu'avec le crochet rotatif sur arbre horizontal. Ils sont requis en premier lieu pour les machines à coudre à points noués et double aiguilles et les machines à pilier.

En raison de leur relative résistance aux salissures, toute une série de machines à coudre spéciales à une seule aiguille est également équipée de ce type de crochets. Avec ces crochets, le nombre de points maximal par minute (désigné à tort sous le nom de vitesse de couture) est de 5000 points/min.

Boucleur à points de chaînette

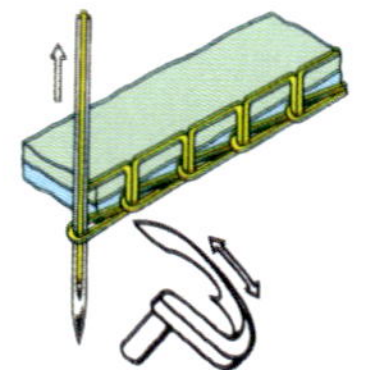

5 : Boucleur du simple point de chaînette (oscillant)

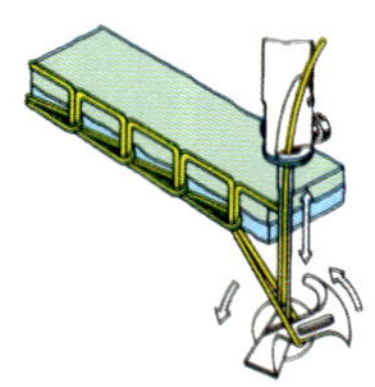

6 : Boucleur du simple point de chaînette (rotatif)

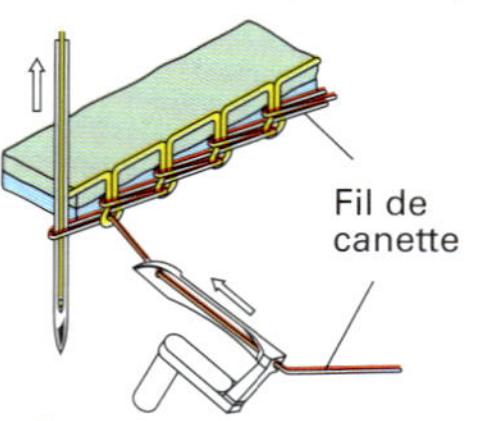

7 : Boucleur du double point de chaînette (oscillant)

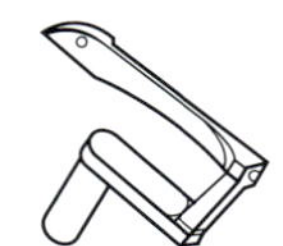

8 : Boucleur sans fil

Les tâches dévolues au boucleur de points de chaînette **en forme de crochet** consistent à :

- saisir la boucle du fil d'aiguille ;
- tenir et guider cette boucle, de telle sorte que l'aiguille traverse la boucle du fil d'aiguille qui se trouve encore sur le boucleur lors du prochain point.

Le **boucleur à simple point de chaînette (cf. p. 186)** se divise entre les boucleurs oscillants et les boucleurs rotatifs.

D'un point de vue technique, l'entraînement du boucleur oscillant est plus perfectionné que celui du boucleur rotatif. Le boucleur rotatif requiert moins de place et est généralement utilisé pour les machines à boutonnières.

On reconnaît le **boucleur à double point de chaînette (cf. p. 187)** au guidage du fil de navette. Si on le compare à un boucleur à simple point de chaînette, il comporte une tâche supplémentaire qui consiste à former une boucle de fil de canette et à s'introduire dans la boucle du fil d'aiguille.

10.2.13 Types de points de couture : aperçu

Un catalogue international distingue six **classes de types de points** répertoriées dans la norme DIN 61400 ou ISO 4915. Les suites de points sont représentées de droite à gauche. Les fils d'aiguille sont représentés en jaune, les fils de canettes et les fils boucleurs, en rouge, et tous les fils de recouvrement de classe 600, en bleu. En cas de points autour d'un bord, ils sont suggérés par de fins traits continus.
Les **types de points de couture**[1)] peuvent être répartis d'après des critères techniques de couture : type de point de couture, disposition des points de couture sur l'ouvrage, emplacement des points de couture sur l'ouvrage, position des points de bouclage du fil.

Classe de types de points de couture (ill. 1)	Caractéristiques et utilisation
Classe 100 : Point de chaînette à simple fil Fil d'aiguille Type de point 101	Chaque boucle de fil est enchaînée à la boucle de fil suivante du même fil. L'aspect des côtés supérieurs et inférieurs des points est différent. Ce type de points se défait facilement du dernier au premier point de la couture. La couture est généralement élastique. Ce type de point est fréquemment utilisé pour effectuer des coutures temporaires comme des bâtis, ainsi que des points d'arrêt.
Classe 200 : Point originellement fait à la main Fil d'aiguille Type de point 209	Points formés par un seul fil passant complètement d'un côté à l'autre du matériau. Le fil est retenu par le matériau. À l'origine, ce point était fait à la main, mais il peut maintenant être produit à la machine. Ce type de point convient particulièrement à la **couture des angles**.
Classe 300 : Point noué Fil d'aiguille Fil inférieur (Fil de canette) Type de point 301	Ces types de points sont fabriqué en deux systèmes de fils. La boucle de fil que l'aiguille exécute dans l'ouvrage s'entrecroise avec un second fil. L'aspect des côtés supérieurs et inférieurs des points est identique. La couture est difficile à défaire et son élasticité est généralement moindre que les coutures de points de chaînette. En revanche, elle présente un bon maintien des matériaux. Ce type de couture est le plus universel et sert par ex. aux **coutures de fermeture, aux coutures simples à retourner et aux coutures décoratives.**
Classe 400 : Point de chaînette à plusieurs fils Fil d'aiguille Fil de canette (à boucleur) Type de point 401	Ces types de points sont aussi fabriqués en deux systèmes de fils. Les boucles du premier système de fil de l'aiguille passent à travers le matériau et entrelacent le fil boucleur du deuxième système sur l'envers. L'aspect des côtes supérieurs et inférieurs des points est différent. La couture se défait facilement et est généralement élastique. Elle présente aussi un moins bon maintien des matériaux en comparaison aux points noués. Certains domaines d'application concernent par ex. les **coutures d'assemblage élastiques, les coutures des fourches et les coutures longues.**
Classe 500 : Point de surjet Fil d'aiguille Fil de canette (à boucleur) Type de point 503	Ces types de points sont conçus à partir d'un ou plusieurs systèmes de fils. Les boucles d'un système de fils sont passées à travers le matériau et s'entrelacent entre elles ou avec un autre fil. Au moins un système de fil est alors guidé sur le pourtour du bord de l'ouvrage. La tâche des points de surjet consiste, selon les types de points, à **surfiler** et/ou **surjeter** (assembler) en recoupant les bords des matières tissées ou tricotées.
Classe 600 : Point de recouvrement Fils d'aiguille Fil de jetage Fil de canette (à boucleur) Type de point 602	Ces types de points sont conçus à partir de trois systèmes de fils qui ont comme caractéristique générale le recouvrement des bords des deux surfaces d'un matériau. Le fil de recouvrement du deuxième système de fils ne traverse pas le matériau et se trouve sur l'endroit de la couture. Il est retenu par le premier système de fils d'aiguille, qui est à son tour relié sur l'envers par les fils boucleurs du troisième système. Ils servent particulièrement à l'exécution des **coutures plates** et élastiques utilisées pour les tricots.

1) Il convient de distinguer les termes « type de point de couture » et « type de couture ». L'usage courant des termes « type de point » et « couture » est possible à des fins de simplification.

10.2.14 Point noué (1)

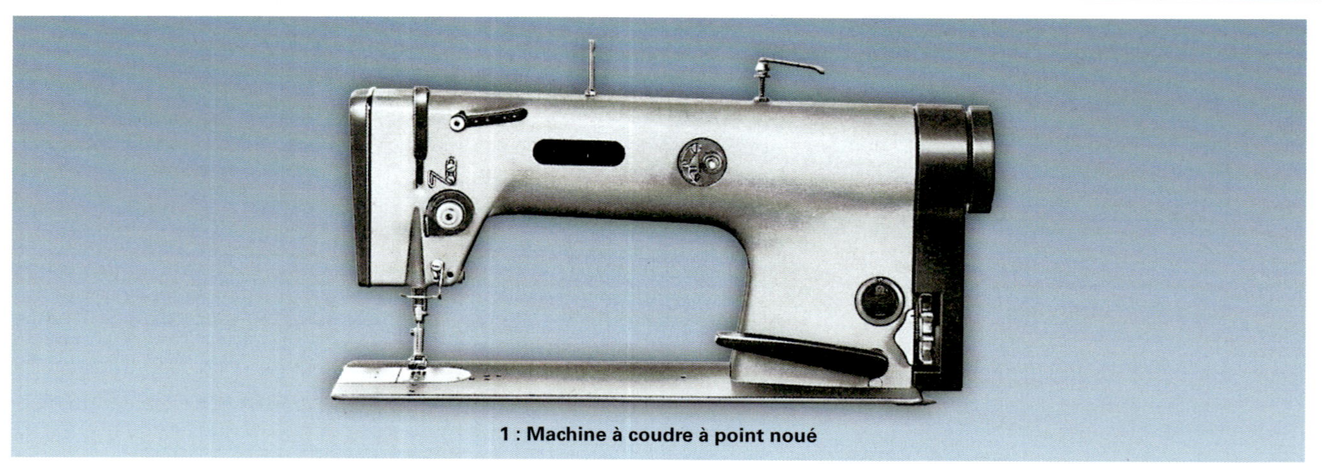

1 : Machine à coudre à point noué

La formation de points des machines à coudre à point noué (crochet horizontal)

La boucle de fil que l'aiguille introduit dans l'ouvrage est entrelacée avec un second fil (fil de canette) à l'aide du crochet (navette).

La machine à double point de piquage se reconnait à son bobinoir à canettes pour fil de canette.

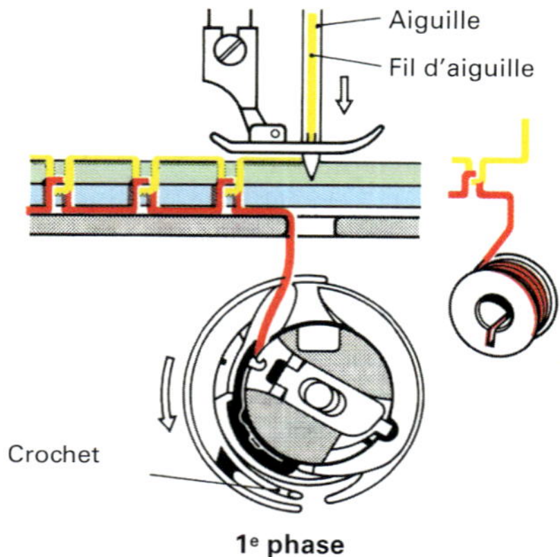

1e phase

L'aiguille traverse le matériau.

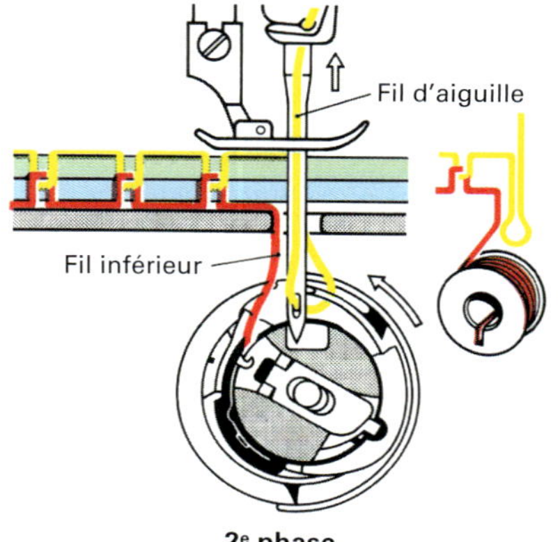

2e phase

Une fois la position la plus basse atteinte, l'aiguille forme une boucle en remontant vers le haut, laquelle est saisie par le crochet de la navette.

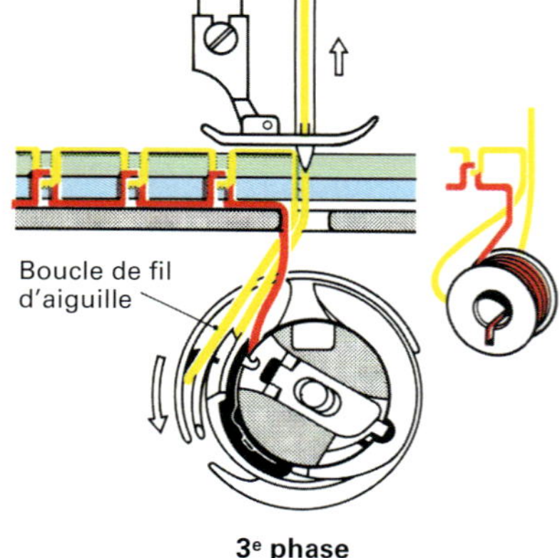

3e phase

Cette rotation du crochet agrandit la boucle de fil.

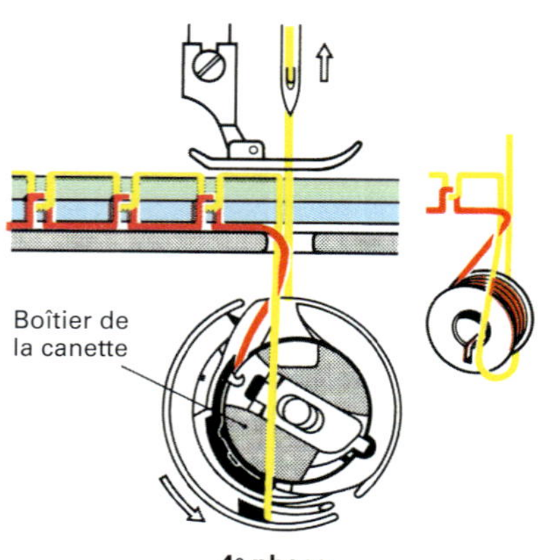

4e phase

La boucle du fil supérieur est guidée autour de la canette.

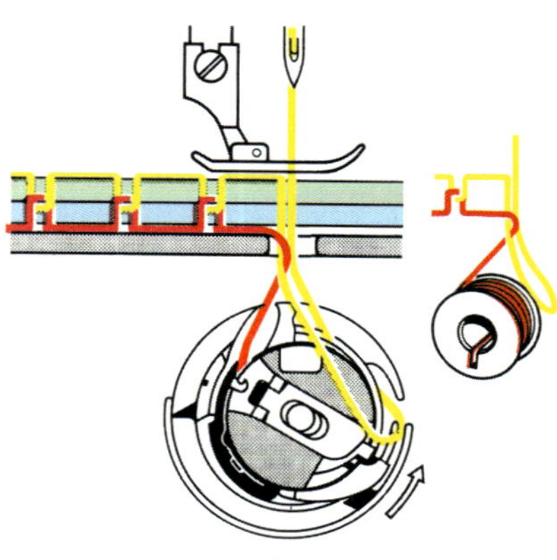

5e phase

Départ de l'entrelacement des fils.

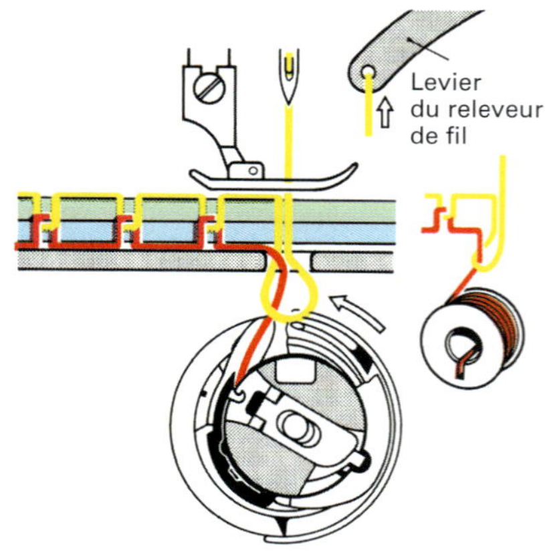

6e phase

Le levier du releveur tire le fil d'aiguille et amène l'entrelacement des fils dans l'ouvrage. Ensuite, les griffes d'entraînement transportent l'ouvrage.

2 : Phases de la formation de point

10.2.14 Point noué (2)

Caractéristiques et utilisation des points noués

La réserve relativement faible du fil de canette fait que la longueur d'une couture continue ne peut être que limitée. Contrairement aux coutures à point de chaînette, une couture à points noués ne se défait pas en général sans que l'un des deux fils soit cassé. En principe, l'entrelacement des fils a lieu au milieu de l'ouvrage, mais il peut aussi se trouver au-dessus et en dessous. L'emplacement de l'entrelacement est symbolisé par un point.

L'aspect du côté supérieur et du côté inférieur des points sont identiques. Leur couleur peut aussi être identique ou contrastée avec l'ouvrage. Selon l'épaisseur de l'ouvrage, la consommation de fil est d'environ à 2,5 fois la longueur de couture. Le point noué garantit un **maintien des couches** des matériaux optimal. On entend par là la mesure avec laquelle les couches des matériaux sont cousues étroitement les unes aux autres.

Exemples de types de points de couture de classe 300 points noués DIN 61400 (ill. 1)

Type de point	Désignation, schéma du point	Symbole du point	Apparence de couture
301	**Couture à point noué** Fil d'aiguille Fil inférieur (Fil de la canette)	Entrelacement du fil sur : Milieu de la couture Côté supérieur de la couture Côté inférieur de la couture	
304	**Couture à point noué (zigzag)** Fil d'aiguille Fil inférieur (Fil de la canette)		
308	**Couture à point noué (zigzag avec point intermédiaire)** Fil d'aiguille Fil inférieur (Fil de la canette)		
309	**Couture à point noué (double aiguille)** Fil d'aiguille Fil d'aiguille Fil inférieur (Fil de la canette) Les fils supérieurs et les fils de canette sont entrelacés au niveau du côté inférieur de l'ouvrage. Lors de la couture à deux aiguilles, l'ouvrage est contracté et fermement comprimé par la forte tension du fil de canette.		

10.2.15 Point de chaînette à un fil

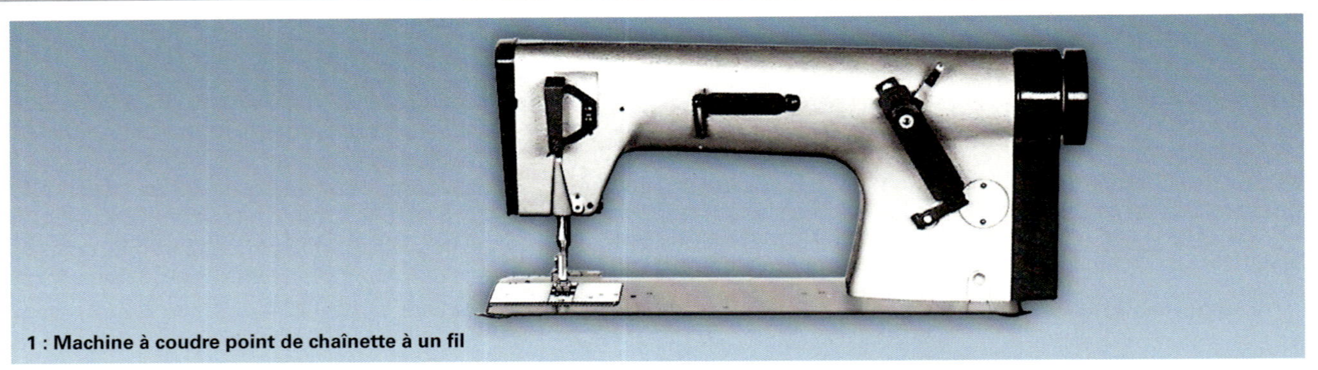

1 : Machine à coudre point de chaînette à un fil

Formation du point avec des machines à coudre point de chaînette à un fil avec boucleur oscillant

Le point est formé par l'entrelacement du fil qui passe à travers ses propres boucles. La machine à point de chaînette à un fil se reconnait à son dispositif de tension du fil qui se trouve sur le bras et le socle, et au fait qu'elle n'est pas équipée de canette.

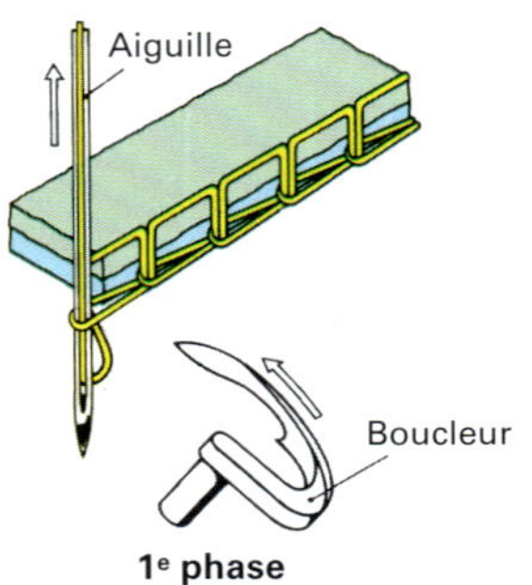

1e phase

L'aiguille pique l'ouvrage. Au cours du mouvement de retour, une boucle latérale de fil se forme alors après le point d'inversion sous l'ouvrage.

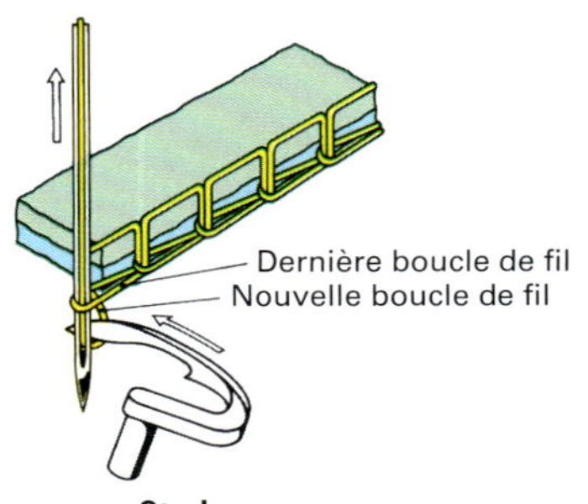

2e phase

L'extrémité du boucleur saisit la boucle du fil d'aiguille au-dessus du chas d'aiguille. L'aiguille se déplace vers le haut.

À ce moment-là, l'ancienne boucle de fil glisse sur la nouvelle boucle maintenue par le boucleur et forme une chaînette de fils sur le côté inférieur de l'ouvrage.

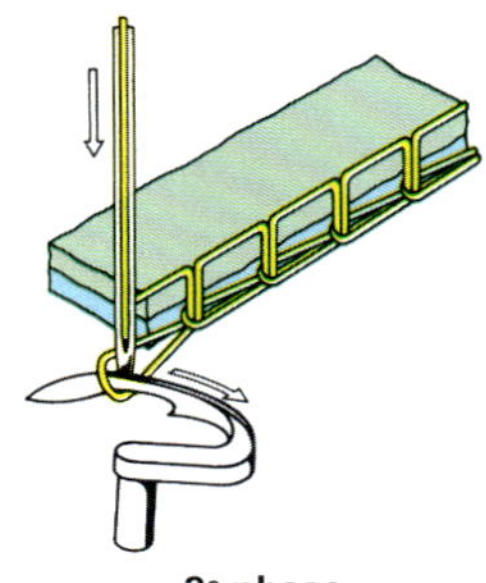

3e phase

Avant le nouveau piquage, le boucleur élargit la boucle de fil qui prend une forme triangulaire, dans laquelle l'aiguille pique de nouveau.

2 : Phases de la formation de points

Caractéristiques et utilisation des points de chaînette à un fil

Ce type de point se défait très facilement en allant cependant toujours du dernier au premier point de couture. Aussi, le simple point de chaînette est utilisé pour les bâtis et les points d'arrêt. Du fait de leur élasticité, le simple point de chaînette convient aux ouvrages extensibles, par ex. aux tricots. L'aspect des côtés supérieurs et inférieurs de la couture est différent. Selon l'épaisseur de l'ouvrage, la consommation de fil est de 3,5 fois la longueur de couture.

Exemples de points de piquage à un fil DIN 61400 pour types de points de couture de classe 100 (ill. 3)

Type de point	Désignation, schéma du point	Symbole du point	Apparence de couture
101	**Point de chaînette un fil** Fil d'aiguille		
103	**Point de chaînette invisible à un fil** Fil d'aiguille		

10.2.16 Point de chaînette à plusieurs fils

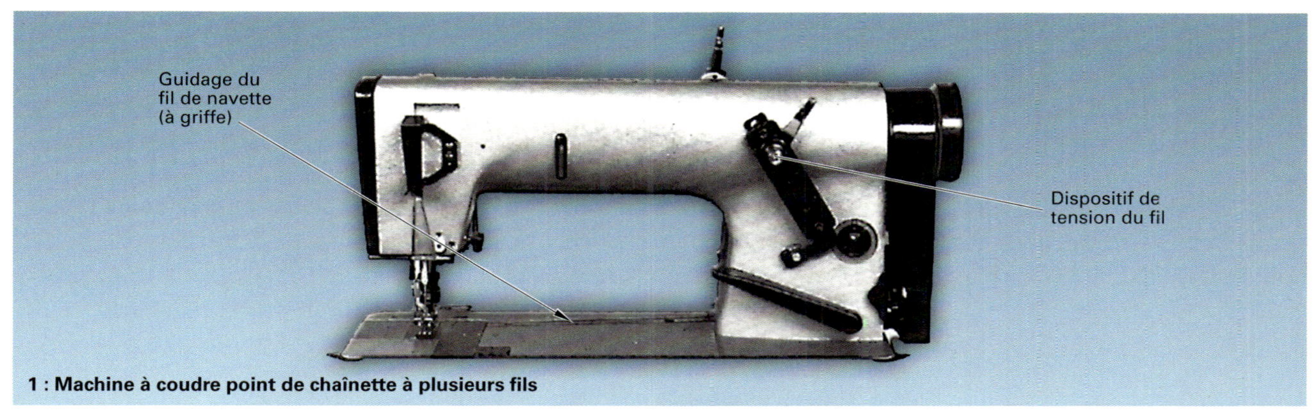

1 : Machine à coudre point de chaînette à plusieurs fils

Formation de points avec les machines à coudre point de chaînette à plusieurs fils

Les coutures de point de chaînette à plusieurs fils sont exécutées au moyen de deux ou plusieurs fils dont un fil boucleur. Chaque boucle du fil d'aiguille entrelace le fil du dessous.

La machine points de chaînette à plusieurs fils se reconnaît à la présence d'au moins deux guide-fil, d'un dispositif de tension du fil sur le bras et sur le socle et d'un socle pour le fil boucleur dans le plateau.

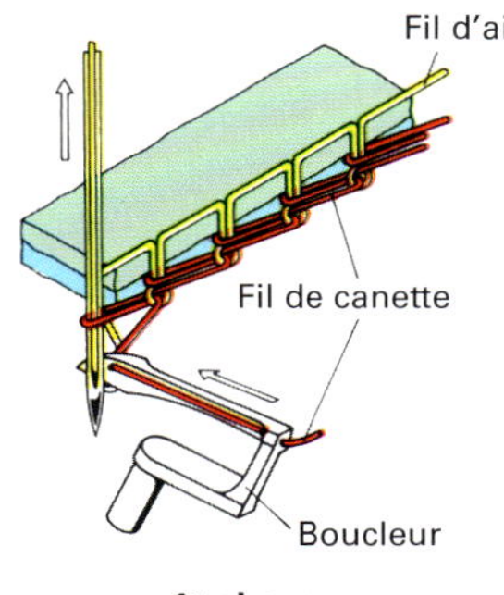

1e phase

L'aiguille pénètre dans l'ouvrage et après être descendue au maximum, forme une boucle en remontant vers le haut, laquelle est saisie par l'extrémité du boucleur. À ce moment précis, l'aiguille se trouve devant le boucleur.

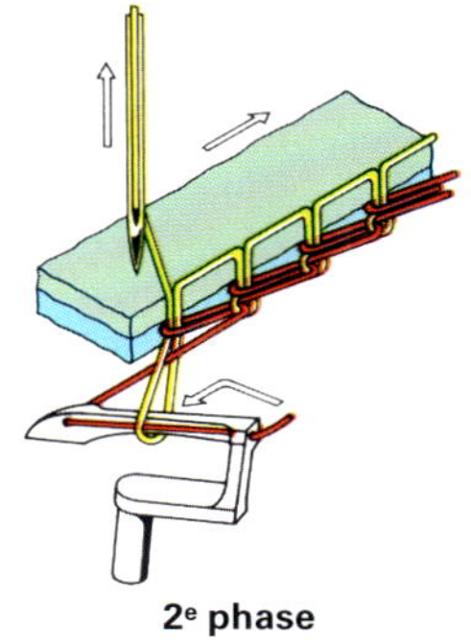

2e phase

L'aiguille a quitté le tissu, alors que le fil boucleur est introduit en tant que boucle dans la boucle du fil de l'aiguille.

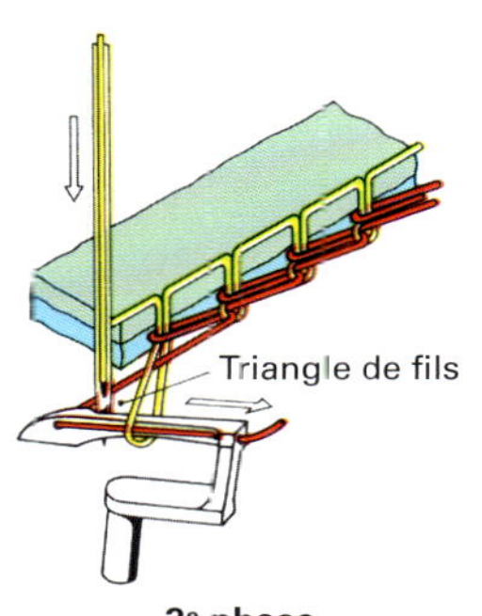

3e phase

L'aiguille pique de nouveau l'ouvrage puis dans le triangle de fils formé par la boucle du fil d'aiguille et la boucle du fil de canette. L'aiguille se trouve à cet instant derrière le boucleur.

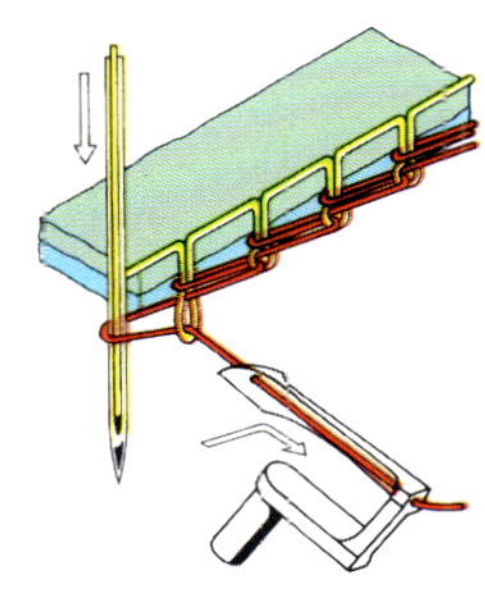

4e phase

La boucle du fil d'aiguille glisse du boucleur qui revient vers la boucle de canette. L'enchaînement du point précédent se poursuit par l'avancée de l'aiguille sous l'ouvrage.

2 : Phases de la formation de points
Vidéo sur https://goo.gl/PwHZNy

Caractéristiques et utilisation du point de chaînette à plusieurs fils (ill. 3)

L'aspect des côtés supérieurs et inférieurs de la couture est différent. L'enchaînement du fil d'aiguille et du fil du boucleur a toujours lieu du côté inférieur de l'ouvrage. Le point de chaînette à plusieurs fils crée une couture d'assemblage généralement non grignée et convient particulièrement aux coutures devant résister à de lourdes charges (par ex. les coutures rabattues).

Selon le type d'ouvrage, la consommation de fil est d'au moins 5 fois la longueur de la couture.

Type de point	Désignation, schéma du point	Symbole du point	Apparence de couture
401	**Point de chaînette à deux fils** Fil d'aiguille fil du boudeur (boucleur)		

10.2.17 Point de surjet (1)

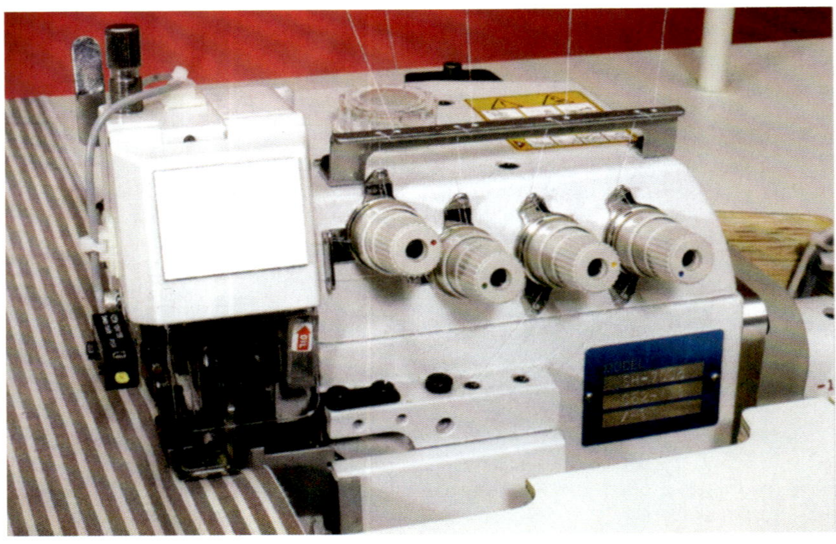

1 : Machine à coudre à point de surjet

La formation de points de la machine à coudre à point de surjet à 3 fils

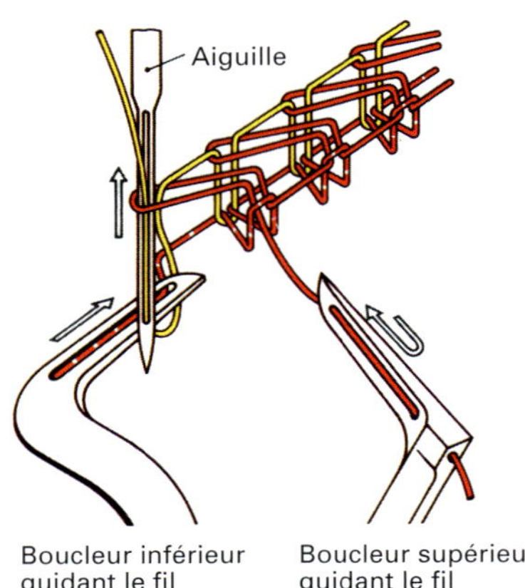

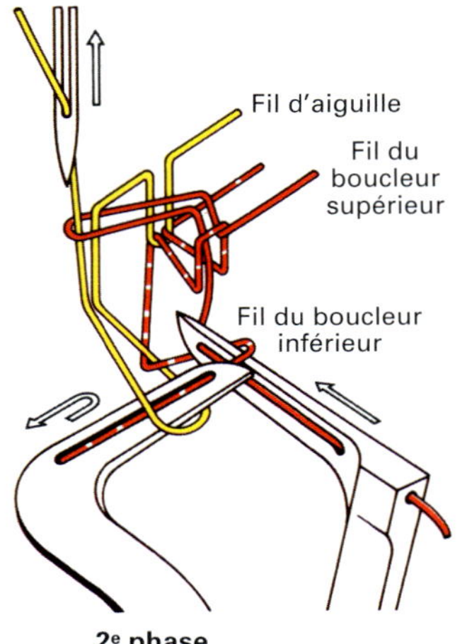

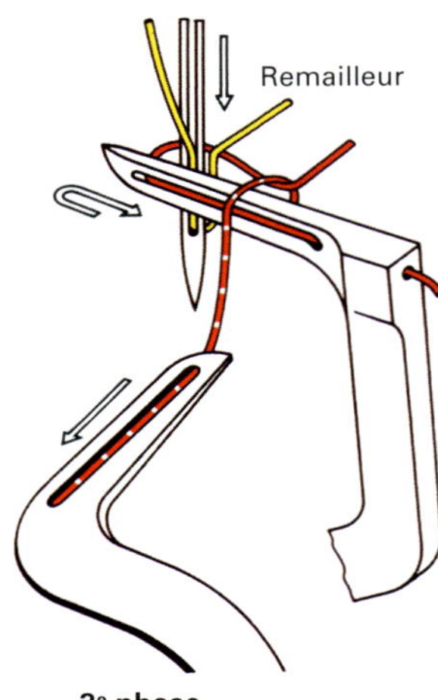

1e phase

L'aiguille pique l'ouvrage et forme la boucle de fil en remontant vers le haut.

Le boucleur inférieur saisit la boucle de fil et pose le fil de canette dans la boucle du fil d'aiguille.

2e phase

Le boucleur supérieur saisit et maintient la boucle du fil de canette et en continuant d'avancer, achemine sa boucle du fil supérieur jusqu'à l'aiguille grâce à un crochet remailleur.

3e phase

L'aiguille pique dans la boucle du fil supérieur.

Lorsque les deux boucleurs sont en marche arrière, la boucle du fil d'aiguille glisse du boucleur inférieur et s'enchevêtre avec leurs fils.

Le boucleur supérieur pose sa boucle de fil sur le crochet remailleur du pied-de-biche, ce qui empêche au point et à l'ouvrage de se rétracter.

2 : Phases de la formation de points (type de point 504)
Vidéo sur https://goo.gl/CLtPWa

Caractéristiques et utilisation des types de points de surjets

Le point de surjet constitue en général une alternative au point de chaînette. Il se caractérise par un ou plusieurs fils qui recouvrent la bordure de l'ouvrage, empêchant cette dernière de s'effilocher.

Il peut aussi servir à assembler différents éléments (ex. : en bonneterie, pour les sous-vêtements).

Une **couture de surjet** présente une bonne élasticité. La propreté des bordures de découpe peut être obtenue grâce à un dispositif de découpe autonome. La résistance des coutures dépend du types de points.

Une grande résistance est obtenue grâce à la **double piqûre de sécurité (couture safety)** (401.503). Ici, on ajoute un double point de chaînette à quelques millimètres à gauche de la couture de surjet. Ces deux coutures sont confectionnées simultanément mais agissent indépendamment l'une de l'autre. Ce principe de point est surtout utilisé en cas de rationalisation du traitement, les couches de tissus étant alors assemblées et surjetées simultanément.

10.2.17 Point de surjet (2)

Les points de surjet présentent une très bonne élasticité. La résistance des coutures et le recouvrement des bords de découpe varient à chaque type de point. Le nombre des fils utilisés (1 à 5 fils) et leur positionnement sur l'ouvrage déterminent le type de couture. On distingue le point de surjet deux fils (503) pour les coutures de propreté et le point de surjet trois fils (504), pour les coutures de propreté et les coutures d'assemblage. Les coutures de sécurité (couture safety) sont des coutures combinées (401.503). La consommation de fils va jusqu'à 16 m de fil par mètre de couture.

Exemples de points les plus importants de la classe 500 pour types de points de surjet DIN 61400 (ill. 1)

Type de point	Désignation, schéma du point	Symbole du point	Apparence de couture
501	**Point de surjet à 1 fil** Fil d'aiguille		
503	**Point de surjet à deux fils** Fil d'aiguille Fil de canette (boucleur)		
504	**Point de surjet à trois fils** Fil d'aiguille Fil de canette (boucleur) Vidéo sur https://goo.gl/CLtPWa		
512	**Point de surjet à quatre fils (imitation couture safety)** Fils d'aiguille Fils de canette (boucleur)		
401.503	**Point de surjet à deux fils et point de chaînette simultané (couture safety)** Fils d'aiguille 401 503 Fils de canette (boucleur)		

10.2.18 Point de recouvrement

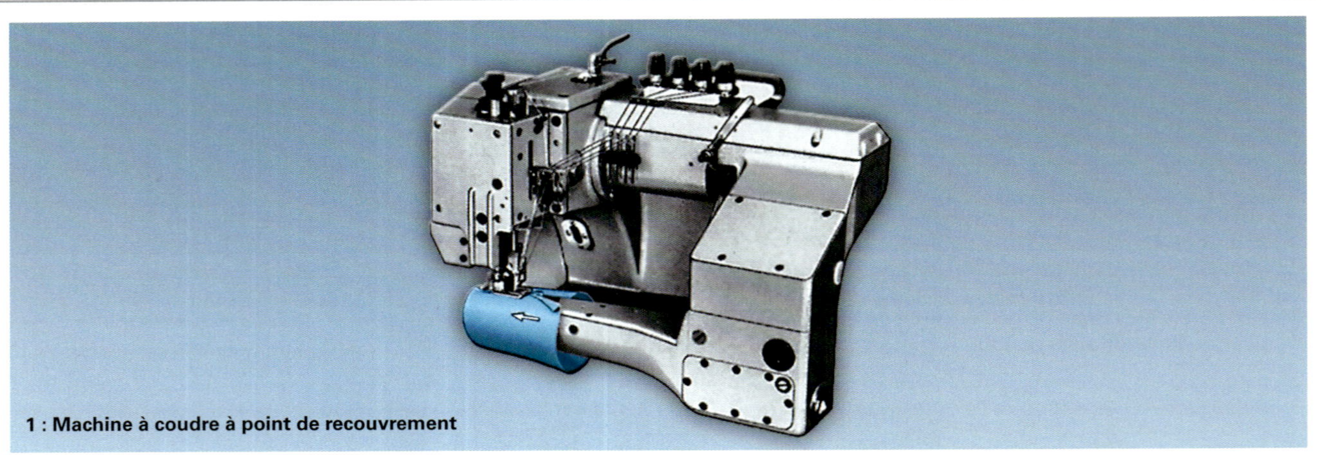

1 : Machine à coudre à point de recouvrement

Formation de points avec machines à coudre à point de recouvrement

La norme DIN classe le point de recouvrement exclusivement dans les types de points de classe 600. Dans le secteur professionnel, certains points de chaînette deux aiguilles trois fils de classe 400 sont aussi qualifiés de coutures à point de recouvrement ou de coutures plates.

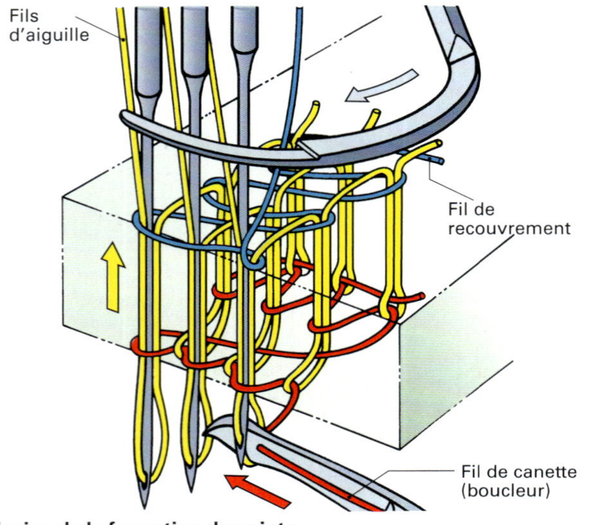

2 : Principe de la formation de points

Coutures à point chaînette deux aiguilles trois fils de classe 400

Ces coutures sont fabriquées à partir de deux systèmes de fil. Un fil boucleur réunit deux fils d'aiguille sur le côté inférieur et permet ainsi de recouvrir le côté inférieur d'une couture. Le recouvrement et la compression du bord découpé confèrent un aspect net sur le côté inferieur.

Les coutures d'ourlets des tricots, les coutures plates des bretelles ou des passants de ceintures constituent des domaines d'utilisation classiques (402, 406).

Coutures à point de recouvrement de classe 600

Ces coutures sont fabriquées à partir de trois systèmes de fil. Au moins deux fils d'aiguille sont assemblés par un fil boucleur sur le côté inférieur et par un fil de recouvrement, sur le côté supérieur.

L'utilisation de ces types de points est recommandée lorsque le côté inférieur comme le côté supérieur d'une couture doivent être surjetées et que la couture doit être plate. Parmi les domaines d'application, on trouve les coutures d'assemblage ou les coutures décoratives, par ex. des tricots, des collants et des décorations (602).

Exemples pour coutures à point de recouvrement (ill. 3)

Type de point	Désignation, schéma du point	Symbole du point	Apparence de couture
406	**Point de chaînette à deux aiguilles et trois fils** Fils d'aiguille Fil de canette (boucleur)		
602	**Point de recouvrement à deux aiguilles et quatre fils** Fil de jetage Fils d'aiguille Fil de canette (boucleur)		

10.2.19 Point invisible

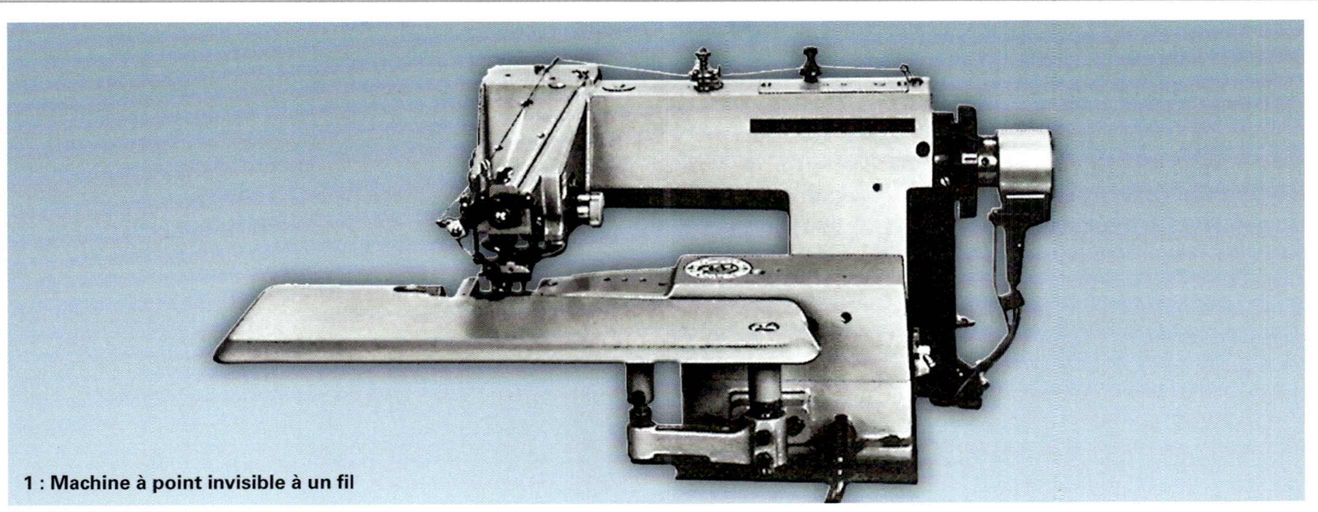

1 : Machine à point invisible à un fil

Avec les coutures à point invisible, les piquages de l'aiguille et les fils à coudre du côté extérieur du vêtement ne sont pas visibles (« invisibles »). Les coutures à points invisibles sont utilisées pour **ourler** et **piquer** (fixer une toile sur le côté inférieur du tissu extérieur). Les ourleuses fonctionnent avec une aiguille courbe (**cf. p. 176**). Un plongeur (releveur de tissu) soulève brièvement le tissu avant le piquage de l'aiguille, puis redescend pour ne pas gêner le transport du tissu. Le déplacement du plongeur est réglable en hauteur. La profondeur de piquage peut ainsi être réglée pour les tissus épais et fins.

Pour obtenir une couture souple et si possible sans marquage, le plongeur peut être soulevé tous les deux ou trois piquages (réglage de l'intervalle).

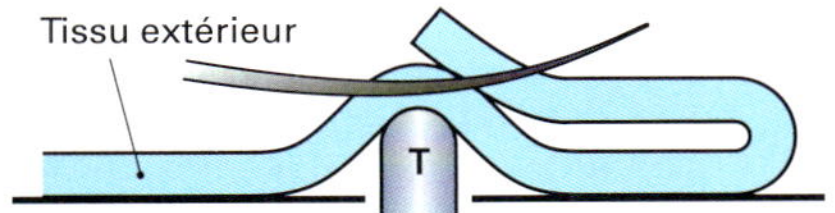

2 : Piquage de l'aiguille avec plongeur levé pendant la confection de l'ourlet

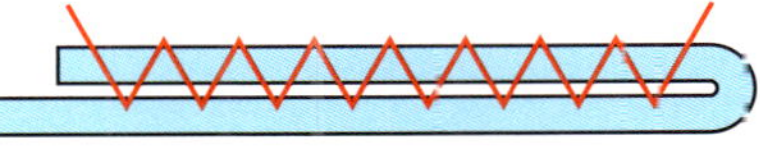

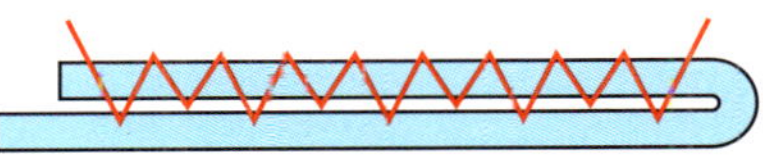

3 : Réglage de l'intervalle

Exemples pour coutures à point invisible (ill. 4)

Type de point	Désignation, schéma du point	Symbole du point	Apparence de couture
103	Point invisible à simple point de chaînette		
105	Point invisible à double point de chaînette		
320	Point invisible noué		

10.2.20 Types de couture : représentation graphique (1)

Les coutures sont composées d'une séquence de types de points en rapport avec les pièces de l'ouvrage de couture et leur application.

La **norme internationale ISO 4916** classifie les types de coutures et est spécialement conçue pour l'industrie de l'habillement. La classification est faite en huit classes. Les caractéristiques de répartition de chaque classe sont en fonction du **type de couture**, du nombre de pièces, du **nombre d'épaisseurs** et de la **finition des bords du matériau**.

La disposition des épaisseurs ne dépend pas des types de points de couture. Le bord du matériau peut être à plat ou rabattu sur lui-même en un ou deux plis. Pour décrire un type de couture, il convient d'ajouter le **type de couture (cf. p. 183 et suivantes, DIN 61400)** utilisé.

Les **symboles des types de coutures** (représentation graphique des coutures) montrent la **vue transversale de la couture**. La présentation du **positionnement des piquages** ou des **perforations** de l'aiguille est également transversale par rapport au sens de la couture.

Règles de représentation graphique des coutures (groupe d'illustrations 1)

La représentation de tous les types de coutures correspond à la manière dont elles vont être cousues par la machine à coudre. Si plusieurs étapes de couture sont nécessaires, alors la représentation des types de coutures doit correspondre à leur apparence finale.

Les différentes **épaisseurs de l'ouvrage** sont dessinées sous forme de **lignes épaisses.**	Les **piquages** ou **perforations** de l'aiguille sont dessinées sous forme de fines **lignes droites.**
	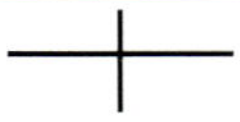 ou 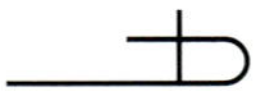 ou 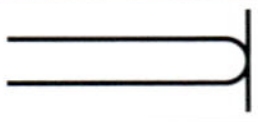
Les **bords illimités de l'ouvrage** sont dessinés sous forme de **vagues.** 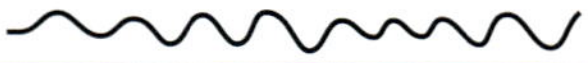	Les **bords d'ouvrage limités** sont dessinés sous forme de fines **lignes droites.** 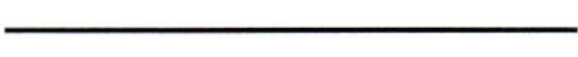

Coutures de classe 1 (sélection) (groupe d'illustrations 2)

Ces coutures sont réalisées avec au moins deux éléments de l'ouvrage tout deux limités du même côté. D'autres éléments de l'ouvrage leur ressemblent ou sont limités des deux côtés.

Numéro d'après ISO	**Position de l'ouvrage** d'après ISO 4916	**Symbole(s) des coutures** d'après ISO 4916	**Type(s) de points par exemple** d'après DIN 61400	**Symbole de piquage** simplifié	**Désignation du type de couture**
1.01	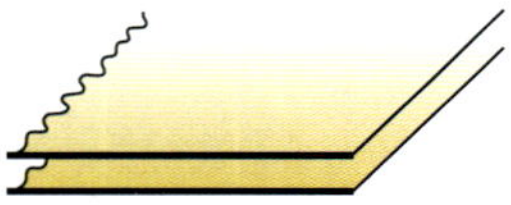	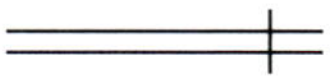	301 Point noué	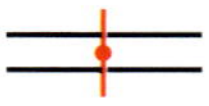	Couture simple (couture d'assemblage simple)
			401 Point de chaînette à deux fils	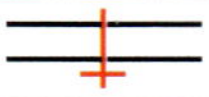	
			504 Point de surjet à trois fils	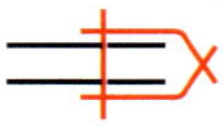	
		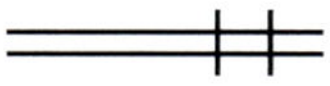	512 Point de surjet à quatre fils	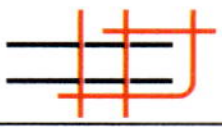	Imitation de couture de sécurité
			(401.503) (Point de surjet à deux fils et point de chaînette (couture safety)	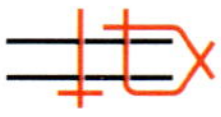	Double piqûre de sécurité (couture safety)
			(401.504) Point de surjet à deux fils et point de chaînette (couture safety)	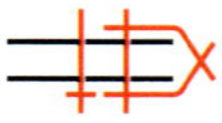	
1.06	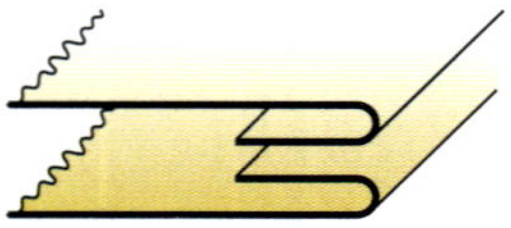	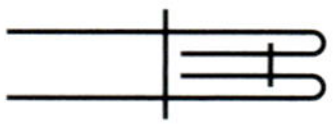	301.301 Deux étapes d´assemblage avec opération de repliage	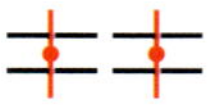	Couture anglaise
1.12	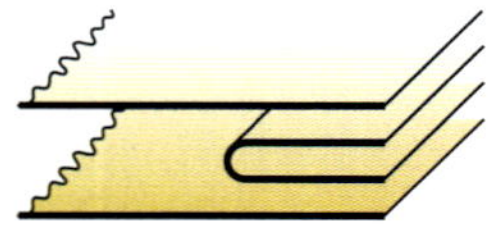	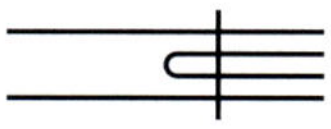	301 Point noué	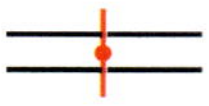	Couture passe-poil (passepoil cousu à l'intérieur)
1.15	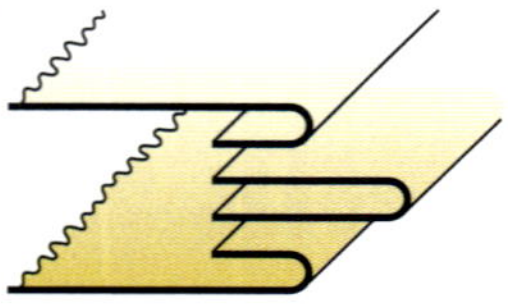	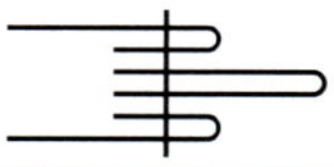	301 Point noué	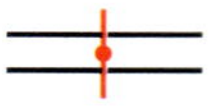	Couture passe-poil (passepoil cousu entre)
		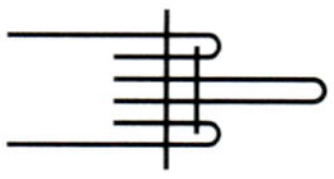	301.301 Deux étapes d´assemblage avec opération de repliage	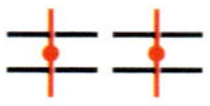	

10.2.20 Types de couture : représentation graphique (2)

Coutures de classe 2 (sélection) (groupe d'illustrations 1)	Ces coutures sont réalisées avec au moins deux éléments, l'un étant limité sur un côté et le second, limité sur l'autre côté. Leurs côtés limités se touchent, sont de différentes hauteurs et se chevauchent.				
Numéro d'après ISO	**Position de l'ouvrage** d'après ISO 4916	**Symbole(s) des coutures** d'après ISO 4916	**Type(s) de points par exemple** d'après DIN 61400	**Symbole de piquage** simplifié	**Désignation du type de couture**
2.01			406 Point de chaînette à deux aiguilles et trois fils		Couture de recouvrement (couture plate)
			602 Point de recouvrement à deux aiguilles et quatre fils		
2.02			301 Point noué		Couture rabattue simple
			401 Point de chaînette à deux fils		
			512. (401.401) Point de chaînette à deux fils ; deux étapes d'assemblage avec opération de repliage		Couture rabattue simple / rapide
			301.301 Point noué ; deux étapes d'assemblage avec opération de repliage		Couture rabattue simple
2.04			(401.401) Point de chaînette à deux fils ; un assemblage, sans repliage		Couture rabattue double
			301.301 Point noué ; deux étapes d'assemblage avec opération de repliage		Couture rabattue double
Coutures de classe 3 (sélection) (groupe d'illustrations 2)	Elles sont réalisées avec au moins deux éléments dont l'un des deux est limité d'un côté. Le second élément est limité des deux côtés et entoure le bord du premier. D'autres éléments ressemblent à l'un de ces éléments.				
3.01			301 Point noué		Couture bordée (ruban de bordage à bord ouvert)
3.03			301.301 Point noué ; deux étapes d'assemblage avec opération de repliage		Couture bordée (ruban de bordage rabattu d'un côté)
3.05			301 Point noué		Couture bordée (ruban de bordage rabattu des deux côtés)
			301.301 Point noué ; deux étapes d'assemblage avec opération de repliage		
Coutures de classe 4 (sélection) (groupe d'illustrations 3)	Ces coutures sont réalisées avec au moins deux éléments, l'un étant limité sur un côté et le second, limité sur l'autre côté. Leurs côtés limités se trouvent l'un contre l'autre et à la même hauteur				
4.01			602 Point de recouvrement à deux aiguilles et quatre fils		Couture bord à bord recouvrant les deux côtés
			404 Point de chaînette à deux aiguilles et plusieurs fils		Couture bord à bord recouvrant un côté

10.2.20 Types de couture : représentation graphique (3)

Coutures de classe 5 (sélection) (groupe d'illustrations 1) Ces coutures sont réalisées avec au moins un élément avec deux côtés illimités. D'autres éléments peuvent être limités d'un côté ou des deux côtés.

Numéro d'après ISO	**Position de l'ouvrage** d'après ISO 4916	**Symbole(s) de coutures** d'après ISO 4916	**Type(s) de points par exemple** d'après DIN 61400	**Symbole de piquage** simplifié	**Désignation du type de couture**
5.02			301 Point noué		Pli simple
5.03			(301.301) Point noué ; deux étapes d'assemblage avec opération de repliage		Pli creux extérieur
			ou (401.401) Point de chaînette à deux fils ; un assemblage, sans repliage		Pli creux intérieur
Coutures de classe 6 (sélection) (groupe d'illustrations 2)	Ces coutures sont réalisées avec un seul élément dont un côté est limité.				
6.01			504 Point de surjet à trois fils		Bord surjeté
6.02			301 Point noué		Ourlet simple
			103 Point de chaînette invisible		
			406 Point de chaînette à deux aiguilles et trois fils		
6.03			301 Point noué		Ourlet double
6.06			320 Point noué invisible		Ourlet invisible
			503 Point de surjet invisible		
6.08			(301.301) Point noué ; deux étapes d'assemblage avec opération de repliage		Imitation de couture de lisière
			(401.401) Point de chaînette à deux fils ; un assemblage, sans repliage		
Coutures de classe 7 (sélection)	Ces coutures sont réalisées avec au moins deux éléments tout deux limités du même côté. Le deuxième et les suivants sont limités des deux côtés.				
7.15			406 Point de chaînette à deux aiguilles et trois fils		Couture de ceinture avec insertion d'un galon
			602 Point de recouvrement à deux aiguilles et quatre fils		
7.25			406 Point de chaînette à deux aiguilles et trois fils		Couture de ceinture double avec insertion d'un galon
			602 Point de recouvrement à deux aiguilles et quatre fils		
7.32			(401.401) Point de chaînette à deux fils; un assemblage, sans repliage		Couture de ceinture (ceinture appliquée)
			301.301 Point noué ; deux étapes d'assemblage avec opération de repliage		Couture de ceinture (ceinture appliquée)
Coutures de classe 8 (sélection) (groupe d'illustrations 4)	Ces coutures sont réalisées avec au moins un élément à deux côtés limités.				
8.02			406 Point de chaînette à deux aiguilles et trois fils		Couture de passant de ceinture

10.2.21 Types de couture : utilisation (1)

En dehors de la structure définie selon la norme ISO 4916 (types et nombre minimum de matériaux, assemblage, nombre d'épaisseurs et finition des bords), les coutures peuvent également être classées selon leur fonction. Les **fonctions des coutures au sens de la norme DIN 5300-4** se distinguent entre l'assemblage, le renfort, l'ornement et le matelassage. Plusieurs fonctions simultanées sont aussi possibles.

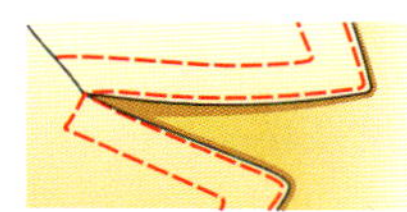
1 : Surpiqûre

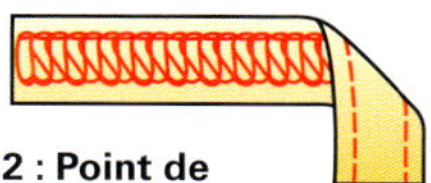
2 : Point de recouvrement

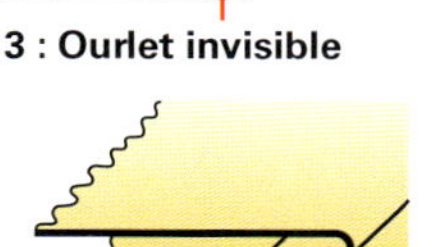
3 : Ourlet invisible

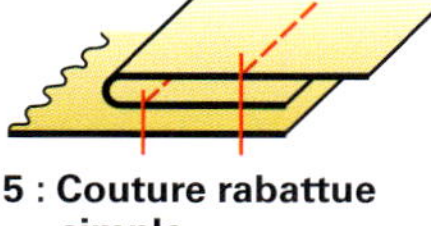
4 : Couture piquée retournée

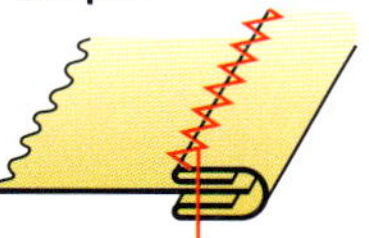
5 : Couture rabattue simple

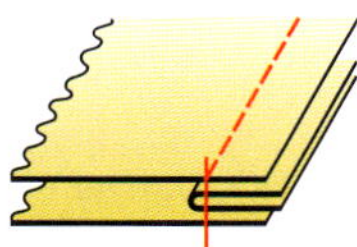
6 : Couture bordée

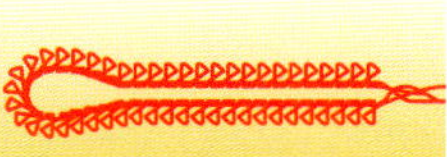
7 : Couture passepoil

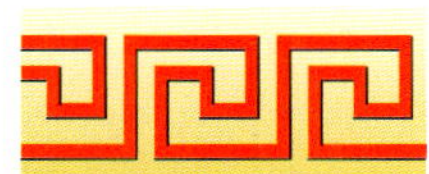
8 : Point de boutonnière

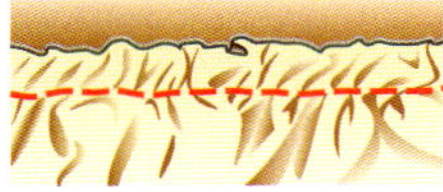
9 : Couture décorative

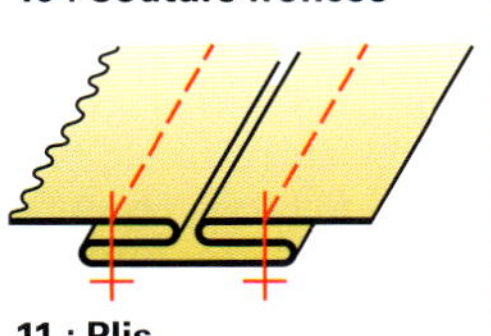
10 : Couture froncée

11 : Plis

Fonctions des coutures d'assemblage (sélection)

Fonction de couture	Description
Joindre	Assembler au moins deux éléments (éléments de couture principaux et éléments supplémentaires) ou un élément avec lui-même
Appliquer	Coudre un élément supplémentaire à l'élément principal, comme une poche
Fixer	Coudre un élément supplémentaire comme un bouton
Réduire	Coudre des pinces, des plis et des fronces
Surpiquer	Coudre des coutures d'assemblage visibles à effet décoratif
Surpiqûre (surpiqûres décoratives)	Coudre une couture visible à effet décoratif, en général le long d'un bord **(ill. 1)**
Border	Coudre ensemble des éléments à l'aide d'un point de surjet
Recouvrir	Coudre ensemble des éléments à l'aide d'un point de recouvrement **(ill. 2)**
Couvrir	Couvrir la surface par ex. d'un entoilage avec un simple point de chaînette ; invisible ou avec perforation
Fixer de manière invisible un ourlet ou une doublure	Coudre de manière invisible un bord plié ou rabattu, par ex. un ourlet invisible ou l'assemblage d'une doublure
Faufiler (bâtir)	Assembler provisoirement plusieurs éléments avec des points de faufils faciles à défaire
Coudre un point invisible	Assembler des éléments ou de certaines parties d'un ouvrage avec une couture invisible d'un côté de l'ouvrage **(ill. 3)**
Coudre un double point invisible	Assembler des éléments ou de certaines parties d'un ouvrage avec une couture invisible des deux côtés de l'ouvrage
Coulisser	Assembler des éléments avec une couture qui une fois terminée, se trouve à l'intérieur de la couture **(ill. 4)**
Remailler	Coudre ensemble différents éléments en tricot avec des point de chaînette. Pour ce faire, chaque maille est jointe une à une
Rabattre	Coudre en plaçant le bord d'un premier élément de façon à en recouvrir un deuxième, les bords ouverts devant être recouverts sur l'un des côtés au moins **(ill. 5)**

Fonctions de couture de renfort (sélection)

Surjeter	Fixer les bords ouverts d'éléments découpés pour les empêcher de se défaire (effilochage ou démaillage)
Border	Fixer les bords de l'ouvrage en cousant des rubans à bords simples ou repliés **(ill. 6)**
Passepoiler	Fixer les bords de l'ouvrage en cousant à l'envers des bandes de passepoils **(ill. 7)**
Ourler	Fixer les ourlets par des coutures adaptées et des types de points de couture particuliers
Emboire	Intégration dans la couture d'une largeur supplémentaire indiquée pour l'un des deux éléments de l'ouvrage pendant qu'ils sont cousus ensemble
Arrêter	Renforcer certaines parties lors de l'assemblage des éléments en faisant des points additionnels, denses et serrés, au début ou à la fin d'une couture
Faire une boutonnière	Renforcer les bords d'une boutonnière avec une couture ou un passepoil **(ill. 8)**

Fonctions des coutures décoratives (sélection)

Décorer	La réalisation, le type et la disposition des coutures, ainsi que la couleur, le type et l'épaisseur du fil déterminent le rendu de la couture décorative **(ill. 9)**
Broder	Couture de motifs, d'emblèmes, de monogrammes ou de dessins représentés en contour ou en plein
Froncer	Réalisation d'un plissage ondulé, froncé dans la couture grâce à un dispositif de fronçage (intégration de fils élastiques : smocks) **(ill. 10)**
Appliquer	Couture d'éléments décoratifs de forme, de type, de structure, de représentation, de couleur et de matière de son choix
Liserer	Coudre un élément décoratif (passementerie) étroit et linéaire avec ou sans cordelette
Plisser	Couture des plis afin d'obtenir des formes ou des effets les plus divers **(ill. 11)**

10.2.21 Types de couture : utilisation (2)

La terminologie ainsi que la classification des types de coutures se caractérisent également selon les critères suivants : les types de points (**cf. p. 183 et suivantes**), la forme de la couture, la disposition des composants ou matériaux, le genre de piqûre et l'endroit où les coutures se trouvent dans le vêtement.

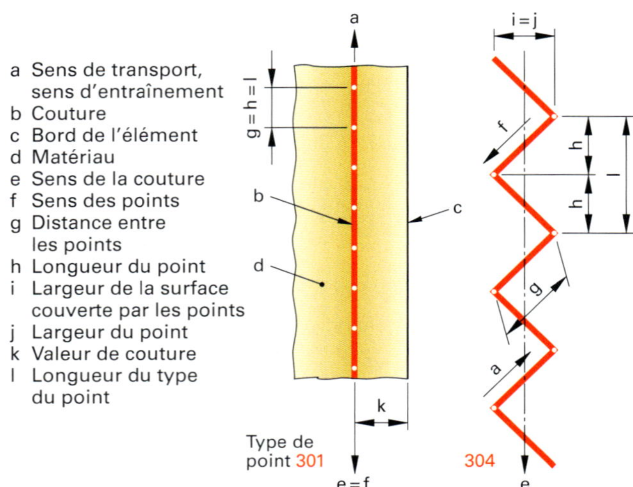

1 : Terminologie de la technique de couture d'après la norme DIN 5300-1

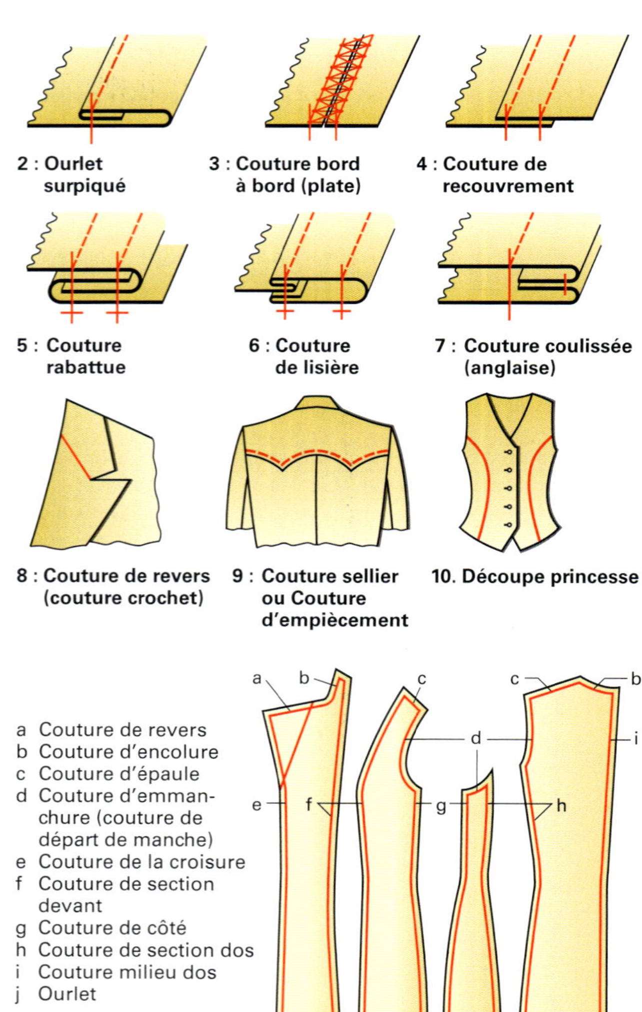

2 : Ourlet surpiqué

3 : Couture bord à bord (plate)

4 : Couture de recouvrement

5 : Couture rabattue

6 : Couture de lisière

7 : Couture coulissée (anglaise)

8 : Couture de revers (couture crochet)

9 : Couture sellier ou Couture d'empiècement

10. Découpe princesse

11 : Coutures d'une veste

Coutures selon des types de points (disposition d'entrelacement du fil)

Selon le type de point (manière de former les points), par ex.

- Point noué
- Point de chaînette

Selon l'orientation des points, par ex.

- Couture à point droit (couture à point linéaire), par ex. avec type de point 301
- Couture à point zigzag, par ex. avec type de point 304

Selon la disposition du point, par ex.

- Couture à points invisibles,
- Couture surjetée

Selon la position d'entrelacement du point, par ex.

- Point de chaînette avec entrelacement du fil au milieu des éléments ou sur l'envers. Avec bouclage de fil au centre de l'ouvrage ou sur le côté inférieur de l'ouvrage
- Couture surjetée avec point de surjet entrelacé de deux ou trois fils

Coutures selon la forme de la couture

Par ex. couture droite, couture courbée, couture zigzag, couture angulaire

Coutures selon la disposition des éléments

Couture plate : les bords des éléments sont maintenus à plat grâce aux points de recouvrement

- **Couture bord à bord (ill. 3)** : les bords des éléments de l'ouvrage sont assemblés solidement l'un contre l'autre
- **Couture superposée (ill. 4)** : les éléments de l'ouvrage à assembler se chevauchent l'un sur l'autre.

Couture de lisière (ill. 6) : une fine bande de tissu, par ex. une patte de boutonnage, est assemblée à l'élément du vêtement concerné par cette fonction ; une fausse lisière est découpée
Couture anglaise, coutures de passepoil, couture rabattue (cf. p. 195)

Coutures selon le genre de piqûres (coutures multiples)

- **Couture de recouvrement** à double surpiqûre en tant que double piqûre
- **Couture rabattue** à double surpiqûre **(ill. 5)**
- **Couture coulissée** (anglaise) **(ill. 7)**
- **Couture de sécurité (couture safety)**

Coutures selon leur position dans le vêtement

Par rapport aux parties du corps, par ex. couture milieu du dos, couture d'épaules, couture latérale (de côté), couture de taille, couture d'entrejambe, couture de fourche, couture de coude

Par rapport aux parties du vêtement, par ex. couture d'encolure, **couture de revers (ill. 8)** : couture d'assemblage entre le col supérieur et le revers, couture de jonction, **découpe princesse (ill. 10)** : couture de jonction des parties devant de l'emmanchure à la taille, **couture de côté** : couture de partage du dos de l'emmanchure à la taille, ourlet, couture de taille, coutures de manches, couture des pinces, **couture sellier (ill. 9)** : il s'agit d'une pièce du patron ajoutée, **couture empiècement** ou imitation couture sellier : l'empiècement est une pièce du patron ajoutée, **couture de croisement** : couture d'assemblage entre la couture de l'enfourchure et la couture de la braguette du pantalon.

10.2.22 Outillage de couture à la main

Désignation	Caractéristiques et utilisation

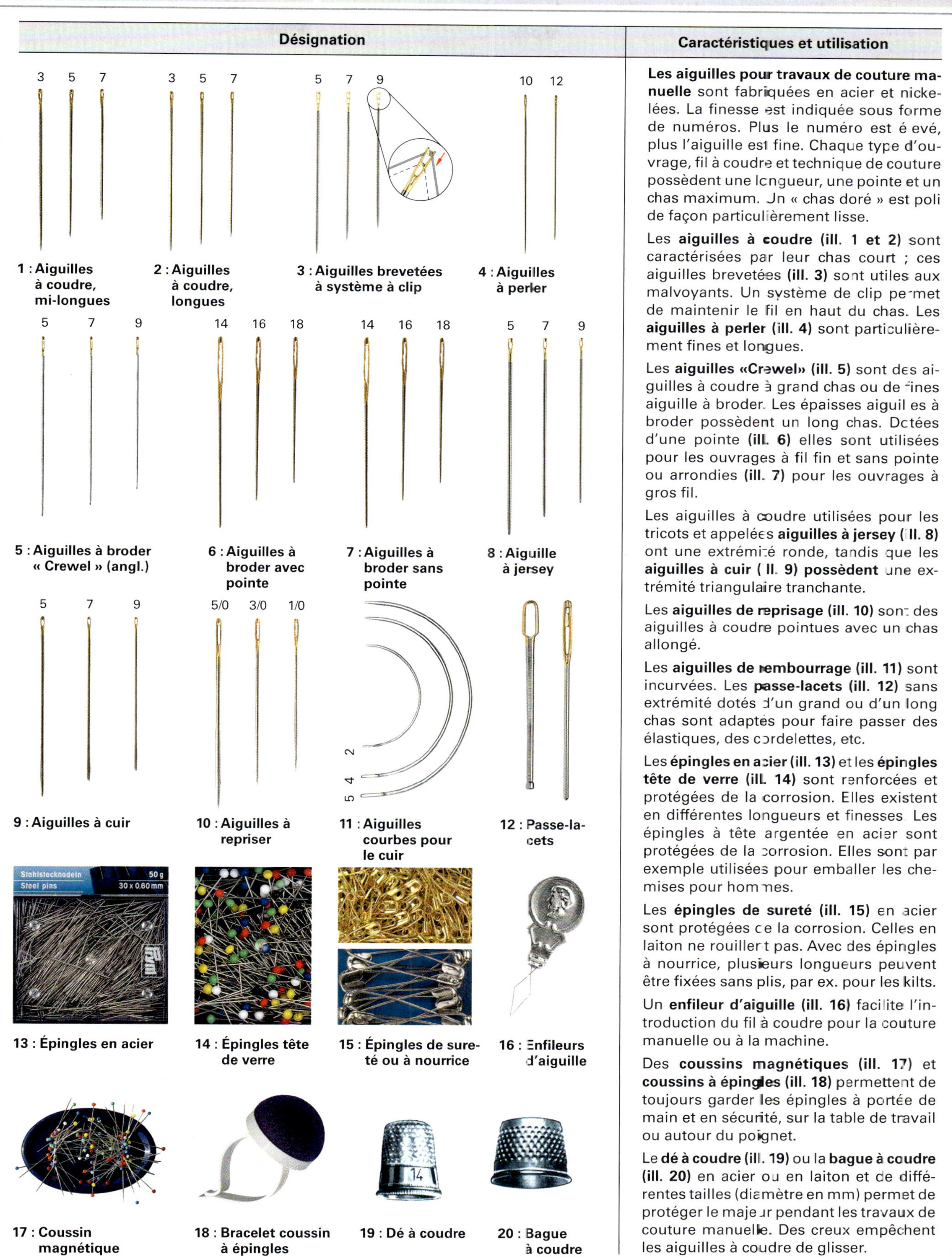

1 : Aiguilles à coudre, mi-longues

2 : Aiguilles à coudre, longues

3 : Aiguilles brevetées à système à clip

4 : Aiguilles à perler

5 : Aiguilles à broder « Crewel » (angl.)

6 : Aiguilles à broder avec pointe

7 : Aiguilles à broder sans pointe

8 : Aiguille à jersey

9 : Aiguilles à cuir

10 : Aiguilles à repriser

11 : Aiguilles courbes pour le cuir

12 : Passe-lacets

13 : Épingles en acier

14 : Épingles tête de verre

15 : Épingles de sureté ou à nourrice

16 : Enfileurs d'aiguille

17 : Coussin magnétique

18 : Bracelet coussin à épingles

19 : Dé à coudre

20 : Bague à coudre

Les aiguilles pour travaux de couture manuelle sont fabriquées en acier et nickelées. La finesse est indiquée sous forme de numéros. Plus le numéro est élevé, plus l'aiguille est fine. Chaque type d'ouvrage, fil à coudre et technique de couture possèdent une longueur, une pointe et un chas maximum. Un « chas doré » est poli de façon particulièrement lisse.

Les **aiguilles à coudre (ill. 1 et 2)** sont caractérisées par leur chas court ; ces aiguilles brevetées **(ill. 3)** sont utiles aux malvoyants. Un système de clip permet de maintenir le fil en haut du chas. Les **aiguilles à perler (ill. 4)** sont particulièrement fines et longues.

Les **aiguilles «Crewel» (ill. 5)** sont des aiguilles à coudre à grand chas ou de fines aiguille à broder. Les épaisses aiguilles à broder possèdent un long chas. Dotées d'une pointe **(ill. 6)** elles sont utilisées pour les ouvrages à fil fin et sans pointe ou arrondies **(ill. 7)** pour les ouvrages à gros fil.

Les aiguilles à coudre utilisées pour les tricots et appelées **aiguilles à jersey (ill. 8)** ont une extrémité ronde, tandis que les **aiguilles à cuir (ill. 9) possèdent** une extrémité triangulaire tranchante.

Les **aiguilles de reprisage (ill. 10)** sont des aiguilles à coudre pointues avec un chas allongé.

Les **aiguilles de rembourrage (ill. 11)** sont incurvées. Les **passe-lacets (ill. 12)** sans extrémité dotés d'un grand ou d'un long chas sont adaptés pour faire passer des élastiques, des cordelettes, etc.

Les **épingles en acier (ill. 13)** et les **épingles tête de verre (ill. 14)** sont renforcées et protégées de la corrosion. Elles existent en différentes longueurs et finesses. Les épingles à tête argentée en acier sont protégées de la corrosion. Elles sont par exemple utilisées pour emballer les chemises pour hommes.

Les **épingles de sureté (ill. 15)** en acier sont protégées de la corrosion. Celles en laiton ne rouillent pas. Avec des épingles à nourrice, plusieurs longueurs peuvent être fixées sans plis, par ex. pour les kilts.

Un **enfileur d'aiguille (ill. 16)** facilite l'introduction du fil à coudre pour la couture manuelle ou à la machine.

Des **coussins magnétiques (ill. 17)** et **coussins à épingles (ill. 18)** permettent de toujours garder les épingles à portée de main et en sécurité, sur la table de travail ou autour du poignet.

Le **dé à coudre (ill. 19)** ou la **bague à coudre (ill. 20)** en acier ou en laiton et de différentes tailles (diamètre en mm) permet de protéger le majeur pendant les travaux de couture manuelle. Des creux empêchent les aiguilles à coudre de glisser.

10.2.23 Types de points pour coutures manuelles (1)

La confection rationnelle de vêtements est réalisée en grande partie avec des machines à coudre et des machines automatiques. Toutefois, des travaux de couture manuelle sont indispensables pour certaines étapes du travail. Pour ce faire, on utilise notamment les types de points suivants.

Désignation et aspect de la couture	Exemple d'application	Utilisation
1 : Point devant	2 : Emboire ou froncer	Le **point devant (ill. 1)** est utilisé pour piquer l'assemblage temporaire de différents éléments. Il sert aussi au marquage de l'emplacement des passants et des poches. L'**embus (matière à résorber)** et le **fronçage (ill. 2)** s'effectuent en suivant plusieurs lignes de couture parallèles.
3 : Point tailleur (traversant, à deux fils)	4 : Traverser les lignes de coutures	Grâce au **point tailleur (ill. 3)**, le point devant traversant à boucle, les **lignes de couture et les marquages** sont **reportés** sur une seconde couche d'étoffe et sont visibles sur les deux côtés des éléments **(ill. 4)**. Les boucles de fils sont écartées et coupées en leur milieu lorsqu'on tire sur chacune des couches d'étoffe. Cette technique est courante en couture sur mesure ou en cas de fabrication à la pièce.
5 : Point caché	6 : Couture crochet à point caché	Le **point caché (point matelas) (ill. 5)** est guidé à partir de la droite à travers les rebords des deux couches d'étoffes. Ce point trouve son application dans la **couture de revers ou la couture crochet (ill. 6)** et pour **fermer les ouvertures.** Avec le point échelle, les éléments sont cousus les uns aux autres en partant de la droite ou agrafés conformément au modèle.
7 : Point arrière	8 : Point arrière amélioré	Le **point arrière (ill. 7)** est un point arrière très dense. Il tient très bien et est utilisé pour **améliorer la solidité des coutures (ill. 8)** aux endroits difficilement accessibles. En haute-couture, les points arrières sont parfois réalisés entièrement à la main.
9 : Point de surpiqûre	10 : Surpiqûre sur l'envers d'un veston	On appelle **point de surpiqûre (ill. 9)** un **point arrière** court. Il permet de coudre des fermetures à glissière en partant de la droite, de fixer des perles et de sécuriser le bout des coutures. La **« suture manuelle »** ou l'**« agrafage »** des bords désigne une finition haut-de-gamme en confection sur mesure **(ill. 10),** de même que la suture dans « le sillon des coutures » ou lors des finitions de la taille et des passepoils.
11 : Point oblique	12 : Point lancé, picotage d'un revers	Avec le **point oblique (ill. 11),** l'**entoilage** (la plupart du temps en tissu) **et le tissu extérieur** sont assemblés pour conférer une forme au vêtement et le maintenir à plat **(ill. 12).** La formation de points se produit transversalement par rapport aux rangées longitudinales. Seuls quelques fils du tissu extérieur sont alors saisis. L'assemblage est élastique et quasi-invisible sur l'extérieur du vêtement.
13 : Point glissé (invisible)	14 : Coudre un point glissé (invisible)	Le **point glissé (invisible) (ill. 13)** est utilisé pour assembler un élément à un élément de base du vêtement, par ex. pour **fixer une doublure** à la fermeture à glissière **(ill. 14)**, sur des ourlets de vestes et au bas des manches. Ce type de finition sur les doublures est particulièrement utilisé pour les retouches.

10.2.23 Types de points pour coutures manuelles (2)

Désignation et aspect de la couture	Exemple d'application	Utilisation
15 : Point d'ourlet invisible (caché)	**16 : Fixation creuse des ourlets à point invisible**	Le **point d'ourlet invisible (ill. 15)** permet une fixation « cachée », par ex. des ourlets. Il ne transperce pas les couches de l'étoffe mais les pique seulement de manière « invisible ». Comme il n'est pas guidé sur l'endroit, on parle de **fixation des ourlets « creuse » (ill. 16)**. Cette technique permet de repasser le bord sur l'envers, et évite d'exercer trop de pression.
17 : Point roulé	**18 : Point roulotté**	Le **point roulé (ill. 17)** permet de fixer une cordelette dans le rempli, par ex. un passepoil. Avec une cordelette insérée dans l'ourlet, apparaît le **roulotté (ill. 18)**. Les roulottés ou le **surfil roulé (ill. 24)** sont utilisés pour les écharpes, les carrés et les vêtements en tissus fins.
19 : Point de chausson d'assemblage d'éléments bord-à-bord	**20 : Fixation des ourlets à point de chausson**	Le **point de chausson (ill. 19)** sert à assembler des bordures ouvertes **(couture bord à bord)** et à décorer des matières non effilochables, par ex. en non-tissé, en cuir, en feutre ou en foulé. Il sert aussi couramment à fixer un entoilage sur des rabats et des ourlets **(ill. 20)** ou sur des matières épaisses, duveteuses et élastiques. Il y a moins de risques ici de voir les ourlets des pantalons se défaire lorsqu'on les enfile.
21 : Point de croix	**22 : Point de croix comme point d'ornement**	Un **point de croix (ill. 21)** est principalement utilisé comme **point d'ornement (ill. 22)**. Un fond à broder à armure marquée, par ex. de type Aïda, toile de lin légère, étamine, natté, tulle, est préférable. Une fixation des ourlets à point de croix est également possible, par ex. assemblés grâce à la technique de l'ourlet creux.
23 : Point de surfil (haut) **24 : Surfil roulé (bas)**	**25 : Bord découpé surfilé à la main**	Le **point de surfil ou le point de surfil roulé (ill. 23)** est utilisé pour éviter que les bords découpés ne s'effilochent **(ill. 25)**. Le surfil manuel est couramment utilisé pour les tissus fragiles et pour les retouches et les zones difficiles d'accès. Lors du **roulottage (ill. 24)**, un double repli d'ourlet étroit est intégralement replié.
26 : Point de feston	**27 : Fixation d'une application**	Avec le **point de feston (ill. 26),** les bords découpés peuvent être sécurisés en les **surfilant et bénéficier en même temps d'un ornement.** Il convient à la fixation d'applications **(ill. 27)** et aux finitions des bordures pour les décorations. En tant que **point languette**, ses fils sont denses, par ex. cas des bords arrondis.
28 : Point de boutonnière sur boutonnière brodée	**29 : Boutonnière de lingère** **30 : Boutonnière de tailleur** **31 : Boutonnière guipée** **32 : Ganse de bouton**	Les boutonnières sont cousues grâce à un **point de boutonnière (ill. 28)**. Selon le modèle de point et de ganses, on distingue la boutonnière de lingerie, de chemisier et de robe **(ill. 29)**, la boutonnière de tailleur ou la boutonnière à œillet **(ill. 30)** , ainsi que la boutonnière guipée[1] **(ill. 31)**. Le point de boutonnière convient aussi aux passants de ceinture et aux **ganses des boutons (ill. 32)**. [1] guipure = fil métallique enrobé de coton pour la boutonniere réversible

Parmi les autres types de points principalement utilisés comme points d'ornements, on trouve : **le point de chaînette, le point tige, le point petit nœud, le point de bourdon, le point à chevrons, le point tendu, le point en étoile, etc.**

10.3.1 Grignage des coutures

Les caractéristiques, la structure et les apprêts des matières premières ainsi que les conditions de piquage peuvent entraîner un grignage. On distingue le grignage imputable à l'entraînement du tissu, le grignage imputable à la contexture et le grignage imputable à la tension des fils.

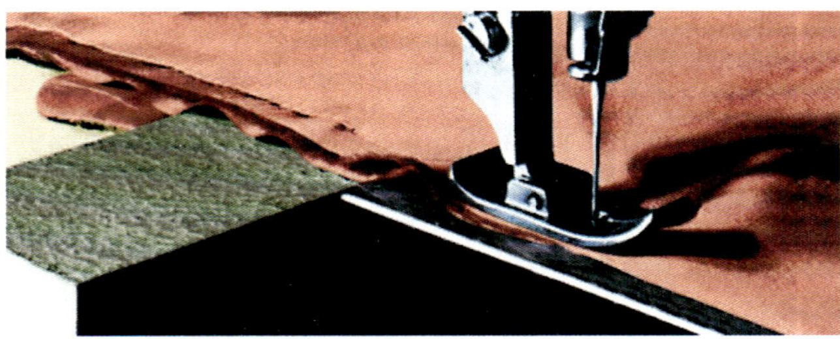

1 : Grignage imputable à l'entraînement du tissu

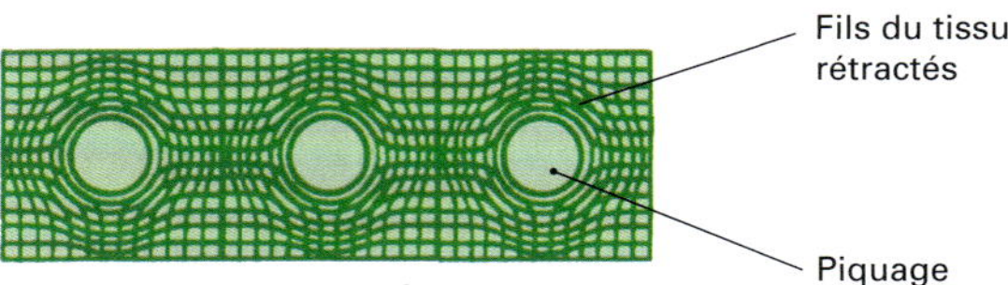

2 : Repoussement des fils du tissu

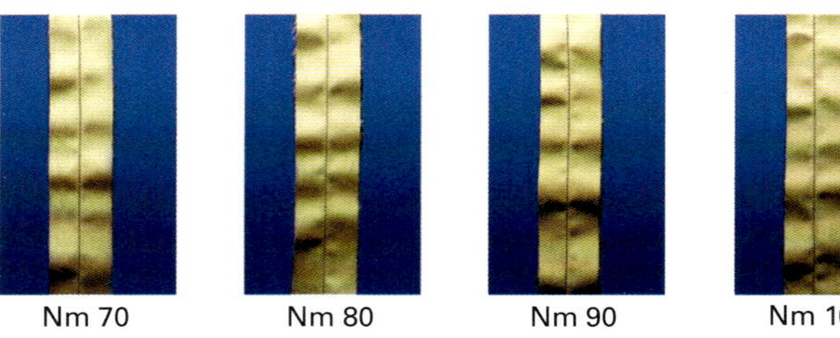

3 : Influence de l'épaisseur de l'aiguille sur le grignage imputable à la contexture

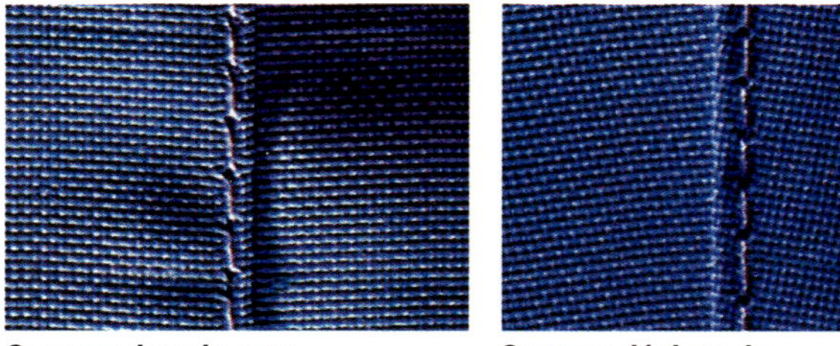

4 : Influence du sens de couture sur le grignage imputable à la contexture

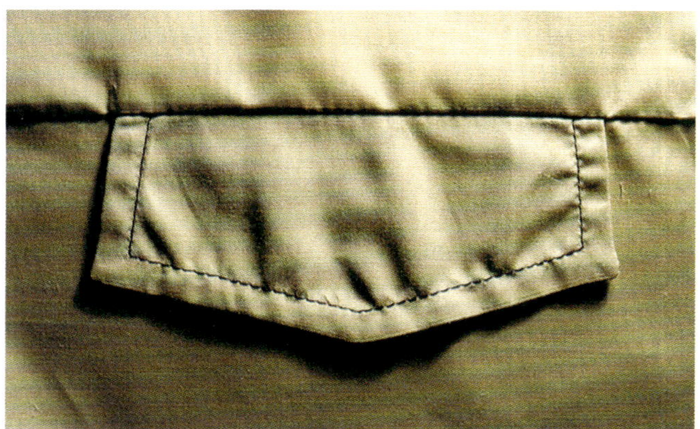

5 : Grignage imputable à la tension des fils

Grignage imputable à l'entraînement du tissu (ill. 1)

Le grignage attribuable à l'entraînement survient lorsque les couches inférieure et supérieure des pièces assemblées sont décalées. La couche inférieure est entraînée par les griffes alors que la couche supérieure est freinée par le pied presseur.

Des types d'entraînement spéciaux, des modifications des réglages d'entraînement de la matière, l'utilisation de pieds presseurs spéciaux, par ex. de pieds enTeflon ou à roulette, ou l'abaissement de la vitesse de couture peuvent alors s'avérer utiles.

Grignage imputable à la contexture

Un refoulement du fil de chaîne et du fil de trame se produit au moment de piquer l'aiguille et d'introduire le fil à coudre dans l'ouvrage. La matière se déforme alors, le fil à coudre introduit ayant besoin de plus de place **(ill. 2)**.

Avec un grignage imputable à la contexture, le point noué a tendance à causer plus de grignage que le point de chaînette.

L'utilisation d'aiguilles plus fines, de fils de titrage fin, d'une tension moins élevées et d'une faible densité de points peuvent réduirent le problème **(ill. 3)**.

La tension exercée dans le sens de la chaîne diffère généralement de celle obtenue dans le sens de la trame. Les coutures dans le sens de la chaîne entraînent un grignage plus fort que des coutures allant dans le sens de la trame ou du biais. L'élasticité d'un tissu est donc en partie responsable du grignage imputable à la contexture.

Un déplacement de la couture de 15° par rapport au sens de la chaîne peut alors s'avérer utile **(ill. 4)**.

Grignage imputable à la tension des fils (ill. 5)

Le grignage s'explique notamment par des fils trop tendus et par le comportement des fils retors à la torsion.

Les fils synthétiques possèdent une aptitude élastique plus élevées au repli. Ces fils ont tendance à se replier après avoir été soumis à une tension.

Ce repli se produit avec retard.

Les signes de grignage n'apparaissent donc souvent qu'ultérieurement.

Il convient d'observer les points suivants afin d'éviter les grignages imputables à la tension des fils :

- enroulement du fil de canette avec une tension faible ;
- réglage de la tension du fil de canette et de la tension du fil de l'aiguille au niveau le plus bas possible ;
- utilisation des fils retors gainés.

10.3.2 Dommages sur l'ouvrage, anomalies de la machine à coudre

Dommages sur l'ouvrage

Les fils de l'ouvrage se cassent ou sont endommagés lorsque l'ouvrage est soumis à une trop forte pression pendant le transport ou s'il est difficile à entraîner. Des dommages apparaissent toutefois également lorsque les pointes d'aiguilles ont été mal choisies ou sont abimées. Ils peuvent décaler les fils des tissus et faire sauter les mailles des tricots **(ill. 1)**. Pour contrôler les pointes d'aiguilles, utiliser les ongles des doigts. Une pointe d'aiguille impeccable et sans arête ne laisse aucune éraflure.

Hormis la mauvaise apparence du trou de piquage de l'aiguille, les dommages observés sur les tissus n'ont aucune conséquence **(ill. 2)**. Avec les tricots, ce problème peut se caractériser par un démaillage (en cas de forte sollicitation de l'ouvrage). Un frottement important de l'aiguille peut faire fortement chauffer l'aiguille et faire fondre certains fils synthétiques **(ill. 3)**.

Les techniques suivantes permettent d'éviter d'endommager l'ouvrage :

- Utilisation de matériaux adéquats.
- Utilisation d'aiguilles les plus fines possibles.
- Sélection de formes spéciales de pointes d'aiguilles.
- Humidification de l'ouvrage.
- Utilisation d'aiguilles spéciales.
- Refroidissement de l'aiguille à l'air comprimé.

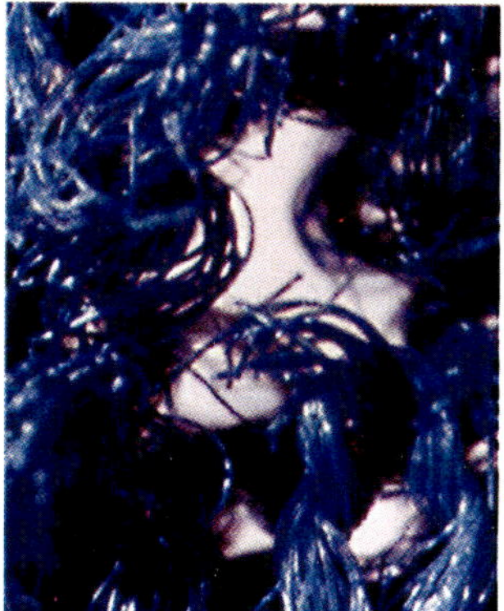

1 : Endommagement des mailles causé par une pointe d'aiguille abîmée

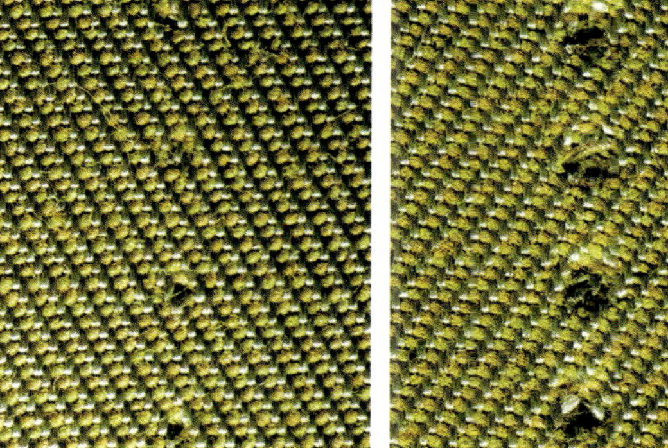

2 : Dommages sur le tissu liés à l'épaisseur de l'aiguille

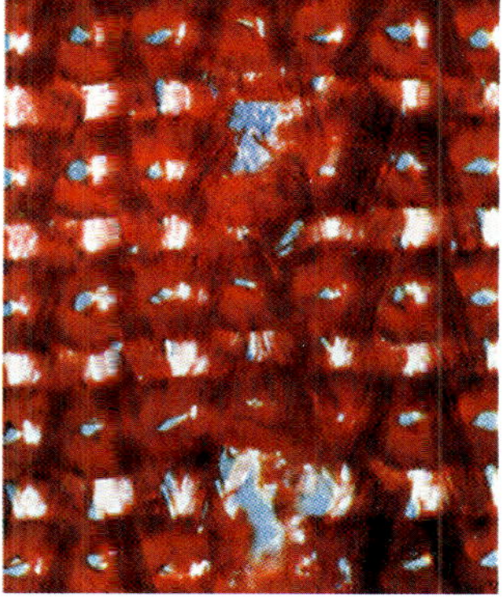

3 : Trous de piqûre fondus dans le tricot en fibres synthétiques

Anomalies de la machine à coudre

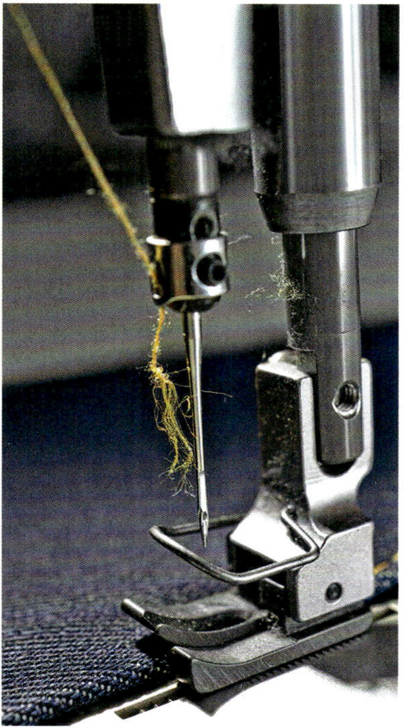

4 : Cassure de fil

Anomalies	Causes possibles
Cassure de fil	• Le fil n'est pas bien enfilé. • Des restes de fils se trouvent dans le compartiment de la canette. • Le trou du point de piqûre dans la plaque à aiguille présente un bord usé ou endommagé. • Le fil est noué ou n'est pas assez résistant. • Les bords des rainures ou du chas de l'aiguille sont trop coupants.
Cassure d'aiguille	• Le fil est trop résistant et trop épais par rapport à l'aiguille. • L'aiguille est déviée sur le côté lorsque l'on tire sur le tissu. Elle ne pique plus dans le trou du point de piqûre mais dans la plaque à aiguille. • La canette ne tient pas bien. • L'aiguille est tordue et est saisie par la navette. • L'aiguille est de mauvaise qualité.
Aspect irrégulier de la couture	• L'aiguille n'est pas bien installée. • Le fil de canette n'a pas été enroulé correctement. • L'aiguille est déformée. • Le réglage de la navette n'est plus adapté. • Une aiguille inadéquate a été utilisée. • Le tissu a été mal entraîné.
Mauvais transport d'ouvrage	• La pression du pied-de-biche est trop faible. • Les rangées de dents sont empoussiérées ou usées. • La griffe d'entraînement est trop basse. Les rangées de dents ne sortent donc pas suffisamment de la plaque à aiguille. • Les éléments de transport ne sont pas adaptés.
Points manqués	• Le boucleur ne saisit pas la boucle du fil d'aiguille, par ex. à cause de mauvais fils à coudre, de mauvaises aiguilles, d'aiguilles tordues, d'un mauvais réglage du boucleur, d'un mauvais enfilage, d'une mauvaise position de l'aiguille.

10.4.1 Assemblage et étanchéité des coutures par soudure et collage (1)

Les procédés d'assemblage spéciaux des surfaces textiles sont surtout utilisées dans le domaine des vêtements de protection et des vêtements portés dans le domaine technique ; pour ces vêtements, un assemblage ordinaire des coutures, réalisé avec des aiguilles et des fils, abîme et réduit l'efficacité de ces textiles. Avec les tenues de protection contre les intempéries, une membrane abimée peut par ex. laisser pénétrer l'humidité ; dans les tenues médicales de protection, cette même membrane abîmée peut laisser pénétrer ou échapper des germes. Dans ce cas de figure, les filtres peuvent quant à eux faire entrer ou sortir des substances toxiques.

Le cas échéant, des techniques d'étanchéité telles que la **soudure** et le **collage** sont donc utilisées. Ces coutures présentent une grande étanchéité par rapport aux liquides, aux gaz, à l'air ou aux germes.

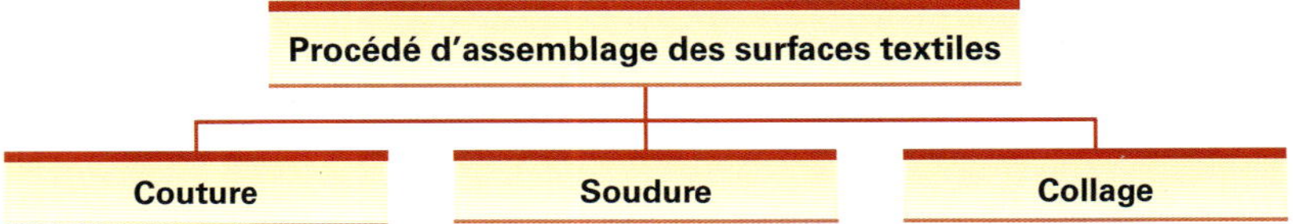

Assemblage des tissus par soudure

Conformément aux normes EN 14610 et DIN 1910-100, on entend par **soudure** l'*assemblage insoluble d'éléments de la structure réalisé avec l'utilisation de la chaleur et/ou de la pression, avec ou sans matériaux d'appoint pour la soudure* (p. ex. gaz de protection, poudres de soudure ou pâtes de soudure). Les éléments de structure au sens textile désignent des surfaces textiles en matières thermoplastiques **(cf. p. 34 et suivantes).** L'énergie nécessaire à la soudure est alors apportée par l'extérieur. La soudure peut être linéaire mais aussi sur toute une surface.

Soudure par ultra-sons

L'industrie de l'habillement utilise avant tout la **soudure par ultra-sons**. Les **ultra-sons** désignent les fréquences sonores dont le nombre de vibrations par seconde s'échelonne entre 16 kHz et 1 GHz[1]. Une zone de fréquence allant de 20 kHz à 70 kHz est utilisée pour la soudure à ultra-sons. Les ondes à ultra-sons sont des vibrations mécaniques qui génèrent une chaleur de frottement **dans les tissus thermoplastiques** et dont les molécules engendrent le déplacement. La matière se ramollit et commence à fondre. Sous l'effet d'une certaine pression exercée pendant une durée déterminée, les molécules des parties de l'ouvrage fondent et se mélangent les unes aux autres.

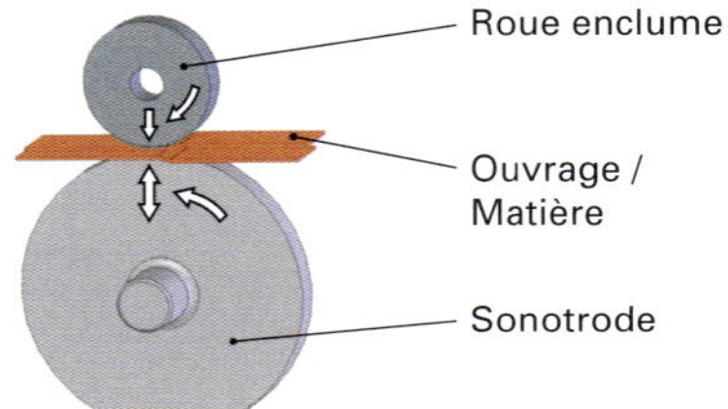

1 : Principe de la soudure par ultra-sons

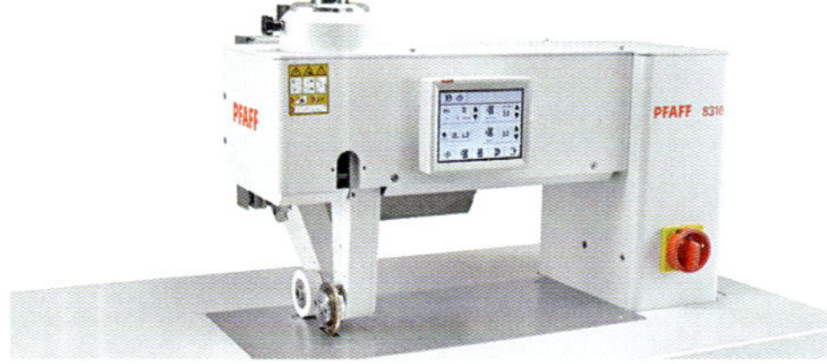

2 : Soudeuse plate à ultra-sons

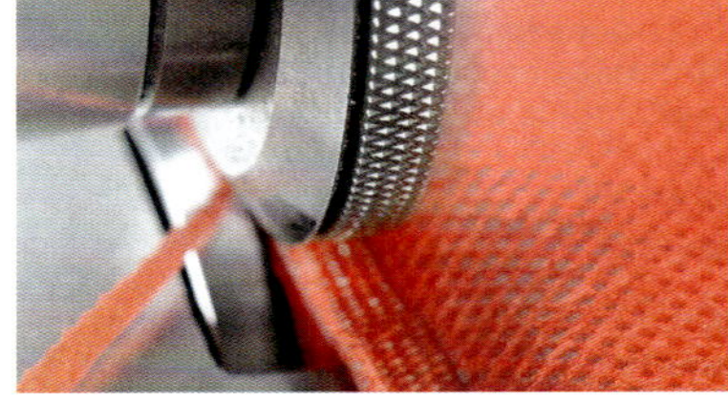

3 : Soudeuse à ultra-sons avec dispositif de découpe des bordures simultané

Un générateur d'ultra-sons génère une haute-tension à partir de la tension secteur exercée dans la zone de fréquence des ultra-sons requise. Les vibrations sont transmises au sonotrode[2] rotatif qui est en fait la soudeuse principale **(ill. 1).** La matière à souder est transportée entre la roue enclume et le sonotrode et est assemblée de façon durable.

Selon le type et l'épaisseur de l'ouvrage/de la matière, la fréquence, l'amplitude (longueur de la vibration), la pression des roulettes, ainsi que la vitesse de soudure sont modifiées avec des programmes. Les surfaces thermoplastiques peuvent être soudées par ultra-sons jusqu'à une épaisseur de 0,5 mm (poids de surface jusqu'à 300 g/qm env.). Pour les surfaces plus épaisses, les couches extérieures brûlent avant que les couches intérieures ne commencent à fondre.

En fonction du domaine d'application, des soudeuses plates **(ill. 2)**, à bras ou à colonne sont utilisées. Il est possible de découper les bords pendant le processus de soudure **(ill. 3)** ou de les souder avec des rubans **(ill. 4)**. Les machines reçoivent ensuite un équipement correspondant. L'aspect de la couture ou son design peut également être sélectionné en fonction de l'utilisation prévue et des exigences requises. Les roues enclumes équipées de différentes gravures et largeurs permettent d'obtenir des coutures présentant une flexibilité, une largeur, une épaisseur et un profil différents **(ill. 5 et 6)**.

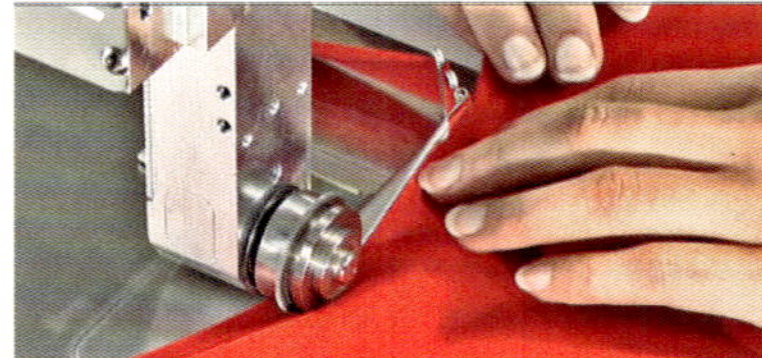

4 : Soudeuse à ultra-sons à guidage par ruban

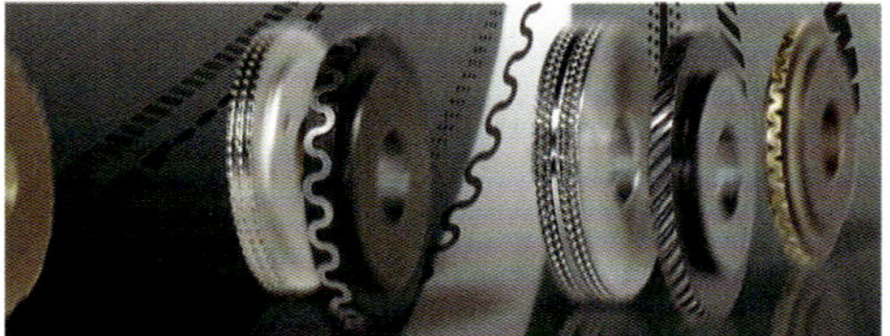

5 : Roues enclumes avec différents profils

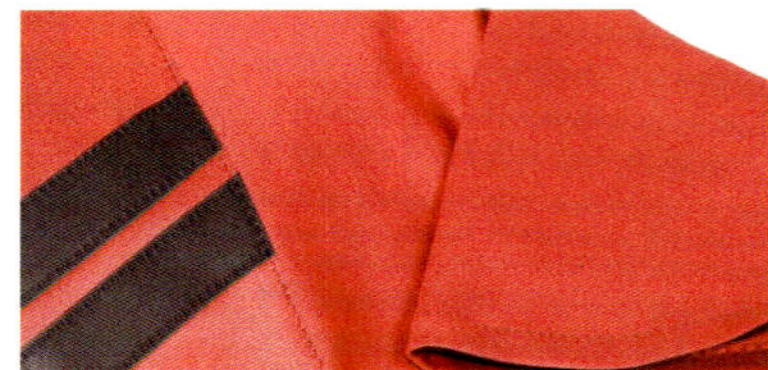

6 : Chemise à simulations de coutures piquées

[1] Les fréquences désignent des signaux qui se produisent périodiquement. Leur unité de mesure, le Hertz (Hz), indique les processus qui se répètent toutes les secondes. 20 kHz (kilohertz) signifie 20 000 cycles par seconde. Les sons les plus élevés se situent dans la plage des 20 kHz. 1 GHz (gigahertz) signifie 1 milliard de cycles par seconde.

[2] sonotrode = outil transmettant les vibrations des ultra-sons sur la matière à souder.

10.4.1 Assemblage et étanchéité des coutures par soudure et collage (2)

Soudure à panne chauffante

Les coutures des textiles techniques comme les filtres, les bâches ou les tentes sont assemblés les unes aux autres grâce au procédé de soudure à panne chauffante **(ill. 1)**.

La panne chauffante consiste en une fine lame métallique chauffée qui est pressée entre les couches de matière, et chauffe ces dernières à la température de soudure correspondante. La pression des rouleaux qui se produit ensuite, ainsi que le refroidissement, assemblent durablement les couches les unes aux autres.

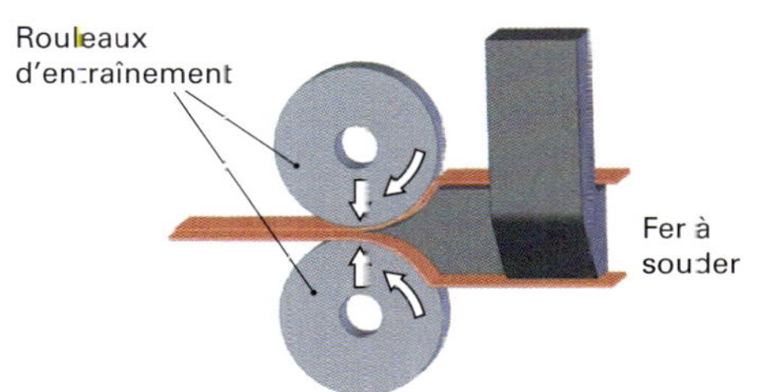

1 : Principe de soudure à panne chauffante

Étanchéité des coutures par collage

Pendant le **collage**, l'assemblage durable de deux matières est réalisé avec une colle synthétique qui durcit et assemble les éléments grâce à l'adhérence de leurs surfaces et aux forces intermoléculaires. Contrairement à la soudure, ce procédé permet d'assembler d'autres matériaux que les matériaux thermoplastiques. En cas d'application dans le domaine textile, il est important que la colle reste souple et élastique même après avoir durci, pour que les coutures présentent les mêmes caractéristiques que les surfaces textiles.

Dans l'industrie de l'habillement et l'industrie textile, le collage est utilisé avant tout pour les textiles réalisés dans des matières déperlantes, imperméables et coupe-vent, par ex. dans les tenues de protection contre les intempéries en systèmes à membranes **(cf. p 54 et suivante)** et les **tenues de protection au travail,** mais aussi les textiles techniques, tels que les filtres ou les capotes de cabriolets. Les coutures sont ensuite cousues de manière classique puis rendues étanches grâce à un **ruban (tape)**. Bien qu'ils s'agisse ici en fait d'un procédé par collage, on parle souvent d'**étanchéité des coutures par soudure à bande à air chaud**.

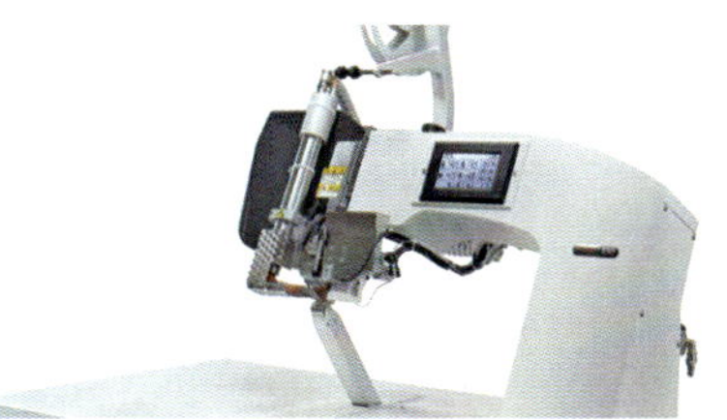

2 : Machine à colonne pour soudure à bande à air chaud

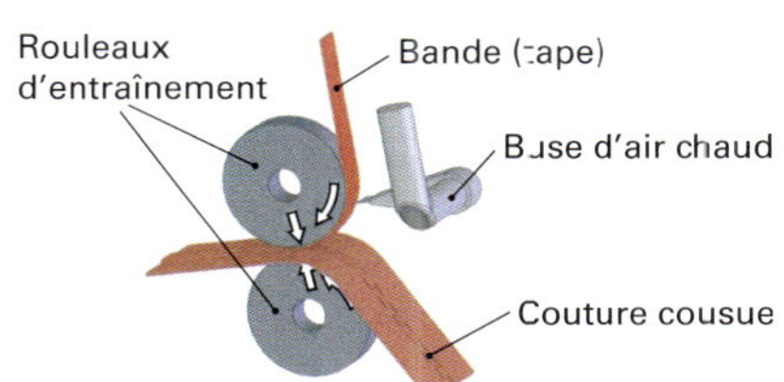

3 : Principe de soudure à bande à air chaud

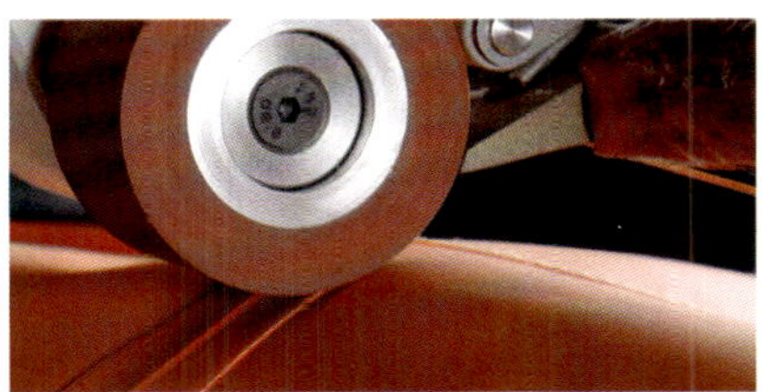

4 : Étanchéité par une bande (tape) d'une couture cousue

Avec les **machines à colonne pour soudure à bande à air chaud**, on utilise en principe des machines à colonne **(ill. 2)**, pour que le ruban puisse être posé directement sur la couture déjà cousue. La pièce textile à souder est guidée entre les deux rouleaux d'entraînement avec la bande (tape) **(ill. 3 et 4)**. Une buse est positionnée et souffle de l'air chaud contre la bande à une température de 300 °C à 700 °C. La colle posée sur la bande fond. La bande et la couture sont assemblées sous l'effet de la pression des rouleaux. La quantité d'air est adapté à la vitesse de la soudure. On évite ainsi les brûlures à vitesse réduite et une fonte/un collage insuffisant à grande vitesse.

Particularités de la soudure et du collage

- **Résistance des coutures**
  La résistance des coutures soudées est équivalente à celle de la matière elle-même.
- **Choix de la matériel**
  Avec la soudure, on ne peut assembler que des tissus thermoplastiques du même genre. Avec la méthode à bande (tape), il est possible de coller ensemble des matières très différentes les unes des autres, par ex. des tissus et des tricots, en fibres naturelles ou synthétiques ou du cuir. La couture collée peut, surtout après de nombreux lavages, devenir cassante et se défaire.
- **Réglages de la machine**
  Au début d'un processus de soudure ou de collage, il convient de déterminer avec des tests de soudage et de collage les paramètres de soudure et les paramètres de collage (réglages) utilisés pour la matière à travailler. Ces valeurs sont ensuite sauvegardées pour pouvoir être consultées ultérieurement.
- **Vitesse d'assemblage**
  Contrairement à la couture, le processus d'assemblage doit être réalisé à vitesse constante lors de la soudure ou du collage. En cas de vitesse insuffisante, la couture brûle et avec une vitesse trop élevée, l'assemblage des parties n'est pas suffisamment garantie.
- **Protection contre les accidents**
  Pendant l'exploitation de la machine, le contact du sonotrode chaud ou de la buse d air chaud engendre un **risque de brûlure des doigts.** L'utilisateur court aussi le risque de **se coincer les doigts entre le sonotrode et la roue enclume.** Les soudeuses à ultra-sons et les soudeuses à bande à air chaud ne doivent être utilisées qu'avec **une protection pour les doigts ou une housse de protection adaptée**.
- dans certaines circonstances, des gaz nocifs peuvent être émis pendant la soudure. Avec le travail des matières adaptées, il convient d'installer un **extracteur de fumée**.

10.5.1 Pressage (1)

On entend par pressage le fait de reformer des surfaces textiles. Cette tâche peut être divisée de la manière suivante :

- **Pressage constructif (façonnage)**, par ex. plisser, étirer, former, repasser, défroisser.
- **Repassage de restauration (remise en forme)**, par ex. repassage de vêtements froissés pour les lisser et pressage final (finition).

L'effet donné par le pressage est généré par la chaleur et la pression pendant un temps imparti. La vapeur, l'air soufflé ou l'aspiration peuvent aussi être employés. Grâce à l'effet de la chaleur, les assemblages entre les chaînes moléculaires au cœur des fibres s'assouplissent. Après le procédé de lissage ou de formage, le nouvel état est fixé lorsque l'article pressé refroidit, en rétablissant les assemblages entre les chaînes moléculaires. La vapeur accélère le réchauffement de l'article pressé et assure l'humidification requise, qui est par ex. absolument nécessaire avec des fibres naturelles. L'**aspiration** ou le **soufflage** accélère le refroidissement et l'article pressé reprend ainsi plus vite sa forme. Cette technique permet d'éliminer la chaleur et l'humidité.

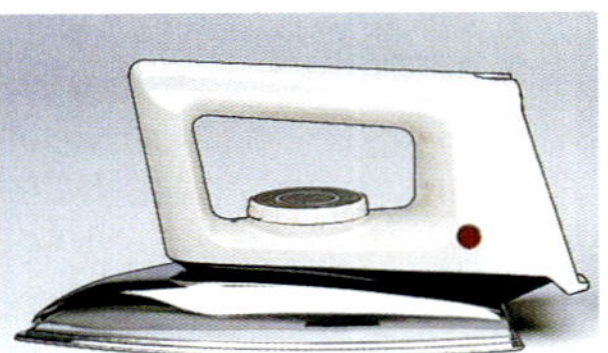

1 : Fers à repasser électriques (repassage à sec)

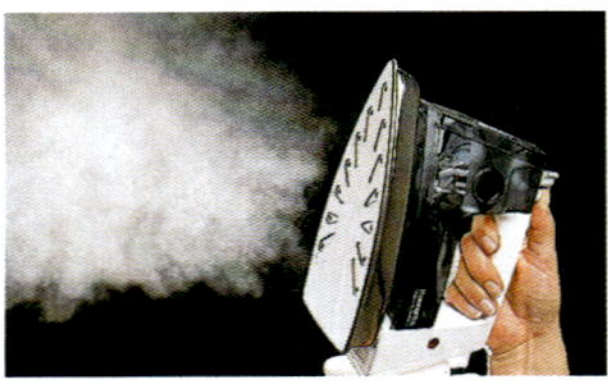

2 : Fers à repasser à vapeur électrique à générateur de vapeur continue

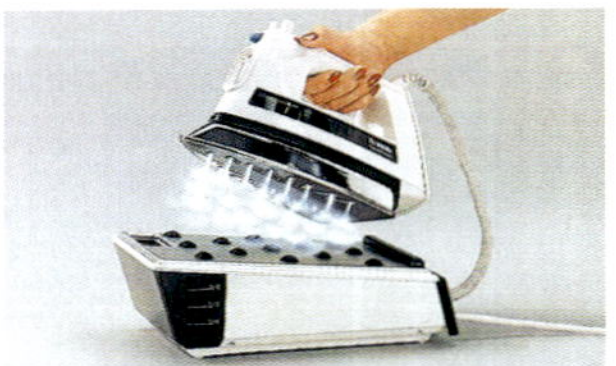

3 : Fers à repasser à vapeur avec centrale vapeur

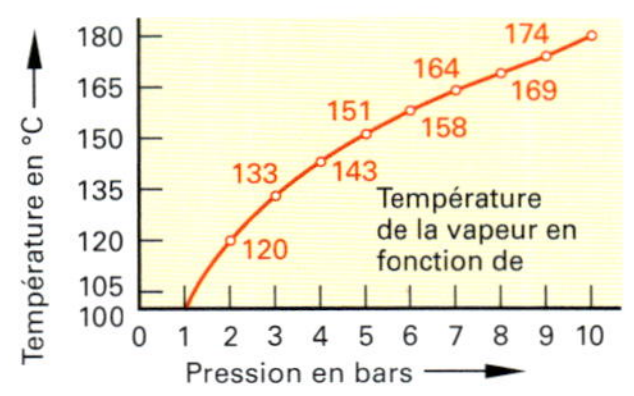

4 : Génération de vapeur

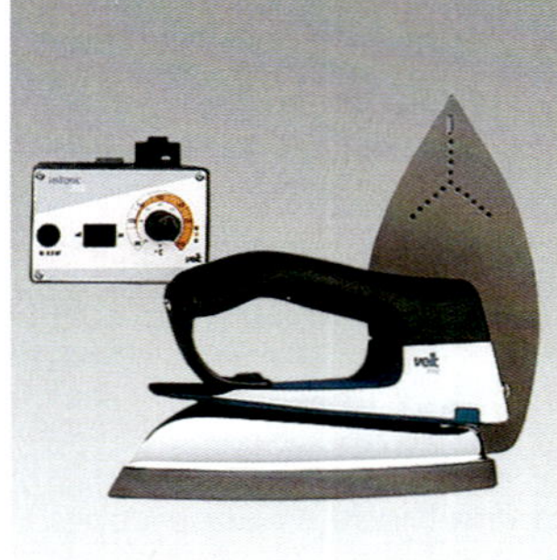

5 : Fers à repasser vapeur haute pression

6 : Fer à repasser les coutures haute pression

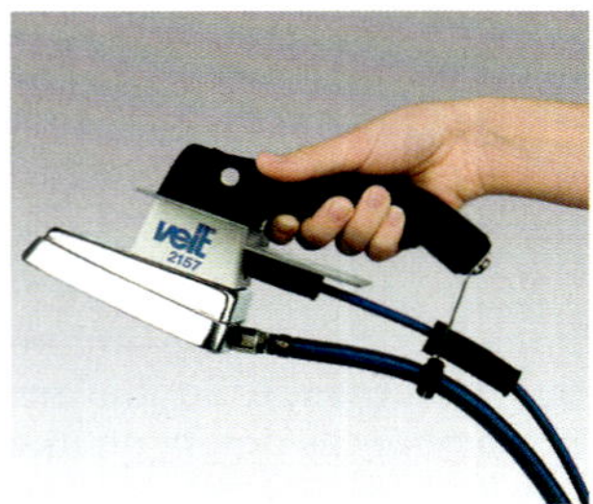

7 : Finisseurs manuels haute pression

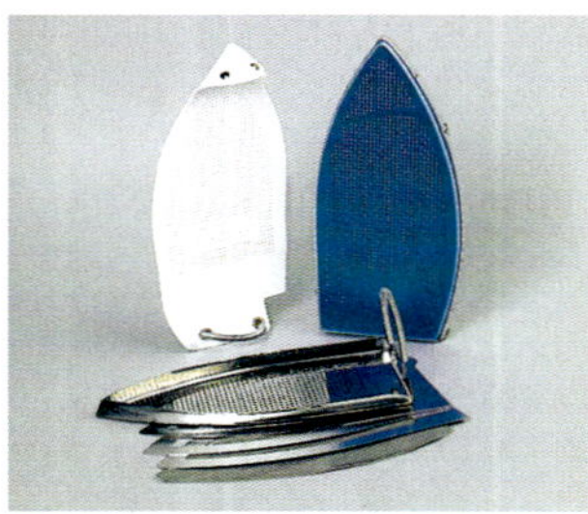

8 : Semelle en Teflon, semelle en acier inoxydable

Pressage sans vapeur

Avec le **pressage à sec (ill. 1)** la chaleur est générée par un dispositif de chauffage électrique. La température peut être réglée entre 60 °C et 220 °C et ainsi être adaptée à la résistance à la chaleur de l'article à presser. Si le pressage nécessite un apport d'humidité, alors l'article à presser est vaporisé avec de l'eau ; un chiffon humide peut être sinon utilisé. Les domaines d'application les plus fréquents sont le pressage de doublures et la thermofixation **(cf. pp. 209, 210)**.

Pressage avec vapeur

On distingue deux principes de génération de vapeur :

- **Génération de vapeur avec pression ambiante** (pression atmosphérique normale)

En cas de **pression atmosphérique normale**, l'eau bout à 100 °C. Avec les **fers à repasser à générateur de vapeur continue (ill. 2)** (par ex. les fers à repasser domestiques) l'eau s'égoutte sur la semelle chaude puis s'évapore. La vapeur qui s'échappe peut atteindre 100 °C maximum.

La vapeur est générée à l'intérieur du fer à repasser. Plus le réservoir d'eau situé dans le générateur de vapeur est grand **(ill. 3)** , plus on peut presser longtemps sans avoir besoin de le remplir.

- **Génération de vapeur avec pression élevée**

En cas de **génération de vapeur à haute pression** l'eau est chauffée séparément dans un réservoir sous pression. Ce système permet d'atteindre une température de vapeur plus élevée. Le diagramme **(ill. 4)** indique que la température et la pression de la vapeur sont interdépendantes. L'industrie de l'habillement travaille avec une pression de vapeur de 5 à 10 bars et avec des températures de 150 °C à 170 °C. Le fait d'augmenter la température de la vapeur accélère le processus de pressage. L'apport de vapeur sorti des **fers à générateur à haute pression s'effectue (ill. 5, 6, 7)** via un cordon qui l'achemine depuis le réservoir.

L'apport de vapeur est commandé par une valve située sur le fer à repasser. La vapeur s'échappe par les trous situés sous la semelle du fer à repasser. La température de la semelle du fer à repasser qui peut être aussi chauffée est de 100 °C à 235 °C. Des résistances puissantes et des chambres à vapeur intégrées permettent une qualité de vapeur sans condensation.

Pour les travaux de pressage tels que le **pressage des coutures** ou les **finitions**, des formes spécifiques de semelles de fers à repasser sont fabriquées **(ill. 6 et 7)**.

Les **semelles en Teflon (ill. 8)** évitent de roussir et de lustrer le linge. Le repassage de l'endroit des étoffes est ainsi facilité.

10.5.1 Pressage (2)

Matériel auxiliaire

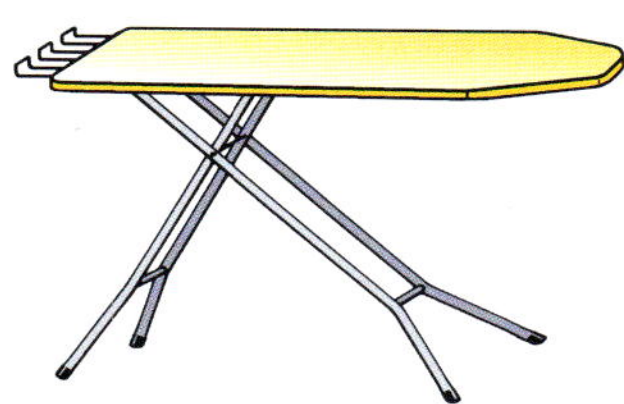

1 : Planche à repasser

La planche à repasser ou table à repasser est utilisée pour presser de grandes surfaces. Des perforations dans le plateau favorisent la sortie de vapeur.

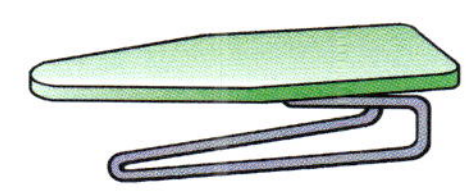

2 : Jeannette de repassage

La jeannette de repassage est particulièrement adaptée pour repasser de petites pièces tubulaires.

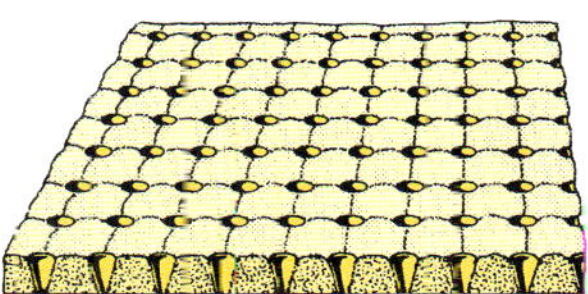

3 : Supports de repassage

Des housses de repassage thermo-réfléchissantes ou de simples housses en feutre servent de supports de repassage. Elles permettent d'équilibrer la pression et d'absorber l'humidité sous forme de vapeur.

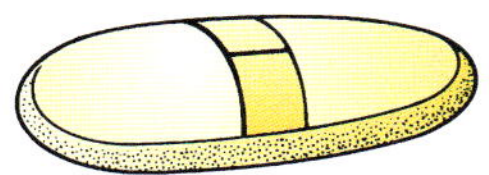

4 : Coussins de repassage manuel

Les coussins de repassage manuel sont particulièrement adaptés pour rectifier le repassage des éléments difficiles à poser à plat.

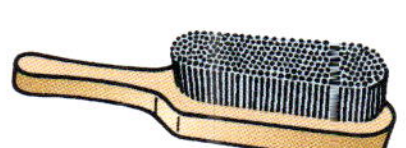

5 : Brosse de repassage

Les brosses de repassage aident à rectifier le repassage des surfaces à poils ou duvet.

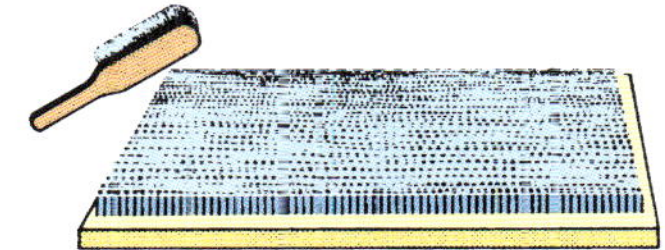

6 : Planche à velours

Les planches à velours favorisent le repassage des surfaces duveteuses (velours).

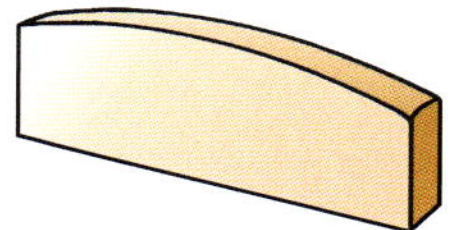

7 : Enclume à col

8 : Enclume pour les bords

Les enclumes utilisées comme support de repassage permettent d'exercer une pression fixe sur l'article à repasser.

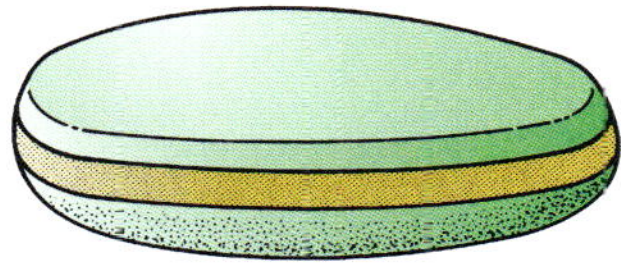

9 : Coussin de repassage ovoïde

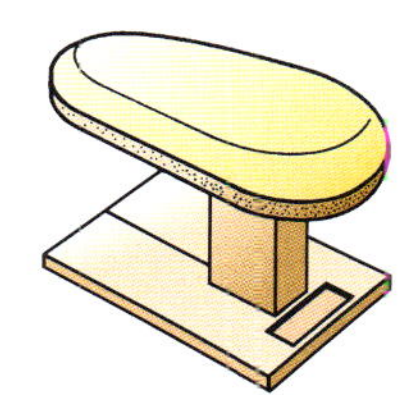

10 : Coussin de tailleur sur pied

Les coussins de repassage facilitent le repassage des parties de vêtements galbées.

Pressage en cours de production

Pressage intermédiaire	Lorsque la transformation des textiles exige une grande précision, alors il convient de procéder au pressage intermédiaire des pièces semi-finies, par ex. des coutures avant les surpiqûres. Il convient également de procéder à un pressage intermédiaire des textiles s'il est admis qu'un effet lissé ultérieur n'est plus possible (par ex. des cols et des poignets avant la couture des surpiqûres.
Pressage final	Cette étape du travail réunit tous les travaux de pressage sur le produit fini. Le produit est préparé pour pouvoir être mis en vente. Le pressage final est également appelé « repassage en cours de production ».

Techniques de pressage

Repassage à la presse	On appelle repassage à la presse le fait d'éliminer les plis avant la coupe des pièces, avant la couture ou sur le produit fini.
Décatir	Les étoffes peuvent être décaties afin de prévenir un rétrecissement ultérieure lors du pressage.
Façonnage (pressage en forme)	Lors du façonnage, les éléments découpés ou les parties de vêtements sont mises en forme. Les parties et l'étendue du formage sont déterminées par le développement de patrons. Les étoffes en laine sont les plus faciles à mettre en forme. On distingue les éléments suivants : Étirer – Étirer et fixer l'étirement permettent de former des parties arrondies et concaves, par ex. les zones correspondant aux épaules, à la poitrine et au col. Résorber – Une largeur superflue est résorbée et fixée, par ex. aux têtes de manches et au niveau des manches.

10.5.2 Poste de pressage (1)

Poste de pressage

Les **travaux de repassage** utilise des postes de travail spécifiques à la pièce à presser, par ex. les postes de repassage à plateau, les postes de travail des pantalons. Les postes de travail sont composés d'une table de repassage, d'un fer à presser et d'un générateur de vapeur. Voici l'exemple d'un **poste de repassage de vêtements féminins** qui présente la structure et le fonctionnement des principaux éléments.

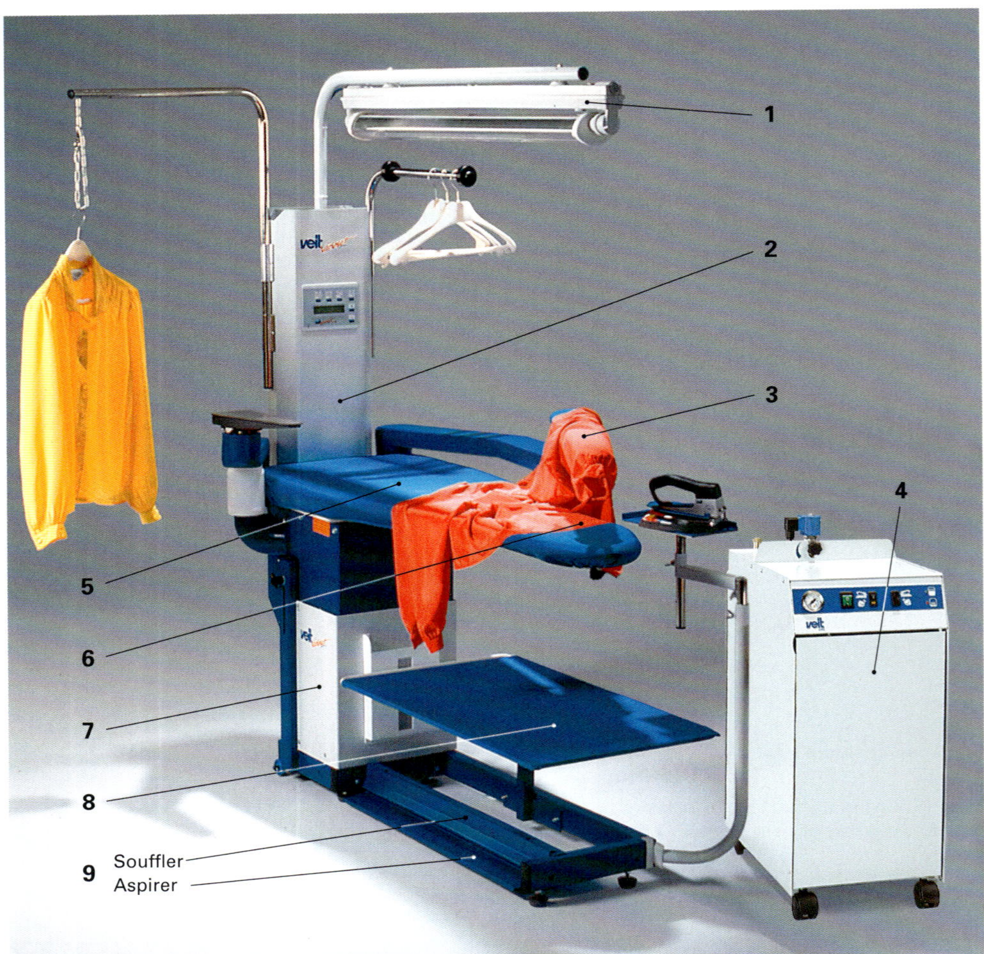

1 : Poste de repassage de vêtements pour femmes

Fonctions des principaux éléments d'une installation de repassage

1 Suspension de fer à repasser
Elle inclut l'éclairage du lieu de travail et généralement une piste de roulement avec un contrepoids pour faciliter le soulèvement du fer (dispositif de suspension extensible).

2 Cheminée
Il évacue l'air de façon contrôlée et offre une isolation acoustique.

3 Installation à bras articulé
Différentes formes de bras articulés facilitent le travail de repassage, par ex. des têtes de manches, des manches et des coutures.

4 Générateur de vapeur
De la vapeur haute pression est générée dans un réservoir sous pression d'où elle est transmise au fer à repasser.

5 Surface de repassage
Cette surface est adaptée à la tâche de travail. Des housses de repassage spéciales permettent un transfert de vapeur optimal.

6 Dispositif d'aspiration et dispositif de soufflage
Le dispositif d'aspiration accélère le refroidissement de l'article à repasser et maintient l'article à repasser sans le moindre pli sur la surface de repassage. Le dispositif de soufflage empêche les zones de pression sur l'article à repasser, par ex. pour les coutures et les ourlets.

7 Réglage de la hauteur
Ce réglage permet au corps d'être dans une position ergonomique pendant le travail en station debout.

8 Cadre de protection avec housse de protection
Il permet de récupérer l'article à repasser et de protéger des impuretés.

9 Barres de commande au pied pour dispositif d'aspiration et dispositif de soufflage
- barre horizontale pour aspiration ;
- barre verticale pour soufflage.

10.5.2 Poste de pressage (2)

Bras articulés

Les bras articulés sont emboîtables et peuvent être échangés. Leur forme respect ve détermine l'utilisation possible.

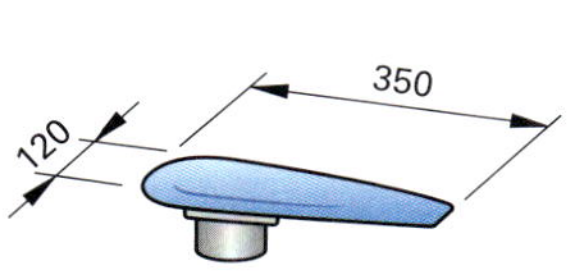

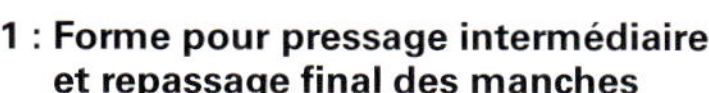

1 : **Forme pour pressage intermédiaire et repassage final des manches**

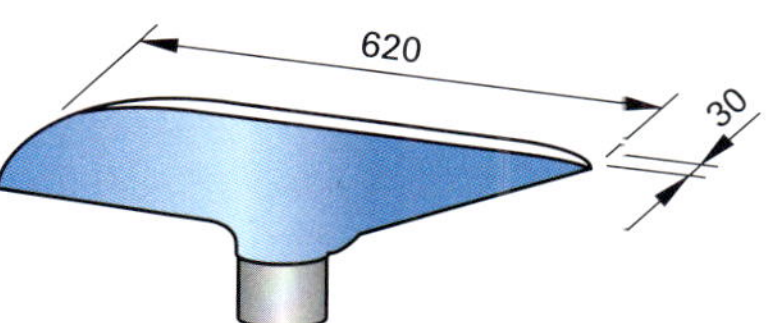

2 : **Forme pour pressage de différentes coutures**

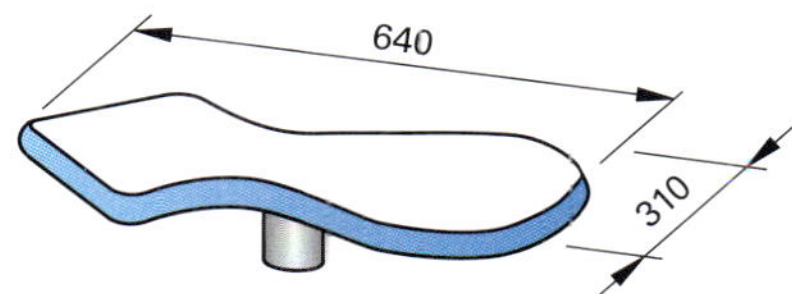

3 : **Plateau pour repassage final de costumes**

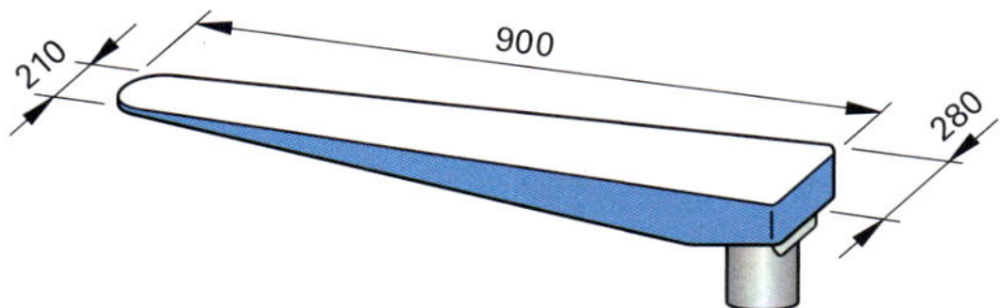

4 : **Grand bras pour pressage intermédiaire et repassage final de jupes et pantalons**

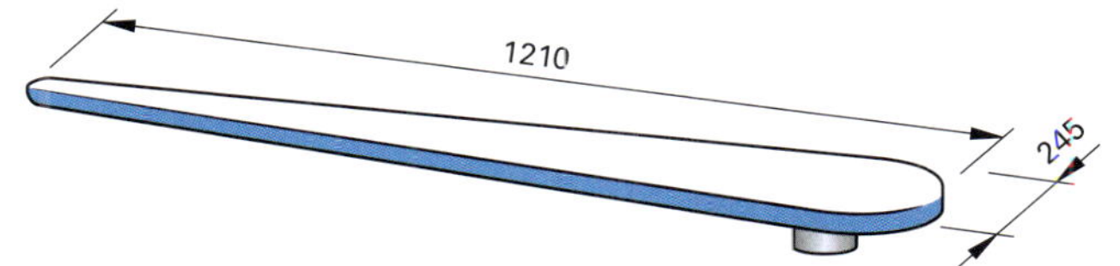

5 : **Bras universel par ex. pour jambes de pantalons et manches**

Postes de repassage

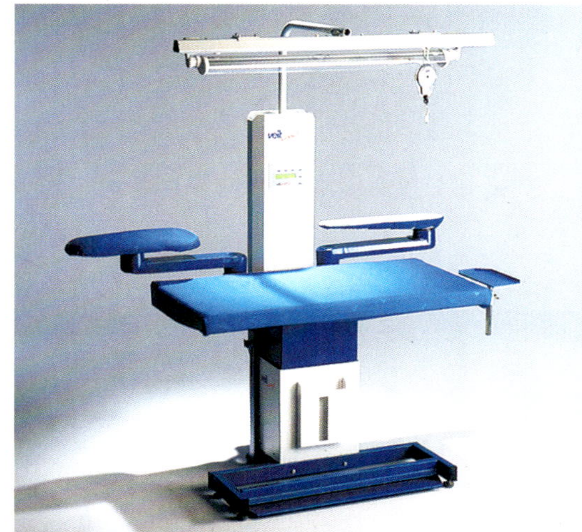

6 : **Poste de repassage à plateau**

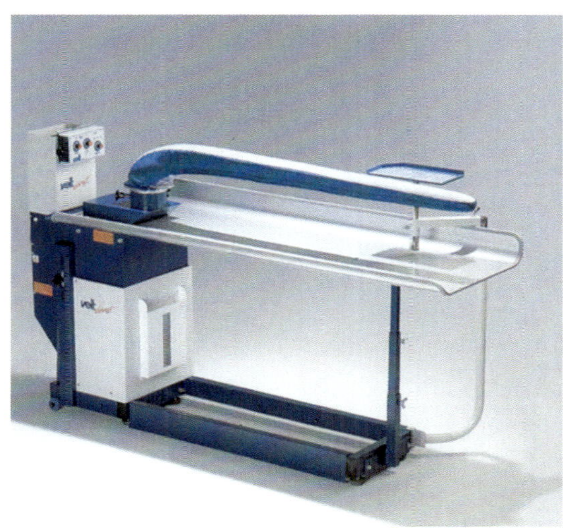

7 : **Poste de travail des pantalons**

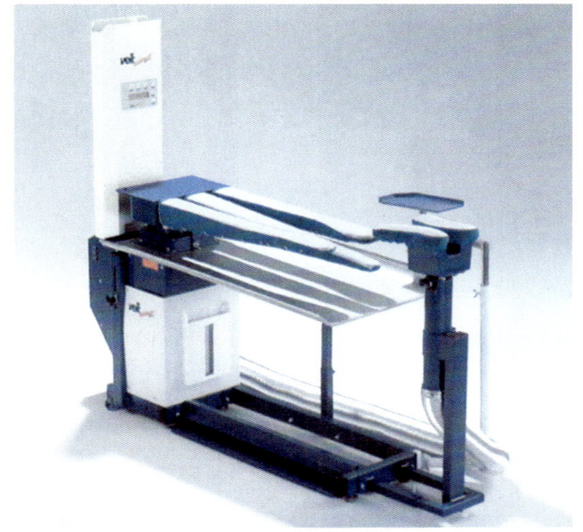

8 : **Poste de travail pour coutures de vestons**

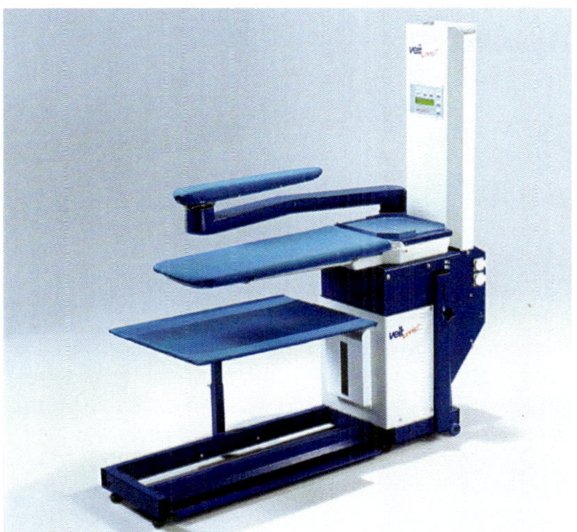

9 : **Poste de travail universel pour petits hauts pour femmes**

10.5.3 Presses et finisseur

Presses à repasser

Les presses à repasser sont fabriquées dans de nombreuses formes spéciales afin de donner une forme spécifique et durable par ex. aux cols, parties d'épaules et jambes de pantalons.

L'article à repasser est posé à plat entre le plateau inférieur et le plateau supérieur. Les plateaux de presser sont dotés d'un revêtement spécial. Le plateau supérieur est mobile et presse l'article à repasser sur le plateau inférieur. Une fois les deux plateaux refermés, la vapeur est pressée contre le revêtement de repassage. Les dispositifs d'aspiration accélèrent et renforcent l'efficacité du pressage. La pression, la température et le temps de pose sont réglables.

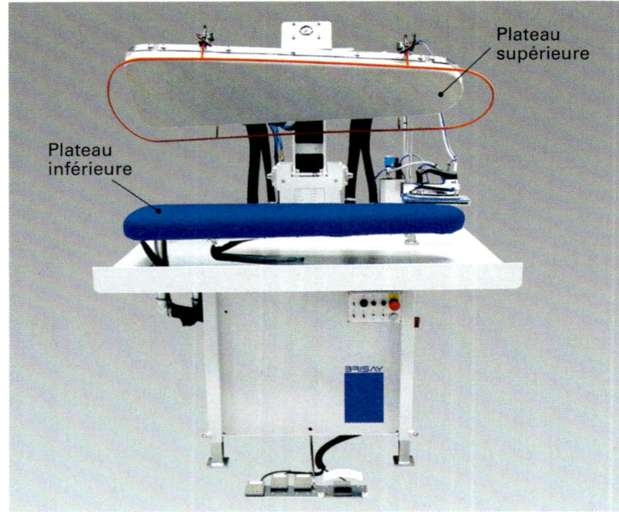

1 : Presse à plat

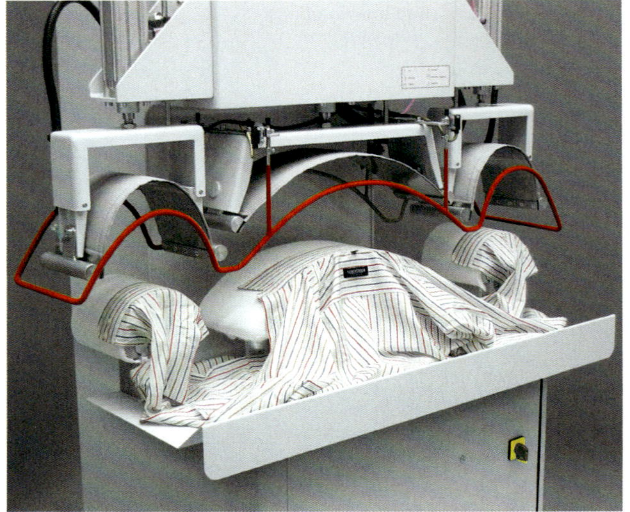

2 : Presse en forme

Finisseur de forme et tunnel de finissage

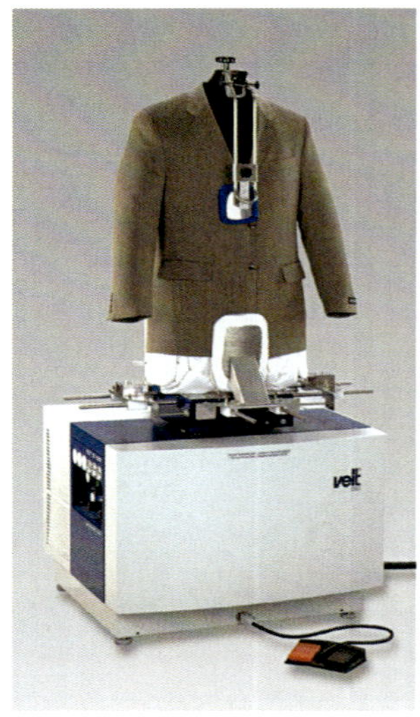

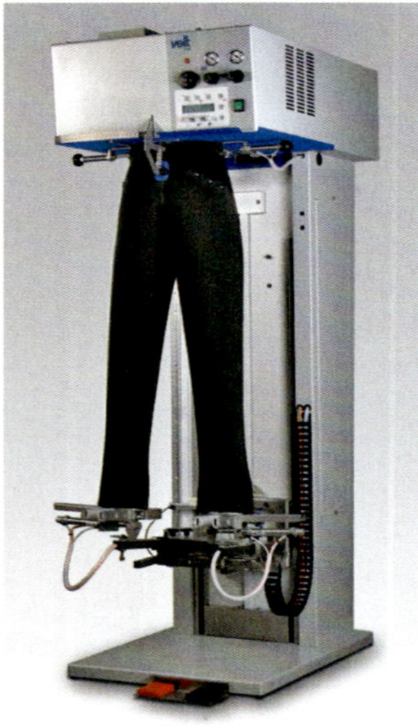

3 : Finisseur de forme

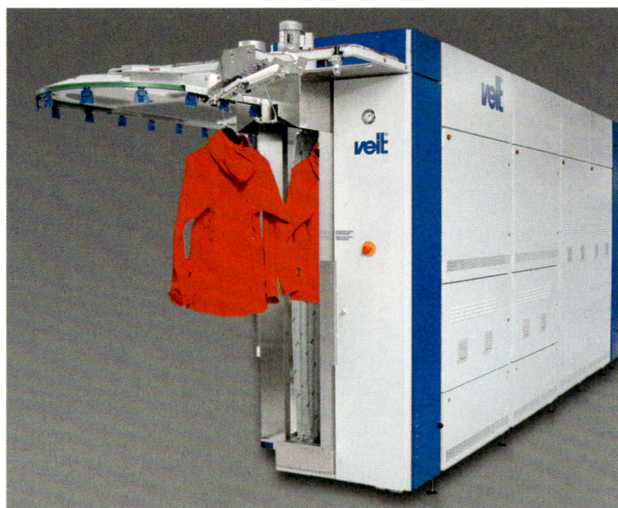

4 : Tunnel de finissage

Avec des **finisseurs de formes**, des tenues complètes peuvent être lissées de manière rationnelle. Les petites pièces telles que les poignets et les cols doivent être repassées en premier. La pièce de vêtement est tendue au-dessus de la forme, gonflée par soufflage et traitée à la vapeur pendant une ou deux minutes. La vapeur est ensuite évacuée, l'air ressort et la pièce de vêtement peut être retirée de la forme. Ce type de traitement n'est possible qu'avec des vêtements conçus dans des matières ne rétrecissant pas.

Avec le **tunnel de finissage**, des tenues complètes sont tendues sur cintre ou sur cadre. Elles sont ensuite guidées à travers une chambre à vapeur puis refroidies.

Selon la qualité de repassage souhaitée, les petites pièces doivent être repassées en amont.

La vitesse d'avancée, la température, la quantité de vapeurs et le temps de séchage peuvent être réglés et ainsi adaptés à l'article à repasser.

10.5.4 Thermofixation (1)

Lors de la conception du vêtements, on entend avant tout par **thermofixation** l'assemblage thermique d'un entoilage sur un tissu extérieur grâce à une masse adhésive, mais aussi le fait de mettre durablement en forme par ex. des plissés et des plis repassés.

Les **entoilages** doivent soutenir ou mettre en forme les textiles extérieurs. Dans la mesure du possible, ils ne doivent toutefois gêner ni le toucher, ni le confort du tissu extérieur une fois porté. La gamme des textiles extérieurs sur lesquels sont appliqués les entoilages des étoffes en soie fragiles et transparentes aux étoffes de laine structurées ou moelleuses ou au cuir thermo-sensible, en passant par les matières high-tech à la mode. Dans certaines circonstances, les matériaux d'entoilage utilisés doivent résister à une usure et à des conditions extrêmes.

Selon l'usage et le résultat souhaités, on utilisera des entoilages, en tissu, en tricot ou en non-tissé **(cf. p. 142)**. Le sens longitudinal du textile extérieur et de l'entoilage doit être respecté avant de les fixer. Des fixations de grandes pièces, par ex. la fixation frontale en prêt-à-porter féminin et en prêt-à-porter masculin **(ill. 1)** soutiennent la forme de l'article à repasser ou lui confèrent son volume. Des fixations de petites pièces, par ex. le renforcement des ouvertures de poches, des ourlets, des lisières, des rabats et des cols **(ill. 2)** permettent de résister à la déformation.

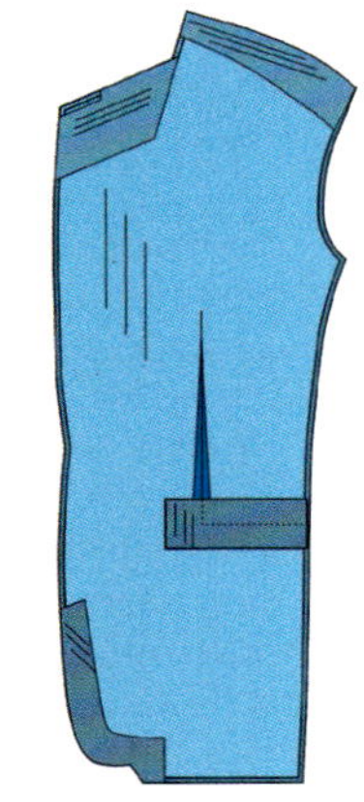

1 : Fixation frontale

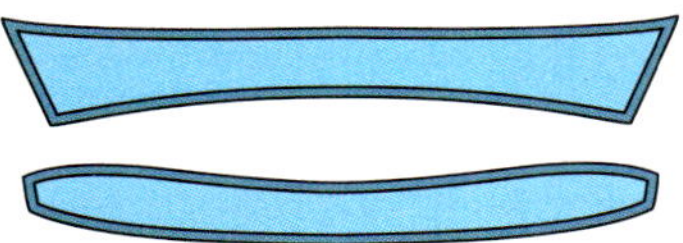

2 : Fixation du col

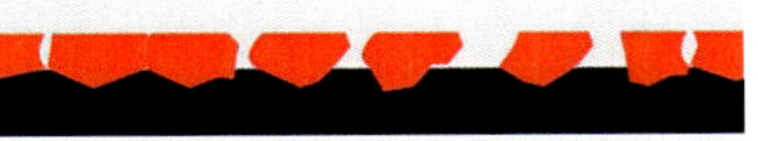

3 : Revêtement de surface

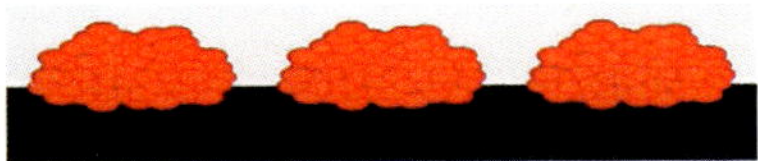

4 : Revêtement ponctuel

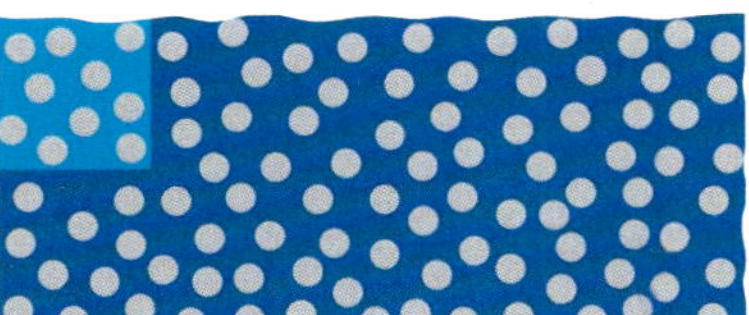

5 : Revêtement ponctuel 10 points/cm²

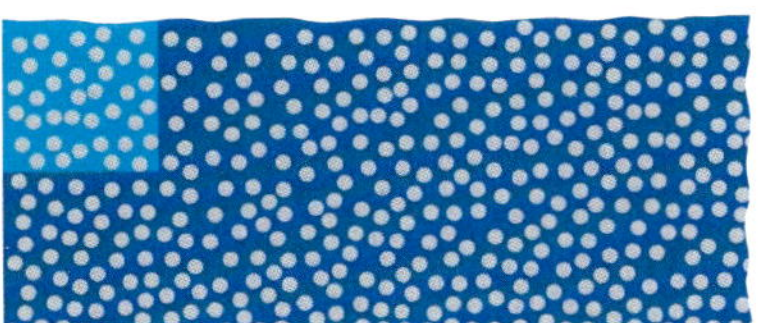

6 : Revêtement ponctuel 37 points/cm²

Les entoilages de thermofixation sont dotés de **masses adhésives** spéciales (par ex. : polyéthylène, polyamide, polyester) qui fondent à une certaine température et permettent ainsi d'assembler l'entoilage au textile extérieur. Les masses adhésives sont appliquées sur l'entoilage sous forme de revêtements de surface **(ill. 3)** ou de revêtements de points **(ill. 4)**.

La qualité du résultat de fixation, en termes de toucher, d'aspect optique, de résistance au lavage, de nettoyage et de repassage, dépend principalement du choix de la masse adhésive, du poids de cette dernière et de la taille des points de masse adhésive. Plus le textile extérieur est lourd et épais, plus les points de la masse adhésive doivent être grands ; un petit nombre de grands points donne en effet un toucher plus doux que de nombreux petits points. La taille des points choisie doit donc être aussi grande que possible et aussi petite que nécessaire **(ill. 5 et ill. 6)**.

Facteurs de thermofixation

Différents facteurs influencent fortement le niveau de fixation. Ces facteurs doivent correspondre entre eux.

- **Température** L'article à thermocoller est réchauffé à la température de fixation et la masse adhésive se met ainsi à fondre. L'article à thermocoller ne peut continuer à être travaillé qu'une fois ce dernier refroidi.
- **Pression** La pression de fusion permet un ancrage ciblé de la masse adhésive fondue sur le textile extérieur.
- **Durée** La durée nécessaire à la fonte varie selon le type et la quantité de masse adhésive.

Température de réglage et température appliquée

La **température de réglage** indique la température réglée sur la machine via le régulateur et régnant sur la surface de chauffe. La **température appliquée** indique la température maximale régnant au niveau du **joint de thermocollage** (à savoir, l'endroit où le textile extérieur et l'entoilage sont assemblés grâce à la masse adhésive). Cette température dépend de l'épaisseur de l'article à thermocoller, de la composition des fibres, de la teneur en humidité du textile extérieur et du contact des surfaces de chauffe. Elle est déterminée grâce à des bandelettes de mesure thermique (colorants spéciaux arborant une couleur spécifique selon la température) qui reposent entre le textile extérieur et l'entoilage thermocollant durant le processus de fixation **(ill. 7 et ill. 8)**.

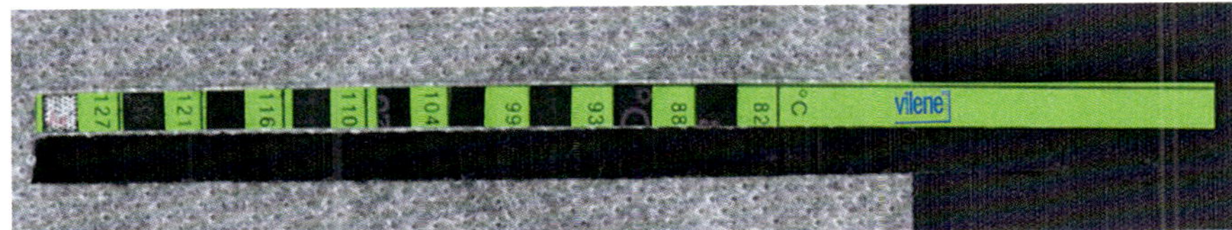

7 : Bandelettes de mesure thermique : changement de couleur à 121 °C

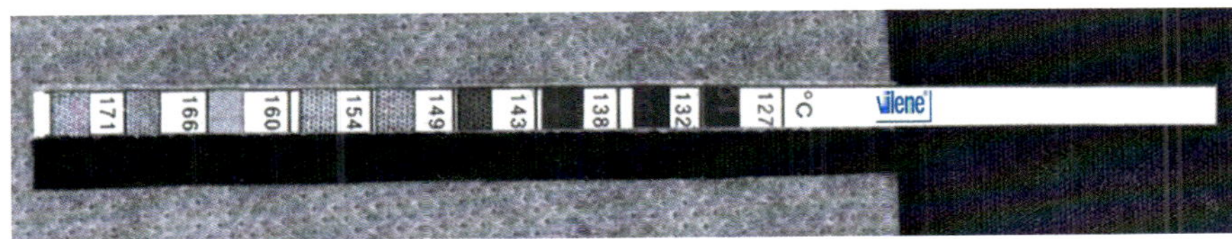

8 : Bandelettes de mesure thermique : changement de couleur à 143 °C

10.5.4 Thermofixation (2)

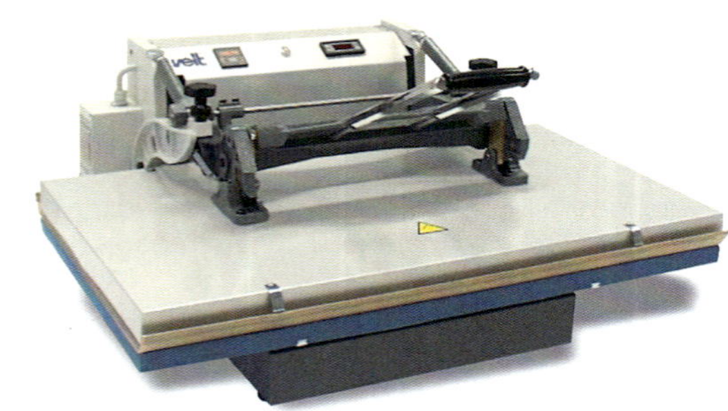

1 : Presse à plateaux servant de table thermocolleuse

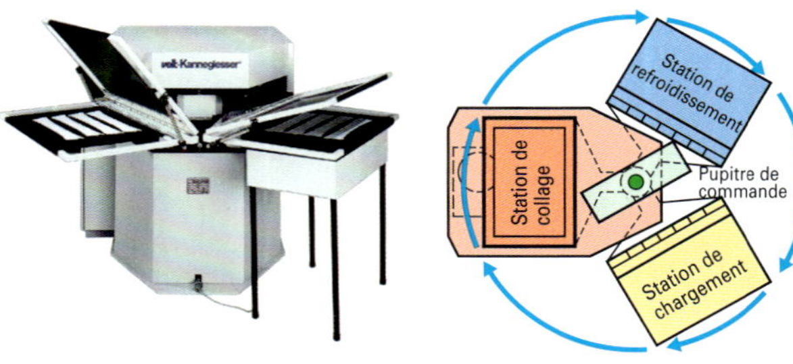

2 : Presse à plateaux (procédé par rotation)

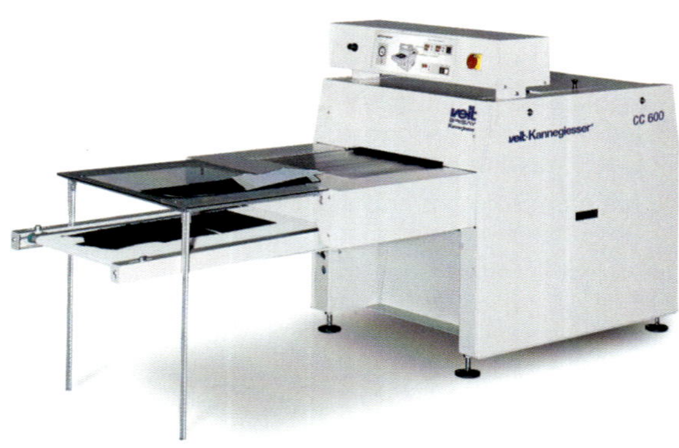

3 : Presse à transporteur compacte pour petites tailles de lots

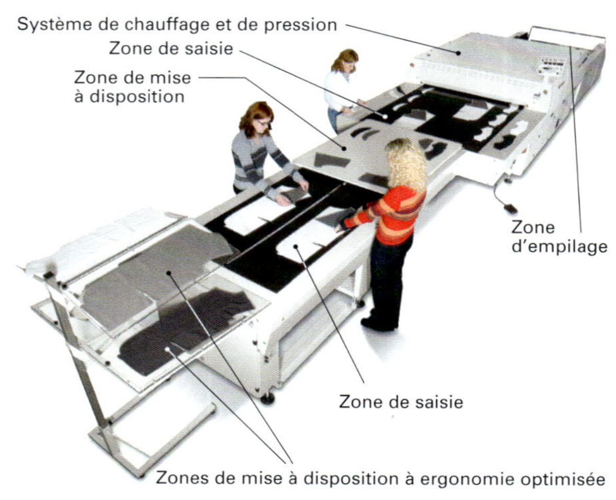

4 : Presse à système d'approvisionnement et empileur

Appareils et machines de thermofixation

Selon la taille de l'exploitation et le type d'articles à presser, on utilise en général pour fixer des entoilages des fers à repasser, des presses à plateaux ou des presses à transporteur.

Le principe de fixation est le même sur toutes ces machines. L'article est posé à plat, chauffé, pressé, refroidi puis déposé. Avec le fer à repasser et la presse à plateaux, le processus de travail se déroule en discontinu et en continu avec les presses à transporteur.

Les résultats de fixation avec un **fer à repasser** varient énormément car ils sont fonction de l'utilisateur. Le fer à repasser est surtout utilisé dans l'artisanat. Dans l'industrie, les rubans pour les ourlets et les emmanchures sont fixés au fer à repasser. Il peut être aussi utile de l'utiliser sur des textiles ayant des surfaces délicates et sensibles à la chaleur. Il permet par ailleurs l'apport de vapeur, ce qui peut augmenter l'adhérence des masses adhésives en polyamide. Une trop grande quantité de vapeurs diminue toutefois la force de liage (voir ci-dessous).

Les **presses à plateaux** sont proposées aussi bien pour l'artisanat **(ill. 1)** que pour l'industrie (fixation des chemises uniquement) **(ill. 2)**. La pression des surfaces dure pendant tout le processus de fixation. Les presses à plateaux modernes travaillent par rotation : pendant que l'utilisateur alimente ou décharge la machine au niveau de la première station, l'article est fixé sur la deuxième station et peut ensuite être refroidi à la troisième station.

Les **presses à transporteur** sont compactes et polyvalentes selon les besoins exprimés par les fabricants de vêtements **(ill. 3)** ou sont proposées sous forme de ce que l'on appelle des **presses à système d'approvisionnement (ill. 4)**. Les presses à transporteur travaillent en continu. Avec les presses à approvisionnement, une zone est équipée de surfaces de mise à disposition du matériel et d'une bande d'approvisionnement. L'entraînement de la bande d'approvisionnement a lieu par intermittence afin de permettre un meilleur positionnement des entoilages. Si l'article à thermocoller doit être retiré par piles, des empileurs peuvent être installés au bout de la presse fixation. Ces derniers sont équipés de capteurs permettant de s'adapter aux changements constants des tailles de pièces.

Contrôle de la qualité après le processus de thermocollage

L'article à thermocoller doit être évalué au terme du processus de thermocollage en tenant compte des critères suivants : **toucher, surface du tissu, précision dimensionnelle** et **solidité de liage** :

Le **toucher** doit correspondre aux conditions souhaitées (exigences clients, domaine d'application).

La **surface du tissu** ne doit pas être perturbée, ni présenter d'effet moiré.

La **précision dimensionnelle** doit être aussi élevée que possible. Pour respecter ce critère, des repères tous les 20 cm doivent être marqués dans le sens de la longueur et en transversale avant la fixation sur le tissu extérieur, puis contrôlée et documentée après la fixation.

La **solidité de liage** doit satisfaire aux exigences de qualité souhaitées. On entend par solidité de liage la force requise permettant de détacher l'entoilage (tissu ou tricot) du tissu extérieur ou de déchirer un non-tissé. Elle est mesurée par des balances à ressorts ou des appareils automatiques de mesure de la solidité de liage et est exprimée en N/cm^2 ; le terme « solidité de liage » est inapproprié dans le domaine de la physique mais est couramment utilisé.

Pour obtenir des résultats de fixation optimaux, il convient dans certaines circonstances de procéder à plusieurs tentatives de fixation avec différents entoilages/différentes masses adhésives en changeant les facteurs de fixation. Les résultats de ces mesures servent de directives pour la production et sont documentés dans des manuels de qualité.

10.6.1 Symboles de sécurité au poste de travail[1]

Toutes les entreprises du secteur industriel se doivent d'adhérer à une assurance professionnelle. Les entreprises possédant une assurance contre les accidents protègent tous ses membres actifs. Des lois portant sur la santé et la sécurité au travail sont appliqués dans la majorité des pays. Les réglementations ont pour but d'un côté, d'établir des **mesures de prévention des accidents et des maladies** et de l'autre, de garantir la **sécurité au travail** et la **protection de la santé**. Les consignes de prévention des accidents et des maladies doivent être respectées par la direction de l'entreprise, les cadres dirigeants et tous les collaborateurs. Le respect de ces consignes est contrôlé par des inspecteurs mandatés. Un non-respect est considéré comme une négligence grave et est passible de sanctions pénales. Des mesures de sécurité en entreprise et un comportement conforme de la part des collaborateurs sont requis afin de prévenir les accidents du travail. Les employés chargés de la sécurité font office d'interlocuteurs pour toute question concernant la protection de la sécurité et de la santé. Ils font le lien entre les employés et leurs supérieurs.

Signaux d'obligation

Symbole : Cercle							
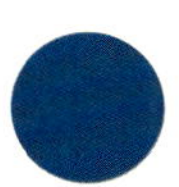	Fond : bleu Symbole : blanc	 Protection oculaire obligatoire	 Casque de protection obligatoire	 Protection auditive obligatoire	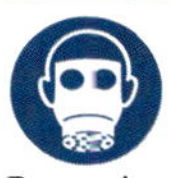 Protection respiratoire obligatoire	 Protection des pieds obligatoire	 Protection des mains obligatoire

Signaux d'interdiction

Symbole : Cercle					
	Bord et barre transversale : rouge Fond : blanc Symbole : noir	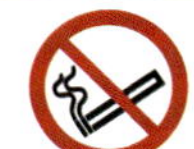 Interdit de fumer	 Fumée, feu et flamme directe interdits	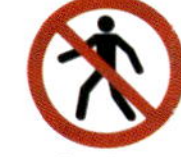 Accès interdit aux piétons	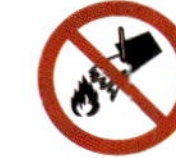 Interdit d'éteindre le feu avec de l'eau
		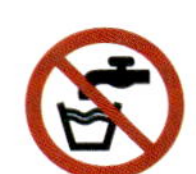 Eau non potable	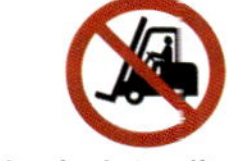 Accès interdit aux véhicules de manutention	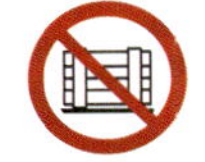 Dépôt et stockage interdits	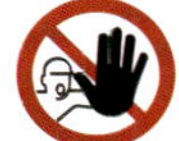 Accès interdit aux personnes non autorisées

Signaux d'avertissement

Symbole : Triangle						
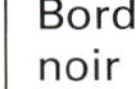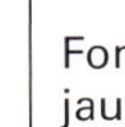	Bord : noir Fond : jaune Symbole : noir	 Avertissement pour substances inflammables	 Avertissement pour substances toxiques	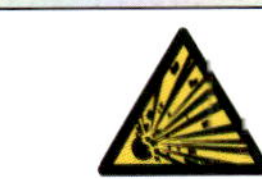 Avertissement pour substances explosives	 Avertissement pour substances corrosives	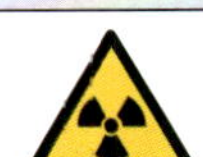 Avertissement pour substances radioactives ou rayonnements ionisants
		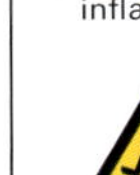 Avertissement pour véhicules de manutention	 Avertissement pour charges suspendues	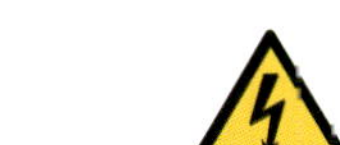 Avertissement pour tension électrique dangereuse	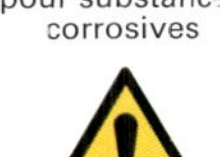 Avertissement pour zone dangereuse	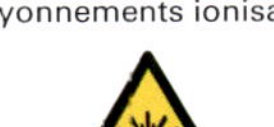 Avertissement pour rayons laser

Signaux de secours

Symbole : Carré ou triangle					
	Fond : vert Symbole : blanc	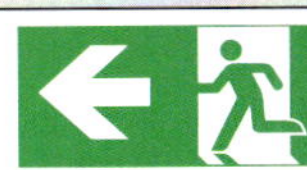 Issue de secours vers la gauche	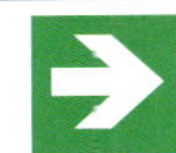 Issue de secours direction tout droit[2]	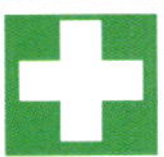 Premiers secours	 Sortie d'urgence[3]
		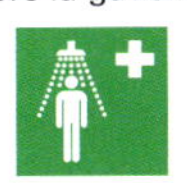 Douche de secours[3]	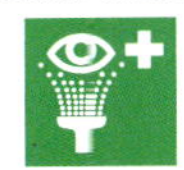 Douche occulaire	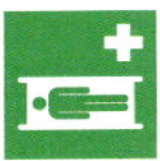 Brancard	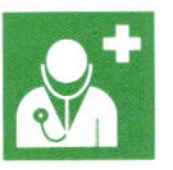 Médecin

[1] cf. RGB A8 (04.2002) et DIN 4844-2 (décembre 2012)
[2] uniquement en combinaison avec d'autres signaux de secours
[3] à accrocher au-dessus de la sortie de secours

10.6.2 Premiers secours
10.6.3 Sécurité sur le lieu de travail

Premiers secours

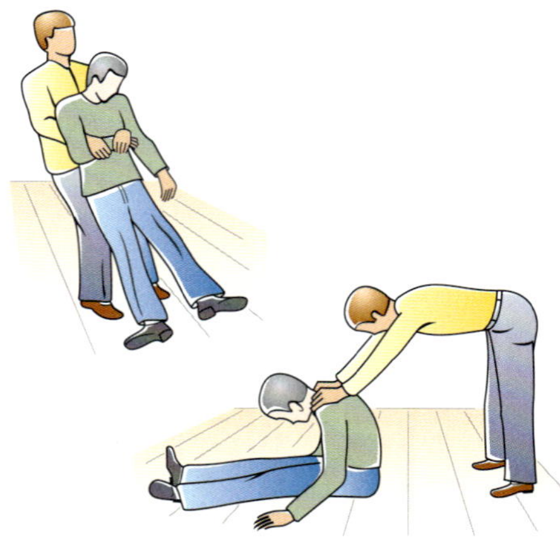
1 : Éloigner les blessés de la zone de danger

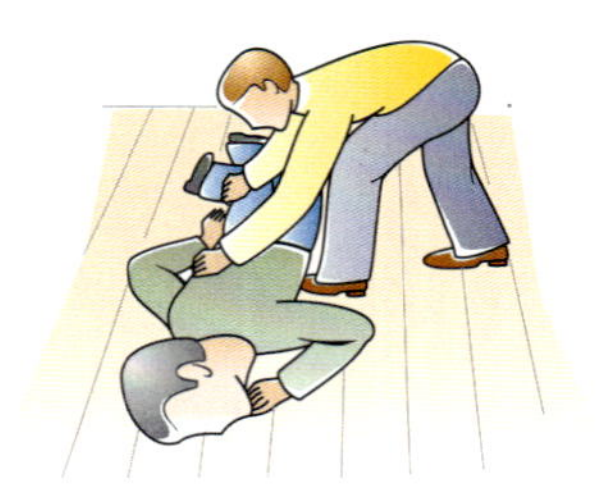
2 : Position latérale stable

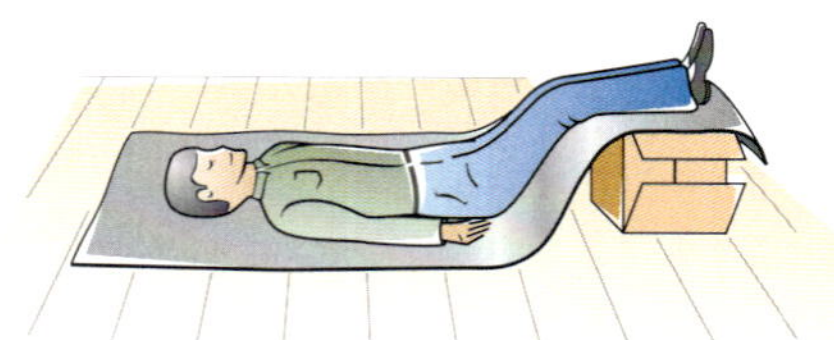
3 : Position d'état de choc

Mesures de premiers secours

- **Demander de l'aide (appel d'urgence)**
- **Éloigner les blessés de la zone de danger (ill. 1)**
- **Réconforter et rassurer**
- **Allonger sur une couverture ou couvrir**
- **Contrôler les principales fonctions vitales**

Tout accident doit être signalé immédiatement au poste responsable. Le collaborateur habilité aux premiers secours doit toujours pouvoir être joint et être connu sur les différents sites de production (affichage). Il convient de contrôler régulièrement que le matériel de premiers secours est au complet et de le compléter si nécessaire. Les compétences doivent être clairement établies. Tous les employés doivent avoir été informés des dangers relatifs au lieu de travail. Ils doivent avoir été formés au comportement à adopter en cas d'accident (plan d'urgence). Les employés doivent savoir qui informer en cas d'accident.

Accidents fréquents et mesures de secours correspondantes

- **Perte de conscience**

Le fait de s'adresser à la personne et de lui poser des questions (par ex. lui demander son nom) permet de déterminer si elle est consciente ou non.

Pour **contrôler la respiration**, le cou de la personne blessée doit être tiré vers l'arrière et la bouche légèrement ouverte (contrôle de la langue et de la présence de morsures et de restes d'aliments). Les signes de respiration identifiables sont **visuels** (cage thoracique qui se soulève et s'abaisse), **sonores** (bruits de respiration) et **sensoriels** (souffle de l'air sur la peau). En cas de perte de connaissance et de respiration insuffisante, la personne concernée doit être mise en **position latérale de sécurité (ill. 2)**. La bouche doit alors être le point le plus bas du corps. Cette position permet de libérer les voies respiratoires, par ex. en cas de vomissement.

- **Saignements**

Les saignements abondants doivent être stoppés avec des compresses de gaze ou des mouchoirs. Des mesures adaptées doivent être prises ensuite lorsque des saignements importants sont susceptibles d'entraîner un état de choc.

- **Choc**

On entend par état de choc l'état produit par le manque d'oxygène dans l'organisme causé par une insuffisance de sang.

Signes distinctifs : pâleur, grelottements et tremblements, sueur sur le front, agitation, apathie.

Mesures de secours : allonger, surélever les jambes **(ill. 3)**, couvrir avec une couverture, réconforter par des paroles et en gardant un contact physique.

Sécurité sur le lieu de travail

Tenue de travail et tenue de protection individuelle

Porter une tenue de protection individuelle (protection des cheveux, protection auditive, lunettes de protection, gants de protection, chaussures de protection) partout où elle est exigée. Porter des vêtements près du corps à proximité de toutes les machines présentant des parties mobiles. Le fait de ne pas attacher une blouse, un foulard, un ruban et un nœud constitue un danger. Resserer les manches. Nouer ou relever les cheveux longs ou les protéger avec un foulard. Ne pas porter de bijoux, de montres ou de bagues. Utiliser des dispositifs de protection des voies respiratoires partout où se dégagent des vapeurs, gaz, brouillards ou poussières dangereuses pour la santé et qui ne peuvent pas être évacués par des dispositifs techniques adaptés (aspiration).

Ne pas remplir le seau complètement pour transporter de l'eau chaude. Il est recommandé de porter une tenue de protection (tablier et bottes). Réparer immédiatement les dispositifs d'isolation des conduits de vapeur en cas d'endommagement.

Protection anti-bruit, sécurité, ordre, propreté (SOP)

Veiller à la mise en place des mesures techniques de réduction sonore et à la signalisation des zones bruyantes par des signaux d'injonction comme « Protection auditive obligatoire ».

Les déchets doivent être jetés dans les conteneurs prévus à cet effet. Les voies de circulation doivent rester accessibles, les sorties de secours et les extincteurs verrouillés. Les tabourets, chaises, tables, caisses ou étagères ne doivent pas remplacer les échelles et les trépieds. Toujours sécuriser les échelles pour les empêcher de basculer et de glisser. Les échelles endommagées ne doivent plus être utilisées.

10.6.4 Manipulation de substances dangereuses

En l'absence de signalisation appropriée, il est difficile de déterminer si des substances dangereuses ou leur vapeurs sont très nocives, explosives, irritantes ou sans danger. Les risques sanitaires, physiques et environnementaux encourus doivent donc être signalisés. Le « Globally Harmonised System of Classification and Labeling of Chemicals » (**système d'harmonisation internationale de la classification et de la signalisation des produits chimiques**), soit en abrégé **système GHS**, est un système harmonisant au niveau mondial les informations relatives aux risques encourus. Les pictogrammes portant jusqu'à présent la couleur orange ont été remplacés par un fond blanc à bordure rouge, conformément aux recommandations du GHS.

Le tableau compare l'**ancienne** et la **nouvelle signalisation** avec les explications respectives des risques encourus et les consignes de sécurité.

	Désignation du danger/Effet	Explication	Code	Symbole de danger selon EN (ancien)	Symbole de danger selon GHS (nouveau)
Santé / Toxicité	Très toxique	Les substances dangereuses « très toxiques » peuvent entraîner la mort ou causer des dommages aigus ou chroniques à la santé, même en très petites quantités, par inhalation, ingestion ou absorption par la peau.	T+		
	Toxique	Les substances dangereuses « toxiques » peuvent entraîner la mort ou causer des dommages aigus ou chroniques à la santé, même en très petites quantités, par inhalation, ingestion ou absorption par la peau.	T		
	Nocif	Les substances dangereuses « nocives » peuvent entraîner par inhalation, ingestion ou absorption par la peau, la mort ou causer des dommages aigus ou chroniques à la santé.	Xn		
	Irritant	Les substances dangereuses « irritantes » peuvent causer une inflammation, lorsqu'elles sont utilisées à court terme, lors d'un contact prolongé avec la peau ou les muqueuses.	Xi		
	Corrosif	Les substances dangereuses « corrosives » si elles peuvent détruire les tissus vivants et les matériaux par contact.	C		
	Danger pour la santé	CMR = cancérogène, mutagène et reprotoxique TOST = target organ systemic toxicity = toxicité chronique			
Physique / Chimie	Explosif	Les substances dangereuses sont « explosives » si elles peuvent exploser sous certaines conditions.	E		
	Comburant	Les substances qui favorisent la combustion, mais qui ne provoquent pas elles-mêmes la combustion, sont classées comme substances dangereuses comburantes.	O		
	Hautement inflammable	La classification en substances dangereuses « inflammables » s'effectue selon le point d'éclair.	F+		
	Facilement inflammable		F		
Environnement	Dangereux pour l'environnement	Les substances dangereuses sont « dangereuses pour l'environnement » si elles ont un effet aigu ou à long terme sur les systèmes aquatiques et non aquatiques.	N		

10.6.5 Sécurité pendant la fabrication de vêtements (1)

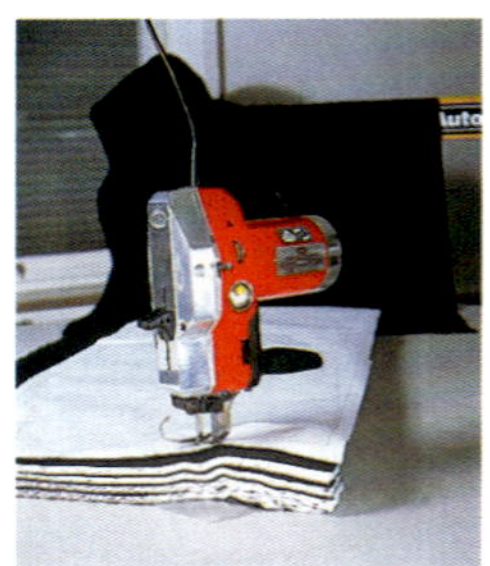
1 : Ciseau électrique à lame verticale

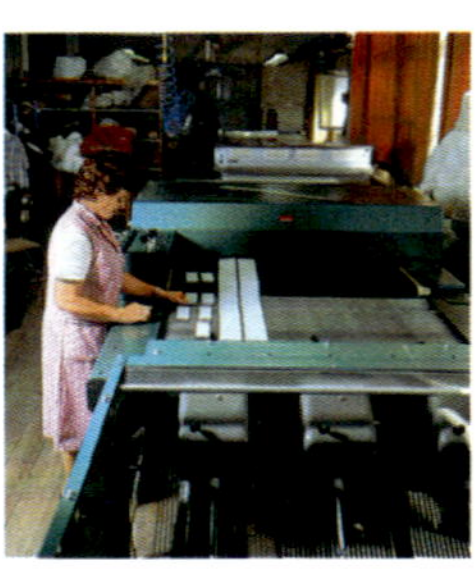
2 : Presse à thermocoller

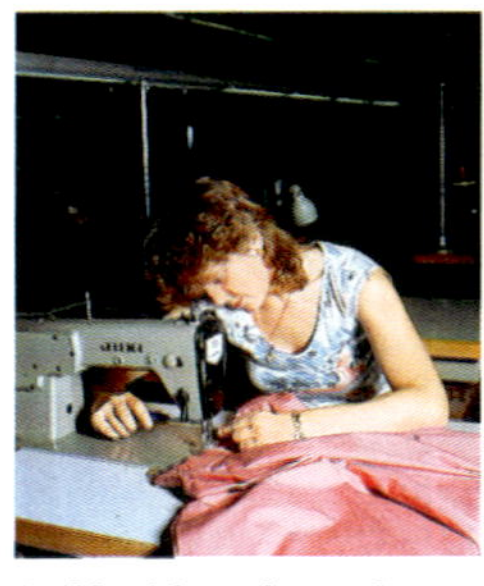
3 : Machines à coudre

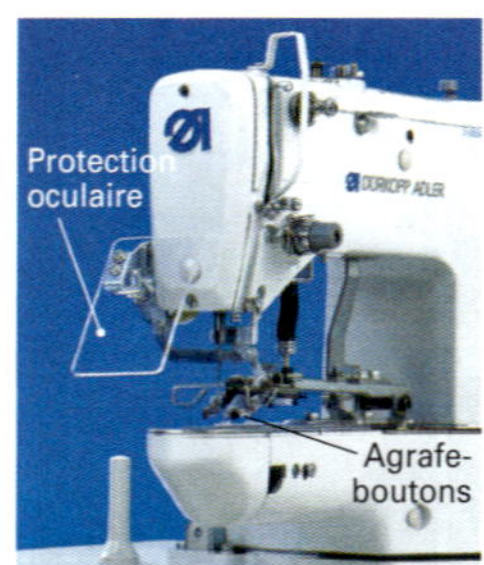

4 : Machine à coudre spéciale

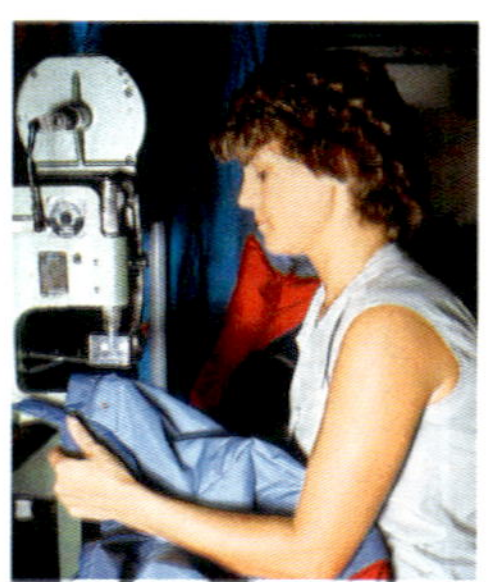
5 : Machines à crochets, à œillets ou à rivets

Source de danger	Mesures de protection contre les accidents
Matelassage et découpe	
Blessures aux doigts et aux mains avec les machines de matelassage	L'entraînement du chariot de matelassage doit être éteint pour les travaux de correction.
Coupures aux doigts et aux mains à cause des lames mobiles ou immobiles sur les ciseaux électriques, les scies à rubans et les coupeuses à lame circulaire	Avant de démarrer le travail, la protection réglable pour les doigts doit être configurée en fonction de la hauteur des couches de tissus. Respecter la technique de manipulation adéquate pendant la découpe **(ill. 1)**.
Écrasements de doigts et de mains au niveau du poinçon du bras articulé ou du poinçon de la surface	Vérifier que la commande bi-manuelle est enclenchée. Une barrière lumineuse stoppe la machine en cas de franchissement d'une zone de danger.
Thermofixation	
Écrasements des doigts et des mains entre la table de fixation et le plateau de la presse	L'efficacité du cintre de protection ou de la tringle de commande, empêchant l'accès à la source du danger, doit être contrôlée quotidiennement.
Brûlures au contact des plateaux chauffés de la presse	Il est interdit de toucher la fente d'entrée et le plateau de presse pour apporter des corrections aux pièces qui y sont posées.
Écrasements dans la zone de chargement et de sortie de l'article à fixer	En cas de commande bi-manuelle, la presse ne doit être manipulée que par une seule personne. Il convient de s'entraîner en amont à la manière de poser correctement les pièces **(ill. 2)**.
Conséquences sur la santé en cas d'inhalation de vapeurs	Respecter les consignes d'utilisation du fabricant. Utiliser le dispositif d'aspiration.
Couture	
Blessures aux doigts et aux mains en cas de travaux de réparation et de nettoyage	L'équipement, la maintenance et le nettoyage des machines ne doivent avoir lieu qu'une fois ces dernières éteintes et si l'entraînement est complètement au point mort. L'alimentation électrique doit être interrompue.
Blessures aux doigts dues à l'aiguille	Vérifier que la position fonctionnelle du déflecteur pour doigts (protection pour les doigts) est correcte **(ill. 3)**.
Cheveux arrachés et blessures aux visages causées par le levier relève-fil	Les cheveux longs détachés doivent être attachés ou il convient de porter un filet pour cheveux. Un cintre de protection doit être installé sur le levier relève-fil.
Blessures aux mains et aux doigts sur des machines à crochets, des machines à œillets et des machines à rivets, dues à des parties d'outils se refermant	Respecter le bon réglage des dispositifs de protection des mains. Il convient de s'entraîner au maniement et à la technique de manipulation pendant l'utilisation et le guidage du matériel.
Blessures aux yeux dues à des parties d'aiguilles ou de boutons qui se cassent sur les pose-boutons, à des aiguilles qui se cassent sur les machines à point d'arrêt	Vérifier que la protection oculaire est bien réglée, que les dispositifs de protection rayés ou opaques sont changés dans les délais ou que l'utilisateur porte des lunettes de protection **(ill. 4, 5)**.
Manipulation des ciseaux et des aiguilles	
Blessures par piqûres avec des ciseaux pointus	Les ciseaux pointus portés sur soi ne doivent pas rester sans protection mais être laissés dans les contenants prévus à cet effet (boitiers en cuir, étuis). Après utilisation, les ranger dans un endroit sans danger.
Blessures internes dues à l'ingestion d'aiguilles	Les aiguilles ne doivent jamais être portées à la bouche. Il existe un risque de les avaler en cas de quinte de toux, d'éternuement ou de frayeur. Les aiguilles doivent être rangées dans des contenants spécifiques ou placées sur coussin à aiguilles.

10.6.5 Sécurité pendant la confection de vêtements (2)

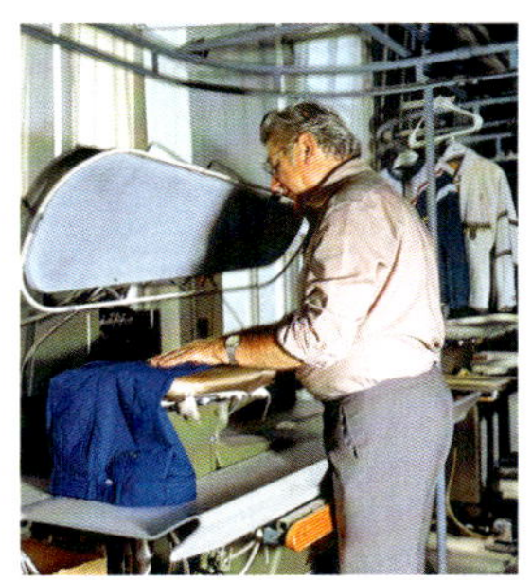
1 : Presses à repasser

2 : Zone de détachage

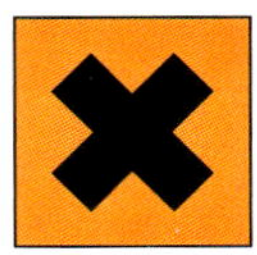

Nocif

Protection des mains obligatoire

Protection oculaire obligatoire

3 : Signalisation des dangers

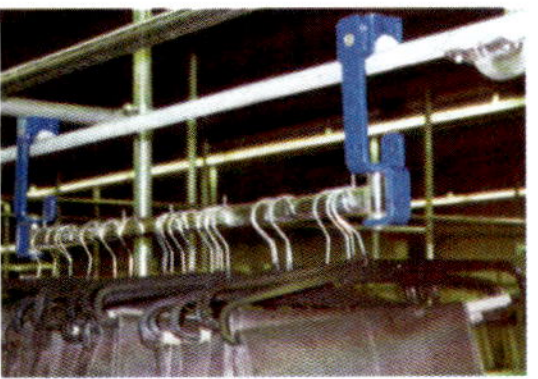
4 : Charriots de trolleys

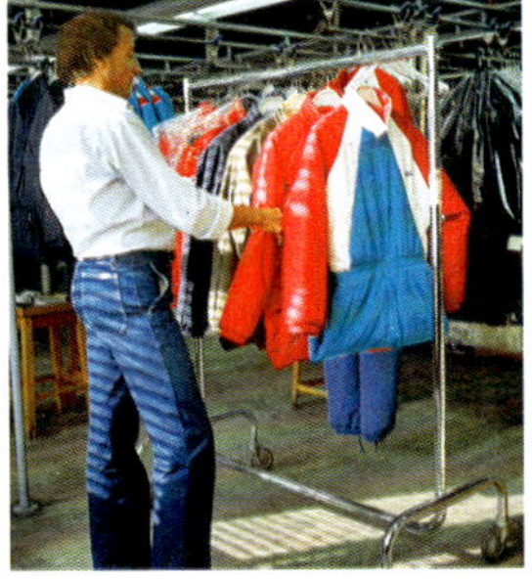
5 : Porte-manteaux mobile

Source de danger	Mesures de protection contre les accidents
Pressage	
Brûlures au contact d'un fer à repasser	Les fers à repasser doivent être protégés de la surchauffe par un thermostat. Utiliser les possibilités de réglages sans combustion ou des dispositifs de suspension sans danger.
Risque de brûlures dues à la sortie de vapeur	Avec les presses à repasser, la vapeur ne doit être transmise que si les plateaux de repassage sont fermés.
Doigts et mains écrasés à cause d'éléments de la machine se refermant sur les presses à repasser **(ill. 1)**.	Avec l'utilisation de la commande bi-manuelle, il est interdit d'être aidé d'une seconde personne. Aucune intervention ou correction n'est autorisée une fois le processus de fermeture amorcé. En cas de contact, un cadre de protection interrompt le processus de fermeture.
Détachage	
Conséquences sur la santé en cas d'inhalation de vapeurs. Risque de réactions cutanées (dommages cutanés) ou pénétration cutanée	Vérifier l'efficacité de l'aspiration. La réserve de détachant présente sur le poste de travail est limitée aux besoins d'une seule équipe **(ill. 2)**.
Risque d'incendie	Respecter une distance suffisante d'au moins 5 m avec la source de combustion.
Produits chimiques nocifs	Respecter les indications relatives au danger présentes sur les contenants. Prendre les mesures de protection correspondantes **(ill. 3)**.
Transport de marchandise	
Blessures à la tête causées par les impulsions des charriots de trolleys (guidés par un caténaire) placés à un niveau trop bas sur les machines d'avancement	Les rails de roulement des charriots de trolleys guidés dans une position assez basse et qui se trouvent au-dessus de voies de circulation doivent être dotés de dispositifs de protection pour la tête (tôles de protection rembourrées) et de signalisations des dangers marquées en jaune et noir.
Doigts écrasés en poussant les trolleys sur le trempage	Installer des cintres de sécurité et s'entraîner à la bonne technique de manipulation.
Risque de chute si poste de commande et accès placés trop haut	Vérifier la présence des dispositifs de sécurité anti-chute. Des appareils spéciaux, qui nécessitent un entraînement, doivent être utilisés pour récupérer les trolleys **(ill. 4)**.
Mains et doigts blessés, écrasements au niveau des transporteurs rotatifs	Les entraînements doivent être sécurisés et les dispositifs de sécurité ne doivent jamais être retirés.
Blessures par chute en trébuchant sur les pieds des porte-manteaux mobiles	Les porte-manteaux mobiles ne doivent être stationnés qu'aux emplacements marqués. Respecter les lignes de démarcation placées sur les voies de circulation **(ill. 5)**.
Travaux sur des machines de conditionnement	
Blessures aux doigts et aux mains au niveau des zones d'introduction, des stations de coupe, de pliage et d'emballage	L'efficacité du dispositif de protection (commande bi-manuelle) doit être contrôlée quotidiennement. Seul l'interrupteur à impulsion doit être utilisé dès lors que des travaux sont requis pour la mise en place, la maintenance ou la résolution d'anomalies sur une machine en marche.

11.1.1 Types de production

L'industrie de l'habillement est un secteur économique qui comprend la fabrication artisanale et la fabrication industrielle de vêtements.

Fabrication artisanale sur-mesure

Dans la fabrication artisanale sur-mesure pour femmes et hommes, on fabrique notamment des **pièces individuelles sur-mesure de vêtements de luxe**, de **costumes spéciaux** comme les costumes folkloriques ou de scène pour le théâtre et le cinéma.

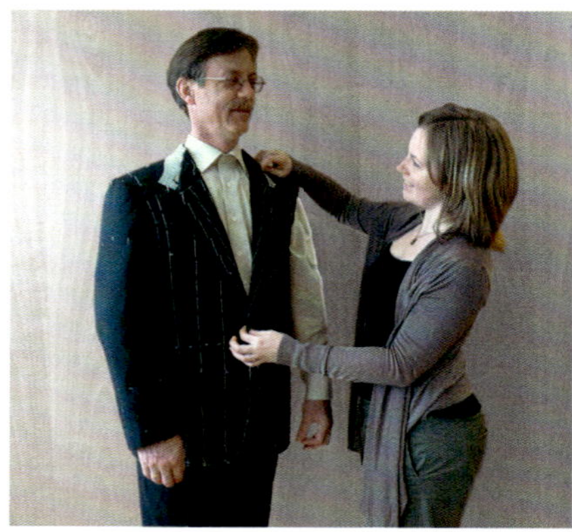

1 : Essayage pour un costume sur-mesure

- Les vêtements sont fabriqués pour un client/une cliente spécifique en fonction de ses mensurations et de ses envies personnelles **(ill. 1)**.
- La fabrication et la forme sont convenues dans le cadre d'un entretien personnel. Souvent, il permet de fournir des conseils en terme de couleurs et de coupe.
- La matière est sélectionnée parmi des textiles présentés ou des collections de textiles.
- Pour le patronnage, on tient compte des particularités physiques avec des coupes avantageuses.
- Des essayages ont lieu pendant la fabrication, notamment pour le contrôle du seyant. Des retouches sont alors possibles.
- En raison du temps consacré beaucoup plus élevé, ces fabrications à la pièce sont plus onéreuses comparativement aux produits fabriqués en série. Elles se caractérisent toutefois par une touche individuelle et par une grande qualité de matières et de production.

Fabrication industrielle prêt-à-porter

Dans la fabrication industrielle prêt-à-porter, la production se fait principalement en série et rarement en masse **(cf. p. 217)**.

On désigne par le terme de **prêt-à-porter** aussi bien la **fabrication de vêtements en série** que les vêtements fabriqués de cette manière.

- La production est réalisée pour un cercle anonyme de personnes ; les collections sont orientées vers des groupes cibles et selon un grade de qualité (gamme) **(cf. p. 247 et suivantes)**.
- La fabrication a lieu selon des tailles standards. Le développement de patrons s'appuie sur des tableaux de tailles spécifiques aux entreprises qui se fondent sur des mesures moyennes. Les écarts énormes de mensurations ne peuvent pas être pris en compte.
- L'acheteur a le choix parmi un grand nombre de modèles. Il n'est pas possible d'influer sur la matière, la forme et le design.
- En raison du grand nombre de pièces et de l'organisation du travail (fabrication rationnelle), les produits sont fabriqués relativement à court terme et sont ainsi proposés à un prix plus avantageux.

Il est possible de classer les entreprises de prêt-à-porter de la manière suivante.

Selon le public cible : vêtements pour femmes, vêtements pour hommes, vêtements pour enfants

Selon les produits : vêtements professionnels et vêtements de sport, vêtements de protection, sous-vêtements, vêtements de nuit, chemises pour hommes, maillots de bain, corseterie, lingerie, collants et chaussettes, accessoires

Selon la matière : tricots, vêtements en jean, vêtements en cuir

En plus de ces types traditionnels de produits, on trouve **les types de fabrication et de distribution suivants :**

Fabrication demi-mesure

La **fabrication demi-mesure (cf. p. 240)** allie la satisfaction des besoins individuels du client à un type de fabrication à prix avantageux. Elle est proposée dans différentes gammes de prix et de qualité.

Le fournisseur ou le fabricant précise certains critères de sélection, tels que les tissus, les suggestions de modèles et les accessoires, parmi lesquels le client peut choisir. Les mesures souhaitées et les autres caractéristiques du produit sont enregistrées par le fournisseur ou le fabricant de vêtements et mises en œuvre dans une entreprise de production, qui est généralement basée sur la division du travail.

Pendant la fabrication, le client et le fabricant peuvent être éventuellement en contact.

Design de mode

Le terme polyvalent de **design de mode** désigne d'un côté les vêtements très onéreux et luxueux de designers de haute couture de renom avec un **logo** identifiable, et de l'autre, les articles d'un fabricant de vêtements produits sous licence avec un designer de haut niveau. De manière générale, on appelle également **vêtements de designer** les pièces individuelles et les petites séries de designers de mode qui sont proposées le plus souvent dans des boutiques.

11.1.2 Méthodes et procédure de fabrication

Méthodes de fabrication

Lors de la fabrication de produits destinés à l'habillement, différentes méthodes de production sont utilisées en fonction de la quantité, du type et de la diversité des produits. En fonction de la fréquence du processus de production ou du nombre de pièces produites, on fait la différence entre la fabrication à la pièce, la production en série et la production en masse.

Fabrication à la pièce	Production en série	Production en masse
		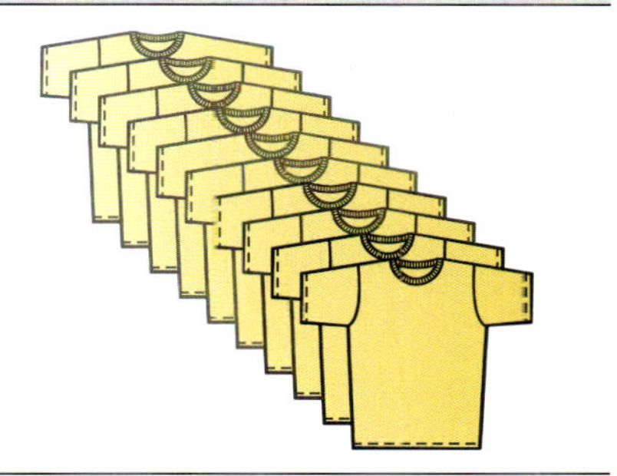
Pour la fabrication à la pièce, chaque produit est fabriqué une seule fois. Cette méthode de production exige des employés parfaitement formés. Les machines utilisées sont polyvalentes. Exemple : Costume issu d'un atelier de fabrication sur mesure	La production en série est caractérisée par la fabrication d'un nombre de pièces important mais fixe de produits de même type, soit pour les stocks, soit à la commande. Exemples : Chemisiers, jupes	Concernant la fabrication en masse, les produits sont fabriqués dans un grand nombre de pièces de même forme, presque sans limite de temps. On peut atteindre un degré élevé d'automatisation et de spécialisation. Exemples : T-shirts, pantalons de travail

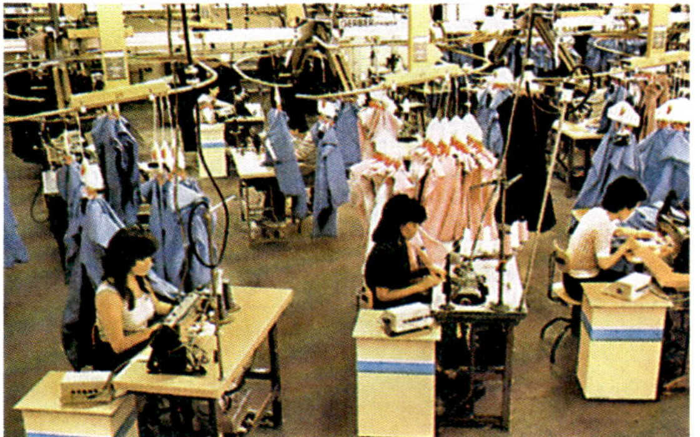

1 : Système de transport suspendu pour la production en flux continu

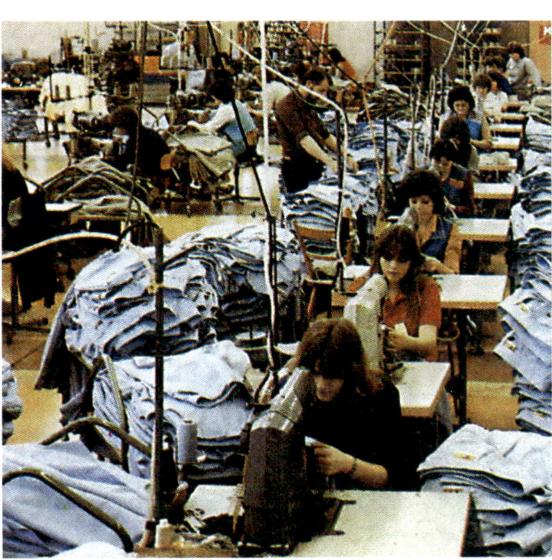

2 : Fabrication par lot avec chariot de transport

La répartition du travail entre plusieurs personnes ou moyens d'exploitation est appelée **division du travail.** On fait la différence entre la **division par quantité** (répartition du travail entre plusieurs personnes où toutes les personnes font la même tâche) et la **division par type** (répartition d'un travail en plusieurs processus partiel où chaque personne est chargée d'une tâche spécifique).

Processus de fabrication

Pour la **production en flux continu** (par ex. une chaîne de montage), les processus de travail sont divisés en différentes cadences et les **systèmes de travail (cf. p. 224)** peuvent être disposés les uns derrière les autres. Ils sont disposés selon le processus de travail (principe de flux continu). Les mêmes processus sont toujours exécutés sur un même poste de travail.

La production en flux continu implique un grand nombre de pièces (production en masse ou grandes séries). C'est elle qui comprend le degré le plus élevé de division du travail. Comme ils requièrent le plus souvent différents temps de travail, les différents processus de travail d'un produit doivent être répartis sur plusieurs postes et adaptés à la capacité de la machine et au niveau de performance de la main d'œuvre. On élabore des plans de répartition des tâches selon ces facteurs. Les temps de passage courts, l'utilisation optimale des installations de production et un risque faible d'accidents constituent des avantages. La production en flux continu requiert un travail préliminaire fastidieux, et entraîne des coûts élevés en cas de modifications des modèles. La cadence de travail est liée à la performance humaine. La probabilité de perturbations est donc grande en cas d'absence du personnel.

La **production en série** consiste à rassembler les machines et la main d'œuvre en unités de production (groupes fonctionnels). Dans les groupes, des produits partiels sont fabriqués (col, poignets) ou des vêtements sont fabriqués en intégralité (chemises), en général en lien avec des petits lots.

La disposition au sein du groupe est réalisée selon le déroulement chronologique (principe de flux continu). Les problèmes liés aux changements fréquents de modèle, aux petites commandes et aux délais de livraison courts sont surmontés ici de manière optimale. Cette technique permet de répondre aux inconvénients de la production en flux continu.

Les **systèmes de transport (ill. 1 et 2)** répartissent le travail entre les différents postes de travail.

11.2.1 Organisation structurelle

Organisation de l'entreprise

On retrouve dans une **entreprise de production** tous les services liés à la fabrication des produits, comme **le service financier, le service des ressources humaines, la production** et **le service de distribution**. L'**organisation de l'entreprise** comprend l'optimisation de toute l'exploitation tenant compte des aspects économiques et d'un travail respectueux des droits humains. Dans une entreprise bien organisée, l'interaction des collaborateurs, des informations et des moyens de travail fonctionne sans faille, à faibles coûts et avec une pollution environnementale aussi faible que possible. Les principaux objectifs en terme d'organisation de l'entreprise sont donc les suivants : **augmentation de la rentabilité, humanisation du travail, production écologique**. On distingue les types d'organisation d'entreprise suivants :

- **Organisation structurelle**
- **Organisation des processus**

L'organisation structurelle gère les responsabilités de l'entreprise de production. L'organisation des processus s'occupe de la réalisation des tâches. Les questions de l'organisation des processus de fabrication sont au premier plan.

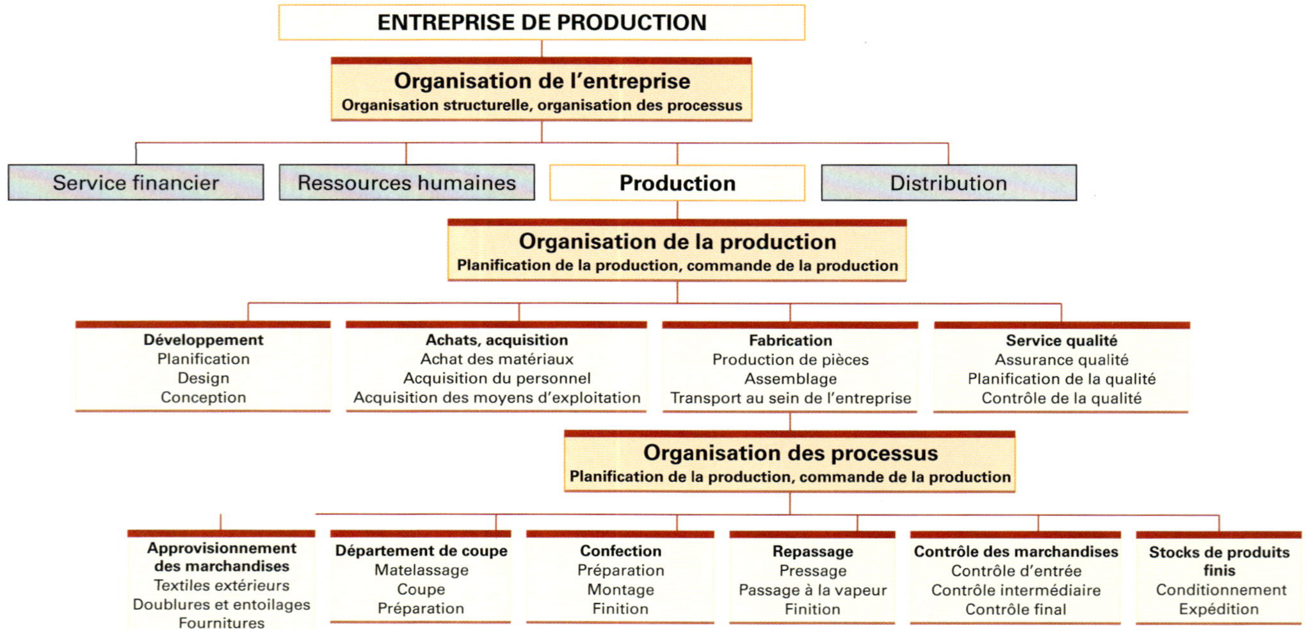

1 : Schéma d'organisation structurelle d'une entreprise

Organisation de la production

La **production** comprend en général les domaines **« développement, acquisition, production »** et **« service qualité »**. D'autres attributions sont également possibles. L'**organisation de la production** comprend les tâches :

- **Planification de la production**
- **Commande de la production**

La production se fonde sur un **système de planification de la production et sur un système de commande (PPS)**. Il détermine les tâches qui doivent être exécutées par le service de production à certaines périodes. Le système PPS a une influence considérable sur l'organisation du travail et le principe du flux de travail. L'ensemble de la production est contrôlée et surveillée.

Organisation des processus

L'**organisation des processus** est chargée de la réalisation technique d'une commande. Elle comprend les services: d'**approvisionnement des marchandises, département de coupe, confection, repassage, contrôle qualité des marchandises** et **stock des produits finis**. L'organisation des processus comprend les sous-domaines suivants :

- **Planification des processus**
- **Contrôle des processus**
- **Organisation des processus**

La **planification des processus** désigne la planification du personnel et des équipements, ainsi que la planification des matériaux (par ex. textiles extérieurs, doublure, fournitures), la planification des informations (par ex. formulaires comme les plans de travail, listes de pièces etc.) et la planification de l'ensemble du processus de travail. L'étude des méthodes sert de base. Les données nécessaires à l'organisation sont donc définies, par ex. le besoin en ressources humaines, les matériaux et les équipements.

Le **contrôle des processus** consiste à lancer, surveiller et garantir la production ou l'exécution des commandes. Alors que la planification a lieu avant l'exécution de la commande, le contrôle a lieu pendant la production. Les délais d'exécution des ordres et les délais de livraison sont contrôlés.

L'**organisation des processus de travail** est effectuée dans le cadre des études de méthode, par ex. l'organisation du flux de matériel et d'informations, la conception des supports d'informations (formulaires, écrans d'ordinateur), l'organisation de la méthode de travail et l'organisation du poste de travail.

11.2.2 Structure des tâches et système d'attributions

Grâce à l'**organisation structurelle** **(cf. schéma p. 218)**, les tâches sont formulées, structurées et attribuées. La tâche générale d'une entreprise est structurée en tâche principale, tâches partielles et tâches individuelles. Les tâches individuelles sont rassemblées en postes et occupées par des personnes.

La structure organisationnelle d'entreprises similaires, par exemple les entreprises textiles, peut être très différente. Les différences résultent d'une part du produit (costumes, pulls, chemisiers) et de la tradition d'une entreprise, et d'autre part de différentes évaluations des principes de conception d'une structure organisationnelle, par exemple une évaluation plus poussée d'efficacité ou de rentabilité.

Les outils de l'organisation structurelle sont les organigrammes, les plans fonctionnels, les tableaux, les système d'attributions et les descriptions de postes.

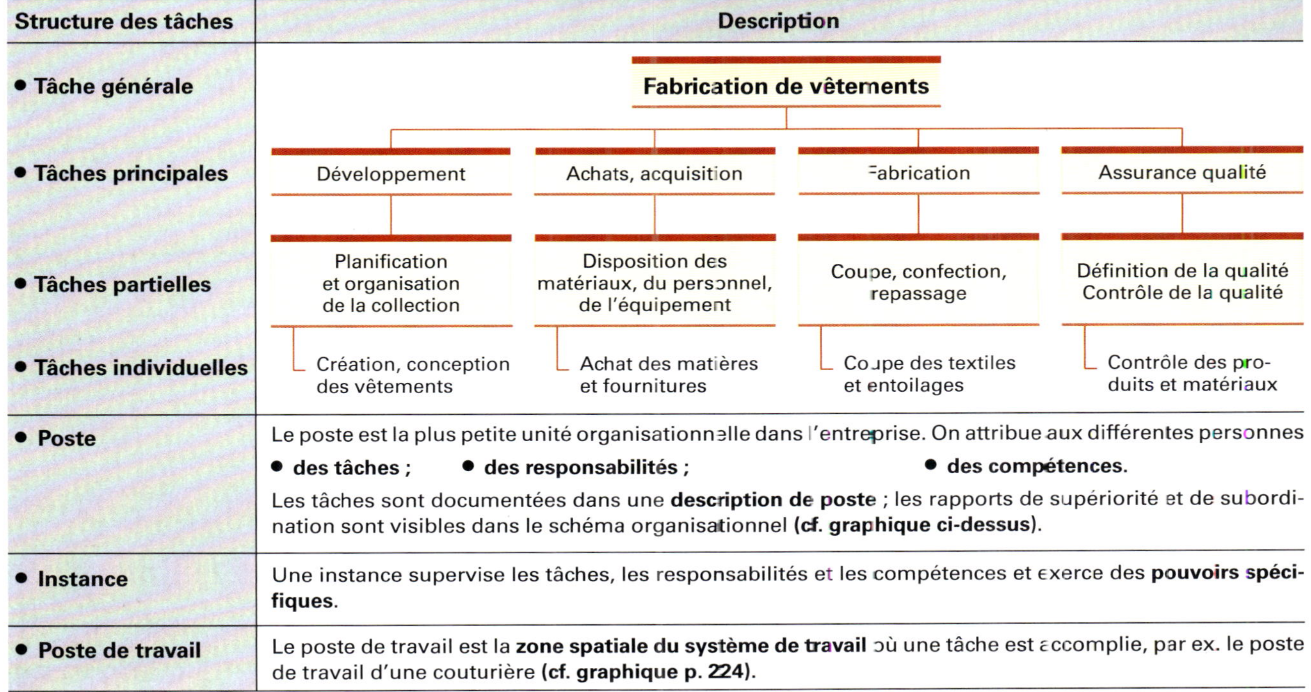

Structure des tâches	Description			
• Tâche générale	Fabrication de vêtements			
• Tâches principales	Développement	Achats, acquisition	Fabrication	Assurance qualité
• Tâches partielles	Planification et organisation de la collection	Disposition des matériaux, du personnel, de l'équipement	Coupe, confection, repassage	Définition de la qualité Contrôle de la qualité
• Tâches individuelles	Création, conception des vêtements	Achat des matières et fournitures	Coupe des textiles et entoilages	Contrôle des produits et matériaux
• Poste	Le poste est la plus petite unité organisationnelle dans l'entreprise. On attribue aux différentes personnes • **des tâches ;** • **des responsabilités ;** • **des compétences.** Les tâches sont documentées dans une **description de poste** ; les rapports de supériorité et de subordination sont visibles dans le schéma organisationnel **(cf. graphique ci-dessus)**.			
• Instance	Une instance supervise les tâches, les responsabilités et les compétences et exerce des **pouvoirs spécifiques**.			
• Poste de travail	Le poste de travail est la **zone spatiale du système de travail** où une tâche est accomplie, par ex. le poste de travail d'une couturière **(cf. graphique p. 224)**.			

Systèmes d'attribution et principes de structure organisationnelle (sélection)

Les systèmes d'attribution organisent la collaboration entre les différents postes. Ils indiquent de quelle manière les informations sont fournies et les ordres émis. Ils définissent les responsabilités (compétences).

Système d'attribution	Système en ligne directe	Système d'organisation en « staff and line »	Structure hiérarchique fonctionnelle (système en multi-lignes)	Travail d'équipe
Principe de fonctionnement	Direction de l'entreprise Gérants Superviseurs Opérateurs	Consultants Consultants		
Caractéristiques	Les systèmes en ligne directe dépendent de l'autorité d'instance. Le système d'attribution est clairement structuré. Il convient ici de respecter la voie de l'instance. Les systèmes voie directe sont immobiles et non démocratiques en raison de cette voie d'instance fixe.	Concernant le système d'organisation « staff and line », des postes spécifiques sont attribués aux instances pour les conseils et le contrôle ; ces postes ne sont pas intégrés à la voie de l'instance. Il s'agit le plus souvent des spécialistes (consultants, etc.) qui n'ont pas de pouvoir d'organisation.	Les spécialistes de domaines spécifiques collaborent ensemble. Des problèmes de compétence peuvent survenir car chaque poste est subordonné à plusieurs instances. Pour éviter cela, les compétences doivent être clairement établies.	Une équipe de collaborateurs (présentée en noir) reçoit une tâche qu'elle résout en autonomie et qui va au-delà des services. Il peut s'agir, par exemple, de la production de 100 chemisiers ou de la préparation d'un salon.

11.2.3 Organisation d'une entreprise d'habillement

L'organisation est un outil de gestion d'entreprise. L'organisation signifie donc la réalisation de tâches déterminées par des ordres. Des personnes sont attribuées aux tâches opérationnelles et aux postes opérationnels. À l'inverse, des postes opérationnels spécifiques sont également attribués aux personnes.

Le schéma organisationnel suivant (organigramme) servira de fil rouge au chapitre suivant (« Fabrication de vêtements ») et donne une vue d'ensemble de la manière dont les différents postes d'une entreprise sont liés.

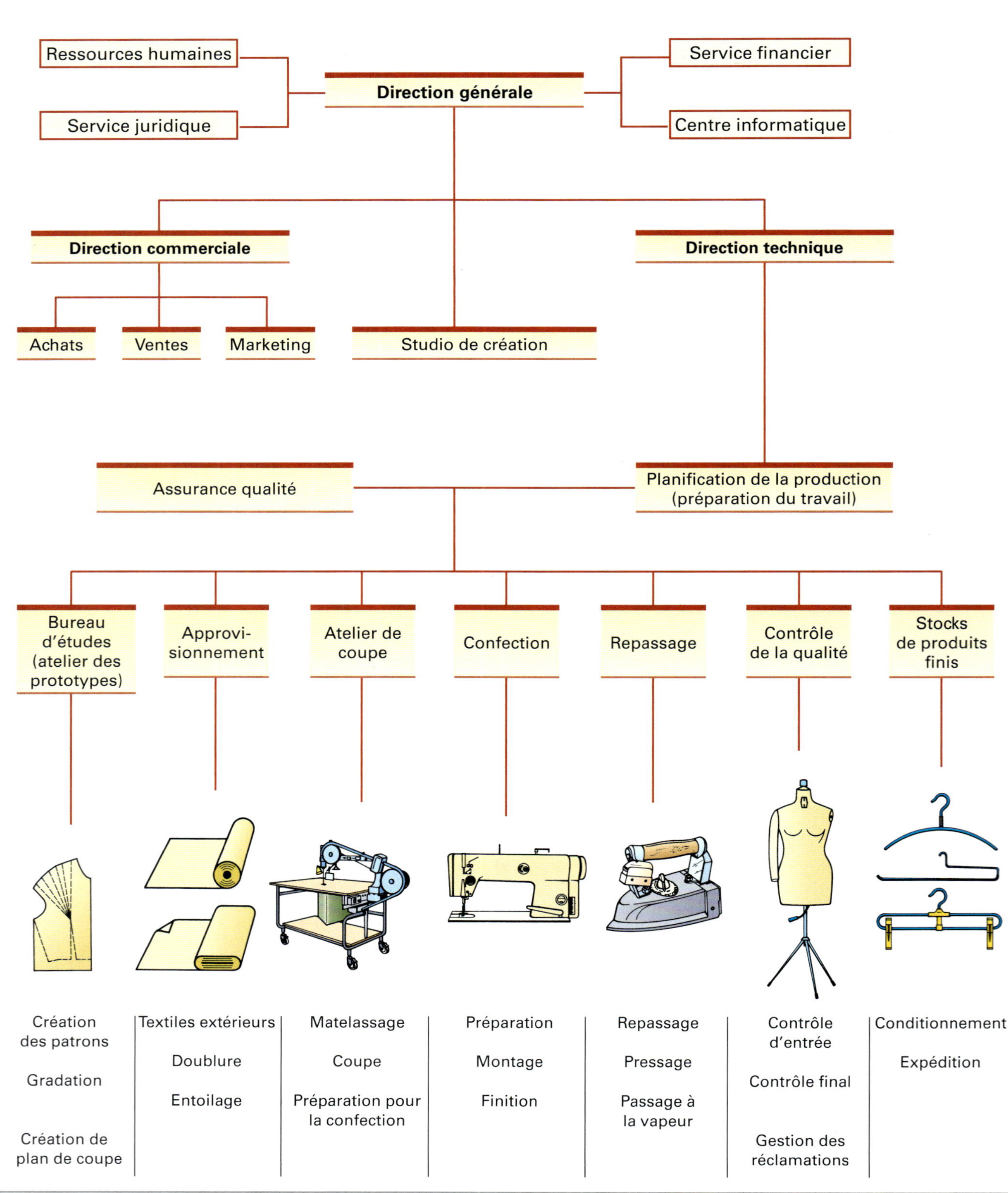

11.2.4 Organisation des processus et fiches (1)

L'**organisation des processus** définit toutes les mesures nécessaires au déroulement sans faille et rentable de la fabrication. Elle définit l'interaction spatiale et temporelle des personnes, les équipements et les ressources nécessaires à la réalisation de la tâche dans un système de travail **(cf. p. 224)**. Elle surveille ici le déroulement de la commande et le flux d'informations au sein de l'entreprise.

Il s'agit en détails des tâches suivantes :

- définition de l'ordre chronologie des processus de travail ;
- mise à disposition du matériel et des moyens de production ;
- mise à disposition des informations.

Chaque **entreprise de fabrication** possède un **programme de production** comme base, dans lequel les groupes cibles, le genre et les objectifs commerciaux sont coordonnés. Le programme de production d'une entreprise d'habillement est défini dans un **cadre de référence de collection**. Il s'agit du concept de la collection élaboré en collaboration avec tous les services de l'entreprise impliqués dans la collection **(cf. p. 247)**.

Le service de **production** coordonne le développement de nouveaux produits (conception des produits), l'achat de matériel, la fabrication et assure la qualité pendant tout le processus.

Le service de **fabrication** est chargé de la réalisation technique d'une commande. L'**organisation de la production** est également appelée **préparation du travail.** Elle a pour tâche de **planifier** et de **gérer** la production.

Échange de données et fiches opérationnelles

La coordination entre les services d'une entreprise sont établies par l'échange de données (informations). Les consignes de travail et les informations techniques sur la fabrication fournies sous forme de fiches standardisées et de données informatiques garantissent un déroulement sans faille. Les données doivent être documentées. L'échange de données informatiques au sein d'une entreprise et les fiches aident au déroulement de la production. En fonction de la structure organisationnelle (organigramme) et du niveau technologique de l'entreprise, ainsi que de l'étendue de la collection, les bases de données sont tenues dans des ordinateurs et sous des formes très diverses, en quantité et en contenu.

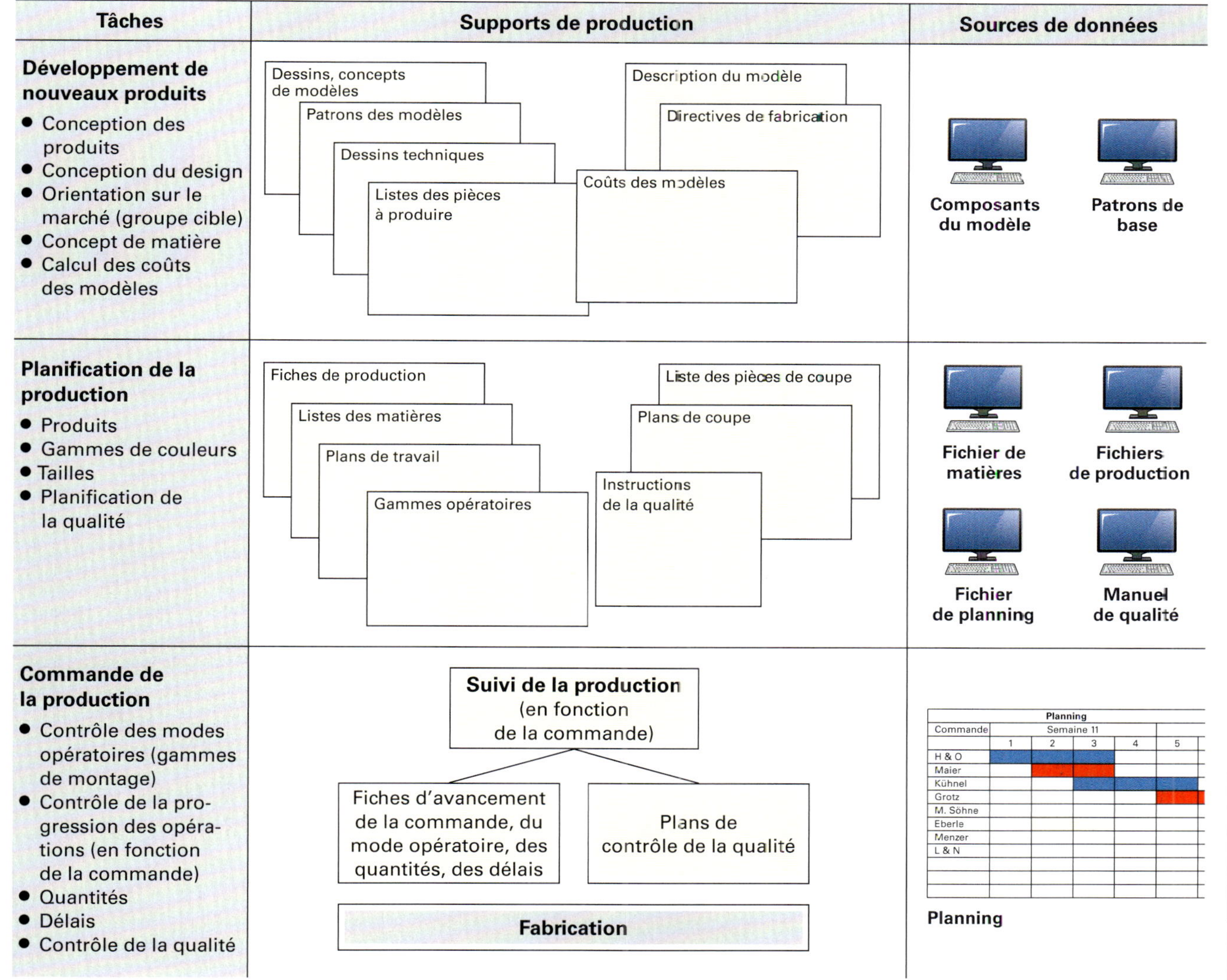

Tâches	Supports de production	Sources de données
Développement de nouveaux produits • Conception des produits • Conception du design • Orientation sur le marché (groupe cible) • Concept de matière • Calcul des coûts des modèles	Dessins, concepts de modèles Patrons des modèles Dessins techniques Listes des pièces à produire Description du modèle Directives de fabrication Coûts des modèles	**Composants du modèle** **Patrons de base**
Planification de la production • Produits • Gammes de couleurs • Tailles • Planification de la qualité	Fiches de production Listes des matières Plans de travail Gammes opératoires Liste des pièces de coupe Plans de coupe Instructions de la qualité	**Fichier de matières** **Fichiers de production** **Fichier de planning** **Manuel de qualité**
Commande de la production • Contrôle des modes opératoires (gammes de montage) • Contrôle de la progression des opérations (en fonction de la commande) • Quantités • Délais • Contrôle de la qualité	**Suivi de la production** (en fonction de la commande) Fiches d'avancement de la commande, du mode opératoire, des quantités, des délais Plans de contrôle de la qualité **Fabrication**	Planning (Commande / Semaine 11: 1, 2, 3, 4, 5; H & O, Maier, Kühnel, Grotz, M. Söhne, Eberle, Menzer, L & N) **Planning**

11.2.4 Organisation des processus et fiches (2)

Les directives de travail avec des descriptions de traitement et de procédure, des dessins de modèles, des listes de pièces et des spécifications de qualité sont les résultats des activités de développement et de conception. Ces fiches favorisent l'uniformité de la production. Elles ont notamment les tâches suivantes :

- Elles facilitent la **saisie des données** et des informations ;
- Elles simplifient l'**échange de données** et d'informations ;
- Elles permettent d'**éviter les malentendus**.

La **préparation du travail** consiste à garantir une production sans faille et respectueuse des délais avec l'échange de données nécessaire organisé principalement avec les fiches techniques.

Fiche de référence (ill.1)

Cette **fiche de base** décrit pour un modèle les données d'identification, comme le type de produit, la collection, la référence, la saison, la gamme des tailles, la matière, les fournisseurs, etc. Elle contient de manière générale un dessin, une description du modèle et des remarques sur les directives spécifiques de production. Les dimensions indiquées se rapportent à une taille de base définie, par ex. la taille 38 pour la femme. Le dessin transmet une impression visuelle du devant et du dos du modèle. Il n'est pas à l'échelle. Les échantillons de matière permettent une meilleure appréciation. Souvent, des remarques ajoutées à la main informent des particularités du modèle. Cette fiche est également appelée **fiche technique du modèle** ou **fiche de référence du modèle**.

Fabricant de chemises SA · 1018 Lausanne

FICHE DE RÉFÉRENCE

Produit	Chemise pour homme
Collection	Amérique
Modèle	New York
Référence	123
Saison	Printemps/été 2017
Agent de traitement	Pierre
Date	07.10.2016

Tailles	**37/38**	**39/40**	**41/42**	**43/44**	**45/46**
Tour de poitrine (cm)	118	124	132	140	148
Tour de taille (cm)	108	116	124	134	142

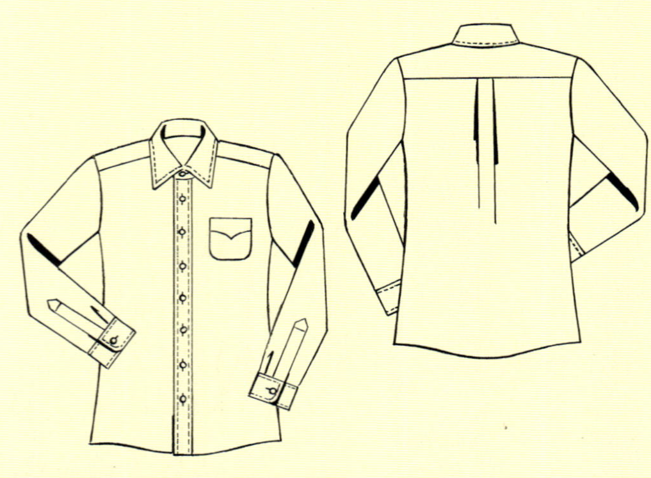

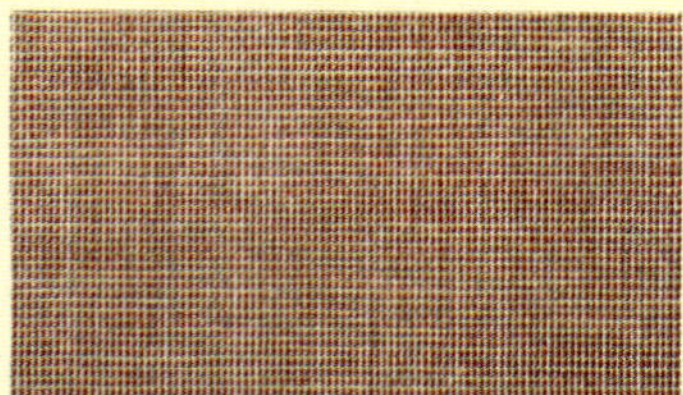

Oxford

Tissu extérieur
Zürich
110 g/m²

Couleurs 443 444 445

Description du modèle

Chemise à manches longues avec poignets sport à patte capucin 1 bouton, empiècement d'épaule, patte de boutonnage devant, pli d'aisance pressé au milieu du dos.

Directives de production

Col :
Col coulissé avec pointes renforcées,
Largeur de surpiqure 5 mm

Poignets :
Couture d'assemblage 10 mm, largeur de surpiqure 5 mm

Manches :
Fente capucin 2,5 cm de large
Ouverture 13 cm

Poches :
Arrondie avec surpiqûre en chevron,
mesures 13 x 12 cm

Pièces devant :
Patte de boutonnage 4 cm de largeur finale,
Surpiqûre de 5 mm des deux côtés,
Patte inférieure 2,5 cm + rempli de 1 cm, surpiqué

Dos :
Profondeur du pli 4 cm, pli d'aisance non surpiqué

Montage :
Épaule à coulisser et surpiquer à 1 mm, coutures anglaises sur les manches et les côtés

Couture surpiquée / fil à coudre :
Densité de point 6 points/cm, fils à coudre CO n° 120

Boutons :
Croisure devant 8 boutons, espacements en haut 6,5 cm espacement en bas 9 cm, deux boutons pour les poignets

Étiquettes :
Étiquette fabricant de chemises n° 312, milieu dos 4 cm à partir de la couture du col, étiquette de taille en dessous dans la couture et étiquette d'entretien dans la couture de côté gauche à 10 cm de l'ourlet.

11.2.4 Organisation des processus et fiches (3)

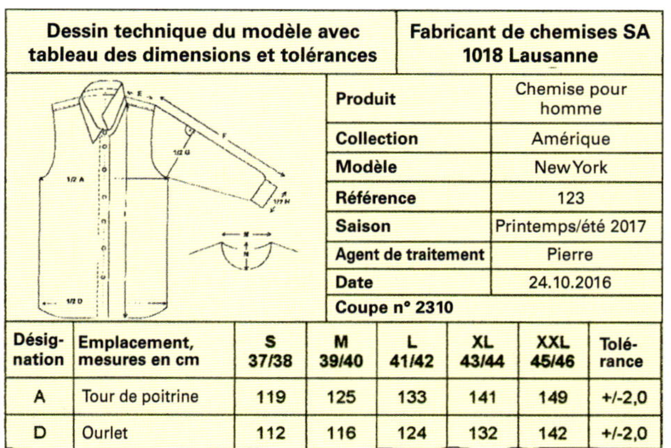

Dessin technique du modèle avec tableau des dimensions et tolérances	Fabricant de chemises SA 1018 Lausanne
Produit	Chemise pour homme
Collection	Amérique
Modèle	NewYork
Référence	123
Saison	Printemps/été 2017
Agent de traitement	Pierre
Date	24.10.2016
Coupe n° 2310	

Désignation	Emplacement, mesures en cm	S 37/38	M 39/40	L 41/42	XL 43/44	XXL 45/46	Tolérance
A	Tour de poitrine	119	125	133	141	149	+/-2,0
D	Ourlet	112	116	124	132	142	+/-2,0

1 : Dessin technique du modèle, dimension, tolérances

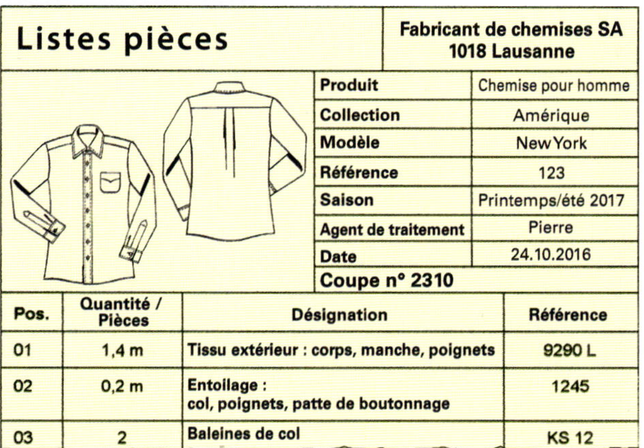

Listes pièces	Fabricant de chemises SA 1018 Lausanne
Produit	Chemise pour homme
Collection	Amérique
Modèle	NewYork
Référence	123
Saison	Printemps/été 2017
Agent de traitement	Pierre
Date	24.10.2016
Coupe n° 2310	

Pos.	Quantité / Pièces	Désignation	Référence
01	1,4 m	Tissu extérieur : corps, manche, poignets	9290 L
02	0,2 m	Entoilage : col, poignets, patte de boutonnage	1245
03	2	Baleines de col	KS 12

2 : Listes des matériaux

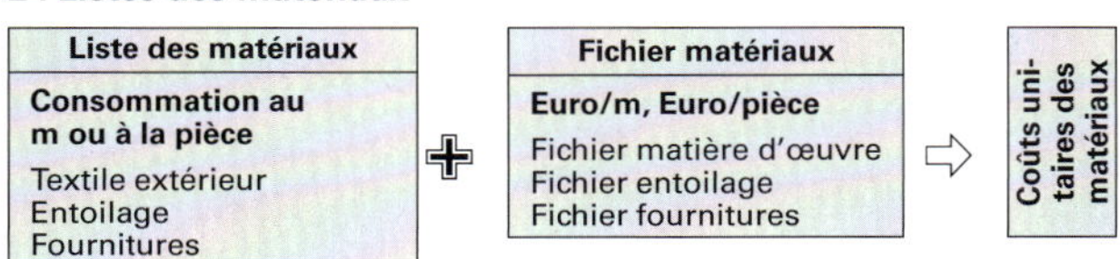

3 : Calcul préliminaire des coûts unitaires des matériaux

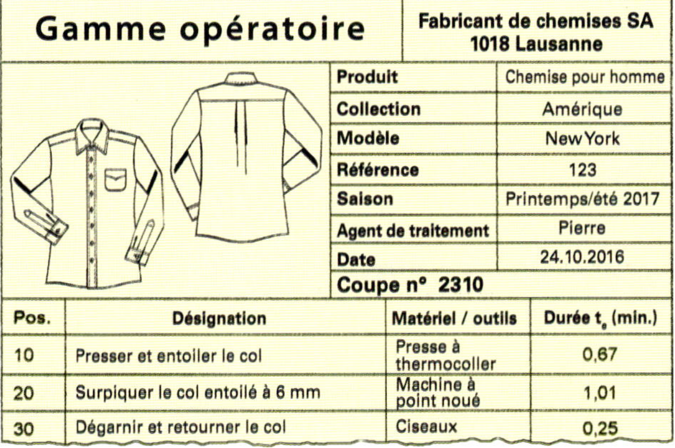

Gamme opératoire	Fabricant de chemises SA 1018 Lausanne
Produit	Chemise pour homme
Collection	Amérique
Modèle	NewYork
Référence	123
Saison	Printemps/été 2017
Agent de traitement	Pierre
Date	24.10.2016
Coupe n° 2310	

Pos.	Désignation	Matériel / outils	Durée t_e (min.)
10	Presser et entoiler le col	Presse à thermocoller	0,67
20	Surpiquer le col entoilé à 6 mm	Machine à point noué	1,01
30	Dégarnir et retourner le col	Ciseaux	0,25

4 : Gamme opératoire

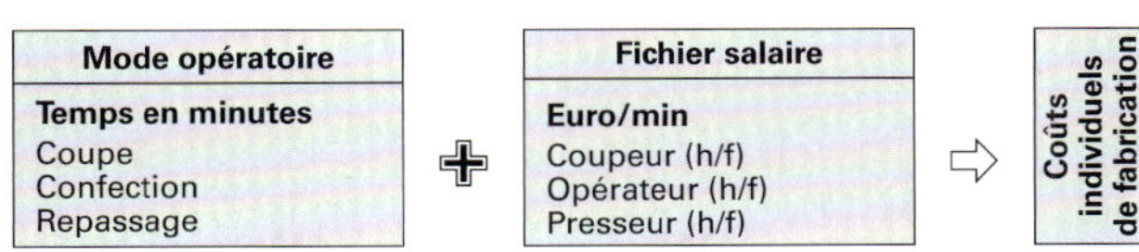

5 : Calcul des coûts individuels de fabrication

Outre la fiche de référence, les fiches suivantes sont notamment importantes :

Critères de qualité

Le service de qualité elabore les directives pour la production. Il contribue à l'élaboration des directives de production et les surveille dans le cadre de contrôles intermédiaires et de contrôles finaux.

Les critères de qualité et les procédures de contrôle de la qualité doivent être documentés dans des fiches (**ill. 1**).

Les documents nécessaires au traitement sont disponibles dans les services opérationnels correspondants.

- Critères de qualité relatifs à la coupe et à la production dans le service de développement
- Critères de construction dans le service des patrons
- Gabarits dans la préparation du travail et la fabrication
- Exigences relatives aux matériaux dans le service des achats et de la production

Listes des matériaux

Les listes des matériaux sont des listes qui contiennent toutes les informations nécessaires à la fabrication du produit.

L'ensemble des matériaux nécessaires à la fabrication d'un produit figure dans la **liste**. Les quantités de matière sont indiquées pour la fabrication d'**une pièce** (**ill. 2**). Les **coûts unitaires des matériaux reposent sur la consommation nécessaire et le prix unitaire de ceux-ci.** Ces éléments sont intégrés au calcul préliminaire (**ill. 3**).

Les données de la liste du produit servent de base à la détermination des besoins en matériaux ; la **liste des besoins en matières** est créée pour la **commande des matériaux** (achats) après validation de la commande du modèle.

La **liste des pièces à couper** est créée pendant l'élaboration des patrons. Elle contient tous les patrons d'un modèle avec la désignation et les quantités des pièces du modèle. Les pièces des patrons sont réparties entre le textile extérieur, la doublure et les accessoires, etc. D'après cette liste, et après la coupe, les lots de pièces allant ensemble sont rassemblés pour la production.

Mode opératoire

Le mode opératoire (planification du processus de travail) informe des éléments à fabriquer, de la méthode de confection, des moyens de production (matériel), du calendrier et des niveaux de rémunération. Il contient toutes les **étapes de travail** dans l'ordre correspondant avec le matériel de production nécessaire, les durées individuelles (durées prescrites) et éventuellement les niveaux de rémuneration. Ces instructions de fabrication indiquent de quelle manière un produit doit être fabriqué et constituent un support de données pour la production (**ill. 4**). Les modes opératoires sont indépendants des commandes. Ils forment la base permettant de déterminer les coûts individuels de fabrication (**ill. 5**).

Plan de répartition des opérations

Le plan de répartition des opérations dirige la production. Dans celui-ci, toutes les étapes de travail du mode opératoire sont attribuées à des postes de travail et à des opérateurs définis. Les compétences et l'efficacité des différents employés doivent être prises en compte.

Suivi de production

Les plans de suivi de production désignent des **plans de déroulement liés à la commande.** Ils comprennent des **fiches d'avancement** utilisées pour le déroulement de la commande, **des calendriers** (début, durée du traitement, fin), **des fiches horaires, des bordereaux de retrait de matériel,** etc.

11.3.1 Systèmes de travail

Le concept de systèmes

Un système est un ensemble d'éléments qui servent un objectif spécifique. On peut distinguer trois types de systèmes :

- **Systèmes techniques** — Systèmes de machines — par ex. automatisation de fabrication de linge de lit
- **Systèmes sociaux** — Systèmes de personnes — par ex. classe d'école professionnelle
- **Systèmes socio-techniques** — Systèmes personnes-machine — par ex. la couturière à la machine à coudre

Processus de travail

Les processus de travail **(ill. 1)** font l'objet d'une étude dans l'organisation des entreprises et l'étude du travail. Les processus de travail peuvent avoir des tailles très différentes :

- Le **microprocessus de travail** est le plus petit système de travail, à savoir le poste de travail (par ex. l'assemblage d'un col).
- Le **macroprocessus fait référence** aux départements ou à l'ensemble de l'entreprise (fabrication de chemises).

Les **processus de travail** sont des systèmes socio-techniques. Ils permettent d'exécuter les tâches. Les personnes et les moyens de production interagissent et les équipements interagissent sous l'influence de l'environnement et de tous les autres facteurs qui affectent la tâche de travail. Les systèmes de travail peuvent être décrits à l'aide des termes suivants (éléments de systèmes) :

1 Tâche	Fabrication de chemises pour homme	**5 Moyens de production**	Machine à coudre, table, support
2 Processus	Chronologie de la fabrication	**6 Sortie**	Chemises pour hommes terminées
3 Entrée du travail	Tissu, critères de production, critères de qualité, énergie	**7 Influences environnementales**	Conditions ambiantes et environnementales
4 Personne	Employée Mme Martin		

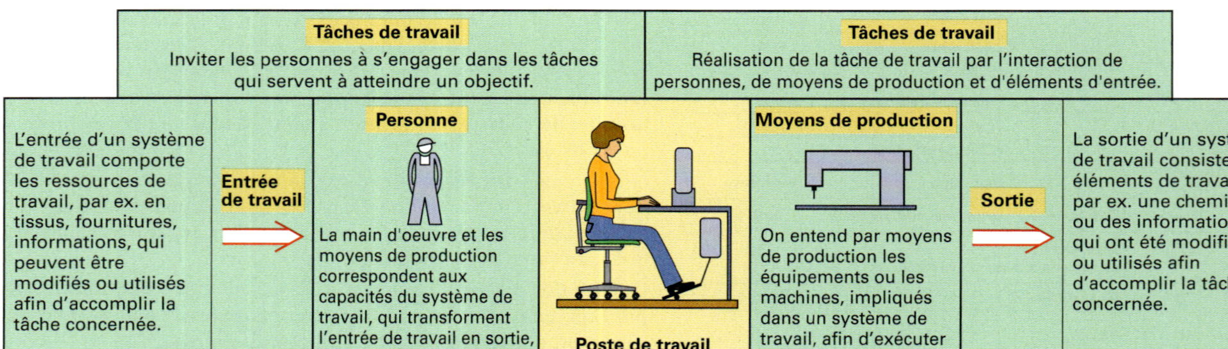

1 : Processus de travail

Analyse de processus

Pour les décrire, il est pertinent de structurer les processus de travail en plusieurs sections de différentes tailles **(ill. 2)** :

Le **processus global** est la séquence complète des opérations pour la fabrication d'un produit (fabrication d'une chemise pour homme).

Un **processus partiel** est composé de plusieurs séquences d'opérations de fabrication d'un groupe de produits (fabrication des manches, fabrication du torse, fabrication du col).

Une **séquence d'opérations** est composée des opérations nécessaires à la production d'une pièce (faire la fente des manches, coudre les poignets).

Une **opération** est une étape de travail servant à la fabrication d'une pièce (par ex. coudre).

Une **sous-opération** se compose de plusieurs étapes d'opérations qui sont regroupées dans le cadre de la tâche de travail afin de les rendre plus compréhensibles (par exemple, la couture d'une garniture).

Les **étapes** d'opérations sont des sections d'une sous-opération qui comprennent une séquence autonome d'éléments d'opération (par exemple, l'alignement du matériel de couture sous le pied presseur).

Les **éléments d'opération** sont les parties d'une étape d'opérations qui ne peuvent être subdivisées davantage ni dans leur description ni dans leur durée (par exemple, tendre la main vers la pièce, saisir la pièce).

Processus global Fabrication d'une chemise pour homme
Processus partiel Fabrication d'une manche
Séquence d'opérations Fabrication de la fente de la manche

Opérations	**Coudre**
Sous-opération	**Coudre une garniture**
Étapes d'opération	**Aligner la pièce à coudre**
Éléments d'opération	**Prendre la pièce**

2 : Processus de travail

11.3.2 Étude des méthodes et ergonomie (1)

L'étude des méthodes consiste à créer une interaction optimale entre les personnes qui travaillent, les moyens de production et le milieu de travail, en fonction de la tâche. Elle a pour but d'accroître l'efficacité des systèmes de travail tout en tenant compte des intérêts des travailleurs. C'est ce qu'on appelle la conception économique et humaine du travail.

Systématique de planification et organisation des études de méthode

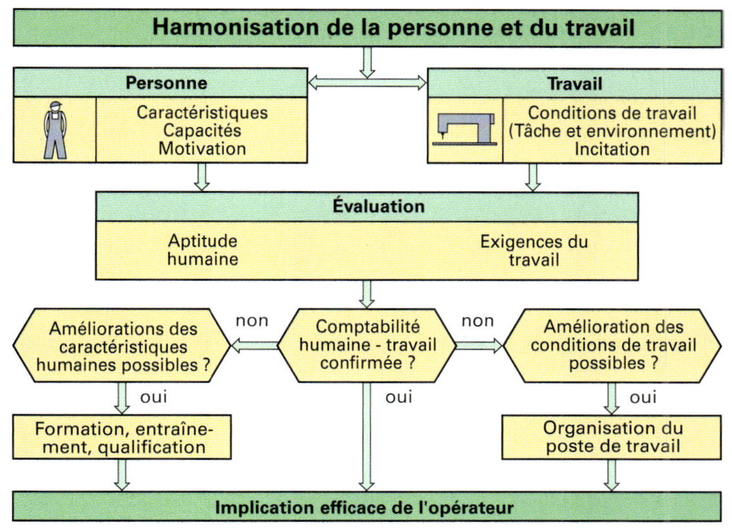

Pour les analyses et les mesures de résolution des problèmes, on procède souvent de manière systématique selon 6 étapes.

Étape 1 : Analyser la situation initiale, par ex. définir des points principaux

Étape 2 : Définir des objectifs,déterminer des tâches par ex. concrétiser des objectifs

Étape 3 : Concevoir un système de travail, par ex. élaborer des processus de travail

Étape 4 : Détailler le système de travail, par ex. planifier les moyens de production

Étape 5 : Introduire le systèmes de travail par ex. acheter des moyens de production

Étape 6 : Utiliser le système de travail par ex. effectuer un contrôle de la réussite

Objectifs de l'étude des méthodes

L'étude des méthodes se penche sur l'amélioration ainsi que la création et le développement des processus de travail, des moyens de fabrication, des produits et des postes de travail.

- L'**étude des méthodes de travail** a pour objectif d'optimiser la circulation des produits, de créer une production clairement organisée et de bien utiliser les moyens de fabrication, par ex. le transport suspendu dans la fabrication de pantalons.
- Avec l'**organisation des moyens de fabrication**, des équipements et des machines sont adaptés à la tâche et au processus de travail ; par ex. des vêtements de grande taille requièrent de grandes surfaces de travail.
- La **conception des produits** a lieu en collaboration avec le bureau d'études (atelier des prototypes) et le bureau des méthodes ; par ex., on définit si les gabarits de patrons peuvent être utilisés, si de nouveaux gabarits doivent être fabriqués ou si la confection du modèle doit être modifiée en fonction du gabarit existant.
- L'**organisation du poste de travail** est la partie de l'organisation concernant directement la personne qui travaille. Par son organisation optimale, la réalisation de la tâche est facilitée, par ex. un espace de travail réglable en hauteur (**cf, p. 227, ill. 1**).

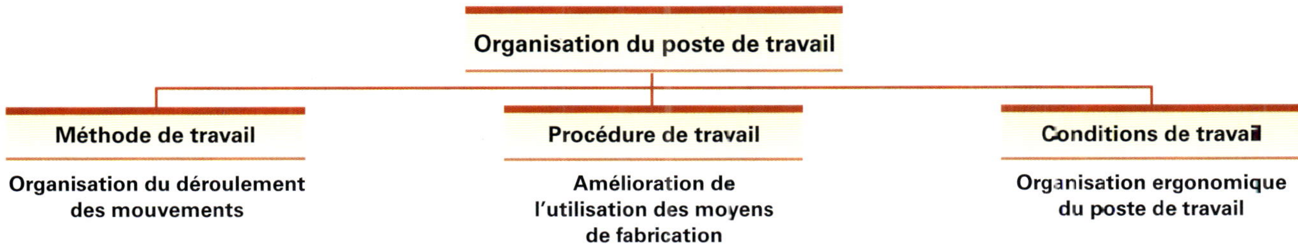

La **méthode de travail** est le processus de travail planifié. La prise et la dépose de pièces cousues sont simplifiées et raccourcies dans la séquence de mouvement. Des mouvements condensés sont atteints en travaillant avec les deux mains ou par des méthodes de travail simultanés ; par ex., les pièces suivantes sont présentées pendant que la machine fonctionne. Les actions non productives peuvent être évitées par l'utilisation d'appareils auxiliaires et d'une mécanisation partielle, par ex. le coupe-fil automatique. Les moyens de production étant toujours plus onéreux, il convient de viser un degré d'utilisation maximal ; par exemple en utilisant des systèmes de coupe automatiques à un poste de travail.

On entend par **procédure de travail** la technologie utilisée pour exécuter une tâche. Par ex., les procédures de travail possibles de fermeture des coutures latérales : Coudre avec la machine à coudre automatique à longue couture et ensuite souder ou souder avec du ruban à coller.

Les **conditions de travail** dépendent de la compétence et de la motivation de l'employé (conditions de travail internes) et des conditions sur le lieu de travail (conditions de travail externes). Ces conditions sont cruciales pour l'efficacité du travail.

11.3.2 Étude des méthodes et ergonomie (2)

Ergonomie

L'ergonomie désigne l'étude des possibilités et des limites de performance de la personne au travail ainsi que des conditions de travail optimales. La recherche sur les capacités et les caractéristiques de l'organisme humain permet de créer les conditions nécessaires à l'adaptation des tâches aux personnes ou des personnes aux tâches.

Les éléments suivants font partie de l'ajustement de la tâche à la personne :	Les éléments suivants font partie de l'ajustement de la personne à la tâche :
• Conception du poste de travail et des équipements ; • Conception de l'environnement de travail ; • Conception de l'organisation du travail.	• Planification du personnel et utilisation du personnel selon des caractéristiques individuelles comme l'âge, la constitution, le sexe ; • Instruction et formation à une tâche.

L'objectif de l'ergonomie est de constater la capacité de charge et d'analyser comment les capacités spécifiques à la personne peuvent être utilisées le mieux possible avec la charge la plus faible possible. Hormis la tâche morale consistant à développer des moyens de fabrication et de travail respectueux des droits humains, la réduction de la charge physique et physiologique entraîne une augmentation des performances, une plus grande satisfaction, la préservation de la main-d'œuvre et une diminution des fluctuations du personnel. Dans ce contexte, on parle d'humanisation du monde du travail.

La performance humaine

L'efficacité de la personne dépend de sa capacité de charge au travail et de sa motivation. Ses capacités définissent dans quelle mesure une personne peut supporter une charge de travail. Ceci comprend par exemple sa formation, son expérience, ses prédispositions et son entraînement. L'efficacité dépend aussi de sa disposition, autrement dit de son état physique et de son degré de fatigue.

Charge de travail et sollicitation

La charge de travail est le terme décrivant la difficulté du travail.

La sollicitation est un terme lié à la personne et indiquant la répercussion individuelle de la charge de travail. Concernant la sollicitation de l'employé, les tâches sont classées selon les organes les plus sollicités.

On fait la différence entre les charges suivantes :
charge du système musculaire, par ex. pour le montage de la doublure sur un manteau d'hiver ;
charge des organes sensoriels, par ex. le dessin et la gradation à l'écran ;
charge par les influences ambiantes, par ex. développement de vapeur lors de la thermofixation d'un entoilage.

Conception ergonomique du poste de travail

Les postes de travail conçus de manière ergonomique augmentent la capacité de concentration, repoussent le seuil de fatigue et empêchent l'apparition de maladies. Les maux de dos sont les principaux problèmes causés par une mauvaise posture assise. Les douleurs dans la nuque, aux épaules, dans les cuisses, dans les fesses, dans les genoux et aux pieds constituent d'autres maux.

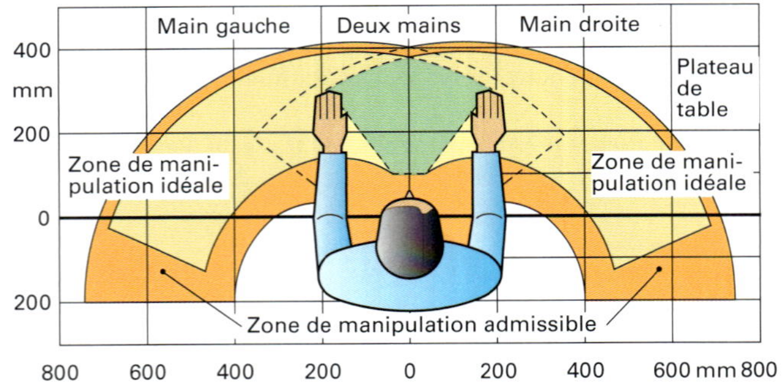

1 : Poste de travail assis intégrant des facteurs physiologiques avec une petite et une grande surface de manipulation

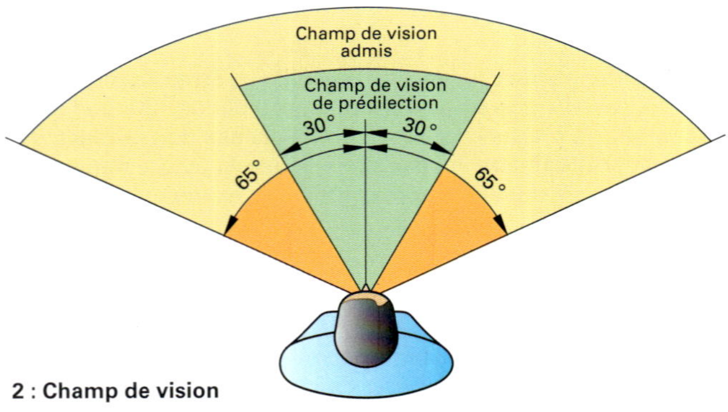

2 : Champ de vision

Une conception adaptée au corps (anthropométrique) du poste de travail désigne l'organisation du poste de travail tenant compte des mensurations de la personne. Ce critère s'applique à l'organisation des espaces de mouvement et aux hauteurs de travail des tables. Le besoin général en espace dépend de la tâche de travail et la technologie de production. La position assise pendant le travail ne doit pas être à plus de 20 cm du montant et la distance entre les yeux et le plan de travail doit être d'environ 40 cm. La taille des surfaces de travail dépend de la méthode de travail et de la tâche. L' **ill. 1** donne des dimensions indicatives. La petite surface de manipulation (verte) est adaptée aux mouvements pouvant être contrôlés avec les yeux ; la grande surface de manipulation (jaune) convient, elle, à la préparation des pièces.

La **conception physiologique du poste de travail** tient compte de la durée et de la difficulté du travail. Celle-ci a pour but d'éviter et de réduire les influences environnementales défavorables telles que le bruit, les nuisances sonores et les polluants. Dans ce contexte, l'éclairage et le climat ambiant sont également importants.

La **conception psychologique du poste de travail** se penche sur la création d'un environnement agréable. En font notamment partie les couleurs, la musique et les plantes.

On retrouve dans la **conception technique du poste de travail pour la santé et la sécurité** les mesures de prévention des maladies professionnelles et des accidents du travail.

L'**organisation informatique des postes de travail** comprend par ex. la mise à disposition des formulaires, des tableaux de mesures, etc.

11.3.2 Étude des méthodes et ergonomie (3)

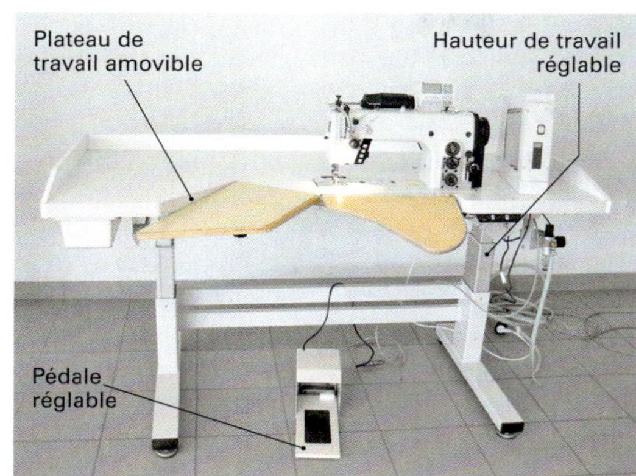

1 : Poste de couture optimisé par la conception du poste de travail

Conception ergonomique des postes de couture

La position assise est la plus confortable et doit être toujours préférée à la position debout. Pour les opérations de couture, la position assise offre une grande stabilité par rapport aux oscillations du corps et favorise une motricité fine requise pour coudre. L'espace de mouvement limité et la sollicitation unilatérale des muscles constituent un inconvénient. Une contrainte supplémentaire est causée par le maintien statique des jambes pendant le processus de couture, lors de la régulation de la vitesse par la pédale.

Les postes de couture impliquent des **exigences spéciales pour les personnes et les moyens de production.**

Pour la **personne**, il s'agit d'exigences visuelles (observation précise), d'exigences quant aux mains et aux bras (positionnement, guidage), précision de mouvement des pieds (régulation de la vitesse avec la pédale).

Afin de tenir compte de ces exigences physiques et mentales, il convient de soumettre le **moyen de production à des exigences précises (ill. 1)** :

- assise et surface de travail réglables en hauteur ;
- dossier réglable ;
- inclinaison réglable de l'assise ;
- pédale réglable en hauteur et en inclinaison.

Les opérateurs doivent veiller à ce que les moyens de production soient adaptés à leurs mensurations. L'importance d'une position assise correcte doit être expliquée à tous les employés sur la base des facteurs de risque.

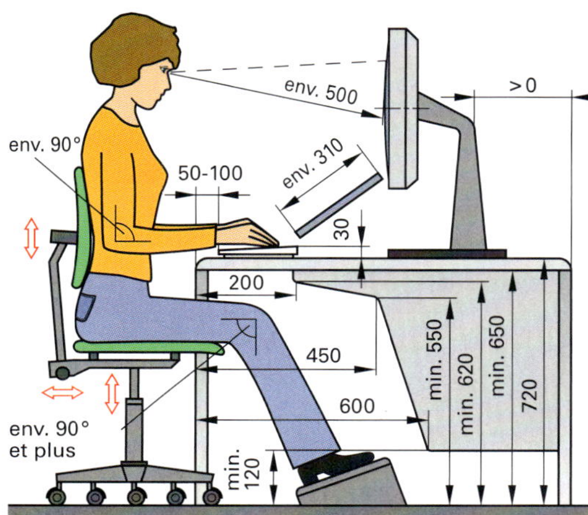

2 : Poste de travail ergonomique en position assise à l'écran

Organisation ergonomique des postes de travail avec un écran (ill. 2)

Des réglementations ergonomiques et techniques de sécurité spécifiques sont applicables pour les postes de travail avec un écran.

Aménagement des équipements de travail

Pour les postes de travail avec un écran, il convient d'utiliser des chaises pivotantes réglables en hauteur et des repose-pieds adaptés. Il faut aussi organiser l'équipement de travail pour qu'il se trouve dans un emplacement aussi central que possible dans la petite surface de manipulation. Les bureaux do vent pouvoir être réglés en hauteur et en inclinaison, ainsi qu'en distance de visionnement (afin de garantir une bonne lisibilité). Pour éviter les postures forcées, les claviers doivent être disposés séparément de l'écran, sur une surface antidérapante et dans le petit espace de manipulation.

Éclairage des postes de travail sur écran

Les écrans doivent être disposés en hauteur et en inclinaison de sorte à ce qu'aucun reflet gênant n'apparaisse dans l'ensemble du champ de vision. Les grandes différences de densité lumineuse et les processus d'adaptation gênant de clair-obscur sont limités par une disposition correcte, par ex. en parallèle des fenêtres. L'éclairage est suffisant lorsqu'il y a au moins 500 Lux d'intensité lumineuse nominale.

Vérification de la vision

La capacité visuelle des employés sur les postes de travail avec un écran doit être examinée par un médecin homologué. Le premier examen doit avoir lieu avant l'entrée en poste. Des examens ultérieurs doivent être effectués tous les 3 ans pour les personnes de plus de 45 ans.

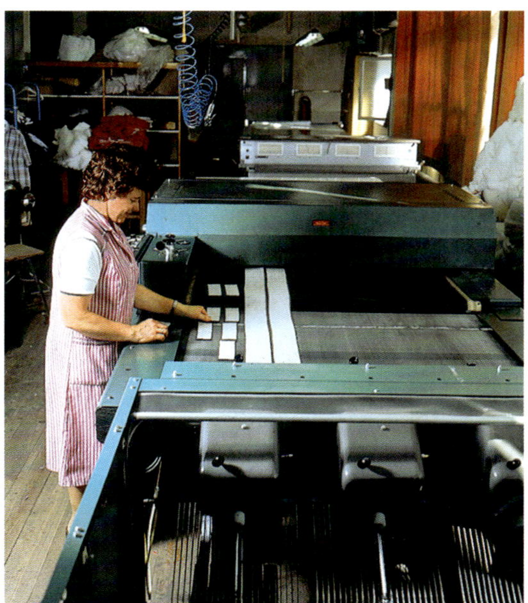

3 : Activité debout

Conception ergonomique des postes de travail en position debout

La bonne posture dépend de la taille de l'opérateur ; pour cette raison, les tables et les machines doivent donc pouvoir être réglées en hauteur. Pour l'organisation des postes de travail en position debout **(ill. 3)**, il convient de tenir compte des mensurations suivantes :

Hauteur du corps, hauteur des yeux, hauteur du sternum, hauteur de l'entrejambe, hauteur des coudes, amplitude des bras et largeur des épaules.

11.4.1 Détermination du temps de travail par la saisie du temps observé (1)

La **détermination des données temporelles** est une partie indispensable de la préparation du travail. Elle forme une base essentielle quant à la planification des capacités et des délais, la détermination du besoin en personnel, la rémunération et le calcul des prix des produits. L'amélioration des processus de travail optimise la rentabilité d'une entreprise. La capacité de performance et les besoins de l'opérateur doivent être pris notamment en compte.

Les données temporelles sont déterminées à l'aide de différents **systèmes de saisie de temps**. Il est essentiel que ces systèmes soient reconnus par les syndicats et organisations d'employeurs. Dans le cadre de la mondialisation, ils ne doivent pas non plus violer les lois nationales en vigueur dans les pays de production.

REFA[1)] et **MTM**[2)] se sont imposés comme systèmes de mesure du temps de travail. Les systèmes sont différents : REFA saisit les **temps réels**, tandis que MTM **enregistre les temps standards**.

- La **saisie des temps réels** consiste à chronométrer le temps pendant le traitement d'une tâche. Le déroulement des mouvements (méthode de travail) doit donc être exercé au préalable et il est nécessaire que la personne employée connaisse bien sa tâche.
- La détermination du temps de travail par la **saisie de standards de temps** permet de planifier des nouvelles tâches. Les mouvements sont détaillés en étapes élémentaires et une durée prédéfinie leur est attribuée.

Systèmes de saisie de temps

Saisir les temps réels par **chronométrage de la durée** par ex. **REFA**	**Saisir les temps standards** par **l'addition de durée prédéfinies** par ex. **MTM**

1) REFA = Association allemande pour l'organisation du travail et des entreprises et le développement des entreprises fondée en 1924 et jouant le rôle de comité impérial de détermination du temps de travail

2) MTM est l'abréviation de « methods-time measurement » ; les premières réflexions ont été menées à partir de 1910 aux États-Unis. La Deutsche MTM Vereinigung, association allemande MTM, a été fondée en 1961.

Détermination du temps de travail de la REFA

La détermination du temps de travail de la REFA est surtout appliquée dans les entreprises produisant des quantités de pièces importantes. Les employés doivent connaître les différentes étapes de travail du processus et les maîtriser. Un enregistrement du temps forme la base à la détermination du **temps par unité/temps normal (t_e)** pour une étape de travail. Il est essentiel pour la planification du traitement des commandes, la planification du personnel et la rémunération pour les salaires à la pièce.

Avant d'effectuer un **enregistrement du temps**, le technicien consigne sur un formulaire REFA toutes les données de la personne, les moyens d'exploitation et l'objet de travail. La tâche est décomposée en petites sections avec des points de mesures définissables. Pendant que la personne qui coud fabrique les pièces, les durées entre les points de mesure sont décomptées avec un chronomètre mécanique **(ill. 1)** ou avec une technologie numérique correspondante. Les données mesures sont notées à la main ou par voie électronique **(ill. 2)**. En fonction de la taille de la commande, l'enregistrement du temps doit avoir lieu sur une quantité minimale pour que la mesure de travail soit parlante. Les échappées (par ex. la cassure de l'aiguille, des ciseaux qui tombent, une rupture de fil), sont supprimées ; autrement dit, elles ne sont pas incluses dans la valeur médiane. Les événements qui peuvent également survenir dans le processus de travail normal sont également pris en compte avec le **temps des irrégularités**.

À partir des durées mesurées additionnées et de la moyenne du nombre de procédures de mesure effectuées, on obtient un **temps réel (t_i)** moyen pour une étape de travail définie.

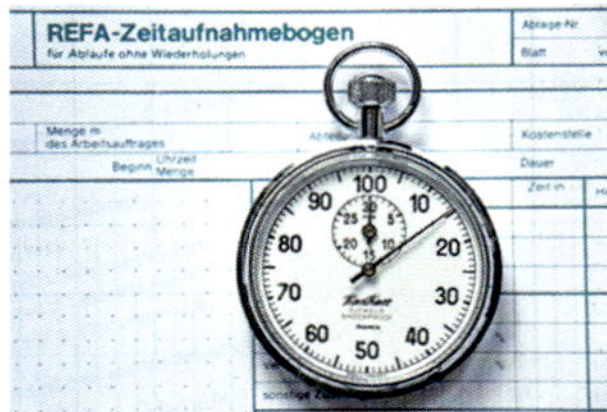

1 : Chronomètre mécanique traditionnel REFA et formulaire de mesure du temps REFA

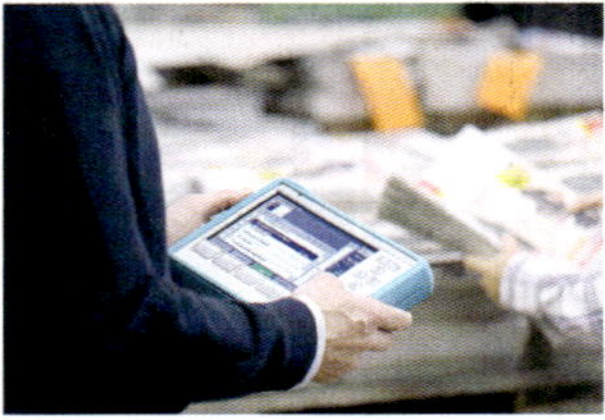

2 : Étude du temps avec l'appareil d'enregistrement REFA

Pour évaluer l'enregistrement du temps, le technicien examine le **niveau de performance (L)** de la personne observée. Il s'agit d'évaluer si sa vitesse de travail est supérieure, inférieure ou dans la moyenne des performances des autres employés ou de sa propre performance dans d'autres étapes de travail.

L'évaluation de la performance est une estimation subjective. Seuls des techniciens spécialement formés doivent effectuer donc des études de temps. De la même manière, l'étape de travail doit être enregistrée pour différents couturiers et sur différentes journées (indépendance de forme de journée).

Détermination du temps par unité / temps normal selon la REFA

À partir du temps réel et du niveau de performance, on calcule le temps observé et le temps standard (t_g) pour l'étape de travail observée. **Exemple :**

Temps observé t_i = 3,5 min, niveau de performance L = 120 %	**Temps standard** $t_g = L \cdot t_i = \frac{120}{100} \cdot 3{,}5\text{ min} = 4{,}2\text{ min}$

Les informations supplémentaires relatives au temps de repos et au temps des irrégularités sont déterminées sur de plus longues périodes (observation à long terme = étude follow-up) ; il s'agit ici de questionner ou de demander aux employés de les noter ; ces éléments sont calculés selon un pourcentage et additionnés au temps standard. De cette manière, on obtient le temps alloué par pièce (t_e) pour une étape de travail, qui servira de base de calcul du temps prescrit pour la commande.

11.4.1 Détermination du temps de travail par la saisie du temps observé (2)

Détermination du temps de la commande (durée prescrite pour une commande) selon REFA

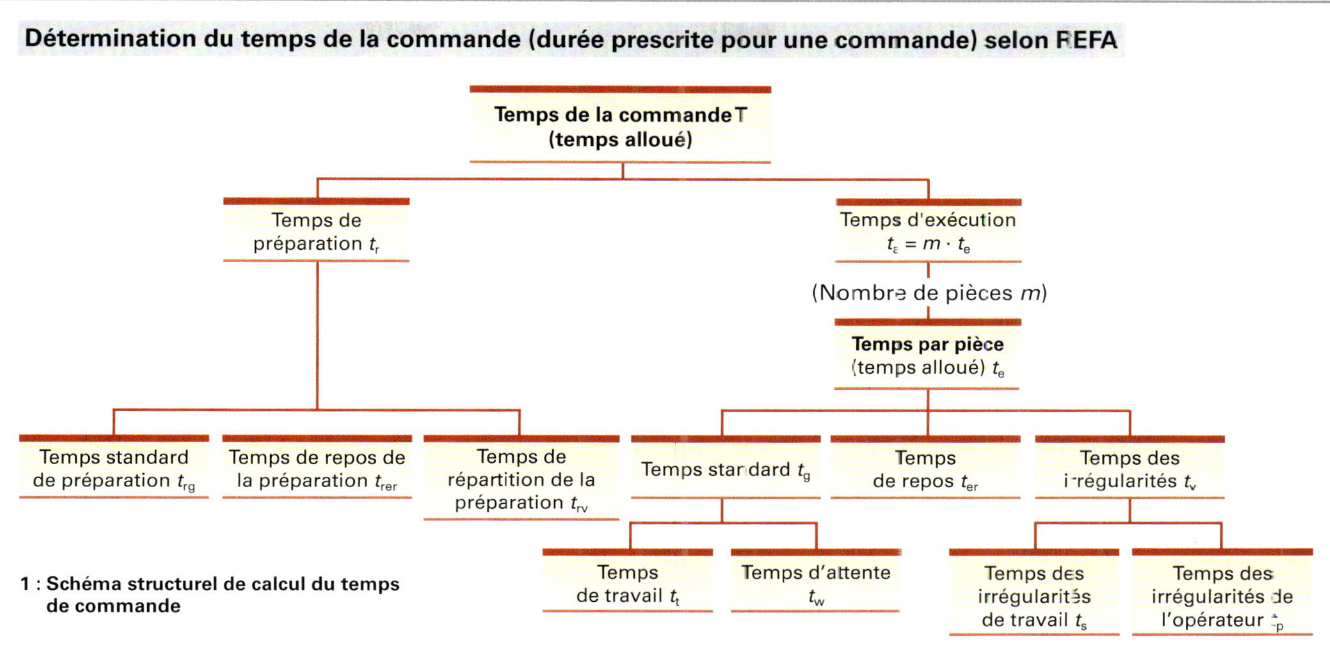

1 : Schéma structurel de calcul du temps de commande

	Types de temps	Définition	Exemples
T	**Temps de commande** (temps alloué)	Temps total alloué pour la réalisation d'une tâche. La durée est structurée en temps de préparation (préparation à l'exécution de la tâche) et en temps d'exécution.	Coudre 5 boutonnières sur 100 pièces, après avoir réglé la machine à la longueur de la boutonnière.
t_r	**Temps de préparation**	Temps requis pour les activités effectuées une seule fois pour préparer une tâche.	Ajuster la machine, préparer les pièces.
t_a	**Temps d'exécution**	Temps nécessaire au travail d'exécution de toutes les pièces m de la commande. En général $t_a = m \cdot t_e$.	Coudre 500 boutonnières.
t_e	**Temps par pièce (temps alloué)**	Temps alloué pour l'exécution de chaque opération individuelle.	Coudre 5 boutonnières sur une pièce.
t_g	**Temps standard**	Temps standard = temps nécessaire pour l'exécution planifiée d'une opération par une personne.	Prendre la pièce, la placer sous le pied presseur, la coudre et retirer la pièce.
t_{er}	**Temps de repos**	L'activité est interrompue pendant le temps de repos pour éliminer la fatigue liée au travail.	Se détendre après un travail physique, se reposer après une concentration prolongée.
t_v	**Temps des irrégularités**	Temps irréguliers nécessaires en plus de l'exécution planifiée d'une commande par la personne. Ces durées sont prises en compte le plus souvent selon un pourcentage précis du temps standard correspondant.	Exemples de **temps des irrégularités de travail t_s** : Changement de bobine, changement de fil Pour les **irrégularités de l'opérateur t_p** : Aller aux toilettes.
t_{rg}	**Temps standard de préparation**	Temps standard de préparation = temps nécessaire à l'exécution planifiée de la préparation par la personne.	Lire la commande, régler la machine à coudre, saisir le nombre de pièces dans le relevé d'opération de travail.
t_{rer}	**Temps de repos de la préparation**	Pendant les temps de repos, l'activité est interrompue pour éliminer la fatigue liée au travail.	Se détendre après un travail physique, se reposer après une concentration prolongée.
t_{rv}	**Temps de répartition de préparation**	Temps irréguliers nécessaires en plus de l'exécution planifiée d'une commande par la personne.	Entretien avec le mécanicien.
t_t	**Temps de travail**	Pendant l'**activité principale**, le produit fait directement l'objet d'une progression de travail. Dans la **durée de l'activité secondaire**, il n'y a aucune progression directe au sens de la commande. Les durées d'activité peuvent être **influencées ou non** par la main d'œuvre.	Temps consacré pour coudre une couture latérale. Prendre ou déposer les pièces. Activité non influençable : par ex. la durée de fonctionnement d'une machine automatique. Activité influençable : par ex. l'insertion du tissu
t_w	**Temps d'attente**	Pendant le temps d'attente, l'opérateur attend la fin du travail en provenance du poste précédent pour réaliser le sien.	Attendre la pièce suivante dans la production en flux continu ou la fin d'une opération automatisée par une machine.

Certaines exigences de mesure du travail sont définies par le législateur ou par des conventions collectives, par ex. le supplément lié au temps de repos.

Certains types de temps doivent être définis par l'entreprise. Ceci comprend par exemple les temps de préparation. Ces derniers peuvent être déterminés dans le cadre d'un enregistrement multi-moment. En fonction du site de production et de l'équipement, les temps de préparation peuvent être additionnés comme valeur médiane des différentes machines et de manière forfaitaire pour chaque étape de travail ou être définis comme valeur individuelle par étape de travail.

11.4.2 Détermination du temps par la saisie de temps standards (1)

Détermination du temps de travail selon MTM (Methods Time Measurement)

Les mesures du temps effectuées par le chronométrage des temps réels (selon REFA) s'avèrent pertinentes lorsque les données temporelles d'une production existante doivent être analysées ou remédiées. Les opérateurs ont déjà effectué les étapes de travail correspondantes sur une période prolongée. La méthode REFA se heurte à ses limites lorsque des données temporelles doivent être déterminées pour des nouveaux produits pour lesquels il n'existe pas encore de production de masse impliquant des collaborateurs formés. Dans ce cas, la durée prescrite peut être calculée avec un **système de durées prédéfinies** (temps standards). Ici, les processus de travail sont structurés en mouvements élémentaires et comptent des valeurs temporelles définies. La méthode de travail doit être définie pour les processus. **MTM (Methods Time Measurement)** est un système largement répandu de temps prédéfinis.

Avec **MTM**, les mouvements des mains sont décrits à l'aide des **cinq mouvements élémentaires** suivants :

Atteindre	Prendre	Apporter	Ajouter	Relâcher

80 % à 85 % de l'ensemble des mouvements effectués par les personnes peuvent être représentés de cette manière. Les éléments complémentaires des mouvements de la main (par ex. appuyer, séparer, tourner) et du corps (par ex. marcher, se pencher, mouvements des pieds et des jambes) servent à décrire l'ensemble des processus de travail humains. Des valeurs temporelles sont attribuées à tous les mouvements élémentaires en fonction de la longueur du mouvement, des efforts musculaires, des efforts de pression et de l'effort de concentration. L'unité fondamentale est **1 TMU.**

1 TMU (Time Measurement Unit) ≙ 1/100.000 heure
cette valeur correspond à 0,036 seconde ou 0,0006 minute.

Pour **déterminer les valeurs TMU des mouvements élémentaires**, les mouvements correspondants ont été filmés puis le nombre d'images individuelles (une image = 0,036 seconde) et la durée du mouvement ont été comptabilisés.

Pour **définir des unités temporelles destinées aux mouvements de base MTM**, l'exécution des mouvements réalisés pendant toute une journée ou pendant toute une vie de travail sans atteinte à la santé est observée. L'évaluation du niveau de performance de l'employé n'a pas été effectuée ; les données temporelles ont donc un niveau uniforme et objectif. Les valeurs TMU de certains mouvements sont enregistrées dans les bases de données avec certains codes.

La **procédure MTM** a été systématiquement ajustée aux exigences des systèmes de fabrication modernes (par ex. petites tailles de lot, grande diversité des modèles). Les programme spécialement développés pour l'industrie de l'habillement, par ex **General Sewing Data (GSD)**, permettent une application rapide et flexible. Avec les **données de couture GSD**, il est possible de décrire et d'évaluer de manière temporelle toutes les activités telles qu'elles surviennent traditionnellement à des postes de travail typiques du secteur.

Détermination de la durée de fabrication selon GSD

Avant de pouvoir déterminer la durée de fabrication d'un nouveau produit, il convient de définir la **méthode de travail optimale**. Des **facteurs d'influence** directs sont par ex. les suivants :

- **nombre moyen de pièces** dans un lot ;
- **type de textile extérieur** et son influence sur la manipulation et la vitesse de couture ;
- **organisation du poste de travail** (placement du lot, dépôt des pièces terminées, ...) ;
- **type du système de transport** dans la fabrication ;
- **moyens d'exploitation** (type de machine, vitesse, longueur de point, coupe-fil automatique et autres dispositifs supplémentaires) ;
- **effort lors du contrôle qualité** par le couturier.

Le plan de travail décrit toutes les **étapes de mouvements** de la méthode de travail. Le début et la fin des différentes étapes sont définis aussi précisément que possible. Le nombre d'arrêts pendant l'exécution d'une couture et la difficulté de son exécution sont consignés.

Les **prescriptions** suivantes jouent un rôle au moment de définir le niveau de difficulté d'une couture : nombre de couches, longueur de couture (courte, longue), type de couture (légèrement courbée, fortement courbée, se chevauchant, légèrement ou fortement opposée), accessibilité de la couture (surjeter les bords de découpe ou découdre les coins à l'intérieur d'une poche passepoilée). La vitesse de la machine est attribué en conséquence (par ex. faible : 1500 tr/min, moyenne : 3000 tr/min, élevée : 5000 tr/min).

Les **temps des irrégularités et de préparation** sont prises en compte au pourcentage de la même manière que pour la REFA. La vidéo permet d'analyser au mieux une étape de travail.

Lorsque tous ces paramètres sont décrits, le **code correspondant à la TMU enregistré** est attribué au plan de travail **et à chaque étape de mouvement**. Au total, il existe 39 codes définissant les durées des différents mouvements. Pour les processus standards, les processus déjà liés sont enregistrés avec des codes correspondants. Ainsi, le temps consacré à l'analyse est réduit. En additionnant les différents temps, la **durée de fabrication** pour une étape de travail est calculée.

Comme présenté pour la fabrication de vêtements, il est possible d'enregistrer la durée des étapes de travail dans tous les domaines de fabrication de l'industrie de l'habillement. On obtient ainsi une durée de fabrication totale pour l'ensemble d'un produit.

11.4.2 Détermination du temps de travail par la saisie de temps standards (2)

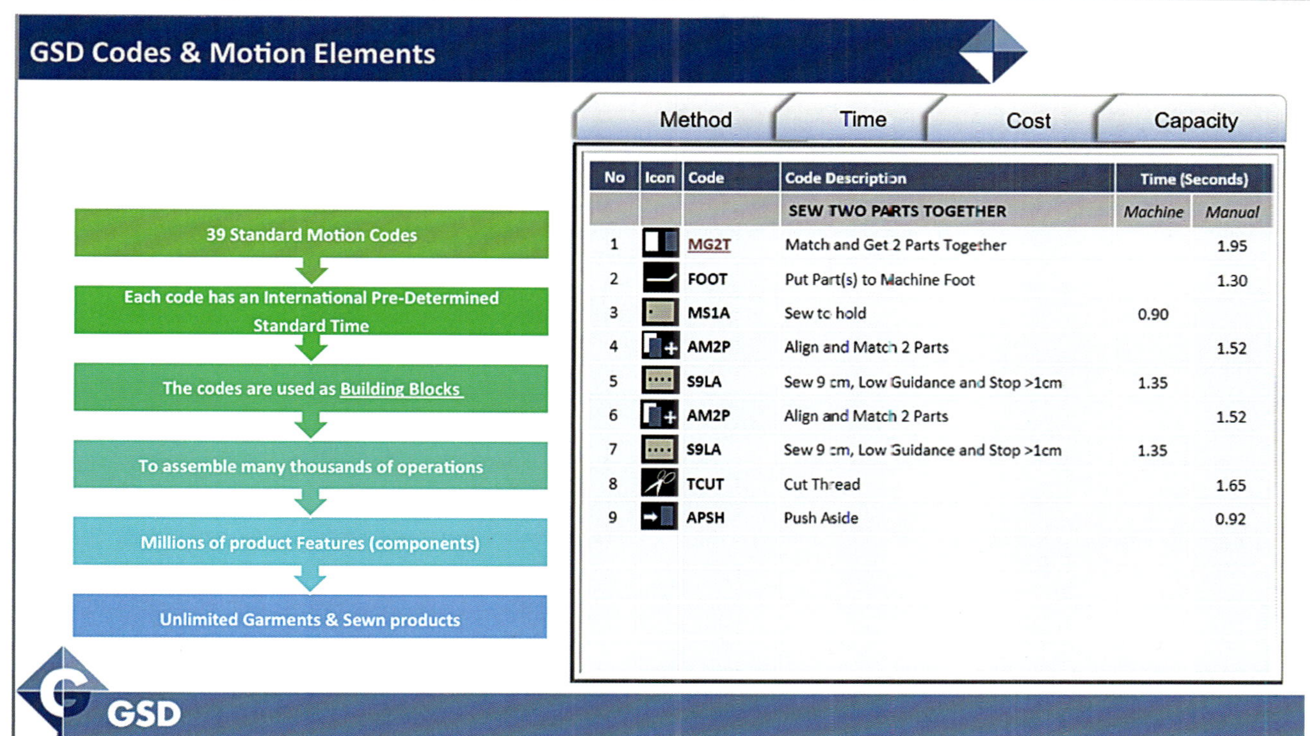

1 : Exemples d'opérations avec codes GSD (General Sewing Data)

Analyse GSD d'une étape de couture

Étape de travail Surjeter un bord courbé sur deux parties, par ex. couture latérale sur un haut

Moyen de production Machine à coudre à point de chaînette, surjeteuse avec coupe-fil automatique

No	Code	Description	Freq.¹⁾	MC-TMU ²⁾	Man-TMU ²
008		Surjeter le bord – 2 parties, longueur 60 cm			
009	MAP2	Prendre pièce + sous DF	2		138.0
010	APSH	Lisser	4		96.0
011	AS1H	Prendre bord	2		46.0
012	AS1H	Reprendre	2		46.0
013	S30LA[3)]	Surjeter	2	179.5	
014	AS1H	Reprendre	2		46.0
015	S35LA[3)]	Coudre jusqu'à la fin + coudre 5 cm en plus	2	203.8	
016	APSH	Séparer approximativement la chaînette	2		48.0
017	AS2H	Déposer avec les 2 mains	2		84.0
018	=====	End of Block		383.3	504.0

Explications :

[1)] La colonne **« Fréquence »** indique la fréquence à laquelle une manipulation doit être effectuée. Dans ce cas, il s'agit de deux parties → comprenant toutes les manipulations 2 fois (le lissage a la fréquence 4 car il s'agit de lisser 2 fois par pièce).

[2)] Le système fait la différence entre les valeurs TMU pour certains mouvements **(Man-TMU)** et les durées des opérations calculées selon des formules utilisées pour les machines **(MC-TMU)**. Les formules correspondantes sont enregistrées dans le système. Lorsque les paramètres de machine et l'opération correspondants sont saisis, le système calcule la TMU correspondante pour une couture précise. Les formules tiennent compte aussi du démarrage et du freinage de la machine pendant la couture. La colonne **MC-TMU** donne les valeurs calculées par le système.

[3)] **S30LA** et **S35LA** sont, dans cet exemple, des paramètres saisis pour le calcul des temps relatifs aux opérations :

S30LA/S35LA	Paramètre	
S	Type de point	501
	Densité des points	5 points/cm
	Vitesse de la machine	4000 tr/min
30 ou 35	Longueur de couture	30 cm par pièce + coudre 5 cm en plus (point de chaînette de recouvrement)
L	Type de couture	Couture courbée, non visible sur la couche individuelle
A	Précision à la fin de la couture	Dépasser à la fin de la couture, précision > 1 cm

11.5.1 Gestion de la qualité : Fondamentaux

La **qualité** désigne la totalité des caractéristiques d'un produit ou d'une prestation de services pour satisfaire des exigences définies et prescrites. Une gestion réussie de la qualité constitue une étape importante dans la mesure où elle satisfait grandement la clientèle et contribue ainsi à la réussite économique d'une entreprise.

Gestion de la qualité (QM)[1]

La **gestion de la qualité** est une partie essentielle de la gestion d'une entreprise. Elle permet d'optimiser toutes les mesures et d'améliorer les produits, les processus ou les prestations. Elle comprend la structure organisationnelle, l'orientation-client, les activités de planification et de développement, les méthodes, les procédures et les ressources, ainsi que les responsabilités. La procédure basée sur l'ensemble de l'entreprise s'oriente vers un effort d'amélioration constante, dans le respect des besoins des clients. Elle englobe par ex. le concept de minimisation des erreurs dans toutes les phases de la prestation de services.

Les bases du QM sont définies dans la norme DIN EN ISO 9001:2008 et suivantes. Le système de gestion de la qualité est obligatoire dans des secteurs comme l'aéronautique, l'aérospatiale, la technologie médicale, la santé, les produits pharmaceutiques et la production alimentaire.

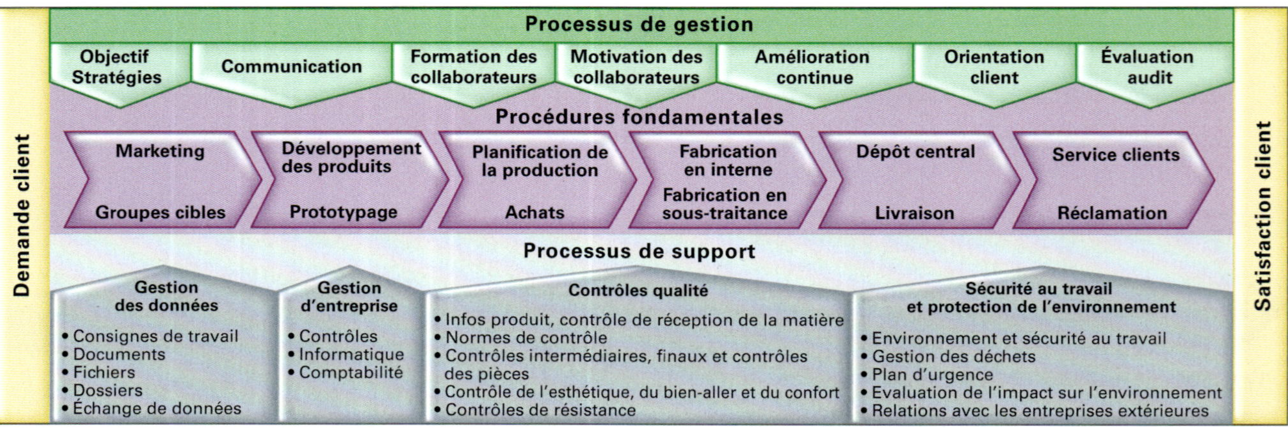

1 : Système de gestion de la qualité orienté sur les processus

Le schéma **(ill.1)** montre un **système de gestion de la qualité** possible composé de procédures fondamentales, de processus de support et de processus de gestion.

- Les **procédures fondamentales** (procédures de valorisation[2]) sont au cœur d'un système de gestion orienté sur les processus. Le déclencheur de l'activité opérationnelle est le souhait du client qui est satisfait dans le cadre de la production.
- **Des processus de support** sont nécessaires pour exécuter les procédures fondamentales. Certes, ils ne créent pas directement de valeur ajoutée[2] mais sans eux, cette valorisation serait impossible. Il s'agit par exemple du développement des produits ou de la mise à disposition du matériel et des machines dans la planification de la production.
- **Les processus de gestion** servent à planifier et à gérer l'entreprise. Par exemple, des objectifs et des stratégies sont définis dans un cadre de référence de la collection, dans la planification financière et dans la planification des investissements. Des règles de communication sont définies, les employés sont responsabilisés et formés à cet effet.Tous les processus sont adaptés aux besoins des clients. L'objectif est d'atteindre le plus haut niveau possible de satisfaction des clients.

Il n'est pas possible de délimiter clairement les trois groupes de processus. Il s'agit de déterminer en fonction de l'entreprise ce qui appartient à la valeur ajoutée, ce qui sert au support et les activités que l'entreprise définit comme processus de gestion.

- L'**audit de qualité**[3] résulte d'une analyse systématique et indépendante (sur la base de normes et directives). Un organisme indépendant confirme ici qu'un système de gestion de la qualité a été mis en place et que tous les éléments nécessaires sont réalisés et documentés afin d'atteindre les objectifs de qualité.

Objectifs et avantages d'un système de gestion de la qualité

- Optimisation des structures de communication
- Gain d'image de marque auprès des clients et encouragement à la satisfaction du client
- Augmentation des opportunités sur le marché et envers la concurrence
- Motivation des collaborateurs
- Formation professionnelle continue
- Équipement des locaux de travail
- Autoévaluation et amélioration durable
- Standardisation des processus de manipulation et de travail, normes relatives aux offres, prestations de service, documentations
- Détection des processus onéreux
- Mise en lumière des potentiels d'amélioration
- Augmentation de la productivité et de la qualité
- Transparence des processus techniques et organisationnels
- Prévention des erreurs et sécurité par rapport aux prétentions de responsabilité du fait des produits

[1] angl. : Quality Management (QM). Cette procédure appliquée à l'ensemble de l'organisation vise une amélioration constante.
[2] La valeur ajoutée est l'objectif d'un travail productif ; les marchandises utilisées obtiennent une valeur monétaire supérieure grâce aux processus de transformation (le tissu devient un costume).
[3] lat.: audire = écouter, audition ; procédures d'analyse utilisées pour évaluer les processus par des auditeurs formés.

11.5.2 Qualité chez un fabricant de vêtements (1)

Exigences quant à un système de gestion de la qualité chez un fabricant de vêtements

La **gestion de la qualité** vise à sensibiliser l'ensemble de l'organisation d'une entreprise à la qualité. Cet élément aide à avoir une vision homogène de l'entreprise car il est intégré à tous les services de celle-ci, du développement des produits à la livraison.

L'entreprise définit les processus et applications nécessaires pour le système QM dans l'**organisation de la structure et des processus** **(cf. p. 218 et suivantes)** . Des méthodes et des critères sont élaborés pour l'exécution et la gestion des processus ; ils garantissent la disponibilité des ressources financières, des méthodes de contrôle, des personnes et des informations. Les processus sont surveillés ; dans ce cadre, des contrôles et des mesures sont effectués. Une analyse des erreurs permet d'améliorer constamment les processus.

Documentation

Dans le **manuel de la gestion de la qualité**, la politique de qualité est définie et le système de gestion de la qualité, décrit. Un système de gestion de la qualité repose sur cette documentation comportant des exigences propres définies, la description des processus prescrits et l'évaluation des événements atteints.

Les éléments suivants doivent être documentés de façon intelligible :

- politique de qualité de l'entreprise ;
- objectifs de qualité ;
- gestion des enregistrements ;
- gestion des documents ;
- audit interne ;
- gestion des produits défectueux ;
- mesures de correction ;
- mesures préventives.

Processus organisationnels

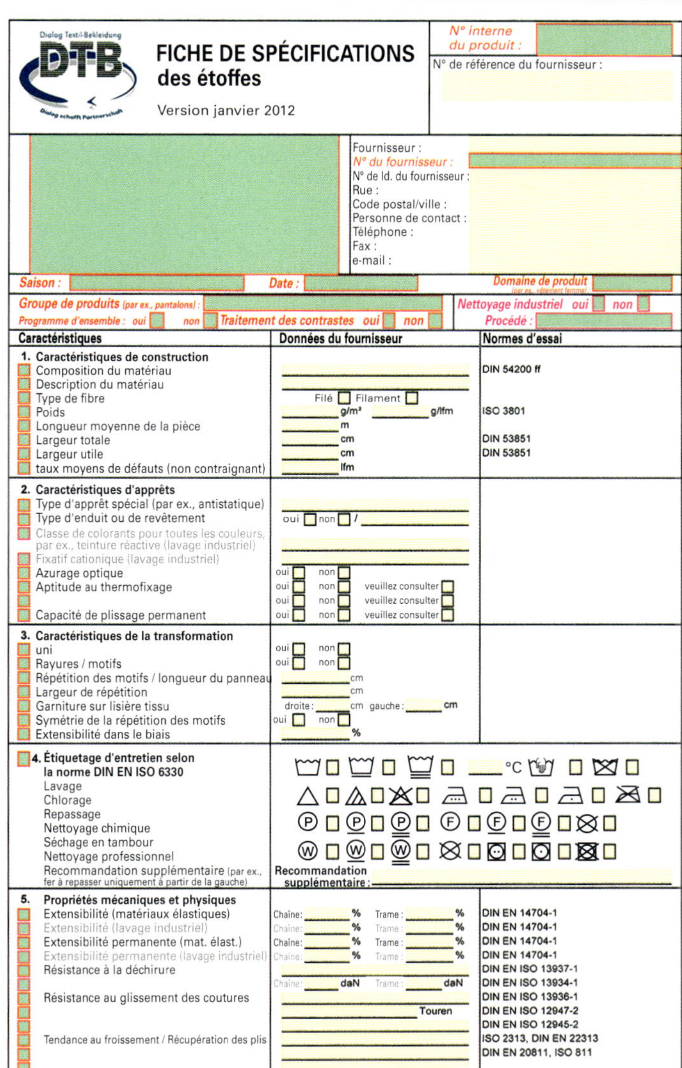

Dialog Textil-Bekleidung
DTB
Dialog schafft Partnerschaft

FICHE DE SPÉCIFICATIONS des étoffes

Version janvier 2012

N° interne du produit :

N° de référence du fournisseur :

Fournisseur :
N° du fournisseur :
N° de Id. du fournisseur :
Rue :
Code postal/ville :
Personne de contact :
Téléphone :
Fax :
e-mail :

Saison : *Date :* *Domaine de produit (par ex., vêtement femme) :*

Groupe de produits (par ex., pantalons) : *Nettoyage industriel oui ☐ non ☐*

Programme d'ensemble : oui ☐ non ☐ Traitement des contrastes oui ☐ non ☐ *Procédé :*

Caractéristiques	Données du fournisseur	Normes d'essai
1. Caractéristiques de construction		
Composition du matériau		DIN 54200 ff
Description du matériau		
Type de fibre	Filé ☐ Filament ☐	
Poids	g/m² g/lfm	ISO 3801
Longueur moyenne de la pièce	m	
Largeur totale	cm	DIN 53851
Largeur utile	cm	DIN 53851
taux moyens de défauts (non contraignant)	lfm	
2. Caractéristiques d'apprêts		
Type d'apprêt spécial (par ex., antistatique)		
Type d'enduit ou de revêtement	oui ☐ non ☐ /	
Classe de colorants pour toutes les couleurs, par ex., teinture réactive (lavage industriel)		
Fixatif cationique (lavage industriel)		
Azurage optique	oui ☐ non ☐	
Aptitude au thermofixage	oui ☐ non ☐ veuillez consulter ☐	
	oui ☐ non ☐ veuillez consulter ☐	
Capacité de plissage permanent	oui ☐ non ☐ veuillez consulter ☐	
3. Caractéristiques de la transformation		
uni	oui ☐ non ☐	
Rayures / motifs	oui ☐ non ☐	
Répétition des motifs / longueur du panneau	cm	
Largeur de répétition	cm	
Garniture sur lisière tissu	droite : cm gauche : cm	
Symétrie de la répétition des motifs	oui ☐ non ☐	
Extensibilité dans le biais	%	
4. Étiquetage d'entretien selon la norme DIN EN ISO 6330		
Lavage	°C	
Chlorage		
Repassage		
Nettoyage chimique		
Séchage en tambour		
Nettoyage professionnel		
Recommandation supplémentaire (par ex., fer à repasser uniquement à partir de la gauche)	Recommandation supplémentaire :	
5. Propriétés mécaniques et physiques		
Extensibilité (matériaux élastiques)	Chaîne: % Trame : %	DIN EN 14704-1
Extensibilité (lavage industriel)	Chaîne: % Trame : %	DIN EN 14704-1
Extensibilité permanente (mat. élast.)	Chaîne: % Trame : %	DIN EN 14704-1
Extensibilité permanente (lavage industriel)	Chaîne: % Trame : %	DIN EN 14704-1
Résistance à la déchirure		DIN EN ISO 13937-1
	Chaîne: daN Trame : daN	DIN EN ISO 13934-1
Résistance au glissement des coutures		DIN EN ISO 13936-1
	Touren	DIN EN ISO 12947-2
		DIN EN ISO 12945-2
Tendance au froissement / Récupération des plis		ISO 2313, DIN EN 22313
		DIN EN 20811, ISO 811

1 : Spécifications tissu avec exigences de contrôle (p. 1)

Les étoffes extérieures, doublures, fournitures livrés et toutes les pièces de l'équipement des articles font partie intégrante du produit final et influent directement sur sa qualité. Le service des achats sont responsables de l'obtention des offres et de la sélection des fournisseurs. Il doit uniquement tenir compte des fournisseurs homologués et validés par le service qualité.

Contrôles du produit

Pour que les produits textiles arrivent à une qualité homogène, des contrôles sont effectués sur les matières utilisées pendant et après la fabrication. Les procédures de contrôle, les appareils de contrôle et l'étendue des contrôles sont spécifiques à l'entreprise. Le contrôle le plus précoce possible contribue à l'**assurance qualité** et donc à la **satisfaction du client** et à la **réduction des coûts**.

Durant le **contrôle d'entrée des marchandises**, les **propriétés requises des marchandises** sont définies. Il comprend par ex. le contrôle du type d'article, la couleur, le dessin (motif), la longueur et la largeur des marchandises, la répétition, le grammage, la densité, le volume de pores et la vérification de l'absence de défauts Les marchandises sont examinées afin de faire valoir à temps une éventuelle réclamation auprès des fournisseurs. Les données sont aussi saisies pour la validation de la production.

Le service de qualité évalue les données du contrôle d'entrée et prend avec le service des achats la décision d'accepter ou de rejeter des articles.

L'analyse des **informations techniques sur le matériau** par ex par une **fiche de spécifications (ill. 1)** est transmise aux différents services et fournisseurs.

Les **procédures technologiques de contrôle** servent, en plus des **tests de port et d'entretien**, à définir les propriétés physiologiques des vêtements et à évaluer le comportement de port, l'adéquation pour l'utilisation et les possibilités d'entretien.

11.5.2 Qualité chez un fabricant de vêtements (2)

Qualité dans le développement des produits

Lors de la **fabrication de prototypes**, les coupes nécessaires sont créées sur la base de dessins et de descriptions des modèles. Les données des collections précédentes qui sont importantes pour l'ajustement ainsi que les propriétés des matériaux doivent être prises en compte. Les **échantillons des modèles** sont fabriqués dans bureau d'études (atelier des prototypes).

Les améliorations techniques en matière de coupe, de matière ou d'entoilage apportées pendant la réalisation sont consignées sur des documents adaptés. Concernant les mesures d'assurance de la qualité, les **exigences de qualité** spécifiques au produit sont définies dans le développement des modèles pour la production ultérieure. Les résultats des contrôles réalisés au niveau de l'échantillonnage sont pris en compte. Les exigences liées aux produits sont ensuite transposées en documents et dessins techniques.

Pour le **contrôle des prototypes**, le modèle cousu et les formulaires d'accompagnement des modèles sont examinés par un comité composé de la gestion des produits, de la conception et du développement technique de la collection, de la gestion de la qualité, de la distribution et éventuellement de la production ; cet examen s'appuie sur des critères très complets et est souvent renvoyé pour correction jusqu'à ce que le modèle satisfasse aux exigences et puisse être validé.

Par exemple, on vérifie et on consigne un rapport du premier échantillon les éléments suivants :

- conformité au cadre de référence de la collection et au message de la collection ;
- vérification de la fabrication et des propositions de production et de procédure ; mentionnées sur le formulaire d'accompagnement en tenant compte des exigences de qualité de l'entreprise ;
- examen visuel de l'utilisation des matériaux selon le modèle (textile extérieur, doublure, entoilage, fournitures) ;
- vérification de la coupe et du seyant ;
- vérification de tous les formulaires ;
- contrôle des délais selon les exigences du plan de développement.

Fashion SA		Pantalon/Jupe			Service :
Échantillonnage : q		Production : q			
Client :		Forme :			Quantité de pièces :
Article :		Couleur :			Pièces testées :
Numéro séquence :		Numéro séquence :			dont défectueuses :
Personnes présentes :		Ajustement vérifié sur les tailles suivantes :			
		Taille :	Ajusté	oui :	non :
		Taille :	Ajusté	oui :	non :
		Taille :	Ajusté	oui :	non :
		Correspond à la description du modèle		oui :	non :
Remarques :					

Point de contrôle	Évaluation			Commentaires
Aspect visuel				
Tour de taille				
Tour de hanches				
Largeur de l'ourlet + largeur de pied				
Longueur d'entre-jambe				
Longueur				
Enfourchure				
Ceinture				
Passants				
Étiquettes				
Pinces				
Plis / fronces				
RV				
Boutons				
Poches / rabats				
Coutures				
Doublure				
Fente				
Ourlet				
Repassage :				
Surface				
Coutures / ourlets				
Ceinture				
Fils / taches / trous				

Technicien de production : Date :	q Validation q Conservé/retourné q Risque de livraison	Communication avec départements : Date :
Légende de l'évaluation : 1=Bon	3=Toléré	5=Mauvais

1 : Protocole de réception pour le contrôle final

Après la gradation de la coupe, on fabrique une **série zéro**, à savoir, la production d'échantillons par ex. de trois pièces par modèle dans différentes tailles. Grâce aux valeurs empiriques tirées de la série zéro, les services de planification de la production et d'assurance qualité peuvent prendre des décisions importantes pour la production ultérieure en série. Cette fabrication de série zéro sert également au **contrôle du seyant**. Si toutes les caractéristiques de qualité sont correctes, alors les modèles sont validés pour la production et servent de têtes de série conforme aux modèles.

Il est ensuite possible de fournir le patronnage industrialisé, la matière, les fournitures, le prototype et les formulaires au site de production.

En accompagnant la fabrication de prototypes, l'encadrement technique de la collection crée des **formulaires de production** comme les plans d'entoilage, les tableaux de côtes, les mensurations techniques des détails et des piqûres, les directives techniques pour les détails des modèles comme les passants de ceinture, les améliorations techniques pour la fabrication, etc.

Qualité de la production

La **production** comprend la fabrication du vêtement, de la coupe à la livraison.

La fabrication rationnelle consiste à organiser les **processus de production** pour que les exigences de qualité auxquelles les produits sont soumis soient satisfaites. Le transfert de données et le flux d'informations entre les services de marketing et d'achat vers les services de production et de vente sont coordonnés.

Le **service de préparation du travail** élabore les plans de production, les plans d'utilisation des moyens de production, les calculs et les plans de répartition des tâches selon lesquels la fabrication est gérée.

La **gestion du temps** détermine les temps de production nécessaires.

L'**assurance qualité** élabore les directives destinées aux **contrôles intermédiaires et finaux (ill. 1)** et surveille leur application.

Toutes les activités qui influent sur la qualité doivent être constamment saisies, évaluées et documentées. Les corrections nécessaires doivent être apportées immédiatement.

11.5.2 Qualité chez un fabricant de vêtements (3)

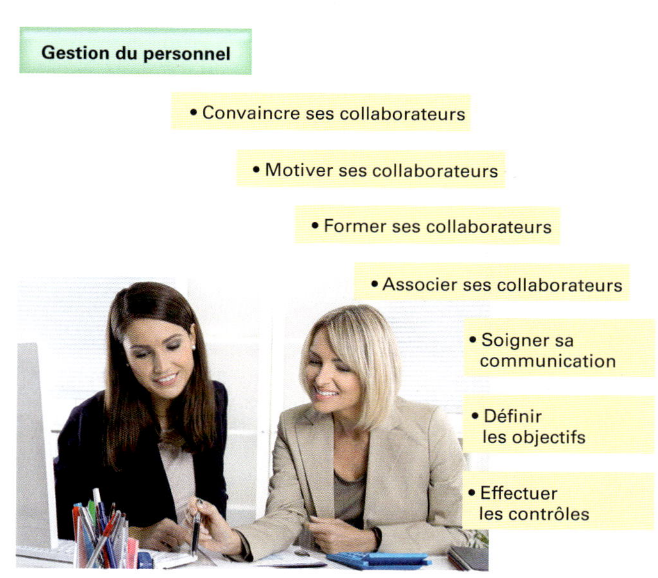

1 : Gestion axée sur les collaborateurs

Gestion de la qualité axé sur le personnel

Un personnel motivé constitue un facteur-clé de la réussite de l'entreprise. Les employés sont alors performants et proactifs, tout en ayant plaisir à travailler. Leurs compétences constituent un avantage compétitif que les autres entreprises ne peuvent que difficilement concurrencer.

Des formations préparent les cadres et le personnel. Un objectif essentiel est d'améliorer encore les compétences, les capacités et les aptitudes. Par ex. par la mise en place de méthodes de couture rationnelles, par des techniques spécifiques de fabrication et de contrôle, des méthodes spécifiques de contrôles qualité ou par des formations aux tâches de management du personnel.

Le personnel doit connaître les avantages de l'exécution correcte du travail à tous les niveaux. Il doit également reconnaître qu'un travail mal accompli a des répercussions sur les autres employés, sur la satisfaction du client, sur les coûts de travail et sur la santé économique de l'entreprise.

Les employés peuvent être davantage motivés par ex. par des primes pour des propositions d'amélioration **(ill. 1)**.

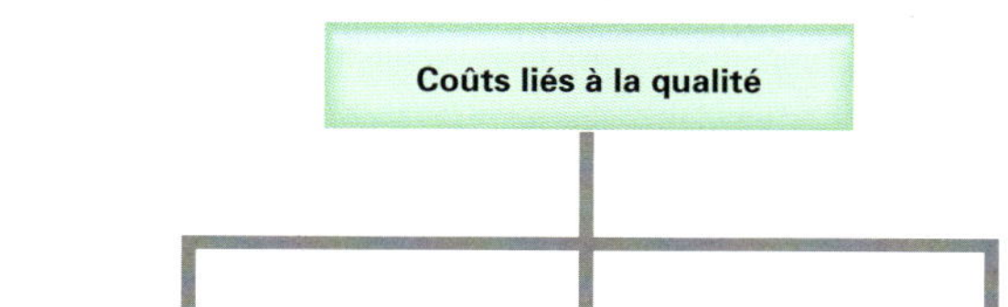

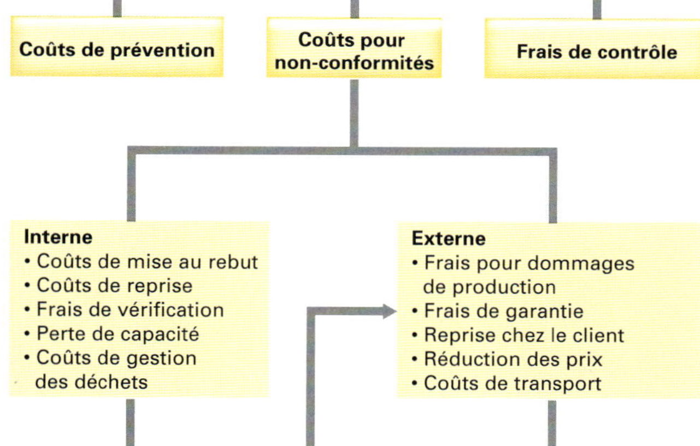

2 : Structure des coûts liés à la qualité

Coûts liés à la qualité

Les coûts consacrés à la planification, au contrôle, à la gestion et à la promotion de la qualité sont définis comme des **coûts liés à la qualité**.

On les divise en **coûts pour non-conformités, coûts de prévention** et **frais de contrôle (ill. 2)**.

Plus une erreur survenue en début de production est détectée tardivement, plus il est coûteux de la corriger. Il est donc important de détecter ou d'éviter de manière précoce les erreurs.

- **Coûts pour non-conformités**
  Les erreurs survenues entraînent des coûts, par ex. pour le travail de réparation ou la réduction des prix ou le retard de livraison. On fait donc la différence entre les **coûts pour non-conformités internes** et **externes** avec leurs conséquences négatives correspondantes.
- **Coûts de prévention**
  Les mesures préventives destinées à éviter les erreurs peuvent consister en des contrôles intermédiaires adaptés, la formation de collaboratrices et collaborateurs ou l'optimisation des processus. Il est également possible d'analyser des produits de la concurrence et de consulter ou évaluer des fournisseurs.
- **Frais de contrôle**
  Les frais de contrôle sont liés aux contrôles d'entrée des articles. Les contrôles intermédiaires et finaux sont effectués par le personnel et les appareils de contrôle correspondants.

Circuit de la gestion de la qualité

L'amélioration continue des processus revêt une importance particulière dans la gestion de la qualité. Les expériences collectées sont réinjectées dans la planification de la qualité. Cette liaison crée le **circuit de la gestion de la qualité**.

- **Planification de la qualité :** les conditions cadres sont définies, les concepts et les processus sont élaborés.
- **Contrôle de la qualité :** les conditions cadres, les concepts et les processus développés dans la planification sont mis en œuvre.
- **Assurance qualité :** les suppositions faites sont examinées et les informations de qualité sont évaluées.
- **Gain de qualité :** les informations acquises par le passé sont utilisées pour l'optimisation.
- **Les réussites** et **les résultats** sont communiqués.

11.6.1 Échange de données (1)

L'industrie de l'habillement est un secteur ayant des exigences spécifiques car son défi réside dans le changement constant de collections. Des critères transparents de décision sont donc nécessaires pour la gestion de tous les services. Des programmes informatiques correspondants aident aux stratégies de gestion d'une entreprise.

La **technique d'information (IT)** et le **traitement électronique des données informatiques** doivent garantir dans tous les domaines de la gestion de l'entreprise un **échange d'informations** rapide entre les services internes et externes, ainsi que des processus optimaux. La gestion du cycle de vie du produit est une stratégie permettant de gérer ces tâches.

Gestion du cycle de vie du produit (Product Lifecycle Management, PLM) (ill. 1)

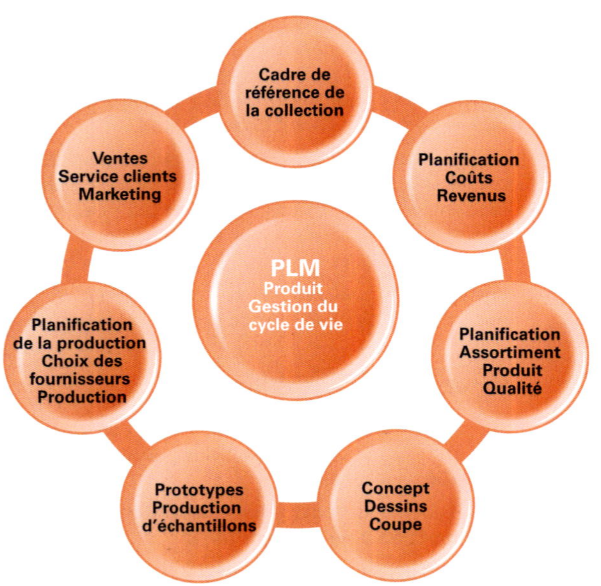

Des **systèmes PLM** sont utilisés et valables pour tous les services de l'entreprise. Tous les partenaires, du designer, fournisseur de matériel, producteur, revendeur au consommateur doivent être intégrés via des mesures interentreprises.

Le PLM est ainsi un système central de commande utilisé pour l'entreprise. Il comprend aussi bien des systèmes informatiques d'assistance que des méthodes, des processus et des structures organisationnelles de planification, construction, calcul et fabrication jusqu'à la planification financière (contrôle de gestion), la distribution et le service. Les concepts PLM stratégiques sont différents selon le fabricant (fonctions et prestations).

La mise en œuvre des systèmes PLM s'appuie sur les **données des produits (Product Data Management, systèmes PDM)** et les **systèmes de gestion des marchandises (Enterprice Resource Planning System, systèmes ERP).** Ces systèmes sont étroitement liés.

Liaisons des informations PDM et ERP (ill. 2)

Les données opérationnelles servent de base à la planification, à la commande et à la surveillance de la production. Le schéma montre les liens informationnels possibles dans l'entreprise. Les différents services peuvent accéder à des données précises selon leur autorisation.

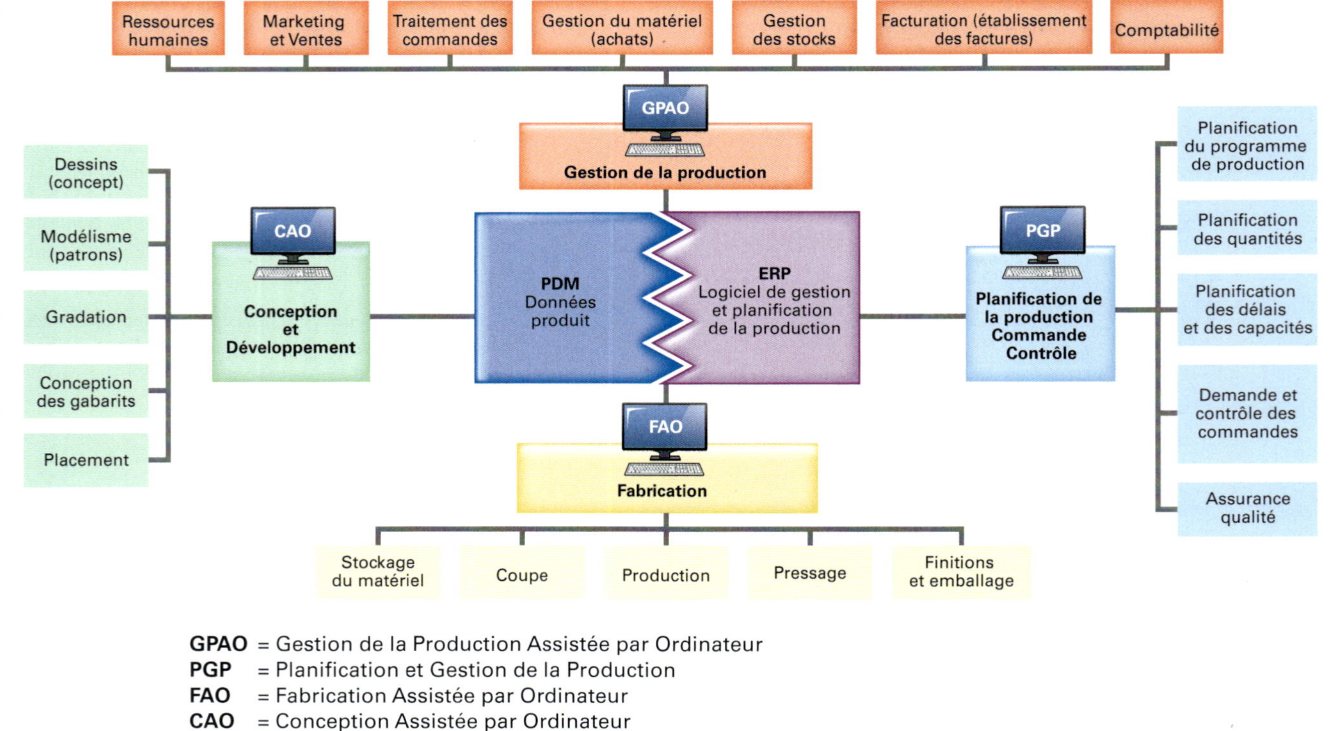

GPAO = Gestion de la Production Assistée par Ordinateur
PGP = Planification et Gestion de la Production
FAO = Fabrication Assistée par Ordinateur
CAO = Conception Assistée par Ordinateur

11.6.1 Échange de données (2)

L'augmentation des quantités de données-produits requiert une administration centrale et donc l'abandon des solutions informatiques isolées des différents services. Le développement et l'introduction de **systèmes PDM et ERP** fournissent la base d'un flux continu d'informations, tout en permettant un degré supérieur de **mise en réseau des données-produits.**

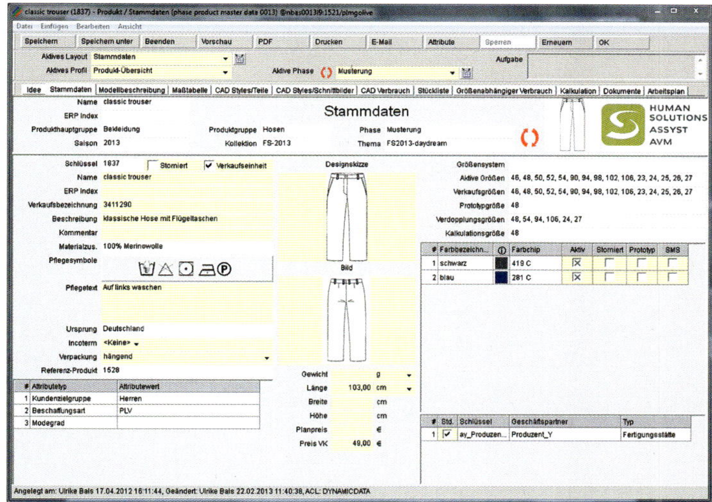

1 : Données principales du produit

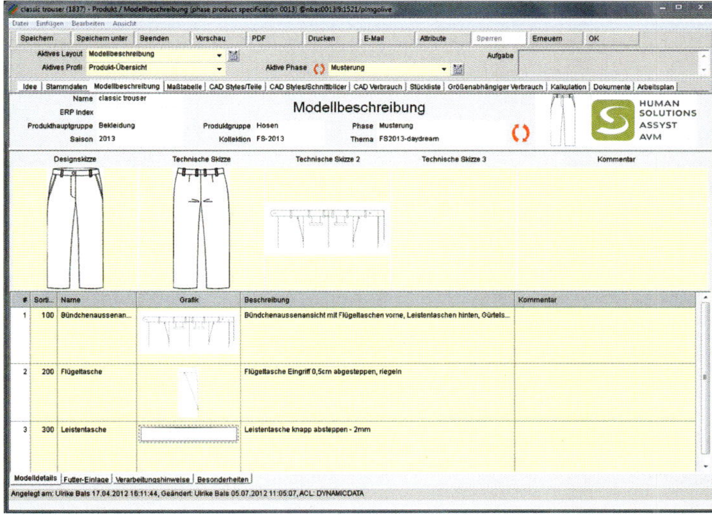

2 : Description du modèle

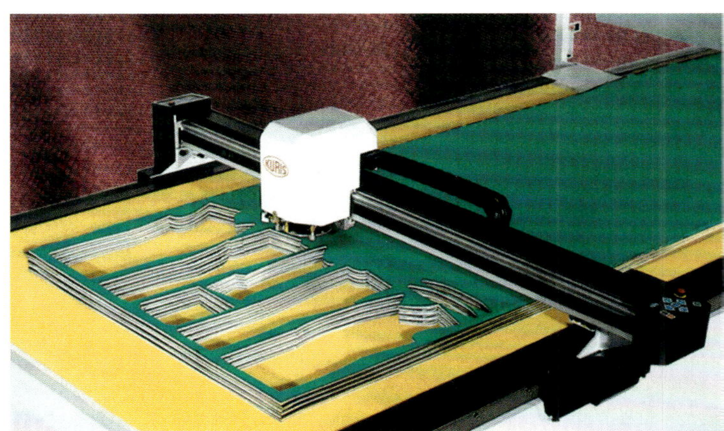

3 : Coupe commandée par ordinateur

Gestion de données-produits (PDM)

Au sein de l'entreprise, le PDM joue un rôle central dans la mise en œuvre du PLM (gestion du cycle de vie du produit). Toutes les données qui appartiennent à un modèle sont reliés entre elles par des systèmes informatiques. Il est possible de réaliser simultanément différentes tâches sur le même modèle, par ex. développer la coupe du modèle, élaborer des fiches et des directives de production etc. Une interface utilisateur uniforme facilite l'accès à tous les collaborateurs autorisés. Ainsi, le développement des produits et la qualité du produit, tout comme le temps et les coûts sont optimisés **(ill. 1 et ill. 2)**.

Enterprise-Resource-Planning-System (ERP)

Avec le système de gestion des produits ERP, les données du PDM sont utilisées au sein de l'entreprise et sont liées aux donnés de ventes.

Les systèmes ERP gèrent et soutiennent les services suivants, par ex. :

- **Planification des quantités**

  Elle comprend la gestion des matériaux, par ex. la prise de commande, les achats et la gestion du stock.

- **Planification des délais et des capacités**

  Elle forme la base des délais de livraison, des capacités de production (machines) et de la gestion du personnel (employés).

- **Surveillance des commandes, contrôle de gestion**

  Ce point permet de gérer l'entrée, la planification et l'exécution des commandes, les délais et l'assurance-qualité. L'ensemble du processus est contrôlé par le service chargé des questions financières et comptables.

Systèmes CAM (fabrication pilotée par ordinateur)

Les systèmes CAM sont utilisés lors de la fabrication en serie et de la production en masse. Ils servent aussi durant la fabrication de prototypes et la fabrication industrielle demi-mesure **(MtM**[1]**)**

- Le **flux de matériaux** est contrôlé et surveillé au sein des différents services de fabrication.
- Le **placement** et la **coupe** sont pris en charge par les machines automatiques et les couteaux automatiques (dispositifs de découpe à commande CNC[2]) **(ill. 3)**.
- La **couture assistée par ordinateur** implique la programmation et l'exécution automatique des étapes de travail.
- Concernant les **procédures de pressage,** il est possible de programmer des étapes de pressage en forme, de finisseurs de forme et de tunnels de finissage, en fonction du produit.

[1] MtM = Made to Measure (angl. : fabriqué sur mesure)
[2] CNC = Computerized Numerical Control (commande électronique)

11.7.1 Circulation de matériel au sein de l'entreprise

La **circulation de matériel au sein de l'entreprise** dépend de la taille de l'entreprise, de la capacité de production et du produit. Cette procédure est essentielle pour un déroulement sans faille et à bas coût de la fabrication.

La circulation au sein de l'entreprise comprend le flux des matières premières, des moyens de production et des produits semi-finis et finis ; l'objectif est de mettre en relation les différents services de fabrication. Le schéma **(ill. 1)** montre le flux de matériaux allant de l'étoffe au vêtement fini.

L'industrie de l'habillement emploie différents **systèmes de manutention** en fonction des besoins. L'utilisation des systèmes de manutention définit le temps de passage du produit concerné. La suite d'illustrations (2 à 7) donne une vue d'ensemble des services de fabrication dans l'ordre des processus de production.

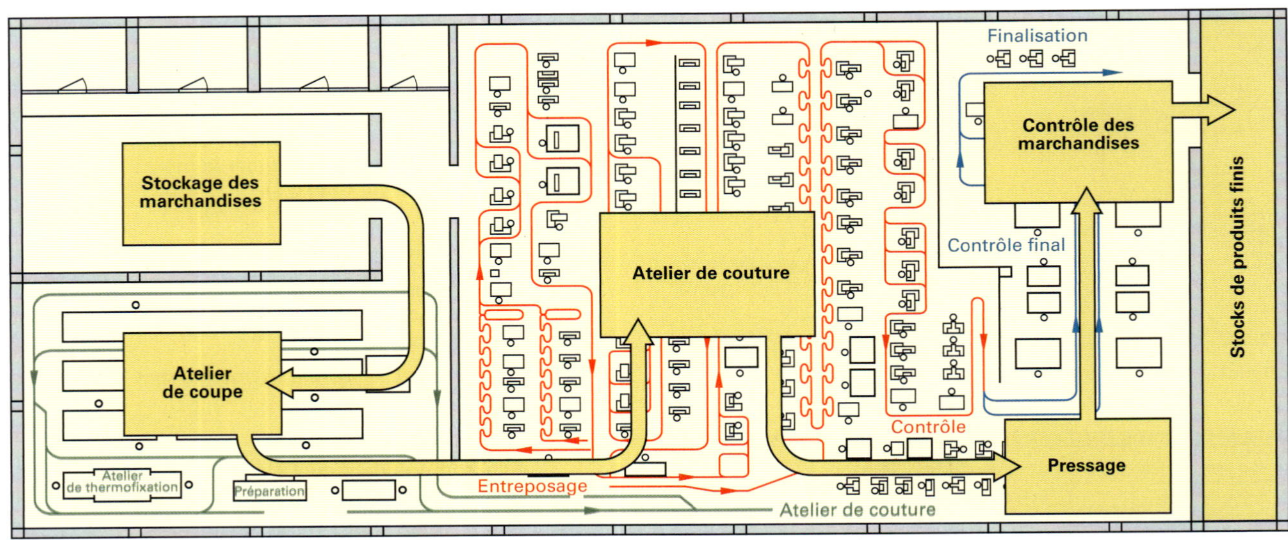

1 : Flux de matériaux

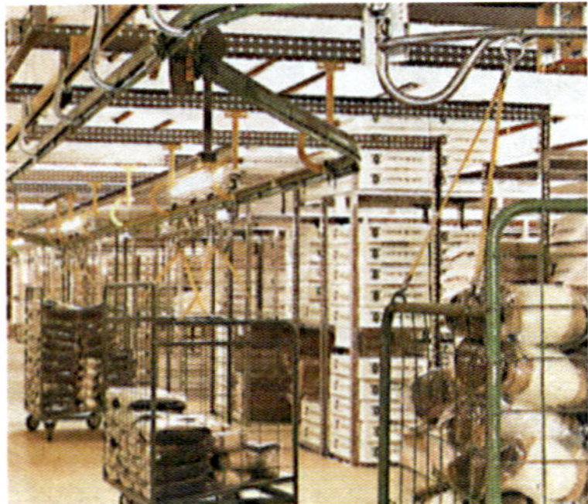

2 : Chariot de tissus dans le stock des marchandises

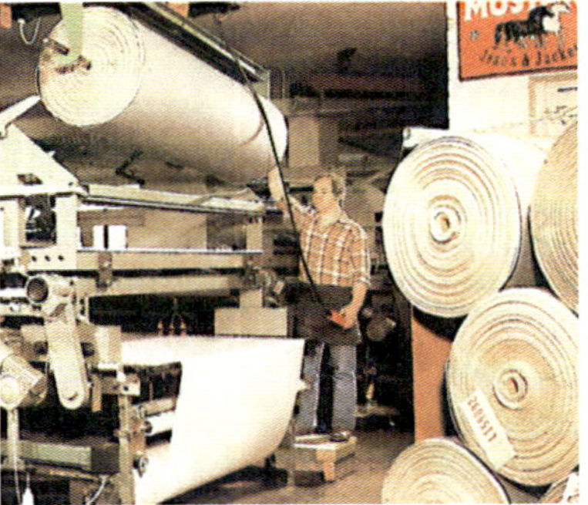

3 : Dispositif de levage de rouleaux sur la table de pose

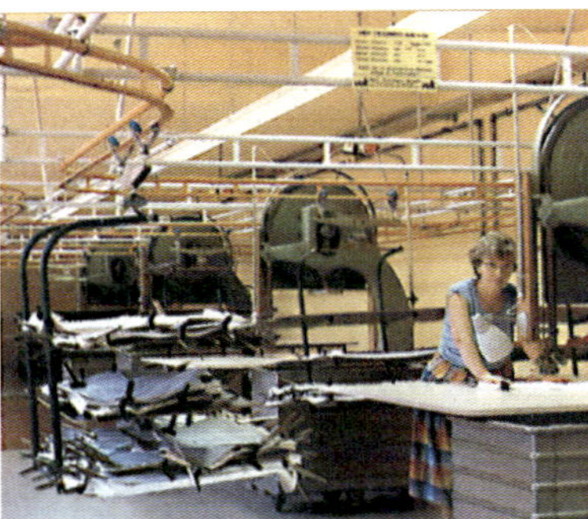

4 : Transport suspendu de la pile de pièces de vêtement dans le département de coupe

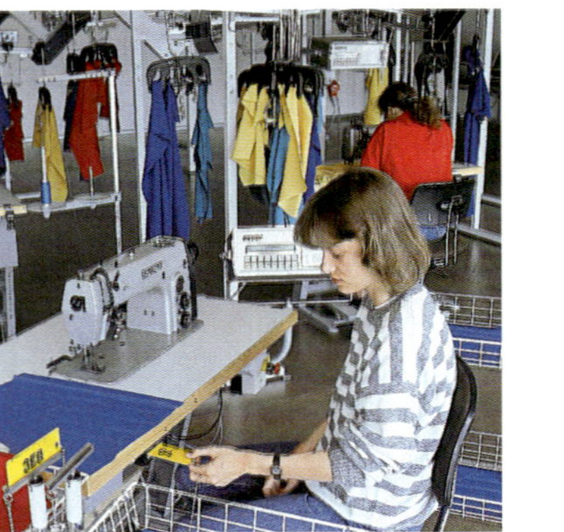

5 : Système de distribution automatique suspendue dans l'atelier d'assemblage

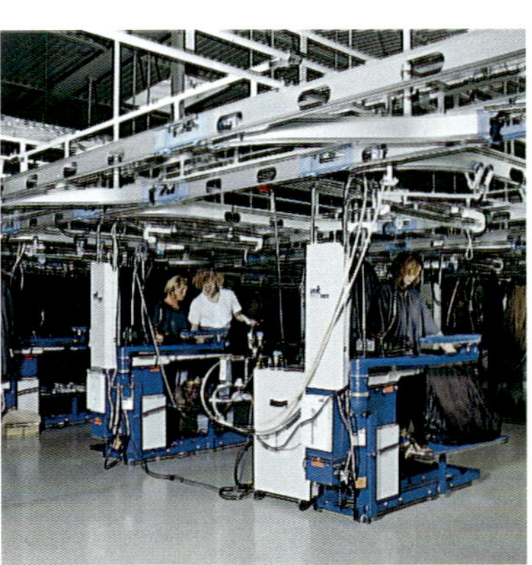

6 : Transport suspendu dans la salle de pressage

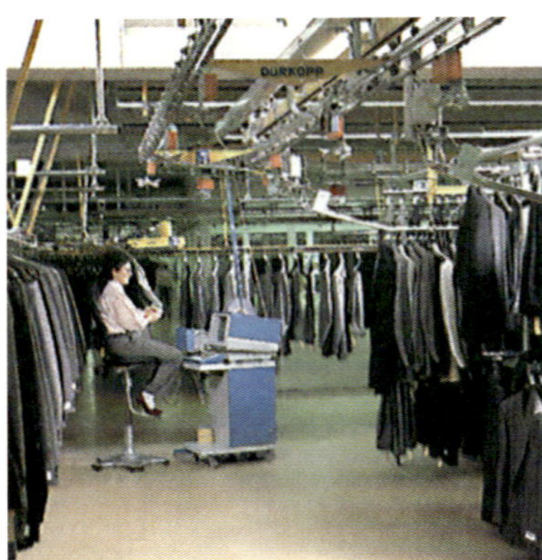

7 : Stock informatisé de produits finis suspendus

12.1.1 Théorie des proportions

On entend par théorie des proportions le rapport quantitatif entre des parties. La théorie des proportions forme la base de la représentation du corps humain et donc aussi de la fabrication de vêtements.

Outre le principe du nombre d'or, la règle de l'Homme de Vitruve est considérée comme efficace pour la construction du corps humain.

Nombre d'or

Le nombre d'or permet de construire des proportions harmonieuses. Une ligne est divisée de manière à ce que les parties inégales soient en harmonie les unes avec les autres.

Principe :

La plus petite section (a) se comporte par rapport à la grande section (b) de la même manière que la grande section (b) par rapport à l'ensemble de la section (a+b) **(ill. 1 et 2)**.

$$\frac{\overline{BE}}{\overline{AE}} = \frac{\overline{AE}}{\overline{AB}}$$

Construction selon le nombre d'or :

1. Au point B, la perpendiculaire $\overline{BC}$ = 1/2 $\overline{AB}$ est construite.
2. Le point C est relié au point A.
3. La section $\overline{BC}$ est transférée à la droite $\overline{AC}$: $\overline{BC}$ = $\overline{CD}$ = 1/2 $\overline{AB}$.
4. La section $\overline{AD}$ est transmise à la droite $\overline{AB}$: $\overline{AD}$ = $\overline{AE}$.
5. E divise la section $\overline{AE}$ selon le rapport du nombre d'or.

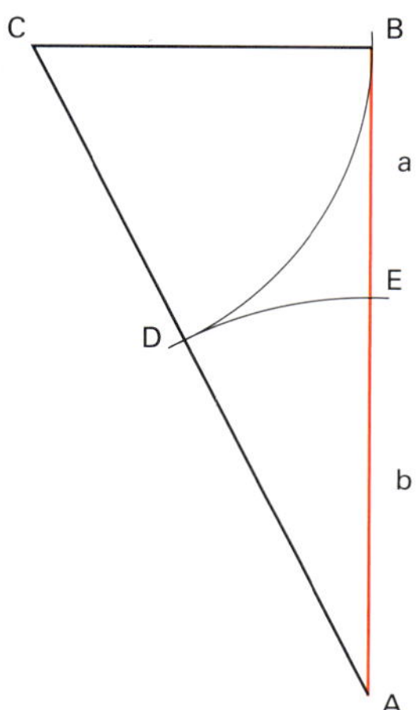

1 : Division d'une section selon le nombre d'or

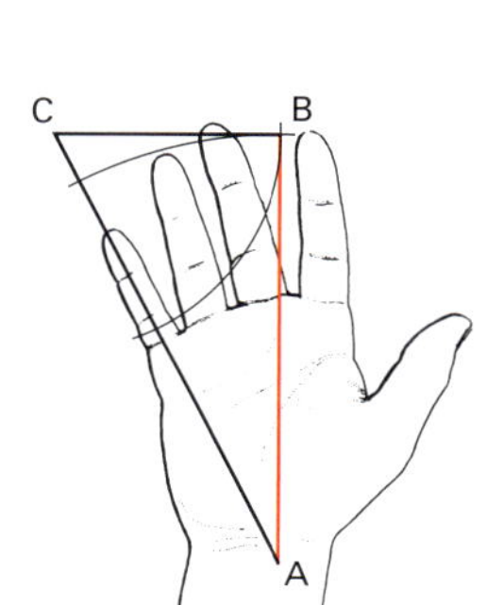

2 : Proportions d'une main

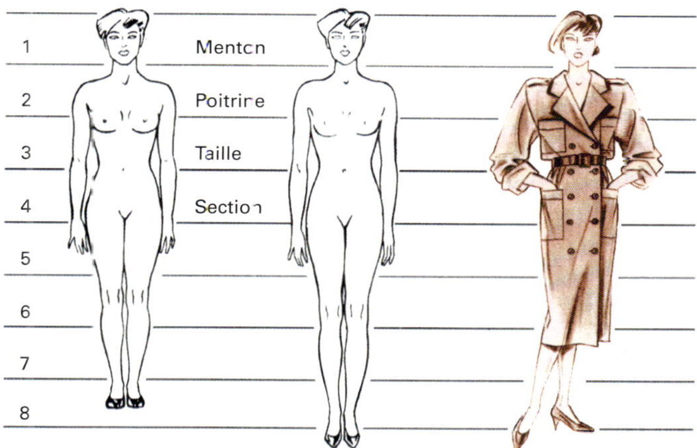

3 : Silhouettes de proportions féminines

4 : Proportions idéales d'une robe

La règle de l'Homme de Vitruve

Le corps humain peut être représenté dans des proportions idéales s'il est divisé en huit parties de même taille. On utilise la taille de la tête comme mesure de base. Pour les adultes, la taille moyenne du corps correspond environ à sept fois et demi la taille de la tête. Pour les dessins de mode, cette taille va jusqu'à huit à dix fois la taille de la tête ; l'extension est effectuée au niveau des jambes **(ill. 3 et 4)**.

Divergences de la silhouette idéale

Chaque personne possède une forme et une taille de corps qui lui sont propres. Les silhouettes grandes, petites, élancées ou trapues ne correspondent pas toujours aux proportions idéales.

La confection vise à ajuster le vêtement aussi précisément que possible à la forme et à la taille du corps. Dans la production en série, il est possible de procéder à ces ajustements de manière rentable en fabriquant les vêtements dans différentes tailles. Les **tailles de vêtements** se fondent sur des valeurs moyennes de séries de mensurations. Des groupes de mensurations précises sont rassemblés et organisés en tableaux (barèmes). Les tailles sont graduées de manière à ce que presque chaque chiffre puisse se voir attribuer une taille.

On appelle **taille de base** la taille qui correspond à la majorité des personnes. Les autres morphologies sont réparties dans d'autres tailles, par ex. **statures courtes, statures longues** **(cf. p. 242 et suivante)**.

Les mesures suivantes servent de base aux barèmes de tailles :

- **Mensurations du corps** Elles sont déterminées individuellement sur des sections de mesures anatomiques spécifiques (par ex. tour de hanches).
- **Mesures des proportions** Elles sont calculées pour le développement de patrons (par ex. largeur du dos = 1/4 de la stature).
- **Mesures du vêtement** Elles désignent les mesures prises sur le vêtement. Elles contiennent des élargissements pour le confort (par ex. largeur de taille = tour de taille + 1 cm).

12.1.2 Prise de mesures et application des mesures

Prise de mesures

La détermination des mesures est la base pour la production de vêtements. La prise de mesures est constituée de mensurations corporelles, qui sont déterminées individuellement ou par des mesures en série.

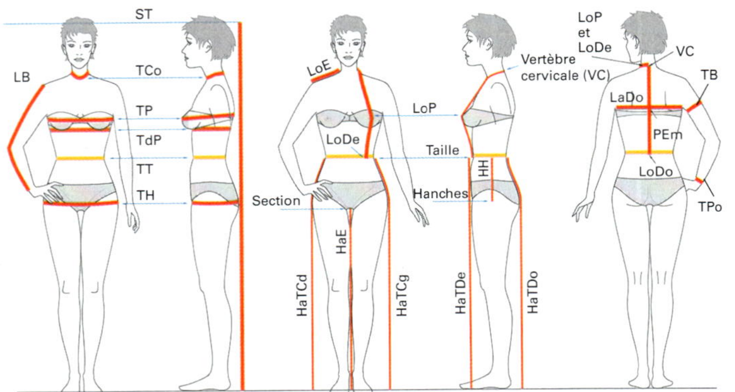

ST	Stature	**HaTCd**	Hauteur de taille côté droit	**LoP**	Longueur de poitrine
TCo	Tour de cou	**HaE**	Hauteur d'entre-jambe	**LoDe**	Longueur poitrine-taille devant
TP	Tour de poitrine	**HaTCg**	Hauteur de taille côté gauche	**LaDo**	Largeur du dos
TdP	Tour de dessous de poitrine	**HH**	Hauteur de hanches	**LoDo**	Longueur du dos
TT	Tour de taille	**HaTDe**	Hauteur taille devant	**TB**	Tour du bras
TH	Tour de hanches	**HaTDo**	Hauteur taille dos	**TPo**	Tour du poignet
LB	Longueur bras	**LoE**	Longueur d'épaule	**PEm**	Profondeur de l'emmanchure

1 : Détermination manuelle des mesures

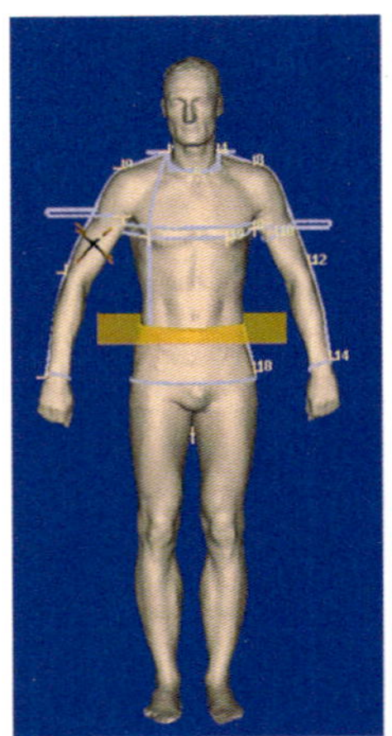
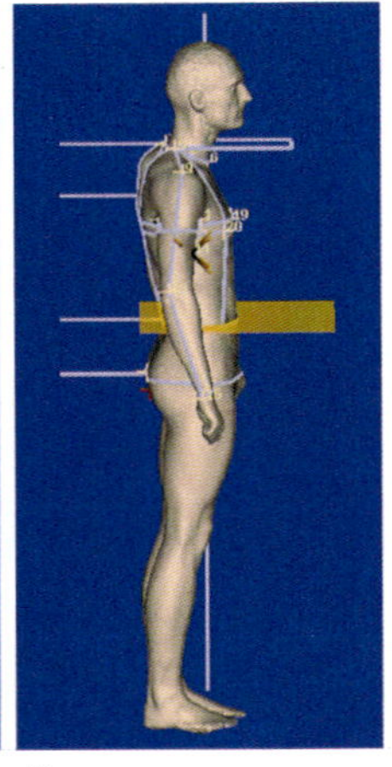
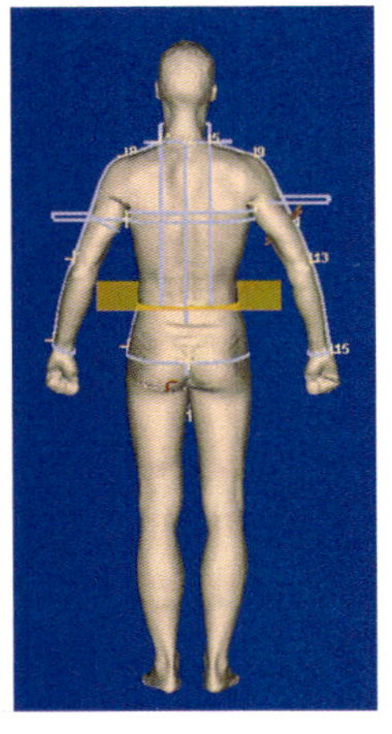

2 : Présentation virtuelle d'un corps

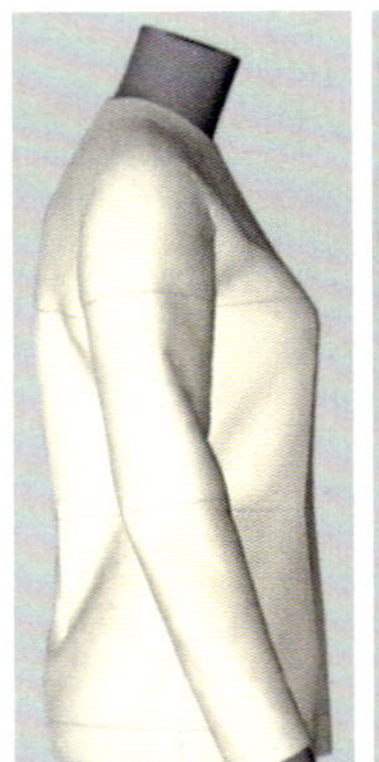
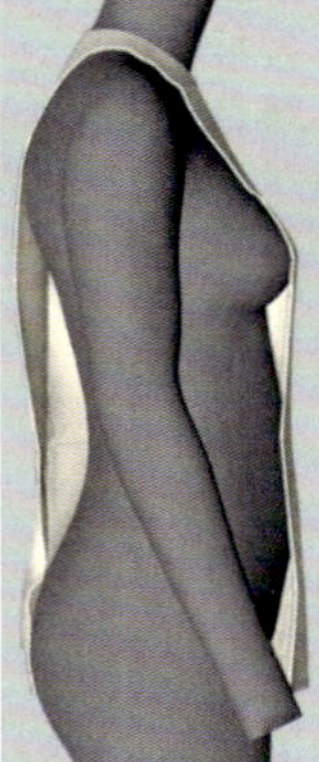
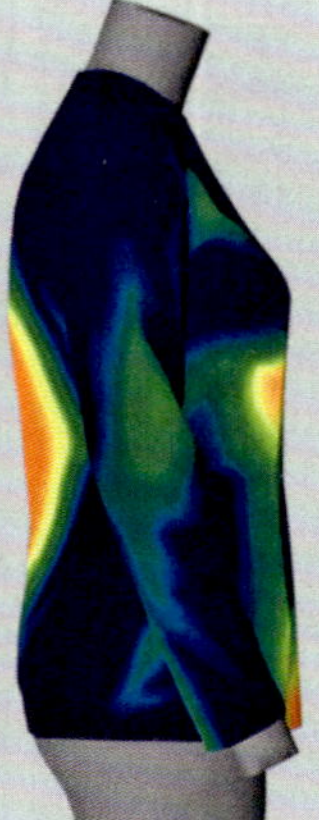
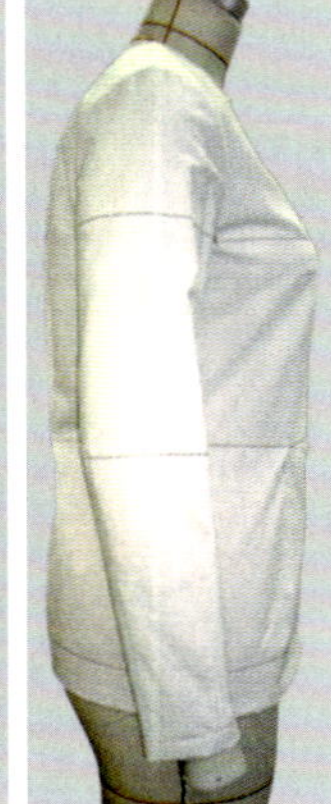

3 : Vêtements pour dames simulés en 3D

Prise de mesures individuelle

Les mesures sont prises sur une seule personne. Les mesures sont obtenues manuellement avec le mètre-ruban **(ill. 1)**.

Avec les mesures obtenues et les caractéristiques de la silhouette, on développe **une coupe individuelle et sur mesure.**

Le tableau des mensurations personnelles est consigné dans un fichier-client et peut être actualisé à tout moment.

Prise de mesures automatisée

La prise de mesure est effectuée sans contact dans le cadre d'une numérisation en 3D.

Avec un scanner corporel, tous les contours du corps sont détectés par un laser ou un rayon lumineux. Il est possible de déterminer automatiquement et en très peu de temps jusqu'à 100 mensurations prédéfinies et ainsi les caractéristiques individuelles de la silhouette **(ill. 2)**.

Application des mensurations

Barèmes de tailles

Des barèmes de tailles sont élaborés à partir des données de mensuration. Sur la base de ces tableaux, des patrons spécifiques à l'entreprise sont développés pour la fabrication industrielle de vêtements.

Simulation de patrons en 3D

À partir des mensurations définies, il est possible de générer un corps virtuel **(avatar)**. Cette représentation permet de développer des produits sur le plan numérique. Des essayages de prototypes peuvent être réalisés si l'avatar est transformé en mannequin.

Dans une simulation en 3D, les différentes parties d'un patron sont représentées sur un corps virtuel en fonction du processus des coutures d'assemblage. Il est ainsi possible de simuler différentes coupes, qualités de tissus, couleurs et motifs. Ces simulations donnent une idée de l'effet et du seyant du vêtement **(ill. 3)**.

Après un développement du patron en 2D, la présentation en 3D permet d'accélérer le processus de développement ; les coûts de fabrication du premier modèle sont aussi réduits.

Fabrication industrielle demi-mesure (Made to Measure, MtM)

Pour les vêtements demi-mesure fabriqués de manière industrielle **(cf. p. 216)**, les mensurations de la personne peuvent être prises par numérisation et transmises à l'entreprise de fabrication. Les systèmes CAO permettent d'élaborer des coupes du modèle et des patrons de production. Dans la suite du processus, les systèmes FAO aident à la fabrication du vêtement.

Grâce à la simulation sur l'ordinateur, le client peut observer au préalable le résultat de la future production en série.

12.2.1 Barèmes de tailles

Les barèmes de tailles constituent une base importante pour le développement de vêtements bien coupés. Ils donnent des informations sur les mensurations utiles à la fabrication de vêtements. Les **barèmes de tailles** représentent des données statistiques de relevés de mensurations anthropologiques classées par tailles standards. En complément, des **barèmes de tailles destinés à des groupes-cibles et à des domaines d'application spécifiques** ont été développés au cours de ces dernières années.

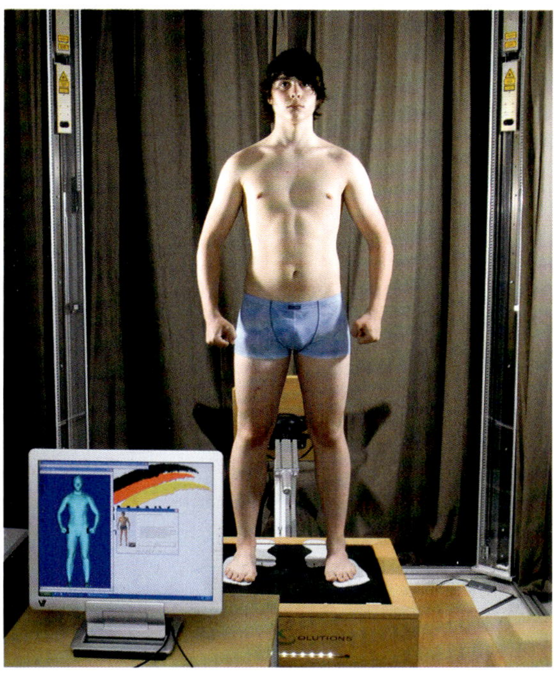

1 : Prise de mensurations en position debout et de face

Relevé de mesures représentatif

Le dernier relevé de mesures représentatif allemand appelé SizeGERMANY (2007-2009) est un projet commun du Hohenstein Institute (Bönnigheim) et de la société Human Solutions GmbH (Kaiserslautern) élaboré en étroite collaboration avec plus de 160 entreprises de renom impliquées dans les domaines de l'habillement et de l'automobile. Contrairement aux relevés précédents, les barèmes de taille ne sont pas publiés sur papier, mais sont mis à la disposition des entreprises concernées sur un portail Internet. Des barèmes de tailles spécifiques à certains groupes cibles peuvent également être créés pour les entreprises.

Les mensurations et le poids de 13 362 hommes, femmes et enfants âgés de 6 à 87 ans ont été calculées. Les mensurations des participants (sondés) ont été prises sans contact avec une technologie de scanner en 3D **(ill. 1 ; cf. p. 240)**.

À l'aide de point de mesures précis, la conformation numérique à l'identique des participants a pu être générée. 44 mensurations pour l'industrie de l'habillement et 37 mensurations pour l'ergonomie **(cf. p. 226)** y ont été prises. Les dimensions des vêtements ont été définies en conformité avec les normes internationales comme ISO 8559 (Dimensions pour l'habillement) et ISO 7250 (Dimensions pour l'ergonomie).

Toutes les mensurations individuelles des personnes ont été évaluées sur le plan statistique et sur cette base, des **barèmes représentatifs de taille** ont pu être créés.

Avec les résultats des mensurations et la disponibilité des données de numérisation en 3D, il est désormais possible de développer des mannequins qui représentent de manière réaliste les morphologies **(ill. 2)**. Les mannequins **spécifiques aux entreprises** facilitent l'évaluation du seyant, par ex. dans le développement des produits.

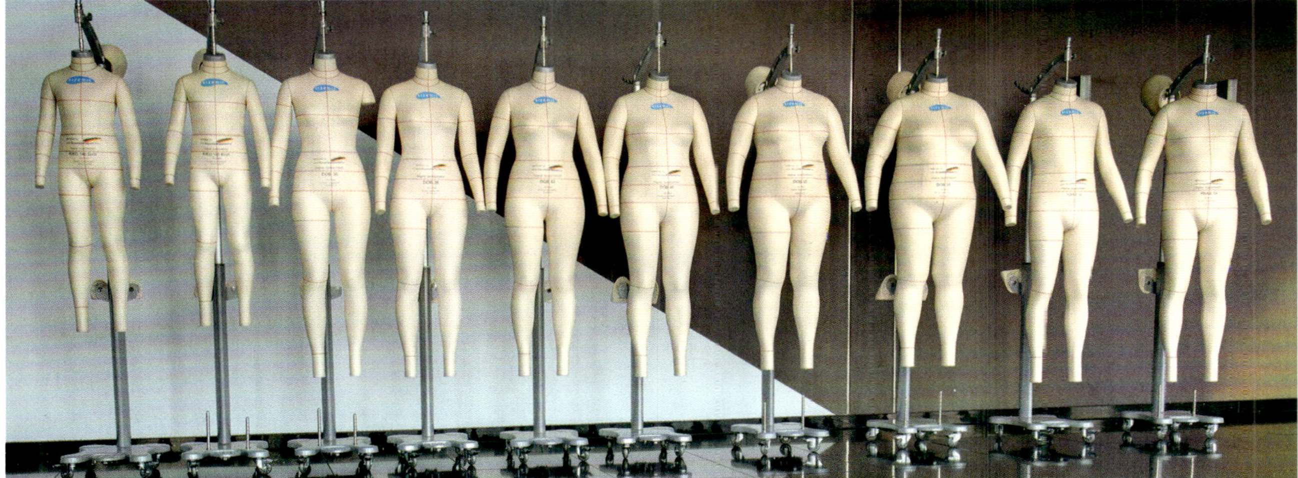

2 : Mannequins réalistes pour enfants, femmes et hommes

Vue d'ensemble des barèmes de tailles (à partir de 2009)

- Barèmes de tailles standards SizeGERMANY (2009) :
  - Vêtements pour femmes
  - Vêtements pour hommes
  - Vêtements pour enfants
  - Barèmes des pantalons et de lingerie
- Barèmes des grandes tailles pour femmes (2009)
- Barèmes de tailles de pied pour hommes et femmes (2009)
- Barèmes de tailles pour vêtements de sport pour hommes en fauteuil roulant (2014)
- Barèmes de tailles de tête pour hommes, femmes et enfants (2014)
- Barèmes des grandes tailles pour hommes (2015)
- Barèmes des tailles pour les mains (2015)

12.2.2 Tailles des vêtements pour femmes

Évolutions des mensurations et répartition des tailles pour les femmes

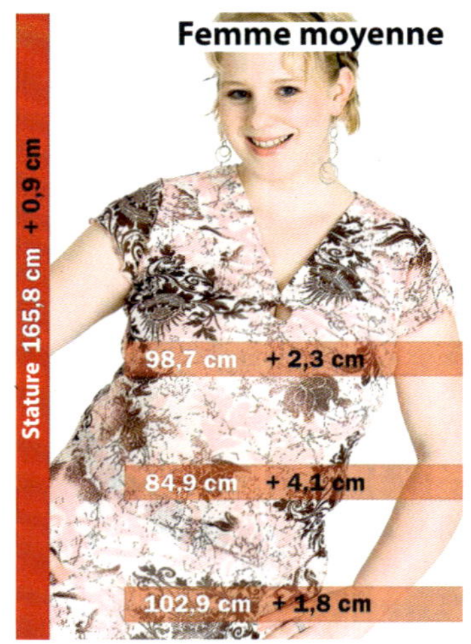

1 : **Évolution des mensurations moyennes de la femme allemande**

Chez les femmes, des campagnes de mensurations sont effectuées environ tous les 10 ans depuis 1957. Une comparaison des mensurations et des répartitions des tailles entre le dernier relevé représentatif de 1994 et les résultats de SizeGERMANY montre un déplacement net allant vers des tailles commerciales plus grandes **(ill. 1 et 2)**.

Tailles commerciales chez les femmes - Répartition parmi la population
Comparaison des relevés de mensurations 1994 et 2009

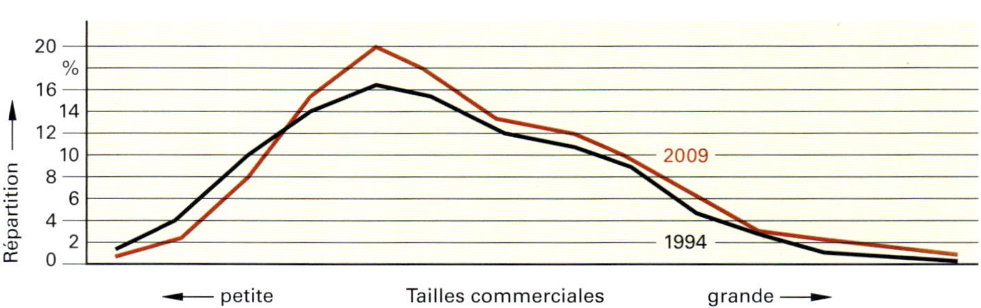

2 : **Répartition des tailles commerciales des femmes**

Barèmes des mensurations en prêt-à-porter féminin

- Les **dimensions déterminantes** concernant les femmes sont le **tour de poitrine, la stature et le tour de hanches.**
- Les tailles commerciales sont basées sur le **tour de poitrine.**
- Les **tailles standards** sont définies sur la base de morphotypes et de statures et représentent **les plus grandes parts de la population**.
  - La **série de statures** – courte, standard, longue – est définie par la grandeur.
  - Le **morphotype** – fin, standard ou fort – est calculé à partir du tour de poitrine et du tour de hanches.

Structure des mensurations des barèmes de prêt-à-porter féminin (tableau de 1994 modifié)		
• **Statures normées 32 à 60**	• **Statures courtes de 16 à 30** • **Morphotypes hanches fines** avec préfixe **0**	• **Statures longues de 64 à 120** • **Morphotypes hanches larges** avec préfixe **5**

Morphotypes standards															
Tour de poitrine (cm)	76	80	84	88	92	96	100	104	110	116	122	128	134	140	146
Statures courtes	**16**	**17**	**18**	**19**	**20**	**21**	**22**	**23**	**24**	**25**	**26**	**27**	**28**	**29**	**30**
Stature (cm)	160	160	160	160	160	160	160	160	160	160	160	160	160	160	160
Statures standards	**32**	**34**	**36**	**38**	**40**	**42**	**44**	**46**	**48**	**50**	**52**	**54**	**56**	**58**	**60**
Stature (cm)	168	168	168	168	168	168	168	168	168	168	168	168	168	168	168
Statures longues	**64**	**68**	**72**	**76**	**80**	**84**	**88**	**92**	**96**	**100**	**104**	**108**	**112**	**116**	**120**
Stature (cm)	176	176	176	176	176	176	176	176	176	176	176	176	176	176	176

Morphotypes fins															
Tour de poitrine (cm)	76	80	84	88	92	96	100	104	110	116	122	128	134	140	146
Statures courtes	**016**	**017**	**018**	**019**	**020**	**021**	**022**	**023**	**024**	**025**	**026**	**027**	**028**	**029**	**030**
Stature (cm)	160	160	160	160	160	160	160	160	160	160	160	160	160	160	160
Statures standards	**032**	**034**	**036**	**038**	**040**	**042**	**044**	**046**	**048**	**050**	**052**	**054**	**056**	**058**	**060**
Stature (cm)	168	168	168	168	168	168	168	168	168	168	168	168	168	168	168
Statures longues	**064**	**068**	**072**	**076**	**080**	**084**	**088**	**092**	**096**	**0100**	**0104**	**0108**	**0112**	**0116**	**0120**
Stature (cm)	176	176	176	176	176	176	176	176	176	176	176	176	176	176	176

Morphotypes forts															
Tour de poitrine (cm)	76	80	84	88	92	96	100	104	110	116	122	128	134	140	146
Statures courtes	**516**	**517**	**518**	**519**	**520**	**521**	**522**	**523**	**524**	**525**	**526**	**527**	**528**	**529**	**530**
Stature (cm)	160	160	160	160	160	160	160	160	160	160	160	160	160	160	160
Statures standards	**532**	**534**	**536**	**538**	**540**	**542**	**544**	**546**	**548**	**550**	**552**	**554**	**556**	**558**	**560**
Stature (cm)	168	168	168	168	168	168	168	168	168	168	168	168	168	168	168
Statures longues	**564**	**568**	**572**	**576**	**580**	**584**	**588**	**592**	**596**	**5100**	**5104**	**5108**	**5112**	**5116**	**5120**
Stature (cm)	176	176	176	176	176	176	176	176	176	176	176	176	176	176	176

3 : **Tableau des tailles commerciales féminines pour les différents morphotypes et statures.**

12.2.3 Tailles des vêtements pour hommes

Évolutions des mensurations et répartition des tailles pour les hommes

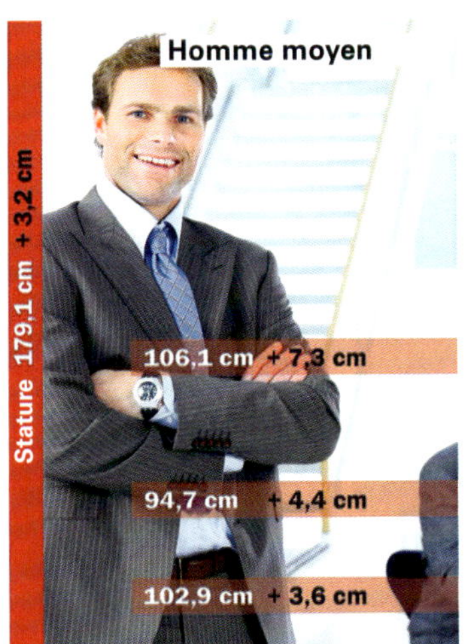

1 : Évolution des mensurations moyennes chez l'homme allemand

Les résultats de SizeGERMANY révèlent des évolutions très importantes au niveau des mensurations et de la répartition des tailles de la population masculine par rapport aux valeurs moyennes du dernier relevé de 1980. Chez les hommes également, on constate en effet un déplacement vers des tailles commerciales plus grandes (**ill. 2**). Le tour de poitrine des hommes allemands a augmenté en moyenne de 7,3 cm au cours de ces 30 dernières années (**ill. 1**). Ceci correspond presque à deux tailles commerciales. La comparaison des répartitions de tailles dans la population confirme la tendance.

Tailles commerciales chez les hommes - Répartition parmi la population
Comparaison des relevés de mensurations 1980 et 2009

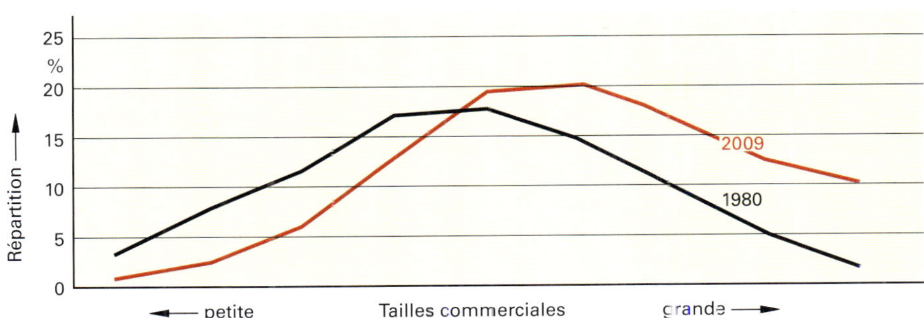

2 : Répartition des tailles commerciales chez les hommes

Barèmes des mensurations en prêt-à-porter masculin

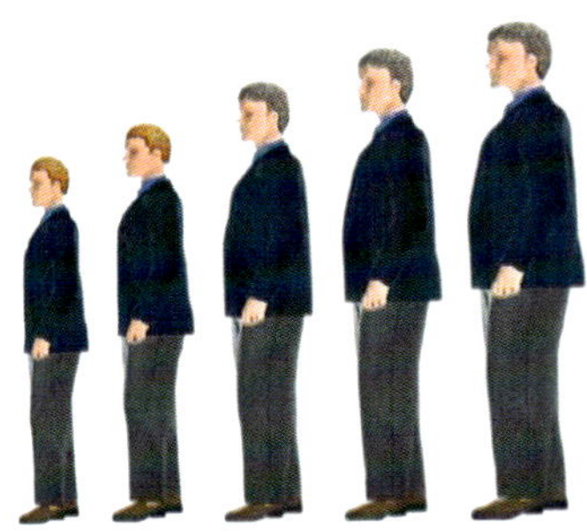

3 : Système de taille prêt à porter masculin utilisé dans les années 60

Dans le prêt-à-porter masculin, la stature a été traditionnellement augmentée avec l'augmentation du tour de poitrine : 3 cm jusqu'à la taille 52, ensuite de 2 cm. Les résultats du relevé de 2009 prouvent que la stature n'augmente pas avec les tailles commerciales croissantes.

Dans SizeGERMANY, une augmentation de la stature de 1 cm a été constatée. Ceci constitue un compromis pertinent entre le barème utilisé jusqu'à présent et les tout derniers constats (**ill. 4**).

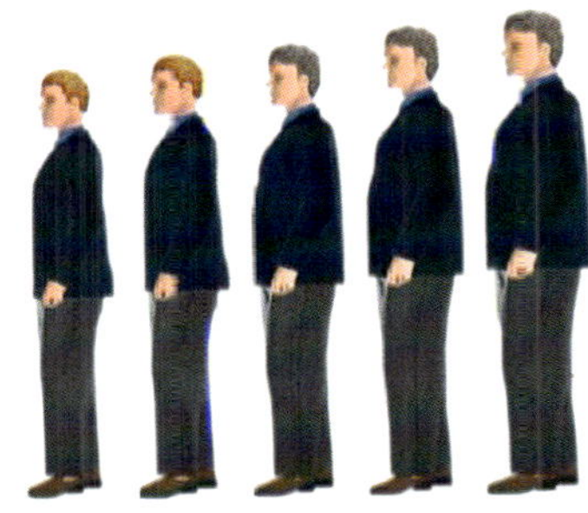

4 : Système de taille prêt à porter masculin de 2009 (SizeGERMANY)

- Les **dimensions déterminantes** pour les hommes sont **le tour de poitrine, la stature** et **le tour de taille.**
- Les tailles commerciales sont basées sur le **tour de poitrine**.
- Les **tailles standards** sont définies sur de morphotypes et de statures. Ces tailles représentent les **plus grandes parts de la population.**
  - La **série de statures** – ultra-courte, courte, standard, longue et ultra-longue – est définie par la grandeur.
  - Le **morphotype** – ultra-fin, fin, standard, trapu et obèse – est calculé à partir du tour de poitrine et du tour de taille.

Structure des mensurations des barèmes de prêt-à-porter masculin (tableaux reposant sur les tailles principales actuelles classiques utilisées dans le commerce)		
• **Statures normées 42 à 60**	• **Statures courtes de 21 à 30** • **Statures longues de 82 à 118**	• **Statures ultra-courtes K21 à K30** • **Statures ultra-longues L82 à L118**

Morphotype standard										
Tour de poitrine (cm)	84	88	92	96	100	104	108	112	116	120
Statures ultra-courtes	**K21**	**K22**	**K23**	**K24**	**K25**	**K26**	**K27**	**K28**	**K29**	**K30**
Statures courtes	**21**	**22**	**23**	**24**	**25**	**26**	**27**	**28**	**29**	**30**
Statures standards	**42**	**44**	**46**	**48**	**50**	**52**	**54**	**56**	**58**	**60**
Stature (cm)	176	177	178	179	180	181	182	183	184	185
Statures longues	**82**	**86**	**90**	**94**	**98**	**102**	**106**	**110**	**114**	**118**
Statures ultra-longues	**L82**	**L86**	**L90**	**L94**	**L98**	**L102**	**L106**	**L110**	**L114**	**L118**

5 : Tableaux des tailles commerciales masculines pour les différents morphotypes standards.

12.2.4 Autres tailles de vêtements

Tailles commerciales pour enfants

Le projet SizeGERMANY établit des barèmes de tailles destinés aux **filles et aux garçons** de 6 à 17 ans. Les résultats montrent qu'il existe déjà des différences entre filles et garçons concernant leurs morphotypes et leurs mensuration.

La prise de mensurations pour les **bébés et les jeunes enfants** est très fastidieuse ; les enfants à partir de 6 ans sont quant à eux généralement inclus dans les relevés. Un tableau standard allemand n'est pas actuellement disponible pour les **tailles 50 à 110**.

- En principe, la codification se fait selon les **dimensions indicatives de la stature**
- Les tailles enfant commencent à la taille 50 et augmentent par **intervalles de 6 : 50, 56, 62 à 182.**
- Les barèmes pour les **vêtements fille et garçon** comptent **quatre morphotypes** : ultra-fin, fin, standard, fort.
  - Les séries de taille commencent à la **taille 116** et se terminent à la **taille 176 (filles), 182 (garçons).**
  - Les morphotypes en Allemagne sont signalés par la **mention supplémentaire** des lettres **« ES » (Extraschlank) pour ultra-fin, « SC » (Schlank) pour fin et « ST » (Stark) pour fort.**

Tailles de chemises pour homme

La **dimension déterminante** pour les tailles de chemise est le **tour du cou.** Le tour de poitrine, le tour de taille et les longueurs de chemise et des manches sont définis à partir du tour de cou.

Actuellement, aucune tableau standard n'existe pour les tailles de chemises. Les tailles de chemise varient donc fortement en fonction des fabricants. Parfois, **différentes largeurs de chemises** (étroite, normale et large) et **différentes longueurs de chemises et de manches** (courtes, normales et longues) existent pour le même tour du cou.

Les partenaires de SizeGERMANY peuvent établir des barèmes de tailles de chemise en se basant sur les mensurations réelles de la population allemande, par ex. sur la base du tour de cou et du tour de taille.

Désignation des tailles (codification)

Dans le commerce, les tailles sont de plus en plus souvent codifiées avec des **lettres** pour de nombreux groupes de produits. Toutefois, la divergence des tailles désignées en lettres est énorme, tant à l'échelle nationale qu'internationale. Il n'existe pas de normalisation officielle concernant les tailles commerciales. Les codes de tailles désignées en lettres sont également utilisés différemment selon les genres pour le prêt-à-porter féminin, masculin ou unisexe. Ces mentions n'apparaissent cependant pas sur l'étiquette de taille. Le client ne peut donc pas savoir si la lettre correspond à une taille genrée ou non.

Dans le tableau des tailles de prêt à porter féminin de 1994, qui n'est cependant plus valide, l'attribution a été indiquée de la manière suivante :

	Prêt à porter féminin						
Code	**XS**	**S**	**M**	**L**	**XL**	**XXL**	**3XL**
Taille	**32/34**	**36/38**	**40/42**	**44/46**	**48/50**	**52/54**	**56/58**

1 : Codification de tailles en prêt à porter féminin de 1994

Tailles de lingerie et de mode balnéaire selon la forme de la poitrine

- Les **mesures déterminantes** que la lingerie utilise pour la taille d'un soutien-gorge sont **le tour de poitrine et le tour de dessous de poitrine**.
- La largeur du dessous de poitrine est calculée avec **la mesure déterminante du tour de dessous de poitrine**
- La **taille de bonnet** est définie par la différence entre le tour de poitrine et le tour de dessous de poitrine.

		Tour de dessous de poitrine (cm)																					
		65		70		75		80		85		90		95		100		105		110		115		etc.
		de	à	de	à	de	à	de	à	de	à	de	à	de	à	de	à	de	à	de	à	de	à	
Différence tour de poitrine - tour de dessous de poitrine	**Bonnet**	**Tour de poitrine (cm)**																						
jusqu'à 12 cm	**AA**	75	77	80	82	85	87	90	92	95	97	100	102	105	107	110	112	115	117	120	122	125	127	
de 12 à 14 cm	**A**	77	79	82	84	87	89	92	94	97	99	102	104	107	109	112	114	117	119	122	124	127	129	
de 14 à 16 cm	**B**	79	81	84	86	89	91	94	96	99	101	104	106	109	111	114	116	119	121	124	126	129	131	
de 16 à 18 cm	**C**	81	83	86	88	91	93	96	98	101	103	106	108	111	113	116	118	121	123	126	128	131	133	
de 18 à 20 cm	**D**	83	85	88	90	93	95	98	100	103	105	108	110	113	115	118	120	123	125	128	130	133	135	
de 20 à 22 cm	**E**	85	87	90	92	95	97	100	102	105	107	110	112	115	117	120	122	125	127	130	132	135	137	
de 22 à 24 cm	**F**	87	89	92	94	97	99	102	104	107	109	112	114	117	119	122	124	127	129	132	134	137	139	
de 24 à 26 cm	**G**	89	91	94	96	99	101	104	106	109	111	114	116	119	121	124	126	129	131	134	136	139	141	
de 26 à 28 cm	**H**	91	93	96	98	101	103	106	108	111	113	116	118	121	123	126	128	131	133	136	138	141	143	
etc.																								

2 : Tableau de tailles utilisées en lingerie et en mode balnéaire

12.2.5 Barèmes de tailles spéciaux

Barèmes de mensurations utilisés pour les pantalons femme et homme

Par défaut, les tailles commerciales du prêt à porter féminin et du prêt à porter masculin sont déterminées sur la base du tour de poitrine. Cette mensuration ne permet cependant pas de prendre en compte les formes de hanches et de tailles particulières qui peuvent exister au sein d'une même taille standard. Avec un tour de poitrine identique, les formes du corps peuvent être très différentes (morphotypes). L'exemple suivant illustre la difficulté liée au développement des pantalons.

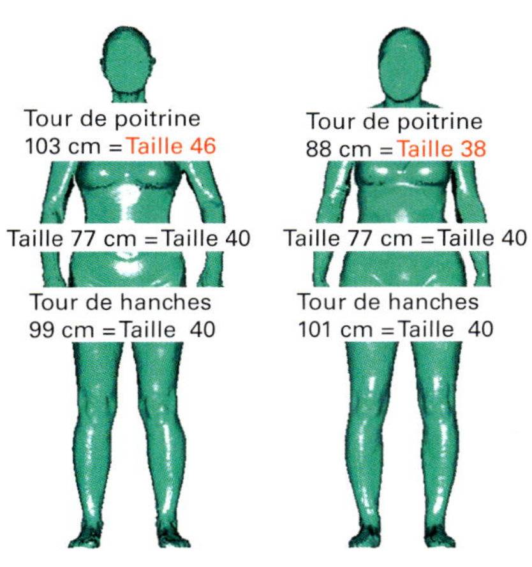

1 : Morphotypes de femmes (modèles en 3D)

L'**ill. 1** montre deux femmes de tailles commerciales différentes, basées sur leur tour de poitrine différent, mais avec un morphotype similaire au niveau de la moitié inférieure du corps. Les tours de poitrine des deux personnes mesurées (sondées) divergent clairement ; deux tailles commerciales différentes leur ont donc été attribuées.

- **Ill. de gauche :** Attribution d'après le tour de poitrine **taille 46, hanches fines**
- **Ill. de droite :** Attribution d'après le tour de poitrine **taille 38, hanches fortes**
- La **stature** doit être attribuée respectivement à la même série **(taille standard)**.
- Cependant, si on considère exclusivement les tours de hanches et de taille, sans considérer la moitié supérieure du corps, les deux sondées peuvent se voir attribuer **« la même taille de tour de hanches »**.
- De plus, les deux **femmes ont le même tour de taille**.
- Elles peuvent donc être habillées avec le **même pantalon** car ici, le tour de poitrine n'est pas un critère déterminant.

La standardisation des tailles par le tour de poitrine entraîne ainsi une différence importante au niveau des mensurations et des formes de corps au sein d'une même taille. Les barèmes de mesures basées sur le tour de poitrine ne permettent donc pas d'établir des tableaux fiables pour la fabrication et la commercialisation de pantalons et de jupes. Des **barèmes de mensurations spécifiques pour les pantalons** ont donc été développés.

Avec ces tableaux et la répartition des morphotypes dans la population, les fabricants de jupes et pantalons possèdent des informations réelles sur la partie inférieure des différents corps, exigées par leur marché.

Structure des tableaux de mensurations des pantalons		
	Prêt-à-porter féminin	**Prêt-à-porter masculin**
Dimensions déterminantes	Tour de hanches, longueur d'entre-jambes	Tour de taille, d'entre-jambes
Morphotypes	Fine, normale, forte, ultra-forte	–
Morphotypes	–	Mince, standard, trapu
Séries de statures	Ultra-courte, courte, standard, longue et ultra-longue	

Barèmes de tailles pour des groupes cibles spécifiques

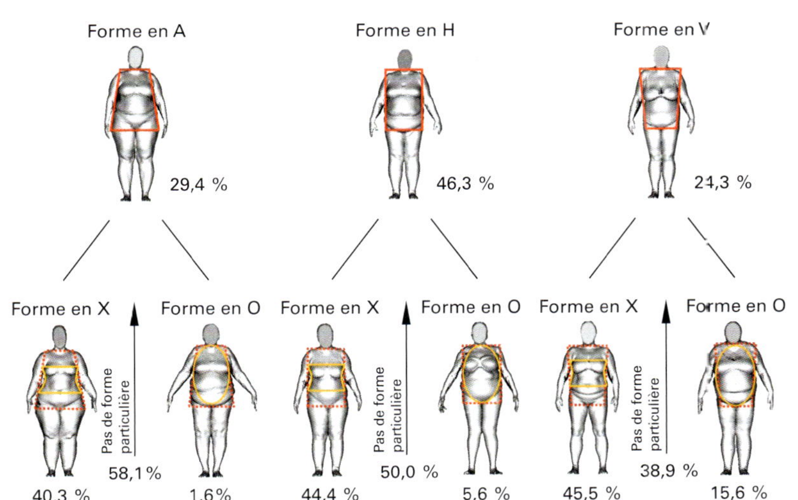

2 : Répartition des formes de corps en 3D (morphotypes) pour les femmes de même taille

Les barèmes de tailles standardisés représentent la grande majorité de la population et permettent ainsi de couvrir parfaitement le marché. Les groupes cibles et groupes d'âge spécifiques divergent cependant fortement du point de vue des mensurations et des formes de corps. Des **releves spécifiques aux groupes cibles** ont donc été effectués au cours de ces dernières années.

Des **femmes de plus de 60 ans ainsi que des femmes et des hommes de même taille** ont été mesurés dans le cadre de projets de recherche subventionnés par des institutions publiques. Ces programmes de mensurations ont permis de créer des barèmes de tailles. Ils permettent le développement de vêtements adaptés aux morphologies.

L'**ill. 2** montre la répartition des morphotypes chez les femmes faisant la même taille.

13.1.1 Développement d'une collection

Une **collection** est un ensemble de modèles conçus en fonction des tendances de la mode et des aspects économiques. Les responsables créatifs, commerciaux et techniques créent conjointement la collection. Les différentes étapes de travail se déroulent les unes après les autres ou en parallèle. La durée du processus dépend de la qualité visée (gamme) et la quantité des pièces de la collection. Des programmes informatiques sont utilisés aussi bien pour le design **(conception des modèles)** que pour la gestion des données des produits **(cf. p. 236 et suivantes)**.

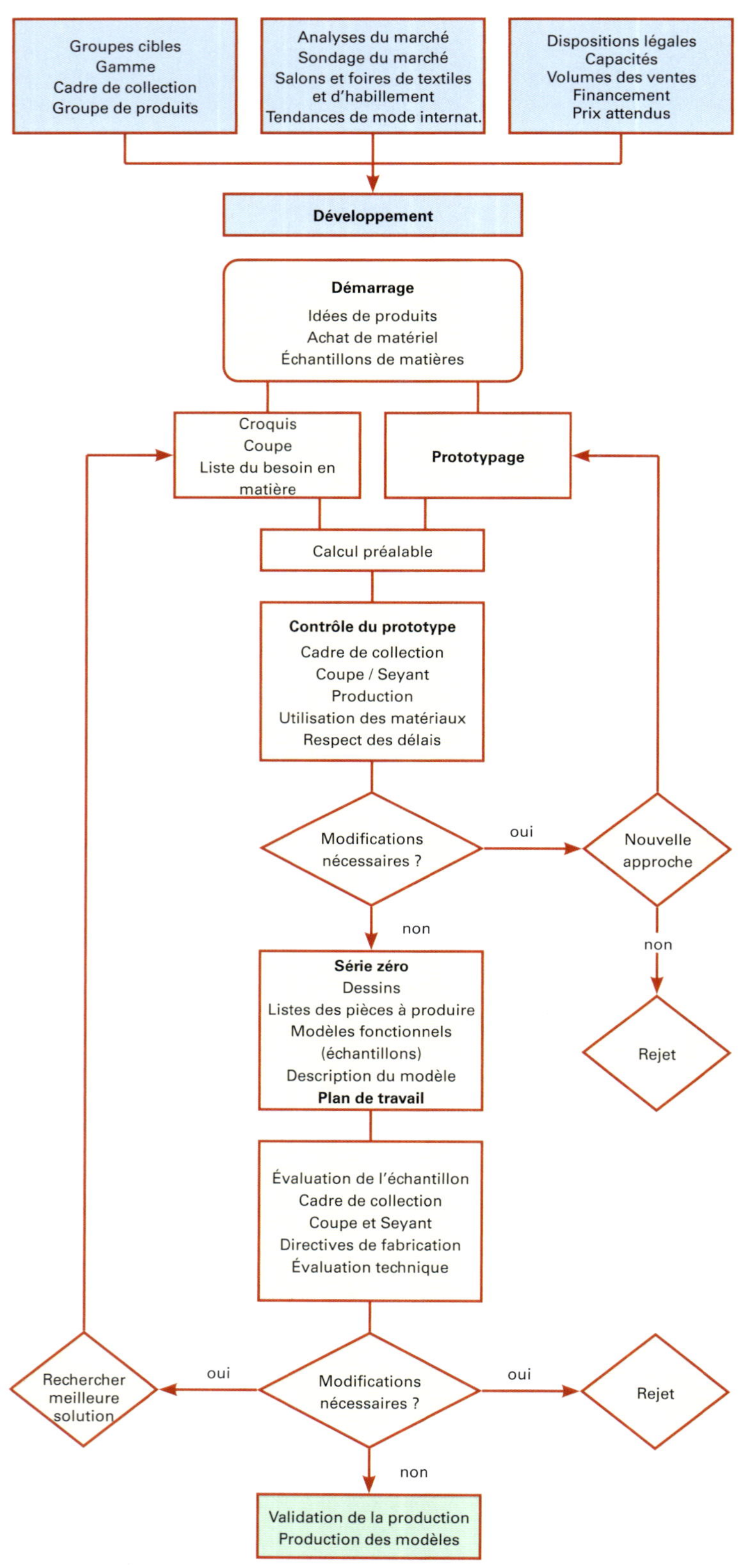

1 : Diagramme du développement de la production d'une collection

La base de création d'une collection est un ensemble complet d'informations et d'idées. Les analyses du marché, les fabricants de textiles, les visites de salons, la haute couture et le prêt-à-porter fournissent des informations indicatives sur les tendances en matière de couleurs, de matériaux et de silhouettes. L'époque actuelle, les modèles historiques, ainsi que les magazines spécialisés servent également à **générer des idées.**

Lors de la sélection des idées, les envies des clients et le groupe cible interpellé sont au premier plan. Des **croquis** sont réalisés et élaborés à partir d'informations sur les matériaux et les tendances de style pour créer des modèles.

À partir d'un grand nombre de croquis préliminaires, on définit dans une **séance de collection** avec les différents départements, la composition de la collection selon le cadre de référence de la collection. Pour la création de la collection, les **premiers patrons** sont dessinés et les premiers modèles **(prototypes)** sont fabriqués.

Afin de déterminer le prix de l'offre, on établit un **calcul préalable** à partir des coûts directs des matériaux et de la main d'œuvre de production.

Le **contrôle des prototypes** a lieu selon le seyant, l'image de la collection, la qualité du travail et l'adéquation des matériaux. Les enseignements tirés de la production et collectés lors de la réalisation du modèle, de la coupe et de la production sont inscrits dans les formulaires habituels de l'entreprise ou à l'aide de programmes logiciels. Un modèle non conforme aux exigences est modifié ou abandonné.

Le plus souvent, une production préalable de trois tailles est effectuée par modèle. Cette production est aussi appelée **série zéro**. Ces échantillons servent à vérifier la coupe et la fabrication après réception de la commande comme têtes de série pour la production. Les prototypes cousus et les fiches complémentaires du modèle sont examinés lors d'une nouvelle séance et renvoyés aussi souvent que nécessaire pour correction jusqu'à ce que le modèle et les formulaires puissent être validés.

Un **plan de travail** est créé pour chaque modèle pour la planification du programme de production. La **première collection** terminée est testée avec les commerciaux. Si les modèles sont validés, alors tous les documents peuvent être donnés à la production pour **production d'échantillons de la collection**. Les échantillons de la collection sont produits pour les représentants, les salons, les relations publiques et les expositions.

Avant le début de la **production définitive**, la planification de la fabrication établit des **directives de production** précises et adaptées aux conditions de fabrication ; ces consignes tiennent compte des exigences relatives à une production en série.

13.1.2 Cadre de référence de la collection et gammes de qualité

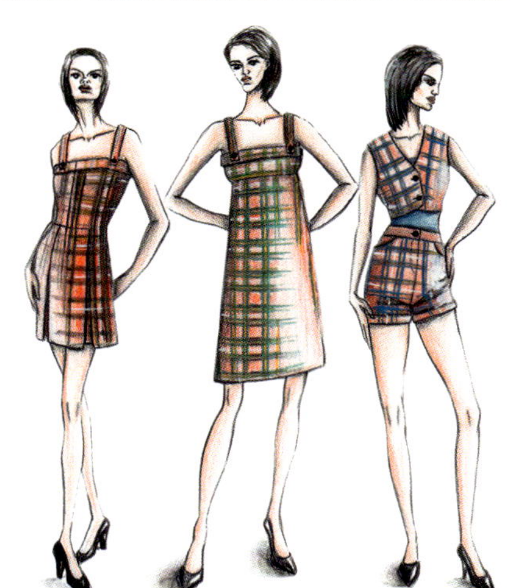

1 : Thème tendance Look écossais

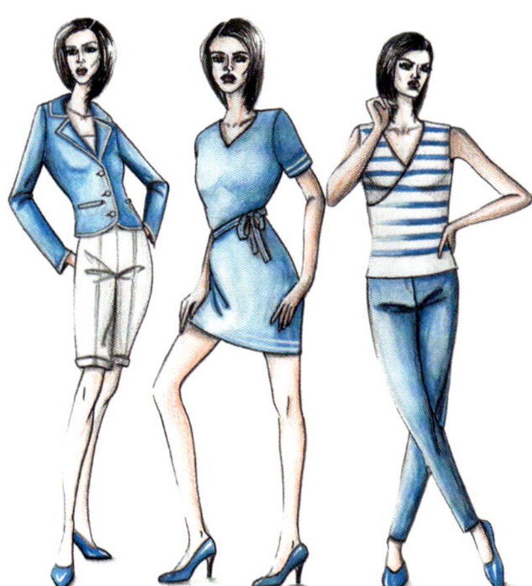

2 : Thème tendance Look marin

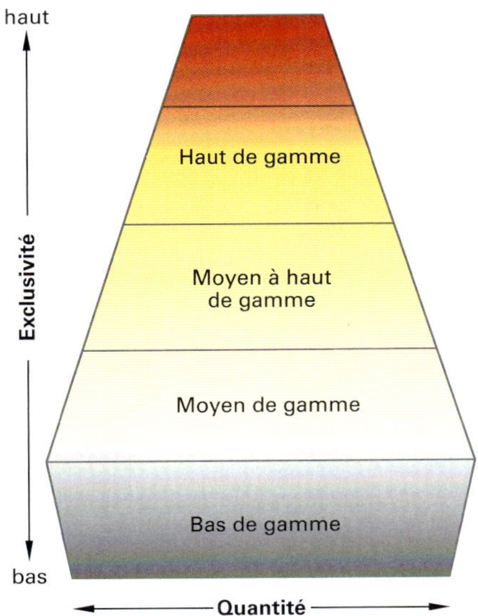

3 : Niveaux de gammes dans la fabrication de vêtements

Cadre de référence de la collection

Le **cadre de référence de la collection** concerne tous les services de l'entreprise chargés de la création, de la production et de la distribution de la collection. Il représente la base de planification pour le calendrier allant de la planification des échantillons de matériaux à la présentation aux salons de l'habillement et aux ventes. La direction et les responsables des produits créent, en collaboration avec le département de design, le cadre de collection qui sert de base à la nouvelle collection saisonnière. Le cadre de référence de la collection contient des informations destinées à tous les services travaillant directement ou indirectement à la création de la collection, par ex.

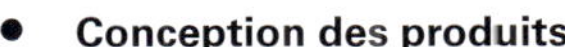

- **Conception des produits** — Nombre total de modèles, groupes de modèles, les thèmes, plannings, planification de la production
- **Concept de collection** — Image de la collection, style des modèles, lignes directrices des thèmes
- **Orientation sur le marché** — Groupes cibles, niveaux de prix, plan de vente, délais de livraison
- **Concept des matières** — Thèmes des tendances, qualités des matières, couleurs de base et couleurs tendance

Le cadre de référence de la collection doit être sans cesse actualisé après les séances et ajusté aux nouvelles conditions-cadres. Les objectifs sont de soulager le département design de tâches répétées, d'optimiser la collaboration entre les départements techniques, des achats et de la production, et de garantir la livraison des échantillons de la collection au département des ventes dans les délais prévus.

La collection est adaptée à la saison, aux groupes cibles et aux besoins du commerce de détail. La saison d'été comme la saison d'hiver sont divisées en différentes sections. Ces programmes de livraison contiennent des noms de thème **(ill. 1, 2)** et se voient attribuer une section de livraison, en fonction de la période de vente. Chaque thème de livraison contient une compilation de produits selon la quantité, les couleurs et les matières utilisées selon les **tendances actuelles de la mode.**

Gamme de qualité (grade de qualité)

En plus de la détermination du groupe cible, la gamme de qualité (le grade de qualité) détermine l'orientation commerciale d'une entreprise d'habillement en matière d'image de la collection. La gamme de qualité est l'attribution des produits d'un fabricant selon l'ensemble des différentes caractéristiques des produits. Citons les éléments suivants :

- qualité des matières ;
- adaptation des tendances ;
- finesse et finitions intérieures ;
- précision de la réalisation ;
- coupe et seyant ;
- nombre de pièces et assortiments de tailles.

On fait la différence entre les gammes de qualité suivantes (ill. 3) :

La **gamme créateur** se caractérise par des labels propres, des petites quantités de pièces, des matières exclusives, souvent avec des dessins propres, des tendances extravagantes, un design avant-gardiste.

Le **haut de gamme** ou la **gamme de luxe** est caractérisé par des finitions élaborées, des caractéristiques exclusives et un travail de détails, de petites séries, un assortiment limité de tailles, des modèles tendance.

Le **moyen à haut de gamme** utilise des matériaux de qualité, affiche une coupe optimale et ose dans la sélection des formes et couleurs.

Le **moyen de gamme** a une fourchette de prix limitée au marché, un assortiment complet de tailles, mais aussi une gamme limitée de formes.

Le **bas de gamme,** également appelé **grande distribution** ou **entrée de gamme** possède un nombre de pièces élevés. La qualité du tissu et des finitions sont adaptées aux niveaux de prix. On accorde moins d'importance au seyant.

13.1.3 Groupes cibles (1)

Les **groupes cibles** sont des groupes de consommateurs ayant des caractéristiques communes, comme le sens de la mode, une exigence de qualité du vêtement, le comportement d'achats, le choix des sites d'achat, la sympathie pour la marque. Un groupe cible désigne également le groupe de personnes qui doit être touché par la publicité du produit. Les fabricants, ainsi que les détaillants de vêtements, effectuent donc des études de marché approfondies. En conséquence, la définition des différents groupes cibles obéit à des **concepts.**

Concepts de groupes cibles

Dr. Leichum
Marketing commercial (HML) - Système cible

Répartition par degré de mode et niveau d'exigence

Dans ce concept, les groupes cibles sont systématisés selon un schéma en trois dimensions, principalement sur la base des dimensions du degré de mode et du niveau d'exigence dans un **cube des groupes cibles** **(cf p. 249)**.

Le fabricant collecte auprès des détaillants des données sur les chiffres de vente et le comportement d'achat, par ex. le type de produit, les couleurs, les tailles. Les évaluations sont fournies à l'entreprise et intégrées à la gestion des produits en cours.

Groupes cibles selon le marketing commercial

	Prêt-à-porter féminin/masculin	Femmes	Hommes
1A	Avant-gardistes	2 %	1 %
1B	Femme sensible à la mode	7 %	
	Homme sensible à la mode	6 %	
1C	Type - jean	8 %	16 %
2A	Femme d'affaires	7 %	
	Homme d'affaires		5 %
2B	Femmes modernes	8 %	
	Hommes modernes		10 %
2C	Femme décontractée	11 %	
	Homme décontracté		10 %
3A	Classique exigeant	11 %	7 %
3B	Classique moderne	19 %	21 %
3C	Consommateur traditionnel	19 %	20 %

Les **chiffres (1, 2, 3)** désignent la dimensions du **degré de mode.** Les **lettres (A, B, C)** désigne la dimension du **niveau d'exigence** **(cf. p. 249)**.

Outfit 7.0 – Typologie
Spiegel-Verlag 2011

Classement par états d'esprit et signification de la mode

Au cœur de l'étude se trouvent les besoins, les habitudes et les états d'esprit des consommateurs en termes de vêtements, de mode, de marques et de comportement d'achat. L'étude donne des informations sur la fréquence d'achat de certains vêtements, les sommes dépensées et les préférences en matière de lieux d'achat.

Les résultats de l'étude se fondent sur un sondage représentatif de personnes âgées de 14 à 69 ans.

Groupes cibles selon l'étude du Spiegel Outfit 7.0

Structure de types dans le domaine du prêt-à-porter féminin

Type 1 :	La mainstreameuse conformiste[1]	26,4 %
Type 2 :	L'hédoniste[2] amatrice de mode et de marques	19,3 %
Type 3 :	La pragmatique sensible au niveau des prix	17,0 %
Type 4 :	L'individualiste polyvalente et souveraine	16,0 %
Type 5 :	L'acheteuse par habitude orientée sur la finalité	10,8 %

Structure de types dans le domaine du prêt-à-porter masculin

Type 1 :	L'acheteur par habitude orienté sur les prix	21,4 %
Type 2 :	Le mainstreameur adapté[3]	19,8 %
Type 3 :	Le trendsetter orienté sur les marques	16,1 %
Type 4 :	L'hédoniste de la mode qui a confiance en lui	14,6 %
Type 5 :	Le classique élégant	14,1 %

Sinus-Milieus
de Soziovision GmbH

Répartition selon des champs sociaux (milieux)

L'étude du milieu est le résultat d'une recherche scientifique menée de façon constante depuis 1980. Elle regroupe des personnes selon leur mode de vie et leur conception de la vie. Elle se base aussi sur des orientations de valeur, des styles de vie, des préférences et tient compte de la situation sociale.

Les données sont utilisées par ex. pour le marketing ciblé dans différents domaines de produits.

Exemples pour la différenciation selon les Sinus-Milieus

Milieu social élevé	
Milieu conservateur établi	10 %
Milieu intellectuel libéral	7 %
Milieu des performers[4]	8 %
Milieu expéditif[5]	8 %
Milieu moyen	
Milieu bourgeois	13 %
Milieu pragmatique adaptatif[6]	10 %
Milieu socioécologique	7 %
Milieu moyen inférieur	
Milieu traditionnel	13 %
Milieu précaire[7]	9 %
Milieu hédoniste	15 %

[1] Conformiste = adapté ; [2] Hédonisme = joie, plaisir, envie, jouissance ; [3] Mainstream (angl.) = courant principal, goût de la masse ; [4] Performer = artistes [5] Expéditif= mobile au niveau intellectuel et géographique ; [6] Adaptare (lat.) = adapter ; pragmatique = pragmatique ; [7] Précaire = difficile, sensible, problématique

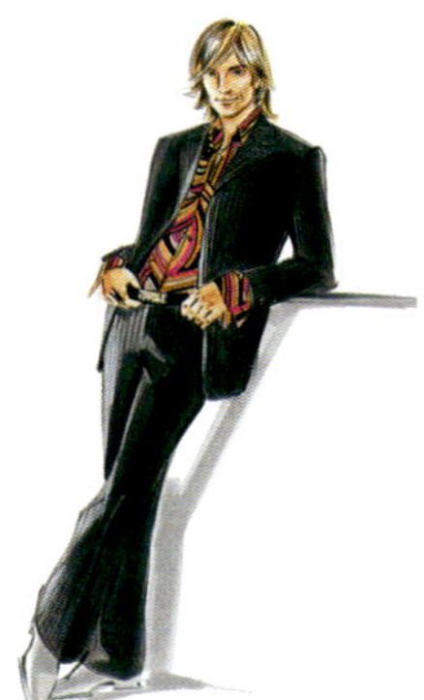
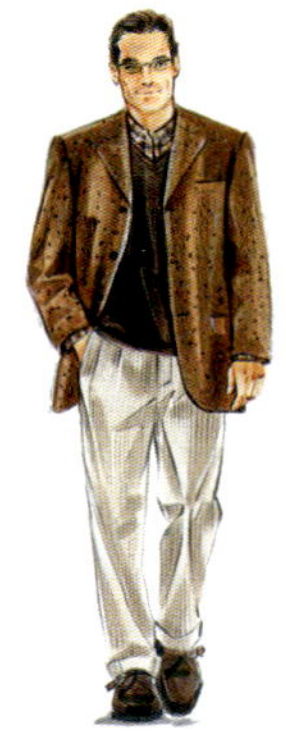
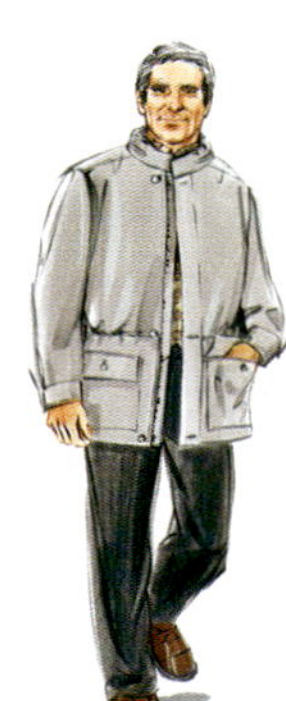
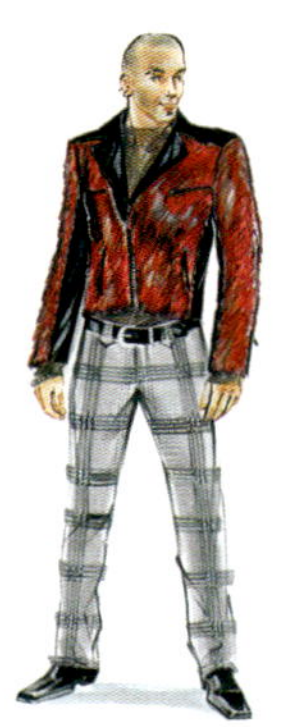
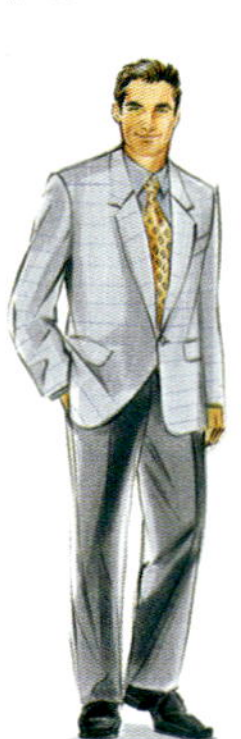
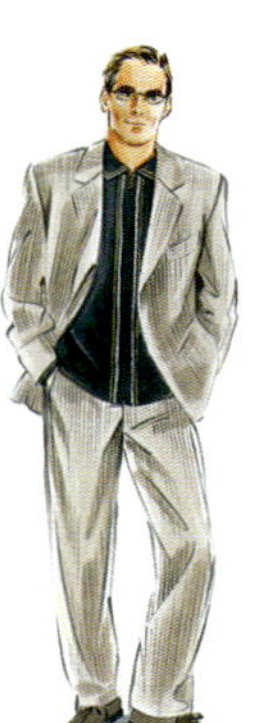
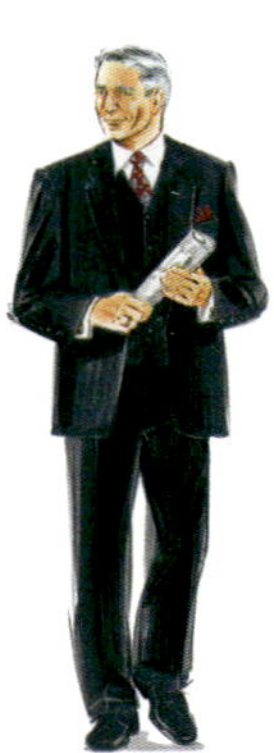

1 : Exemples de différents groupes cibles de la mode masculine

13.1.3 Groupes cibles (2)

Concept de groupes cibles selon le marketing commercial d'après le Dr. Leichum (HLM)[1]

Ce concept systématise les groupes cibles dans un schéma en trois dimensions, les dimensions étant réparties respectivement en segments. Les segments représentent par ex. des styles de mode ou des catégories de gamme auxquelles certains groupes de consommateurs sont affectés.

Ces relations figurent ci-après sur le **cube des groupes cibles (ill. 1)**. Ce cube fait la différence entre les degrés de mode, le niveau d'exigence et le comportement d'achats.

1e dimension : Degré de mode

Segment	Style de mode	Désignation
Segment 1	**Tendance**	Avant-gardiste, ultra tendance, principalement âgé de 14 à 29 ans, orientation sur le mode de vie, dépenses par personne légèrement en-dessous de la moyenne.
Segment 2	**Moderne**	Femme/homme moderne, tendance, principalement d'âge moyen (30 à 50 ans), orientation sur le mode de vie, dépenses par personne au-dessus de la moyenne.
Segment 3	**Classique-conservateur**	Femme/homme classique, mode discrète, principalement âgé(e) de plus de 50 ans, orientation sur la qualité, dépenses par personne légèrement en-dessous de la moyenne.
Segment 4	**Sans style**	Femme/homme orienté(e) sur les prix, non intéressé(e) par la mode, toutes les classes d'âge, dépenses par personne largement en dessous de la moyenne.

2e dimension : Niveau d'exigence

Segment	Gamme	Désignation
Segment A	**Marché haut de gamme**	Culture importante de la mode avec un niveau d'exigence correspondant en termes de style et de qualité, dépenses par personne largement au-dessus de la moyenne, accepte des prix élevés.
Segment B	**Marché médian**	Culture bourgeoise de la mode, catégorie moyenne. Dépenses par personne dans la moyenne, cherche un bon rapport qualité-prix. A toujours plus d'envies que d'argent.
Segment C	**Bon marché**	Culture simple de la mode, acheteur/se de pièces individuelles, le prix est plus important que la qualité, dépenses par personne clairement en-dessous de la moyenne.

3e dimension

Dans d'autres dimensions, il est possible d'analyser des caractéristiques qualitatives et quantitatives, par ex. des circuits de distribution, des usages, des tailles de confection, des caractéristiques démographiques, des habitudes de port, des comportements médiatiques, des comportements d'achat, l'organisation des loisirs, etc.

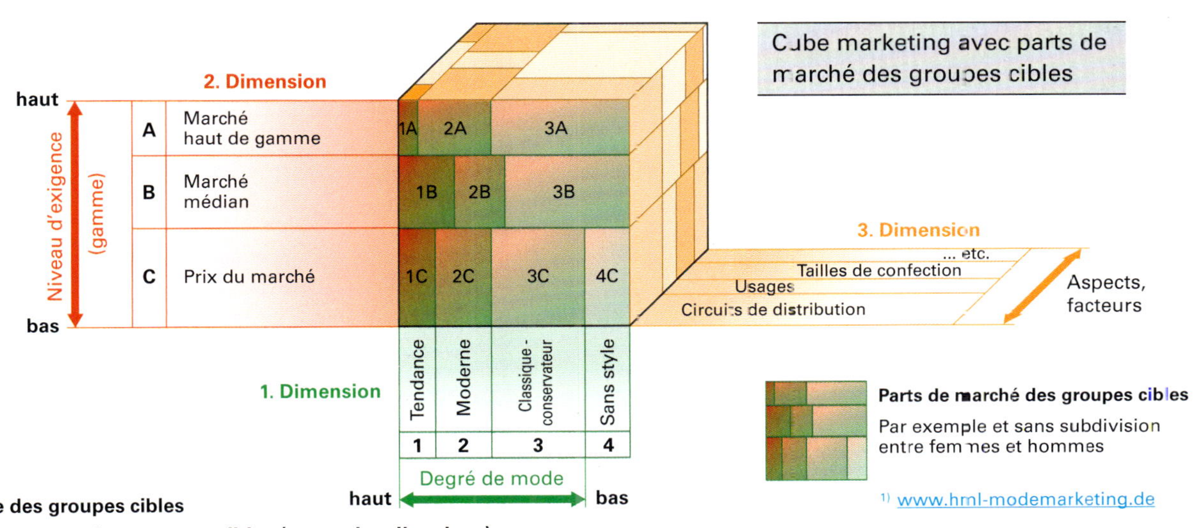

1 : Cube des groupes cibles

[1] www.hml-modemarketing.de

Comportement des groupes cibles (exemples d'analyse) :

- Un client du groupe cible 1B achète des articles de mode comme le client du segment 1A mais à un prix inférieur.
- Les consommateurs qui appartiennent au segment 1C achètent des articles tendances ayant un message tendance supérieur pour un prix si possible inférieur. La mode et le prix prévalent sur l'aspect de qualité.
- Le groupe cible constitue une très petite part. Les dépenses par personne sont au-dessus de la moyenne.
- Le segment C représente les plus grandes parts de marché. Ces consommateurs privilégient la mode actuelle et portable. Les dépenses par personne sont en-dessous de la moyenne.

13.2.1 Éléments de conception des designs

Pour dessiner des vêtements adaptés au marché, il convient d'observer, en plus de la mode, des facteurs marquants ayant trait aussi bien à l'image générale **(style)** qu'aux aspects pratiques utile (par ex. usage, entretien). Les lignes (le styling[1]), les couleurs et les ornements, les matières, les garnitures et les finitions sont des éléments essentiels du design de vêtements.

Ligne (Styling)

La ligne, la coupe et le confort sont principalement dus au design des formes. Ces facteurs comprennent par ex. les éléments suivants :

- emplacement et tracé des découpes en longueur et largeur ;
- proportions en longueur et largeur ;
- cintrage ;
- détails, par ex. manche, col, fermeture, poches.

Certaines **silhouettes** sont réalisées au moyen de **designs de formes définies**. On les désigne par des lettres **(ill. 1 à 7)**, des formes géométriques **(ill. 8 à 11)** ou également par des styles d'époques **(ill. 12, 13)**.

Avec le **tracé** des coutures et des bords, on obtient **une certaine répartition des surfaces (ill.15 à 18)**.

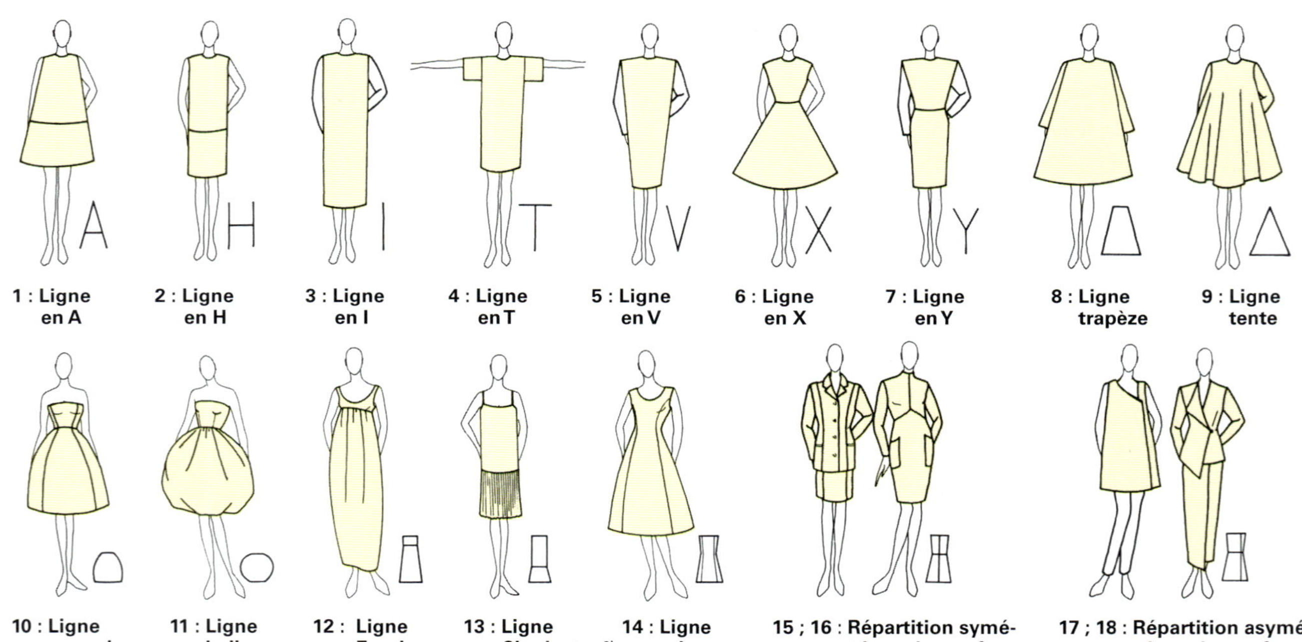

1 : Ligne en A **2 : Ligne en H** **3 : Ligne en I** **4 : Ligne en T** **5 : Ligne en V** **6 : Ligne en X** **7 : Ligne en Y** **8 : Ligne trapèze** **9 : Ligne tente**

10 : Ligne coupole **11 : Ligne ballon** **12 : Ligne Empire** **13 : Ligne Charleston[2]** **14 : Ligne princesse** **15 ; 16 : Répartition symétrique des surfaces** **17 ; 18 : Répartition asymétrique des surfaces**

Ornements

Les ornements permettent de souligner le **style** d'un vêtement et par exemple, d'obtenir une note élégante, sportive, stricte ou romantique.

Les possibilités de décoration sont par ex. les suivantes :

- surpiqûres décoratives et broderies ;
- plis et pinces ;
- fronces et volants ;
- passepoils[3] et bordés ;
- garnitures et passementerie ;
- applications[4] et incrustations[5].

Matière

La matière influe largement l'**allure** d'un vêtement et détermine aussi les **possibilités d'utilisation.**

Les facteurs visuels jouent un rôle lors de la sélection de la matière comme le tomber, la couleur, les motifs (dessins) et la structure de la surface. On prend également en compte les propriétés d'usure, d'utilisation et d'entretien de la fibre, le type de fils, la texture et l'apprêtage.

Garnitures et finitions

Les garnitures et les finitions influent essentiellement sur l'**utilité** et la fonctionnalité des vêtements. En plus de la matière, ils sont également décisifs pour le **grade de qualité** (la **gamme**, **cf. p. 247**).

Les garnitures comprennent les doublures et les entoilages, le rembourrage et les types de fermetures.

Des facteurs techniques de fabrication comme la qualité et la propreté des coutures, la consolidation des bords, la sécurisation des entrées de poches et des fentes sont attribués aux finitions.

[1] styling (angl.) = ligne ;
[2] Charleston = danse à succès des années 20 ; [3] Passepoils = liseré étroit en relief ;
[4] Applications = ornements plaqués ; [5] Incrustations = ornements pris en couture ;

13.2.2 Influences sur la conception des designs

De nombreux facteurs entrent en jeu lors de la conception des designs, par ex. lors de la définition de la coupe, des détails et de la matière. Ces facteurs concernent principalement la mode et le style, l'occasion et la fonction, mais aussi la personnalité de celui qui porte le vêtement.

Mode

Le mode met des **accents.** Les caractéristiques de l'influence de la mode sont principalement :

- Silhouette et accentuations
- Longueur et ampleur
- Détails et ornements
- Couleur, dessin et structure de la matière

Style

Le vêtement est l'**expression de la personnalité.** On se sent bien dans le vêtement uniquement s'il correspond à des attentes personnelles. La diversité des styles qui coexistent dans la mode actuelle apporte cet espace de liberté individuelle. Les occasions et la personnalité sont essentielles pour le style que l'on préfère.

Les styles peuvent être :

- sportif ;
- décontracté, simple ;
- classique, intemporel ;
- neutre-strict, masculin ;
- conservateur[1], formel ;
- romantique-fantaisie ;
- folklorique ;
- sportif-chic ;
- élégant ;
- féminin ;
- extravagant ;
- avant-gardiste[2] ;
- pop[3], branché ;
- anti-conformiste[4].

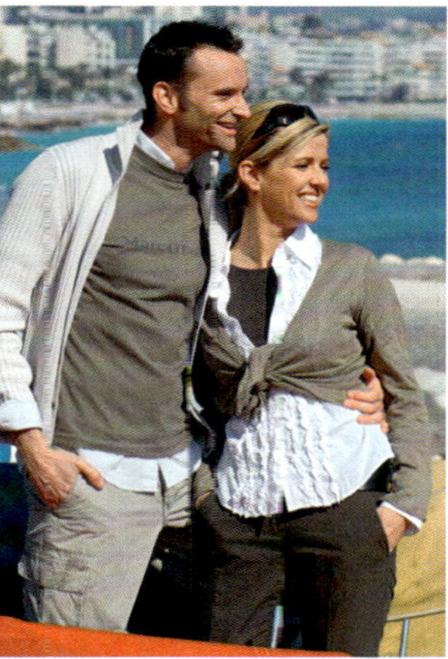
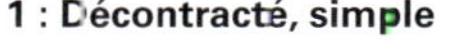
1 : Décontracté, simple

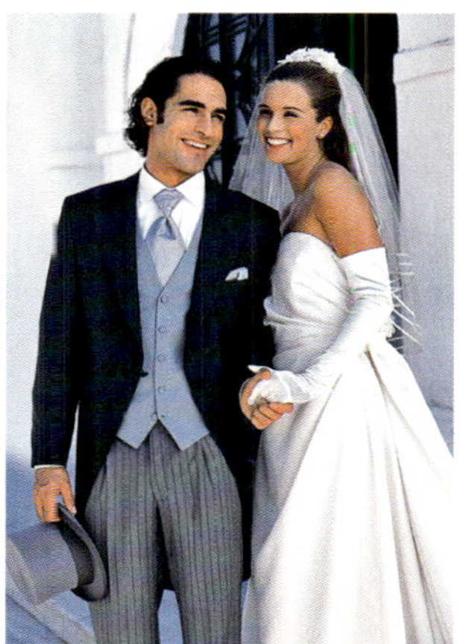
2 : Formel

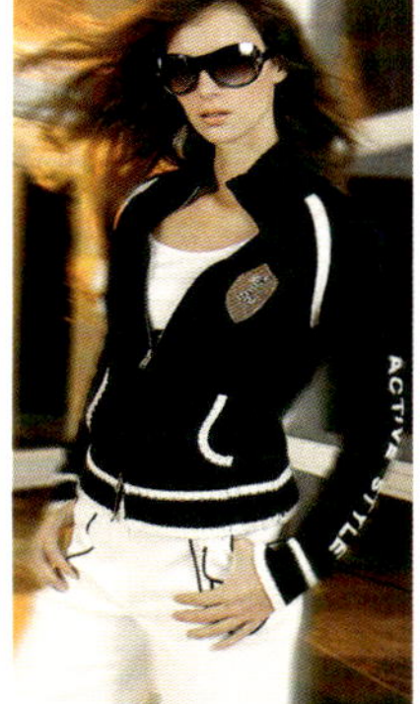
3 : Sportif

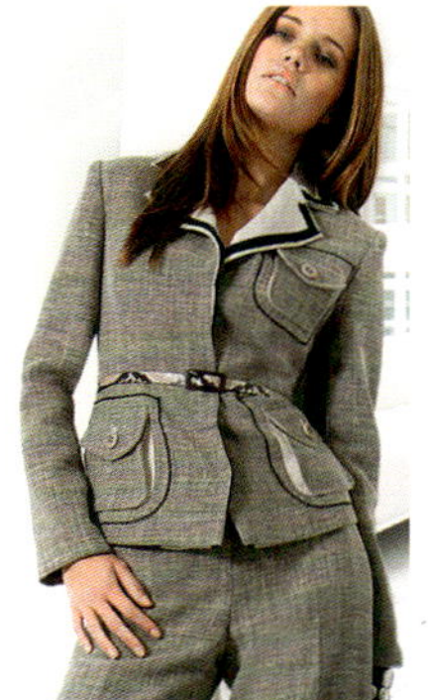
4 : Sportif-chic

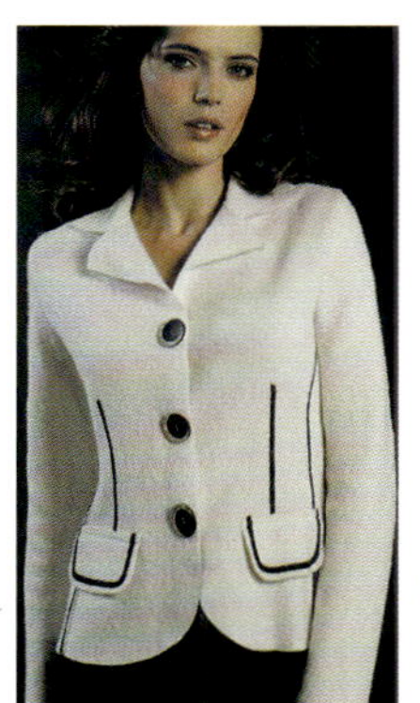
5 : Classique-élégant

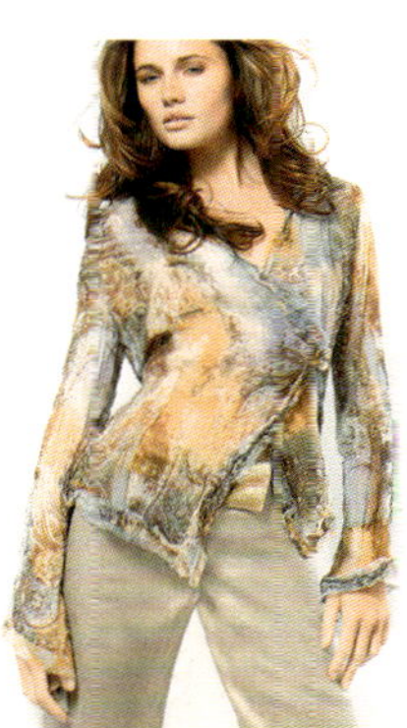
6 : Romantique-fantaisie

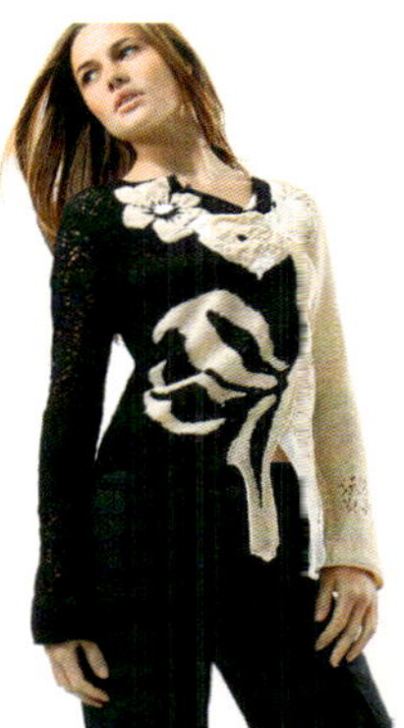
7 : Extravagant

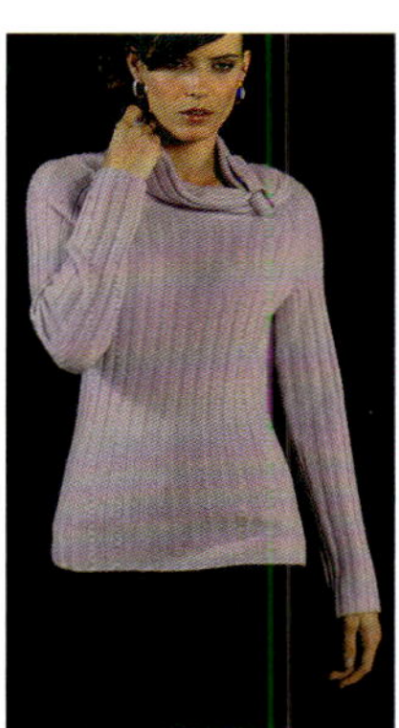
8 : Féminin

Occasion et fonction

En fonction de l'**occasion**, il existe différentes **exigences** en matière de vêtements.

On attend des vêtements de sport, de loisirs et professionnels qu'ils soient avant tout fonctionnels. Les tenues habillées doivent se démarquer des vêtements de tous les jours et être élégants et festifs.

Pour les vêtements d'été, d'hiver et de demi-saison, des facteurs fonctionnels comme la respirabilité et la rétention de la chaleur, l'absorption de l'humidité et le transport de l'humidité sont essentiels **(cf. p. 52 et suivantes)**.

Personnalité du porteur du vêtement

La silhouette, l'âge et le style font ressortir la personnalité du porteur.

Pour obtenir une **vue d'ensemble harmonieuse** des vêtements, on s'efforce de les adapter aussi bien aux mensurations physiques qu'aux différentes exigences des différents groupes d'âge. La fabrication sur-mesure peut répondre individuellement à ces conditions, alors que le prêt-à-porter s'efforce de les prendre en compte en différenciant des groupes cibles spécifiques **(cf. p. 248 et suivante)**.

[1] conservateur = se tenant à l'ancien ; [2] avant-gardiste = innovateur ; [3] pop = coloré, flashy ; [4] anti-conformiste = indépendant de l'opinion dominante

14.1.1 Sous-vêtements et vêtements de nuit (1)

Sous-vêtements

Les sous-vêtements remplissent différents rôles. Ils protègent la peau de l'étoffe du vêtement de dessus qui peut être irritante et protègent le vêtement de la transpiration. Ils réchauffent aussi lorsqu'il fait froid. On utilise principalement des mailles, mais également des tissus, en coton, viscose, soie, laine, polyester et polyamide et des mélanges de ces fibres. De l'élasthanne est le plus souvent intégré pour les tissus élastiques. Souvent, les mailles présentent des motifs ajourés. Des dentelles sont fréquemment utilisées pour les sous-vêtements féminins. Le terme **« lingerie »** désigne également les sous-vêtements élégants pour femmes et la corseterie.

Dans les sous-vêtements, on retrouve principalement **les slips, les culottes, les caleçons, les tops et les maillots de corps**. Les frontières entre sous-vêtements et vêtements ne sont plus entièrement définies. De nos jours, les vêtements dans le style sous-vêtement (style **lingerie**) font partie de l'habillement tendance.

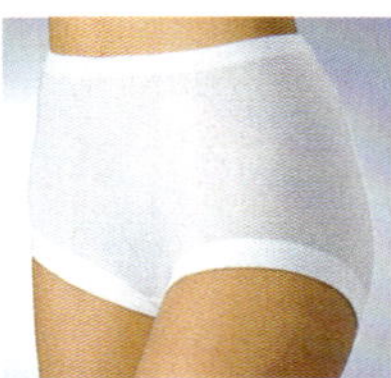
1 : Culotte

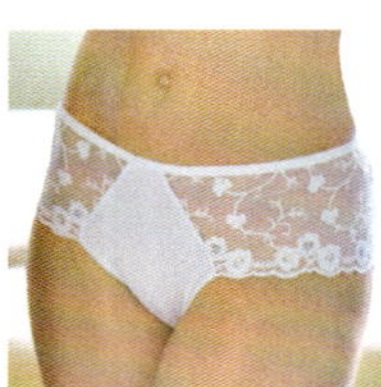
2 : Culotte hipster

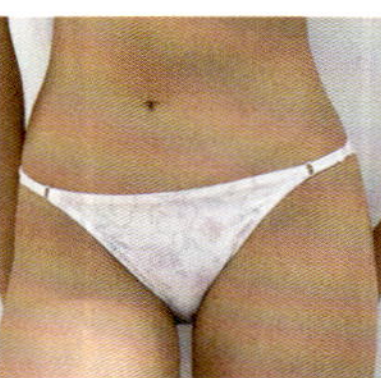
3 : Slip tanga

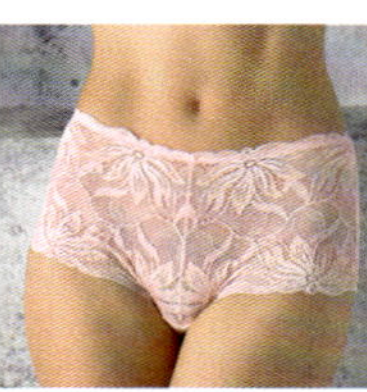
4 : Culotte midi

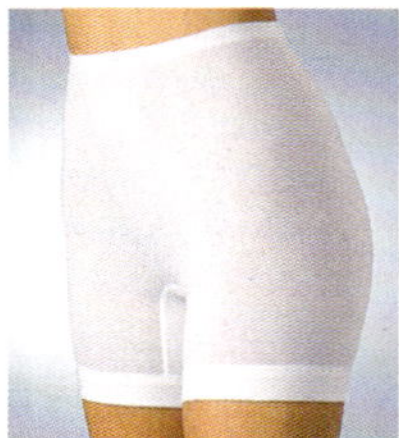
5 : Panty

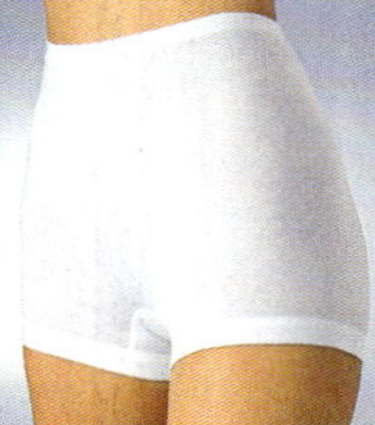
6 : Gaine

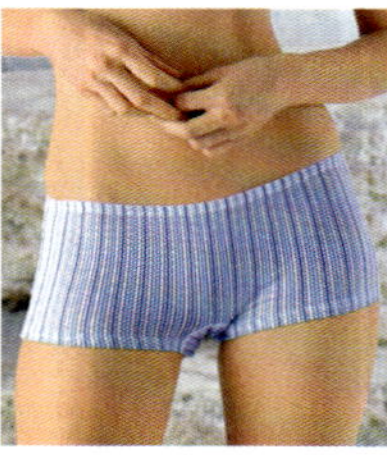
7 : Shorty

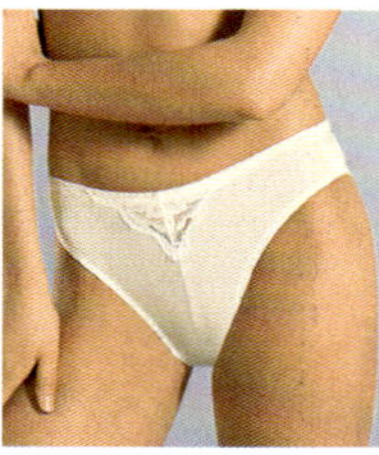
8 : Culotte échancrée

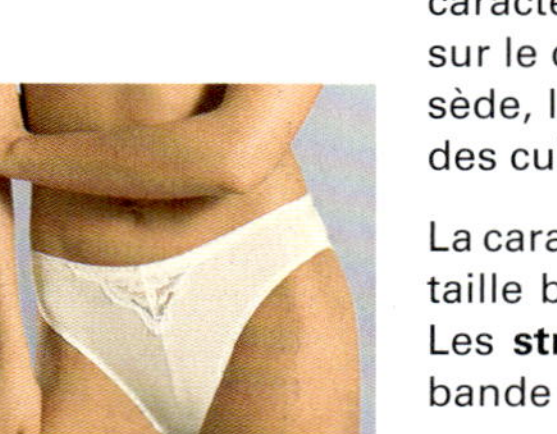

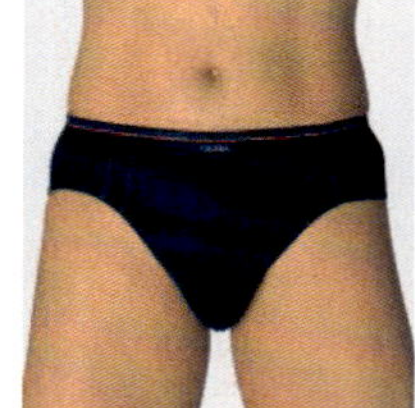
9 : Slip

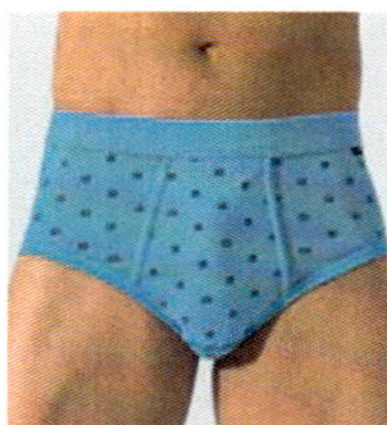
10 : Slip kangourou

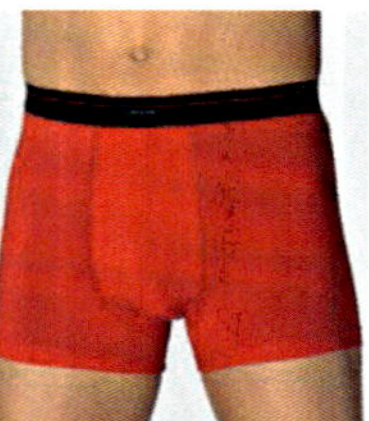
11 : Boxer

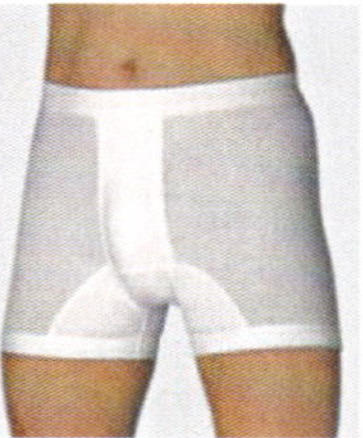
12 : Boxer classique

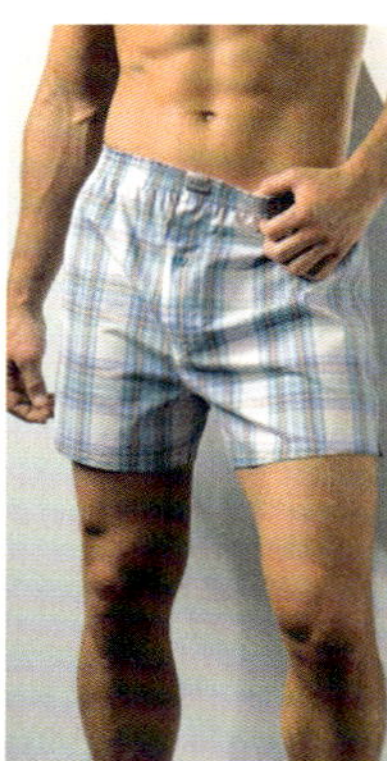
13 : Caleçon

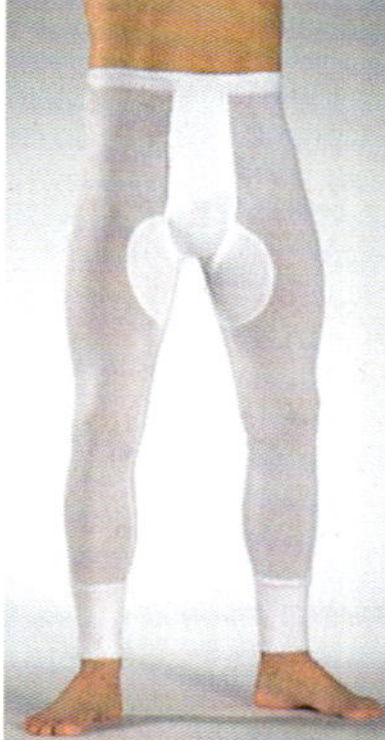
14 : Caleçon long

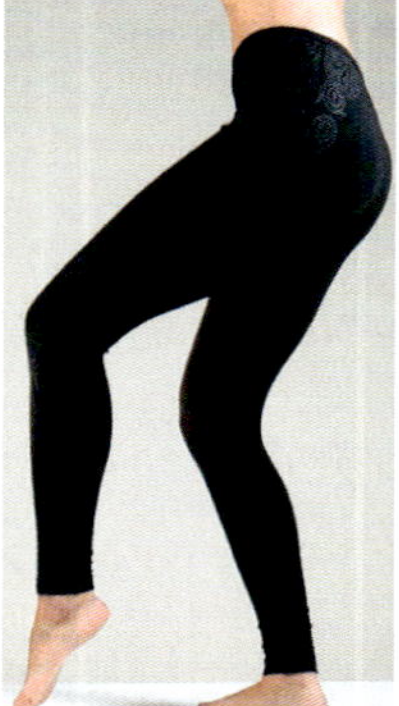
15 : Leggings

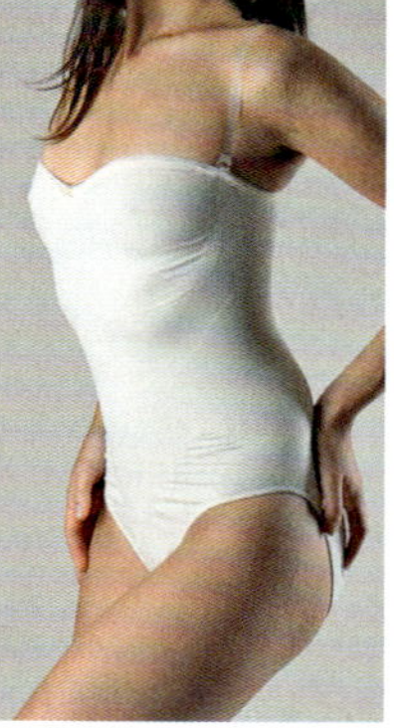
16 : Body

La **culotte**[1] est un sous-vêtement échancré au niveau des cuisses. Les différentes formes de culottes se distinguent par la hauteur et la forme des échancrures. La **culotte classique (ill. 1)** monte jusqu'à la taille alors que la **culotte hipster** a une taille basse.

Le **slip**[1] **brésilien** est une variante de slip caractérisée par deux triangles identiques sur le devant et dans le dos ; le **bikini** possède, lui, une échancrure haute au niveau des cuisses

La caractéristique du **slip tanga (ill. 3)** est sa taille basse et ses liens fins sur les côtés. Les **strings**[2] sont des slips fins avec une bande mince ou un lien au fessier.

Pour les hommes, il existe le **slip (ill. 9)** sans ouverture et le **slip kangourou (ill. 10)** avec et sans ouverture (poche).

Les **pantys (ill. 5)** sont des sous-vêtements taille haute avec des jambes courtes, mi-longues ou longues. La **gaine (ill. 6)** est une sorte de tube moulant. En général, les **boxers pour hommes (ill. 12)** comptent une ouverture.

Les **culottes midi et shorty**[3] **(ill. 4 et ill. 7)** sont faites d'une matière élastique et sont coupées droit en haut des cuisses. Les **culottes échancrées (ill. 8)** se caractérisent par une échancrure très haute. Les **boxers (ill. 11)** pour hommes ont une taille haute.

Les **caleçons (ill. 13)** de coupe plus large pour hommes sont faites de matières tissées ou tricotées.

Les **caleçons longs (ill.14)** et les **leggings**[4] **(ill. 15)** sont des sous-vêtements longs ou mi-longs couvrant les jambes.

La **combinaison moulante**[5] ou **body (ill. 16)** est un sous-vêtements près du corps fait d'une seule pièce. Un **body sculptant** épouse le corps telle une seconde peau et sculpte la silhouette.

[1] slip (angl.) = se glisser ; [2] string (angl.) = cordon ;
[3] pants (angl.) = caleçon ; shorts (angl.) = pantalons courts ; [4] legging (angl.) = jambières ; [5] bodysuit (angl.) = combinaison moulante

14.1.1 Sous-vêtements et vêtements de nuit (2)

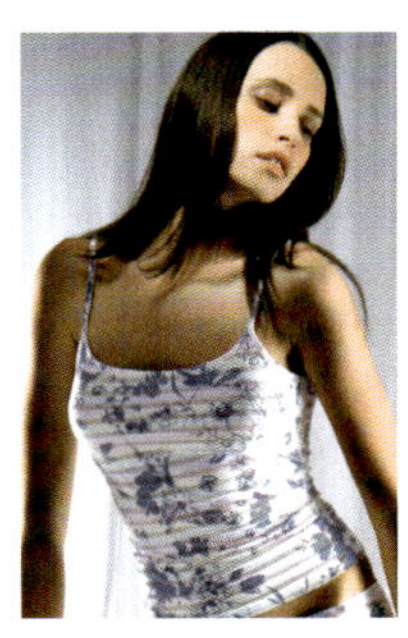

1 : Top à fines bretelles

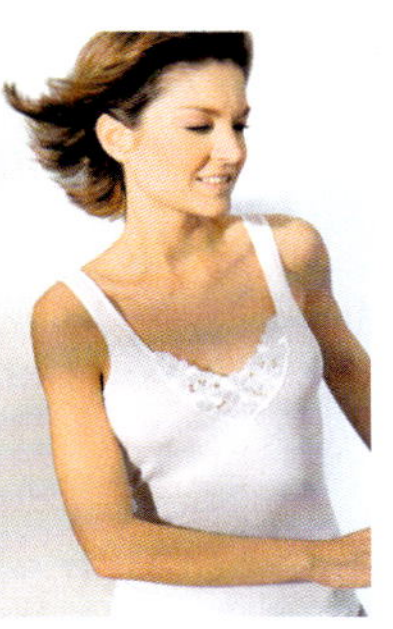

2 : Débardeur

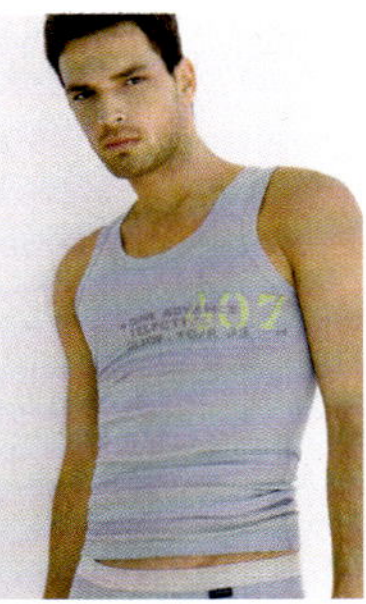

3 : Marcel

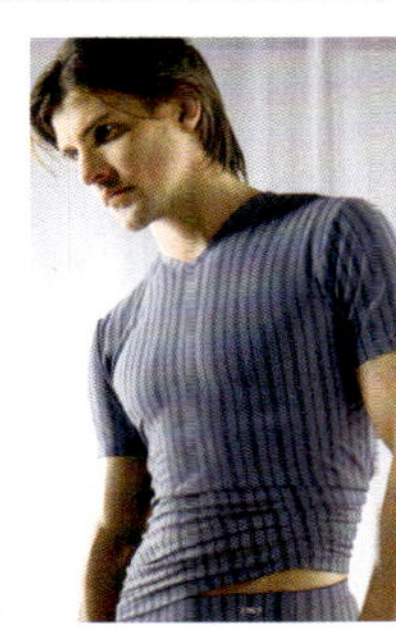

4 : Maillot de corps

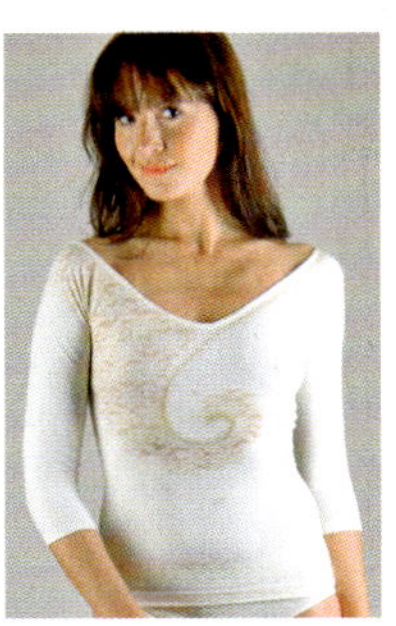

5 : Maillot thermique à manches longues

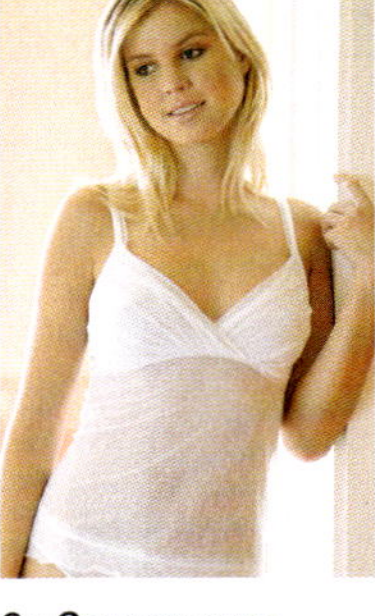

6 : Caraco avec découpe poitrine

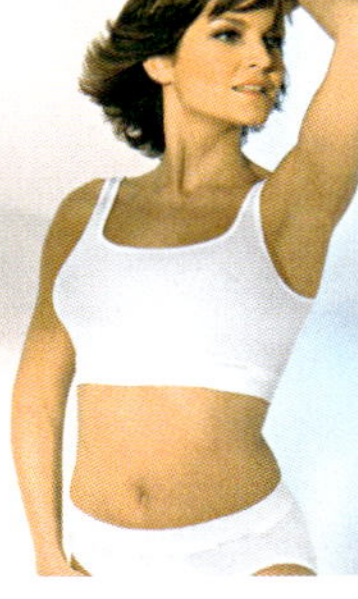

7 : Brassière

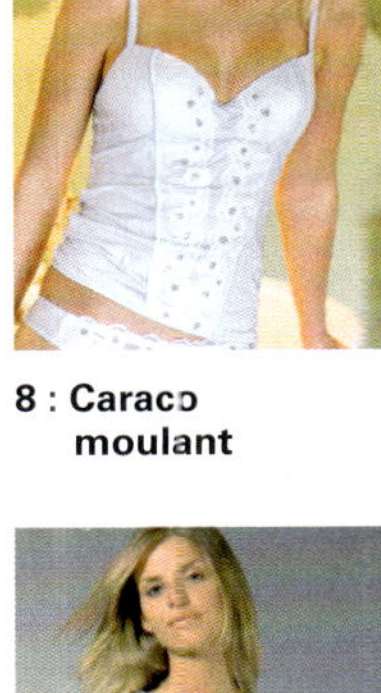

8 : Caraco moulant

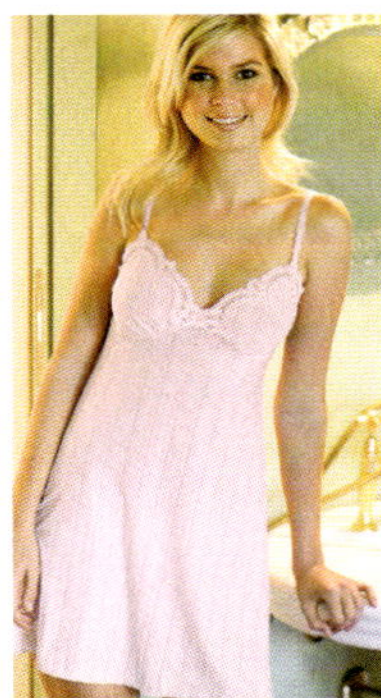

9 : Sous-robe

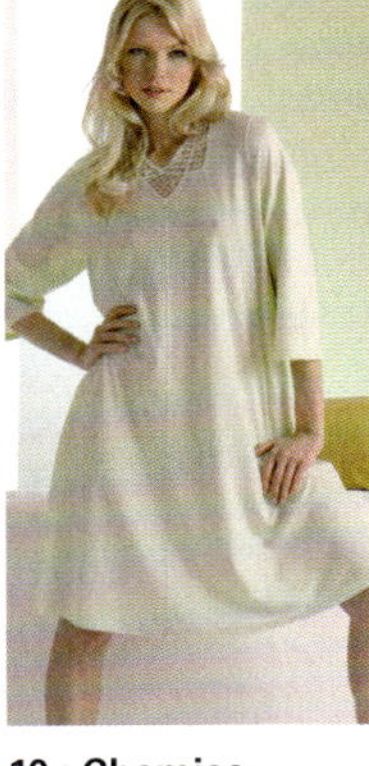

10 : Chemise de nuit

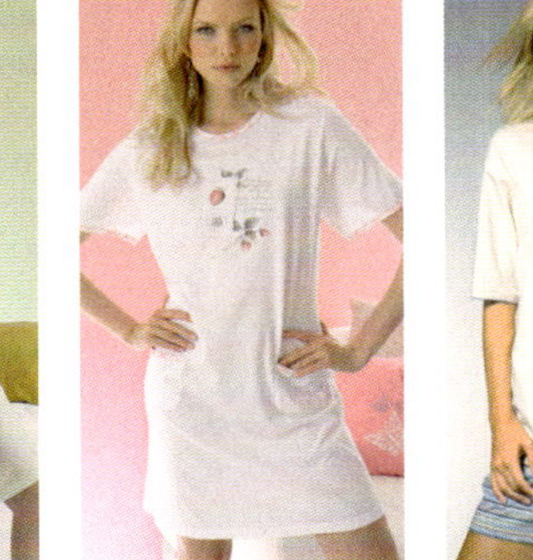

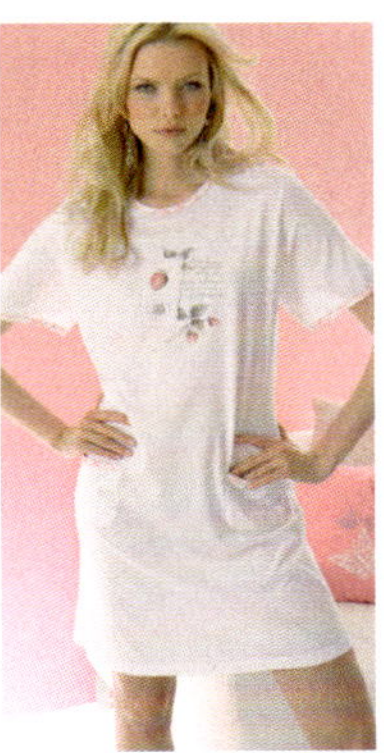

11 : T-shirt de nuit féminin

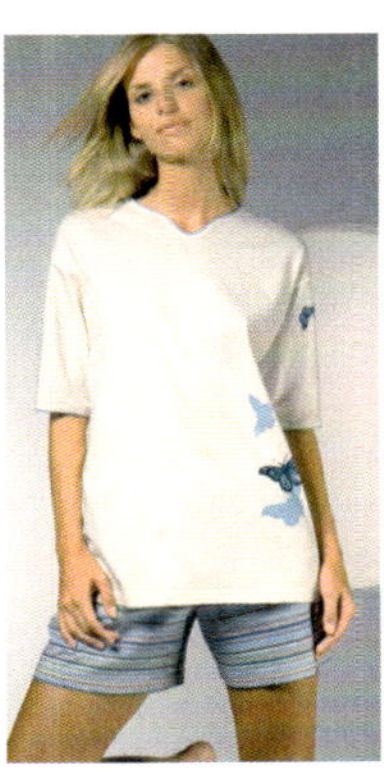

12 : Pyjama court féminin

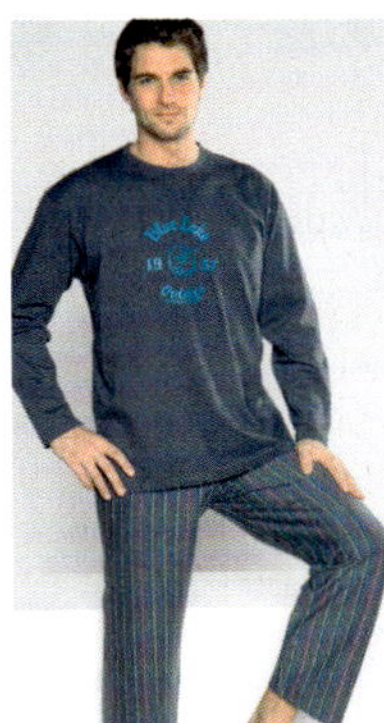

13 : Pyjama long masculin

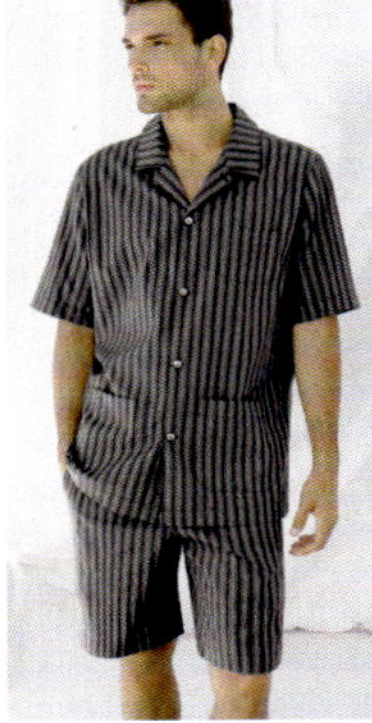

14 : Pyjama court masculin

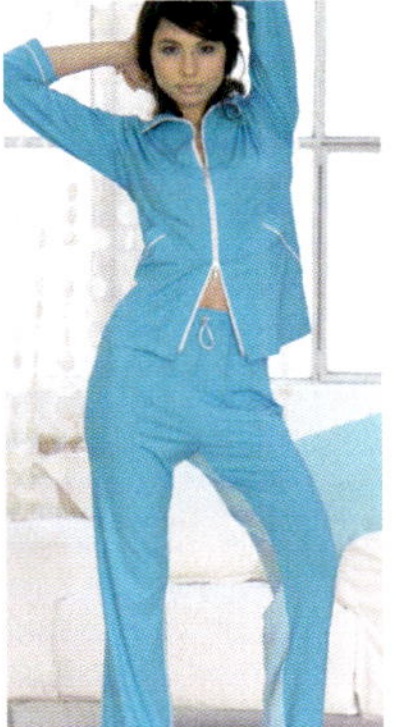

15 : Ensemble d'intérieur

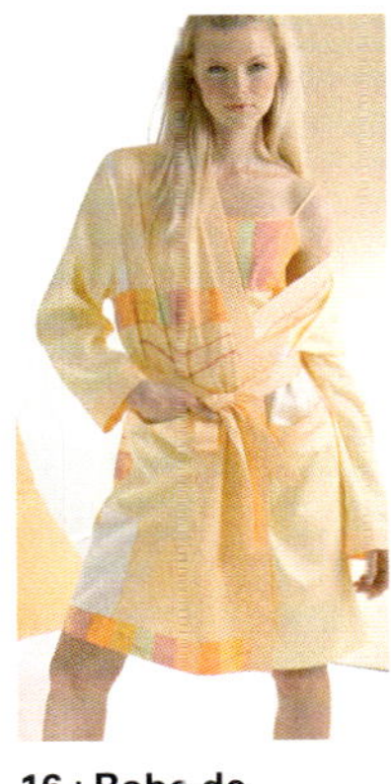

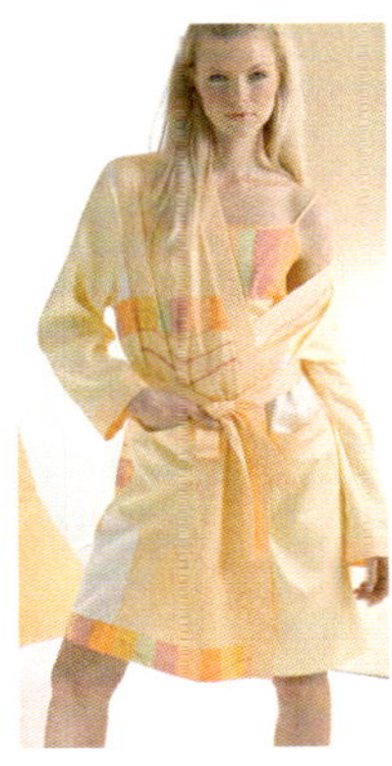

16 : Robe de chambre

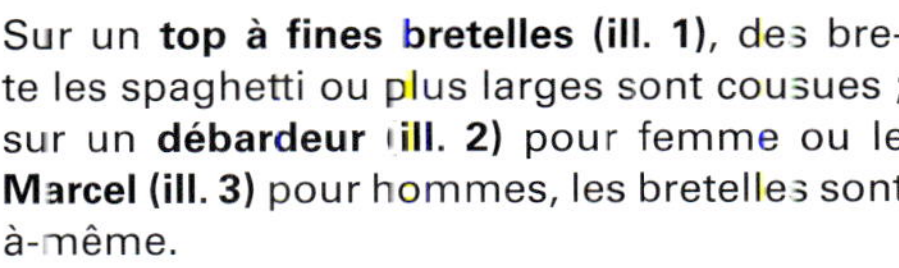

Sur un **top à fines bretelles (ill. 1)**, des bretelles spaghetti ou plus larges sont cousues ; sur un **débardeur (ill. 2)** pour femme ou le **Marcel (ill. 3)** pour hommes, les bretelles sont à-même.

Le tricot de corps peut avoir des manches courtes, mi-longues et longues. On appelle également ce sous-vêtement pour hommes **« maillot de corps » (ill. 4)**. Le **maillot thermique (ill. 5)** est un véritable tricot de corps retenant la chaleur, sans manche ou avec des manches courtes, mi-longues ou longues.

Le **caraco avec découpe poitrine (ill. 6)** possède un soutien-gorge intégré. Une **brassière (ill. 7)** désigne un tricot de corps pour femme de type soutien-gorge qui ne descend pas complètement jusqu'à la taille.

La **sous-robe (ill. 9)**, la camisole et la **nuisette** sont faites d'une matière fine et lisse.

Les tricots de corps pour hommes sont simples, alors que ceux pour femmes sont faits d'une matière fine et fréquemment décorés de dentelle.

On peut également porter comme vêtement d'extérieur, un élégant **top à bretelles, un débardeur, un caraco (ill. 8), un top à manches longues** ou un **t-shirt**.

Vêtements de nuit

Les vêtements de nuit, principalement faits en maille, sont aussi fréquemment utilisés comme vêtements d'intérieur. La frontière avec les **tenues d'intérieur** est donc fluide.

La **chemise de nuit** ou **robe de nuit (ill. 10)** existe dans différentes longueurs. On désigne également sous le nom de **t-shirt de nuit (ill. 11)** la forme de tricot court.

Un **pyjama court féminin (ill. 12)** est un haut léger combiné à un short. Le **pyjama masculin (ill. 13), (ill. 14)** est composé d'un haut de forme large ou de forme chemise et d'un pantalon long ou court.

On appelle **tenues d'intérieur** les vêtements d'intérieur de tout type. Le **caftan** long et large est apprécié comme robe d'intérieur. Pour l'**ensemble d'intérieur (ill. 15)**, on utilise volontiers du jersey velours, du tricot chaîne velours ou du polaire.

La **robe de chambre (ill. 16)** est portée au-dessus des sous-vêtements ou des vêtements de nuit ; ici, la forme kimono est prisée. Le **négligé** est une robe de chambre légère et élégante pour femme. Elle forme souvent un ensemble avec une chemise de nuit.

14.1.2 Corseterie et vêtements de bain

Corseterie

Le terme de corseterie est un mot générique utilisé pour tous les vêtements portés près du corps ayant un effet sculptant et de soutien. On retrouve parmi la corseterie les soutien-gorges, les gaines, les corselets et les vêtements de bain sculptants. Ils sont constitués le plus souvent d'un tricot chaîne avec des fibres chimiques synthétiques élastiques. La coupe permet d'obtenir l'effet de soutien et sculptant des articles de corseterie ; pour les soutien-gorges, cet effet est obtenu avec la coupe et également des coques formées et éventuellement rembourrées (cups[1]). Le soutien-gorge et la culotte, avec une matière et des finitions assorties, sont souvent porposées sous forme de **set**. Généralement en blanc sous sa forme classique ils sont parfois colorés avec des motifs.»

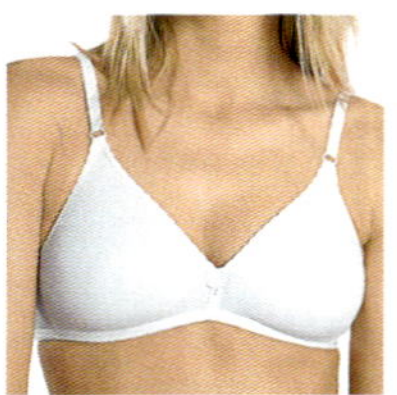

1 : Soutien-gorge sans armatures

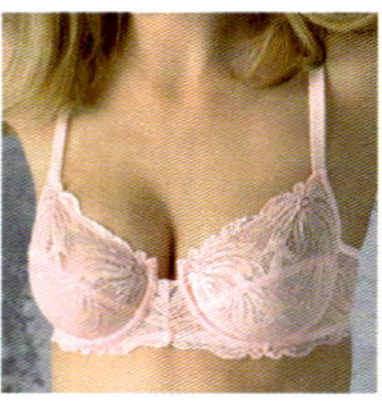

2 : Soutien-gorge à armatures

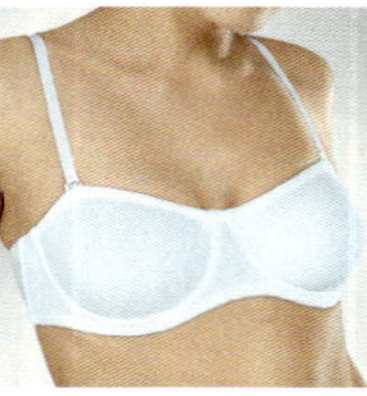

3 : Soutien-gorge à bretelles amovibles

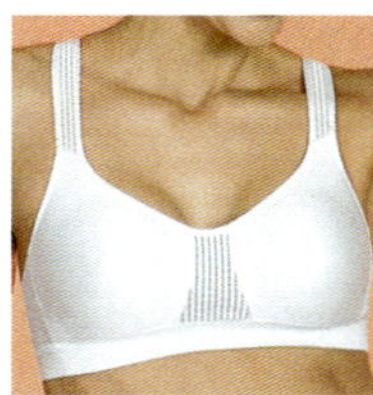

4 : Brassière de sport

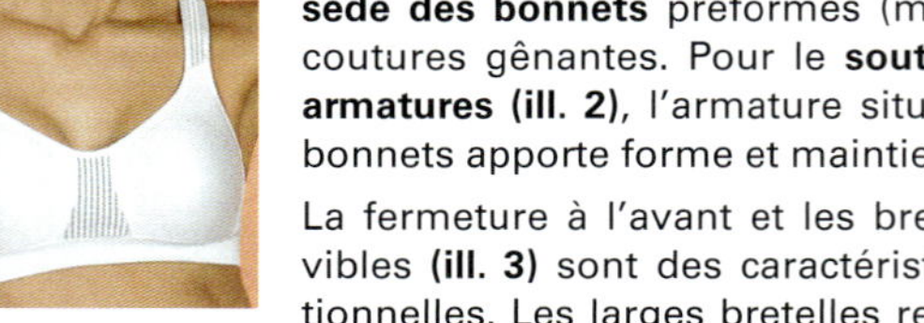

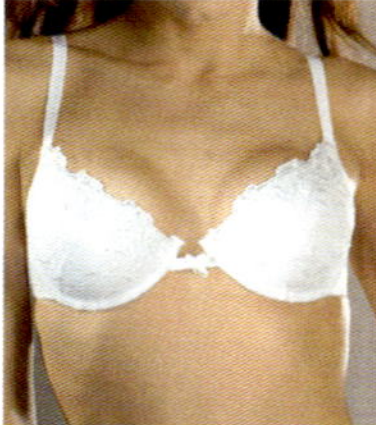

5 : Soutien-gorge push up

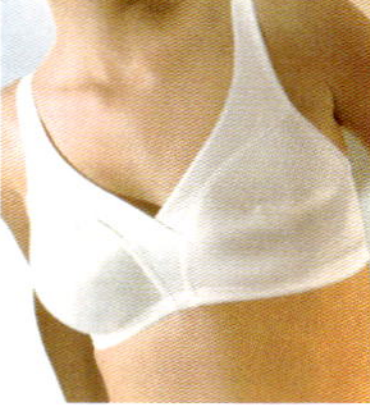

6 : Soutien-gorge minimiseur

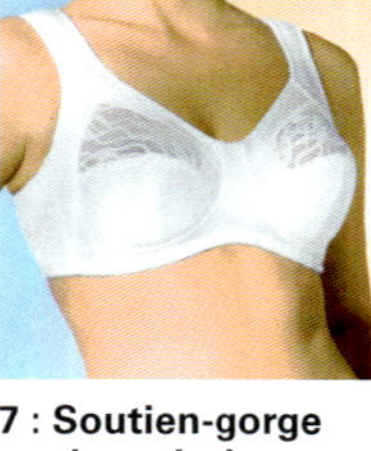

7 : Soutien-gorge de maintien

8 : Soutien-gorge long

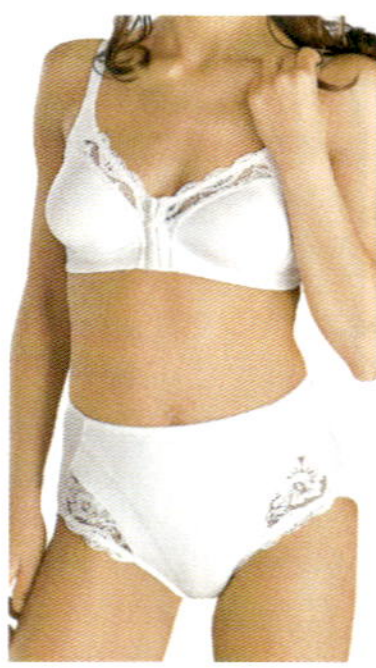

9 : Culotte gainante

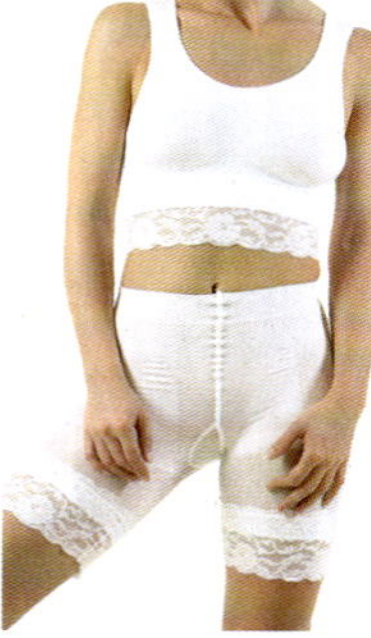

10 : Panty long avec brassière

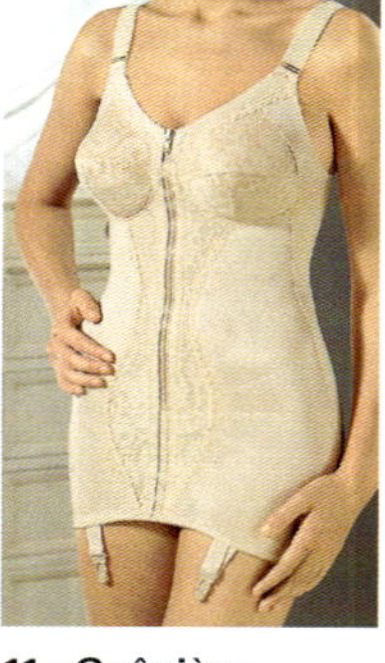

11 : Guêpière

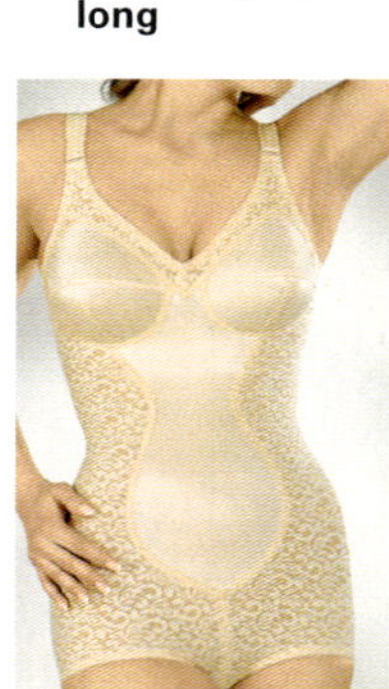

12 : Combiné

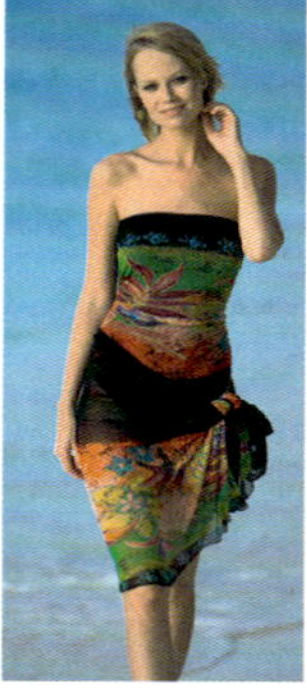

13 : Maillot de bain une pièce avec paréo[6]

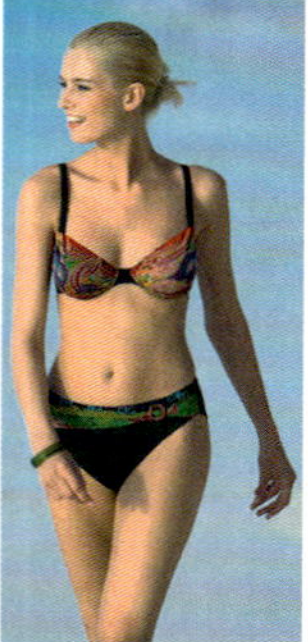

14 : Bikini

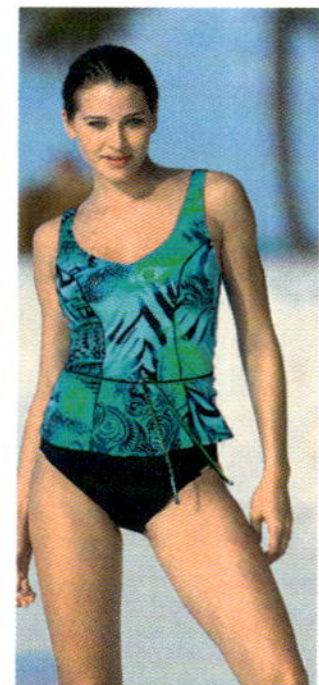

15 : Tankini[7]

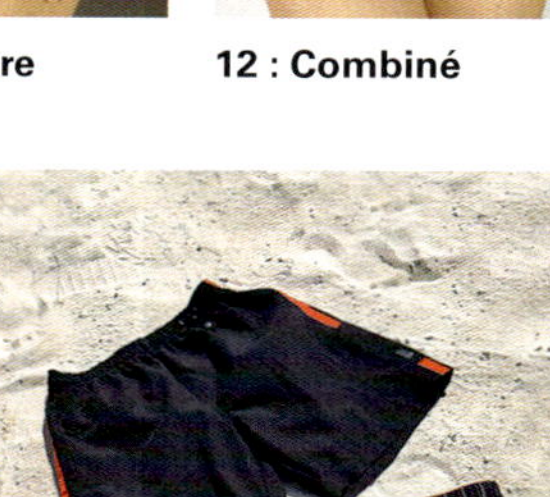

16 : Vêtements de bain pour hommes

Le **soutien-gorge sans armature (ill. 1) possède des bonnets** préformés (moulés) sans coutures gênantes. Pour le **soutien-gorge à armatures (ill. 2)**, l'armature située sous les bonnets apporte forme et maintien.

La fermeture à l'avant et les bretelles amovibles **(ill. 3)** sont des caractéristiques fonctionnelles. Les larges bretelles rembourrées, les coutures plates et les inserts en filet des **brassières de sport (ill. 4)** garantissent un grand confort.

Le **soutien-gorge push-up**[2] ou **Wonderbra**©[3] **(ill.5)** relève la poitrine ; le **Water-Bra**[4] permet, lui, de gonfler visuellement la poitrine grâce à des coussinets spéciaux intégrés. Avec le **soutien-gorge minimiseur (ill. 6)**, on obtient une réduction visuelle de la poitrine.

Le **soutien-gorge de maintien (ill. 7)** comportant de larges bretelles soulageant les épaules et le **soutien-gorge long (ill. 8)** avec partie avant renforcée et dos haut apportent une fonction de soutien supplémentaire.

Une **culotte gainante (panty**[5]**)** permet de sculpter plus ou moins, en fonction de la longueur des jambes et de la hauteur, les zones à problèmes comme le ventre, les hanches et les cuisses **(ill. 9, 10)**. La **gaine** de forme ouverte (avec ou sans jarretelles) est plus rare.

La **guêpière** est une pièce unique sculptante. La forme ouverte **(ill. 11)** peut avoir des jarretelles ; la forme fermée, le **combiné (ill. 12),** est fermé au niveau de l'entrejambe. Une fermeture avant permet de l'enfiler et de la retirer plus facilement.

Vêtements de bain

Pour les vêtements de bain, on utilise principalement du tricot chaîne en polyamide avec de l'élasthanne.

Le **maillot de bain** une pièce qui ici, ne couvre pas les épaules, est agrémenté d'un **paréo (ill. 13)**, une étole nouée le plus souvent autour des hanches. Un **bikini (ill. 14)** est composé d'un haut et d'un slip étroit. Le **tankini (ill. 15)** deux pièces est une combinaison faite d'un haut de maillot de bain jusqu'à la taille et d'un bas de bikini.

Le **maillot de bain** pour hommes en forme de slip **(ill. 16, gauche)** ou en tant que shorty **(ill. 16, droite)** est près du corps. Les **shorts de bain (ill. 16, haut)** en matière légère ont une coupe plus large et plus longue.

[1] cup (angl.) = tasse ; [2] push up (angl.) = soulever ; [3] Wonder (angl.) = miracle, Bra (angl.) = soutien-gorge ; [4] Water (angl.) = eau ; [5] panty (angl.) = gaine [6] paréo (indon.) = rectangle tissu enroulé et noué ; [7] tank top (angl.) = t-shirt sans manche

14.1.3 Vêtements pour enfants

Les vêtements pour les nourrissons, les jeunes enfants et les enfants tiennent compte des besoins spécifiques de ces catégories d'âge. Les **critères** sont la liberté de mouvement, le confort, la bonne tolérance cutanée, une solidité suffisante et une grande facilité d'entretien. On utilise le plus souvent des textiles de fibre en coton ou des mélanges. L'ajout de polyester augmente la facilité d'entretien et la solidité. Les textiles naturels et les articles portant le label « Öko-Tex-Standard 100 » sont de plus en plus prisés dans les textiles portés « à même la peau ».

Vêtements pour nourrisson (layette)

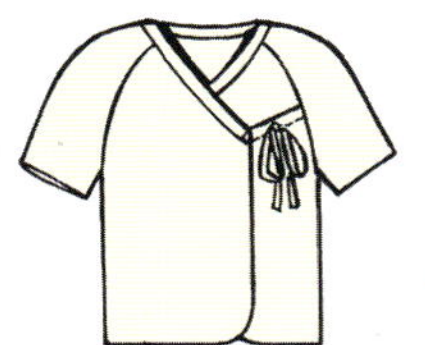

1 : Brassière

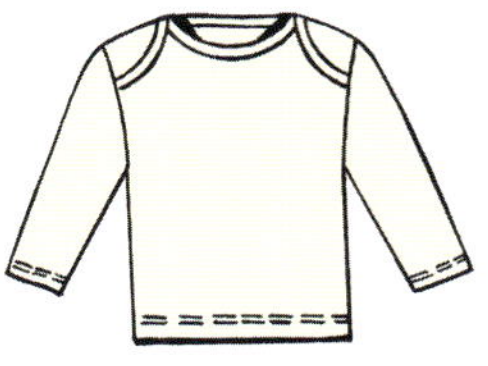

2 : T-shirt à manches longues

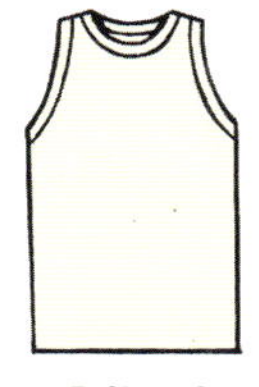

3 : Débardeur

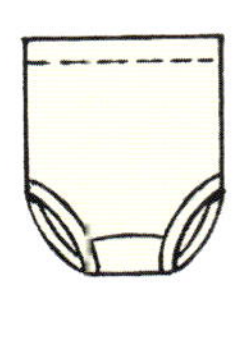

4 : Culotte cache-couche

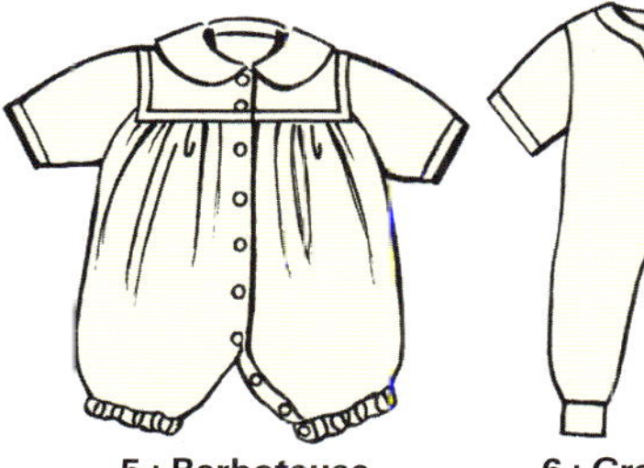

5 : Barboteuse

6 : Grenouillère

Dans les tenues de base, on retrouve par ex. la **brassière** ou le cache-coeur en maille. Les **t-shirts** à manches courtes ou à manches longues avec des emmanchures américaines, facilitant le passage de la tête. Le **débardeur** et la **culotte cache-couche** sont faits de jersey simple ou de côtes fines, uni ou à motifs. Les **barboteuses** sont des combinaisons d'une pièce avec une fermeture fonctionnelle au niveau de l'entrejambe. Les **grenouillères** ou **dors-biens (combinaisons)** sont sans manche, à manches courtes ou à manches longues. On les fabrique le plus souvent en jersey éponge, en tricot velours ou en interlock. En côte fine et jersey simple, elles peuvent également servir de vêtements de nuit. Les **pièces d'extérieur** sont des combinaisons de vestes et pantalons ou des salopettes, avec capuchon et couvrant les pieds.

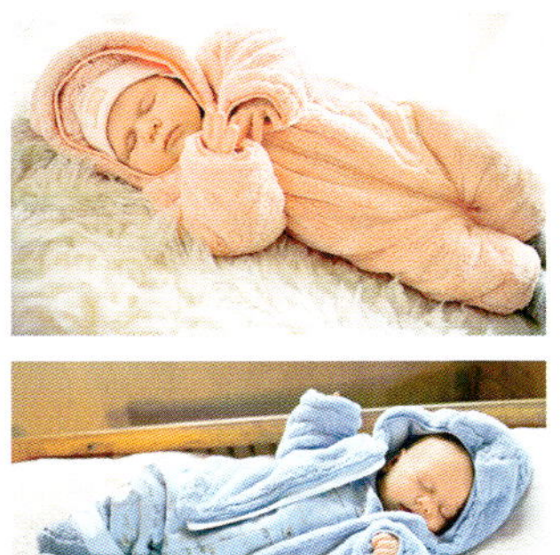

7 ; 8 : Pièces d'extérieur

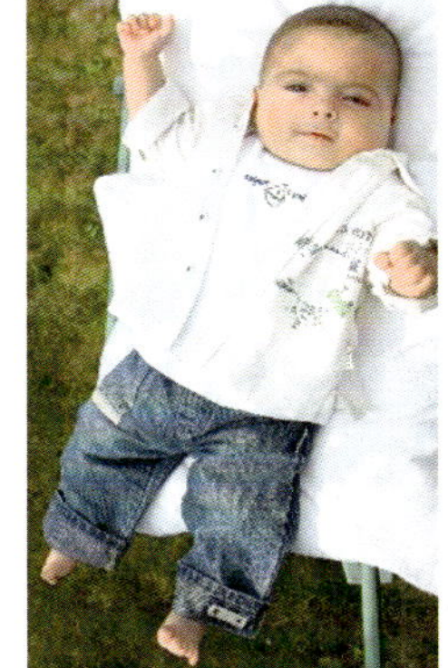

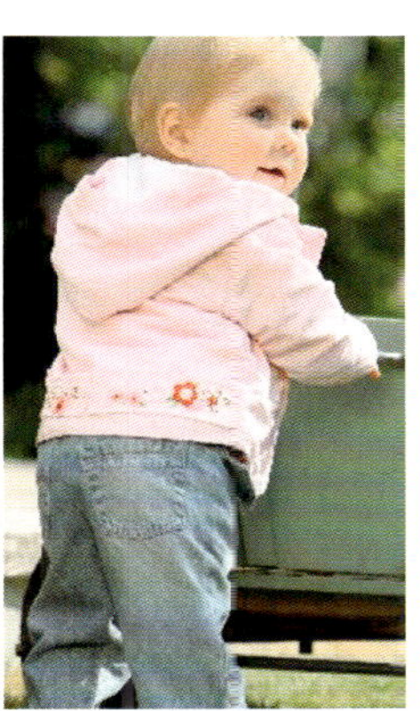

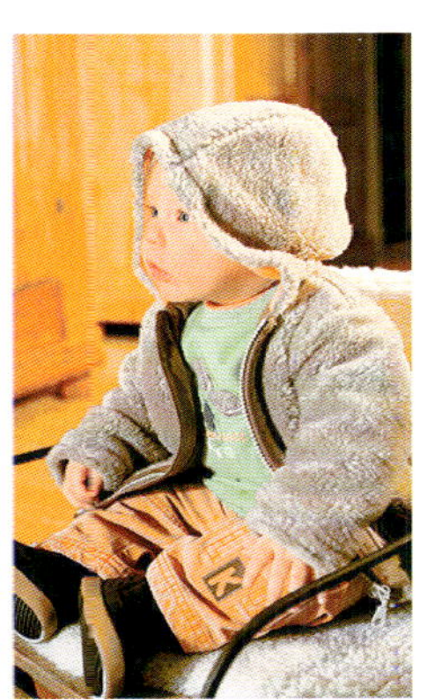

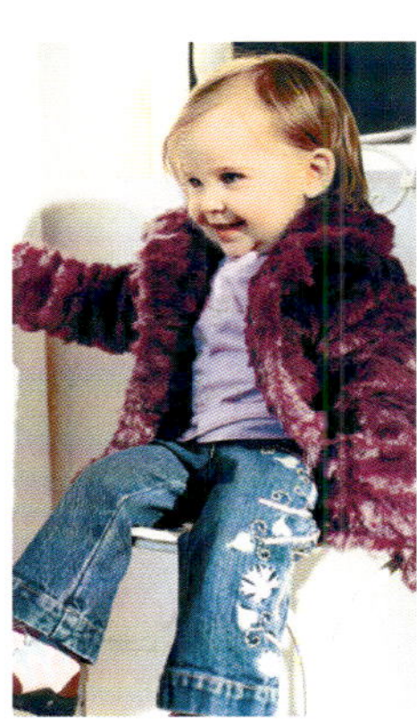

9 ; 10 ; 11 ; 12 : Layette

Vêtements pour enfants

Les vêtements pour enfants sont largement inspirés de l'habillement des adultes. On les retrouve dans les tailles 104 à 182 (relatives à la stature de l'enfant, avec des intervalles de 6 cm pour chaque grandeur). Ils se caractérisent par leur fonctionnalité, leurs couleurs gaies et leurs formes confortables.

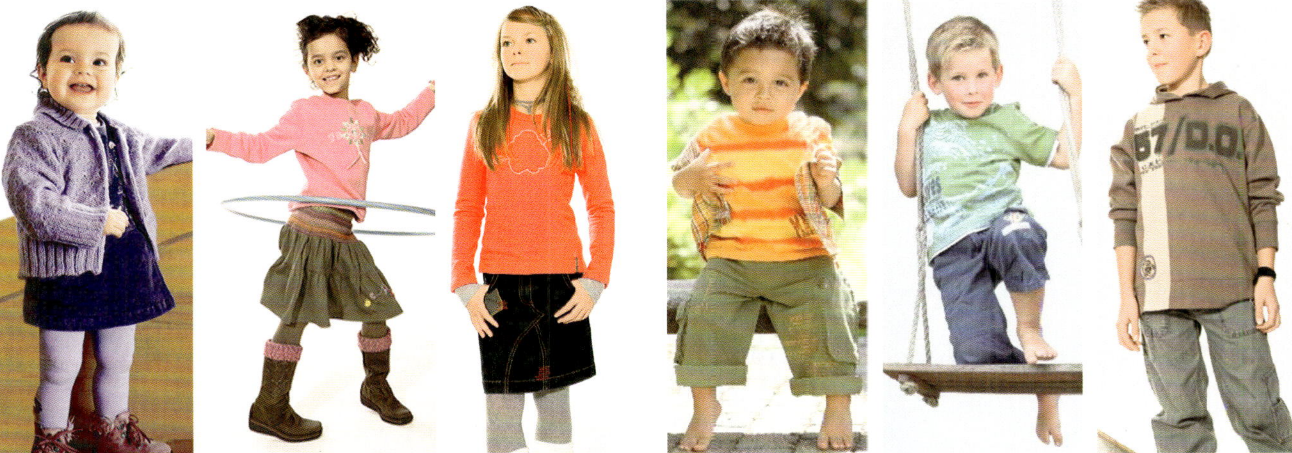

13 ; 14 ; 15 : Vêtements pour filles

16 ; 17 ; 18 : Vêtements pour garçons

14.1.4 Chemises pour hommes

En fonction de l'occasion, de la tendance et de la saison, on trouve les chemises pour hommes dans de nombreuses couleurs, formes et matières : chemises de costume (chemise de ville), chemises pour les occasions festives (chemise de fête et de smoking), chemises décontractées, etc. Les parties du devant et du dos, le col et les poignets sont les caractéristiques essentielles de ces vêtements.

Les chemises sont le plus souvent fabriquées dans des matières tissées, par ex. popeline, flanelle, batiste, oxford, madras, seersucker, panama, natté, vichy, etc. Dans le domaine des loisirs, on utilise également des mailles comme l'interlock, le tricot à côte fine, le jersey piqué, etc. Les matières premières utilisées sont principalement le coton ou un mélange coton/polyester. Il existe aussi des chemises en soie, lin, laine, viscose et polyamide pure ou dans différents mélanges.

Pour les tailles des chemises pour hommes, voir **p. 244**.

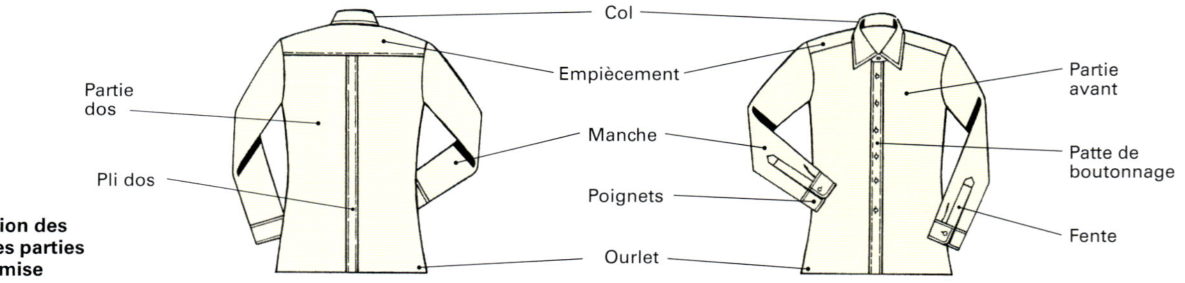

1 : Désignation des différentes parties de la chemise

Devants

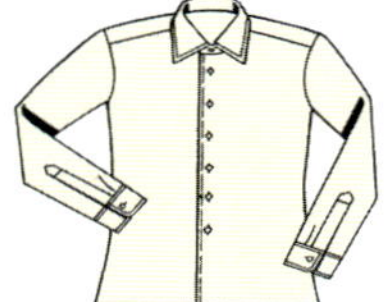
Boutonnage simple

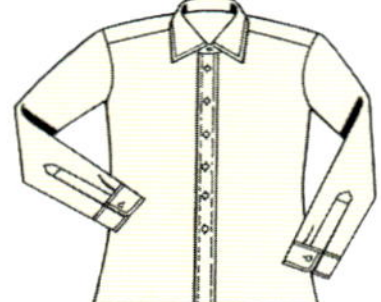
Patte de boutonnage

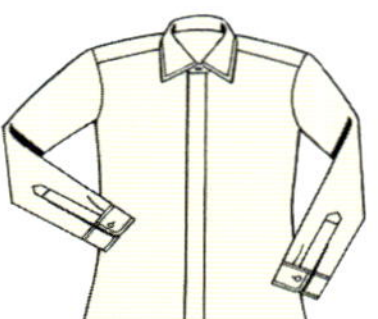
Boutonnage caché

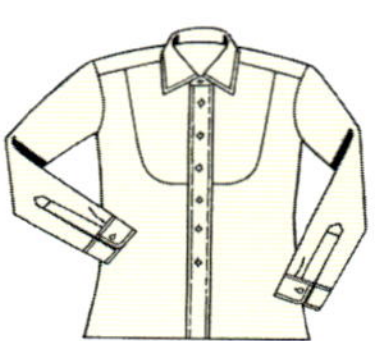
Empiècement arrondi (plastron)

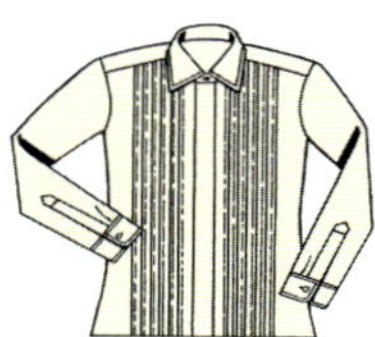
Devant avec plissé

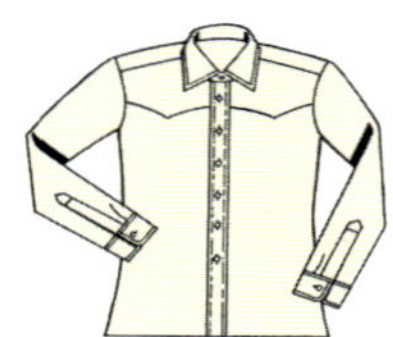
Empiècements arqué ou anguleux

Dos

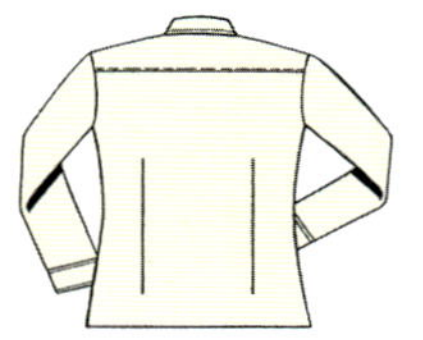
Dos cintré à pinces

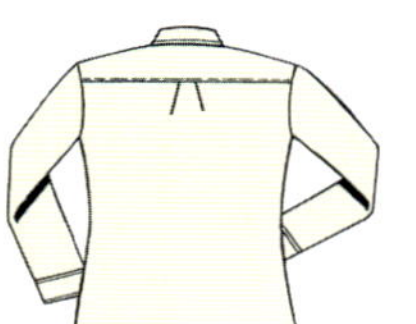
Dos à pli d'aisance

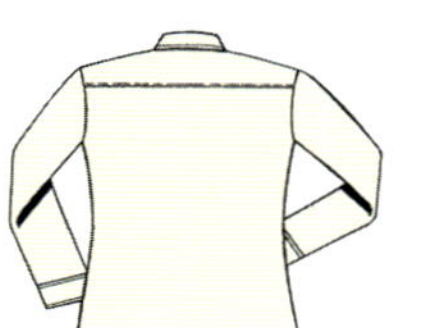
Dos droit

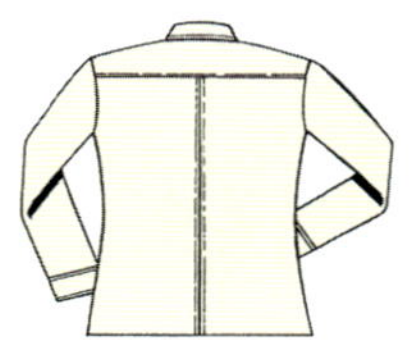
Dos à pli creux

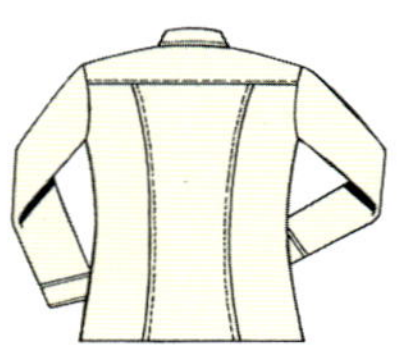
Dos à découpes surpiquées

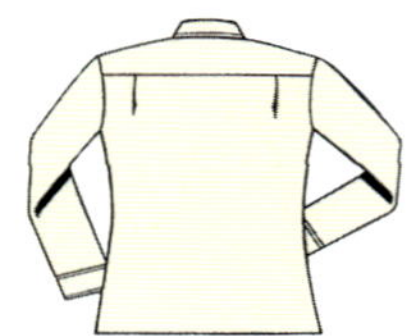
Dos avec plis plats

Cols

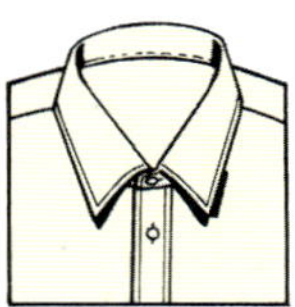
Col français (col classique)

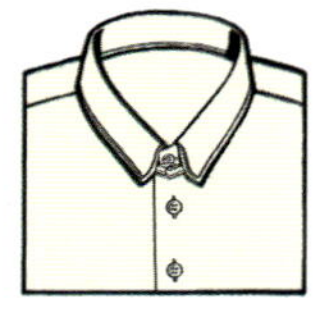
Col anglais (avec boutonnière à boutons pressions)

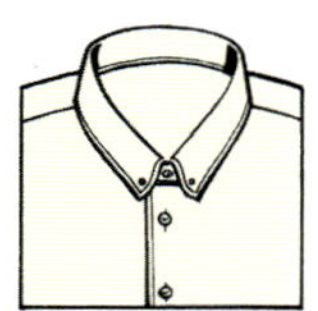
Col Piccadilly (avec broche ou épingle)

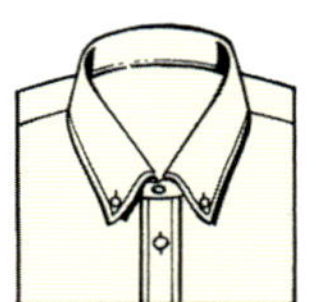
Col américain (avec pointe de col boutonnée)

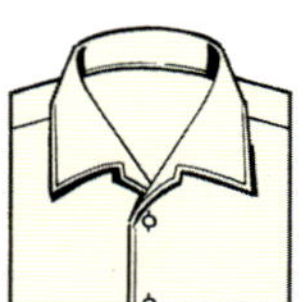
Col Lido (col ouvert)

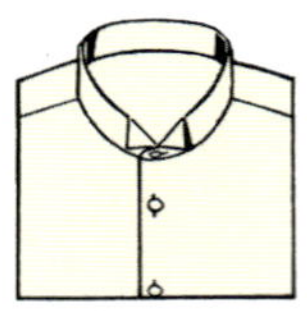
Col cassé (col officier pour chemises de smoking)

Cols

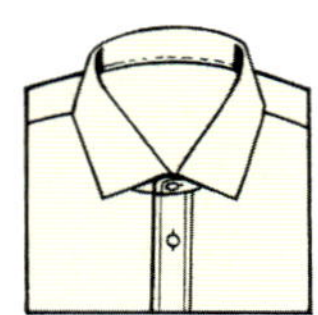
Col italien

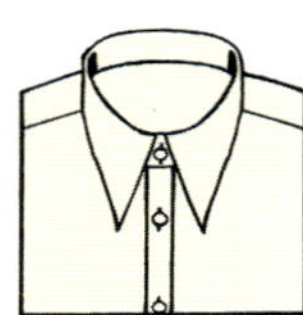
Col pelle à tarte

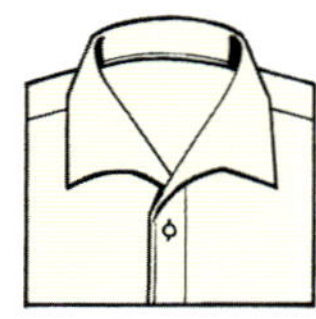
Col ouvert sans bouton

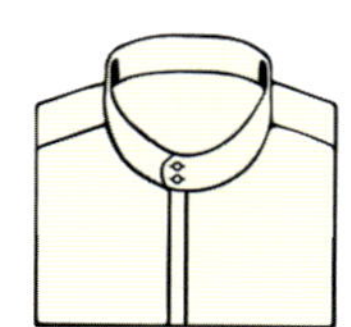
Col officier

Poignets

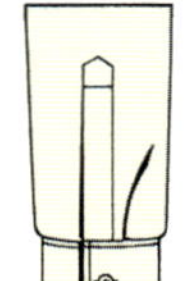
Poignet simple

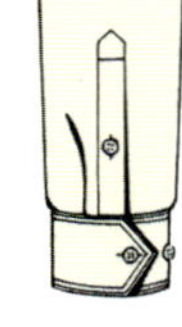
Poignet ajustable

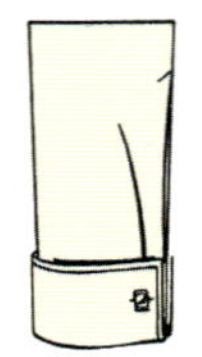
Poignet mousquetaire

14.1.5 Vêtements professionnels

Les **vêtements professionnels** sont adaptés par leur matière, leur fonction, leur coupe et leur fabrication aux besoins les plus variés de catégories professionnelles spécifiques. Ils permettent également de distinguer certaines professions comme les menuisiers **(ill. 4)**. On appelle **« tenue de travail »** les vêtements professionnels spécifiques qui doivent protéger des salissures. Des détails utiles permettent de faciliter le travail, par ex. les bandes autogrippantes, le passant à marteau et la poche à mètre.

Les **vêtements de protection** doivent satisfaire à des exigences supplémentaires. Ils sont développés en fonction du domaine de travail et des besoins de sécurité en découlant **(cf p. 55)**.

Les **exigences** relatives aux tenues professionnelles sont la bonne résistance à l'usure et l'entretien facile et à bas coût. Le choix d'une matière textile adaptée, ainsi qu'une fabrication et un équipement correspondants permettent de remplir ces critères. On utilise principalement des textiles de coton, polyester, polyamide et des textiles mélangés.

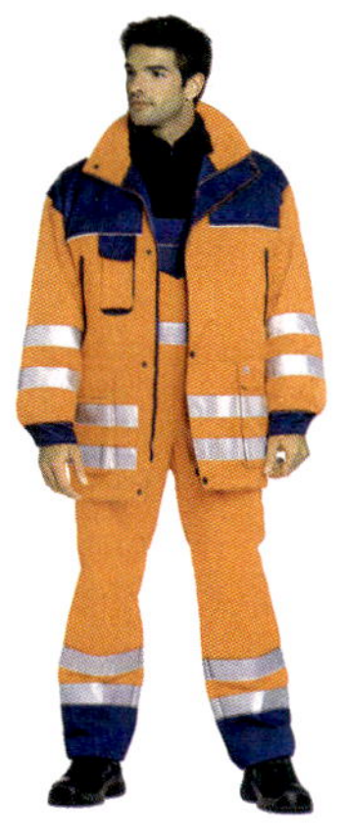
1 : Tenue de sécurité avec bandes réfléchissantes

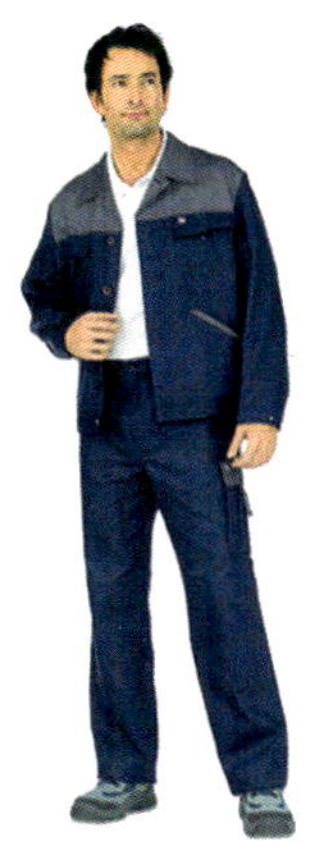
2 : Tenue de travail (blouson)

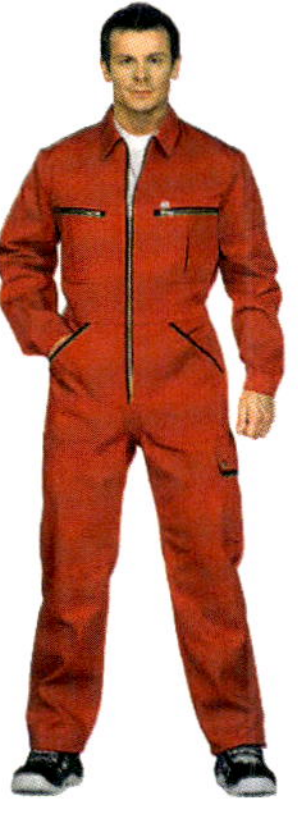
3 : Combinaison de travail

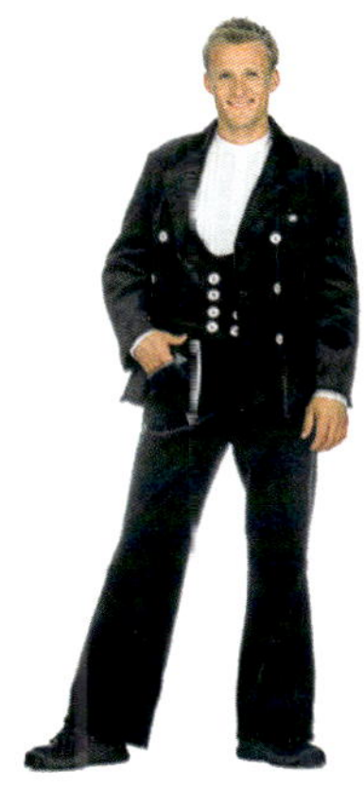
4 : Uniforme (veste, gilet, pantalon pattes d'éléphant)

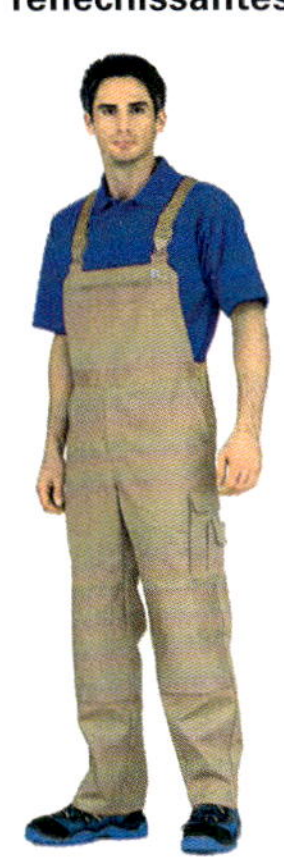
5 : Salopette avec poche charpentier

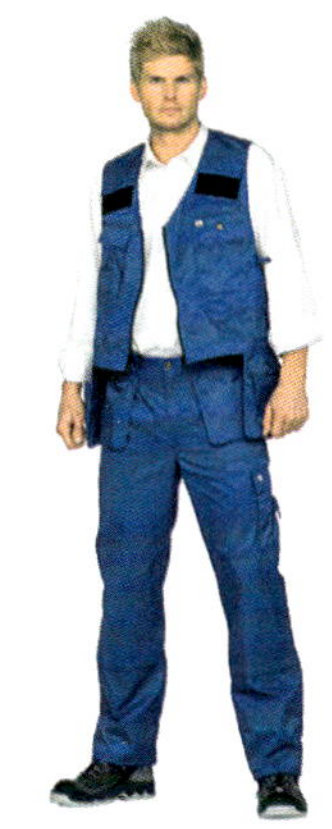
6 : Gilet de bricolage, pantalon avec poches à soufflet

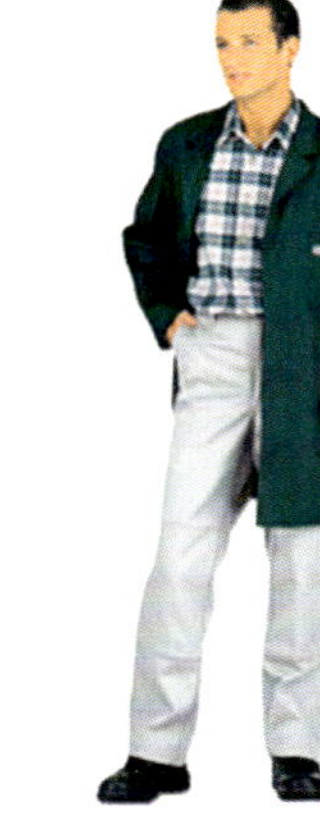
7 : Manteau de travail de forme courte

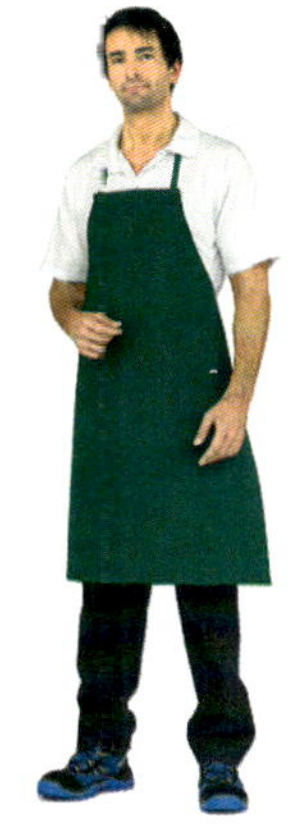
8 : Tablier d'atelier

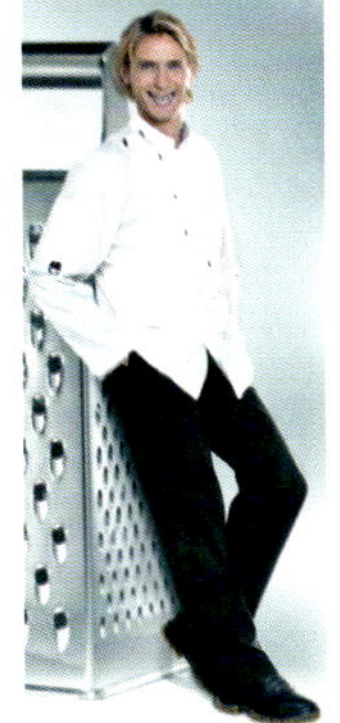
9, 10 : Vêtements professionnels pour la gastronomie

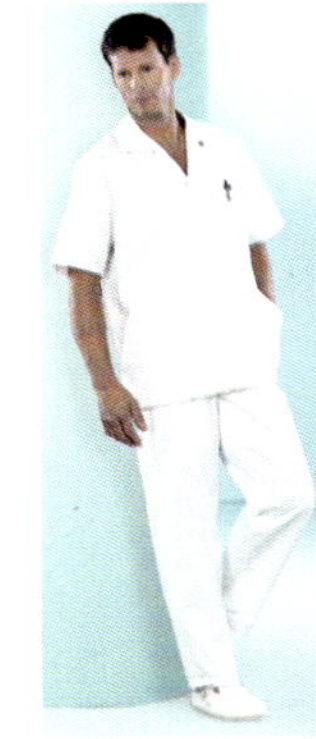
11, 12 : Vêtements professionnels pour le domaine médical

Les **tenues de travail** sont composées d'une veste et d'un pantalon **(ill 1, 2)** ou sont fabriquées d'une seule pièce en tant que **combinaison (ill. 3)**. On utilise des tissus solides, par ex. le sergé, le canevas et le velours cord. Les fermetures réglables, le renfort aux genoux et les doubles poches posées à des endroits ciblés sont des détails fonctionnels de ces vêtements.

Les **pantalons de travail** sont adaptés à la profession, par ex. avec bavette **(ill. 5)**, protection lombaire, poche à mètre, passant à marteau et poches charpentier **(ill. 6)**.

Les **gilets de travail** avec diverses poches et passants conviennent particulièrement aux artisans **(ill. 6)** et les gilets chauds en matière multicouche, aux forestiers et aux ouvriers du bâtiment. On retrouve dans la tenue professionnelle des serveurs des gilets de forme classique faits d'une matière élégante, par ex. en satin et en jacquard **(ill. 10)**.

Les **vestes** ou **blouses (ill. 9, 11)** et les **tuniques (ill. 12 à gauche)** dans des tissus plus légers comme le calicot, le tissu renforcé, le lin, la gabardine fine, le satin et le twill sont portés en règle générale par-dessus les vêtements. Les coupes et les détails sont adaptés aux besoins des métiers.

Les **manteaux de travail ou manteaux professionnels (ill. 7, 12 à droite)** de forme classique ou à la mode ont une fermeture sur le devant, des manches courtes ou longues et des poches fonctionnelles. Ils sont fabriqués le plus souvent dans des tissus plus lourds comme la gabardine et le sergé.

Les **tabliers de travail** (par ex. en cretonne, calicot) qui entourent tout le corps se ferment soit sans couture à la taille et avec une rangée de bouton, soit en porte-feuille. Les **tabliers de ménage** possèdent une bavette et des bretelles ou des liens. Les tabliers de service, dans une matière plus légère, par ex. la batiste, sont souvent décorés de volants ou de plis. On appelle **tablier d'atelier (ill. 8)** une bavette à même et un lien au niveau de la nuque. Il entoure tout le corps et selon la profession, est fait de cuir, de tissu lourd et épais, ou d'une matière enduite.

Les **chemises de travail** en sergé ou flanelle ont une surface grattée et possèdent le plus souvent des carreaux **(ill. 7)**. Les tissus lisses comme la popeline fine, la gabardine fine et le panama sont monochromes.

14.2.1 Jupes (1)

La jupe est un vêtement porté sous la taille qui fait surtout partie de l'habillement féminin. Portée avec une veste, l'ensemble devient un tailleur. De nombreuses formes de jupes sont considérées comme classiques ou intemporelles, mais sont soumises aux tendances de la mode. On les différencie par leur longueur, leur ampleur, leur silhouette, leur coupe, les détails et les ornements. Il est possible d'obtenir un certain style selon la matière sélectionnée.

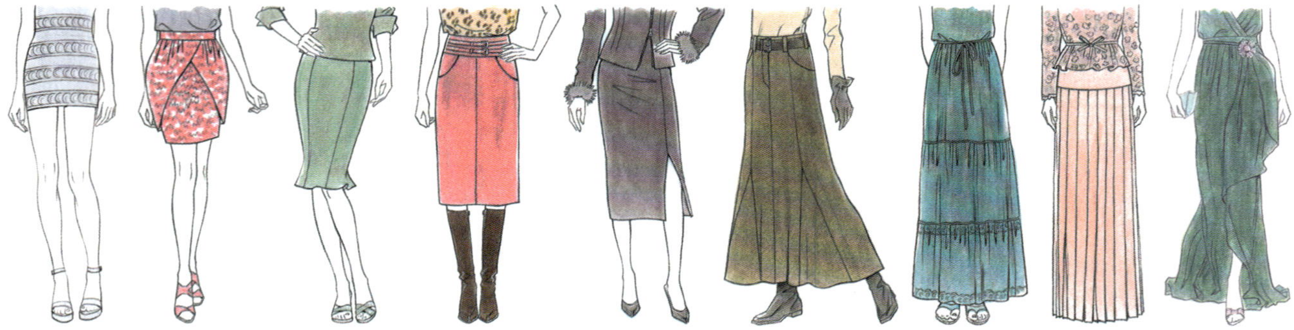

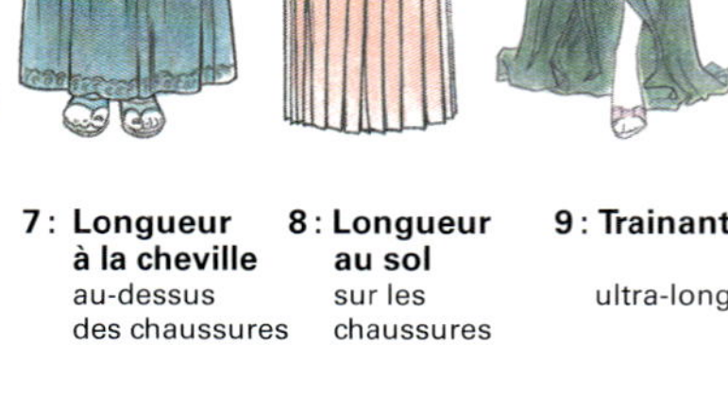

Longueurs de jupes

1 : Supermini[1] à mi-cuisses

2 : Mini au-dessus des genoux

3 : Jupe au genou aux genoux

4 : Mezzo[2] au-dessous des genoux

5 : Midi aux mollets

6 : Maxi[3] **à la cheville** au-dessous des mollets

7 : Longueur à la cheville au-dessus des chaussures

8 : Longueur au sol sur les chaussures

9 : Trainant ultra-long

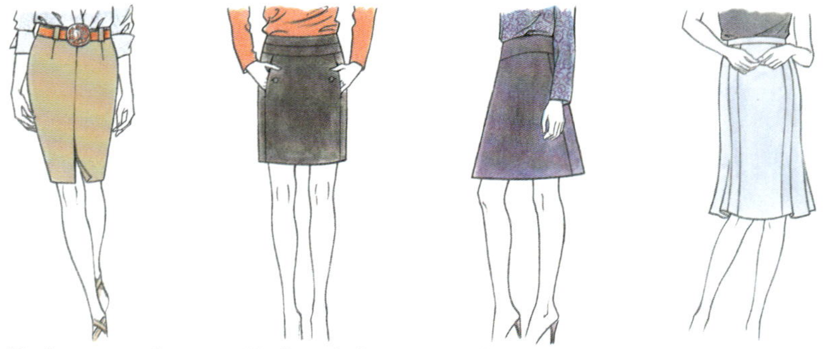

10 : Jupe entravée

11 : Jupe droite

12 : Jupe évasée

13 : Jupe à godets

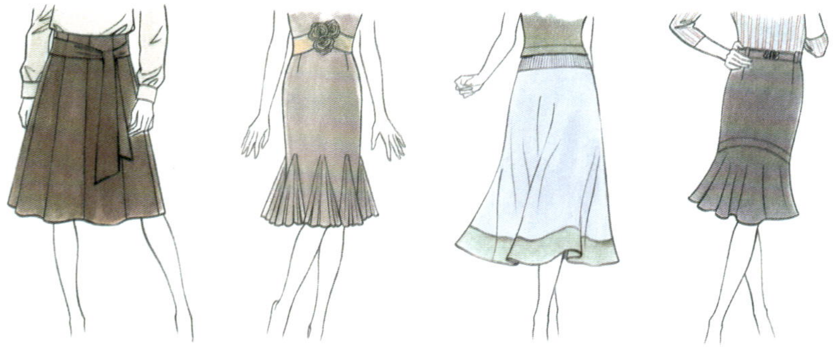

14 : Jupe à panneaux

15. Jupe à quilles

16 : Jupe cloche

17: Jupe trompette

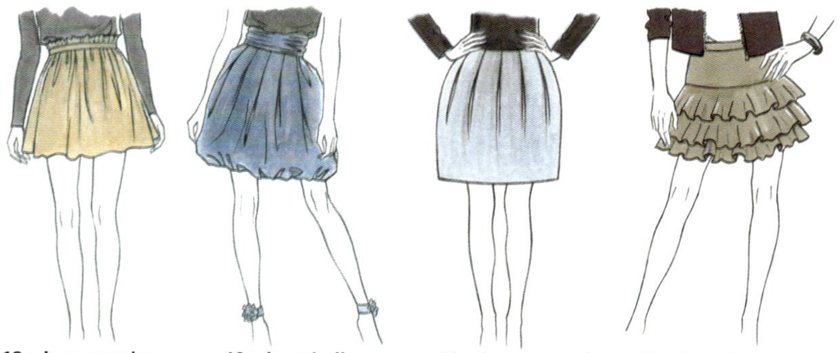

18 : Jupe ample

19 : Jupe ballon

20 : Jupe coupole

21 : Jupe à volants

[1] mini = petit ; [2] mezzo (ital.) = moyen, demi ; [3] maxi = grand ; [4] body (angl.) = corps

L'élégante **jupe crayon (ill. 5)** est une jupe étroite en longueur midi. On atteint une « bodyform »[4] grâce à une doublure élastique qui moule parfaitement le corps.

Dans le cas d'une jupe **entravée (ill. 10)**, l'ourlet est moins large que les hanches en raison des coutures de côtés entravées. Une fente facilite la marche.

Une **jupe droite (ill. 11)** a la même largeur d'ourlet que les hanches. Un ourlet plus large que les hanches est atteint avec une **jupe évasée (ill. 12)** grâce à un élargissement des coutures de côtés.

La **jupe à godets (ill. 13)**, cintrée jusqu'aux hanches, est élargie au niveau de l'ourlet grâce aux formes des coutures.

Pour la **jupe à panneaux (ill. 14)**, des lés symétriques en longueur s'élargissent vers l'ourlet, ce qui donne une largeur de jupe élargie et évasée à l'ourlet.

La **jupe à quilles**, étroite au niveau des hanches, possède un ourlet évasé grâce à des godets à même **(ill. 3)** ou incrustés **(ill. 6 et 15)** dans des lés.

Une **jupe cloche (ill. 16)** est conçue avec une coupe en forme de cercle ou de demi-cercle.

La **jupe trompette (ill 17)** est une jupe cintrée avec une partie basse en forme de cloche.

Une **jupe ample (ill. 18)** semble bouffante grâce à des fronces ou des plis au niveau de la taille ; pour la **jupe ballon (ill. 19)**, l'ampleur de la jupe est resserrée au niveau de l'ourlet.

Grâce à une matière ferme et un jupon, la **jupe coupole (ill. 20)** possède sa silhouette caractéristique ; des plis spéciaux ou une armature permettent d'obtenir une **forme de tulipe (ill. 2)**.

Pour une **jupe à étages (ill. 7)**, des bandes de tissus de plus en plus large sont assemblées les unes aux autres.

La pose successive de bandes de tissus en forme de cloches permet de fabriquer une **jupe à volants (ill. 21)**.

14.2.1 Jupes (2)

Les plis apportent du confort et sont des détails attrayants. Ils peuvent contribuer au style sportif comme au style féminin et élégant. Il est par ex. possible de créer un **pli central (ill. 22), des plis latéraux (ill. 23), des plis plats (ill. 8, ill. 24)**, un **volant plissé (ill. 25)** ou un **groupe de plis (ill. 26)**. Les plis peuvent être souples, ouverts ou être repassés à plat. Parmi les types spéciaux de plis, on retrouve **le plissé soleil (ill. 27), le pli piqué nervure (ill. 28)** et **les plis ciseaux (ill. 29)**.

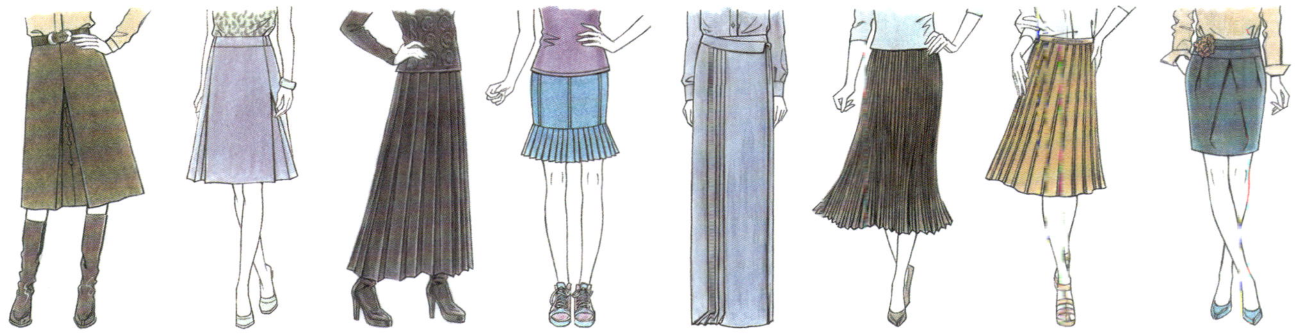

22 : Pli central Pli creux | **23 : Plis latéraux** Plis creux | **24 : Plissé accordéon** Plis plats unidirectionnels | **25 : Ourlet plissé** | **26 : Groupe de plis** | **27 : Plissé soleil** | **28 : Pli piqué nervure** | **29 : Plis ciseaux**

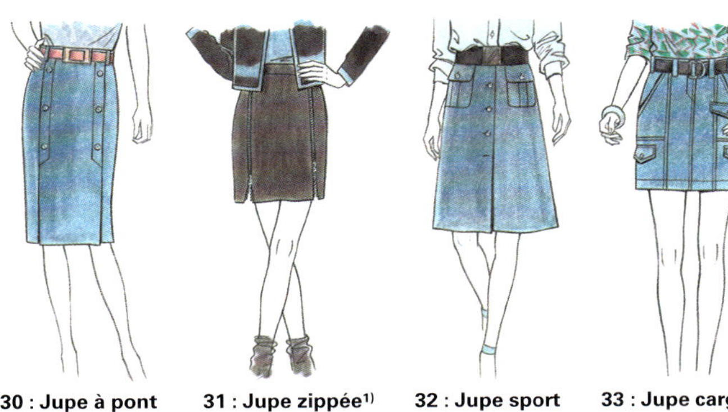

30 : Jupe à pont | **31 : Jupe zippée[1]** | **32 : Jupe sport** | **33 : Jupe cargo[2]**

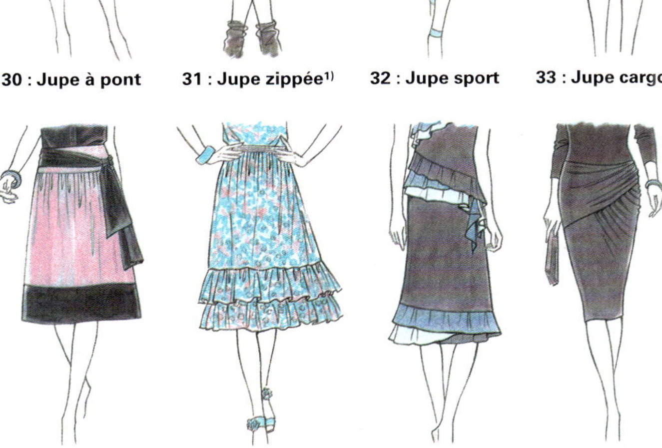
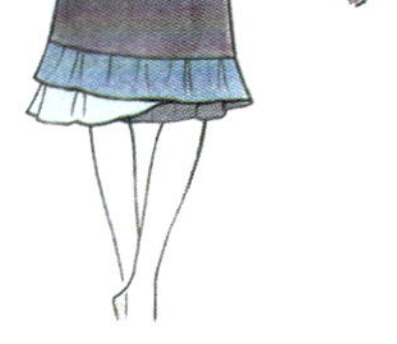
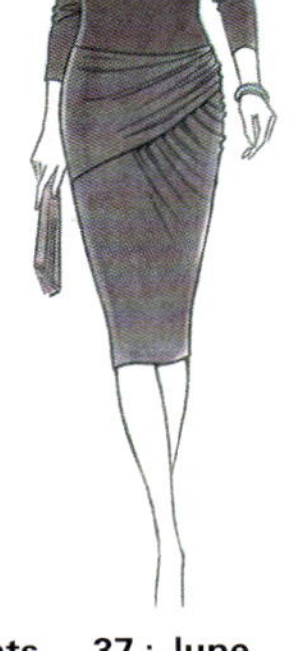

34 : Jupe à empiècement | **35 : Jupe avec ruché à l'ourlet** | **36 : Jupe à éléments superposés** | **37 : Jupe drapée**

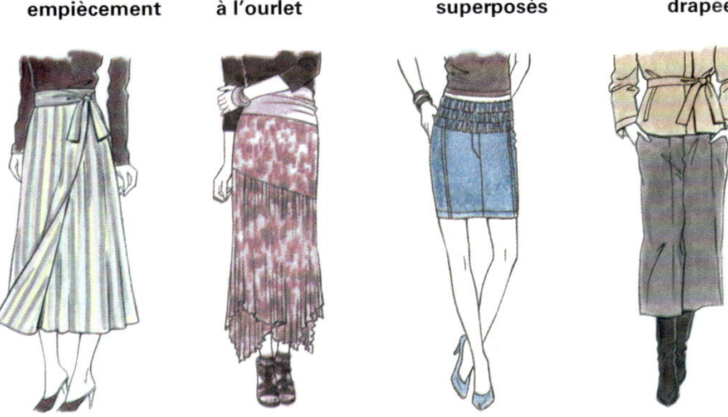

38 : Jupe portefeuille | **39 : Jupe foulard** | **40 : Jupe taille élastique** | **41 : Jupe culotte**

[1] Zipper (angl.) = fermeture à glissière ; [2] Cargo (angl.) = transport de marchandises

Le plissé soleil est pressé. Le **plissé couché** est plat ; **le plissé soleil (ill. 27)** désigne, lui, le pli qui s'élargit jusqu'à l'ourlet.

Un **aspect parapluie (ill. 28)** est créé avec des coutures marquées ou nervurées (petits plis fins cousus) dont l'écart s'élargit jusqu'à l'ourlet.

Les **plis ciseaux (ill. 29)** sont formées à l'aide d'une technique de coupe où un ou plusieurs plis profonds à la taille s'ouvrent jusqu'à l'ourlet étroit.

Les découpes accentuées ou les plis piqués avec des boutonnières décoratives donnent à la jupe fine une **forme droite et rectangulaire (ill. 30)**.

Sur une **jupe zippée (ill. 31)**, les fermetures à glissière intégrées dans les découpes sont à la fois à la mode et pratiques. Les poches appliquées et une fermeture sur toute la longueur sont d'autres **détails de nature sportive (ill. 32)**.

La **jupe cargo (ill. 33)** est caractérisée par des coutures décoratives, de grandes poches, des poches décoratives latérales et des poches à l'arrière.

Un **empiècement** est une pièce découpée, ronde, incurvée ou pointue, placée au-dessus des hanches. La partie inférieure de la jupe est froncée **(ill. 34)**, plissée **(ill. 8)** ou lisse avec une coupe en forme de cloche.

Une **jupe avec ruché à l'ourlet (ill. 35)** ou **volant à l'ourlet** a un style romantique ou folklorique. Le volant est froncé ou plissé et appliqué ou assemblé avec le bas de la jupe.

La **jupe à éléments superposés (ill. 36)** consiste à porter des pièces de différentes longueurs les unes sur les autres. On obtient également cet effet lorsque différents empiècements d'ourlet sont appliqués ou placés en-dessous.

On appelle **« drapage » (ill.37)** un plissé souple. Il apporte un effet élégant et féminin.

Dans le cas d'une **jupe portefeuille (ill. 38)**, les bords de fermeture se rabattent les uns sur les autres et sont maintenus le plus souvent par une ceinture. Les **ourlets de jupes asymétriques ou plus longs sur les côtés (ill. 39)** apportent un côté élégant ou folklorique.

La **jupe à taille élastique (ill. 34)**, ici en tant que jupe courte, possède une ceinture ou une taille élastique et est facile à enfiler.

La **jupe culotte (ill.41)** possède une coupe de pantalon large à l'avant et à l'arrière en forme de jupe.

14.2.2 Chemisiers

Le **chemisier** est un haut ayant une coupe lâche ou cintrée porté dans ou au-dessus des jupes et des pantalons. La mode actuelle est marquée par un grand nombre de formes de chemisiers. On les différencie par ex. par le décolleté et le col, la longueur, la largeur, la fermeture, les détails et les ornements. Ces éléments, ainsi que la matière, permettent d'obtenir un style spécifique.

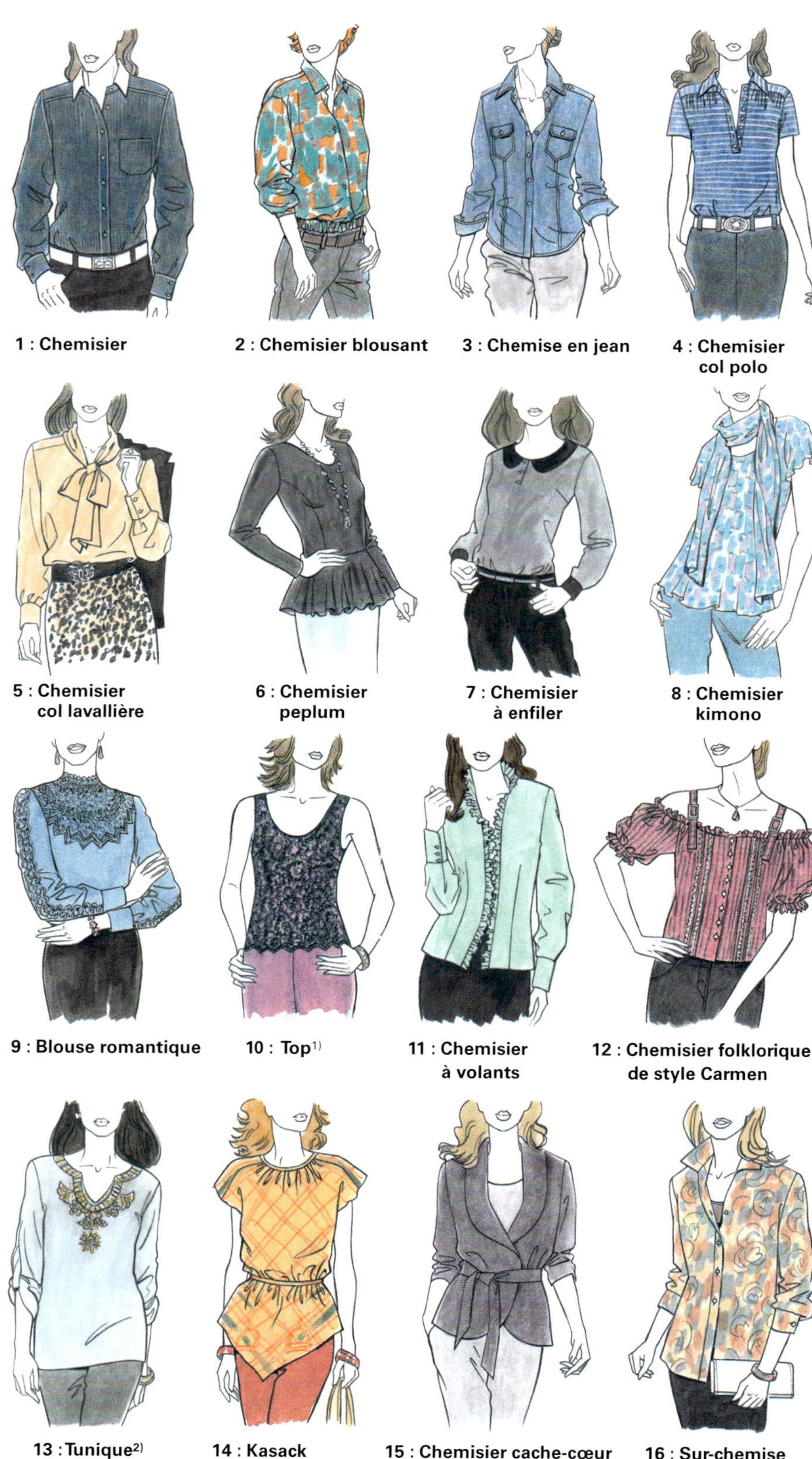

1 : Chemisier — 2 : Chemisier blousant — 3 : Chemise en jean — 4 : Chemisier col polo

5 : Chemisier col lavallière — 6 : Chemisier peplum — 7 : Chemisier à enfiler — 8 : Chemisier kimono

9 : Blouse romantique — 10 : Top[1] — 11 : Chemisier à volants — 12 : Chemisier folklorique de style Carmen

13 : Tunique[2] — 14 : Kasack — 15 : Chemisier cache-cœur — 16 : Sur-chemise

Le **chemisier (ill. 1)** présente les caractéristiques d'une chemise pour hommes : col chemisier, empiècements aux épaules, patte de boutonnage, poignets, poche poitrine.

L'ampleur du **chemisier blousant (ill. 2)** est maintenue par la taille élastique. La **chemise en jean (ill. 3)** présente des détails de nature sportive.

Les hauts en maille ressemblant aux chemises ou aux chemisiers sont appelés **chemisier col polo (ill. 4), t-shirt-chemisier** ou simplement **t-shirt**.

Sur l'élégant **chemisier col lavallière (ill. 5)**, les bandes du col sont nouées de manière lâche ou forment un nœud.

Le **chemisier peplum (ill. 6)** possède une partie évasée ou bombée (basque) au niveau des hanches.

Un **chemisier à enfiler (ill. 7)** ne possède pas de fermeture continue et est enfilé par la tête.

Le **chemisier kimono (ill. 8)** porte cette appellation en raison de ses manches coupées à-même sur la partie avant et la partie arrière.

La **blouse romantique (ill. 9)** se caractérise par un col officier et des incrustations en dentelle.

Le **top (ill. 10)** est le nom d'un haut sans manche, souvent en forme de débardeur.

Les **volants** caractérisent les styles romantiques et folkloriques. Les chemisiers strictes sont rendus plus décontractés avec des volants **(ill. 11)**.

Le **chemisier folklorique de style Carmen (ill. 12)** se caractérise par le décolleté laissant apparaître les épaules et les fronces ou volants.

La **tunique (ill.13)** possède une coupe évasée plus longue et présente des décorations ou motifs imprimés folkloriques.

La **kasack (ill. 14)** est un haut long à enfiler avec une coupe droite. Elle est portée ample ou avec une ceinture.

Le **chemisier cache-cœur (ill. 15)** possède des parties avant superposées maintenues par une ceinture.

Pour agrémenter les tops, on porte volontiers une **sur-chemise (ill. 16)**. Elle n'est pas doublée et sa coupe est souvent plus longue.

[1] Top (angl.) = Haut [2] Tunique = chemise longue romaine

14.2.3 Robes

La **robe** est une pièce de l'habillement féminin. Au sens étroit du terme, on l'utilise pour un vêtement composé d'un haut et d'une jupe couvrant le corps d'une seule pièce allant des épaules jusqu'aux jambes. Pour les deux-pièces, le haut et la jupe sont travaillés séparément **(cf. p. 266 « Deux pièces »).**

Les formes de robes varient selon la largeur ou la silhouette, la coupe, le style, les détails et les ornements.

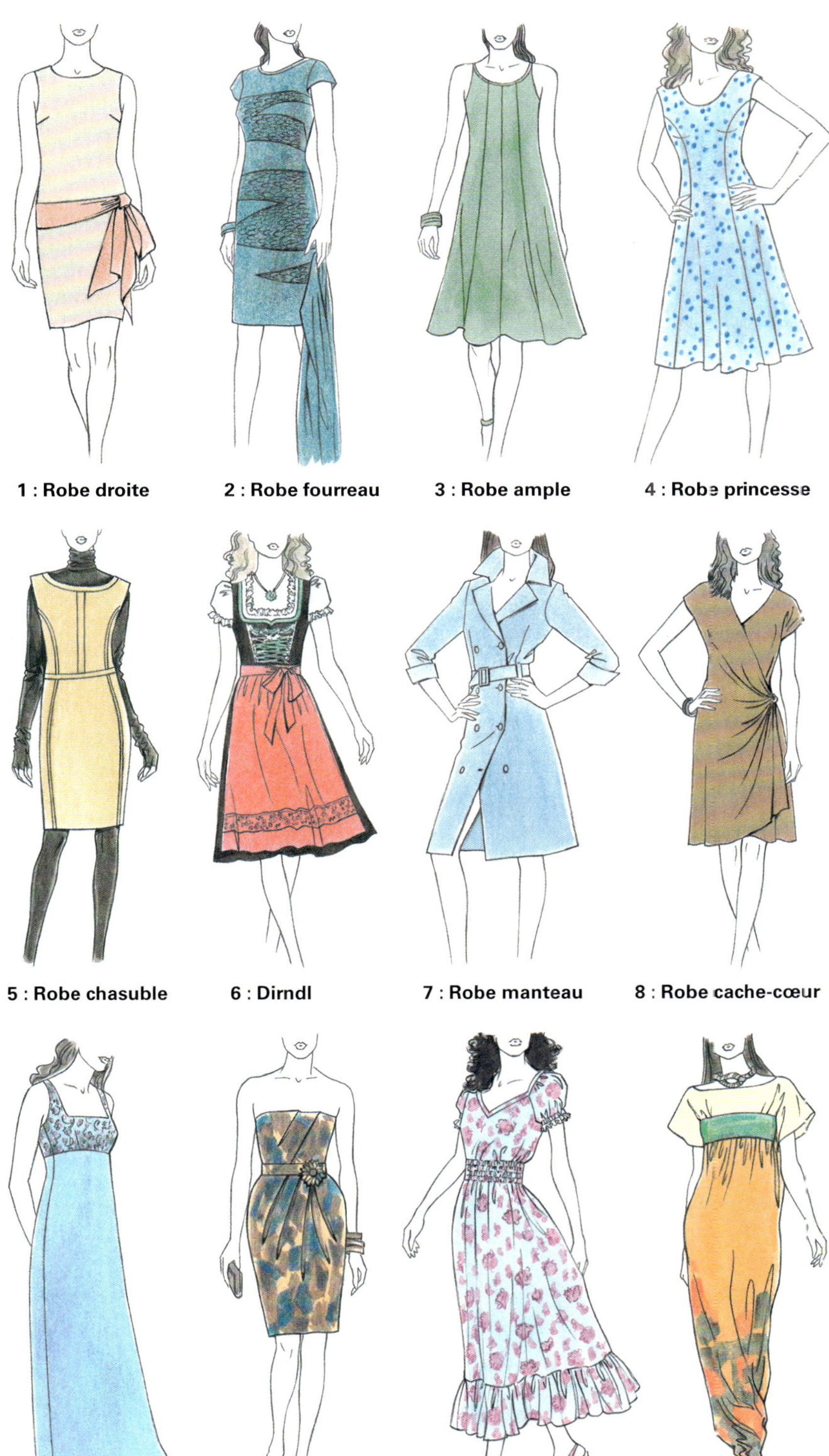

1 : Robe droite **2 : Robe fourreau** **3 : Robe ample** **4 : Robe princesse**

5 : Robe chasuble **6 : Dirndl** **7 : Robe manteau** **8 : Robe cache-cœur**

9 : Robe Empire **10 : Robe de cocktail** **11 : Robe folklorique** **12 : Robe au look ethnique**[1)]

La **robe droite (ill. 1)** se caractérise par la coupe étroite et légèrement ajustée qui enveloppe la silhouette. Des coupes variées sont possibles.

Une **robe fourreau (ill. 2)** épouse le corps sans l'engoncer. La coupe ou la matière elastique lui donne sa forme. Avec un petit décolleté et des manches courtes, elle peut être de style classique, strict et féminin.

La **robe ample (ill. 3)** est une robe au tombé souple possédant un ourlet évasé.

La **robe princesse (ill. 4)** est caractérisée par des découpes longitudinales allant du haut jusqu'à l'ourlet en s'évasant (découpes princesse depuis les emmanchures découpes montantes depuis l'épaule). Elle est féminine, parfois fantaisiste.

La **robe chasuble (ill. 5)** est le plus souvent portée au-dessus de t-shirts ou de pulls et avec des collants ou leggings.

On appelle **« dirndl » (ill. 6)** la robe folklorique de régions alpines. Ses composantes typiques sont la ceinture ou le bustier lacés, des manches bouffantes, une jupe évasée et un tablier, ainsi que des volants.

Une **robe chemisier** rappelle par sa coupe et ses détails une chemise pour homme. Elle possède une fermeture en haut ou sur toute la longueur et est resserrée par une ceinture. La **robe manteau (ill. 7)** est similaire mais est faite d'une matière plus solide et s'ouvre en continu.

Dans une **robe cache-cœur (ill. 8)**, les parties du devant sont superposées. Elle est souvent parée d'effets drapés et possède un look féminin.

La caractéristique de la robe **« style Empire » (ill. 9)** est une couture de taille haute et la silhouette étroite du bas de la robe.

La **robe de cocktail (ill. 10)** est une robe élégante, courte avec des effets, destinée aux petits événements festifs. Ici, le haut est travaillé sous forme de **bustier**.

Les caractéristiques d'une **robe de style folklorique (ill. 11)** sont par ex. des détails romantiques comme les broderies, les jabots et les volants. Elle peut être également d'inspiration ethnique **(ill. 12)**, par ex. avec des éléments indiens, japonais ou africains.

[1)] ethnique = éléments culturels de différentes nations

14.2.4 Vêtements en maille

Les vêtements en maille sont très appréciés dans le sport et les loisirs car ils sont très confortables. Ils sont également prisés en tant que vêtements tendance pour femmes. Grâce à sa capacité d'isolation, le tricot convient très bien aux vêtements chauds également. On utilise des formes variées dans des matériaux les plus divers.

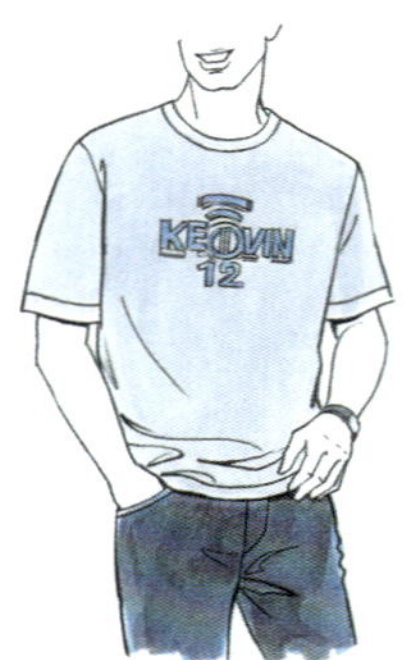

1 : T-shirt basique[1]

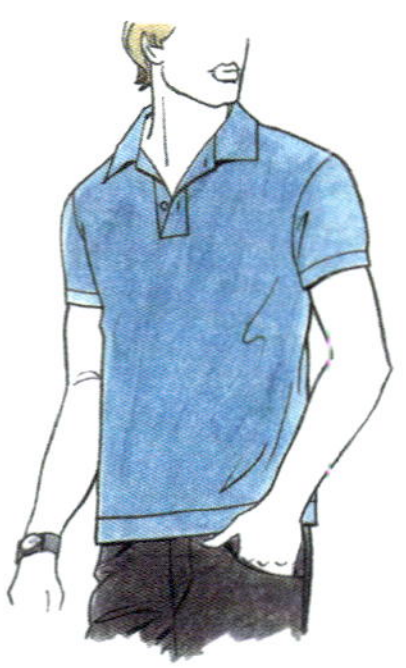

2 : Polo[2]

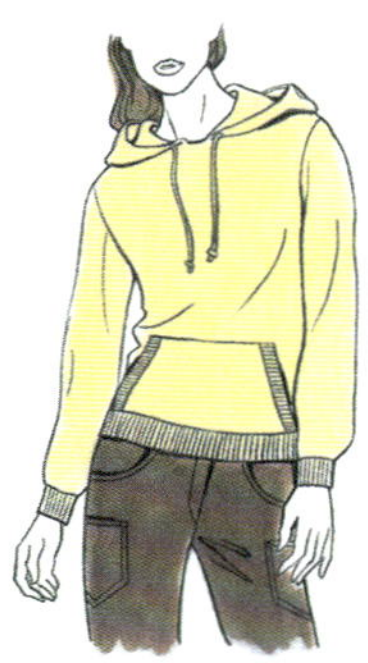

3 : Hoodie (Sweat à capuche)

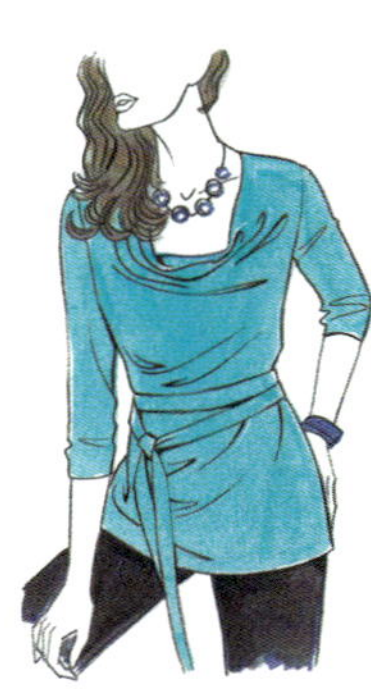

4 : T-shirt long avec col plongeant

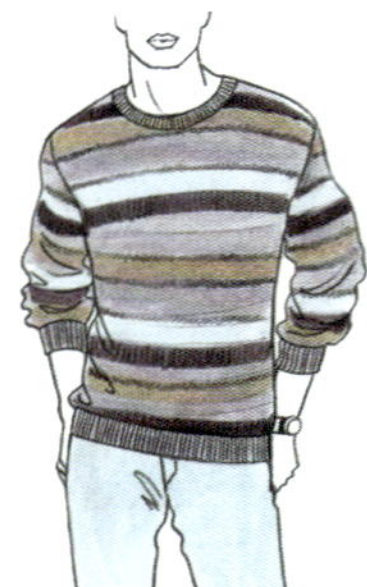

5 : Pullover[5] à col rond

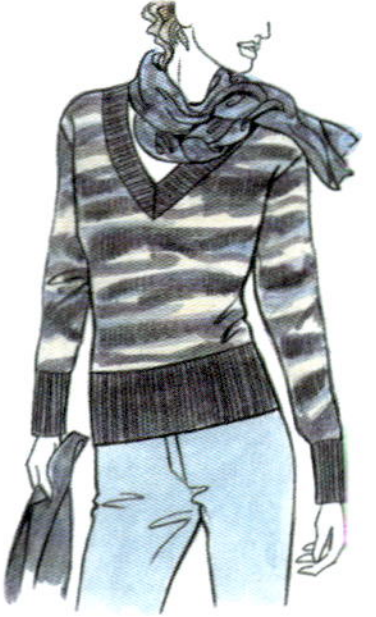

6 : Pull avec col en V

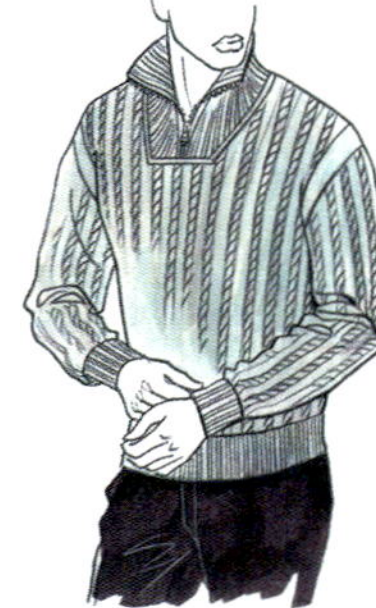

7 : Pull camionneur

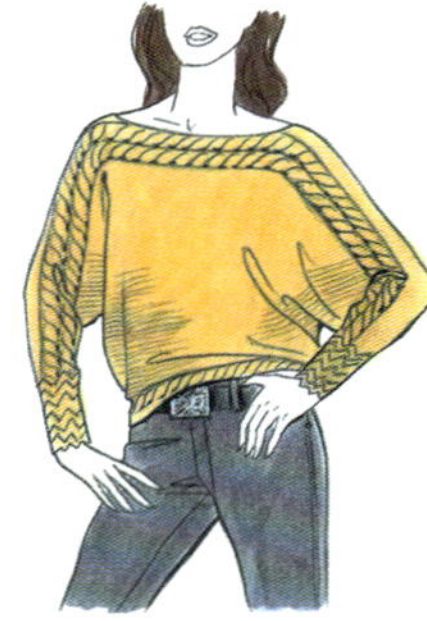

8 : Pull à manches chauve-souris avec encolure bateau

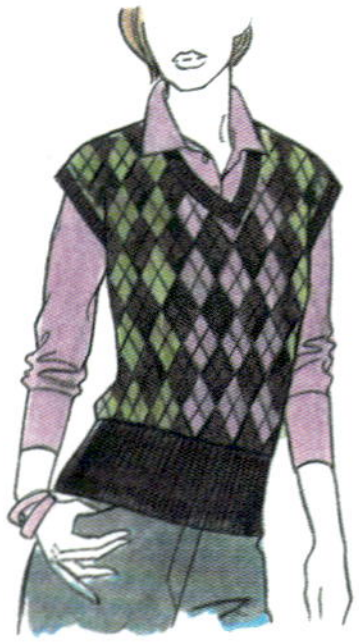

9 : Pull sans manches

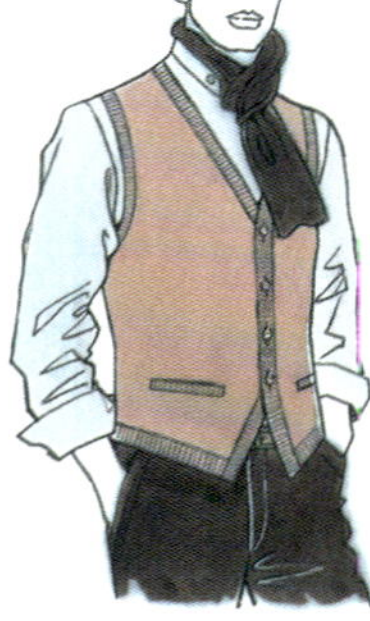

10 : Gilet en tricot

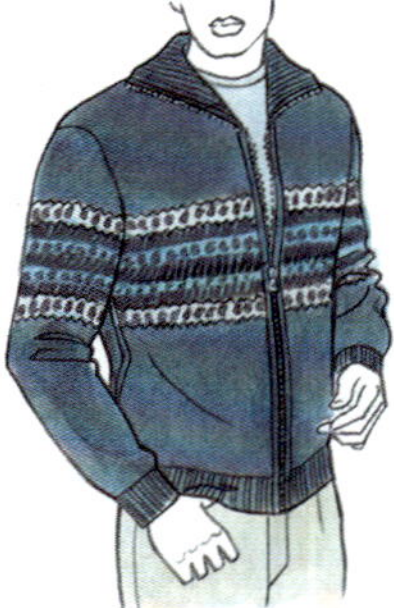

11 : Veste en tricot

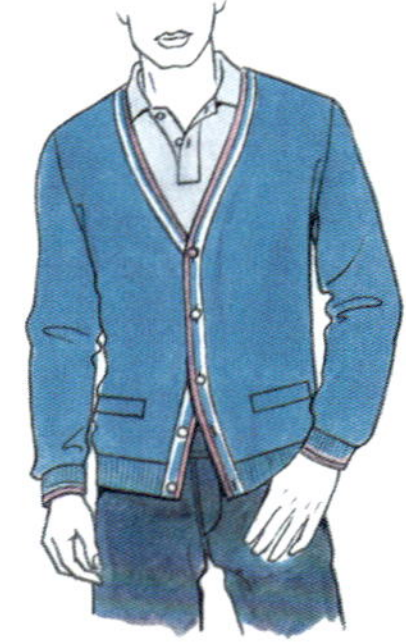

12 : Veste cardigan[6]

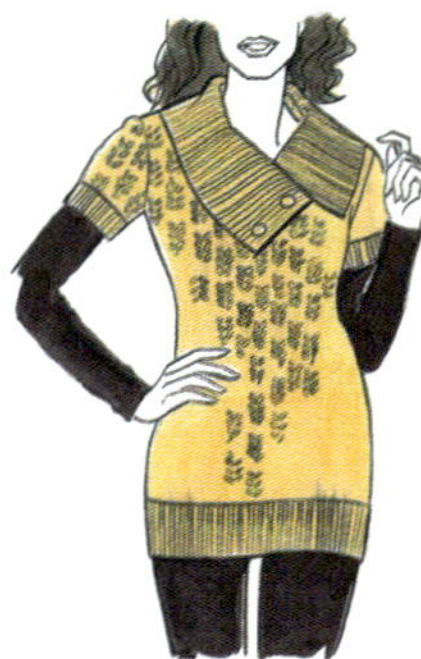

13 : Robe-pull avec col roulé ouvert

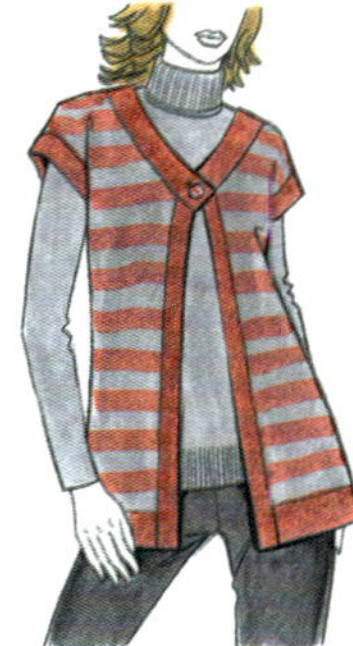

14 : Col roulé et Gilet sweat

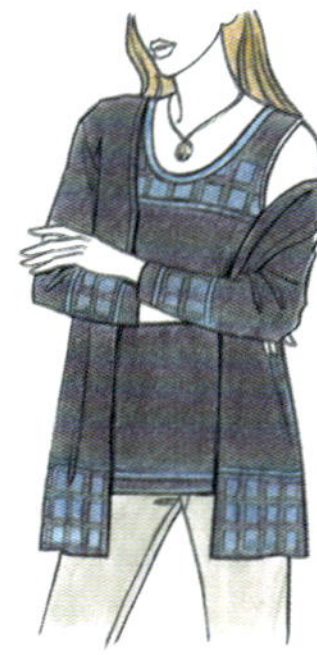

15 : Twinset[7]

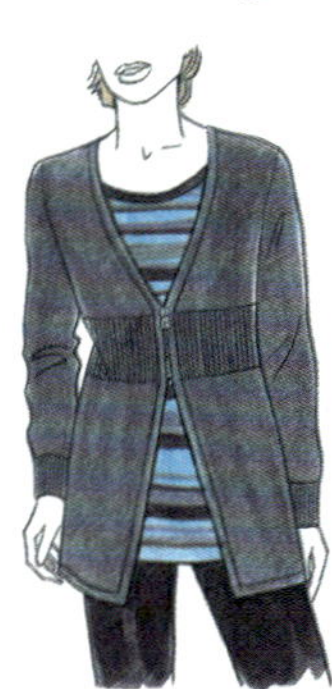

16 : Pullover style 2 en 1

[1] Basic (angl.) = base ; Shirt (angl.) = chemise ; [2] Polo = sport équestre ; [3] Sweat (angl.) = sueur ; [4] hooded (angl.) = qui porte une capuche ; [5] to pull (angl.) = tirer, over = par-dessus ; [6] Cardigan (angl.) = ville du Pays de Galles ; [7] Twin (angl.) = doublé, set (angl.) = ensemble

La désignation **« shirt »** est typique des hauts en maille fine. La forme initiale, le **t-shirt** ou **t-shirt basique (ill. 1)**, possède un col étroit et des manches courtes.

Les caractéristiques du **polo (ill. 2)** sont une patte de boutonnage courte, le col rabattu et les manches courtes ou longues avec un bracelet élastique.

Les **sweatshirts** sont des sortes de t-shirts à manches longues, chauds, avec les types de décolletés et de col les plus variés ; on les trouve souvent avec une capuche. On les appelle alors **« hoodies »**[4] **(ill. 3)**.

Les t-shirts pour femmes peuvent revêtir les aspects les plus divers **(ill. 4)**. Le **débardeur (ill. 15)** est la variante sans manche.

Les **pullovers** ou **pulls** sont des hauts en matière tricotée à enfiler, avec des manches courtes ou longues ou également sans manche. Un col rond **(ill. 5)**, une encolure bateau **(ill. 8)**, un col en V, un col cheminé, un col châle, un col élargi, un col roulé **(ill. 14)** font partie des détails typiques.

Le **pull camionneur (ill. 7)** est un pull à grosses mailles avec un col cheminé ou un col roulé qui se ferme avec une fermeture éclair ou des boutons.

Un **pull à manches chauve-souris avec encolure bateau (ill. 8)** compte des manches kimono, l'aspect décalé étant souligné par des côtes ou un motif à torsades.

Le **pull sans manches (ill. 9)** est un pull porté avec une chemise, un t-shirt ou un chemisier.

Les **gilets** sont sans manche ou avec des épaules raccourcies. Ils existent avec ou sans fermeture, en forme longue ou courte, dans un style classique **(ill. 10)** ou tendance **(ill. 14)**.

La **veste en tricot (ill. 11)** est généralement fermée avec une fermeture à glissière ou avec des boutons et possède souvent un bas avec une finition élastiquée. Avec un col en V, ce vêtement est appelé **« veste cardigan » (ill. 12)**.

Les **robe-pulls (ill. 13)** peuvent être portées près du corps ou être évasées. On les porte souvent avec une ceinture.

Le **col roulé (ill. 14)** est un sous-pull à col roulé fait de mailles très fines.

Le **twinset (ill. 15)** est une combinaison pour femme composée d'un t-shirt, d'un haut tricoté ou d'un pull et d'une veste. Le **style 2 en 1 (ill. 16)** pour les pulls et les t-shirts en est une variante.

14.2.5 Pantalons

Les pantalons font partie intégrante des vêtements pour hommes et des vêtements pour femmes. Leurs formes variées sont liées aux occasions durant lesquelles ils sont portés et dépendent plus ou moins de la mode. On les différencie par leur largeur, leur silhouette et leur longueur, leur coupe et par leurs détails, comme le travail de la ceinture, les ourlets et les poches.

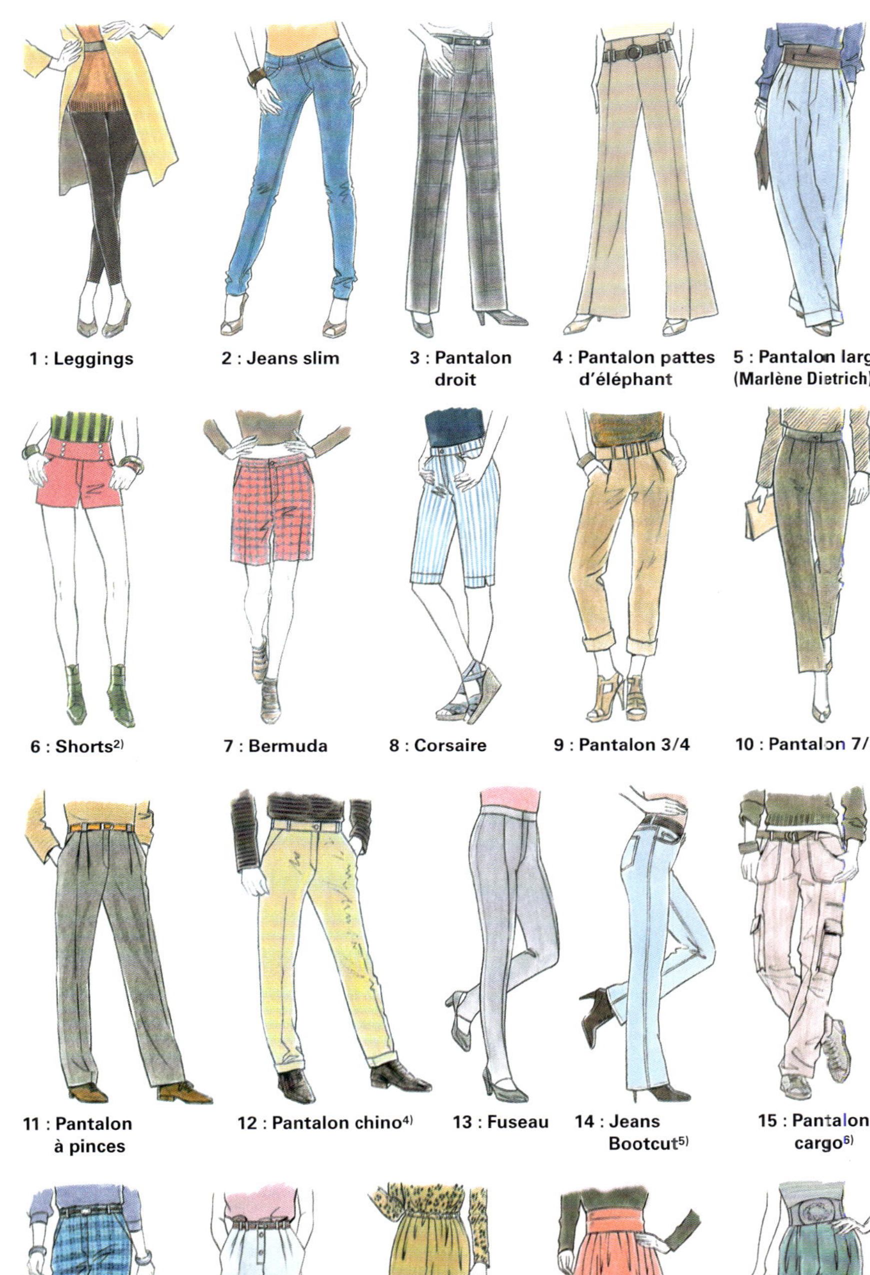

1 : Leggings — 2 : Jeans slim — 3 : Pantalon droit — 4 : Pantalon pattes d'éléphant — 5 : Pantalon large (Marlène Dietrich)[1)]

6 : Shorts[2)] — 7 : Bermuda — 8 : Corsaire — 9 : Pantalon 3/4 — 10 : Pantalon 7/8

11 : Pantalon à pinces — 12 : Pantalon chino[4)] — 13 : Fuseau — 14 : Jeans Bootcut[5)] — 15 : Pantalon cargo[6)]

16 : Knickerbockers[7)] (knickers) — 17 : Culotte de golf — 18 : Pantalon bouffant — 19 : Pantalon sarouel[8)] — 20 : Pantalon carotte

[1)] Marlène Dietrich = actrice et chanteuse allemande ; [2)] short (angl.) = court ; [3)] hot pants (angl.) = pantalon chaud ; [4)] chinotwill = étoffe en coton originaire de Chine ; [5)] bootcut (angl.) = coupe botte ; [6)] cargo (angl.) = transport de marchandises ; [7)] knickerbocker = figure de roman ; [8)] sarouel = pantalon large d'inspiration orientale

Les **leggings (ill. 1)** sont près du corps et sont faits d'une matière élastique ; les **jeggings** combinent, eux, jean et leggings.

Le **slim (ill. 2)** est une forme très cintrée ; ici, il est très long.

Pour les **pantalons droits (ill. 3)**, la largeur des jambes au niveau des genoux et de l'ourlet est la même, alors que pour un **pantalon pattes d'éléphant (ill. 4)**, la largeur est clairement évasée à partir des genoux.

Le **pantalon large à la Marlène Dietrich (ill. 5)** présente une coupe élégante, droite très large.

On appelle **« shorts » (ill. 6)** les pantalons courts ; les **hot pants**[3)] sont, eux, des shorts pour femmes très courts. Pour les **bermudas (ill. 7)**, les canons se terminent juste au-dessus du genou.

Le **corsaire (ill. 8)** étroit avec fentes latérales recouvre à peine le genou.

Les pantalons **de longueur 3/4 (ill. 9)** et de **longueur 7/8 (ill. 10)** existent dans des formes étroites et larges, dans un style sportif ou classique-élégant.

Le **pantalon à pinces (ill. 11)** possède une ampleur confortable grâce à des plis placés sous la taille. La forme classique possède des plis marqués par pressage.

Le **pantalon chino (ill. 12)** décontracté est caractérisé par une matière légère, des couleurs claires ou vives et éventuellement des revers.

Pour le **fuseau (ill. 13)**, des sous-pieds maintiennent les canons du pantalon tendus.

Les **jeans (ill. 14)** sont caractérisés par des surpiqûres contrastées, des rivets et éventuellement des étiquettes en cuir. Le travail des poches est également typique (pantalon 5 poches).

Le **pantalon cargo (ill. 15)** fonctionnel présente de grandes poches dans la zone des hanches et des genoux.

Le **knickerbockers** ou **knickers (ill. 16)** légèrement large possède des canons resserrés par une bande élastiquée ou des pattes de serrage.

La **culotte de golf (ill. 17)** arrivant au niveau des mollets possède une coupe plus large avec un blousant aux bas des canons.

Le **pantalon bouffant (ill. 18)** désigne les pantalons larges resserrés aux bas des canons, le plus souvent par un élastique. Le **pantalon de harem** est très long

Le **sarouel (ill. 19)** possède un entrejambe très bas et des canons de pantalon larges avec une finition étroite aux ourlets.

Le **pantalon carotte (ill. 20)** possède une coupe large au niveau des hanches se rétrécissant vers le bas.

14.2.6 Vestes

Portée avec un pantalon, la veste forme un costume et avec une jupe, elle forme un tailleur. Lorsqu'elle agrémente une tenue d'extérieur, elle est tout aussi volumineuse qu'un manteau mais est plus courte. L'occasion et le style déterminent ses caractéristiques (par ex. la longueur, la largeur et la silhouette, la coupe et les détails, tout comme la matière, les garnitures et les finitions).

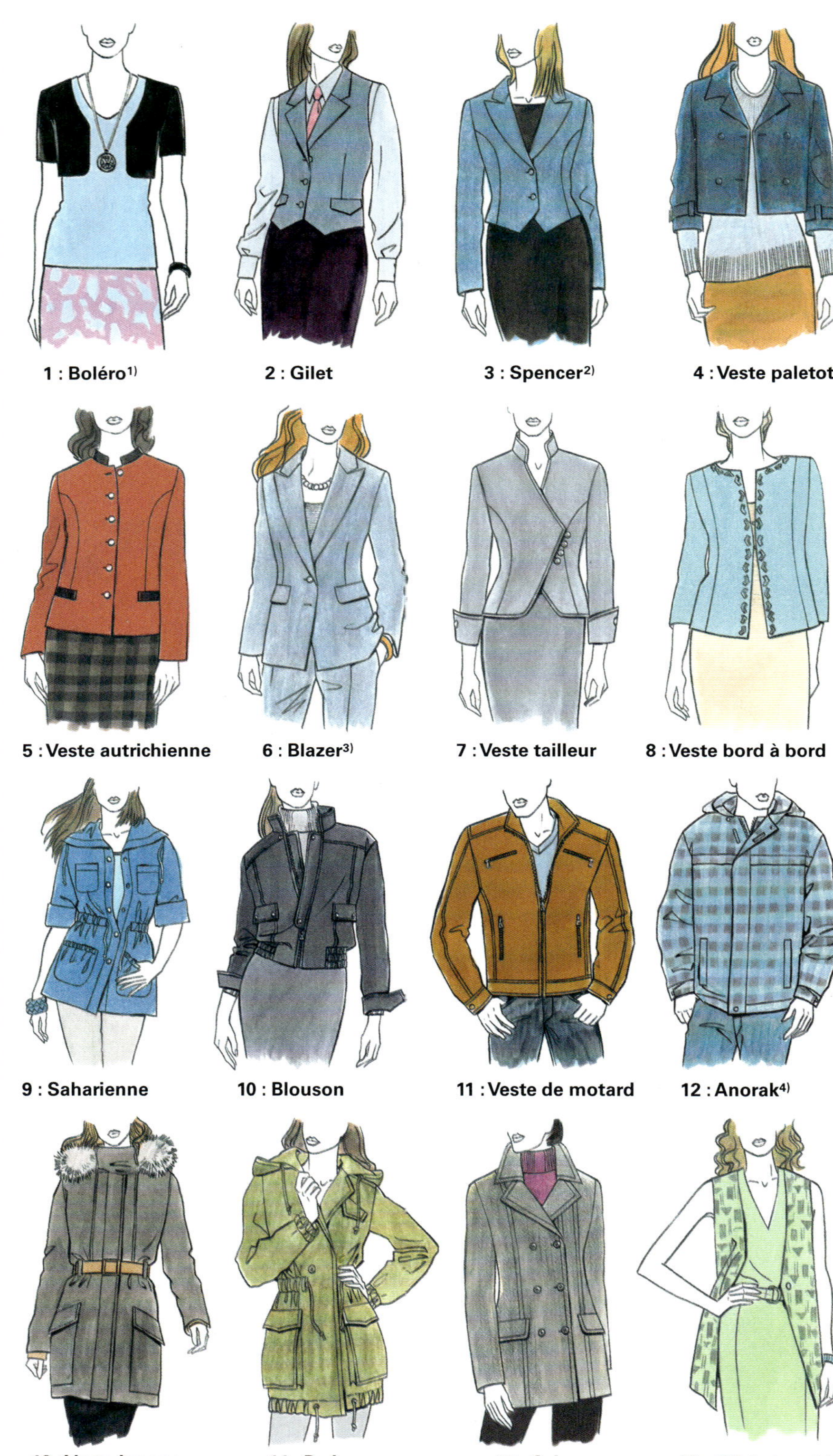

1 : Boléro[1)] 2 : Gilet 3 : Spencer[2)] 4 : Veste paletot
5 : Veste autrichienne 6 : Blazer[3)] 7 : Veste tailleur 8 : Veste bord à bord
9 : Saharienne 10 : Blouson 11 : Veste de motard 12 : Anorak[4)]
13 : Veste longue 14 : Parka 15 : Caban 16 : Gilet chasuble

[1)] boléro = danse espagnole ; [2)] spencer = angl. famille de comtes ;
[3)] blazer (angl.) = veste de sport ; [4)] anorak = veste de kayak des eskimos

Le **boléro (ill. 1)**, une petite veste courte, est souvent sans col et sans fermeture, sans manche ou avec des manches étroites.

Le **gilet (ill. 2)**, la veste classique de style masculin avec col en V ou un col à revers, est cintré ; il arrive juste en-dessous de la taille et possède souvent un dos en doublure.

On appelle **« spencer » (ill. 3)** une veste à revers ajustée et courte, arrivant à la taille, dont les bords devant sont souvent biseautés.

La **veste paletot (ill. 4)** est une veste courte et généralement ample (coupe droite ou en A)

Une **veste autrichienne (ill. 5)** sans col ou avec un col officier, possède une coupe droite et est souvent faite de tissu foulé.

Le **blazer (ill. 6)** est la désignation générale d'une veste cintrée de style masculin. Le devant à revers avec un simple ou double boutonnage comporte des détails élégants ou de nature sportive. La **redingote** est un blazer long et strict.

On appelle **« veste tailleur » (ill. 7)** une veste élégante pour femme arrivant vers la taille.

Dans une **veste bord-à-bord (ill. 8)**, les milieux devant se touchent sans se chevaucher.

La **saharienne (ill. 9)** ne possède le plus souvent pas de doublure ; sa coupe est droite ou elle est portée avec une ceinture.

Le **blouson (ill. 10)** possède une largeur confortable, tandis que la **veste de motard (ill. 11)** a une coupe près du corps. Les deux formes ont une ceinture.

Un **anorak** et un **coupe-vent (ill. 12)** avec capuche et ourlet élastiqué ont une forme à enfiler ou une fermeture à glissière.

La **veste longue (ill. 13)** tombe clairement au-dessous de l'entrejambe.

On appelle **« parka » (ill. 14)** une veste plus longue. Elle se caractérise par une capuche, un cordon à la taille et au niveau de l'ourlet et de grandes poches .

Un **caban (ill. 15)** est une veste longue, avec un revers et un double boutonnage.

Le **gilet chasuble (ill. 16)** est un gilet long et étroit pour femme, le plus souvent sans fermeture, ni ceinture.

14.2.7 Manteaux

Le manteau sert de pardessus. Il est plus long et plus ample qu'une veste. En fonction de la coupe et de la matière, différents styles sont créés et dépendent, de l'occasion pour laquelle il seront portés. La largeur et la silhouette, la longueur, la coupe et les détails sont aussi liés aux différentes formes.

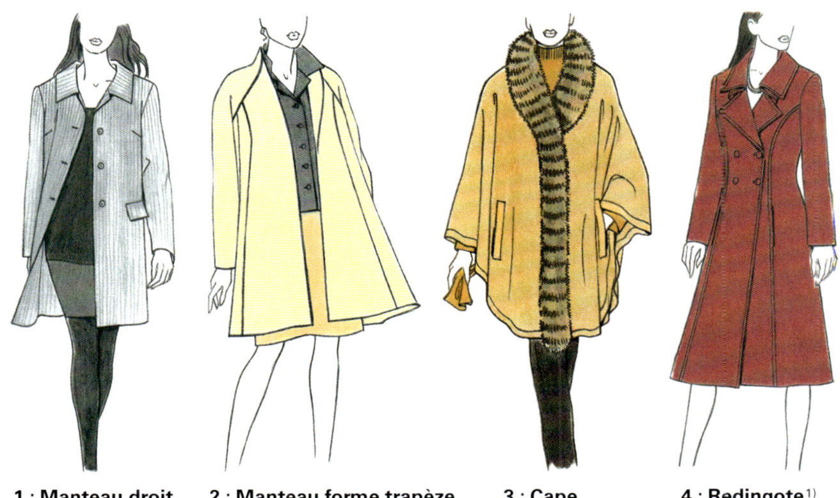

1 : Manteau droit 2 : Manteau forme trapèze 3 : Cape 4 : Redingote[1]

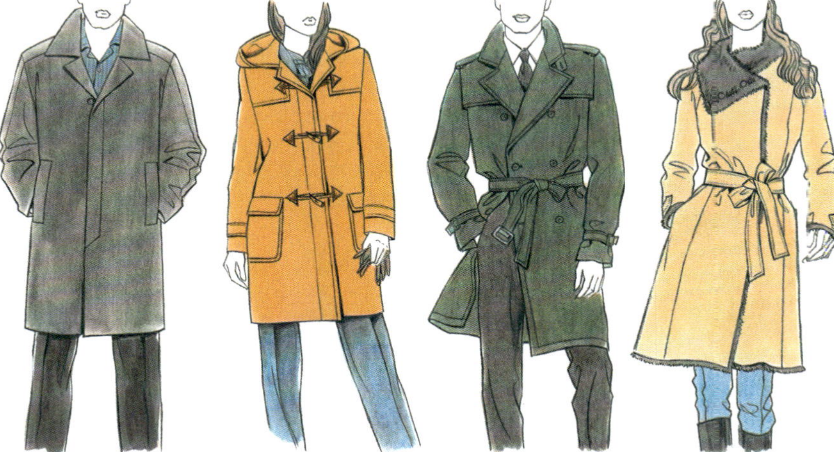

5 : Manteau classique 6 : Dufflecoat[2] 7 : Trenchcoat[3] 8 : Manteau à nouer

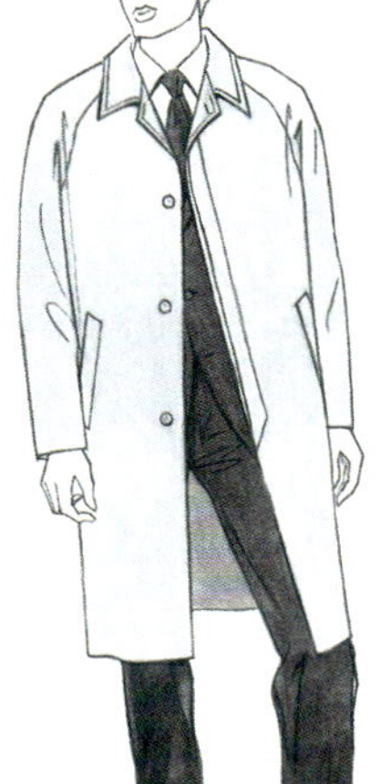

9 : Manteau raglan

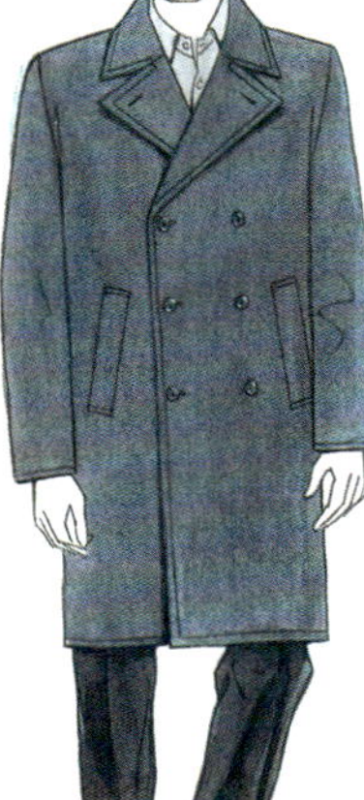

10 : Ulster[4]

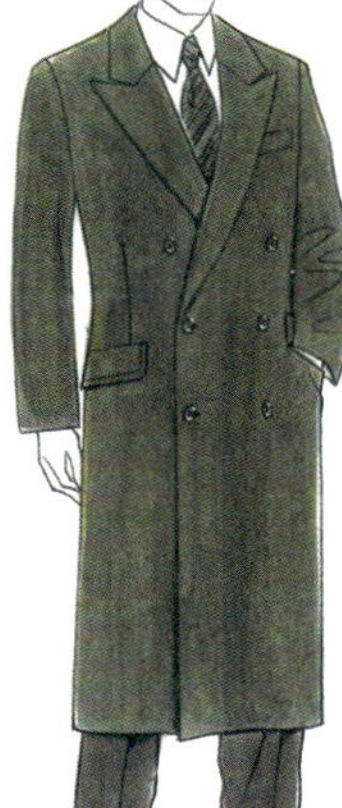

11 : Paletot

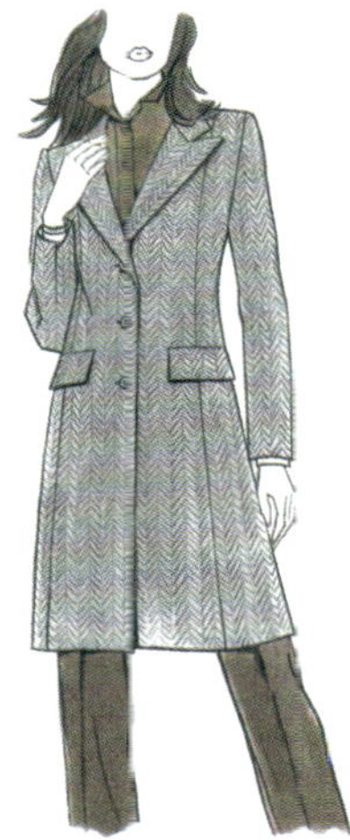

12 : Manteau blazer

[1] riding-coat (angl.) = manteau d'équitation ; [2] duffle (angl.) = type de tissu ;
[3] trenchcoat (angl.) = manteau des tranchées ; [4] Ulster (angl.) = type de tissu, province irlandaise

On appelle **« manteau droit » (ill. 1)** un manteau au tombé lâche avec une coupe droite ou légèrement évasée (forme fourreau ou cubique).

Les caractéristiques du **manteau forme trapèze (ill. 2)**, ici de forme courte, sont des épaules étroites et un ourlet large (forme de cloche ou à godets).

La **cape (ill. 3)** est large, sans manche et peut être de différentes longueurs. Souvent, elle possède des ouvertures laissant passer les bras.

La **redingote (ill. 4)** est un manteau pour femmes cintré avec un ourlet évasé à godets créé par des découpes longitudinales (découpe princesse depuis l'emmanchure ou découpe bretelle depuis l'épaule).

On appelle **« manteau classique » (ill. 5)** les manteaux plus courts au tombé lâche ou avec une ceinture. Ils peuvent être sportifs avec des détails fonctionnels ou classiques, par ex. avec une fermeture cachée.

Le **dufflecoat (ill. 6)** avec fermeture à brides, poches appliquées et capuche est un manteau court de nature sportive.

Le **trenchcoat (ill. 7)** est un imperméable de forme ample, souvent avec double boutonnage, un col à revers large et une ceinture. Les épaulettes, les pattes d'épaule et les manches avec pattes de serrage sont des détails typiques.

Le **manteau à nouer** possède une ampleur confortable et souvent des manches raglans. Il est le plus souvent maintenu par une ceinture. Il existe des variantes sportives **(ill. 8)** et des variantes élégantes.

Le **manteau raglan (ill. 9)** est un manteau large pour homme avec manches raglan et des épaules larges. Il se caractérise par un grand col et des revers courts, souvent avec un boutonnage caché.

L'ulster (ill. 10) est un manteau pour homme ample avec une coupe droite et caractérisé par des revers larges, le plus souvent avec un double boutonnage.

Le **paletot (ill. 11)** est un manteau élegant pour homme avec une coupe cintrée, semblable à celle du veston. Le devant à revers, des poches intégrées et une fente dans le dos sont des détails classiques.

Le **manteau blazer (ill. 12)** désigne un manteau pour femme cintrée dans le style d'un veston avec col à revers, un boutonnage double ou simple, le plus souvent avec des poches intégrées.

14.2.8 Ensembles féminins

Depuis la fin du XIXe siècle, les compositions de plusieurs vêtements utilisées pour former une unité font partie des garde-robes sophistiquées des femmes. Alors qu'autrefois, les combinaisons classiques comme un ensemble ou un ensemble deux-pièces formaient toujours un tout et étaient composées principalement d'une seule matière. La mode actuelle des combinaisons non conventionnelles permet de composer selon le goût de chacun.

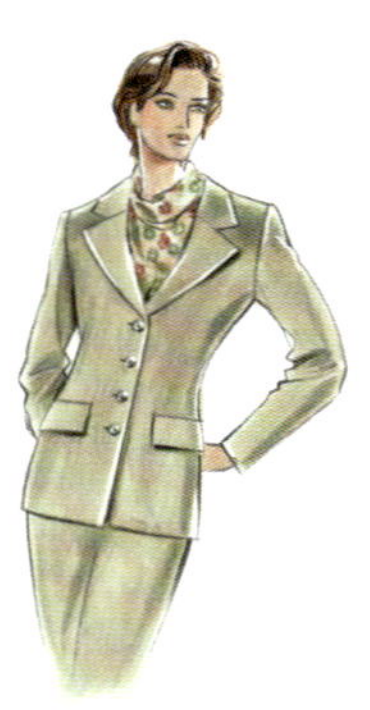

1 : Tailleur classique

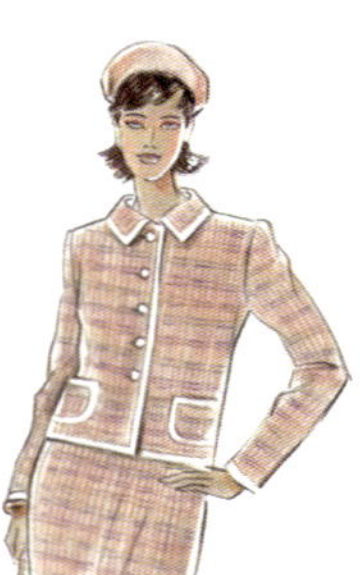

2 : Tailleur style Chanel

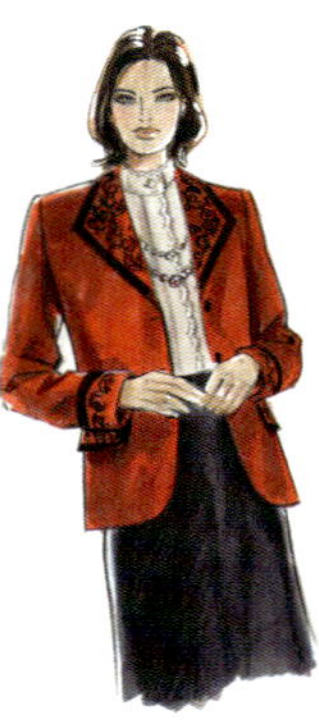

3 : Tailleur traditionnel

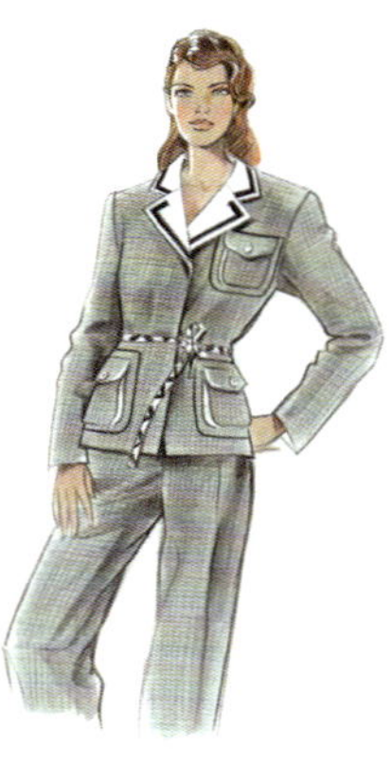

4 : Tailleur pantalon style safari

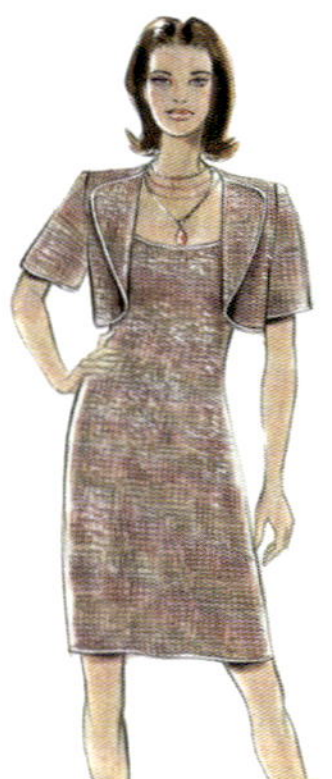

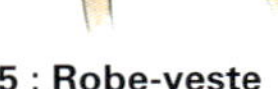

5 : Robe-veste

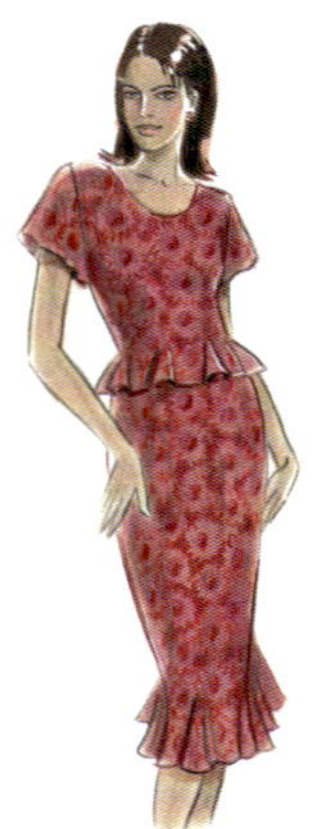

6 : Deux-pièces

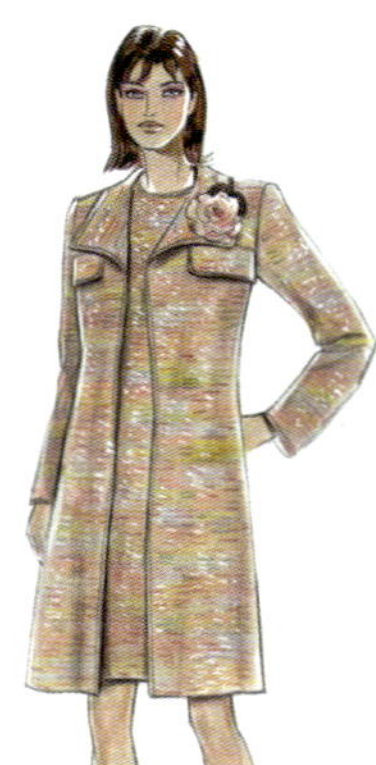

7 : Complet

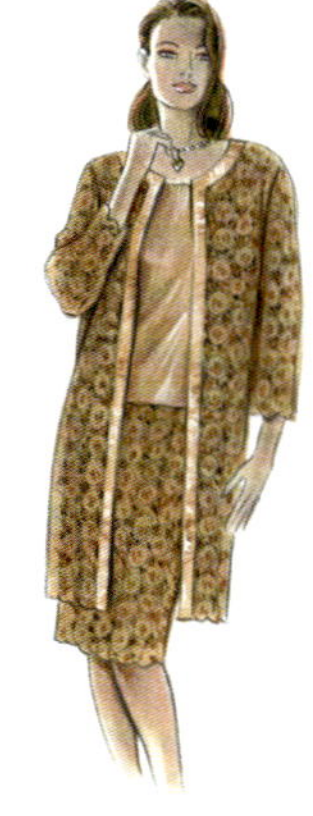

8 : Composé ou ensemble

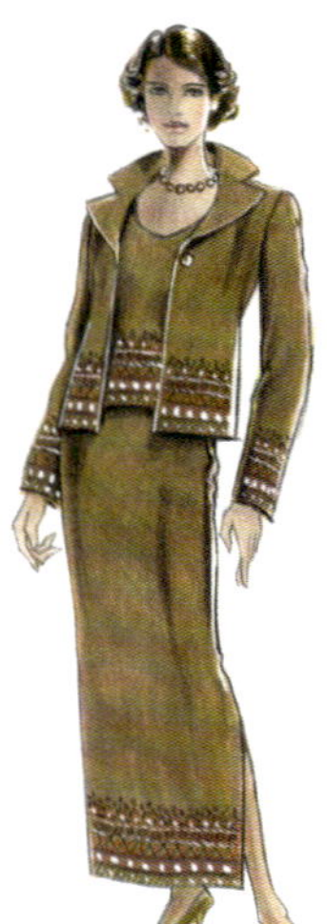

9 : Trois-pièces ou ensemble

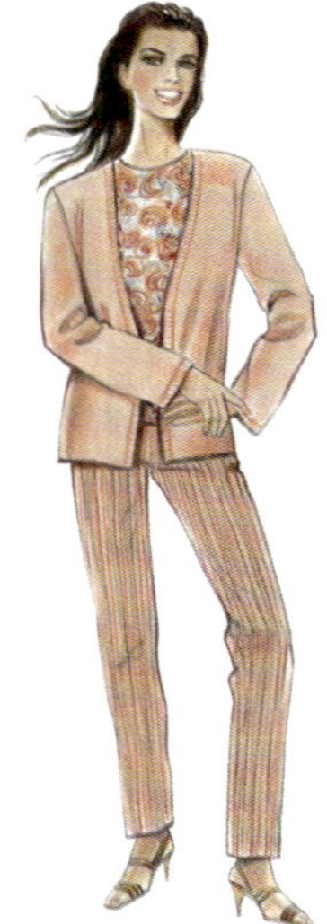

10 : Ensemble pantalon coordonné

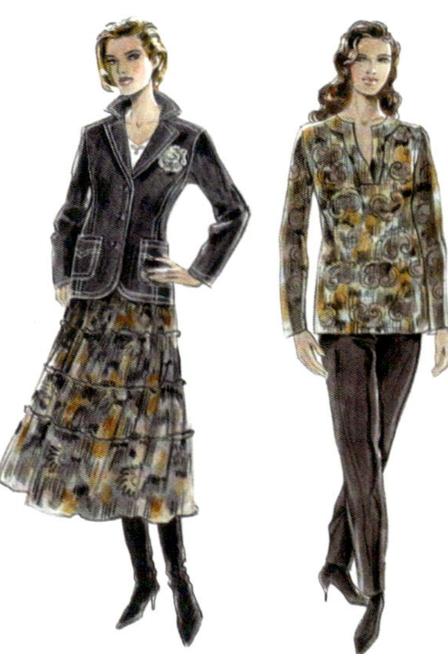

11, 12 : Pièces coordonnées dans un mélange jean et folklorique

Le **tailleur** est composé d'une jupe et d'une veste ; il est complété éventuellement d'un gilet. Le **tailleur classique (ill. 1)** est caractérisé par des finitions exigeantes, d'inspiration masculine et par une matière intemporelle de qualité. La veste de forme cintrée à revers a un simple ou double boutonnage ; elle possède des manches à double couture et des poches. La jupe étroite est toujours constituée du même tissu que la veste.

Les **tailleurs à la mode** présentent des finitions moins exigeantes et souvent des détails originaux au niveau de la coupe. On utilise fréquemment des combinaisons de matières et des ornements. Les désignations dépendent, comme pour le **tailleur-pantalon** de la combinaison de la veste et du pantalon, par ex. de la forme de la veste, du style **(ill. 2, 3, 4)** ou de la matière.

Une **robe-veste (ill. 5)** combine une robe et une petite veste. On appelle **deux-pièces (ill. 6)** les ensembles composés d'une jupe et d'un haut. Un **trois-pièces (ill. 9)** est par ex. la combinaison d'une jupe ou d'un pantalon, d'un haut et d'une veste dans la même matière.

Par **complet (ill. 7)**, on entend la composition d'une jupe, d'une veste, d'un tailleur ou d'un tailleur-pantalon avec un manteau ou une veste plus longue dans le même tissu. Dans le cas d'un **composé (ill. 8)**, les différents éléments sont constitués de tissus distincts mais coordonnés, qui peuvent également décorer l'autre élément.

Par **ensemble (ill. 8, 9)**, on désigne de manière générale une composition de vêtements assortis en termes de style, de couleurs et de matières et formant une tenue complète.

Le terme de **coordonné (ill. 10)** désigne les éléments combinés de tissus de même famille, par ex. le même motif dans différentes tailles ou un motif différent dans la même couleur.

On appelle également **coordonnées (ill. 11, 12)** les pièces individuelles d'un ensemble. Elles sont assorties mais sont vendues séparément dans le commerce.

14.2.9 Costumes

Un **costume** est composé d'un **veston** et d'un **pantalon** et fait partie des composants essentiels des vêtements masculins. La matière, la coupe et les détails sont choisis en fonction de l'occasion. Les formes conventionnelles dominent, mais l'influence de la mode se fait de plus en plus ressentir.

Le costume deux-pièces peut être complété avec un **gilet** et devenir ainsi un costume trois-pièces. Dans le cas d'un costume combiné, l'**ensemble** est composé d'un veston, d'un pantalon et parfois d'un gilet dans un tissu différent. Pour les ensembles classiques, la couleur, le motif, la coupe et les détails sont assortis. La tendance actuelle de la mode autorise également le cross-dressing, soit le mélange des styles (par ex. un style élégant allié à un style sportif, comme un veston en velours avec un jean).

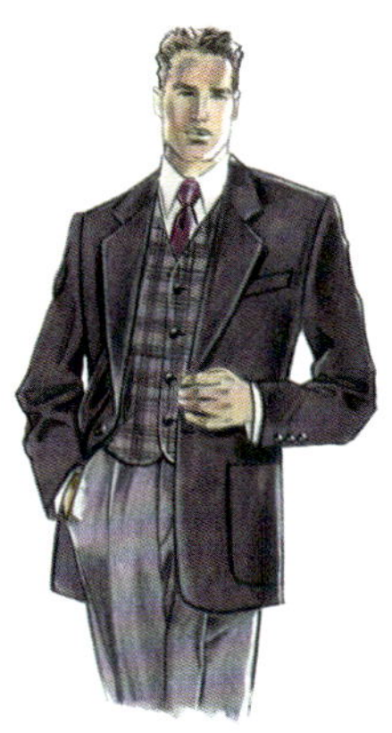
1 : Veston à un bouton

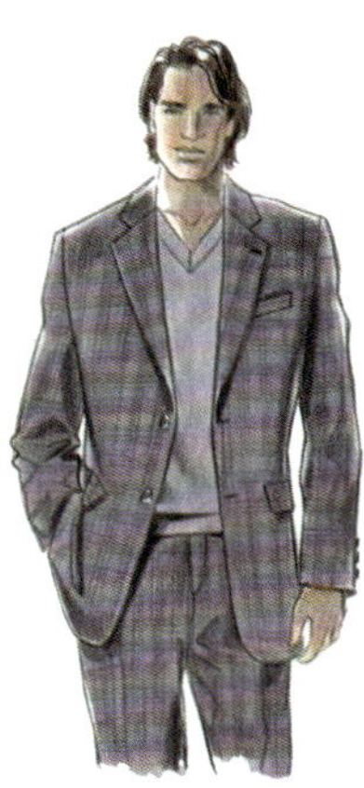
2 : Veston à deux boutons

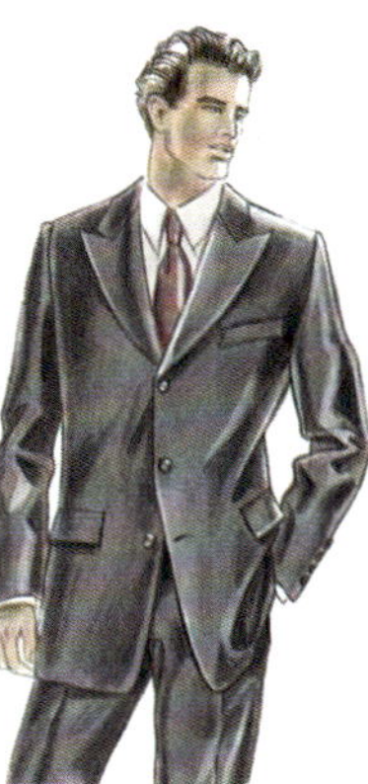
3 : Veston à trois boutons

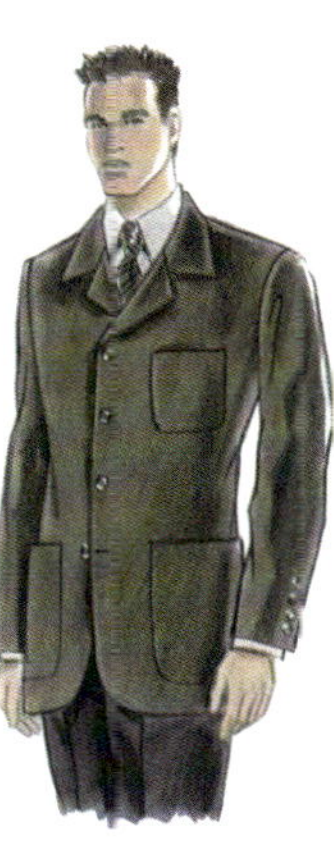
4 : Veston à quatre boutons

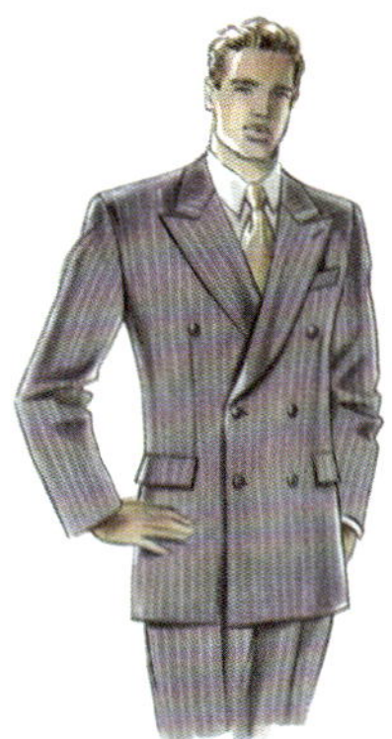
5 : Veste à double boutonnage

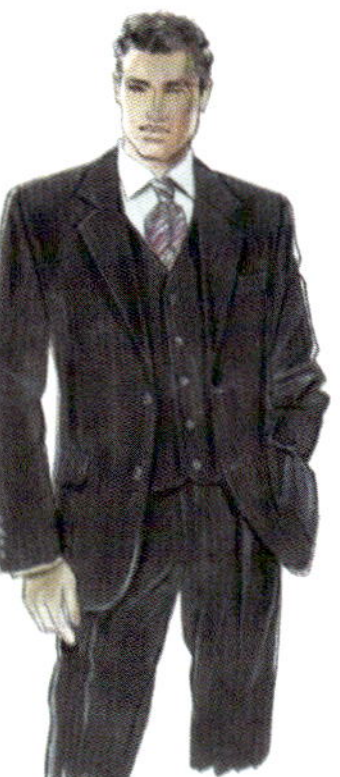
6 : Costume classique

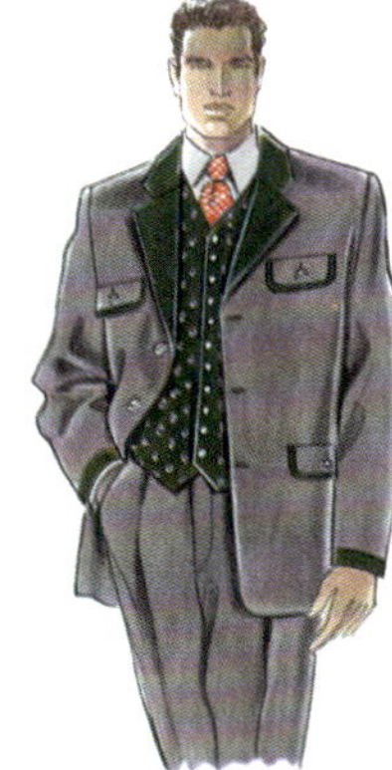
7 : Costume folklorique

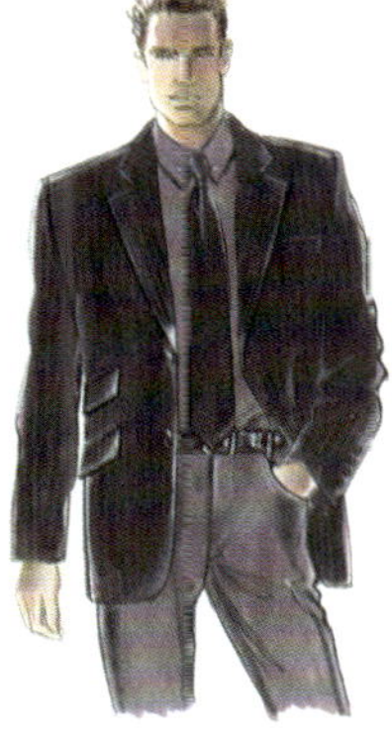
8 : Ensemble young fashion

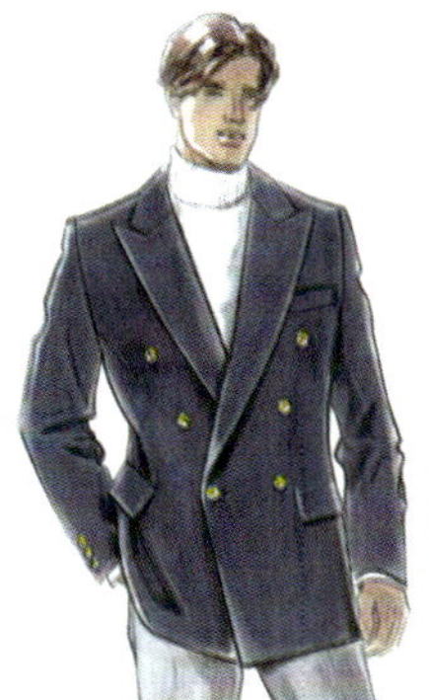
9 : Blazer club

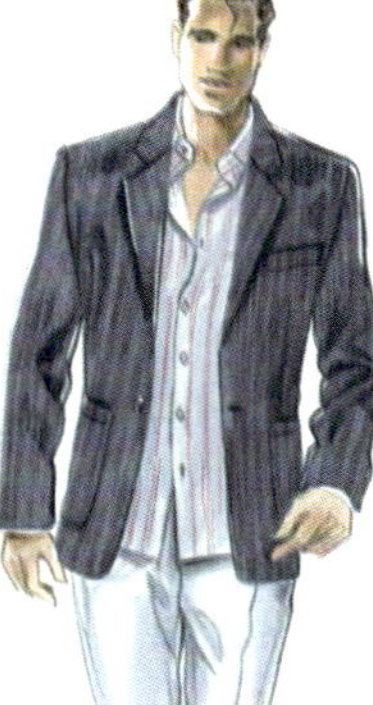
10 : Blazer d'été

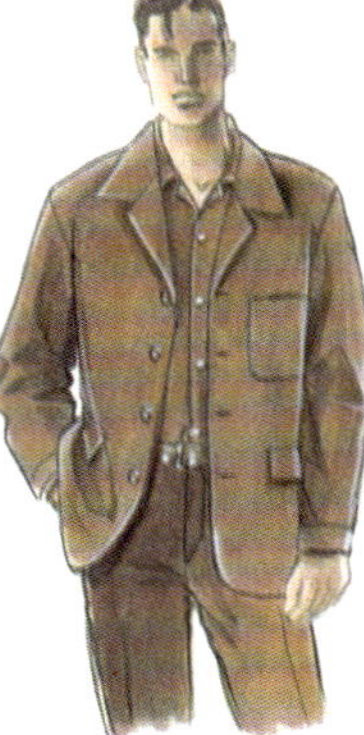
11 : Costume décontracté

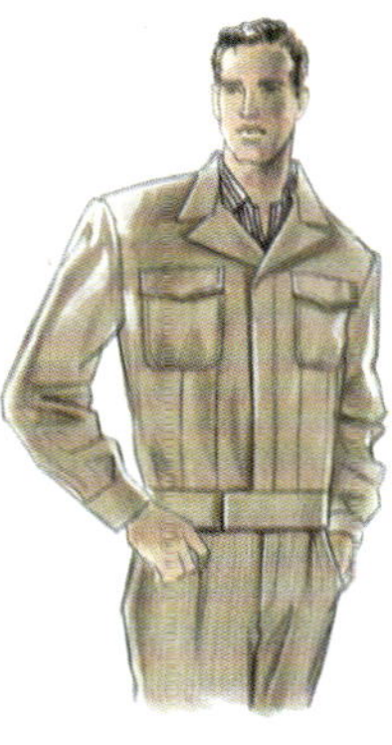
12 : Ensemble blouson et pantalon

Un **boutonnage simple** est un veston possédant une seule rangée de boutons. Il peut être composé d'un bouton, de deux boutons, de trois boutons ou, plus rarement, de quatre boutons. Les revers peuvent pointer vers le bas **(ill. 2)** ou vers le haut **(ill. 3)** ; la largeur et la hauteur varient selon la mode. En fonction du style, les poches sont intégrées ou appliquées. Avec un gilet, une veste avec un seul bouton est plus élégante.

Pour une **veste à double boutonnage**, les deux rangées du boutonnage peuvent présenter un, deux ou trois paires de boutons **(ill. 5)**. Les revers pointés vers le haut et de forme incurvée sont les plus courants ; les poches sont toujours intégrées. On porte la veste à double boutonnage toujours fermée.

On désigne les costumes et les ensembles en fonction de leur matière, de leur coupe, de leurs détails, de leur style et de l'occasion pour laquelle ils seront portés. Pour le **costume classique (ill. 6)**, on choisit des tissus et détails classiques, ainsi que des couleurs discrètes et plus foncées.

Les caractéristiques du **style folklorique (ill. 7)** sont des incrustations contrastées, des broderies, des appliqués et des boutons décoratifs.

Le blazer sportif-élégant avec des boutons métalliques et des insignes est caractéristique du **style club (ill. 9)**.

L'**ensemble veston sportif** est fait d'un tissu rustique, il possède souvent des poches appliquées, des boutons en cuirs et des empiècements aux coudes.

Les ensembles soignés de **young fashion**[1] sont combinés de préférence avec un jean et un veston noir **(ill. 8)**.

Les vestons de **style décontracté** sont couramment influencés par les vêtements de sport. Les **blazers d'été (ill. 10)** ne sont souvent pas doublés.

Pour les **vestes de loisirs (ill. 11, 12)**, la forme chemise ou la forme blouson est par ex. choisie.

[1] young Fashion (angl.) = mode pour jeunes

14.2.10 Tenues de cérémonie

Par tenues de cérémonie, on entend les vêtements pour femmes et les vêtements pour hommes utilisés pour des occasions officielles et festives. On fait alors la différence entre les tenues de jour et les tenues du soir.

En plus de la manière classique ou formelle de la plupart de ces tenues, des styles plus modernes ou non conventionnels se sont développés, moins strictes, mais qui se distinguent clairement de la mode quotidienne.

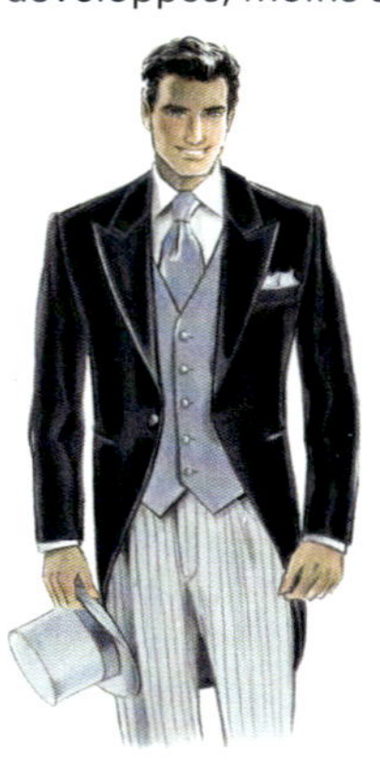

1 : Costume 3 pièces de cérémonie (jacquette ou cutaway)[1]

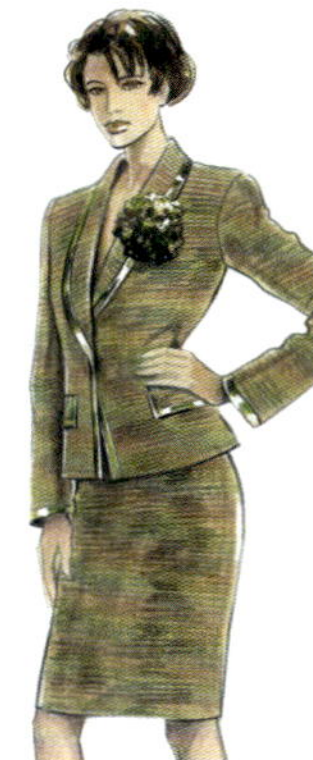

2 : Tailleur femme col châle

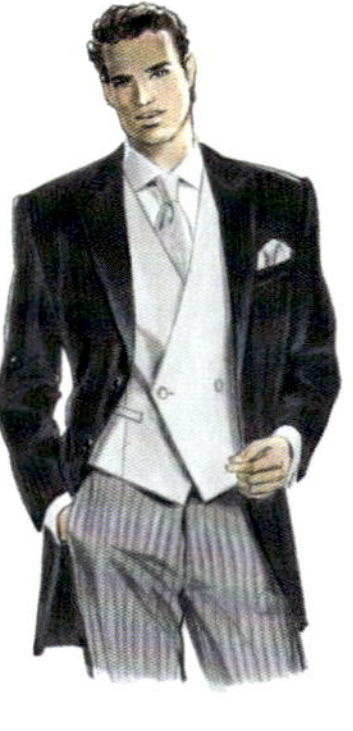

3 : Costume de cérémonie 3 pièces dépareillé

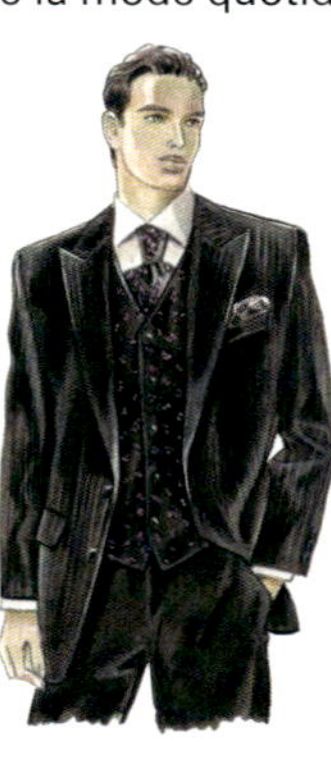

4 : Costume de mariage

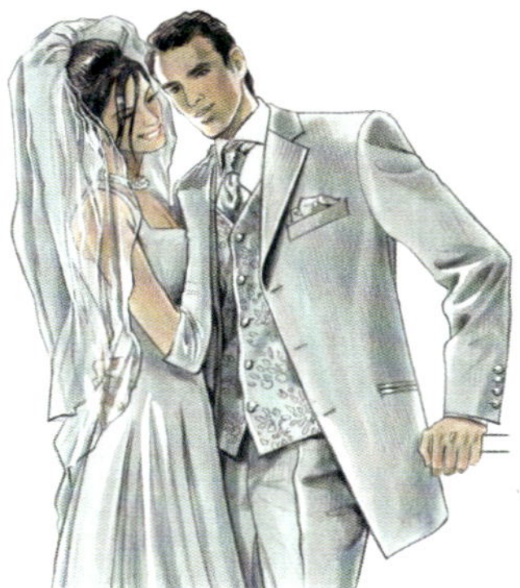

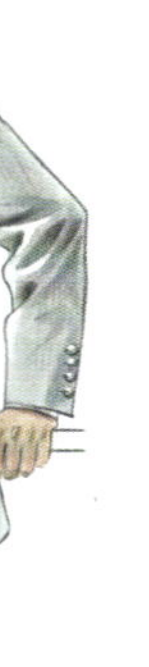

5 : Robe de marié et costume de marié

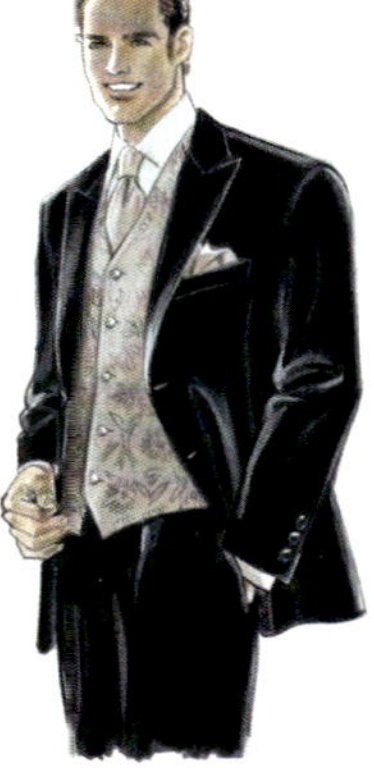

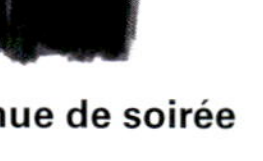

6 : Tenue de soirée

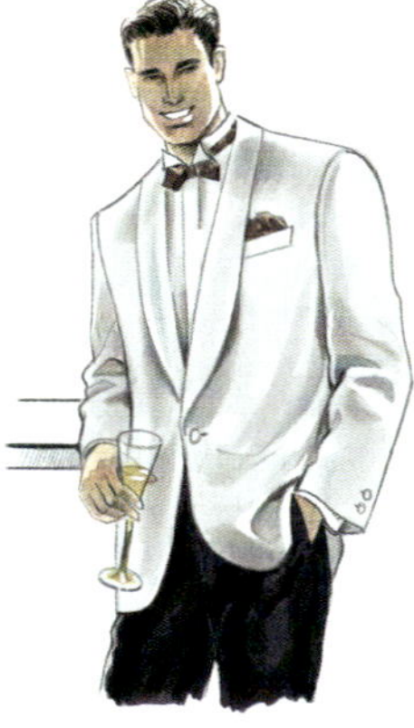

7 : Veste de smoking blanche (ou dinner-jacket)[3]

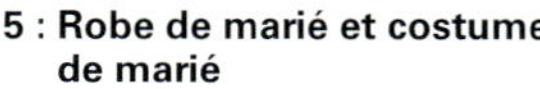

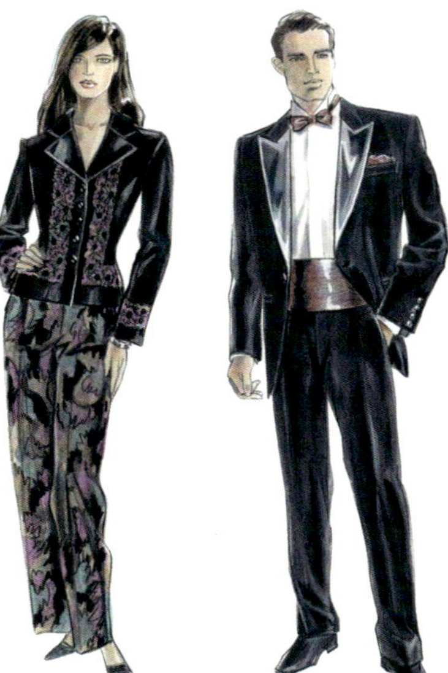

8 : Ensemble pantalon pour femme

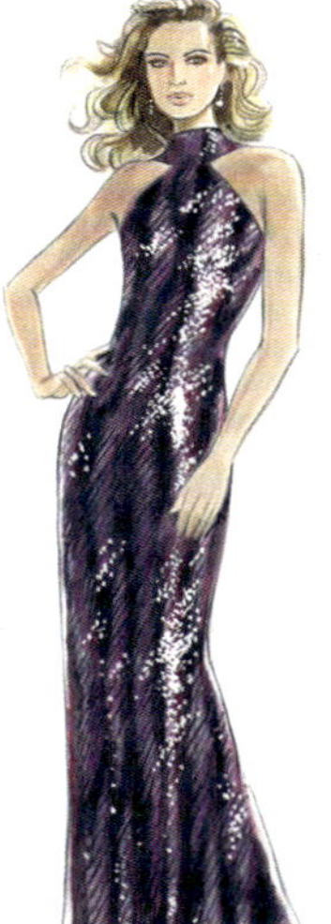

9 : Smoking

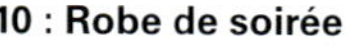

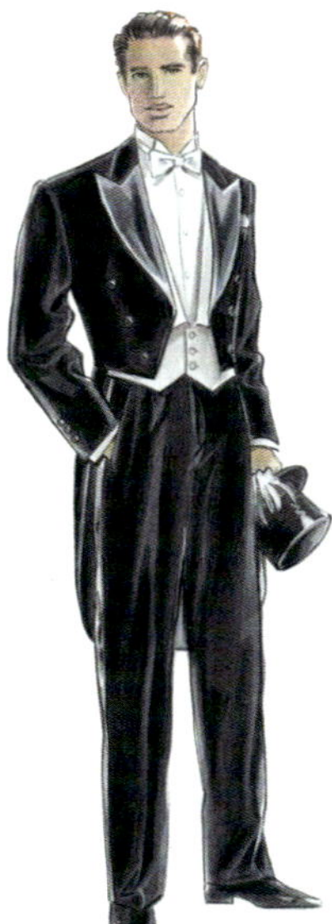

10 : Robe de soirée

11 : Queue-de-pie

Le **costume 3 pièces de cérémonie (jacquette ou cutaway) (ill. 1)** est le costume de jour le plus officiel. Les basques de la jacquette sont échancrées depuis un unique bouton à la taille, formant une courbe jusque dans le dos. On la complète avec un pantalon rayé plus clair, un gilet gris et un plastron.

Le **costume de cérémonie 3 pièces dépareillé (ill. 3)** (autrefois : **Stresemann**[2]) en tant que costume de jour formel est composé d'un veston long foncé, d'un pantalon gris à rayures et d'un gilet gris argenté.

Pour des occasions particulières, les femmes portent un costume élégant **(ill. 2)**, un deux-pièces ou un ensemble **(cf p. 254)**.

Pour les mariages et les occasions festives, un costume trois pièces et une combinaison de matière élégante (par ex. aspect brillant, dessin rayé) sont privilégiés. On choisit la veste et les accessoires ton sur ton **(ill. 4 et 5)** ou de couleur contrastée **(ill. 6)**.

Le costume classique de soirée est le **smoking** noir **(ill. 9)**. Ces caractéristiques sont un col châle ou pointu avec un revers recouvert de satin de soie et des bandes de satin de soie **(galons)** sur les côtés du pantalon sans revers. On porte le smoking avec un **ceinturon** (large ceinture de soie) et un nœud papillon noir ou en couleur.

La veste de smoking blanche, le **Dinner-jacket (ill. 7)**, s'accompagne d'un pantalon noir.

La **queue-de-pie (ill. 11)** noire dont les basques, échancrées aux hanches, commencent depuis les côtés dos de la taille est un costume de soirée très officiel. Les revers pointus sont recouverts satin de soie et le pantalon est décoré de galons. La queue-de-pie est portée ouverte et complétée d'un gilet blanc, d'une chemise à col cassé et d'un nœud papillon blanc.

En fonction des occasions, les femmes portent le soir une **robe de cocktail (cf. p. 249)**, un **ensemble (ill. 8)** élégant ou une **robe de soirée (ill. 10)**. La **robe de soirée** est toujours longue.

Les **Dress-codes**[4], des tenues souhaitées pour certains évenements, sont imposés. Le **code black tie**[5] désigne les smokings et les robes simples longues ou les robes festives courtes ; le code **white tie**[6] désigne les queues-de-pie et les robes de soirée longues.

[1] Cutaway (angl.) = découpé ; [2] Gustav Stresemann : Ministre allemand des affaires étrangères (1923–1929) ;
[3] Dinner-jacket (angl.) = veste de soirée portée à table
[4] Dress-codes (angl.) = codes vestimentaires
[5] Black tie (angl.) = nœud papillon noir
[6] White tie (angl.) = nœud papillon blanc

14.3.1 Exigences en matière de vêtements de sport et de loisirs

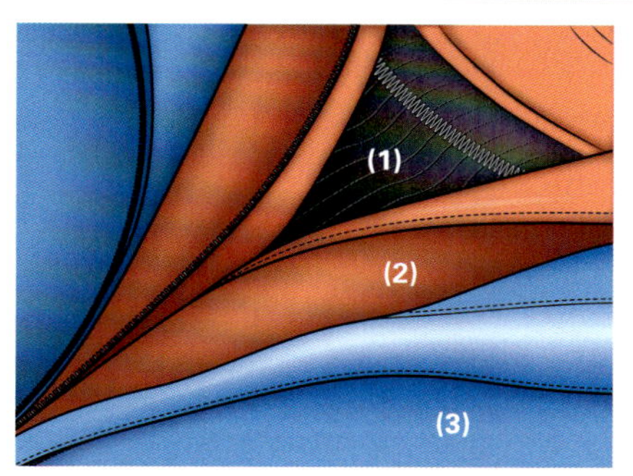

1 : Système de thermorégulation composé de sous-vêtements (1), t-shirt (2) et veste (3)

La Terre est soumise aux conditions climatiques les plus variées : climat désertique chaud, climat tropical chaud et humide, climat arctique extrêmement froid, etc. De plus, les saisons et les changements de temps influencent les différentes zones climatiques.

En fonction de ses efforts physiques, le corps humain produit de la chaleur et de la sueur ou commence à avoir froid. Pour qu'il conserve durant ses loisirs et ses activités sportives un bien-être et des performances égales dans les conditions les plus variées, l'être humain a besoin de vêtements adaptés au climat et aux mouvements et satisfaisant ses besoins les plus variés. Ces vêtements sont qualifiés de **vêtements fonctionnels.**

Ces derniers sont adaptés à l'occasion et peuvent être composés de plusieurs couches **(ill. 1)** que l'on combine selon les besoins (principe des pelures d'oignon). Les matériaux des couches doivent être adaptés les uns aux autres (**cf. p. 52**).

Exigences

- **Fonction physiologique**
  Une bonne interaction entre le corps, le climat et les vêtements pendant l'activité physique est obtenue en utilisant des fibres et des surfaces textiles appropriées (par ex. des systèmes de membrane, des doublures de filet, des polaires, des tissus en microfibres, des tissus à deux couches).

- **Bien-être, fonctionnalité et confort**
  Un meilleur confort est obtenu lorsque la coupe et l'ajustement, la fabrication et les détails techniques sont bien mis en œuvre, par ex. une coupe anatomique, des parties préformées aux coudes, genoux et à l'assise, des cordons et des fermetures réglables, des cols avec capuche intégrée, des poches disposées de manière appropriée. Des ouvertures, par ex. au niveau des aisselles, facilitent l'évacuation de la chaleur et de la transpiration. Ces ouvertures peuvent être fermées pour protéger contre le froid ou le vent **(ill. 2)**.

- **Résistance à l'abrasion et résistance à la rupture**
  Les vêtements soumis à des sollicitations extrêmes requièrent surtout des matières très résistantes à l'abrasion et à la rupture. Les empiècements, pour les vestes aux épaules et aux coudes, pour les pantalons aux fesses et aux genoux, augmentent la solidité.

- **Stabilité dimensionnelle et facilité d'entretien**
  Les vêtements utilisés pour les activités sportives requièrent une très bonne coupe et une grande liberté de mouvement ; autrement dit, ils doivent être souples. L'aspect de la surface ne doit pas être dégradé par la formation de bouloches ou par le feutrage. Les textiles faciles d'entretien en fibres chimiques synthétiques permettent de laver facilement et rapidement les vêtements.

- **Poids faible et dimensions compactes**
  Pour les **vêtements outdoor**, un poids faible et des dimensions compactes constituent un avantage.

- **Élimination sans problème**
  L'utilisation de matières non mélangées pendant la production facilite un recyclage ultérieur.

- **Visibilité**
  Selon leur domaine d'utilisation (par ex. sports mécaniques, cyclisme, jogging, etc.), les vêtements doivent être réfléchissants. Pour ce faire, on utilise des couleurs lumineuses ou des matières réfléchissantes.

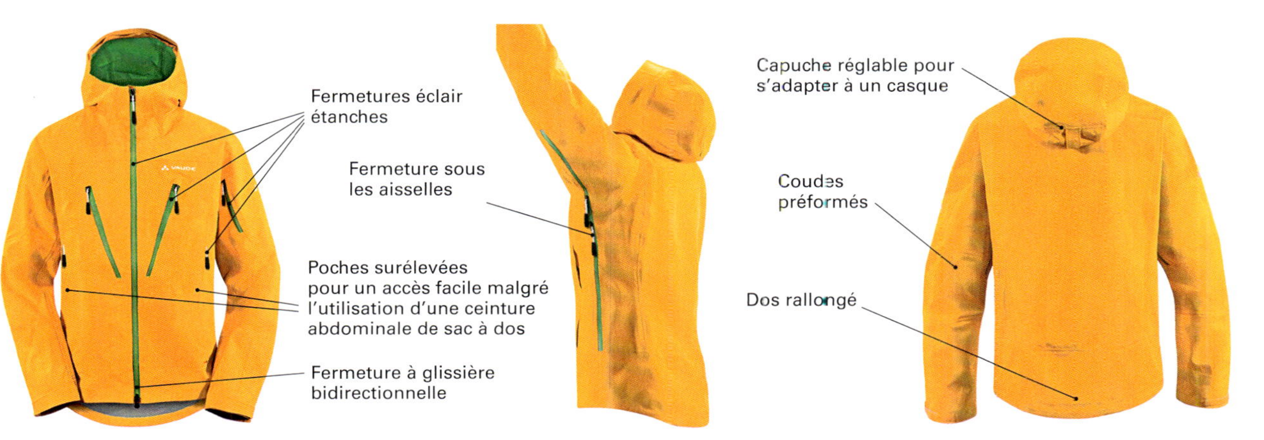

2 : Veste fonctionnelle (ski de randonnée)

14.3.2 Formes de vêtements et matières (1)

Système de thermorégulation

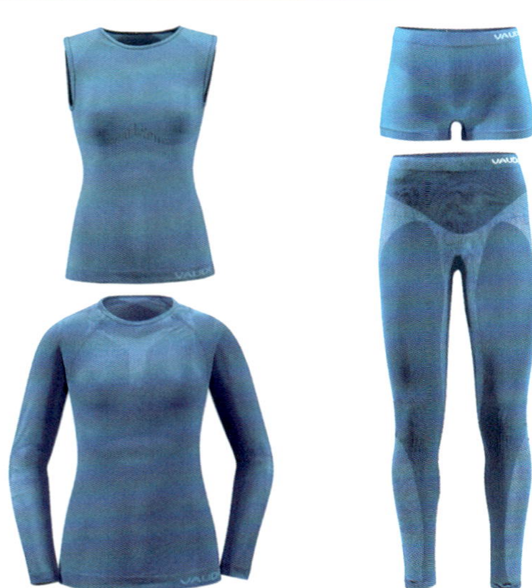

1 : Sous-vêtement fonctionnel (seamless)[1)]

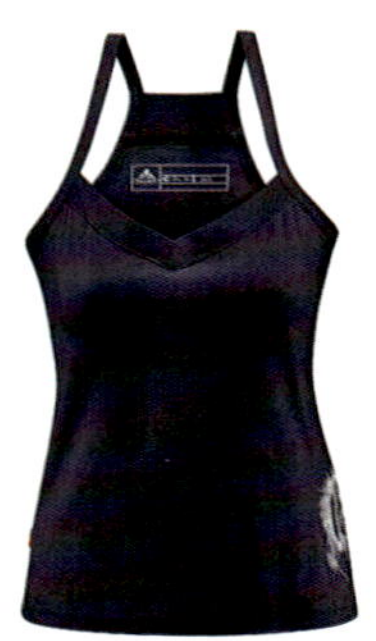

2 : Haut en coton avec soutien-gorge intégré

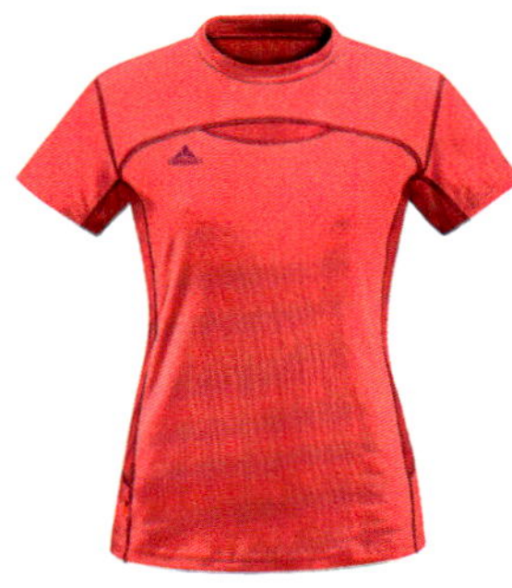

3 : T-shirt avec empiècement en filet

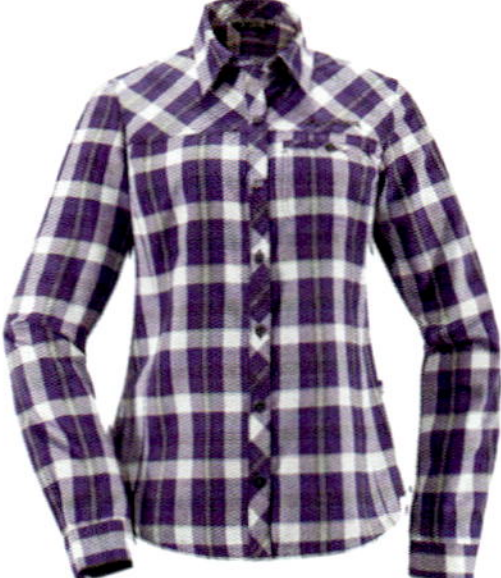

4 : Chemisier de flanelle en polyester

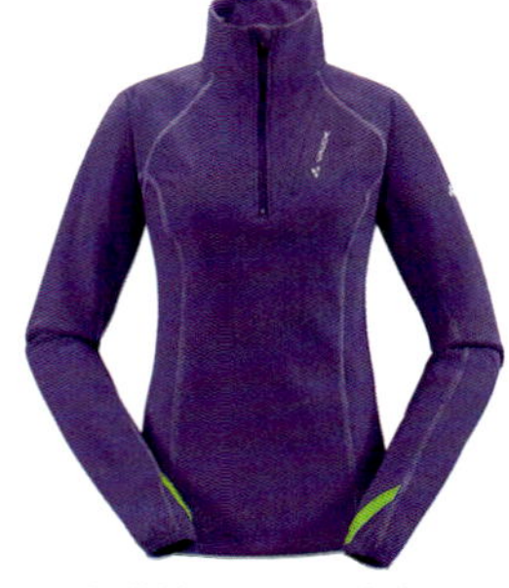

5 : Pull léger en polaire

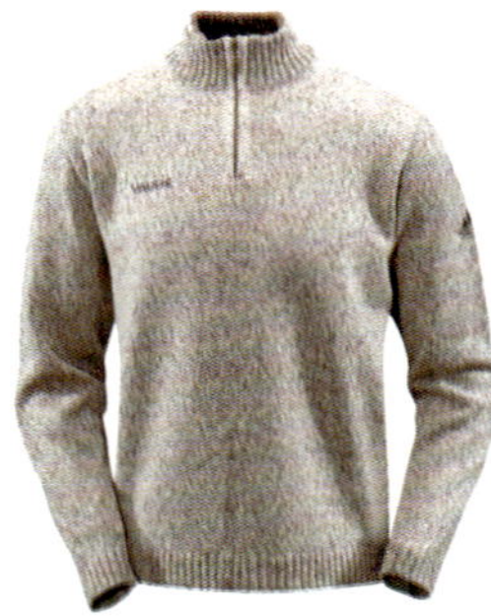

6 : Pull tricoté

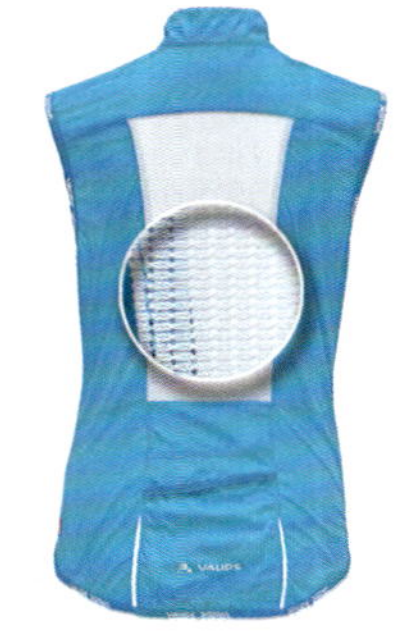

7 : Coupe-vent avec empiècement en filet dans le dos

On appelle **« système de thermorégulation »** les différentes couches de vêtement harmonisées entre elles et portées lors d'une activité sportive.

Le nombre de couches et le type de matières d'un système de thermorégulation dépendent de la saison, du type d'activité sportive et de la production de chaleur et de sueur associée **(cf. p. 52).**

La **première couche** transporte et évacue la sueur vers l'extérieur ou la transmet vers la couche suivante. La **seconde couche** permet d'évacuer la sueur en cas de besoin. En fonction de la température extérieure, cette couche assure l'isolation et peut être composée de plusieurs vêtements. La **troisième couche** protège le corps des influences climatiques telles que la pluie, le vent et le froid.

Couche 1 : Sous-vêtements

Ils permettent de garder le corps agréablement sec grâce à un bon transport de l'humidité. Si les sous-vêtements sont près du corps, l'humidité n'est pas absorbée par la surface textile, mais déviée vers la couche suivante. En fonction du type de sport et de la saison, les sous-vêtements doivent rafraîchir ou réchauffer, être souples et indéformables.

Souvent, ces vêtements sont fabriqués presque sans couture **(seamless) (ill. 1),** pour qu'ils ne compressent pas ou ne pincent pas.

Matières adaptées :

- Tricots monosurfaces en polyester, polyamide, polypropylène (microfibres, fibres discontinues, filaments texturés).
- Tricots à double surface (couche près du corps, par ex. en polyester, couche extérieure, par ex. en coton, modal).
- Tricots en fibres creuses, par ex. en polyester, polyacrylique
- Tricot hautement extensible avec l'ajout de matière élastique pour les vêtements près du corps.

Couche 2 : Chemises, t-shirts, pulls

Ils doivent garder le corps au sec grâce à un bon transport de l'humidité ou évacuer la sueur des sous-vêtements vers l'extérieur. Lorsqu'il fait frais ou froid, la chaleur du corps doit être conservée par l'isolation et par la ventilation ; un échange entre la chaleur du corps et l'air extérieur doit donc être assuré. Les vêtements doivent être légers, indéformables et faciles à entretenir.

Matières adaptées :

Il s'agit ici de savoir si les textiles sont portés directement sur la peau ou sont liés à la couche 1.

- Mailles ou tissus lisses en polyester, polyamide ou mélanges.
- Mailles ou tissus en coton, modal, laine, soie.
- Mailles ou tissus grattés en microfibres (principalement polyester) par ex. polaire.
- Mailles ou tissus duveteux en microfibres (par ex. polaire), éventuellement combinés à des tissus lisses de microfibres.
- Mailles ou tissus duveteux en coton, laine.
- Polaire à trois couches avec membrane micro-poreuse en tant que « windstopper ».
- Polaire stretch avec vêtement près du corps (matière stretch sur la partie extérieure, polaire lisse sur la partie intérieure).

[1)] seamless (angl.) = sans coutures

14.3.2 Formes de vêtements et matières (2)

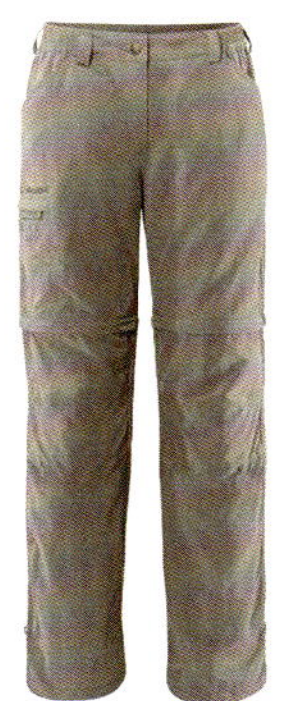
1 : Pantalon de trekking

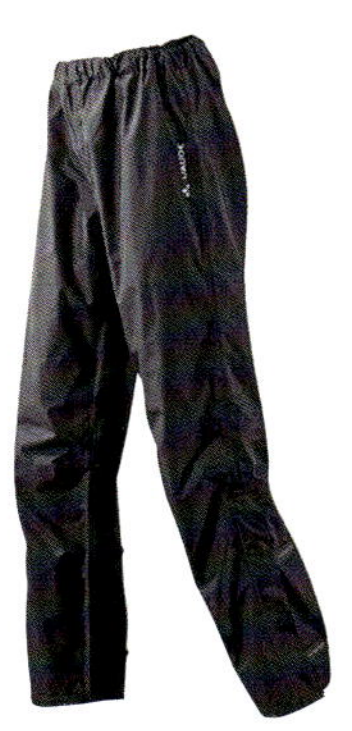
2 : Pantalon imperméable

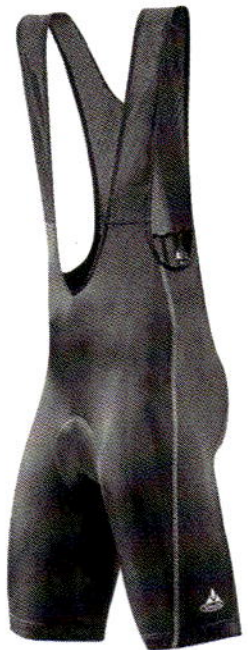
3 : Cycliste

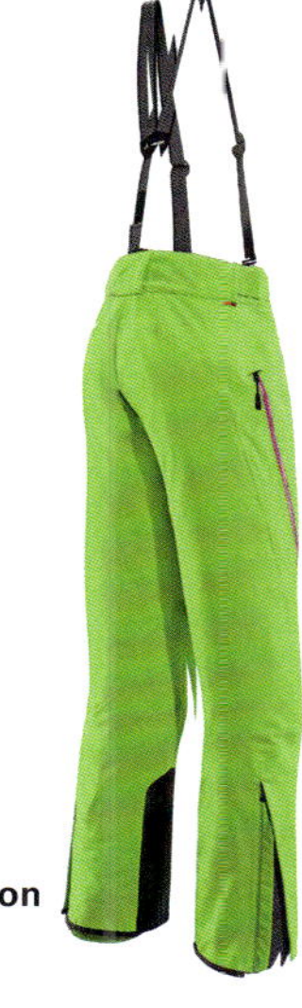
4 : Pantalon de ski

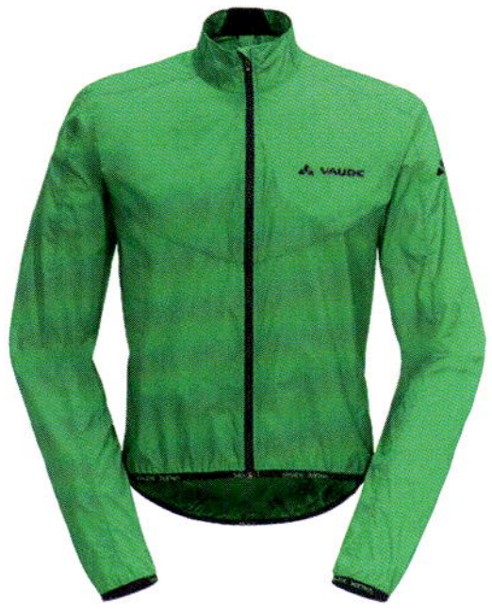
5 : Coupe-vent ultra-léger

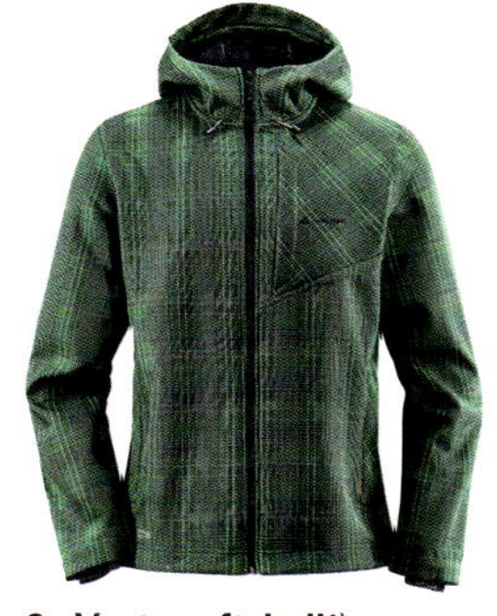
6 : Veste softshell[1] avec capuche

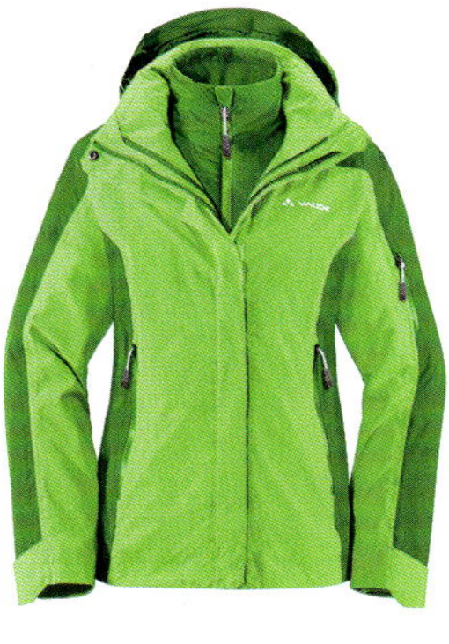
7 : Veste avec doublure amovible

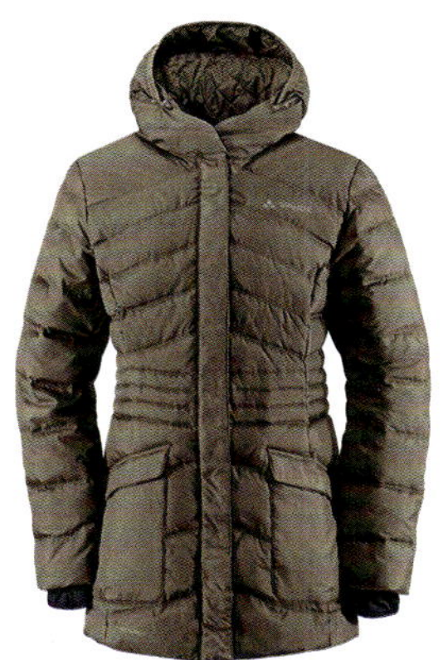
8 : Parka matelassée

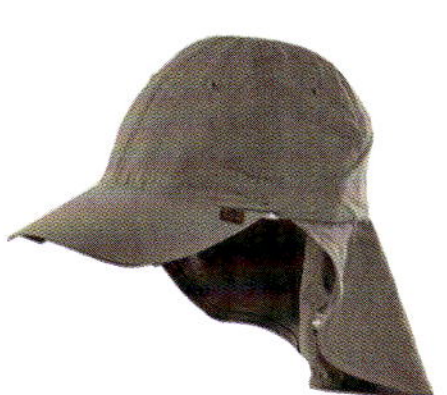
9 : Casquette saharienne avec protège-nuque

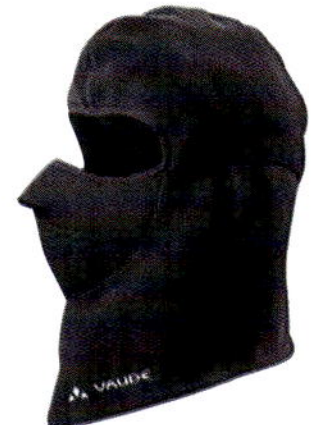
10 : Passe-montagne contre le froid extrême et le vent

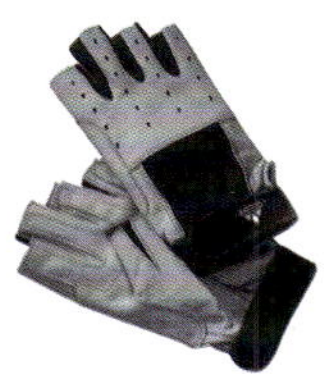
11 : Gant d'escalade avec bouts de doigt libres

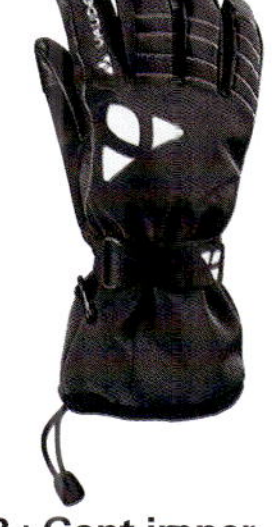
12 : Gant imperméable, chauffant

Couche 2 : Pantalons

En fonction du type de sport, les pantalons sont portés directement sur la peau (cyclisme) ou au-dessus de caleçons courts ou longs (**cf. couche 1**). Pour le cyclisme ou le jogging, ils doivent être ajustés et hautement élastiques. Les pantalon de trekking ou les pantalons de ski ont besoin d'une largeur confortable.

Le **pantalon de trekking (ill. 1)** peut être raccourci en bermuda grâce à des fermetures éclair.

Le **pantalon imperméable (ill. 2)** possède deux couches et une doublure en filet.

Le **cycliste (ill. 3)** compte un rembourrage sans couture au niveau de l'assise.

Le **pantalon de ski (ill. 4)**, à trois couches avec membrane, est élastique et résistant aux intempéries.

Couche 3 : Vestes

Les vestes doivent isoler du vent et du froid, garder l'humidité à l'extérieur (pluie ou neige) et rejeter l'humidité de l'intérieur vers l'extérieur. Ils doivent donc être déperlants et imperméables, tout en étant perméables à l'air et à la vapeur d'eau. La résistance à la déchirure et à l'abrasion, la facilité d'entretien et les caractéristiques fonctionnelles sont d'autres critères. Les **vestes avec doublure amovible** sont faites d'une veste extérieure coupe-vent et imperméable et d'une veste intérieure qui maintient au chaud **(ill. 7)**. En fonction du climat, elles peuvent être portées de façon combinée ou individuellement.

Matières adaptées aux pantalons et aux vestes :

- Tissus en microfibre fait de polyester, polyamide, à enduit microporeux ;
- Tissus de filaments en polyamide, polyester, à traitement hydrophobe ;
- Tissus mixtes imprégnés, par ex. en polyester/coton ;
- Tissus à membrane, faits de deux ou trois couches (doublé ou laminé), éventuellement enduits **(cf. p. 119)** ;
- Duvet comme matériau de remplissage ;
- Tissus et mailles en polyamide/aramide ;
- Tissus d'aramide dans le domaine des sports mécaniques ;
- Empiècements par ex. en kevlar, polyester ultra-solide.

Accessoires

Afin de protéger la tête et les mains des différentes influences climatiques, des accessoires correspondants sont proposés (par ex. bonnets, bandeaux, écharpes, cache-cou masques et gants).

Matières adaptées :

- Polaire en microfibre ;
- Tissu en microfibre ;
- Neoprène®[2] ;
- Systemes à membrane.

[1] Softshell : Matière très légère pour l'habillement d'extérieur, le plus souvent composée de deux ou trois couches laminées ;
[2] Neoprène® = caoutchouc synthétique

14.4.1 Couvre-chefs

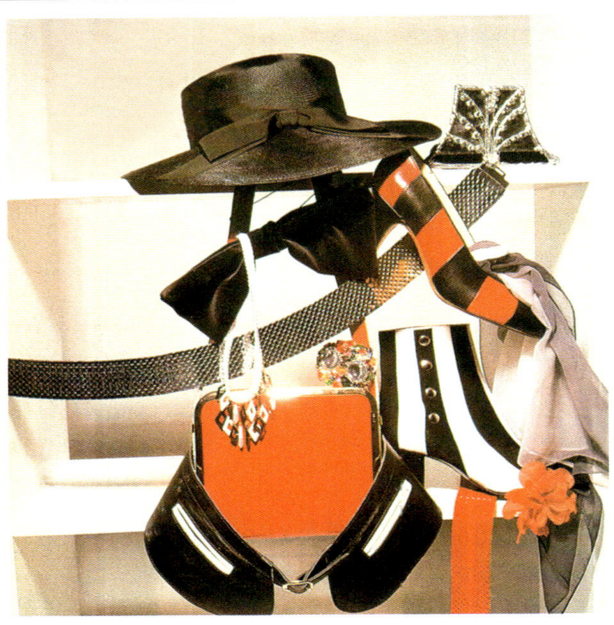
1 : Accessoires de mode pour femme

Les éléments ajoutés décoratifs qui complètent, parfont et agrémentent une tenue sont appelés **accessoires**. À toutes les époques, ils ont joué un rôle important et étaient tout aussi importants que la silhouette ou la couleur du vêtement.

Même si la mode d'aujourd'hui autorise la combinaison de différents styles et d'éléments contrastés, le choix des accessoires reste essentiel. Une tenue parfaitement assortie avec un costume, un chemisier et un chapeau pour la femme ou un costume, une chemise et une cravate pour l'homme peut être anéantie par de mauvais bas, de mauvaises chaussettes ou chaussures.

Peu d'accessoires servent uniquement d'**ornements**, comme les bijoux et les broches fleur. Les chaussures, les chapeaux, les foulards, les ceintures et les sacs à main remplissent tous une **fonction** précise.

L'industrie de la mode propose à chaque saison des accessoires dans les couleurs et matières du moment et sur les thèmes les plus variés.

Couvre-chefs

La forme, la matière et les accessoires des couvre-chefs dépendent de l'occasion et du style.

La calotte et le bord des chapeaux peuvent être formés et conçus de diverses manières. Les casquettes et bonnets sont souvent souples et sans bord. Ils comptent parfois une visière, une protection ou un rabat.

Les **matières** peuvent être : Feutre, matière tressée de pailles exotiques[1] (Sisal, parasisal, Panama), paille de blé, Visca (viscose), Sinamay (tissu de paille), mottled (paille torsadée), chanvre, ramie, papier, cuir, fourrure, matière tissée, matière tricotée, polaire etc.

Les **accessoires possibles** sont par ex. les rubans, les plumes, les bandes de cuir et de feutre, les cordons, les fleurs, les voiles, le sinamay, le tissu, les boutons, les boucles et les œillets.

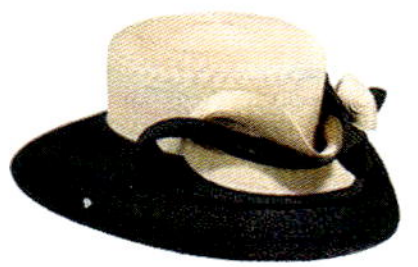
2 : Chapeau en mottled à bord large, avec décoration extravagante

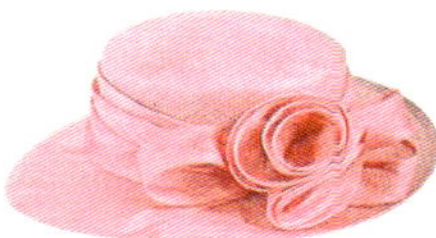
3 : Chapeau en visca avec élégante décoration de fleurs

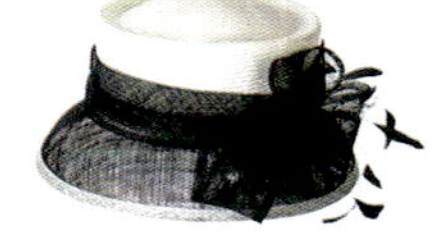
4 : Chapeau élégant de paille, tête en parasisal, décoration en sinamay

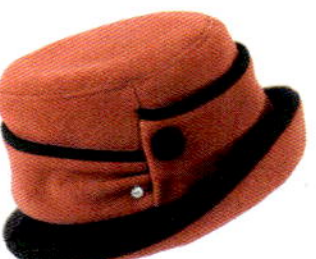
5 : Chapeau rond en tissu de laine contrastée

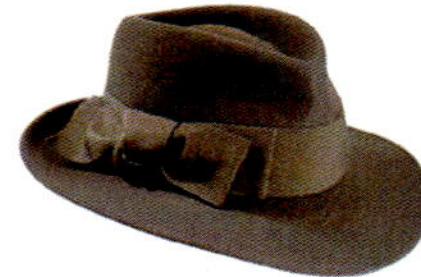
6 : Bogart (formes pour hommes) en feutre de laine avec décoration de ruban de reps

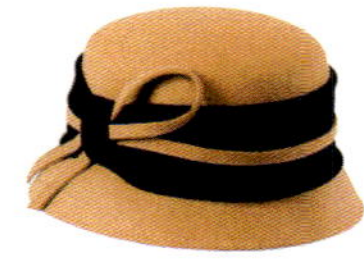
7 : Cloche en feutre de laine avec décoration contrastée

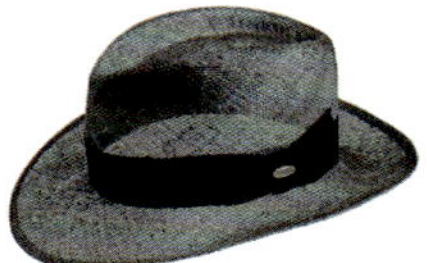
8 : Élégant chapeau en sisal avec ruban de reps

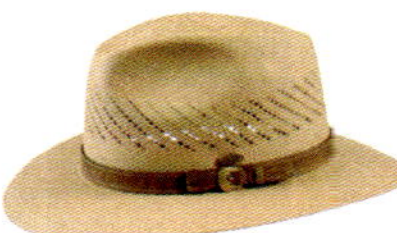
9 : Panama avec décoration en cuir et boucle

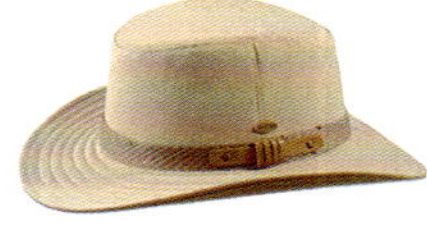
10 : Chapeau en tissu au look western

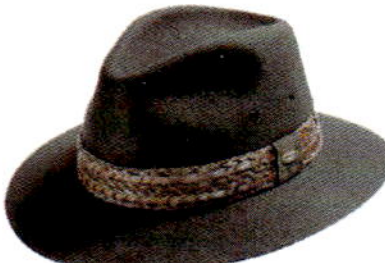
11 : Traveller (chapeau de voyage) avec décoration en cuir tressé

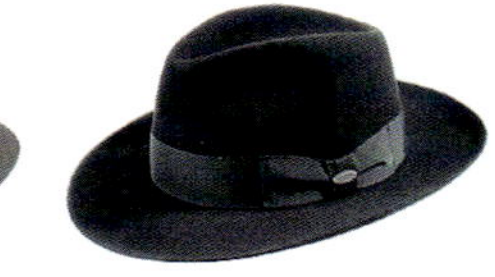
12 : Chapeau classique de poil avec ruban de reps

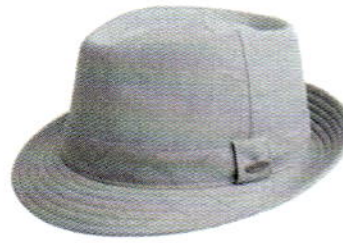
13 : Chapeau classique en tissu

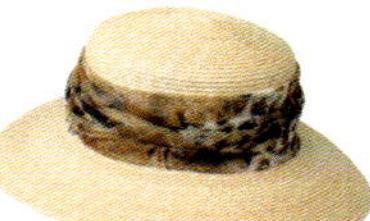
14 : Chapeau en paille mottled décoré d'un foulard

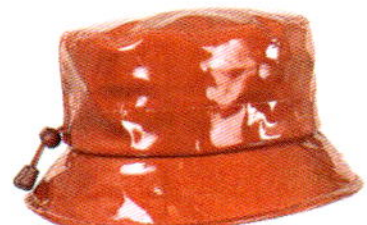
15 : Chapeau cloche pour femme en matière vernie

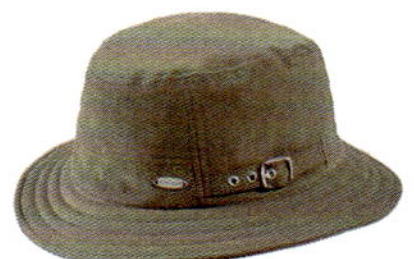
16 : Chapeau cloche pour homme en matière déperlante

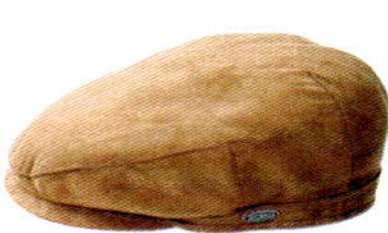
17 : Casquette souple effet cuir

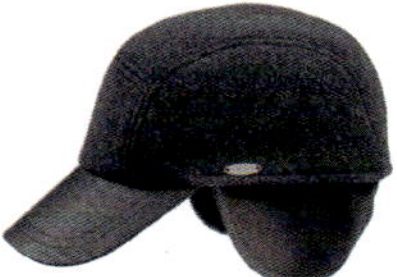
18 : Casquette de baseball avec oreillettes

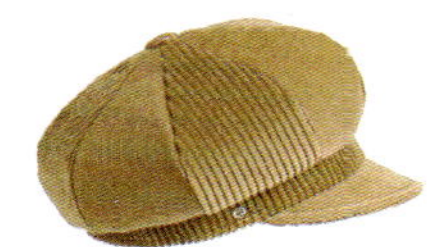
19 : Casquette rétro en velours cord

[1] Pailles exotiques = pailles de feuilles de palmiers exotiques

14.4.2 Autres accessoires de mode

Accessoires des tenues pour hommes

Les **cravates** (cravates longues), **nœuds papillon**, **ascot** (large cravate de soie pour homme utilisée pour les tenues festives) et les **pochettes de costume** sont portés avec les vêtements officiels ou de fête. Le **cummerbund** complète le smoking à la place d'un gilet. Les textiles de ces accessoires sont le plus souvent en soie ; on les distingue surtout par leur couleur et leur motif. En fonction de l'époque, de la tendance, de l'occasion et des préférences du porteur, la palette va du classique-simple à des motifs fantaisie voyants et créatifs.

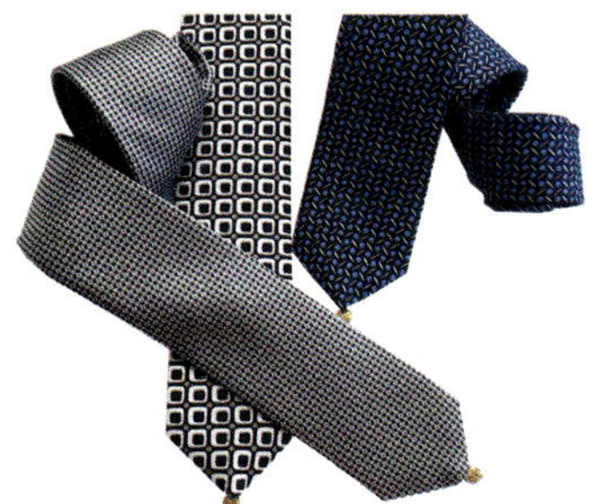

1 : Cravates

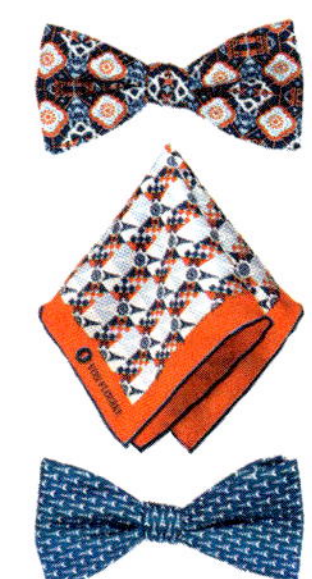

2 : Nœud papillon et pochette de costume

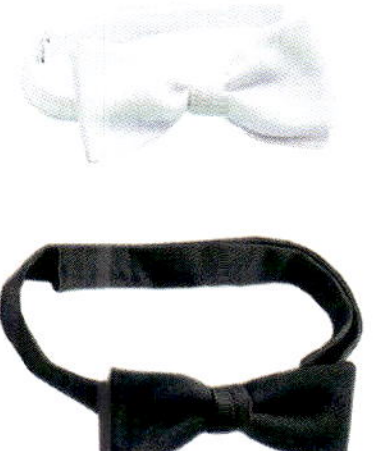

3 : Nœud papillon de queue-de-pie et de smoking

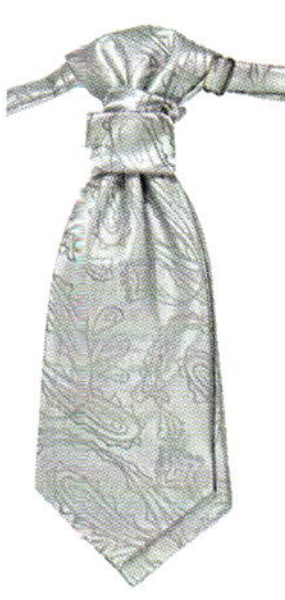

4 : Ascot

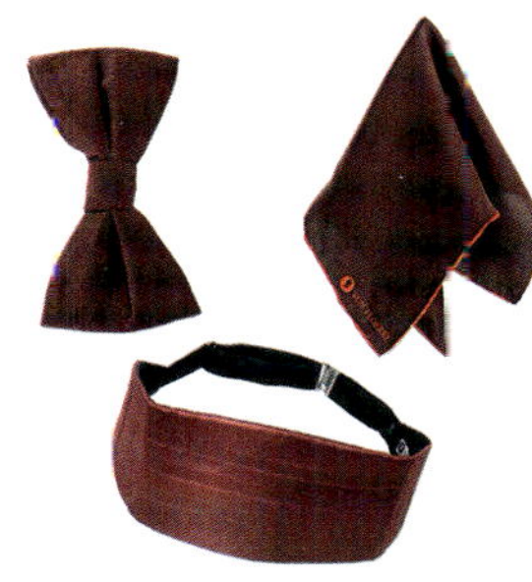

5 : Kit smoking avec cummerbund, nœud papillon, pochette de costume

Écharpes, carrés et gants

Les **écharpes** sont de forme rectangulaire et allongée, en matières tissées ou tricotées. Les **foulards** sont le plus souvent carrés et tissés et comptent fréquemment des motifs. Ils sont également appelés **carrés**. Selon leur utilisation (foulard, bandeau, cape), ils existent dans de nombreuses variantes : petits, grands, volumineux et d'une très grande finesse, souvent avec des franges aux extrémités. Les versions de grande qualité sont en laines très fines, en poils ou en soie et portent un ourlet roulotté à la main. **L'étole** est un grand morceau de tissu, souvent de forme triangulaire. Le terme **« pashmina »** désigne les foulards fins extrêmement doux, à l'origine en cachemire ou en cachemire et soie.

Les **gants** complètent une tenue et peuvent, en fonction de la matière (tricot, cuir, polaire, systèmes à membrane), réchauffer les mains ou avoir un rôle précis. On fait la différence entre les gants et les mitaines. Les gants peuvent être souvent proposés avec une écharpe ou un couvre-chef en tant que **set**.

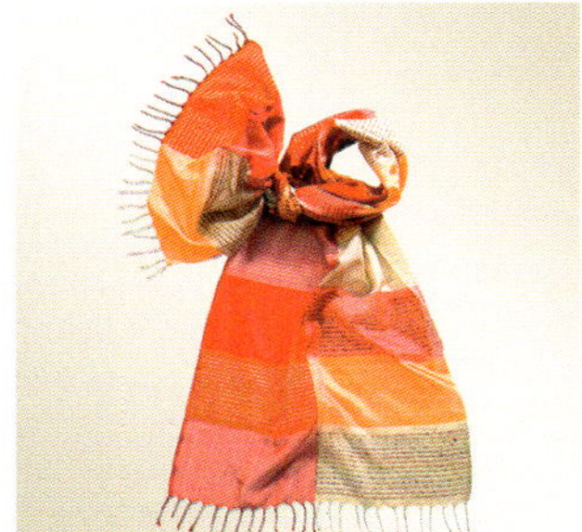

6 : Écharpe longue

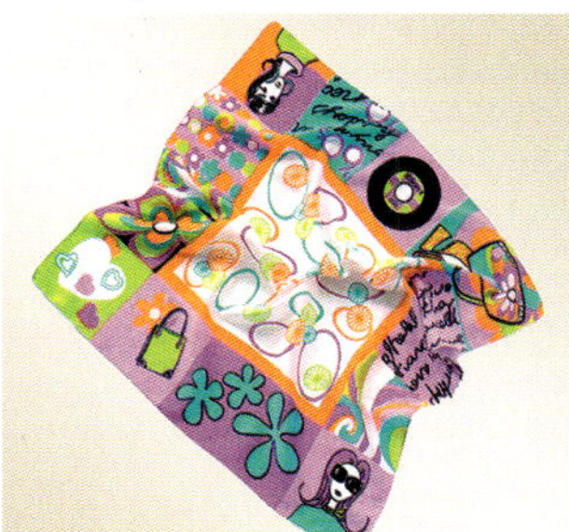

7 : Carré

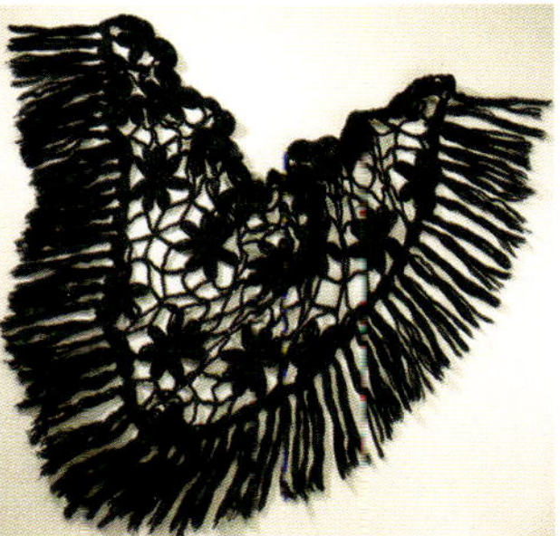

8 : Étole crochetée

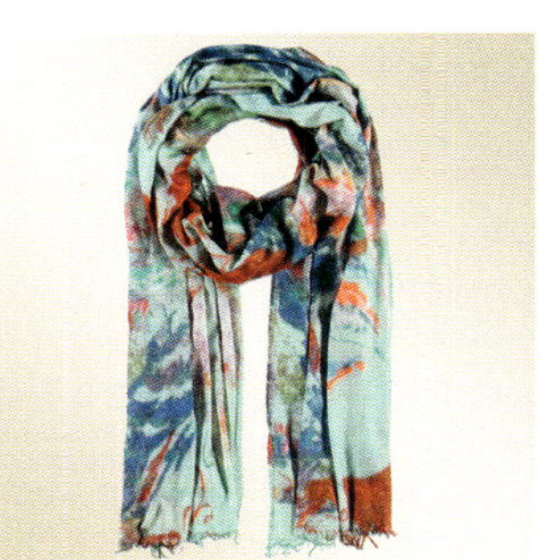

9 : Étole pashmina

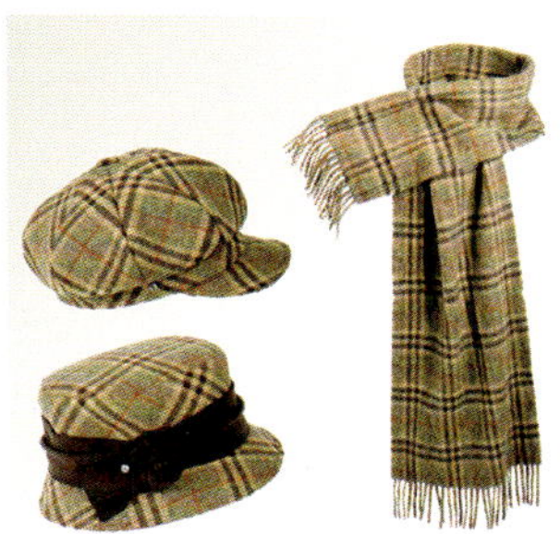

10 : Set de tissus à carreaux

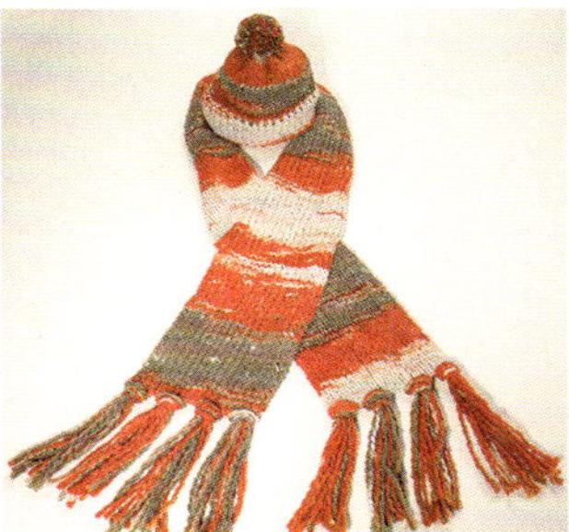

11 : Set en tricot

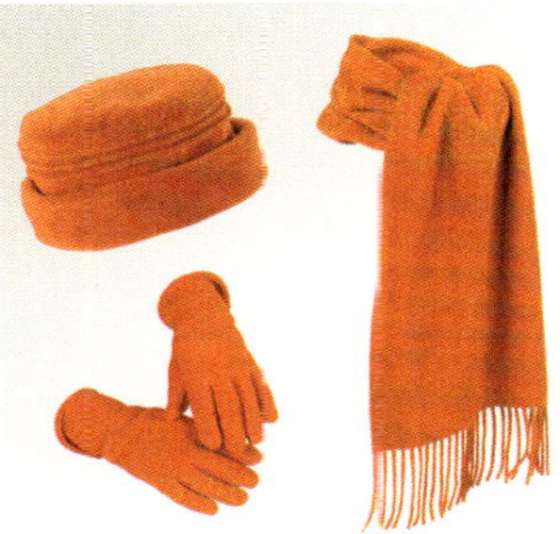

12 : Set en polaire

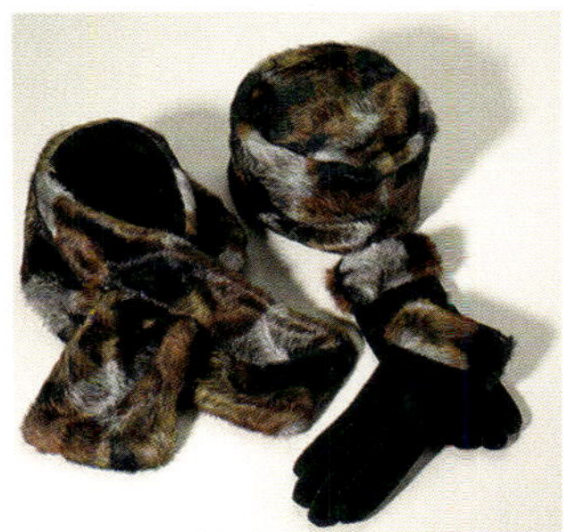

13 : Set en imitations de fourrure

Bas et chaussettes

Les chaussettes montent aux chevilles ou aux mollets, tandis que les bas vont jusqu'aux genoux et les collants sur toute la jambe. Concernant l'habillement des pieds ou des jambes, la matière et la couleur sont également adaptées en général à la fonction et au style de la tenue d'ensemble. En Europe, les désignations de taille des chaussettes correspondent aux tailles de chaussures, alors que celles des bas et des collants font référence aux tailles de confection.

15.1.1 Époques stylistiques

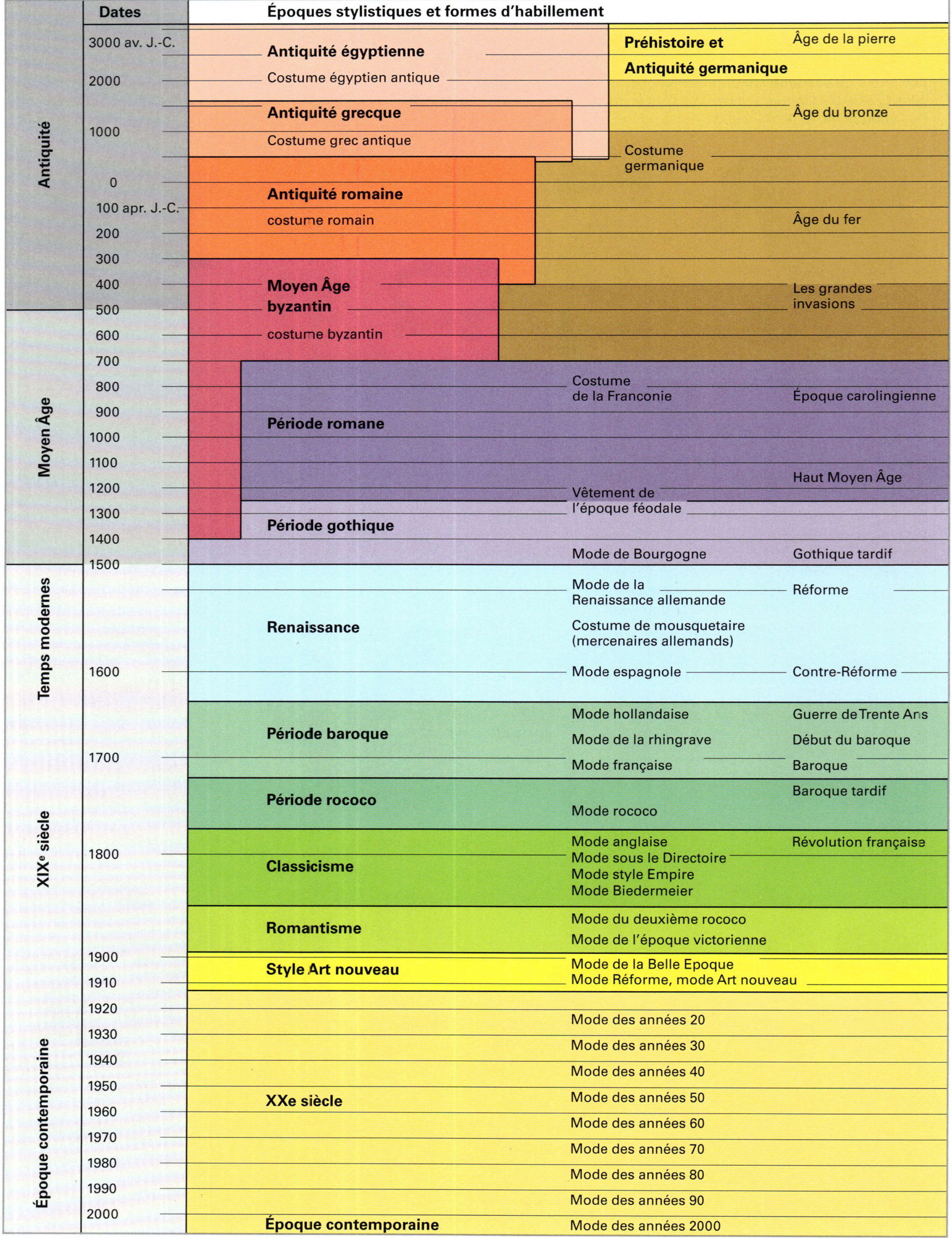

15.1.2 La mode

On entend par **mode** l'expression des goûts dominants d'une société à une époque donnée, notamment à travers le vêtement, le mobilier, la pensée et l'art.

Au sens strict du terme, on entend par mode l'évolution des formes du vêtement, qui nait du besoin de l'être humain de se parer et de se mettre en scène, et qui lui offre la possibilité de souligner son caractère unique ou son statut social, c'est-à-dire d'attester de son appartenance à un groupe déterminé.

Autrefois, on utilisait le terme mode pour définir un goût très provisoire, tandis que l'on parlait de style pour désigner un concept esthétique qui s'était développé sur une plus longue période sur un plan culturel et artistique. De nos jours, plusieurs termes tels que **mode, style, look**[1] et **ligne** sont utilisés de la même manière pour désigner l'étiquetage des multiples formes de confection.

Dans les premiers temps de l'histoire, le pouvoir et la richesse, ainsi que les différentes positions sociales et statuts s'exprimaient à travers le vêtement. La fonctionnalité était souvent reléguée au second plan ; les mœurs et la morale marquaient alors très fortement les formes de confection. D'un autre côté, ces éléments permettaient d'exprimer des considérations esthétiques[2] ou d'obtenir une aura érotique[3].

Jusqu'au milieu du XIXe s., la noblesse et les cours royales, ou encore la grande bourgeoisie, décidaient de la mode vestimentaire **(mode de l'époque féodale).** Ce fut ensuite la **haute couture** qui endossa le rôle de leader. Les créateurs de mode ou les maisons de couture concevaient des modèles exclusifs[4] pour une classe privilégiée **(mode de prestige).** Paris était la métropole de la mode féminine, tandis que le style anglais s'imposait chez les hommes.

La révolution industrielle et l'essor de la **confection**[5], ainsi que le développement des **fibres chimiques** ont peu à peu permis à toutes les couches de la société de prendre part au phénomènes de la mode. Mais, dans les années 1950, la haute couture imposait toujours son dictat et inspirait tous les couturiers et maisons de confection. D'autres **pôles de la mode** commencèrent à émerger en dehors de Paris. La haute couture italienne, l'*Alta Moda*, entra surtout en concurrence avec la mode féminine française ou avec la mode masculine anglaise.

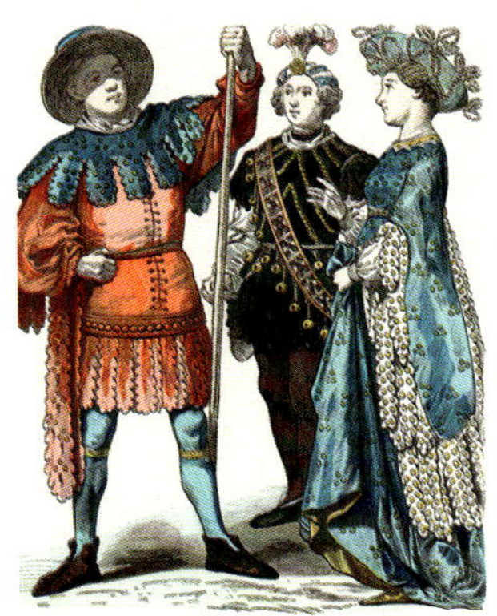
1 : Mode de cour, mi XVe s.

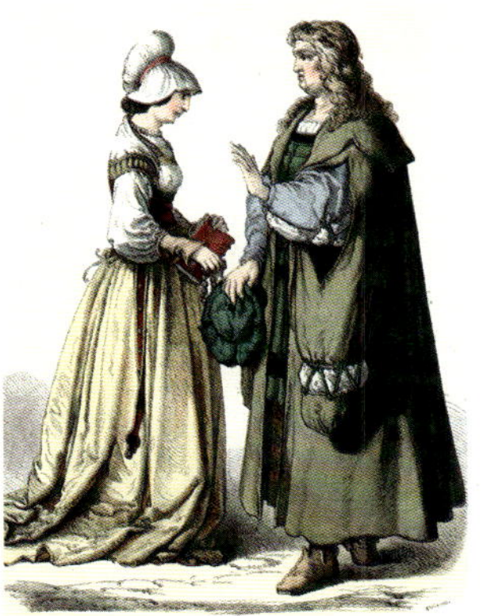
2 : Mode de la bourgeoisie élégante, XVIe s.

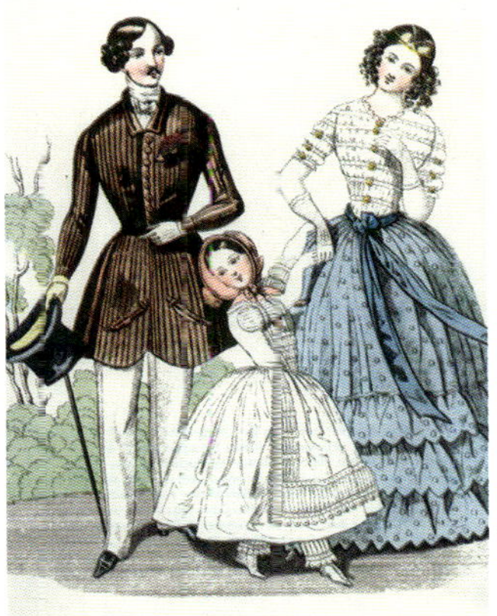
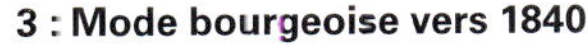
3 : Mode bourgeoise vers 1840

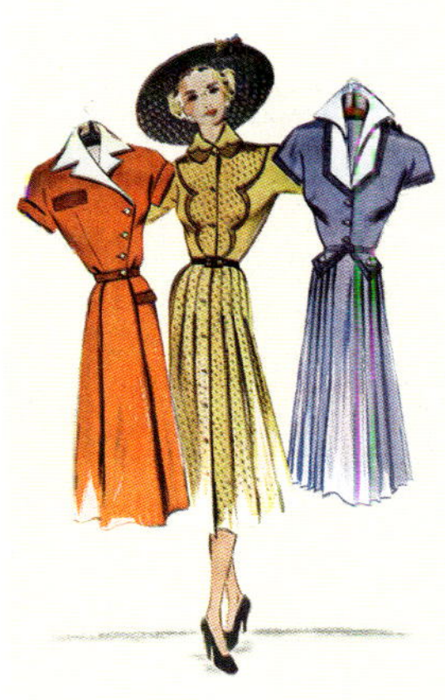
4 : Mode féminine, 1950

Le secteur de la mode commença à s'adapter à l'évolution de la société lorsque dans les années 60, une manière de s'habiller non conventionnelle[6] s'imposa et que le vêtement fut moins considéré comme une expression d'un statut social, mais plus comme un moyen d'exprimer sa personnalité. La confection, ou **prêt-à-porter**, qui tenait compte des attentes des consommateurs, passa ensuite au premier plan **(mode dite de grande distribution).**

Les **concepteurs de mode (couturiers, designers, stylistes)**[7] s'inspirent, saisissent les tendances[8] et font des propositions pour une saison à venir.

Dans tous les centres de la mode européenne, à commencer par Paris, Milan, Rome, Munich, Düsseldorf et Berlin, des **défilés tendances** sont organisés sur des salons internationaux au cours desquels les maisons de couture, designers et maisons de confection présentent leurs collections. Ces salons ont lieu à chaque fois pour la saison printemps / été ou automne / hiver, soit juste avant le début de la saison pour la haute couture et six mois à l'avance pour le prêt-à-porter.

La **silhouette**, les coupes et les détails, les matières, les couleurs et les imprimés ainsi que tous les accessoires caractérisent une saison, à savoir les thèmes qui l'ont inspirée. Le public intéressé est informé des ces phénomènes de mode grâce aux médias et aux publications du genre.

Dans le secteur de la mode, chaque nouveauté proposée est un risque, car ce qui est nouveau doit toujours commencer par s'imposer face à ce qui est déjà en place. Il est donc essentiel de bien évaluer les **tendances de la mode** en amont. L'**avant-garde**, qui s'approprie aussitôt toutes les nouveautés, sert en quelque sorte de test. Son comportement permet d'évaluer de quelle manière la tendance principale va pouvoir se développer.

1) look (angl.) : apparence ; 2) esthétique : conforme au bon goût, harmonieux, séduisant; 3) érotique : sensuel ;
4) exclusivité : excluant une partie de la population ; 5) confection ou prêt-à-porter : fabrication en série de vêtements ;
6) conventionnel : ordinaire ; 7) designer (angl.) : créateur, concepteur ; styliste : concepteur, créateur ;
8) tendance : direction, mouvement, courant

15.2.1 Antiquité égyptienne (1)
environ 3000 à 300 av. J.-C.

Caractéristiques de l'époque

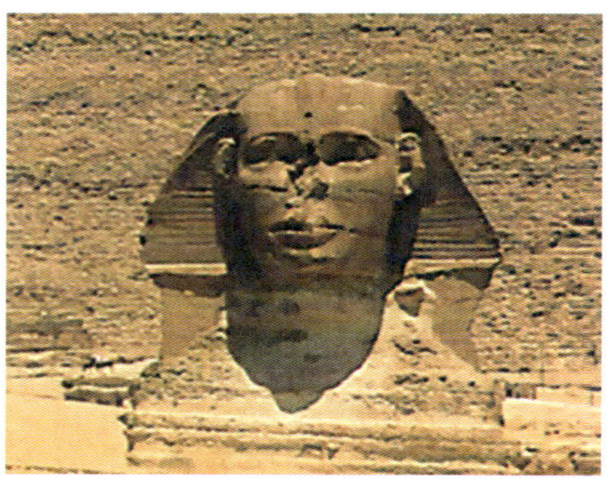

1 : Style architectural égyptien (sphinx et pyramide de Chéphren, Guizeh)

Les anciens Égyptiens possédaient déjà une culture étonnamment développée, à commencer par leur architecture qui témoignait d'une perfection technique. Leurs temples, leurs immenses pyramides, les sarcophages des pharaons (rois) ont en effet subsisté jusqu'à nos jours. Le **style** égyptien est caractérisé par la stricte régularité et le rythme des répétitions. Les peintures murales, les reliefs[1], les sculptures et les hiéroglyphes (système d'écriture en idéogrammes) nous fournissent des indications sur la vie et les mœurs des Égyptiens. La religion et les traditions tenaient le premier rôle. Ce peuple accordait le plus grand intérêt à la vie après la mort, à savoir à celle dans un autre monde.

Grâce à la douceur du climat, les Égyptiens avaient seulement besoin de **vêtements** légers. Au départ, toutes les couches de la société s'habillaient de la même manière, mais plus tard le vêtement devint un signe distinctif de position sociale et un signe extérieur de richesse.

Les femmes et les hommes portaient les mêmes vêtements. La matière préférée était le fin lin blanc. Les étoffes aux motifs colorés ou sertis de fils d'or étaient toutefois aussi très appréciées. Leurs habits étaient souvent transparents et finement plissés[2].

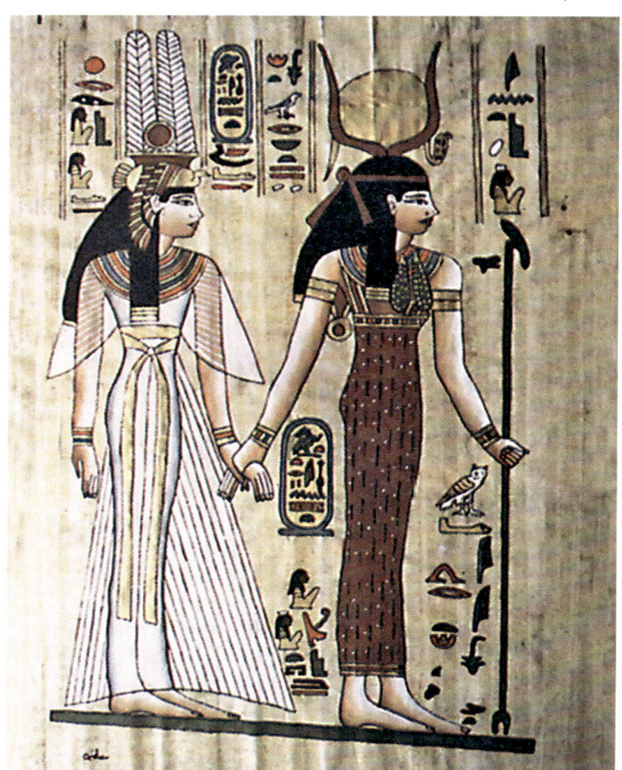

2 : Kalasiris plissé et ajusté

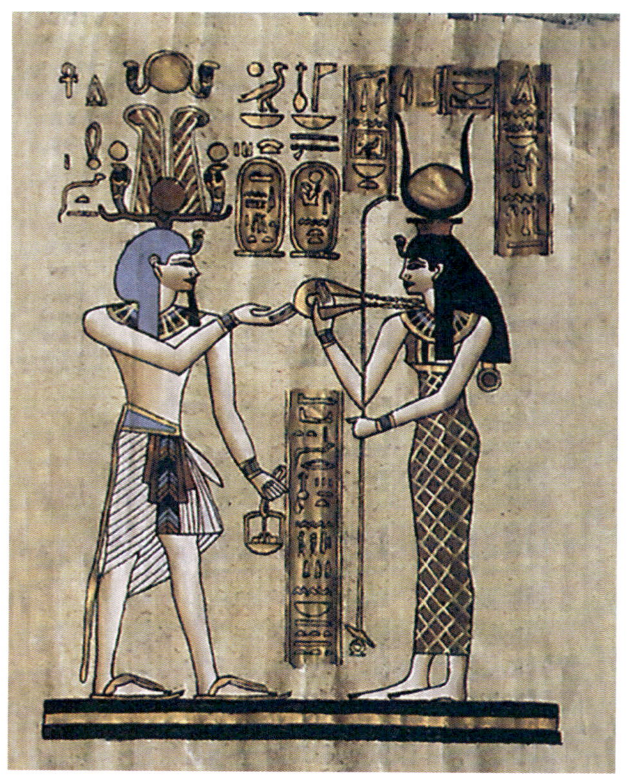

3 : Chendjit et kalasiris très ajusté

Vêtements féminins

La femme égyptienne s'habillait en s'enveloppant dans un simple pagne en lin qu'elle portait sur ses hanches et nouait à la taille. Son buste restait nu ; seuls les membres de la couche supérieure portant une cape qui descendait jusqu'aux coudes et était drapée dans un jeu de plis transversal.

Plus tard, apparut le **kalasiris** qui était porté de nombreuses manières différentes. Long jusqu'aux mollets ou aux chevilles, il était drapé de façon bien serrée sur les hanches, laissant la poitrine nue. Il était retenu par une bandoulière ou de larges bretelles. Il était souvent serti d'ornements en abondance.

Le kalasiris porté en chemisette remontait jusqu'au cou ou comportait plusieurs décolletés. Il pouvait être sans ou avec manches. On le portait lâche ou ceinturé ; la plupart du temps, il était transparent et finement plissé.

Une sorte de manteau commença ensuite à se développer sous l'influence de l'Asie. Il s'agissait d'une tunique ample, constituée d'un tissu dont la dimension faisait deux fois la longueur du corps, avec un trou pour passer la tête et dont les coutures latérales allaient de la taille à l'ourlet. Cette tunique était retenue par un ceinturon à la taille et froncée sous le buste de manière à former une sorte de cape[3]. Ce vêtement était souvent agrémenté d'une étole nouée.

[1] relief : sculpture sur un support plat ; [2] plissé : formant des plis ; [3] cape : étoffe sans manches enveloppant les épaules

15.2.1 Antiquité égyptienne (2)
environ 3000 à 300 av. J.-C.

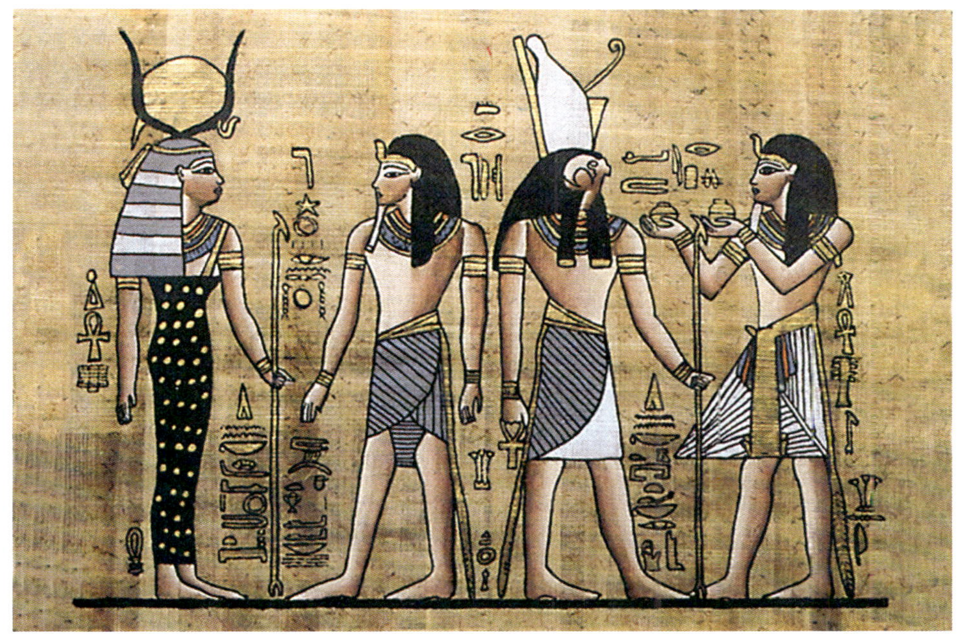

1 : Kalasiris très ajusté et différentes formes du chendjit (représenté sur des divinités, êtres hybrides entre l'humain, l'animal, le végétal et les forces naturelles)

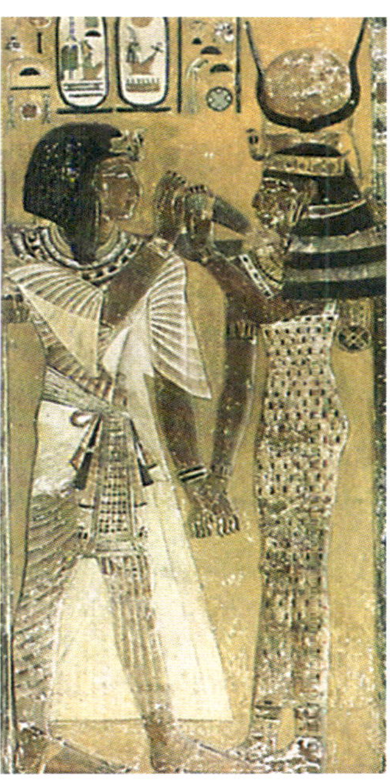

2 : Kalasiris pour homme plissé, kalasiris pour femme ajusté

Vêtements pour hommes

Les hommes portaient un pagne ou un jupon, le **chendjit.** L'écharpe était enroulée autour de la taille et des hanches et nouée à l'avant ou ceinturée. Les rois et les dignitaires le portaient savamment drapé[1], dans un jeu de plis et richement ornementé. Plusieurs voiles étaient souvent superposés, le voile supérieur étant le plus long, ce qui donnait l'allure d'une jupe.

À l'origine, le seul vêtement porté était le chendjit. Le haut du corps restait nu. Puis, les hommes commencèrent aussi à porter un **kalasiris,** en forme de chemisette, souvant par dessus, rarement sous le voile.

Le large vêtement recouvrant les épaules, qui ressemblait à un manteau et qu'on enfile par la tête, était maintenu à la taille par un nœud. Seuls les dirigeants avaient le droit de porter le manteau transparent, enroulé autour du corps appelé **haïk.**

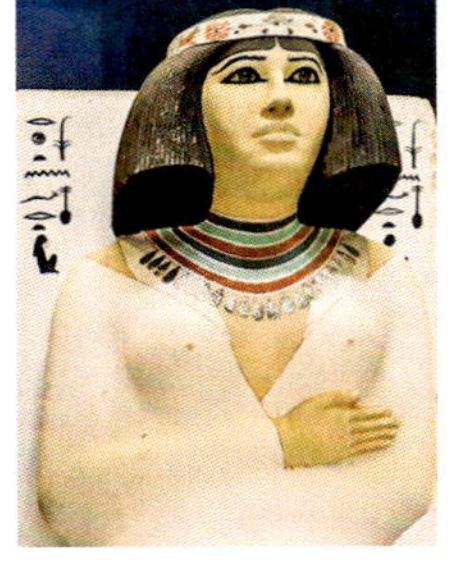

3 : Perruque

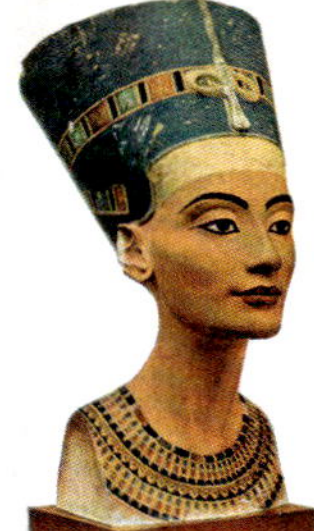

4 : Coiffe conique

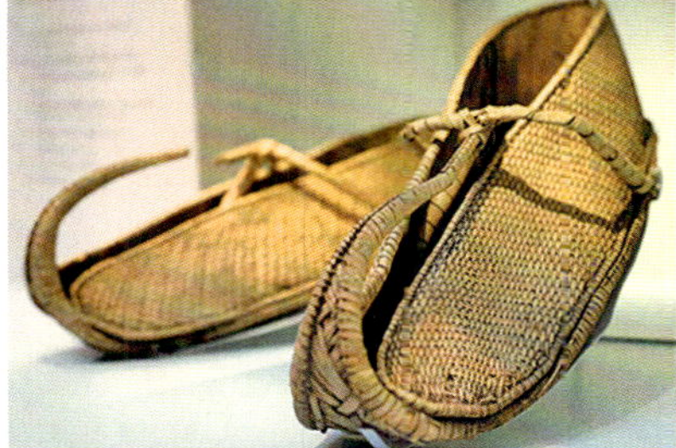

5 : Sandales en feuille de palmier tissée

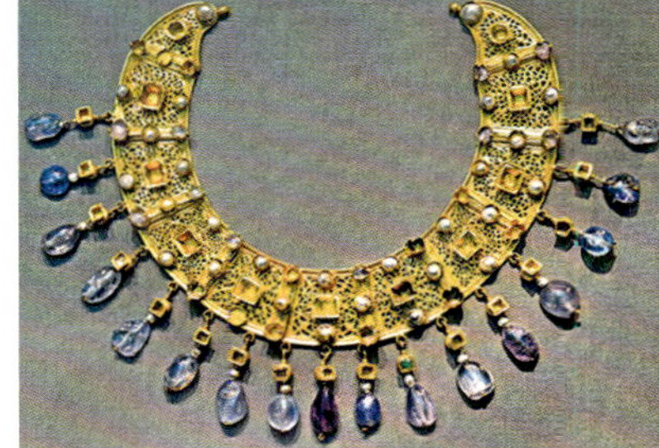

6 : Collier

Accessoires

Les cheveux naturels ou les longues **perruques** tombaient au milieu du dos, coupées bien droites et lisses ou en une multitude de petites tresses.

Les dirigeants arboraient pour symboliser leur pouvoir des **bandeaux, des couronnes** et des **coiffes** coniques, par ex. le **diadème à uræus**[2], le **némès** (représentant le sphinx[3]) et la **coiffe à tête de faucon.**

De manière générale, les hommes marchaient pieds nus, seule la noblesse portait des **sandales** à brides et à bouts pointus.

Un **collier large, assemblage de disques ou couvrant les épaules,** faisant partie du vêtement emblématique égyptien, servait à la fois de bijoux et de protection contre le soleil. Il était en cuir, en métal ou en tissu, peint de couleurs vives ou serti de pierres précieuses.

Les hommes et les femmes portaient de nombreux bijoux en or et en pierres précieuses, en émail et en ivoire : bracelets, colliers, fibules de chevilles, boucles d'oreilles longues, bagues, ceintures. Une grande importance était accordée aux soins de beauté.

[1] drapé : rassembler; [2] uræus : serpent sacré des Égyptiens ; [3] sphinx: sculpture égyptienne à corps de lion, le plus souvent à tête d'homme

15.2.2 Antiquité grecque (1)
environ 1600 à 100 av. J.-C.

Caractéristiques de l'époque

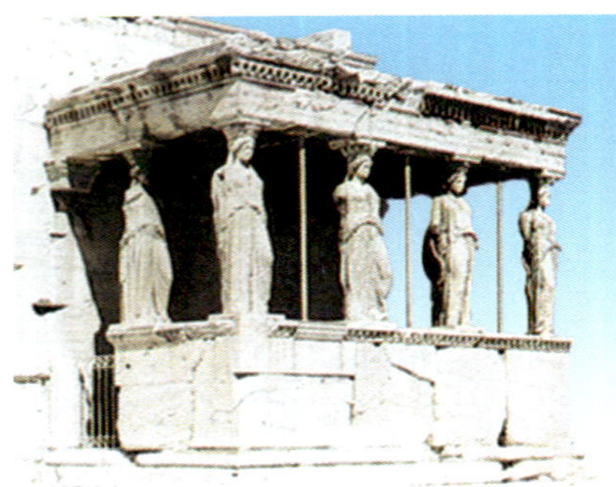

1 : Style architectural grec (Érechtheion, Acropole, Athènes)

Dans l'Antiquité, les Grecs possédaient déjà un niveau de culture très élevé. Ils réalisèrent des œuvres importantes dans le domaine de l'architecture, de l'art et de l'artisanat. Leurs philosophes[1)] sont considérés comme les fondateurs de la pensée scientifique. Le but ultime résidait pour eux dans l'harmonie du corps, de l'esprit et du mode de vie.

Leur **style architectural** se distinguait par la sérénité, la clarté, l'harmonie des proportions et l'ordre strict qu'il dégageait. Les éléments verticaux entretenaient un rapport harmonieux avec les éléments horizontaux.

Les **vêtements** étaient aériens et larges et se composaient d'étoffes drapées élégamment autour du corps. Le jeu de plis personnalisé et l'arrangement du ceinturage en constituaient le principal ornement. Les hommes et les femmes portaient des vêtements similaires.

Les étoffes étaient tissées en lin et en laine, plus tard aussi en coton. On aimait les couleurs vives et les bordures gansées.

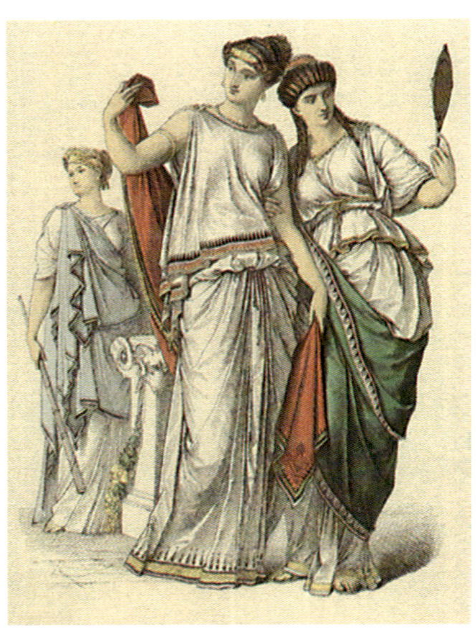

2 : Nobles grecques, prêtresse au second plan

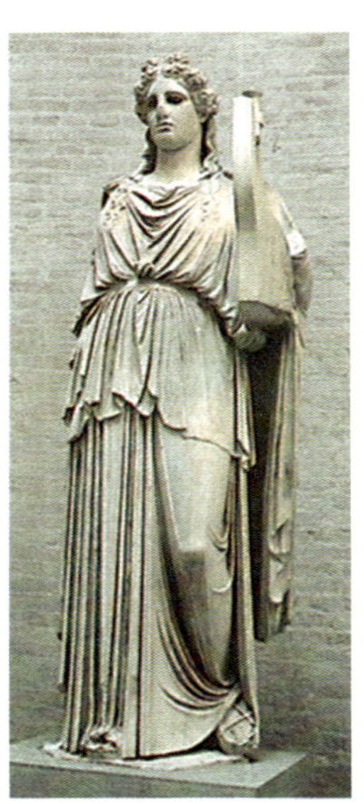

3 : Péplos ceinturé

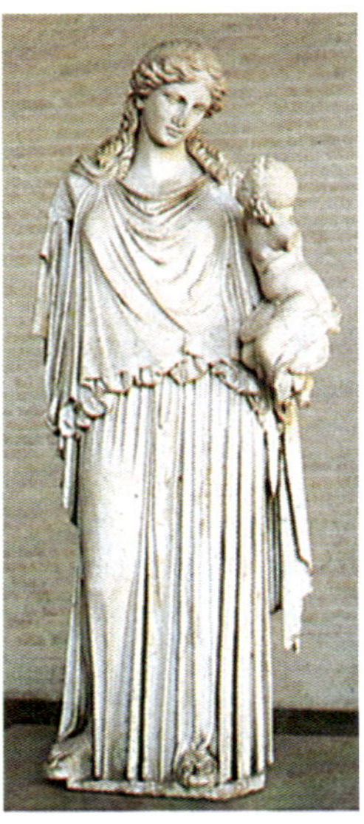

4 : Chiton

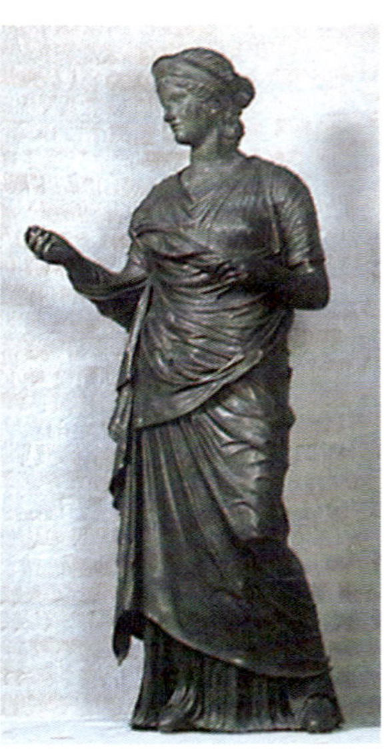

5 : Chiton et himation

Vêtements féminins

Le **péplos** est composé d'un tissu de laine carré, entouré autour du corps sous les aisselles, puis remonté sur les épaules où il est noué ou fixé par des épingles, des parures d'attache de vêtement (**fibules**) ou des boutons. La bordure supérieure de l'étoffe est drapée à la taille ou sur les hanches et le côté droit reste ouvert. Ce long habit de coupe droite se portait tel quel, mais une ceinture, placée sur la partie repliée ou en dessous, pouvait le retenir.

Le **chiton**, en lin, était plus léger. C'etait un modèle étroit et sans manches, cousu sur les côtés qui tombait simplement des épaules et qui, lorsque les bras sont tendus, s'arrêtait aux coudes. Un autre type de chiton beaucoup plus large allait jusqu'au bout des doigts. On nouait les ouvertures sur les côtés et le tissu en surplus formait une sorte de manche. Le drapé supérieur du vêtement pouvait avoir des aspects variés, par ex. avec une coupe en pointes ou arrondie. Le chiton se distinguait par ses abondants plis gonflants qui se formaient après avoir noué une ou plusieurs ceintures à la taille, sur les hanches ou sous la poitrine.

À une époque ultérieure, un mélange des deux types de robes fut adopté. Parfois, ils étaient aussi portés ensemble : le chiton en dessous et le péplos par dessus.

L'**himation,** une grande étoffe en laine de forme carré enroulée autour du corps servait de manteau. Parfois, il recouvrait aussi la tête.

[1)] philosophe : penseur à la recherche de la clarté et de la vérité originelles

15.2.2 Antiquité grecque (2)
environ 1600 à 100 av. J.-C.

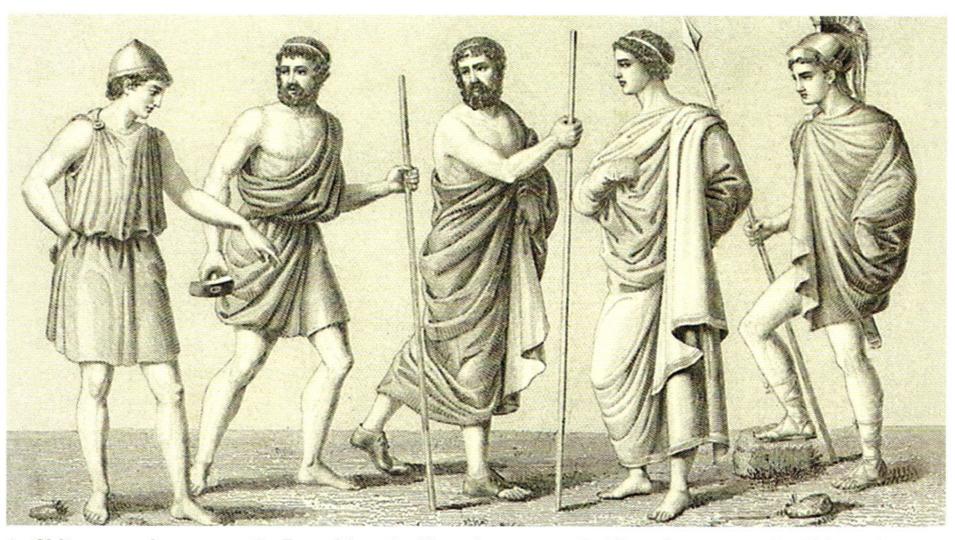
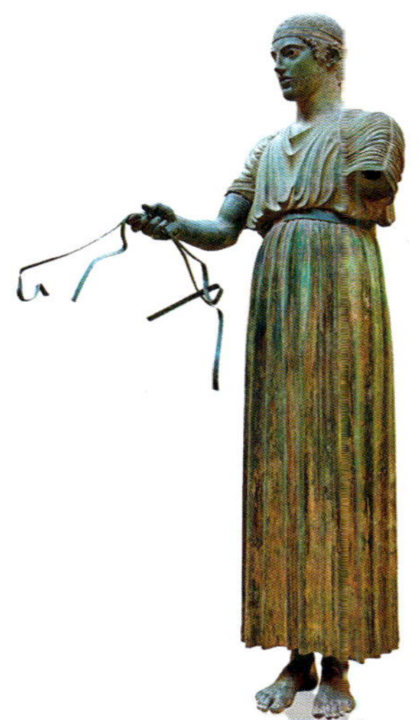

1 : Chiton pour hommes 2 : Exomide 3 : Himation 4 : Himation 5 : Chlamyde 6 : Long chiton pour hommes

Vêtements pour hommes

La **chlaine** était pour les hommes l'équivalent du péplos féminin. Les hommes posaient le carré de laine sur leur dos et leurs épaules et en retenaient les bords sur l'avant ou sur l'épaule droite par une fibule.

Le **chiton pour hommes** se terminait, comme la chlaine, au-dessus des genoux et était ceinturé à la taille. Le chiton long jusqu'aux chevilles et ceinturé sous la poitrine était porté à l'occasion des fêtes ou était réservé aux hommes âgés ou importants.

L'exomide était un vêtement court laissant l'épaule dégagée. Il permettait une meilleur liberté de mouvement.

L'**himation** était drapé élégamment autour du corps et constituait parfois la seule pièce de vêtement portée.

Les cavaliers, les voyageurs et les soldats préféraient porter comme manteau la **chlamyde**. Cette cape courte lainée était passée au-dessus de l'épaule gauche, puis attachée sur l'épaule droite par une fibule, laissant ainsi le bras droit libre.

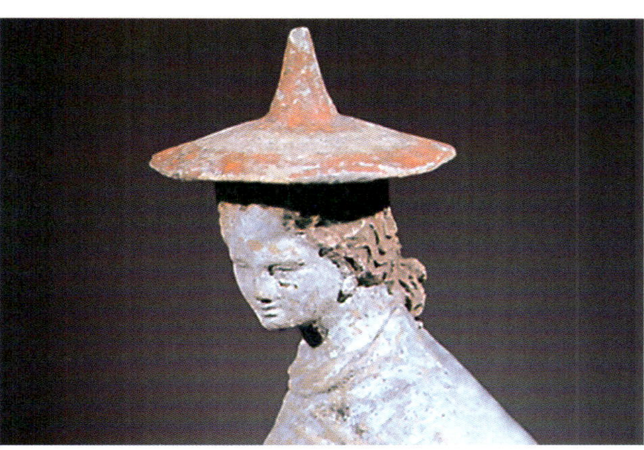

7 : Chapeau à base plate en forme de disque à partie supérieure conique

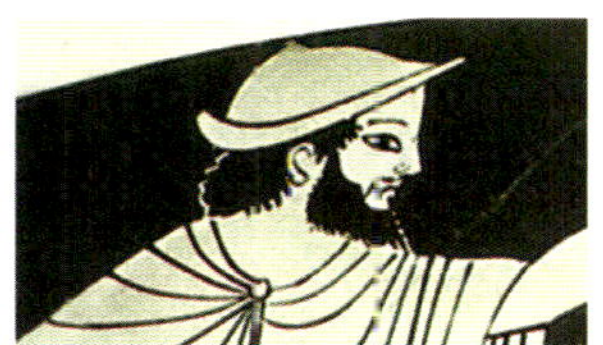

8 : Pétase

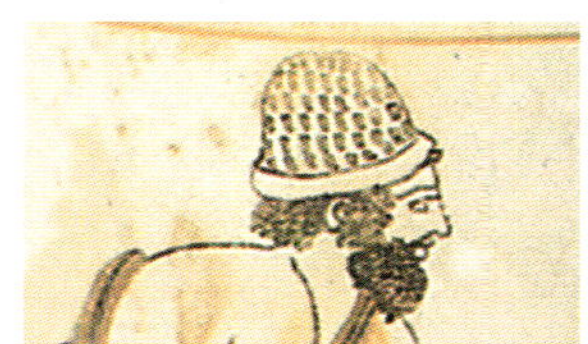

9 : Pilos

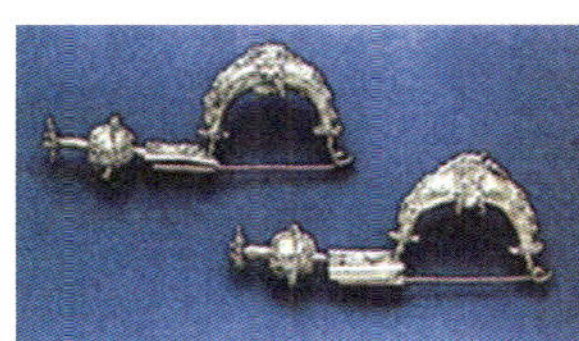

10 : Parures d'attache de vêtement grecques

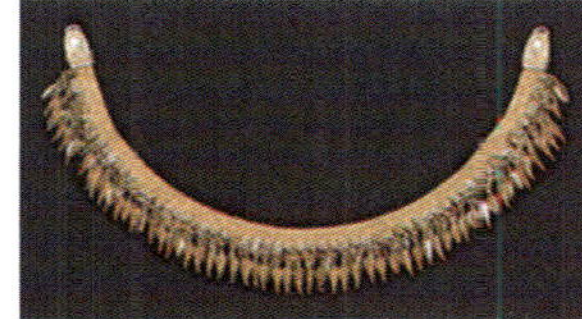

11 : Collier grec

Accessoires

Chez les Grecs, les couvre-chefs étaient uniquement portés pour voyager. Le **pétase**, chapeau en feutre rond et plat à large bord était très populaire. Les hommes portaient aussi un bonnet ajusté en cuir et en feutre, le **pilos**. La chevelure des femmes, savamment ondulée et souvent tressée, était retenue par des **liens, des cerceaux** et des **bandeaux**. À l'occasion, on ajoutait un foulard pour compléter la coiffure. Le chapeau en forme de disque avec une partie conique servait probablement à se protéger du soleil.

À la maison, on marchait pieds nus et dans la rue, on portait des **sandales**. Elles étaient souvent lacées très haut. Celles des femmes étaient décorées.

De magnifiques bijoux étaient réalisés dans des métaux nobles. Des colliers, bagues, longues boucles d'oreilles, diadèmes[1)], épingles et barrettes ornementales étaient souvent fabriqués avec des techniques de filigrane très raffinées (travail de fils d'or).

[1)] diadème : tiare, couronne

15.2.3 Antiquité romaine (1)

environ 500 à 400 av. J.-C.

Caractéristiques de l'époque

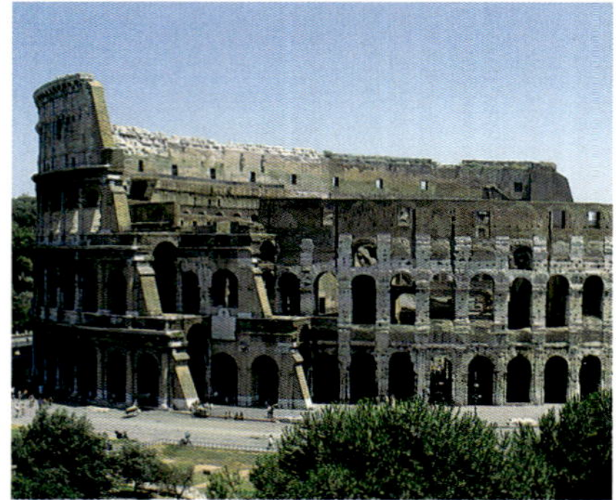

1 : Style d'architecture romaine (Colisée, Rome)

Les Romains ont joué un rôle déterminant dans l'élaboration des institutions étatiques et dans l'urbanisme. Leur suprématie et leur grande assurance se reflétaient aussi dans leur mode de vie et dans les édifices pompeux qu'ils érigeaient.

Le **style architectural** de l'époque romaine se distinguait par l'harmonie entre son rôle de représentation et sa finalité. Les monuments et les bâtiments de fonction étaient érigés dans un style d'édifices caractérisé par des arcs et des voutes (palais, théâtres, aqueducs[1]), viaducs[2]).

L'influence de la culture grecque se faisait particulièrement sentir dans le costume, bien que ce dernier était grandement déterminé par la tradition au détriment de l'expression individuelle. Mais malgré son allure parfois formelle, la tenue romaine demeurait somptueuse et souvent luxueuse et prestigieuse. En outre, elle indiquait, par ses motifs, ses couleurs et ses ornements, le statut social de la personne qui l'arborait. Imbue d'elle-même, la civilisation romaine se complaisait dans le luxe et l'opulence.

Au début, les robes étaient fabriquées dans de la laine naturelle avec seulement des bordures colorées. Puis, avec le temps, on aima les porter dans des couleurs éclatantes et somptueuses. Les femmes préféraient en général des matières légères telles que le coton et la soie précieuse.

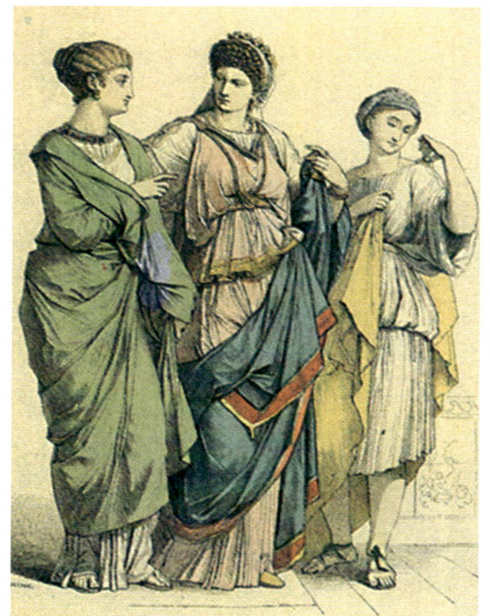

2 : Noble romaine et esclave (droite)

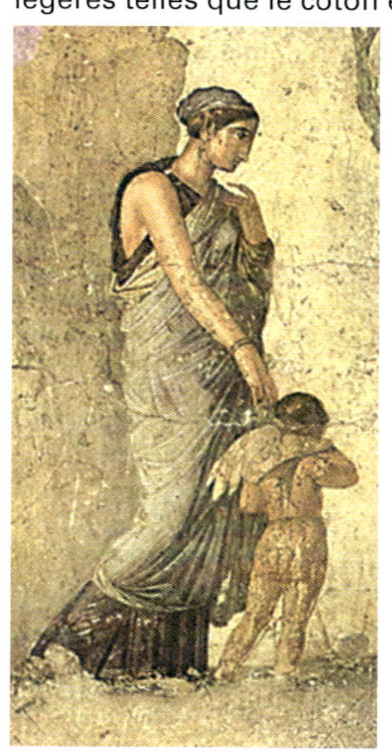

3 : Romaine en étole et palla

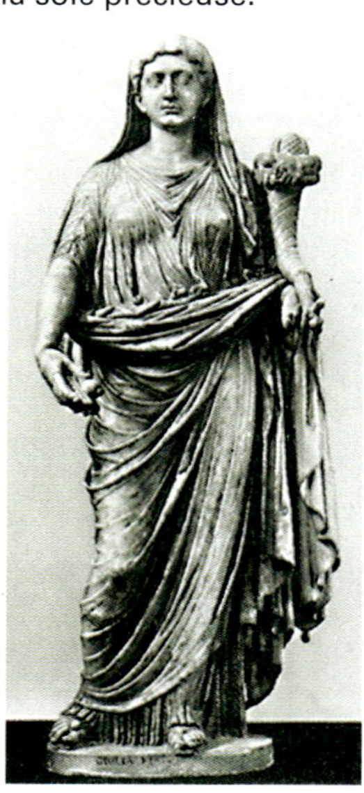

4 : Romaine en étole et palla

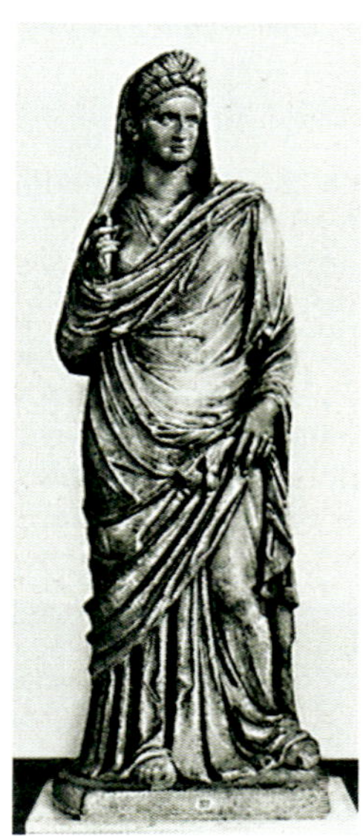

5 : Romaine en étole et palla

Vêtements féminins

La **tunica**, le fond de robe et la robe d'intérieur tombant sur le sol et ressemblant à une chemise était cousue à partir de deux morceaux de tissus avec un trou pour la tête et deux ouvertures pour les bras. Il arrivait que les bras soient aussi cousus ou découpés. La tunica était la plupart du temps ceinturée sous la poitrine et serrée de boutons ou de broches sur les épaules. Au début, elle était confectionnée en laine et plus tard en lin fin, en coton ou même en soie.

La coupe du vêtement porté par dessus, la **stola**, était identique à celle de la tunique et ressemblait au chiton grec. Elle était large et trainait souvent au sol. Avant de l'enfiler, les jeunes filles mettaient une bandelette sur la poitrine qu'on appelait le **strophium**. On le ceinturait sous la poitrine, à la taille ou sur les hanches. A l'occasion, la stola se portait également non ceinturée. Des matériaux précieux servaient à confectionner la stola qui était ornée de décorations, telles que des perles, des franges, des paillettes d'or et des broderies.

Pour sortir de la maison, on se drapait dans un carré de laine appelé **palla**. La plupart du temps, elle recouvrait aussi la tête et parfois, était juste enroulée autour des hanches.

La **paenula**, une cape ovale ou en forme de losange en laine épaisse ou en cuir fin se portait comme un manteau en cas de mauvais temps. Elle pouvait se porter ouverte devant ou être fermée sur tout le pourtour. Elle avait souvent une capuche.

1) aqueduc : pont qui sert au transport de l'eau ;
2) viaduc : pont franchissant une vallée

15.2.3 Antiquité romaine (2)

environ 500 à 400 av. J.-C.

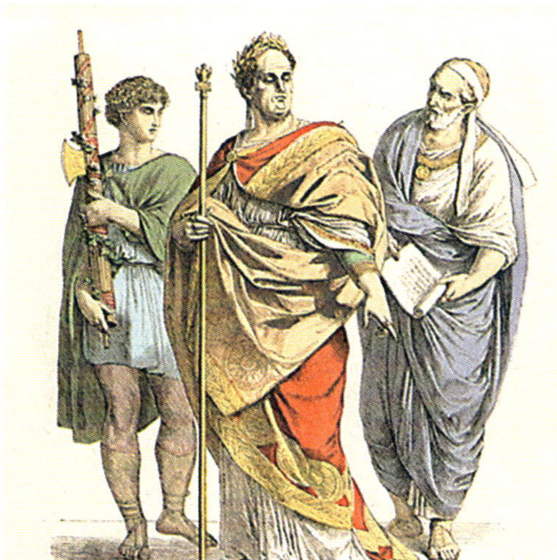

1 : Empereur romain (milieu) et nobles romains (droite)

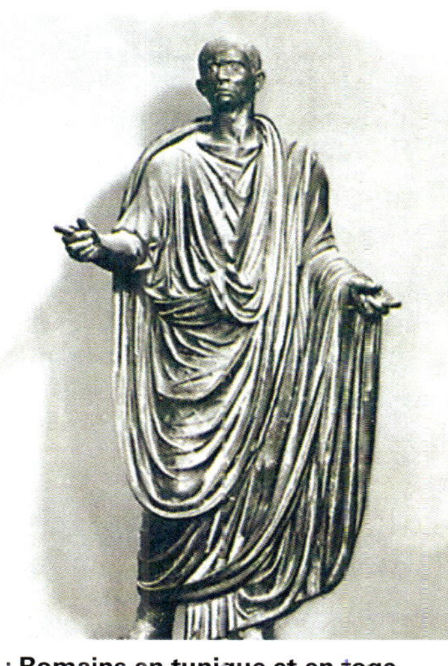

2 : Romains en tunique et en toge

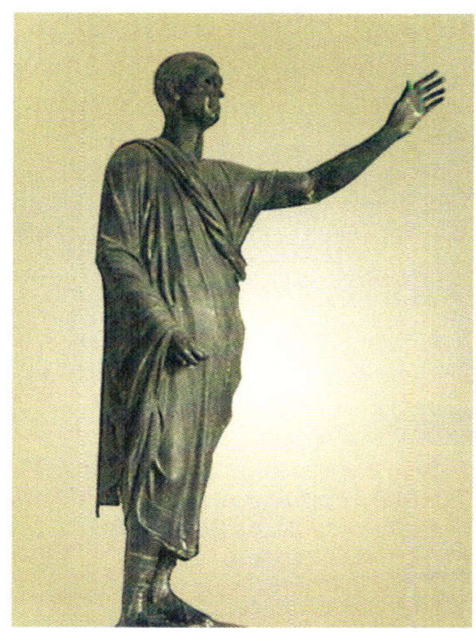

3 : Romain vêtu de la tunica et de la toge telle qu'on la portait au début

Vêtements pour hommes

La **tunica** masculine descendait jusqu'aux genoux et était ceinturée sur les hanches. À une période plus avancée et lors d'occasions festives, elle pouvait aussi descendre jusqu'aux pieds. On superposait souvent plusieurs tuniques l'une sur l'autre. Des insignes indiquant le rang de la personne étaient apposés, par ex. des bandes pourpres[1]. Dans ce cas, la tunica se portait sans ceinture.

La **toge**, impressionnante robe officielle et honorifique du citoyen romain, était drapée autour du corps en un jeu de plis savamment ordonnés. Elle recouvrait aussi la tête de temps à autre. La toge était confectionnée dans un tissu de laine ovale, repliée dans la longueur. Sa longueur correspondait à env. trois fois la hauteur de l'homme qui la portait et sa largeur correspondait au double de la largeur de ce dernier.

Le **pallium** était plus pratique et plus confortable que la toge. La cape de forme carrée était enroulée autour du corps. Plus tard, elle fut posée uniquement sur l'épaule gauche, puis attachée sur l'épaule droite.

En cas de mauvais temps ou lorsqu'ils voyageaient, les hommes portaient aussi la **paenula**.

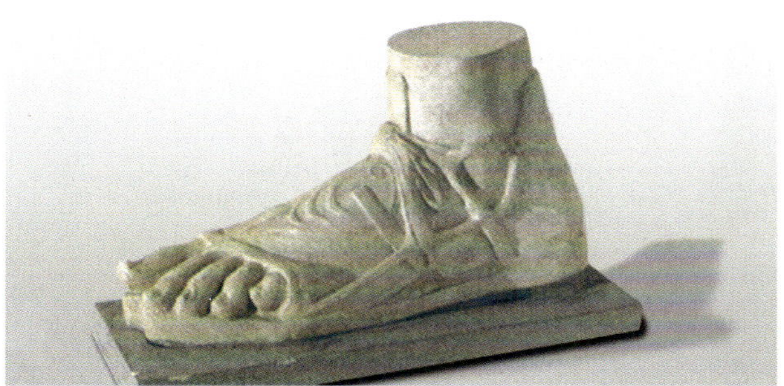

4 : Sandale romaine

5 : Bottes romaines

Accessoires

Les femmes se couvraient d'un **voile** lorsqu'elles sortaient de la maison. Les cheveux savamment bouclés étaient assemblés dans une résille, la **crépine** en maille dorée et argentée, maintenue par des sortes de barrettes et un diadème. Les hommes portaient rarement un couvre-chef. Le cas échéant, il possédait une fonction précise. Les paysans, les chasseurs et les ouvriers portaient un **bonnet** ajusté. Les citoyens libres préféraient, eux, porter un **chapeau** à bord étroit et les citoyens nobles couvraient leur tête de la **toge**.

La manière de se chausser des Romains indiquait aussi leur statut social. À chaque situation correspondait un chaussant différent. Il y avait les **sandales** et leurs nombreuses versions, les chaussures fermées ressemblant à des pantoufles et en plus pour les hommes, les **bottes**. Les chaussures en cuir fin pour femmes étaient richement décorées.

En termes de bijoux, on appréciait les diadèmes, les bagues, les bracelets, les chaines de chevilles, les colliers et les pendentifs d'oreilles. Ils étaient fabriqués en métaux nobles, en émail, en ivoire et en perles.

[1] pourpre : colorant rouge profond

15.2.4 Époque germanique : préhistoire et début de l`ère chrétienne (1) environ 2000 à 600 av. J.-C.

Caractéristiques de l'époque

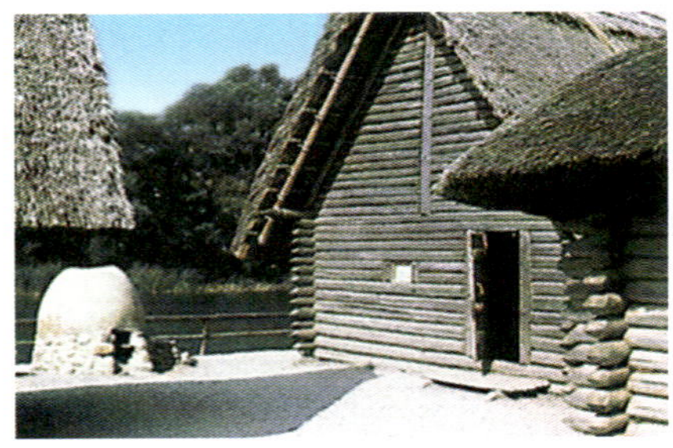

1 : Type d'édifice de l'âge du bronze (sites palafittiques, Unteruhldingen au bord du lac de Constance)

Au Moyen Âge, les tribus germaniques commencèrent par coloniser les régions d'Europe du Nord et d'Europe centrale. Suite à leur progression jusqu'aux Alpes, vers 800 av. J.-C. env., elles en vinrent à côtoyer les populations antiques du bassin méditerranéen et leur culture très avancée. Pendant les grandes invasions (du IIe au VIe s. apr. J.-C.), les Germains contribuèrent à affaiblir la domination romaine dans le azsud et l'ouest de l'Europe.

Peu d'**édifices** de cette période ont résisté jusqu'à nos jours. Pour des raisons pratiques, ils étaient construits en bois sous forme de blocs.

Les techniques du filage, du tissage et du tressage étaient connues dès l'**Âge de de la pierre** ; cette période correspond à la plus ancienne société humaine culturellement organisée dont nous ayons la trace (jusqu'à 1800 av. J.-C. env.). Les vêtements étaient fabriqués à l'aide d'outils en silex et en os.

Des sépultures datant de l'**Âge du bronze** (de 1800 à 800 av. J.-C. env.) permirent d'identifier des restes de vêtements. Ces derniers possédaient un caractère particulier, alors que pendant l'**Âge du fer** qui a suivi (environ 800 av. J.-C. à 600 apr. J.-C.), on note une influence indéniable de l'Antiquité, particulièrement sur le costume féminin, comme le démontre des reliques découvertes dans les tourbières.

Les **vêtements** des Germains étaient adaptés au climat nordique froid. On utilisait de la laine, du lin et surtout des fourrures d'animaux. Des motifs tissés, des bordures colorées et des garnitures comme des franges donnaient de la gaieté à ces robes austères.

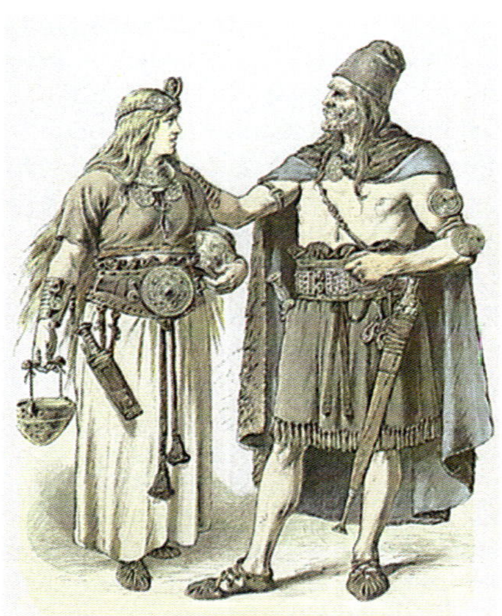

2 : Germains à l'Âge du bronze

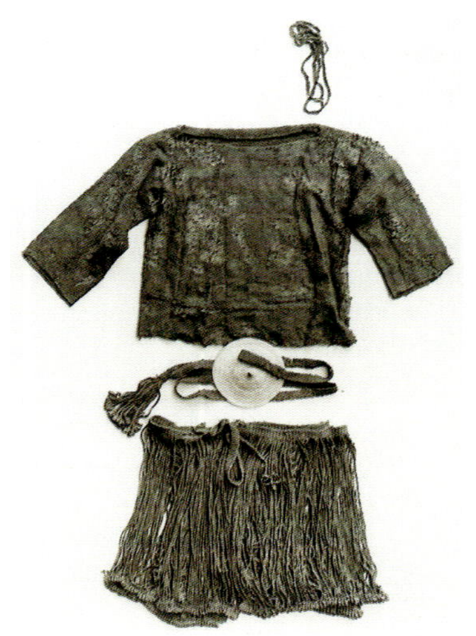

3 : Vêtements pour filles à l'Âge du bronze, blouse, jupe à cordon

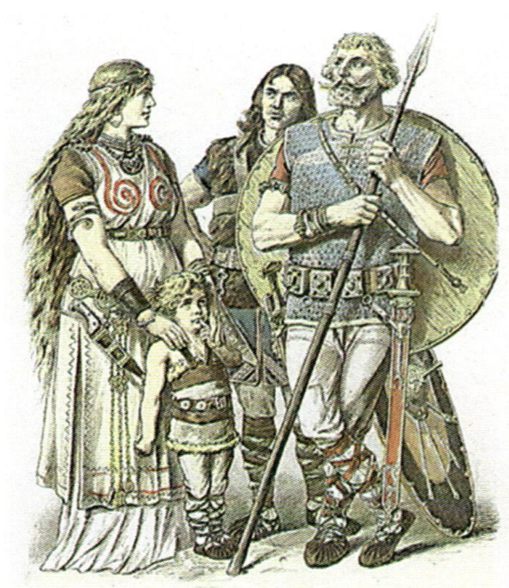

4 : Germains à l'Âge du fer, du IIIe au IVe s. apr. J.-C.

Vêtements féminins

L'habit porté par les femmes à l'Âge du bronze était composé d'une **jupe** et d'une **blouse.** La jupe large était longue jusqu'aux chevilles et montait jusque sous la poitrine. Elle était plissée à la taille et retenue par une ceinture tressée à franges ou un cordon et agrémentée d'une boucle de ceinture décorative. La blouse avait des manches coupées à la manière d'un kimono, était coupée d'un seul tenant et dotée d'une boutonnière et d'une encolure. Elle se portait à l'intérieur de la jupe et était fermée par une broche.

Les petites filles portaient une **jupe à cordon** composée de cordons pressés les uns contre les autres, puis assemblés et fixés dans la ceinture.

À l'Âge du fer apparaissait la **robe chemise** avec ses nombreux plis que l'on enfilait par la tête et que l'on attachait au niveau des épaules avec des épingles ou des broches, puis qu'on ceinturait d'un ou deux tours. Elle se portait sans manches, mais parfois aussi sous ou sur une blouse à manches. À une époque ultérieure, on lui ajouta des manches courtes ou longues.

On portait des bandes sous la robe au niveau de la poitrine, des jambes et des cuisses.

Un grand tissu servait de survêtement (au sens propre). Il était enfilé à la manière d'un manteau et recouvrait auss la tête. Des épingles et des broches de tissus, connues sous le nom de fibules, permettaient d'en refermer les bords.

15.2.4 Époque germanique : préhistoire et début de l'ère chrétienne (2) environ 2000 à 600 av. J.-C

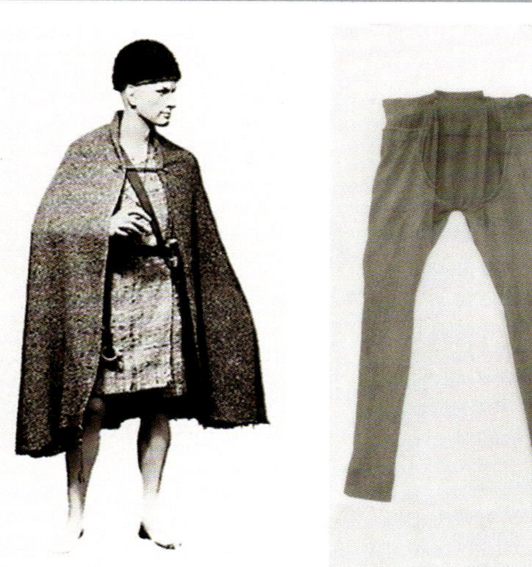

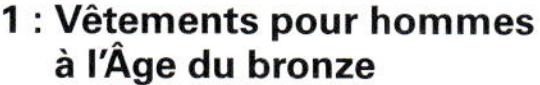

1 : Vêtements pour hommes à l'Âge du bronze

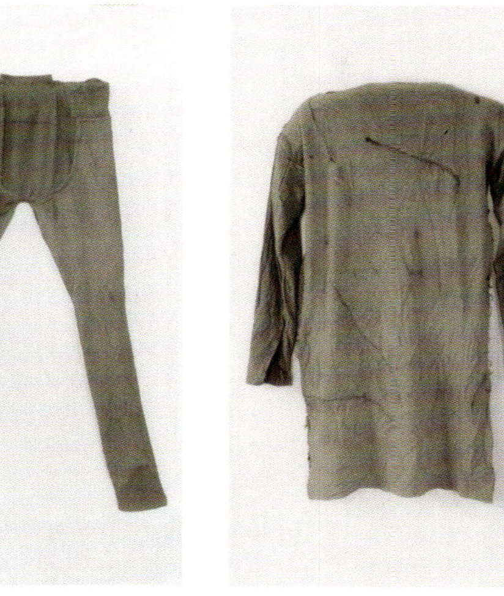

2 : Pantalon à l'Âge du fer

3 : Blouses de l'Âge du fer

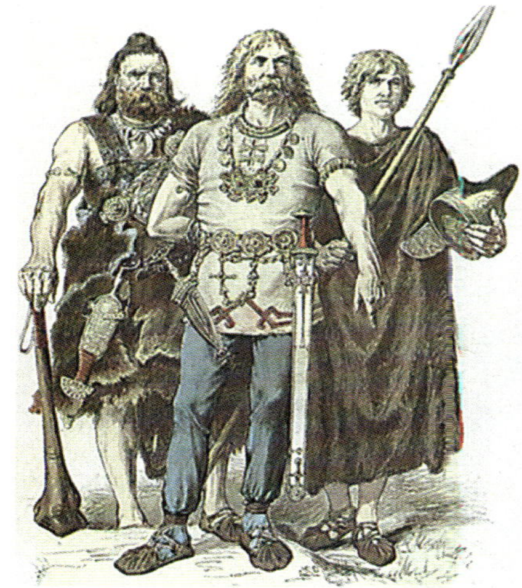

4 : Vêtements pour hommes à l'Âge du fer

Vêtements pour hommes

À l'Âge du bronze, les hommes portaient une **tunique de corps** enroulée autour du corps et ceinturée à la taille. Ce vêtement allait des aisselles aux genoux et était maintenu par une lanière qui passait par dessus l'épaule gauche, puis était fixée dans le dos par un bouton. Sur la tunique de corps, on portait couramment un pagne carré ceinturé.

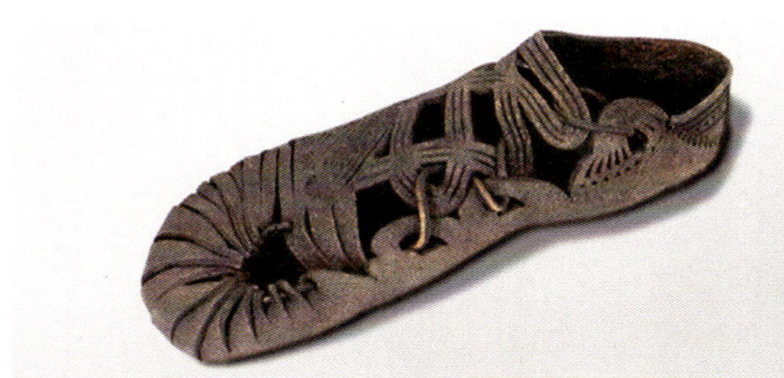

5 : Carbatinae

À l'Âge du fer arriva le caleçon appelé **pantalon**. Il était long et lacé au niveau des mollets.

Le pantacourt était prolongé par des jambières ou des bandes en tissu. Le pantalon était maintenu en place par une ceinture et des passants.

Il était porté avec une longue **blouse** allant jusqu'aux genoux et fermée sur tout le pourtour. Elle n'avait pas de manches, mais on lui ajouta plus tard des manches courtes ou longues. La plupart du temps ceinturée, elle était parfois dotée d'une capuche.

Par dessus la blouse, on portait un **manteau cape** et sous la blouse, une **chemise** en lin.

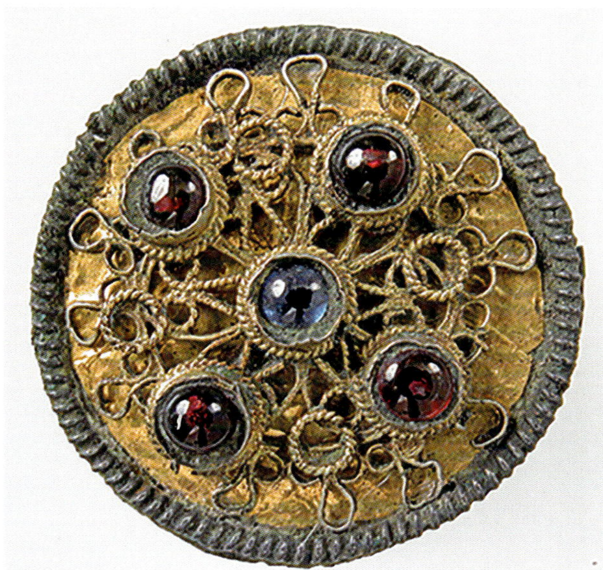

6 : Fibules de vêtements

Accessoires

Les femmes glissaient leurs cheveux noués ou attachés dans des résilles qu'on appelait **crépine** ; les cheveux lâchés des filles étaient maintenus par un cerceau. Des carrés, voiles et coiffes servaient de couvre-chefs.

Les hommes portaient les cheveux longs libres, attachés en queue de cheval ou noués en un gros chignon. Lors des combats, il était courant de porter des casques arborant des têtes d'animaux ou sinon des sortes de **casquettes** semi-circulaires en fourrure ou en laine nouée.

Les **carbatinae** servaient généralement de chaussants. Elles étaient fabriquées à partir d'un morceau de fourrure dont on laissait les poils à l'intérieur. Le réseau de courroies de la partie supérieure était maintenu en place par un lien de serrage.

Un bijou aux riches ornements constituait en même temps l'un des éléments du vêtement. Les somptueuses boucles de ceintures, fibules de vêtements, cols, bracelets et chaines de chevilles, boucles d'oreilles et bagues étaient fabriqués en bronze et en métaux précieux, sertis de pierres précieuses, de perles de verre, d'émail ou d'ambre.

15.3.1 Moyen Âge byzantin (1)
environ 300 à 1400 apr. J.-C

Caractéristiques de l'époque

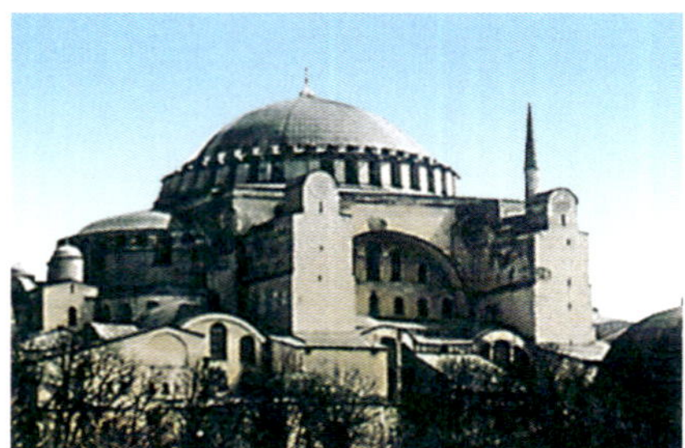

1 : Style architectural byzantin (Hagia Sophia, Istanbul, autrefois Constantinople et Byzance)

À la suite de la division de l'Empire romain vers l'ans 300 apr. J.-C., **Byzance**, capitale de l'Empire romain d'Orient devint le centre culturel et économique. Le christianisme acquit le statut de religion officielle. Sous l'influence chrétienne et orientale, la culture gréco-romaine y évolua différemment. Désormais, l'Église n'influençait pas seulement la culture, mais aussi l'organisation sociale. L'empereur était le chef suprême, à la fois du pouvoir temporel et du pouvoir spirituel.

Le **style architectural** byzantin était représentatif de la richesse et du pouvoir. Il se distinguait par ses arcs de cercles et ses coupoles, mais aussi par ses mosaïques aux couleurs vives qui décoraient l'intérieur de ses églises imposantes.

Le **vêtement** évolua vers un somptueux costume rigide qui enveloppait totalement le corps et en dissimulait les formes. Les membres de l'élite préféraient des tissus en soie et des brocarts richement brodés avec des pierres précieuses et des perles. Les signes indiquant le rang social étaient nombreux. Le peuple, quant à lui, portait des vêtements très simples en laine ou en lin.

De nos jours encore, les ornements spirituels[1)] se réfèrent aux vêtements de l'époque byzantine. Les couronnes des souverains (pouvoir temporel) se sont aussi très longtemps inspirées des ornements byzantins.

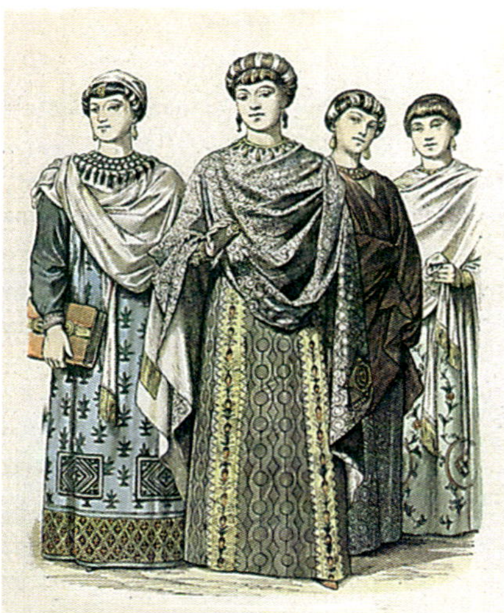

2 : Costume de cour byzantin, VIe s. Impératrice et sa suite

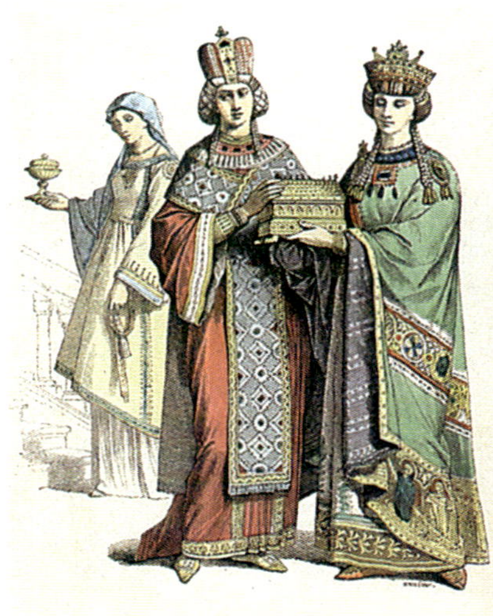

3 : Impératrice et princesse byzantines, en arrière plan : servante

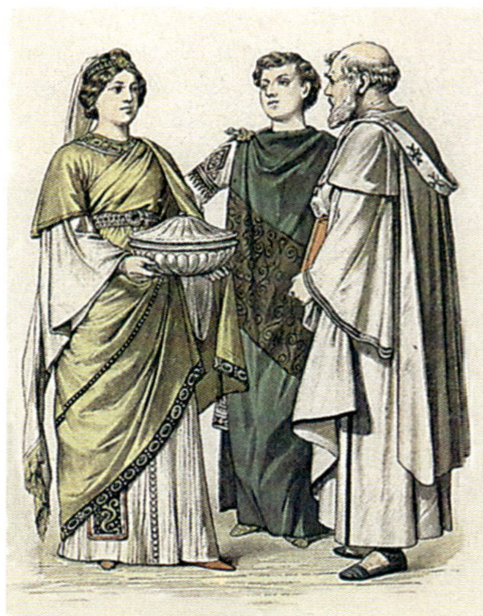

4 : Noblesse byzantine, VIe s.

Vêtements féminins

On portait sous les autres vêtements une **tunique** blanche arrivant aux chevilles. Ceinturée, cette tunique avait de longues manches et était souvent en soie.

On enfilait par dessus la **stola** à manches longues ou courtes tombant jusqu'au sol. Plus tard, elle fut raccourcie, laissant apparaitre la tunique. On la portait ceinturée ou lâche, selon la lourdeur de la matière utilisée.

La **paenula** servait à recouvrir les autres vêtements. Cette cape fermée de coupe circulaire était souvent relevée au niveau des bords avant et posée sur les épaules.

Les membres de la famille régnante s'enveloppaient dans un **surcot** qu'ils refermaient sur l'épaule droite par une fibule décorée.

[1)] ornements : tenue de cérémonie

15.3.1 Moyen Âge byzantin (2)
environ 300 à 1400 apr. J.-C

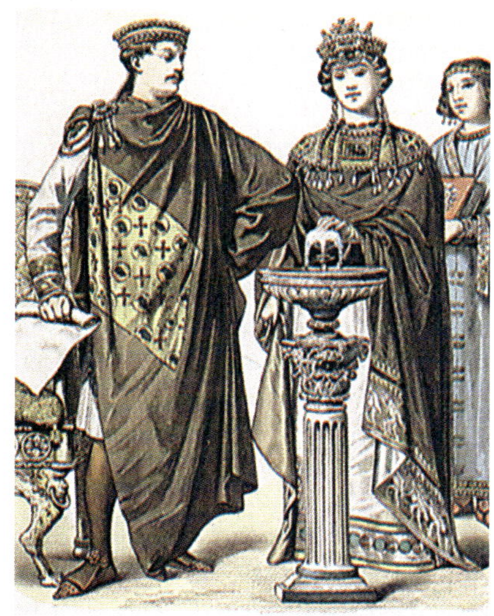

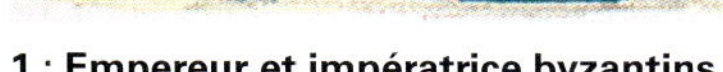
1 : Empereur et impératrice byzantins

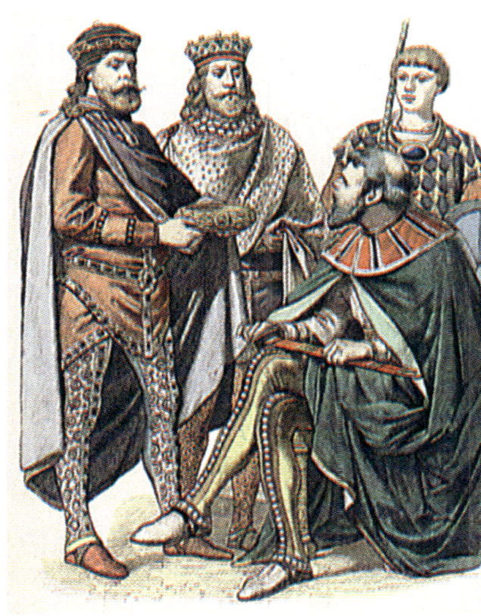
2 : Costume de cour byzantin, VIe s.

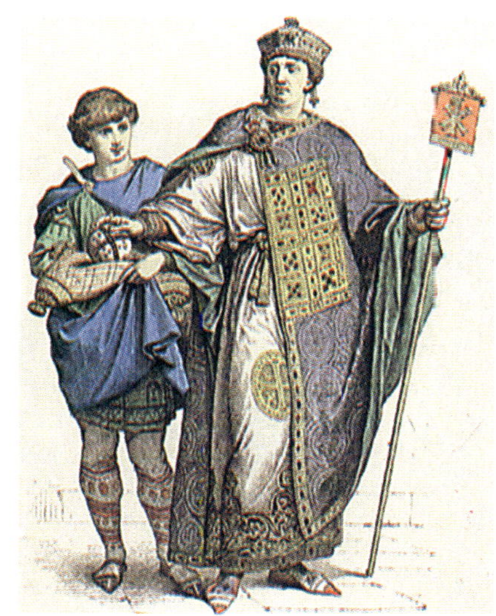
3 : Empereur byzantin et un jeune homme de la noblesse

Vêtements pour hommes

La **tunique** descendait jusqu'aux genoux ou jusqu'aux chevilles et était la plupart du temps ceinturée. Sa longueur, sa largeur, sa couleur et sa matière variaient selon le rang et le statut de celui qui la portait. Elle était souvent portée sur d'étroits caleçons.

La **dalmatica**, longue tunique non ceinturée à larges manches qui se portait par dessus, était réservée aux dirigeants et dignitaires. De longues bandes longitudinales colorées, appelées **clavi**, paraient le devant et le dos du vêtement en longueur, ainsi que le bord des manches.

Le **manteau cape** de forme carrée ou arrondie était fixée devant ou sur l'épaule droite par une fibule. Une application de tissu cousue au niveau de la poitrine, appelée **tablion**, servait d'insigne indiquant le rang que l'on tenait dans la société. Le manteau des dirigeants était richement ornementé. Celui des hauts fonctionnaires était de couleur pourpre.

La cape fermée appelée **paenula** fut reprise dans les ornements spirituels et devint la **chasuble** (casula).

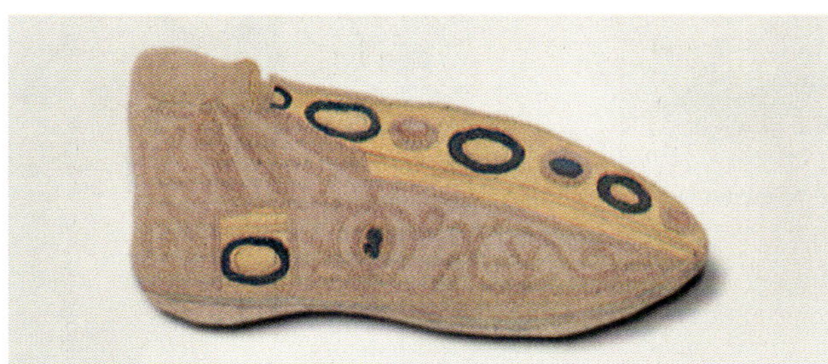
4 : Chaussure du couronnement de l'Empereur romain germanique

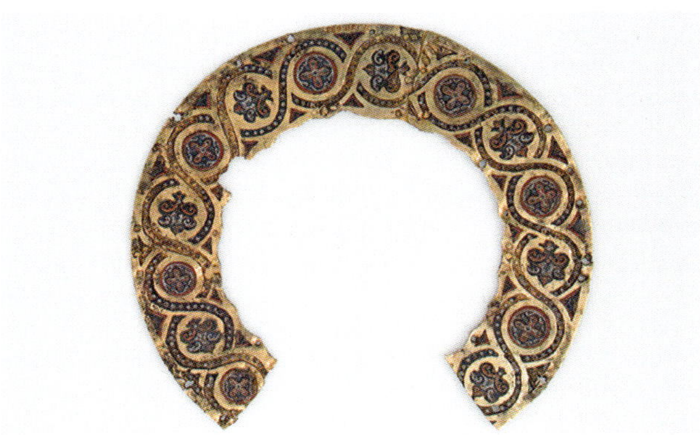
5 : Collier d'ornement en forme de col

Accessoires

Les femmes peignaient leur chevelure en formant une sorte de coiffure à **bourrelet** qu'elles décoraient d'un **diadème** et auquel elles accrochaient un **voile**. Les **coiffes** en crépine à fils d'or ou d'argent, ainsi que les bonnets enturbannés étaient aussi très populaires. Les hommes allaient souvent tête nue. Les membres de la couche dirigeante portaient de temps à autre une **casquette** plate et l'empereur, une couronne.

La façon de se chausser variait aussi selon le rang et les circonstances et dépendait toujours de l'habit porté. À côté des **sandales** à talon et à pointe fermés, on portait des **pantoufles** richement décorées. Les hommes préféraient souvent de hautes chaussures lacées et des **socquettes en cuir**.

Les multiples bijoux luxueux en divers métaux et en émail étaient richement sertis de perles et de pierres précieuses. On portait de longs pendentifs d'oreilles, des colliers ressemblant à des cols, des bracelets, des bagues et de grosses broches.

15.3.2 Période romane (1)

De 700 à 1250 apr. J.-C environ.

Caractéristiques de l'époque

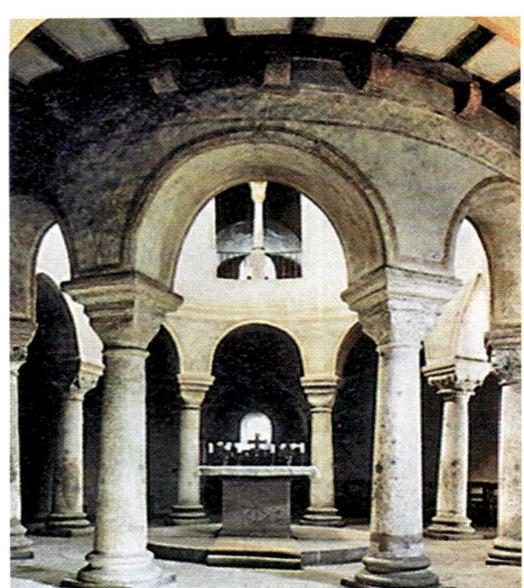

1 : Style architectural roman (St. Michael, Fulda)

L'époque culturelle du Moyen-Âge roman fut marquée par l'apogée au pouvoir des couches dominantes de la noblesse et par le combat opposant l'Église et l'État. Les fondations de villes contribuèrent au développement de l'artisanat et du commerce.

Le **style architectural** roman se développa à partir de la fusion d'éléments de culture germanique et d'éléments d'art romain. Ses lignes claires et sobres, ses voutes, ses murs massifs, ses colonnes et ses piliers servaient de supports.

À l'**époque carolingienne** (de 700 à 1000 apr. J.-C. env.), le royaume de France dirigé par Charlemagne atteignit une position dominante en Europe. Le vêtement emblématique de cette époque, le dénommé **costume de la Franconie** était inspiré des tenues germaniques et romaines, mais aussi influencé par une Église qui exigeait que l'on dissimulât les corps.

Aux XIIe et XIIIe s.s, la **chevalerie** joua un rôle politique et culturel significatif. Les modes de vie devenaient plus raffinés et les vêtements étaient davantage influencés par le monde laïc et moins couvrants.

Les tenues portées à la cour arboraient des couleurs vives. On appréciait le lin fin, les foulards raffinés, le velours, la soie et le brocart. Les bordures des habits se paraient de ganses précieuses. Les usages en terme d'habillement prescrivaient en revanche au peuple de porter des étoffes grossières dans des coloris sombres, de renoncer aux empiècement et aux bijoux.

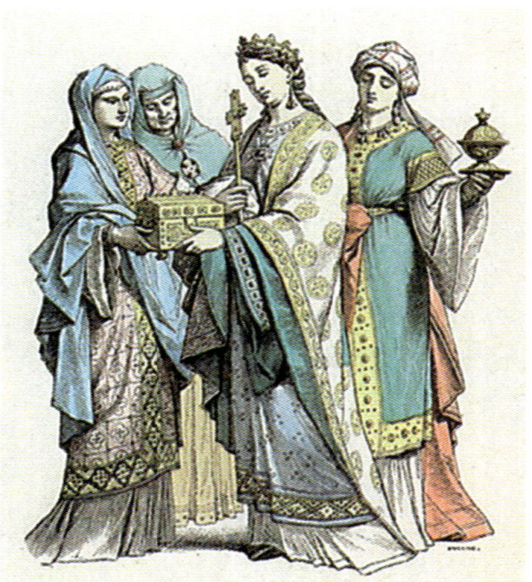

2 : Femmes de la noblesse franconienne, Xe s.

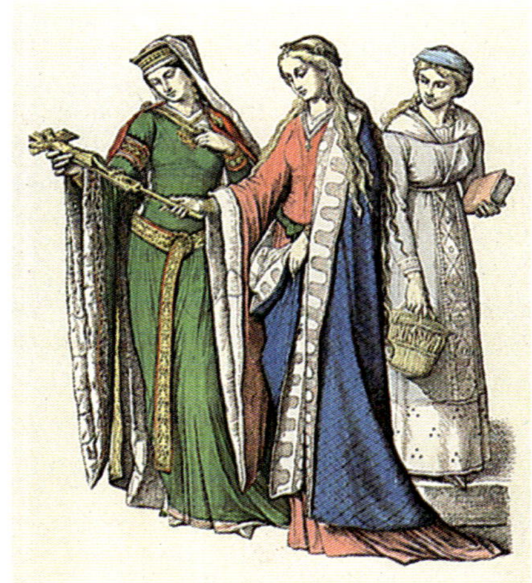

3 : Femmes de la noblesse allemande et bourgeoise, XIIe s.

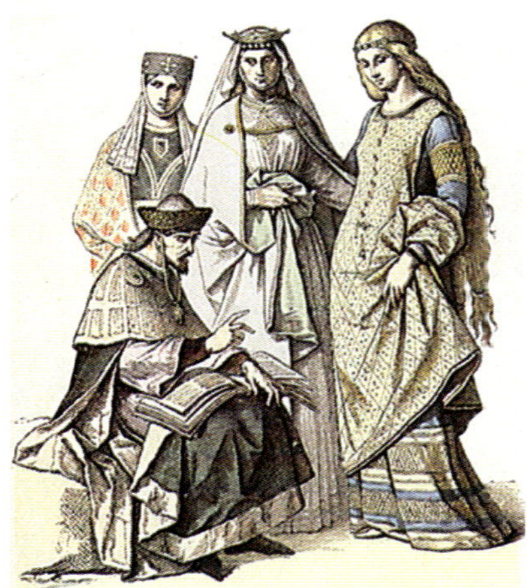

4 : Prince allemand et femmes allemandes, XIIIe s.

Vêtements féminins

Jusqu'au XIe s., la robe des femmes consistait en un vêtement coupé comme une tunique, souvent pourvu de manches longues, ceinturé et richement gansé. En dessous, on portait une chemise plissée qui descendait jusqu'au sol et dont le col et les manches, longues et étroites, étaient visibles. Avec le temps, la robe portée au dessus fut raccourcie et devint plus étroite, ce qui permit de souligner un peu plus les formes féminines. Les manches devinrent toutefois beaucoup plus larges au niveau des poignets.

Un morceau d'étoffe jeté sur les épaules que l'on refermait sur le côté ou le devant par une **agrafe**[1)] faisait office de manteau.

Au XIIe s., l'habit porté sur la robe, que l'on appelait désormais **cotte**, suivait bien les formes du corps. La découpe du devant et du dos du vêtement, ainsi qu'un système de laçage sur le côté ou dans le dos laissèrent apparaître les formes. L'utilisation de godets permit aussi d'élargir la bordure de la jupe et de la rendre plus flottante. Une ceinture venait souligner la taille basse.

Sur leur cotte, les femmes de la noblesse portaient souvent un haut précieux appelé **surcot**. La plupart du temps, celui-ci était porté non ceinturé et n'avait pas de manches. Au XIIIe s. il devint beaucoup plus long et devait être soulevé pour pouvoir marcher. La cotte aussi se rallongea avec le temps ; sa coupe était moins cintrée et elle se portait également non ceinturée.

Le surcot, désormais coupé en demi-cercle, se refermait à l'avant par un cordon ou une broche (fermail) composée de deux médaillons décoratifs (agrafes) et d'une chaîne. Ce dernier était donc appelé **manteau à cordon** ou **manteau à agrafe or ou argent**.

[1)] agrafe : bijou d'ornement destiné à faire tenir les deux pans d'un vêtement

15.3.2 Période romane (2)

De 700 à 1250 apr. J.-C env.

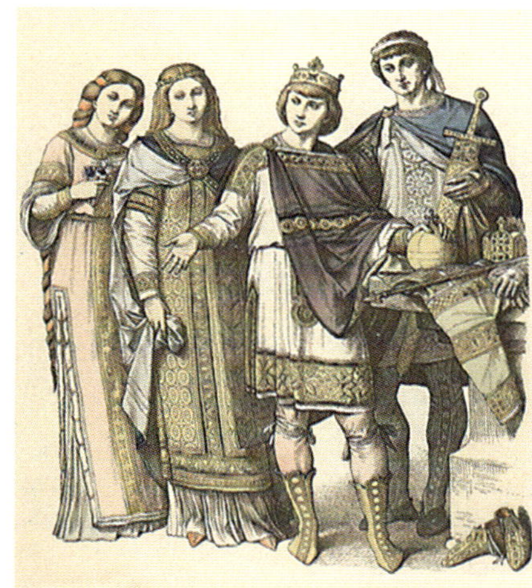

1 : Costume de cour franconien, IXe s.

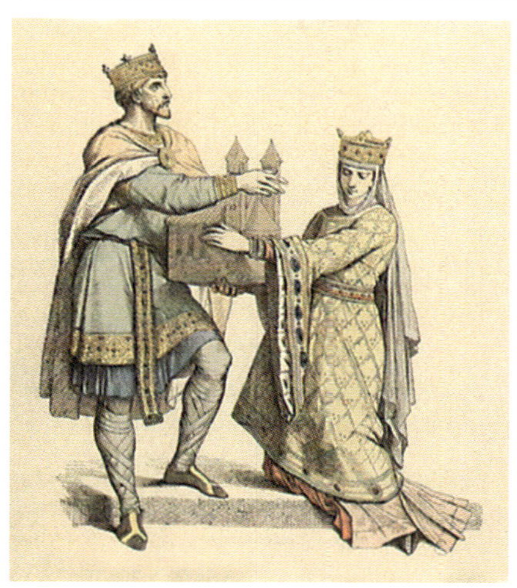

2 : Couple royal franconien, Xe s.

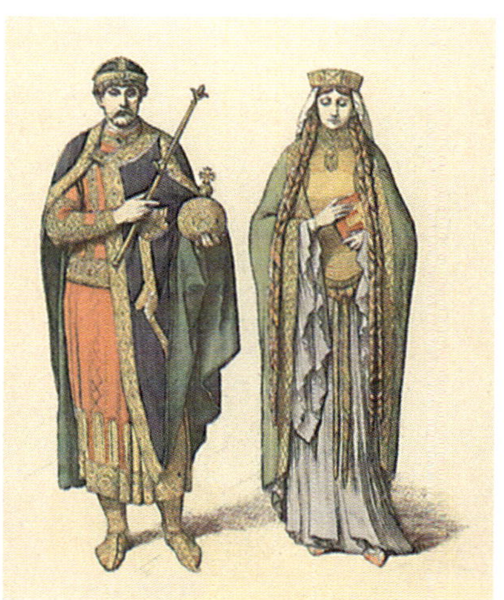

3 : Couple royal franconien, XIe s.

Vêtements pour hommes

Le **costume de la Franconie** masculin était composé d'une chemise, d'un pantalon, d'une tunique de corps et d'un manteau. La tunique de corps qui allait jusqu'au genoux avait des manches longues et droites, une encolure arrondie ou carrée. La chemise portée en dessous était large et longue. Le pantalon était composé de deux longues chausses avec des bandes enroulées autour des jambes. Les pantacourts étaient également courants ; les chausses étaient alors fixées à la ceinture.

Le manteau carré, souvent porté très long, s'enroulait sur les épaules et s'attachait du côté droit par une fibule.

Du XIe au XIIIe s. (Chevalerie), les vêtements de la noblesse masculine se distinguaient peu de ceux des femmes. Ils étaient simplement moins plissés et ne descendait jamais en déça de la cheville. Sur la **cotte**, une robe à manches longues ceinturée ressemblant à une chemise, on portait le **surcot** qui était un peu plus court et sans manches. Ce vêtement porté au-dessus était fendu devant ou sur le côté, souvent doublé de fourrure ou avec des emmanchures et une encolure garnies de fourrure. Les étroites chausses ressemblaient à de grandes chaussettes qui ne ne servaient encore que de sous-vêtements. Les hommes portaient eux aussi le **manteau à cordon** et le **manteau à agrafe or ou argent** sur leurs autres vêtements.

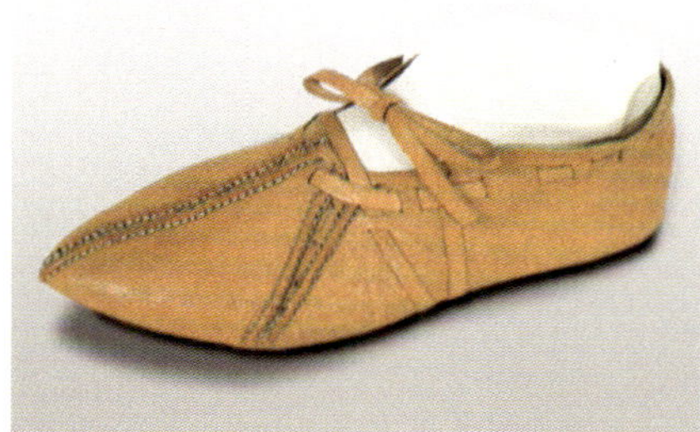

4 : Chaussure datant de 1000 apr. J.-C. env. (reconstitution)

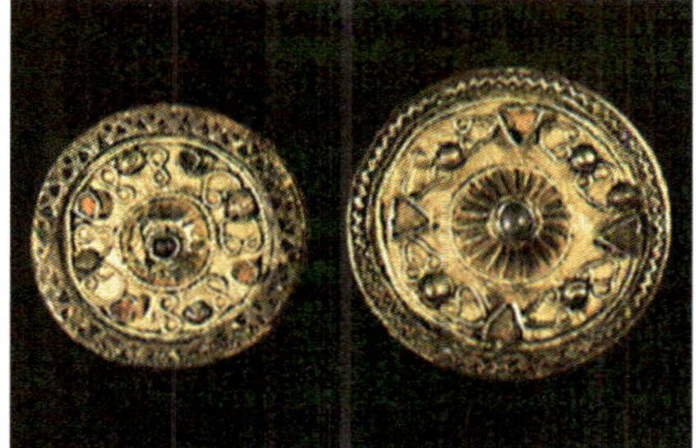

5 : Fibules en or franconiennes

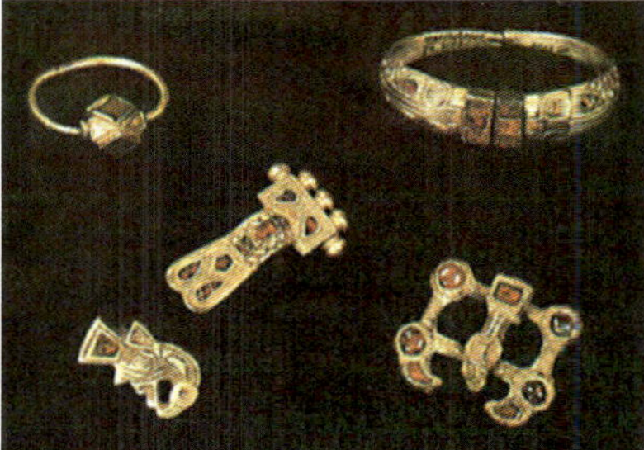

6 : Bijou de l'époque des grandes invasions

Accessoires

Les femmes mariées devaient se couvrir la tête lorsqu'elles se trouvaient en public. Elles relevaient leur manteau sur la tête ou portaient un **foulard**, un voile et un lien noué sur la tête. Plus tard, arriva la **barbette**, la bande de lin enroulée autour du menton et de la tête, souvent agrémentée d'une couronne. Les jeunes filles décoraient leurs chevelures détachées ou tressées d'un **chapel** qui était un cerceau de fleurs ou de métal cernant le front ou les cheveux.

Les couvre-chefs étaient rares chez les hommes, sauf en temps de guerre. Ils portèrent plus tard des **bonnets**, des casquettes enturbannées et un chapeau à bout pointu.

Les hommes jeunes portaient aussi un **chapel** sur leurs cheveux mi-longs.

Des **carbatinae** remontant sur la cheville, des **moules** ressemblant à des pantoufles et des **socquettes en cuir** recouvraient les pieds. Au XIIe s. apparurent les chaussures à bec sans talon.

Les bijoux consistaient en des ceintures, des fibules, des chaînes, des groupements d'étoiles et des tiares. Ils étaient fabriqués en or ou en émail et richement ornés de pierres précieuses, de perles véritables ou de perles de verre.

15.3.3 Époque gothique (1)
De 1250 à 1500 env.

Caractéristiques de l'époque

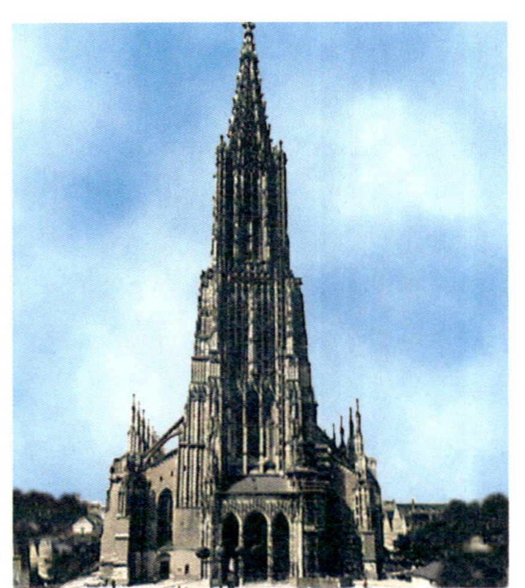
1 : Style architectural gothique (Munster, Ulm)

À côté du clergé, une bourgeoisie émergente et des villes en plein essor furent des vecteurs culturels à la fin du Moyen Âge. Les royaumes de l'Empire romain germanique se délitèrent et le royaume de France prit l'ascendant politique et culturel en Europe. Le **style architectural** gothique vit alors le jour en France. Il se caractérisait typiquement par de hautes tours, des ogives, une division verticale de l'espace très marquée et des entrelacs[1] très fins.

Les **vêtements** étaient gracieux et élégants, mais aussi très élaborés et couteux. Ils étaient confectionnés par des tailleurs et se distinguaient par leurs formes élancées, leur taille marquée et leurs couleurs chatoyantes. Les vêtements pour hommes ressemblaient de moins en moins aux vêtements pour femmes.

Au XIVe s., la mode évolua rapidement. Les troubadours et les marchands ambulants contribuèrent à la diffusion de cette mode vestimentaire.

Autour de 1450, la cour du Grand Duché de Bourgogne fut à l'origine d'étranges **extravagances de mode**. Hormis ses couvre-chefs et ses chaussures très pointus, la **mode de Bourgogne** était surtout caractérisée par des habits aux **bordures dentelées**, des **ornements à clochettes et à grelots, des bourrelets** et des **capitonnages**. Le **mi-parti** rencontrait aussi un franc succès : on portait ces chausses en différentes couleurs ou on assemblait des pièces découpées issues de tissus de couleurs différentes.

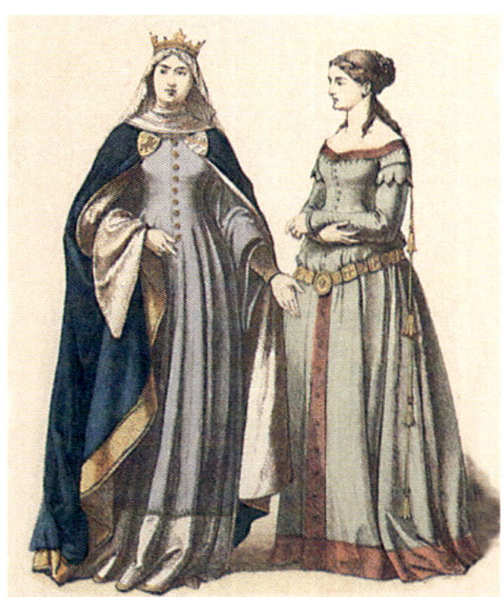
2 : Princesse et dame de la noblesse, XIVe s.

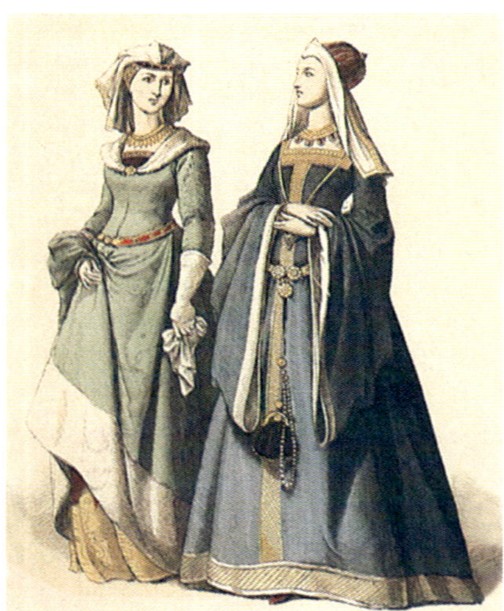
3 : Dames de la noblesse allemande, début XVe s.

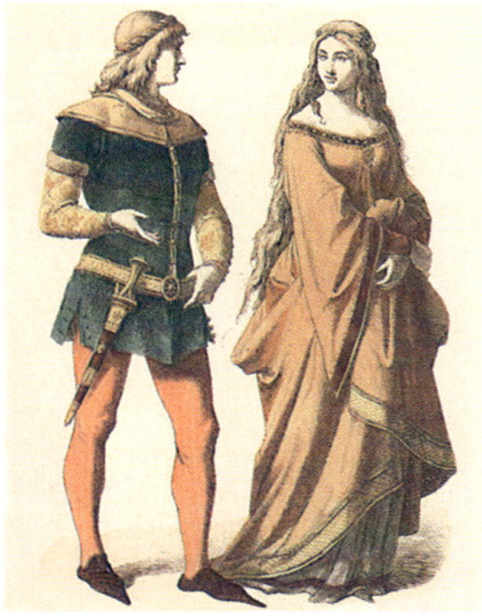
4 : Chevalier et jeune-fille de la noblesse, XIVe s.

Vêtements féminins

Au XIIIe s., la robe des femmes, la **cotte**, était encore coupée d'un seul tenant et portée lâche ou ceinturée. Elle était peu marquée à la taille, possédait une partie jupon très longue et très plissée et des manches étroites ou de larges manches pagode s'élargissant vers le poignet.

Au XIVe s., la robe portée au dessus présentait de nombreux laçages, un large décolleté et un boutonnage. La partie correspondant à la jupe s'évasait à partir des hanches qui étaient souvent mises en avant avec une ceinture. Les manches prenaient la forme d'un entonnoir au niveau du poignet, le **manchon**. Les manches courtes, les manches à coudières, ces longs pans de tissu qui tombaient du coude et que l'on attachait dans le dos, sont aussi très répandues.

Peu à peu, on distingua dans l'habit la partie correspondant à la robe et celle correspondant au corsage ou au corset. Le corset pouvait ainsi être travaillé de façon très serrée et la couture de départ de la jupe à traine était dissimulée sous une ceinture.

Le **surcot** sans manches porté par dessus est très apprécié. Les profondes emmanchures, qui descendent souvent jusqu'aux hanches et laissent apercevoir la taille, étaient appelées **fenêtres de l'enfer**. Le surcot ne descendait parfois que jusqu'aux hanches et présentait des bordures enjolivées de fourrure.

La mode vit aussi arriver une sorte de manteau, la **houppelande**. Ouverte devant ou fermée sur tout le pourtour, elle se portait la plupart du temps non ceinturée. Il existait toutes sortes de manches dont les bordures étaient souvent dentelées.

Le **grand mantel**, de coupe circulaire, était maintenu à l'avant par une agrafe, le fermail.

[1] entrelacs : ornements d'architecture composés de motifs dont les courbes s'entrecroisent et s'enchevêtrent

15.3.3 Époque gothique (2)
environ 1250 à 1500

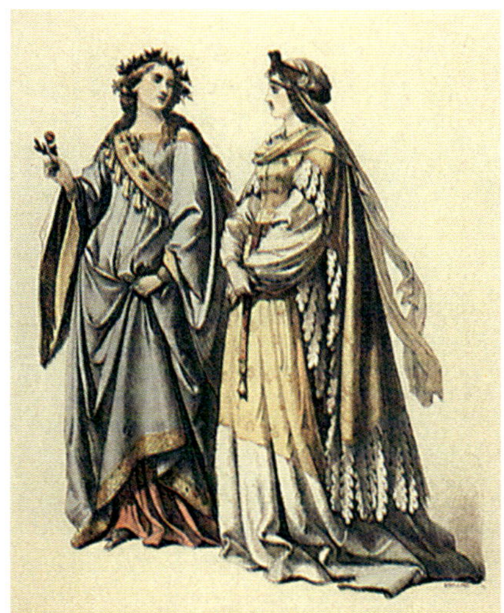
1 : Costume de cour allemand, début XVe s.

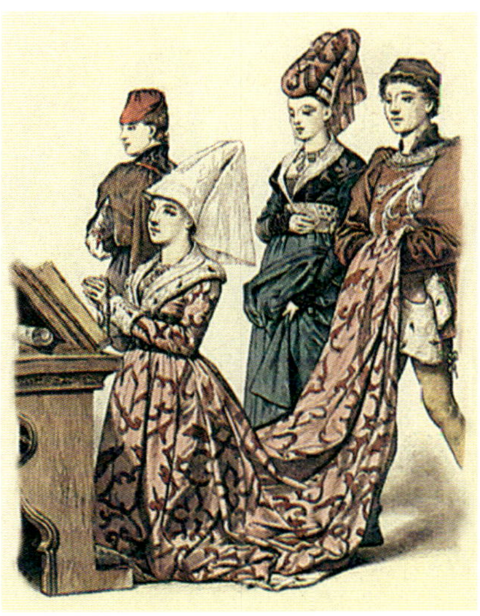
2 : Mode bourguignonne vers 1450

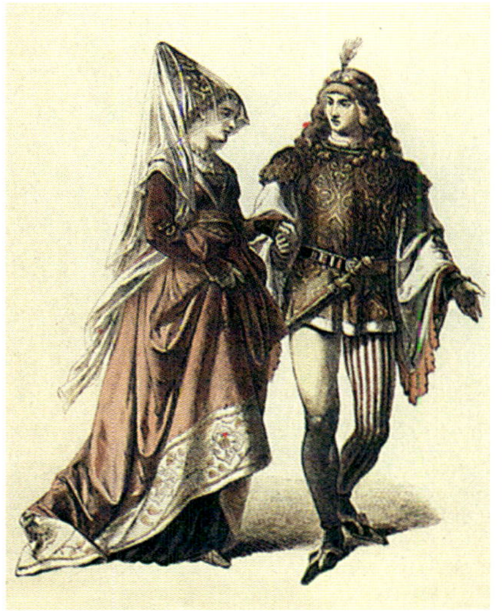
3 : Costume de la cour bourguignonne vers 1450

Vêtement féminin à l'époque de la mode bourguignonne

À la fin de l'époque gothique, la **silhouette** des vêtements féminins **s'allongea fortement**. Le décolleté de l'habit étroit porté au dessus était très plongeant ; le marquage de la taille et la ceinture remontèrent jusque sous la poitrine et la **traine** à l'arrière de la jupe devint très longue.

On aimait orner l'avant du corset d'une bavette et d'un col châle. D'étroites manches tubulaires à manchons étaient populaires, tout comme les manches pagodes gonflantes et fendues, les très longues manches pagodes, les très longues manches tombantes ainsi que les manches à volants.

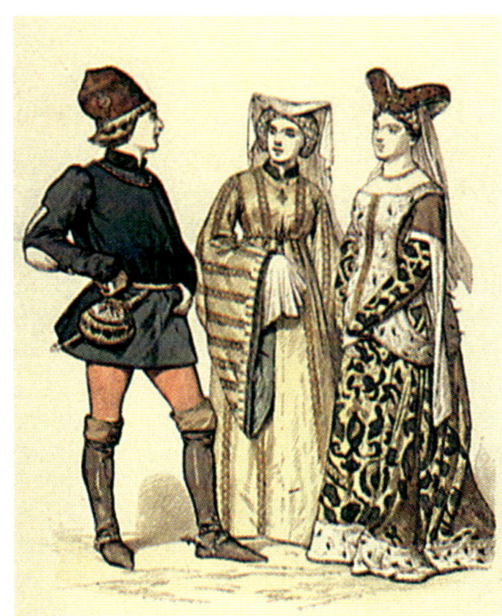
4 : Vêtement à la cour d'Angleterre vers 1400

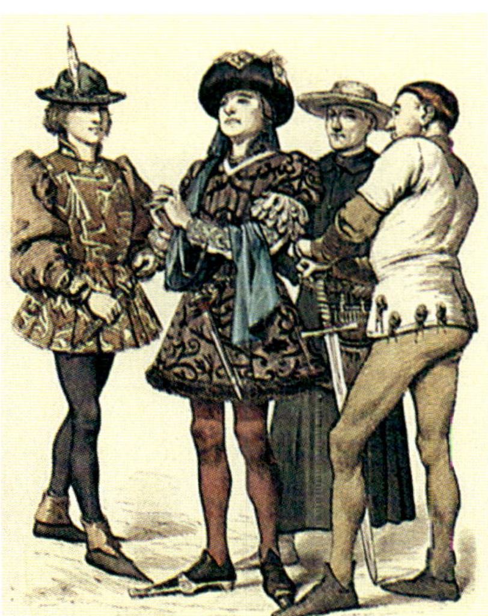
5 : Vêtement bourguignon pour homme vers 1450

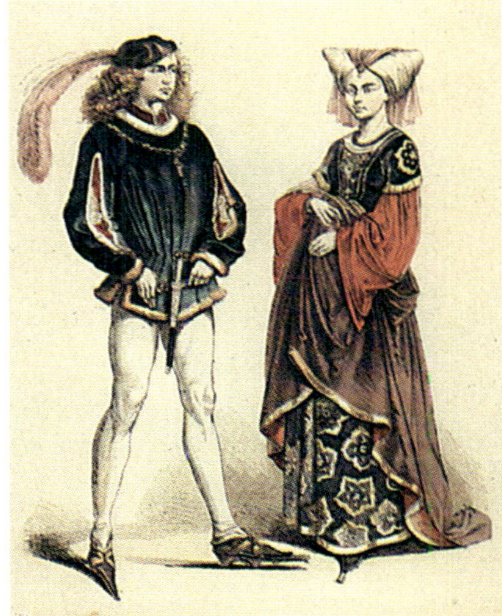
6 : Mode à la cour de France, fin XVe s.

Vêtements pour hommes

La jupe ou le pourpoint devint plus étroit, se raccourcit et se ferma à l'avant. La coupe des parties de l'avant et du dos, les lignes du buste descendant vers la taille et aussi des longues manches étroites étaient adaptées.

Le pourpoint à panseron, qui descendait au début à mi-mollets, évolua vers la veste, le **schecke**, et ne descendait plus que jusqu'aux hanches. Le schecke était très cintré à la taille, étroit et boutonné devant ou profondément échancré. Le dos et la jupe étaient froncés de nombreux plis. Le buste et le haut des manches étaient très rembourrés et le col montait jusque sous le menton. Les pans des manches ouvertes étaient souvent tombantes, tandis qu'on aimait sertir le poignet des manches à l'aide d'une broche. La ceinture passe sur les hanches et devient un ornement.

15.3.3 Époque gothique (3)
environ 1250 à 1500

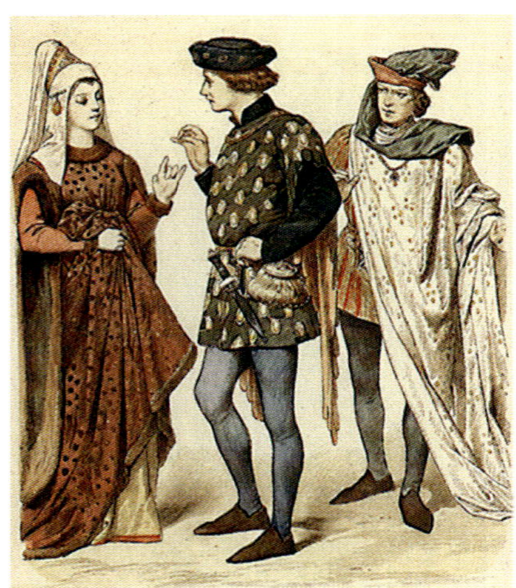
1 : Vêtement à la cour d'Angleterre vers 1400

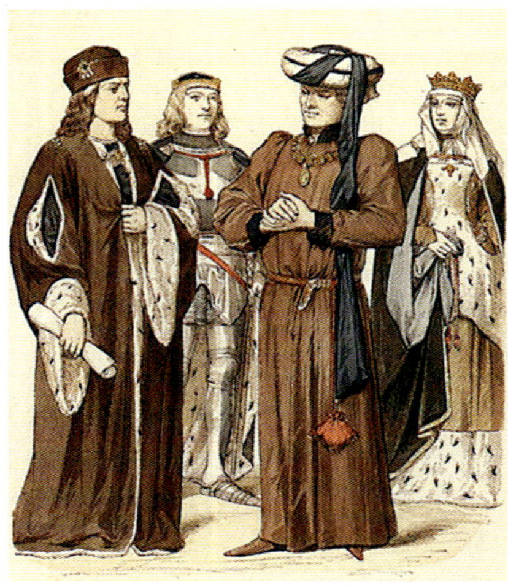
2 : Vêtement masculin à la cour d'Angleterre au XVe s.

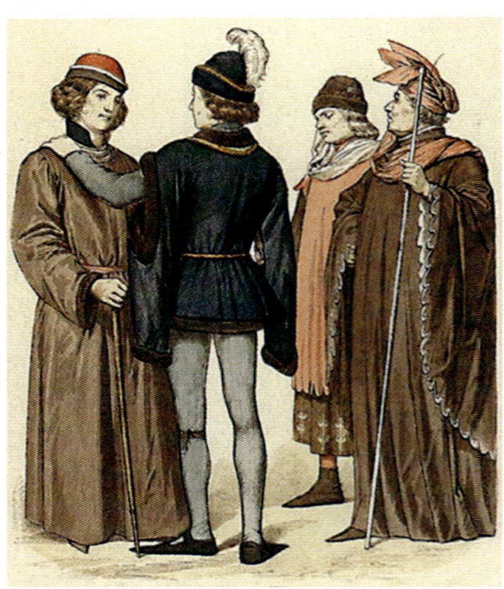
3 : Vêtement masculin en France, fin XVe s.

Vêtements pour hommes (suite)

Les **chausses** semblables à des chaussettes, en cuir ou en tissu élastique, étaient souvent de couleurs différentes **(mi-partie)**. On les attachait au pourpoint sous la jupe. Vers la fin du XIVe s., on les attachait comme mentionné ci-dessus afin de constituer un pantalon qui recouvrait ainsi tout le corps. Servant à la fois de protection et de mise en valeur, la braguette est en forme de coque **(brayette** ou **braguette**).

Avec le temps, le schecke devint très court ; les hommes plus âgés lui préféraient en effet les longs vêtements de protection, surtout pour les occasions festives. La **houppelande** se mettait plissée à la taille et se portait ceinturée. Elle était fendue sur le côté et avait souvent un col officier. Les longues manches pagodes étaient souvent ornées de fentes supplémentaires. Le **tabard**, fermé sur tout le pourtour, allant jusqu'aux genoux ou aux chevilles, se portait la plupart du temps non ceinturé.

La longueur des manteaux capes était variable : tantôt trainant jusqu'au sol, tantôt ne descendant que jusqu'aux hanches.

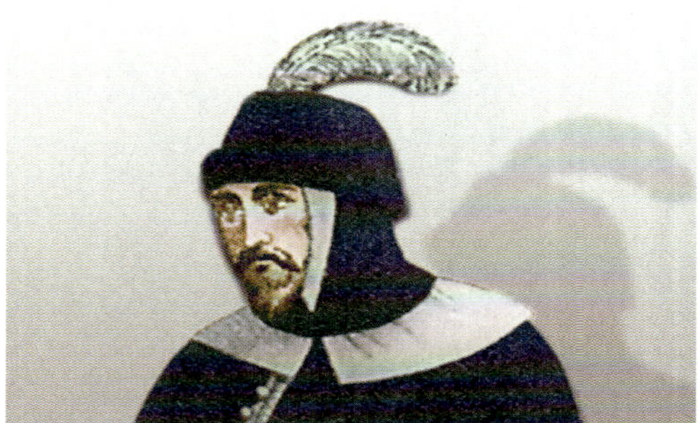
4 : Chaperon

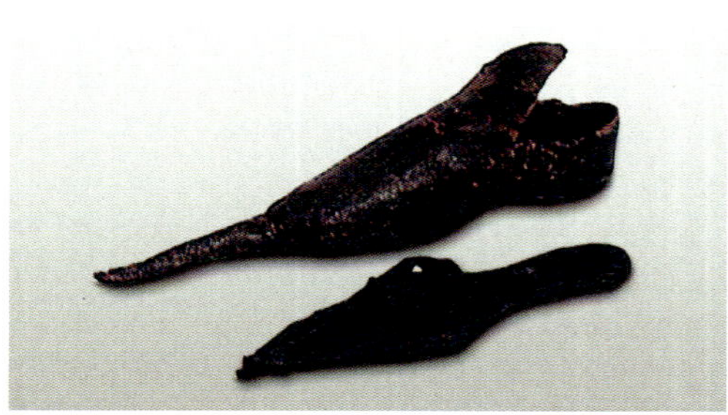
5 : Chaussure à bec et patin

Accessoires

En public, les femmes mariées recouvraient toujours leurs cheveux qu'elles portaient tressés et attachés. À côté des foulards, on aimait porter toutes sortes de coiffes. À l'époque bourguignonne, elles prirent d'ailleurs une importance considérable. Parmi les coiffes les plus caractéristiques de cette époque, on trouve le **hennin**, un chapeau haut-de-forme doté d'une voilette, la **coiffe à cornes** à bourrelet ainsi que le **voile ondulé**, la coiffe en ruchés empesés.

Les jeunes filles et les jeunes hommes portaient souvent un cercle sur leurs cheveux non attachés ; ce cercle était appelé **chapel**[1]. Au fil du temps, on considéra que les hommes ayant les cheveux longs n'étaient pas modernes, mais on aimait se friser les cheveux en utilisant un fer à friser. Au XIVe s., le couvre-chef préféré était le **chaperon**, un capuchon ajusté à collerette recouvrant les épaules et terminé par une queue. De nos jours encore, cet élément représente la tenue typiques des fous et prend la forme de bonnet à grelots ou à cornes, comme dans Till l'espiègle. À côté des bonnets et des coiffes surélevées en feutre, le **turban** devint aussi un accessoire à la mode, ainsi que la **queue de chaperon en cendal**[2], un bonnet plat ou un bourrelet en tissu à bandes pendantes.

Les **chaussures à bec** étaient les chaussures typiques de la fin du Moyen-Âge. Leurs pointes étaient souvent si longues qu'il fallait les attacher pour pouvoir marcher. Pour sortir de chez soi, on portait par ailleurs des sur-chaussures de protection en bois appelées patins. Les hommes se mirent aussi à porter des bottes en cuir mou.

Des gants et un éventail venaient compléter la tenue féminine. Parmi les bijoux et les principaux ornements, on compte les chaînes en or serties de pierres précieuses, les agrafes et ceintures, ainsi que les **grelots**, les boutons et les broches en or et en argent.

[1] chapel : cerceau encerclant le front ou la tête ; [2] cendal : légère étoffe de soie

15.4.1 La Renaissance (1)

environ 1500 à 1640

Caractéristiques de l'époque

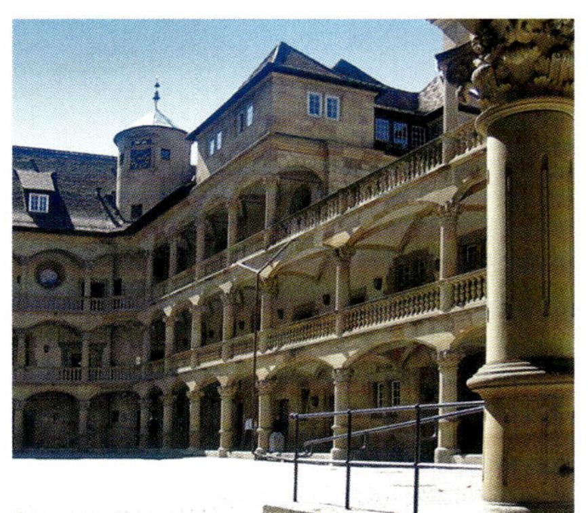

1 : Style architectural de la Renaissance (vieux château, Stuttgart)

Le début des **Temps Modernes** marqua un tournant dans tous les domaines de la vie quotidienne et culturelle. La vision du monde humaniste[1] plaça au premier plan l'individu en tant que personne et aspira à un mode de pensée plus libre et à un retour aux cultures antiques grecques et romaines. L'époque de la Réforme fut marquée par un mouvement de renouvellement de l'Église. Les modèles antiques jouèrent aussi un rôle déterminant en **architecture**. Les colonnes grecques et les arches romaines y étaient associées ; contrairement au gothique, on préféra mettre l'accent sur les lignes horizontales.

Le **vêtement de la Renaissance allemande ou de l'époque de la Réforme** reflétait les goûts individuels d'une bourgeoisie prospère et sûre d'elle même, une bourgeoisie qui jouait un rôle de plus en plus important dans la société. Les costumes colorés en riches étoffes comme le brocart, le damas et le velours arboraient de nombreux motifs ainsi que des décorations sophistiquées composées de rubans, de ganses, de broderies et de dentelles. L'audacieux costume de mousquetaire à culotte bouffante et à ouvertures colorées exerça une grande influence.

Vers la moitié du XVIe s., après la découverte de l'Amérique et l'installation des premiers colons, l'Espagne devint une grande puissance politique. La cour d'Espagne donna ainsi le ton au niveau de la mode.

La **mode espagnole** qui exprimait ainsi l'état d'esprit strict de la Contre-Réforme imposait très précisément la couleur, la forme et les détails qu'il fallait suivre. Cette mode était d'un côté très élégante et somptueuse et de l'autre rigide, inconfortable et souvent sombre de par ses couleurs.

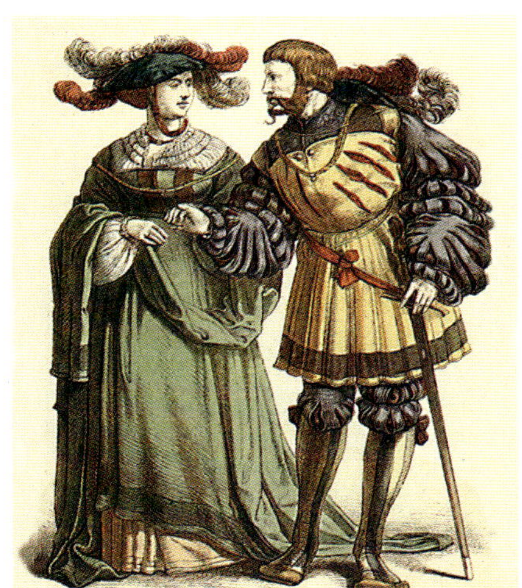

2 : Patricien[2] allemand, début XVIe s.

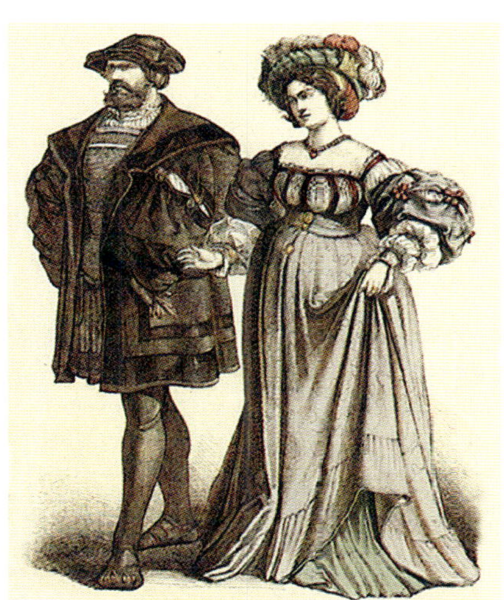

3 : Patricien allemand, début XVIe s.

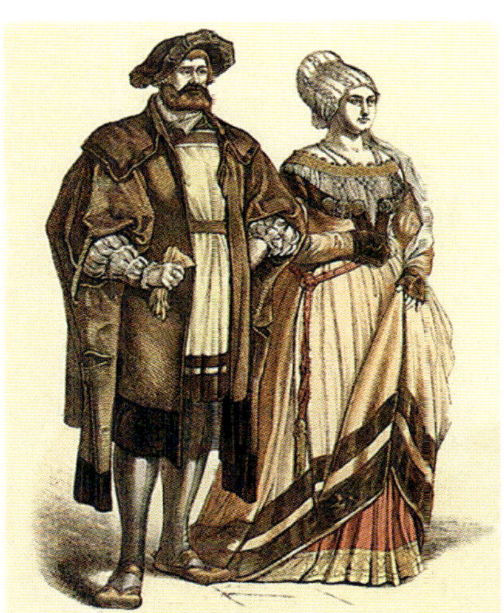

4 : Patricien allemand, début XVIe s.

Vêtement féminin à l'époque de la Renaissance allemande (époque de la Réforme)

Le **corsage** ressemblant à un corset était séparé de la jupe, souvent lacé devant ou doté d'une bavette. Le décolleté arrondi ou carré était assez large et la plupart du temps recouvert d'une fine chemise plissée et garnie d'un ruché à l'encolure. Les **manches volumineuses** étaient lacées[3] et pouvaient donc être remplacées. Grâce aux systèmes de serrage et de bandes intermédiaires, ces éléments présentaient une répartition en plusieurs zones, ainsi que des parties bouffantes. On les décorait souvent d'ouverture de bas de manches sous lesquelles on apercevait un tissu de couleur contrastante. L'extrémité des manchettes et des ruchés venait souvent recouvrir la moitié de la main.

La large **jupe à traine** arborait de nombreux plis couchés et était soulignée de ganses et de panneaux horizontaux. Lorsqu'on la soulevait pour marcher, on apercevait le jupon très plissé en dessous. De temps à autre, on portait un long **tablier** richement brodé qui remplaça plus tard la robe portée par dessus.

Le corsage très échancré était porté avec un grand col circulaire recouvrant les épaules et qui était appelé **collerette**. Elle était la plupart du temps surmontée d'un col officier, était en velours ou en soie et souvent ornée de broderies.

Le corsage lacé, la collerette et le tablier composent encore aujourd'hui le costume paysan.

En tant que manteau, on portait une longue et large **chamarre** à col châle et manches fendues.

[1] humanisme : idéal de formation des anciens grecs ; [2] patricien : citoyen de la noblesse ; [3] lacet : cordon

15.4.1 La Renaissance (2)

environ 1500 à 1640

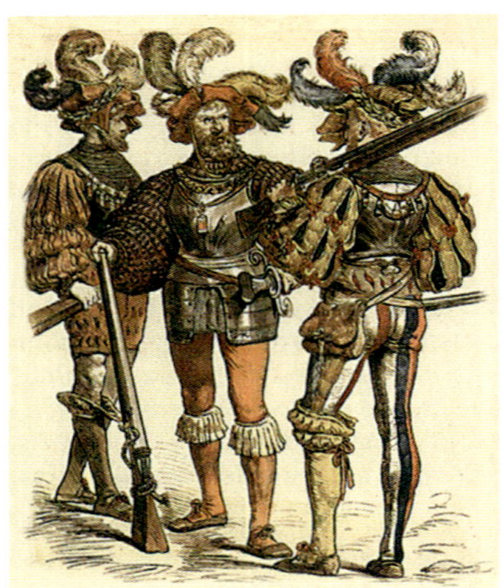
1 : Hallebardiers allemands, début XVIe s.

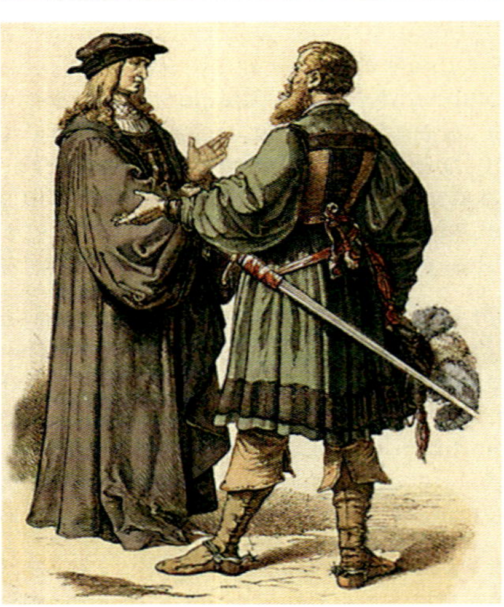
2 : Magistrat[1] et chevalier allemands, début XVIe s.

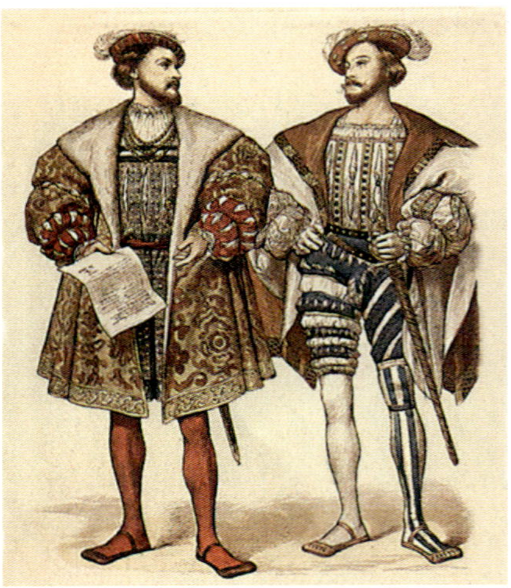
3 : Costume de la Cour de France, XVIe s.

Vêtement masculin à l'époque de la Renaissance allemande (époque de la Réforme)

Le pourpoint[2] cintré descendait juste sur les hanches. En dessous, on portait une chemise aux col et manches finement plissés. À la place ou sur le pourpoint se portait une jupe arrivant aux genoux et dont les pans étaient plissés. Elle était soit ouverte jusqu'à la ceinture, soit fermée de bas en haut. Le **pourpoint et la robe à plis** se virent dotées de **manches largement ouvertes** pour changer. Les fentes présentes sur leurs manches laissaient apercevoir une couleur contrastante et étaient attachées en plusieurs endroits, formant ainsi des tampons et des parties bouffantes.

Les caleçons étaient composés de larges **culottes au genou** sur lesquelles on cousait ou on laçait des chaussettes.

Les étroites chausses étaient souvent fixées par une ceinture ; il était courant qu'elles soient de différentes couleurs ou multicolores **(mi-parti)**. Plus tard, le **pantalon bouffant** reprit les parties bouffantes et les fentes qui caractérisaient les tenues des mousquetaires.

Le vêtement de protection typique de l'époque de la Réforme était la **chamarre**, un large manteau d'apparat arborant un large col châle. Ouverte devant et portée ceinturée la plupart du temps, elle était souvent doublée ou pourvue de fourrure. Elle arrivait parfois aux chevilles et parfois au-dessus des genoux. Les larges manches avaient souvent des ouvertures supplémentaires afin de pouvoir écarter les bras. La chamarre est aujourd'hui encore portée sous forme de **robe** ou de **soutane**[3], notamment par des juges et des pasteurs protestants.

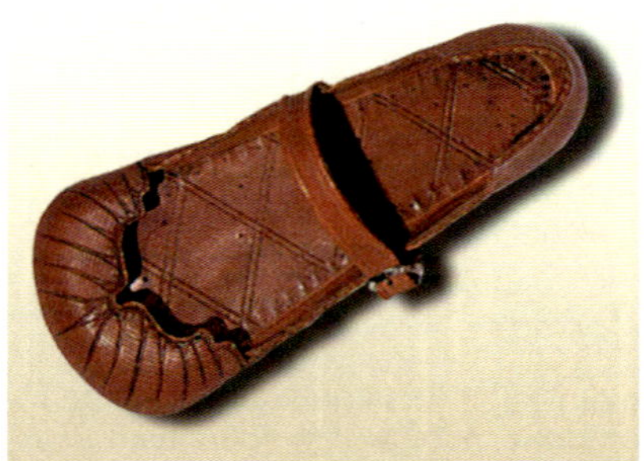
4 : Chaussure de vache-bouche (reconstituée)

Accessoires à l'époque de la Renaissance allemande (époque de la Réforme)

Le couvre-chef typique des femmes et des hommes de l'époque de la Renaissance était le **béret**, richement doté de plumes et de cordons. Il était la plupart du temps rattaché à la **calotte**, un étroit bonnet. Pour la coiffure, les hommes préféraient la coupe au bol arrondie et sans raie. Les femmes recouvraient leurs cheveux. Pour la calotte, elles utilisaient souvent une résille ou crépine de fils d'or et d'argent. À côté du béret, les autres coiffes continuaient d'être à la mode.

Les chaussures plates étaient largement ouvertes, mais devaient toutefois leur stabilité à leur talon remontant à l'arrière. Les **chaussures de vache-bouche** étaient arrondies et extrêmement larges devant, alors que les **escafignons** avaient des pointes renforcées sur les côtés.

De lourdes bagues, chaînes; médaillons et bracelets en or servaient de bijoux. Tandis que les hommes portaient une large ceinture de cuir, les femmes adoptaient comme accessoires de mode les **gants** et les **mouchoirs en dentelle**.

Vêtement féminin à l'époque de la mode espagnole

L'étroit **corset** était souvent fermé jusqu'en haut et rigidifié par des baleines et des fils de fer pour comprimer le buste. Il était doté d'une partie avant plus longue, arrondie ou pointue qu'on appelait la **pointe.** Avec le corset porté en dessous, la taille était lacée de façon très serrée.

Les volants autour du cou, en lin blanc plissé ou en dentelle blanche, évoluèrent peu à peu vers une frisure en forme de roue appelée **fraise**. Le **col Médicis**[4] devint aussi à la mode. Ses dentelles rigides redressées en forme d'éventail entourent la tête.

[1] magistrat : administration de la cité ; [2] basque : pièce du patron avec lignes descendant depuis la taille ; [3] robe, soutane : costume d'office ; [4] (Marie) Médicis : reine de France et de Navarre d'origine florentine

15.4.1 La Renaissance (3)
environ 1500 à 1640

Vêtement féminin à l'époque de la mode espagnole (suite).

Les longues manches se terminaient aussi en forme de fraise. De larges sur-manches étaient populaires, ainsi que des hauts de manches accentués par des parties bouffantes et des bourrelets.

La jupe enfilée en dessous descendant jusqu'au sol était tendue sur une structure conique. Cette première **crinoline** de l'histoire du costume était appelée vertugadin[1] ou gardien du temple.

La jupe portée dessus perdait toute ébauche de plis et était la plupart du temps ouverte à l'avant. Ses bordures étaient ornées de ganses. Les hanches étaient élargies grâce aux capitonnages attachés tout autour.

Une surrobe d'une seule pièce, la **ropa**, faisait de temps en temps office de manteau.

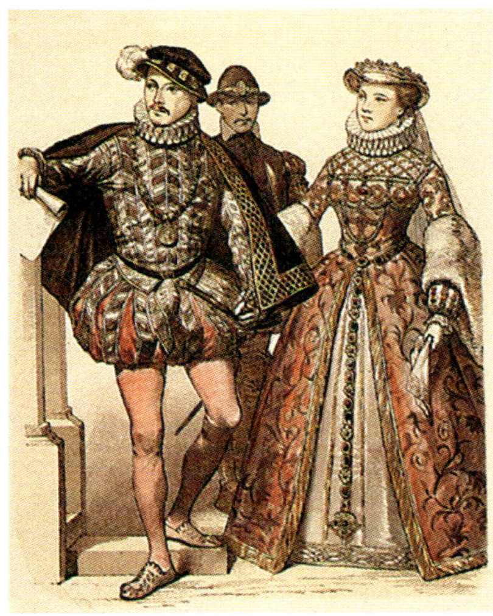

1 : Mode espagnole en France, XVIe s.

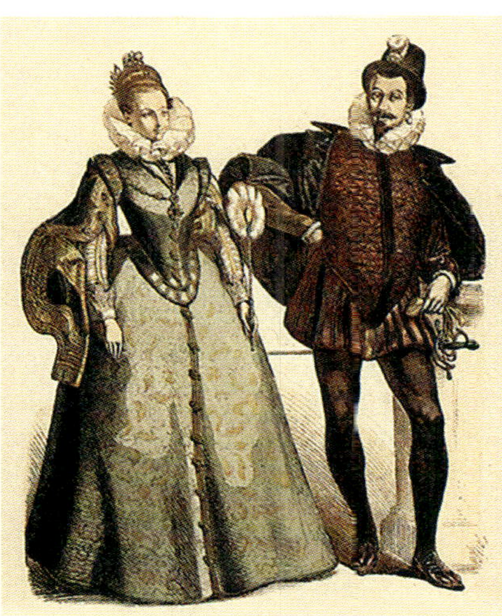

2 : Nobles espagnols, fin XVIe s.

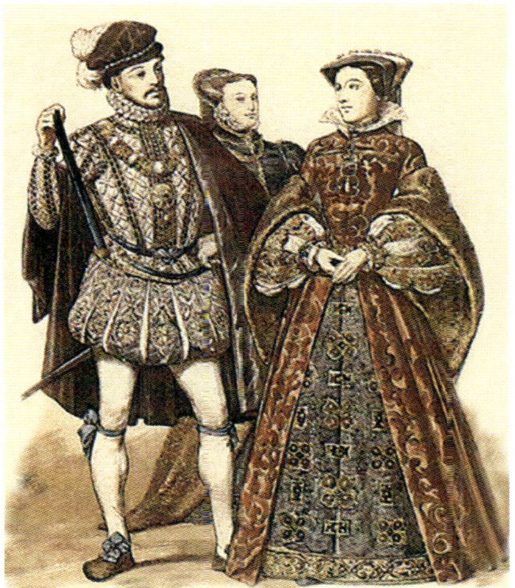

3 : Mode espagnole en Angleterre, XVIe s.

Vêtement masculin à l'époque de la mode espagnole

Le **pourpoint, en particulier le pourpoint à panseron** était conservé très court. Sa coupe était très ajustée. Les rembourrages de la poitrine se prolongeaient en pointe vers l'arrière, formant ainsi le dénommé **panseron à la polonaise**. La robe boutonnée jusqu'en haut avait un col officier haut et rigide par dessus lequel ressortait la frisure de la chemise. La frisure au niveau du cou (ou fraise) ne cessa de s'agrandir et de se rigidifier, puis finit par constituer une partie indépendante du vêtement. Les longues manches étaient rembourrées, bouffantes, fendues et dotées de bourrelets. Elles aussi se terminaient en une frisure rigide.

Les pourpoints à panseron sans manches étaient souvent agrémentés de manches décoratives lâches.

Le pantalon bouffant, très rembourré et parfois fendu, se raccourcit et n'allait plus que jusqu'à mi-cuisse. Il était fermé par un élastique à la taille et aux jambes. Le plastron appelé **brayette**, puis braguette était rembourré lui aussi. Ce **pantalon citrouille ou cette culotte bouffante** se portait avec des collants ou des chausses fixées par des rubans.

Le manteau très court, en forme de cloche, en velours ou en soie, appelé **petit manteau espagnol**, s'enroulait à présent autour du corps. Il avait un col montant très haut et de temps à autre une capuche.

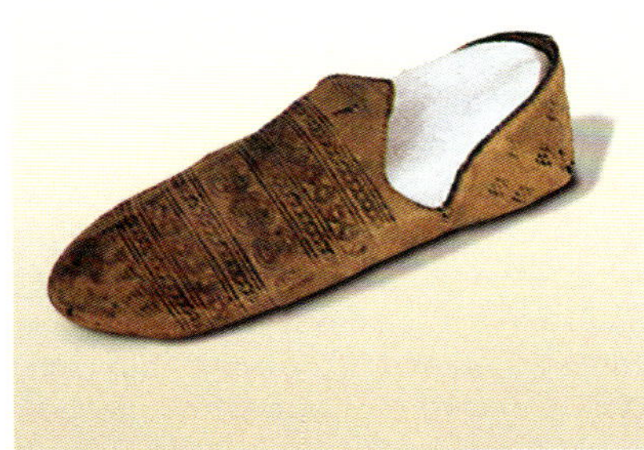

4 : Chaussure de la mode espagnole

Accessoire à l'époque de la mode espagnole

Les hautes frisures au niveau du cou de la mode espagnole entrainèrent le raccourcissement de la coupe de cheveux des hommes ; les femmes peignaient leurs cheveux en les remontant de manière austère. Les couvre-chefs se rigidifièrent. La **toque**, petit chapeau à bordure étroite ou sans bordure, ainsi que le haut chapeau en feutre à bord étroit, appelé **chapeau espagnol** étaient très populaires.

Les **chaussures en cuir**, douces et serrant bien tout le pied présentaient souvent des motifs ajourés ou estampés. Les chaussures féminines étaient souvent réalisées en brocart ou en velours brodé. Parfois, elles étaient même surélevées sur un haut plateau. Ces chaussures compensées étaient désignées sous le nom de **chopines**.

Les bijoux raffinés étaient surtout constitués de bagues et de chaînes. Les écharpes à franges, posées sur la poitrine, étaient également très populaires tout comme les chaînes en or portées autour de la taille, les **fins gants**, les **mouchoirs décorés** et les **éventails**.

[1] verdugo (esp.) : cravache

15.4.2 Période baroque (1)
environ 1640 à 1720

Caractéristiques de l'époque

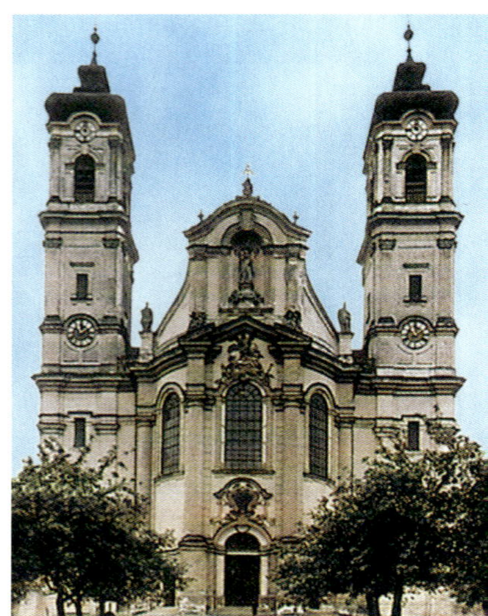

1 : Style architectural baroque (église abbatiale, Ottobeuren)

Pendant la **guerre de Trente Ans** (de 1618 à 1648), une lutte pour la suprématie européenne vit le jour. Cette guerre fut causée par des conflits liés aux religions. L'Espagne perdit son rôle de leader et les Pays-Bas devinrent provisoirement la puissance économique et commerciale prédominante.

Sous l'hégémonie du Roi Louis XIV (à partir de 1670 env.), la France donnait toutefois le ton de la vie politique et culturelle. Le train de vie somptueux mené à la Cour du « Roi soleil » à Versailles jouait un rôle déterminant. Ce fort besoin de représentation se manifestait surtout dans le **style architectural**. Des châteaux, des églises, des jardins et des parcs magnifiques furent alors créés. Non seulement les édifices arboraient des façades riches en courbes et ornements, mais leurs intérieurs étaient somptueusement décorés. Une symétrie absolue, des colonnes sinueuses, des clochers à bulbes et des coupoles constituaient d'autres détails architecturaux appréciés à cette époque.

Après un début de période baroque marqué par la **mode des Pays-Bas** inspirée par la haute-bourgeoisie, la **mode française** du baroque flamboyant revint avec son élégance et son luxe, voire même prit un côté pompeux et extravagant chez les hommes. On privilégiait les étoffes lourdes telles que le damas, le velours et le brocart et on ornait les costumes avec moult garnitures et broderies. La dentelle se développait alors pour devenir l'un des principaux attributs de la mode. Dans toutes les cours d'Europe, il importait de s'habiller « à la mode » et de se soumettre au dictat de la mode française. Des poupées habillées à la dernière mode pour dames ou pour messieurs, ainsi que les premiers magazines de mode informaient des changements en cours, désormais très rapides, des tendances de la mode et sur les derniers articles de luxe.

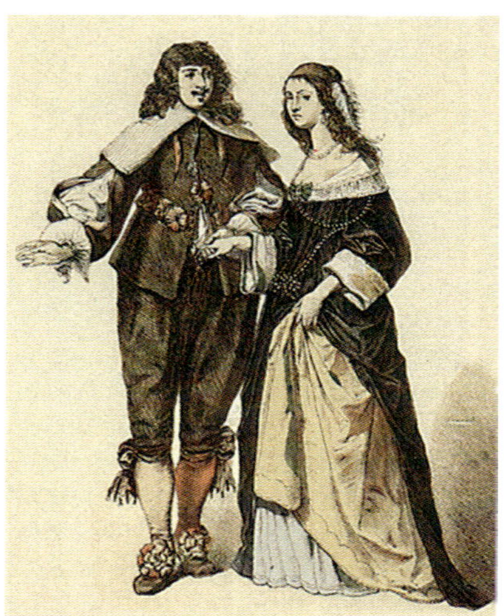

2 : Mode des Pays-Bas, mi XVIIe s.

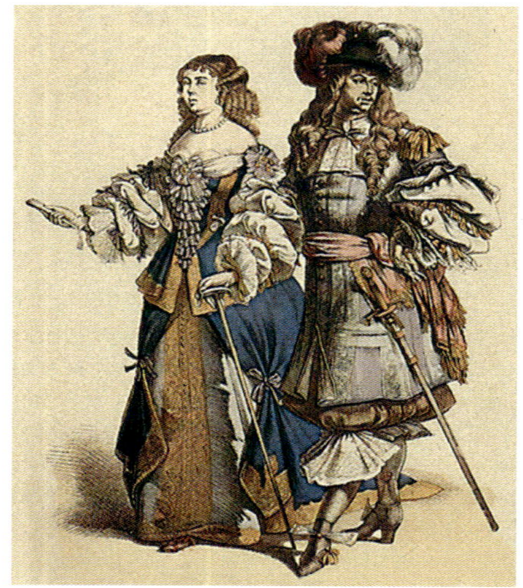

3 : Noblesse française en costume de cour, fin XVIIe s.

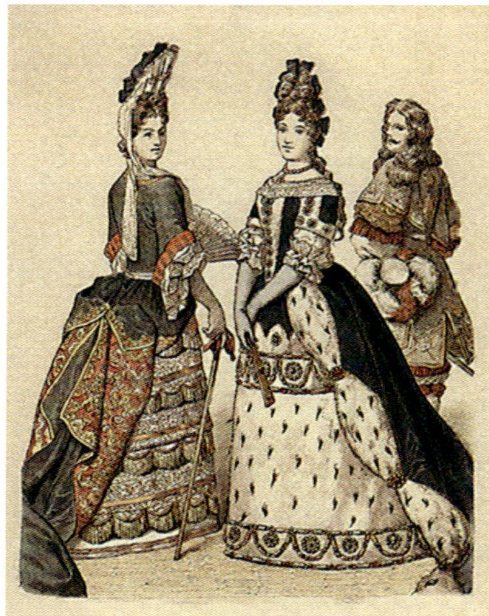

4 : Costume de cour à l'époque de la duchesse de Fontange, fin XVIIe, début XVIIIe s.

Mode féminine

À l'époque de la **mode des Pays-Bas**, le corsage était plus ample et confortable. On le gardait court ou il avait des pans. Le décolleté généreux était encadré ou couvert par un col plat à pointes. Les manches raccourcies étaient refermées par une manchette en pointe et pouvaient être décorées de rubans. La jupe sous laquelle on portait plusieurs jupons tombait en de doux plis et trainait par terre. Les jupettes décoratives devinrent à la mode.

Avec l'émergence de la **mode française**, la taille fut de nouveau très serrée. Le corset rigide prolongé d'une **pointe** à l'avant était maintenu fermé devant grâce à une pièce décorative appelée **busc**. Le profond **décolleté** était orné de ganses et de dentelles. Les manches mi-longues étaient elles aussi en partie ornées de plusieurs volants de dentelle appelés **engageantes**. L'habit assorti porté par dessus (**manteau** ou **robe**) était constitué d'une longue jupe flottante, de la même matière que le corset. La jupe était ouverte à l'avant. Ses bords étaient rabattus et repoussés sur les côtés. Plus tard, elle fut relevée à l'arrière prenant une forme bouffante au niveau de l'assise (faux-cul), également connue sous le nom de **tournure**. Le jupon du dessous que l'on pouvait apercevoir (la **jupe**) était d'une autre couleur et richement décorée de **passementeries**[1], de rubans et de broderies.

[1] passementeries : ganses, galons et petits nœuds

15.4.2 Période baroque (2)

environ 1640 à 1720

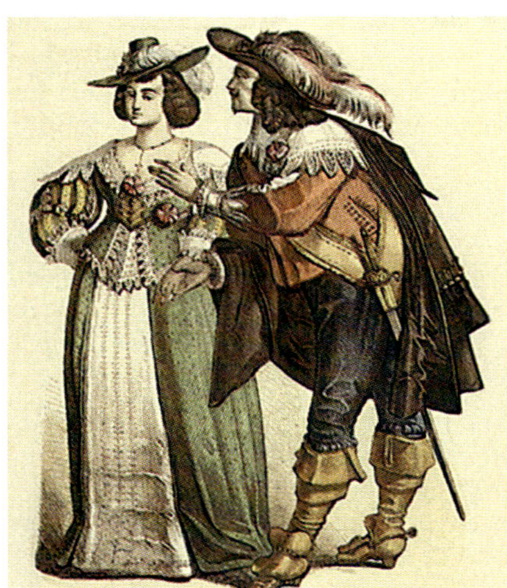

1 : Nobles allemands, fin XVIIe s.

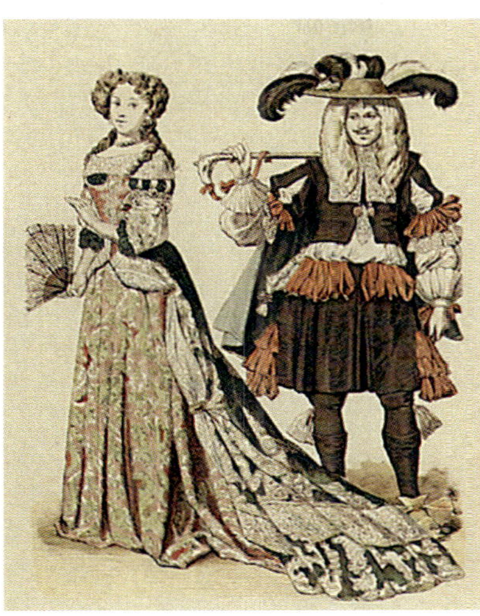

2 : Costume de cour et mode de la rhingrave, France, fin XVIIe s.

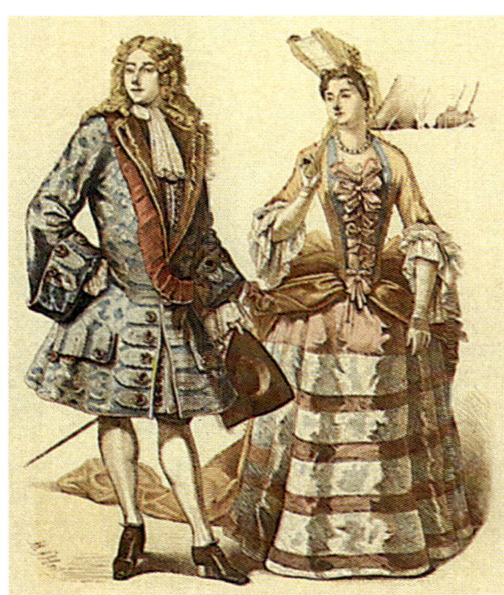

3 : Nobles à la cour de France Louis XIV début XVIIIe s.

Mode masculine

Pendant la guerre de Trente Ans, le **pourpoint** porté large était fermé jusqu'en haut. Les coutures ouvertes des larges manches permettaient d'apercevoir la chemise ornementée. On aimait mettre un col plat à pointes et aussi orner ses manches de manchettes en dentelle. Les pantalons longs jusqu'aux mollets étaient au départ refermés sous les genoux, puis se rétrécirent vers le bas, prenant une forme tubulaire. Une veste en cuir servait occasionnellement de pourpoint à panseron qui n'avait pas de manches ou alors des manches nouées.

Vers 1650, les vêtements masculins se féminisèrent. La **mode de la rhingrave** était composée d'une petite veste courte et ouverte à manches très courtes et d'une large jupe-culotte, reposant juste sur les hanches et refermée sous les genoux, avec des extrémités ornées de bordures en dentelle. La chemise brodée et ornée de dentelles ressortait sur la poitrine, à la taille et au bas des manches. Tout était abondamment garni de rubans noués[1].

Vers 1670, l'étroit pourpoint à panseron long jusqu'aux genoux, le **justaucorps** devint à la mode. Il était en velours, en soie ou en brocart, orné de tresses et de boutons en métal. Sous les larges revers des manches lisses, on pouvait apercevoir des manchettes volumineuses qui dépassaient. Le gilet porté en dessous était à peine un peu plus court et coupé de la même manière. La jupe, moyennement large, recouvrait presque entièrement la **culotte au genou**.

Il était courant, en plus des cravates en pointe, de nouer un tissu légèrement autour du cou.

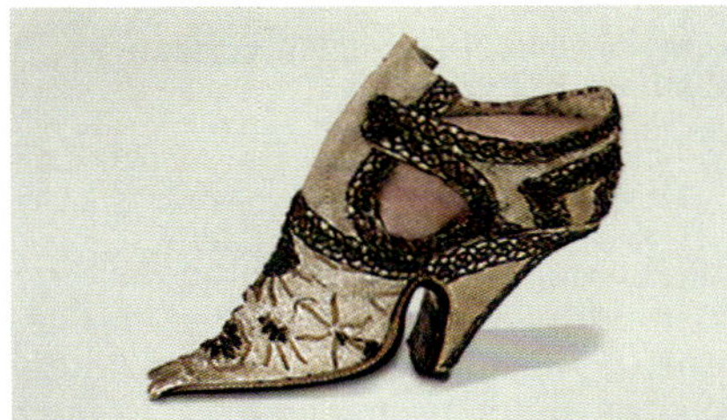

4 : Chaussure pour dame

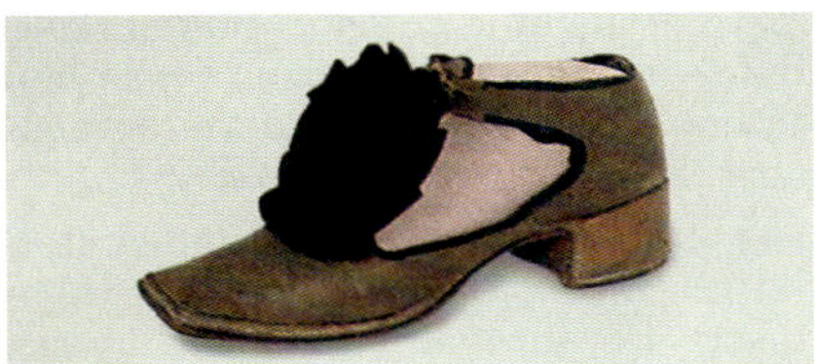

5 : Chaussure pour homme

Accessoires

Au début, les femmes et les hommes portaient un chapeau en feutre mou à larges bords, orné de rubans ou de plumes sur des cheveux mi-longs bouclés. Puis les femmes relevèrent leur chevelure et l'agrémentèrent de la **fontange**, typique de la mode de l'époque. Cette coiffe consistait en un édifice de ruchés en dentelles empesées et repliées, qui se dressaient vers le haut, telles les tuyaux d'un orgue.

Lorsque la mode des perruques arriva, les messieurs se mirent à porter sur les **perruques des extensions** s'élevant sur plusieurs étages et ornées de boucles de cheveux qui les recouvraient entièrement (le **tricorne**).

Après les bottines à revers et les bottines en forme de godets, souvent garnies de dentelles, les hommes se mirent à porter les **chaussures mi-hautes à talons** à la mode. Comme chez les dames, elles étaient souvent en brocart ou en damas, fermées par des agrafes et ornées de rosettes[2] ou de nœuds amovibles. Les chaussettes de couleur en soie étaient retenues par des rubans noués.

Les dames et les messieurs portaient de précieux bracelets, colliers et boucles d'oreilles. De **longs gants, des manchons**[3] **et une canne** faisaient partie de la panoplie à la mode. Les **éventails** et les « mouches »[4] constituaient aussi des ornements féminins importants de l'époque.

[1] ruban noué : col lavallière [2] rosette : décoration constituée de rubans enroulés ou cousus ;
[3] manchon : chauffe-mains en fourrure; [4] mouches : petites formes découpées dans du taffetas noir et posées à certains endroits précis du visage ou du corps afin de transmettre un message particulier

15.4.3 Période rococo (1)

environ 1720 à 1785

Caractéristiques de l'époque

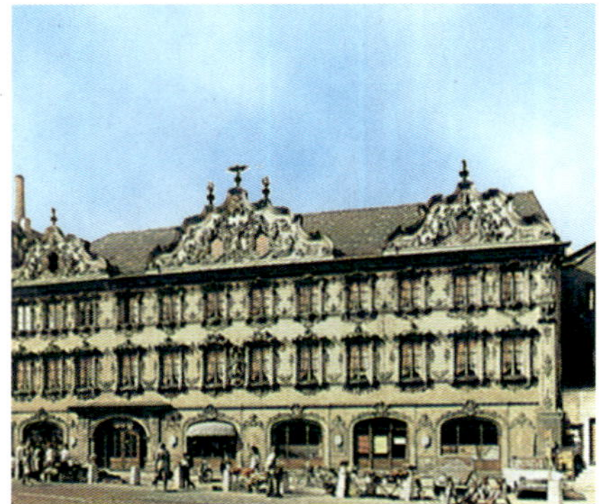

1 : Style architectural rococo (Maison du Faucon, Wurtzbourg)

Le rococo correspond à la fin du style baroque au XVIIIe s. Les modes de vie devinrent plus raffinés et une manière d'être empreinte de sérénité, de galanterie et d'artifices marqua les attitudes et les comportements. L'aristocratie ne fut que très peu influencée par les grands mouvements intellectuels de cette période qu'on appelait les Lumières.

Le **style architectural** conserva les formes incurvées typiques du baroque, mais le tracé s'adoucit et s'allégea tout en gagnant en élégance. Les caractéristiques typiques se manifestaient particulièrement à travers les décors[1] délicats, fourmillant de détails ludiques ainsi que dans l'opulence de son architecture d'intérieur. Le style somptueux s'amplifia jusqu'à le rendre surchargé. Les ornementations en formes de coquillages et les motifs inspirés de l'Asie étaient particulièrement appréciés.

Les **vêtements** évoluèrent eux aussi, passant de la rigide mode baroque représentative à la mode rococo légère, gracieuse et parfois frivole[2]. Les précieuses étoffes de soie étaient unies, avec de discrets motifs ou richement brodées, et restaient dans une gamme de teintes pastel typiques de cette période. Les robes des dames regorgeaient de volants, de ruchés, de nœuds, de dentelles et de fleurs artificielles.

À la fin de la période rococo, l'influence de l'Angleterre s'imposa aussi dans la mode. Les vêtements reprirent des codes de la bourgeoisie et devinrent plus pratiques.

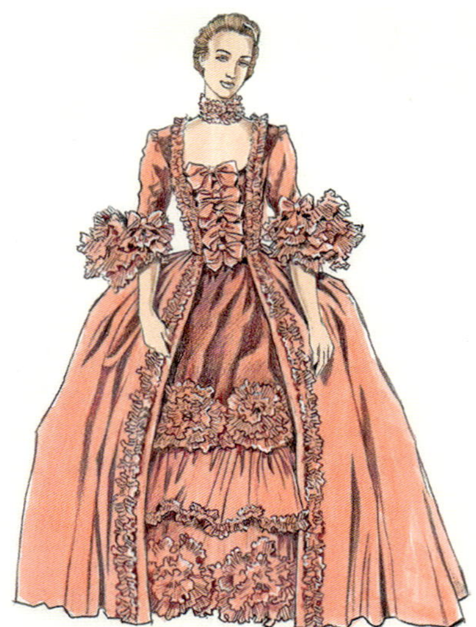

2 : Mode féminine vers 1730, manteau, jupe, busc, engageantes

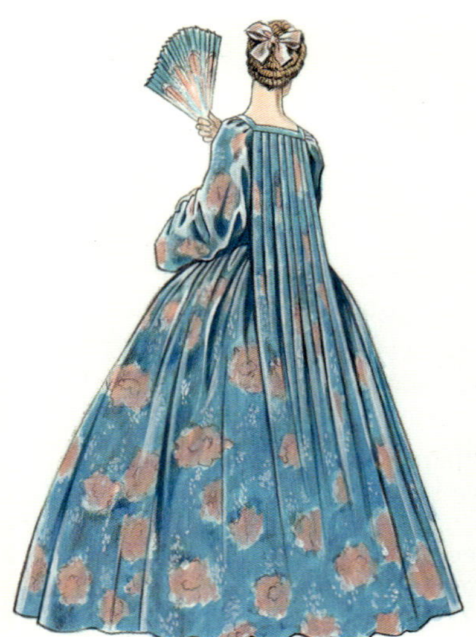

3 : Robe à la française avec plis Watteau

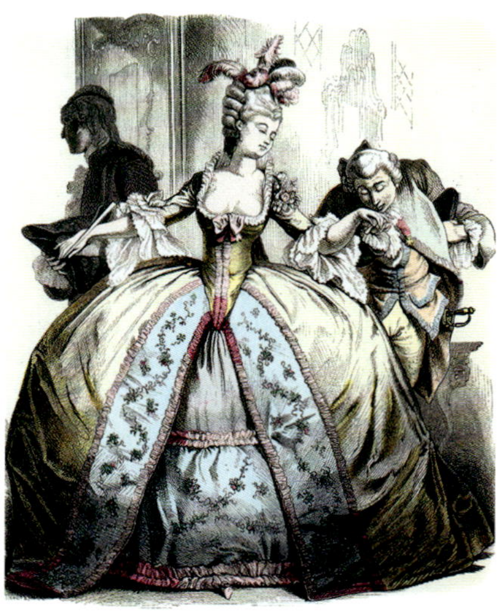

4 : Mode féminine vers 1750, corset avec pointe, coiffure haute

Mode féminine

L'arrivée de la **crinoline** toucha les femmes de toutes les couches de la société. Réalisés au départ en forme de coupole, les différents niveaux des cercles en fer ou en bois étaient reliés par une sorte de toile cirée. Plus tard, on la raplatit à l'avant et à l'arrière, lui conférant ainsi la forme typique d'une ellipse. Le dispositif constitué à présent de baleines et que l'on appelait **paniers** prit une ampleur extraordinaire et ne permit plus de passer les portes que de profil.

Le vêtement porté au dessous, la **jupe**, reposait plutôt à plat sur la crinoline et était abondamment garni de volants, de nœuds, de guirlandes et d'arrangements floraux. La jupe portée par dessus, d'une autre couleur était ouverte sur l'avant de forme triangulaire avec des bordures soulignées. Vers 1775, lorsque la mode laissa apercevoir les pieds, elle se releva sur les côtés et à l'arrière, prenant au départ une forme bouffante reposant sur une crinoline, puis sur un coussin d'assise appelé **tournure**.

Le haut qui ressemblait à un corset et se prolongeait par une **pointe** à l'avant était très échancré au niveau du décolleté et souvent orné de ruchés. L'empiècement ajouté, appelé busc, était lui aussi abondamment garni. Les fines manches étroites descendant aux coudes étaient ornées de plusieurs volants, les **engageantes** et de petits nœuds.

Le vêtement porté par dessus et le corsage étaient réalisés dans la même matière et une fois attachés ensemble, constituaient le **manteau**. Le cordage lacé porté en dessous permettait d'avoir la taille de guêpe tant désirée.

La **robe à la française**, confortable robe bourgeoise portée chez soi, dans la rue ou en voyage était constituée d'une seule pièce de tissu et tombait au sol, recouvrant la crinoline. Elle était nouée à l'avant et était dotée de plis profonds au dos appelés **plis Watteau** (nommés d'après le peintre Watteau). La robe à la française était aussi appelée **robe battante**.

[1] décor : ornements ;
[2] frivole : léger, scabreux, vaniteux

15.4.3 Période rococo (2)

environ 1720 à 1785

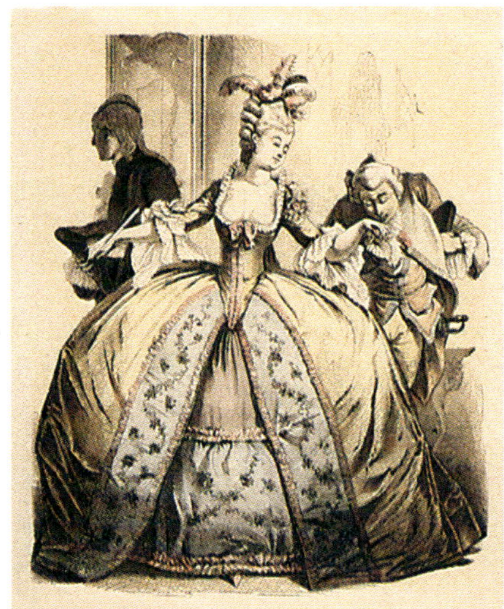

1 : Dame en crinoline, mi XVIIIe s.

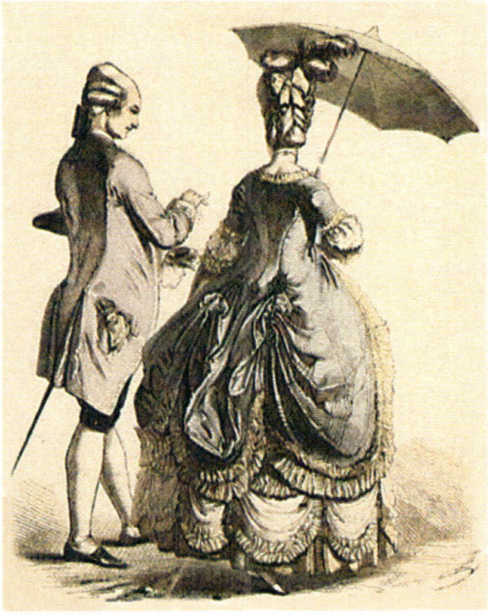

2 : Mode vers 1870

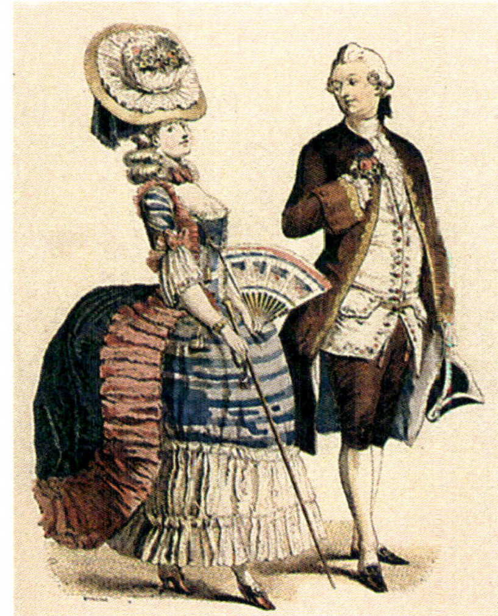

3 : Mode française vers 1780

Mode masculine

L'élégant **justaucorps** avec ses bordures décorées descendait jusqu'aux genoux et permettait souvent d'apercevoir le long **gilet**. Il était doté de poches et fendu sur le côté et dans le dos. On pouvait également apercevoir la chemise à jabot en pointe richement ornée ainsi que les longues et larges manchettes en pointe. Au fil du temps, on rigidifia les pans des jupes et du gilet à l'aide de baleines et de crin de cheval, leur permettant ainsi de rester éloignés du corps.

La plupart du temps, les culottes au genou, appelées tout simplement **culotte**, étaient en velours. Au début, on les portait avec de longues chaussettes blanches montant jusqu'aux genoux et fixées sur le pantalon. Puis, on ajouta des boutonnières latérales sur les jambes du pantalon que l'on fermait par des boucles sur les bas.

Il était peu courant de porter un manteau à cette époque. On se contentait d'enfiler des capes mi-longues sans manches.

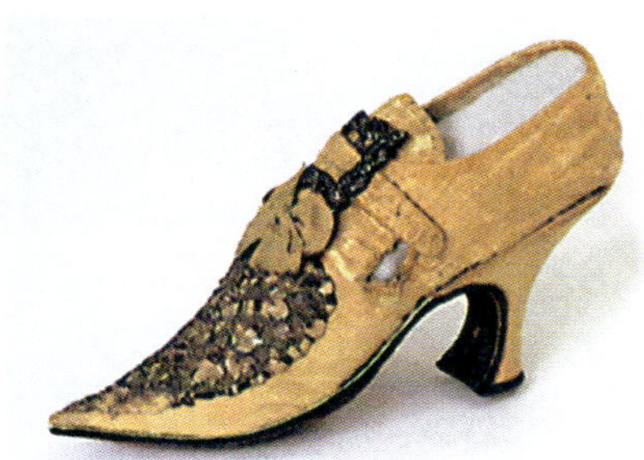

4 : Chaussure pour dame

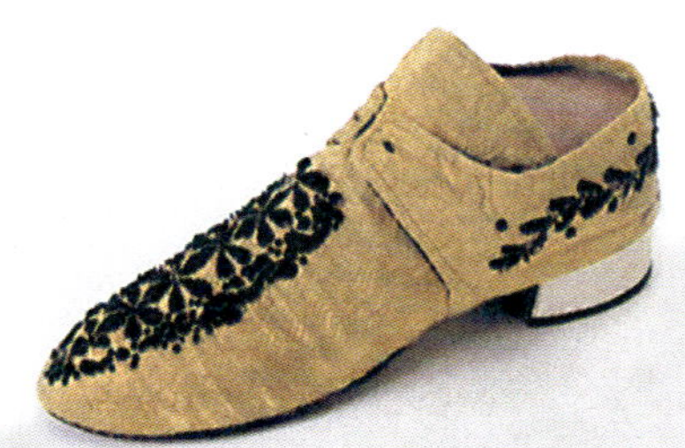

5 : Chaussure pour homme

Accessoires

Les dames portaient, sur de petites boucles délicates, une **petite coiffe en dentelle** ou une petite **coiffe bijou** composée de plumes, de fleurs et de dentelles. Puis on releva ses cheveux richement ornés. Les hommes bouclaient les mèches latérales de leur perruque, crêpaient les mèches du dessus, leur conférant beaucoup de volume, et glissaient les mèches de leur nuque dans une bourse à cheveux ou les attachaient en queue de cheval. Le **tricorne** ne se portait que rarement. On le tenait le plus souvent sous le bras.

Le fait de beaucoup se poudrer et de se maquiller ou de porter une perruque était considéré comme un privilège lié à son statut. Les cheveux poudrés gris ou blancs étaient typiques de la période rococo.

Les dames avaient une prédilection pour les **chopines** très pointues à talons incurvés et talons surélevés. Elles étaient la plupart du temps réalisées en tissus brodés et ornées de boucles et de nœuds amovibles. On portait chez sci des pantoufles brodées à talons. Les **chaussures à boucles** masculines qui étaient la plupart du temps fabriquées en cuir, avaient des talons mi-hauts et une partie avant arrondie.

Tandis que le décolleté féminin était souvent orné de simples volants ou d'un ruban et d'un médaillon[1)], la robe et la coiffure étaient agrémentées de perles et de pierres précieuses. Des bracelets composés de plusieurs rangs de perles et des pendentifs d'oreilles sertis de diamants étaient également très appréciés. Les **éventails, gants** bourses et **manchons** étaient considérés comme essentiels. Les hommes portaient de longues chaînes de montres. **L'épée** devint un élément indispensable de la tenue des cavaliers.

[1)] médaillon : ornement de forme ovale ou circulaire contenant un portrait ou un sujet dessiné, peint en miniature, sculpté, tissé ou gravé

15.5.1 Mode anglaise, Directoire et Empire (1)

environ 1785 à 1815

Caractéristiques de l'époque

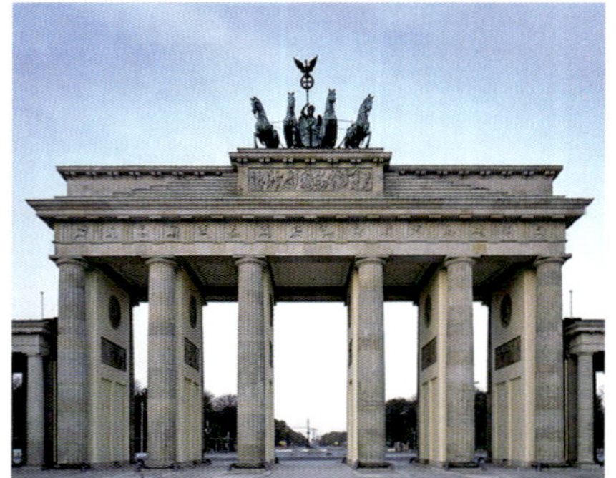

1 : Style architectural du classicisme (Porte de Brandebourg, Berlin)

Avec la **Révolution française** (1789) furent réunies les conditions nécessaires à l'émergence de classes moyennes bourgeoises grâce à l'abolition des privilèges, des droits seigneuriaux[1] et à la déclaration des droits de l'Homme et du citoyen.

Le monde des arts fut marqué par une éloge du classicisme ; les lignes claires et pures de l'Antiquité grecque et romaine furent en effet réinterprétées. Ce **style architectural** se distinguait par la présence de colonnes et de façades symétriques austères. On construisit surtout des musées, des théâtres, des résidences et des monuments.

L'abolition des classes et des restrictions vestimentaire s'accompagnait d'un besoin de nouveauté et de liberté qui s'exprimait, entre autres, dans le vêtement. Lors des périodes qui entouraient la Révolution, la mode bourgeoise ainsi que le fonctionnalisme de la mode anglaise s'imposaient. Ces deux modes influençaient également. Le **costume Werther**[2] qui apparaissait plus tard en Allemagne.

À l'époque du **Directoire**[3] (vers 1795), les vêtements féminins reprirent des éléments antiques et acquirent un caractère exclusif. De fins tissus de coton dominaient dans la couleur à la mode qu'était le blanc. Pendant la période de l'**Empire**, qui lui succéda, les vêtements retrouvèrent une allure flamboyante. Les robes en velours et les lourdes soie conservaient toutefois la taille très haute, typique de l'époque précédente. Les vêtements masculins, discrets au départ et confectionnés dans des étoffes ou des cuirs sombres redevinrent peu à peu plus ambitieux pour la classe dirigeante. La mode des uniformes joua un rôle essentiel.

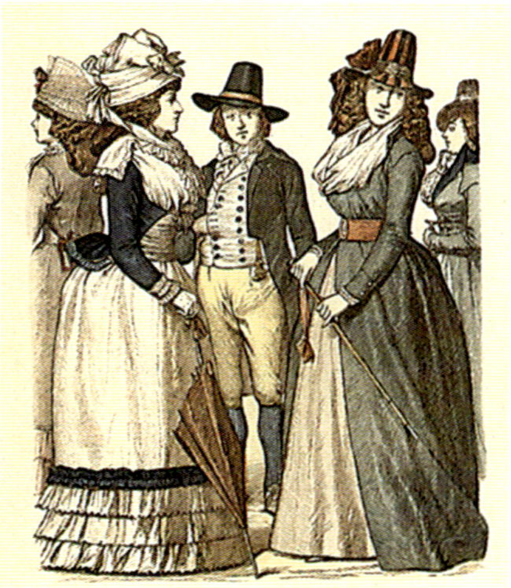

2 : Mode anglaise vers 1790

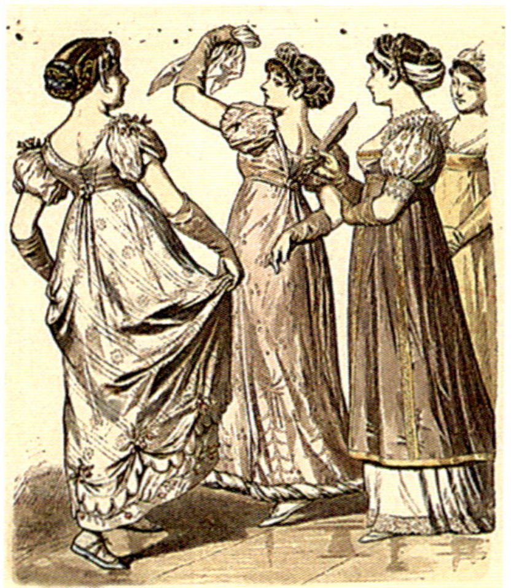

3 : Mode française vers 1800

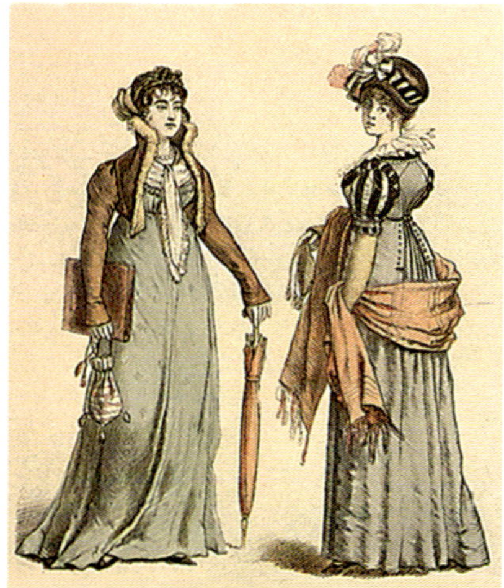

4 : Mode Empire, début XIXe s.

Mode féminine

À l'époque de la **mode anglaise**, la longue jupe froncée retombait en plis souples. On portait aussi un coussin d'assise à la place de la crinoline. On la portait avec un haut corseté, le **caraco**, veste très courte ressemblant à une queue-de-pie. Des pans de jupe étaient taillés dans la partie avant du long manteau appelée **redingote longue**. On dissimulait son décolleté avec un tissu, le **fichu**.

L'époque du **Directoire** vit apparaitre la légère robe chemise ou **chemise**. La ligne de taille remonta jusque sous la poitrine et était, comme le profond décolleté, resserrée par un lien coulissant. L'habit transparent, très froncé, sans manches ou à manches courtes se terminait par une longue traine. Il se portait sur un simple tricot couleur chair. Par temps froid ou en cas de pluie, de longs châles précieux en cachemire étaient drapés autour du corps.

Plus tard, on recommença à porter des manteaux et des vestes. Ils s'enfilaient sur le long vêtement d'une autre couleur porté en dessous et trainait au sol ou se terminaient au genoux. Ces vêtements se portaient comme une tunique. Les bordures étaient décorées de ganses brodées. On aimait alors couvrir son décolleté d'une petite veste à manches longues en forme de court spencer appelée **canezou**.

À l'époque **Empire**, le corsage porté très haut se sépara de la jupe et devint un vêtement à part entière. Un col en dentelles montant très haut soulignait souvent le décolleté. Les manches courtes étaient bouffantes ou fendues.

Avec une silhouette qui s'affinait, la jupe devint plus rigide, plus étroite et plus courte : elle laissait apercevoir les pieds en 1808, puis les chevilles en 1810. Ses bordures étaient souvent décorées. La traine se portait toujours dans les cours royales. Elle constituait désormais une pièce de vêtement distincte que l'on fixait dans le dos.

[1] féodalisme : système de société médiéval reposant sur la soumission du vassal au suzerain ; [2] Werther : héros éponyme de Goethe; [3] Directoire (franç.) : autorité gouvernementale suprême en France de 1795 à 1799

15.5.1 Mode anglaise, Directoire et Empire (2)

De 1785 à 1815 env.

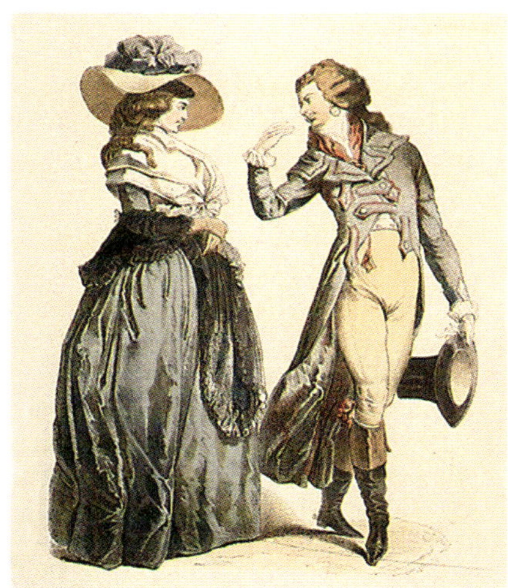

1 : Costume Werther allemand, fin XVIIIe s.

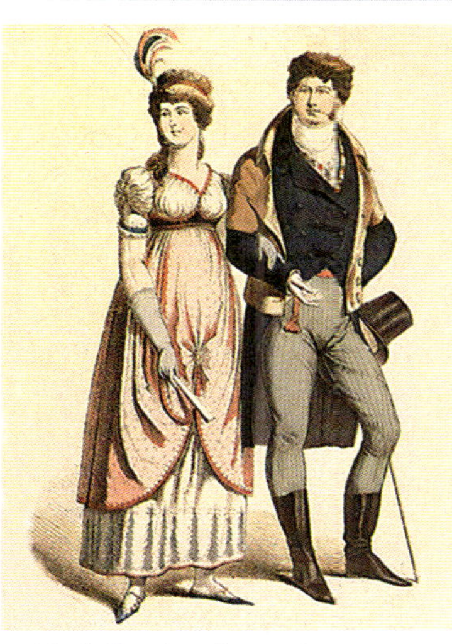

2 : Mode Empire allemande vers 1800

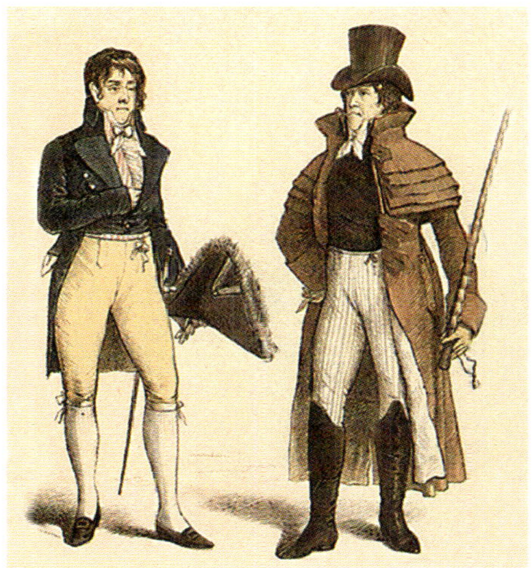

3 : Costume de Cour et carrick français, début XIXe s.

Mode masculine

À l'époque de la Révolution, la robe sombre était dotée d'un col haut, de larges pans et de longues manches étroites. Elle évolua peu à peu vers le costume **queue-de-pie** et devint le principal habit de la bourgeoisie. Ce costume se portait ouvert, boutonné ou en double boutonnage. La taille remonta au fur et à mesure du temps.

Pour les pantalons, on préférait les couleurs claires. Des caleçons longs, les **pantalons**, supplantèrent peu à peu les étroites culottes allant jusqu'au genou et fermées sur le côté. Au début, ils descendaient jusqu'aux mollets. Ils arrivèrent ensuite jusqu'aux pieds et étaient maintenus bien tendus grâce à une bande sous-pied ou des bretelles.

Ces pantalons se portaient de façon très étroite, avaient une taille haute et étaient de préférence en tricot.

Le **gilet**, étroit et court n'avait pas de manches et était souvent porté avec le col relevé, de même que la chemise. On enroulait ou nouait légèrement de grands foulards autour du cou. Les pagnes ou paréos firent leur apparition.

La longue **redingote** à boutonnage croisé et pans superposés à l'avant faisait office de pardessus ainsi que le **carrick** avec ses différents cols recouvrant les épaules. On portait aussi parfois sur le queue-de-pie un **spencer** court sans manches.

Accessoires

À l'époque de la mode anglaise, les dames privilégiaient le port du grand **chapeau rond** à l'extravagante composition de plumes, posé sur leur somptueuse crinière bouclée. Pendant le Directoire et l'Empire, elles se frisaient les cheveux en s'inspirant des modèles antiques : ondulés comme les Grecques ou tressés, noués et bouclés comme les Romaines. Elles portaient des bijoux voyants : peignes, agrafes, diadèmes, rubans et plumes. Les **turbans, coiffes en dentelles** et **casques** antiques devinrent à la mode, puis ce fut le tour des **capotes**, chapeaux à bords noués sous le menton et semblables à des coiffes. Les coiffures « coup de vent » et les têtes frisées antiques étaient à la mode chez les messieurs. Le bicorne fut peu à peu évincé au profit du chapeau de feutre rond qui prit ensuite une forme **cylindrique**.

4 : Chaussure pour dame

Après avoir porté des chopines, les dames passèrent à la mode des chaussures plates. Les tuniques fluides étaient portées dans le même style avec des sandales. On préférait cependant porter des **chaussures à enfiler** souples à grandes ouvertures. Elles étaient recouvertes de tissus et leurs couleurs assorties aux vêtements. Lorsqu'elles laissèrent ensuite apparaître les chevilles, les jupes furent dotées de rubans croisés. Les principales chaussures des hommes consistaient en des **bottines** souples, avec ou sans revers. Mais les chaussures plates, ouvertes étaient également courantes. Pour se protéger du froid, on enfilait des **guêtres**[1] par dessus.

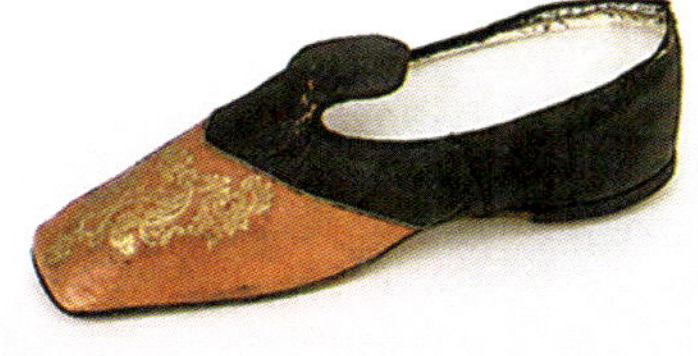

5 : Chaussure pour hommes escarpin (chaussure de danse)

Chez les dames, le port de **longs gants** était indispensable avec les tenues à manches courtes. Le **manchon, l'ombrelle et le ridicule**, un petit sac à main pour dame, étaient aussi des accessoires importants pour sortir. Plusieurs rangées de chaînes étaient portées sur les profonds décolletés. Les bracelets, bagues et longs pendentifs d'oreilles étaient également très appréciés. Les hommes portaient une montre à gousset et appréciaient les cannes ornementales et les tabatières. Eux non plus ne sortaient pas sans leur **gants**.

[1] guêtres : pièce de tissu ou de cuir enveloppant la jambe portée sur des bas et des chaussures, la plupart du temps boutonnée

15.5.2 Biedermeier (1)

environ 1815 à 1850

Caractéristiques de l'époque

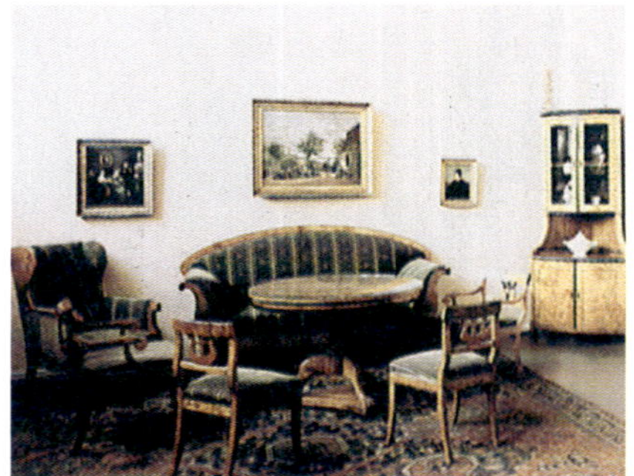

1 : Pièce Biedermeier (Düsseldorf)

Après la défaite de Napoléon, le **Congrès de Vienne** tentait de créer un nouvel ordre européen et de restaurer les liens qui existaient avant l'Empire. Il se développait au cours de la période de la **Restauration** un intérêt croissant pour les cultures passées, un intérêt qui se reflétait surtout dans l'art et la littérature (Romantisme).

En **architecture**, les principales formes du classicisme furent certes conservées, mais l'agencement des espaces de vie évolua vers un nouveau style bourgeois, le Biedermeier. Ce dernier dégageait une atmosphère agréable et confortable, obtenue grâce à ses formes simples, claires et doucement incurvées.

La **mode vestimentaire** était marquée par les idées du **Romantisme**[2] et adaptée au mode de vie de la bourgeoisie. Elle était pleine de fantaisie et très colorée. Comparée à cette mode féminine sophistiquée, la mode masculine était simple, élégante et fonctionnelle. On distinguait la mode de jour des tenues habillées, la mode estivale de la mode hivernale et on choisissait les matières et les couleurs en conséquence. Les rayures, les carreaux et les motifs fleuris étaient typiques de la période Biedermeier ; ils étaient associés au linge blanc.

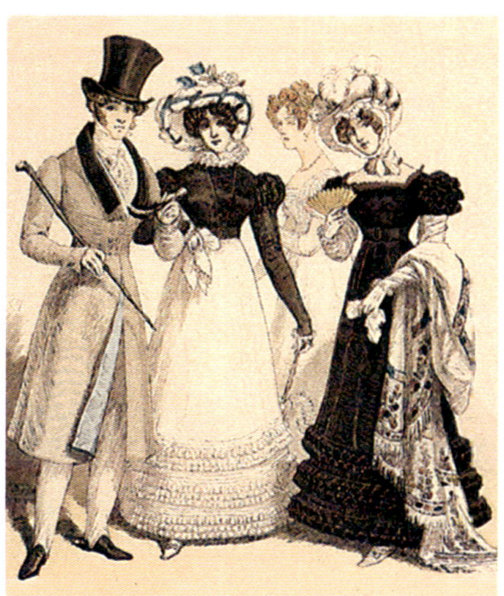

2 : Mode allemande vers 1820

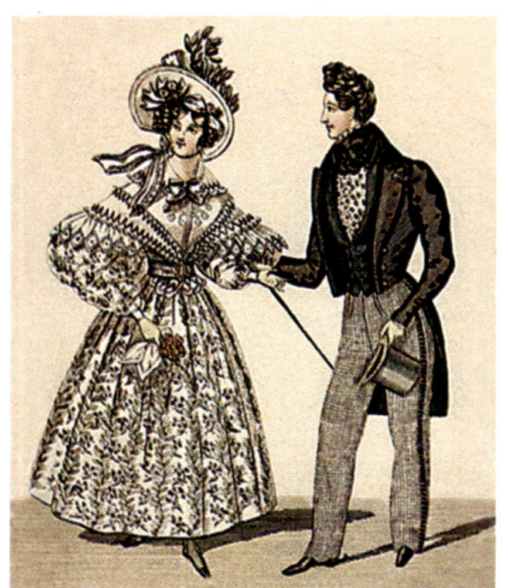

3 : Mode Biedermeier vers 1830

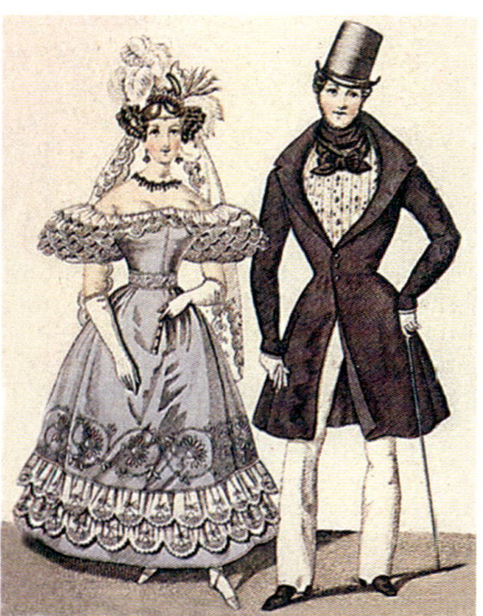

4 : Mode Biedermeier vers 1830

Mode féminine

Au début, on garda la silhouette longiligne de la mode Empire, mais sous une forme différente. La jupe entravée et rigide laissait apercevoir les chevilles, montait sous la poitrine où elle était ceinturée. Le bas de la jupe était orné de nombreux volants, de ruchés, de jeux de plis et de rubans transversaux. Le petit décolleté du haut court était bordé d'un ruché remontant assez haut et les longues manches étroites démarraient par une tête de manche bouffante.

Vers 1820, la taille redescendit à son emplacement naturel et fut affinée dans un corset lacé très serré. La large jupe qui laissait apercevoir les pieds était soutenue par plusieurs jupons enfilés en dessous. Un col ou le **col Berthe**, pièce de vêtement ajoutée, recouvrait le large décolleté de l'étroit corset. Les énormes **manches gigot ou les volumineuses manches ballon** devaient être renforcées par un dispositif de baleines mais étaient ajustées du coude jusqu'au poignet. Elles devinrent ensuite plus étroites à la base et très bouffantes en bas.

Des épaules plus larges, des manches bouffantes, une étroite **taille de guêpe** et une jupe froncée donnaient ce qu'on appelait la **silhouette en sablier**. La robe était par ailleurs ornée de rubans, de nœuds, de broderies, de volants et de fleurs artificielles.

Vers 1840, les jupes de nouveau rallongées jusqu'aux pieds et soutenues par du crin de cheval devinrent plus amples. Au début, ornées d'un simple volant sur l'ourlet, elles se recouvrirent peu à peu de nombreuses rangées de volants. On portait parfois plusieurs jupes de longueurs différentes superposées.

Les jupons rigides évoluèrent vers la **crinoline**, dotée au départ de crin de cheval et plus tard de cerceaux métalliques. Les manches devinrent plus étroites.

Comme vêtements de protection, on préférait les écharpes, les châles et les capes pour leurs grandes manches. La **pèlerine** était un ample manteau sans manches surmonté d'un capuchon et la **mantille**, une cape triangulaire. À partir du **canezou**, la courte veste à manches longues, on obtint un col recouvrant les épaules. Le long et très ample manteau cape était appelé **rotonde**.

[1] Restauration : rétablissement ; [2] romantique : qui éprouve des sentiments très intenses et voit tout à travers ces sentiments

15.5.2 Biedermeier (2)

De 1815 à 1850 env.

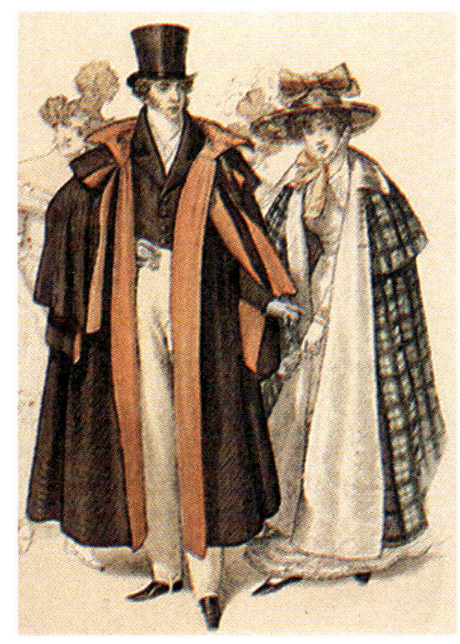

1 : Mode des manteaux vers 1830

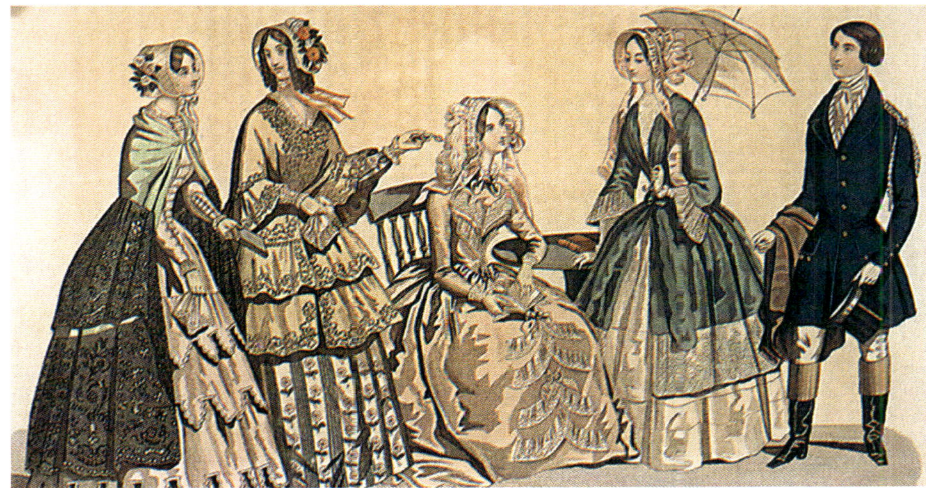

2 : Mode de la crinoline, 1847

Mode masculine

La **chemise de corps ou redingote** à pans superposés devient un costume de jour. La **queue-de-pie** servait de tenue habillée et de complet élégant. La coupe de ses pans de devant était arrondie ou angulaire. La redingote et la queue-de-pie étaient confectionnées dans des tissus de laine sombres ou colorés. Les pans arrivant aux genoux en forme de cloche partaient de la taille. La poitrine et les épaules étaient rembourrées. Pour obtenir une taille fine, on portait même parfois un **corset**. Les têtes de manches étaient bouffantes. Elles devinrent plus lisses avec le temps.

Pour les longs caleçons, appelés **pantalons**, on préférait toujours porter des couleurs claires ou des tricots dans des couleurs contrastantes. Les jambes des pantalons étaient très étroites en bas. Elles recouvraient partiellement le pied et étaient maintenues de façon bien tendue grâce à un **fuseau**. La coupe du gilet aux motifs multicolores ou brodé était elle aussi très ajustée. De la chemise blanche, on apercevait le haut **col carré rigide (col cassé)** et les poignets. Outre les foulards à nouer selon le goût autour du cou, les cravates nouées de manière lâche étaient aussi à la mode.

La gamme des manteaux à la mode était très variée : le **carrick** était juste posé avec nonchalance sur les épaules et arborait plusieurs cols d'épaules. La **redingote longue** était coupée comme la redingote, mais de façon un peu plus longue. Une nouvelle forme de manteau arriva avec le **paletot** à coupe droite et boutonné jusqu'en haut.

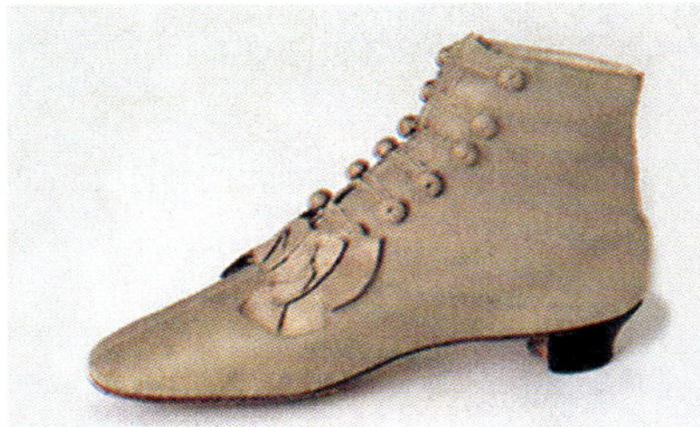

3 : Bottine pour dame

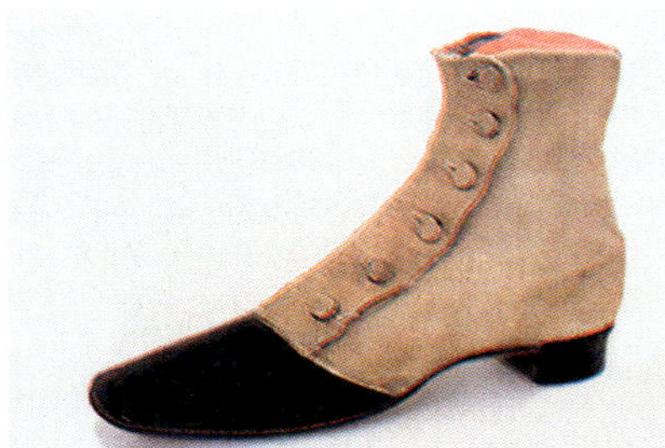

4 : Bottillon boutonné pour homme

Accessoires

Les garnitures des coiffes féminines étaient pleines de fantaisie et très variées. Parmi les caractéristiques de la période Biedermeier, on peut citer d'une part des coiffures composées de tresses nouées, amas de bouclettes, macarons et ondulations crantées et de l'autre, un chapeau ressemblant à une coiffe appelé **capote**. Cette dernière était fabriquée en paille, feutre ou tissu et était recouverte d'un grand nombre de fleurs, fruits et nœuds. La large visière dépassait du visage et était nouée sous le menton. Le couvre-chef typique chez les hommes était le haut **cylindre**, porté aussi bien en journée que pour sortir le soir avec des tenues habillées. Les cheveux bouclés et les rouflaquettes[1] étaient également à la mode.

Les chaussures féminines à semelles fines et sans talons étaient très souples et presque toujours recouvertes de tissu. Les **spartiates** étaient très populaires. Elles étaient souvent lacées haut sur les mollets. Plus tard arrivèrent les **bottines**[2] à talons plats et lacets. Les jupes raccourcies laissaient apercevoir les bas clairs souvent ornés de détails fantaisie. Les talons des **bottillons** noués ou boutonnés des messieurs étaient assez bas. Ils combinaient souvent le tissu et le cuir.

Les **gants, le ridicule**[3]**, l'ombrelle, l'éventail et le manchon** étaient des accessoires importants pour les dames. Elles aimaient porter des colliers ornés de médaillons, de longs pendentifs d'oreilles, des broches et de précieux fermoirs de ceinture. Afin de compléter leur tenue, les hommes portaient des **gants, une canne et un parapluie**. La montre à gousset était portée au bout d'une longue chaîne. On appréciait les précieuses épingles de cravates et chevalières.

[1] rouflaquettes : mèches de cheveux laissées poussées le long des tempes ; [2] bottines et bottillons : bottes courtes à mi-mollets
[3] ridicule : bourse, petit sac féminin (dérivé de *réticule*)

15.6.1 Deuxième rococo et époque victorienne (1)
environ 1850 à 1890

Caractéristiques de l'époque

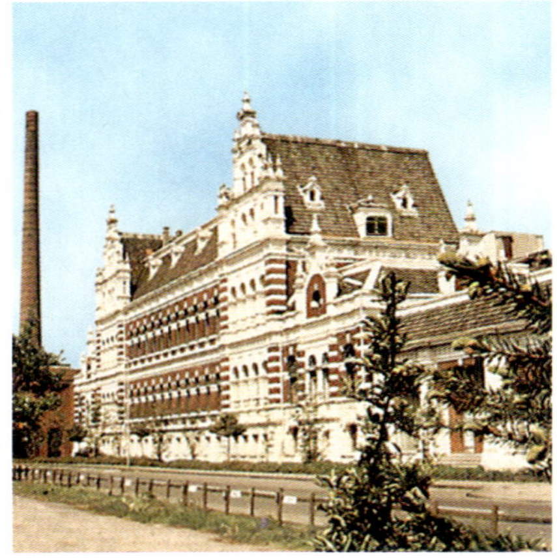

1 : Style architectural de l'époque du romantisme (usine textile, Ochtrup)

La seconde moitié du XIXe s. a été marquée par l'**industrialisation**. Le filage et le tissage mécanique ainsi que l'essor de la confection, soutenus par l'invention de la machine à coudre ont permis à un plus grand nombre de classes sociales de s'habiller à la mode.

Toutefois, aucune évolution n'eut lieu dans la mode et dans l'**architecture** ; on constata au contraire un retour dans le passé. L'intérêt retrouvé pour les idées et les formes des époques passées prit le nom de romantisme. Les éléments stylistiques provenant avant tout du gothique et de la Renaissance furent imités ou mélangés. Cette tendance fut observée aussi bien pour les églises et les bâtiments officiels que pour les bâtiments fonctionnels comme les gares et les usines.

Les **vêtements** féminins de la bourgeoisie avaient surtout un rôle représentatif. Leur style était surchargé de matières et de garnitures. Les vêtements pour hommes se distinguaient en revanche par leurs formes rationnelles, intemporelles et fonctionnelles et par leurs couleurs sombres.

De 1860 à 1870, la mode féminine s'inspira de la cour de l'empereur Napoléon III qui remit le style rococo au goût du jour avec le **deuxième rococo**.

De nombreuses initiatives économiques virent le jour en 1870-1871, soit après la guerre entre l'Allemagne à la France et à la suite de la naissance de l'Empire allemand. La mode de ce qui fut appelé plus tard les **Années des fondateurs** s'inspirait des formes baroques.

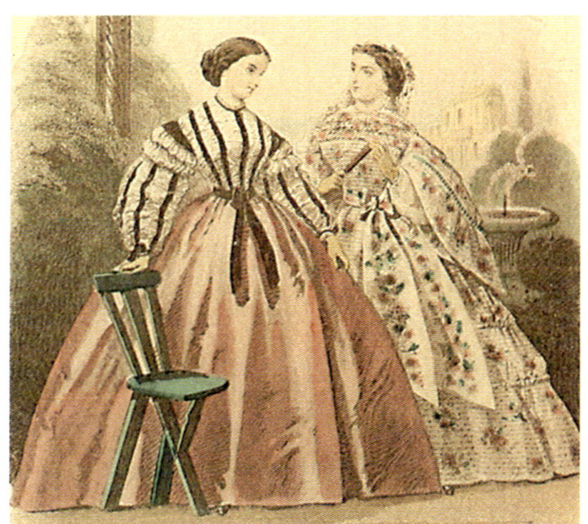

2 : Mode de la crinoline (deuxième rococo), 1860

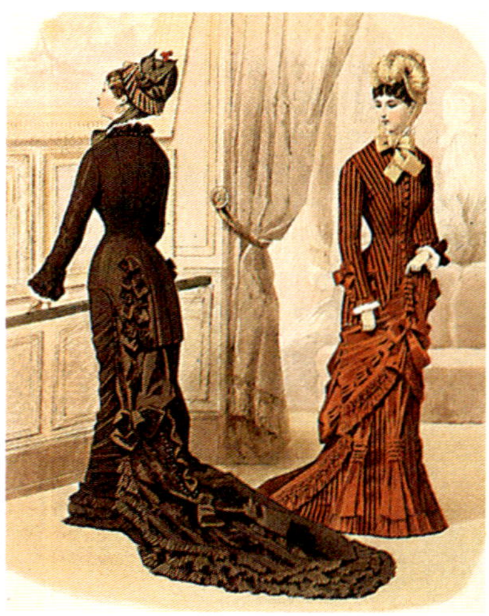

3 : Robes de visite et de promenade, 1879

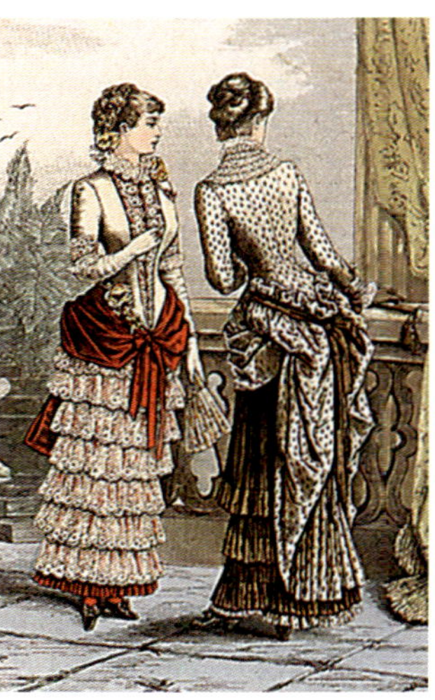

4 : Toilettes du soir, 1882

Mode féminine

Pendant le **deuxième rococo**, la jupe en forme de coupole devint plus ample et était soutenue par la **crinoline**. Des volants, ruchés et broderies posés dessus à l'horizontale en soulignaient la forme. Le corset, en **pointe à l'avant** et la plupart du temps entièrement boutonné, restait fermé et accessoirisé d'un col en pointe le jour ; le soir, il était décolleté et richement orné. Les **manches pagode**, étroites en haut et s'élargissant en forme de cloche à partir des coudes étaient souvent surchargées de ruchés, de volants et de dentelles. En dessous, on aimait porter des bas de manches bouffants.

Les écharpes, capes, mantilles[1] et vestes réalisées dans une coupe masculine permettaient de se couvrir.

À partir de 1860, la jupe s'aplatit sur l'avant, s'élargit juste à partir des genoux et retombait dans le dos pour former une traine très plissée. Le haut soulignait le corps jusqu'aux hanches. Même les manches s'allongèrent et s'ajustèrent.

La jupe portée par dessus était relevée, une structure permettait de la replier sur l'assise et de lui donner une forme bouffante. Cette **tournure** était garnie de manière généreuse de passementeries, nœuds, volants et dentelles.

Cette mode perdura encore pendant les **années des fondateurs** (jusqu'à 1875 env.). Puis, ce fut au tour de la **ligne élancée** de dominer la scène. Les jupes devinrent très entravées, les hauts cintrés et l'aspect longiligne de la silhouette fut encore accentué par des rayures et des coutures longitudinales. La longueur de la traine dépendait de l'occasion et les tenues de jour finirent par la laisser tomber.

Le costume, complété par le chemisier fit son apparition. Les associations de couleurs et de matières ainsi que les garnitures contrastantes étaient très appréciées.

Vers 1880, les jupes furent de nouveau drapées dans le dos, arborant un **faux-cul (cul de Paris)**.

[1] mantille : à l'origine, voile porté sur la tête en Espagne

15.6.1 Deuxième rococo et époque victorienne (2)

environ 1850 à 1890

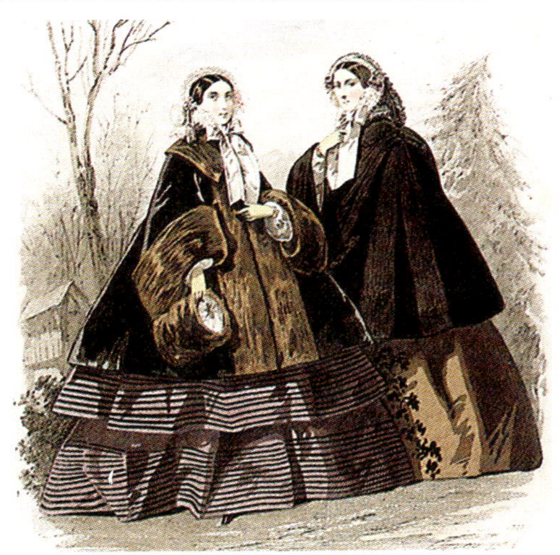

1 : Pardessus à l'époque des crinolines

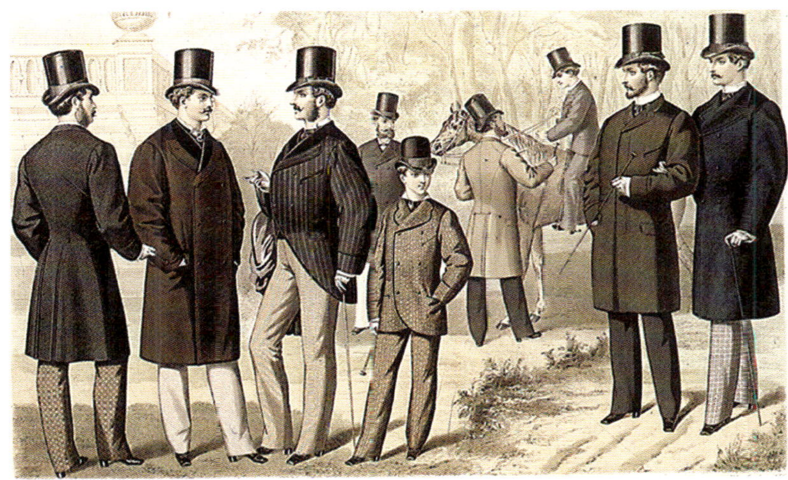

2 : Mode masculine, 1875

Mode masculine

La mode masculine s'inspirait entièrement de l'exemple anglais et fut adaptée au monde du travail ou à la vie sociale de l'époque. Au départ, les **redingotes** et la **queue-de-pie** continuèrent de dominer. Puis peu à peu, le gilet ou le veston confortables s'imposèrent avec des parties avant et arrière coupées d'une seule pièce et désormais peu cintrées. La façon du double boutonnage et les bordures soulignées étaient très appréciés.

Le fuseau n'était plus à la mode. Les caleçons devinrent plus larges avec une taille plus haute. Ils étaient aussi souvent rayés ou à carreaux. Au début, le gilet resta coloré. Vers 1860, apparut le **complêt trois-pièces**, dont le pantalon, le veston et le gilet étaient confectionnés dans une même matière et une même couleur.

La redingote noire, que l'on associait au pantalon rayé, ne fut plus portée que lors de certaines occasions. La queue-de-pie noire à gilet blanc était désormais uniquement portée comme costume de cérémonie.

La forme de manteau préférée à cette période était le **paletot** coupé droit.

Il n'était pas rare que les chemises soient brodées. Au fil du temps, le col boutonné rigide relégua au second plan le **col cassé**[1] et le col replié. En fonction du costume porté, on arborait une fine cravate, un large **plastron**[2] ou un nœud papillon.

Accessoires

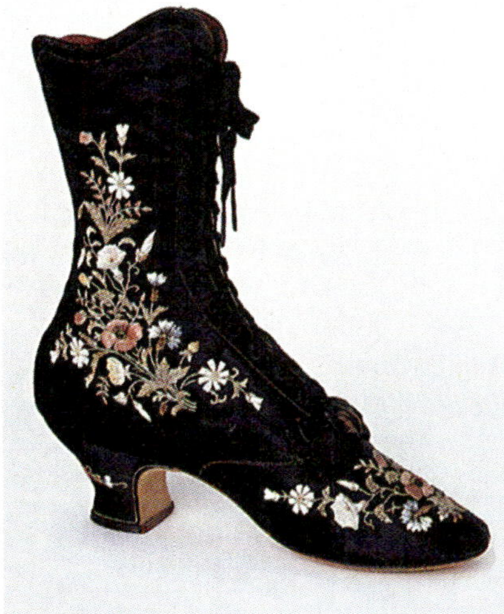

3 : Bottine pour dame

Après la mode des coiffes, les dames adoptèrent un tout petit **chapeau appelé bibi**. Abondamment garni, le bibi était posé juste au dessus du front ou légèrement à l'arrière. Les coiffures parfois sobres puis de nouveau sophistiquées étaient ornées de résilles raffinées, de perles et de pierres précieuses, de rubans, de plumes et de fleurs. Avec la queue-de-pie et la redingote, les hommes arboraient des **hauts-de-forme** rigides sur leurs cheveux gominés, coupés en brosse. Pour aller en ville, le **chapeau melon** devint à la mode. Il s'agissait d'un chapeau en feutre rigide aux bords étroits. Avec le costume estival, on portait un chapeau de paille plat : le **canotier**.

Les **bottes** ou bottines à mi-mollets et à talons moyennement hauts complétaient la garde-robe des dames, la jambe ne devant pas encore être dévoilée. Elles étaient souvent brodées ou matelassées. Avec le raccourcissement de la longueur des jupes, on se mit à porter des **escarpins**[3] avec les robes de bal. Pour les messieurs aussi, les **bottes** étaient d'actualité. Les chaussures du soir étaient simplement un peu plus basses.

Les dames aimaient porter des **bijoux voyants** : grands médaillons, pendentifs d'oreilles, broches et bracelets, sertis de pierres précieuses et de perles. Il n'était pas question de sortir sans **gants, sac et ombrelle**. Les messieurs appréciaient les épingles de cravate et les boutons de manchettes qui faisaient beaucoup d'effet. Ils portaient leur montre dorée au bout d'une lourde chaîne. Les **gants et la canne, ou le parapluie-canne** faisaient partie intégrante d'une tenue masculine correcte.

[1] col cassé : haut col rigide à angles repliés ; [2] plastron : large cravate en soie portée par les hommes habillés en tenues festives ;
[3] escarpins : chaussures féminines ouvertes

15.7.1 Belle Époque, Réforme et Art nouveau (1)

environ 1890 à 1914

Caractéristiques de l'époque

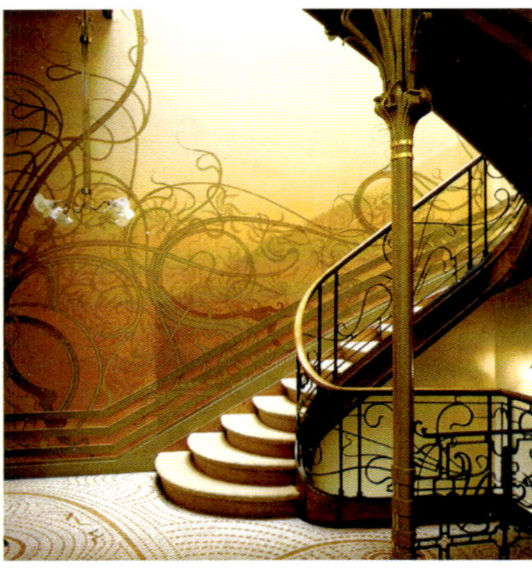

1 : Maison Tassel (Bruxelles)

Les années qui précédèrent et suivirent le tournant du XXe siècle furent synonymes d'incroyables avancées techniques et scientifiques, mais cette époque changea également les modes de vie. Le tissu, la couleur et la coupe des vêtements féminins et masculins dépendaient désormais de leur fonctionnalité et de l'occasion. Les critères liés au métier, au sport et aux loisirs prirent de plus en plus d'importance. Les aspirations aux **réformes et à l'émancipation**[1] initiées par les médecins, les artistes et les associations féministes n'entendaient pas seulement fournir aux femmes un vêtement respectant mieux leur morphologie et leurs occupations, mais voulaient aussi leur permettre d'améliorer leur rôle social.

Le style anglais continuait d'être très influent dans la mode masculine avec ses formes sobres, ses couleurs et motifs discrets.

Au tournant du vingtième siècle, ce qu'on nommait la **Belle Époque**, la mode féminine était luxueuse et très travaillée. Elle abondait de matières et de garnitures, mais ses couleurs restaient toutefois discrètes. La **mode Réforme** au début du XXe s. apporta des formes plus simples, des couleurs plus vives et de nouveaux motifs décoratifs inspirés du **style Art nouveau**. Ce mouvement artistique (de 1895 à 1914 env.) tenta d'allier le fonctionnel, l'esthétique[2] et le naturel en intégrant l'architecture et surtout l'artisanat. De douces lignes fluides, des ornements simples s'inspirant de la nature et une mise en œuvre respectueuse du matériau permettent de distinguer ce style.

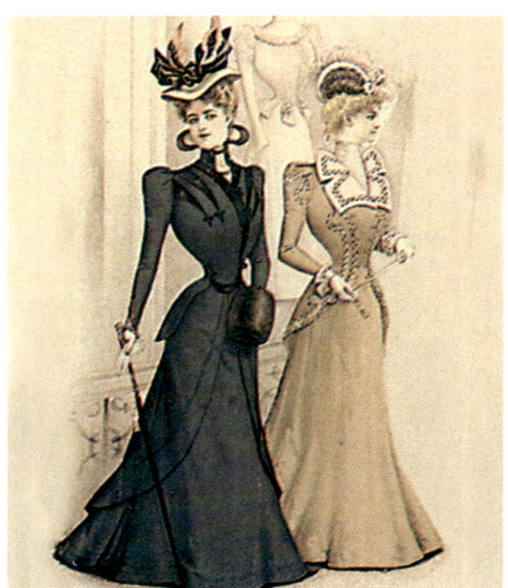

2 : Mode féminine vers 1898

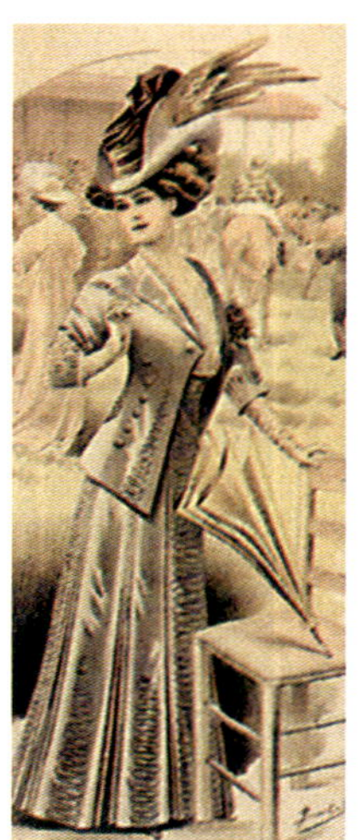

3 : Mode féminine au tournant du siècle

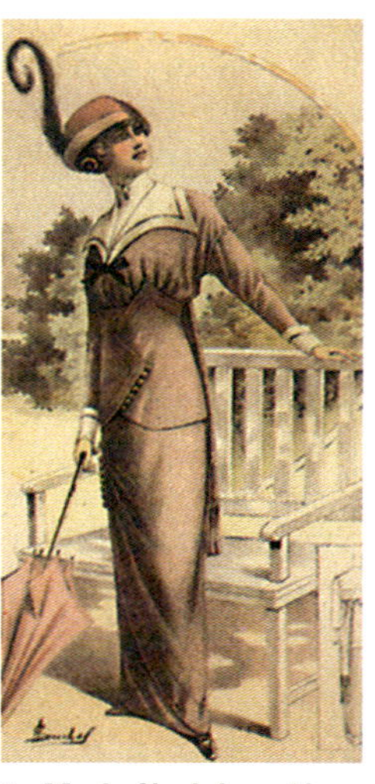

4 : Mode féminine, début XXe s.

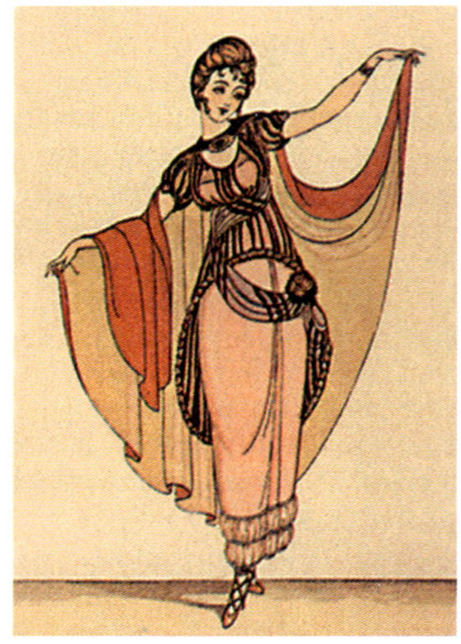

5 : Robe de danse, 1914

Mode féminine

En 1890, on aimait porter des jupes faisant une **silhouette longiligne** : étroite sur le devant alors que des plis traînaient en arrière. La jupe à godets, coupée dans différents panneaux fit son apparition. Serrée au niveau des hanches, elle s'élargissait et se plissait à partir des genoux. La doublure de la jupe et le fond de robe, tous deux en soie et ornés de volants, conféraient du volume et produisaient le bruissement tant apprécié. Le corsage allongé en pointe, restait refermé jusqu'en haut la journée et était doté d'un col officier. Au fil du temps, il prit une forme plus blousante et fut orné d'empiècements Les manches bouffantes étaient très appréciées, surtout les manches gigot.

La jupe et le chemisier étaient aussi souvent portés, ainsi qu'une ceinture afin de **souligner la taille**. Le **boléro** permettait d'apercevoir les charmantes garnitures du chemisier. Le **costume** avec vestes de style masculin se fit aussi une place. Des manteaux droits ou cintrés ou de longues vestes reléguèrent les capes au second plan.

Vers 1900, les coupes princesse devinrent à la mode et les très longues manches se resserrèrent. Le buste et les hanches étaient serrés et aplatis à l'avant dans un corset qui mettait la poitrine en valeur, de telle sorte que le corps vu de profil ressemblait à un **S**. La **robe Réforme**, tombant souplement au sol à partir des épaules ou du buste, devait contrecarrer une mode qui n'était pas bonne pour le corps. Toutefois, elle ne rencontra de succès qu'en soirée. La taille remontait et se desserrait aussi peu à peu dans les tenues de jour. Vers 1910, les jupes étaient si serrées que l'on pouvait à peine marcher. Cette **jupe longue fourreau** ne s'imposa toutefois pas plus que la jupe-culotte

Vers 1914, la jupe droite laissant apparaitre les pieds dominait la mode de jour ; elle était souvent portée avec un petit haut drapé **(tunique)** associé à un haut blousant. L'excentrique mode du soir privilégiait le style oriental.

[1] émancipation : demande de l'égalité des droits ; [2] esthétique : de bon goût, harmonieux, séduisant

15.7.1 Belle Époque, Réforme et Art nouveau (2)

environ 1890 à 1914

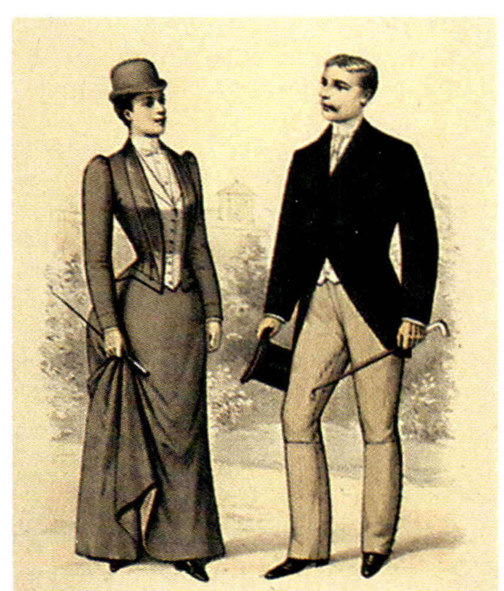

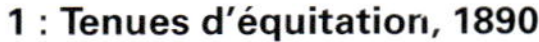

1 : Tenues d'équitation, 1890

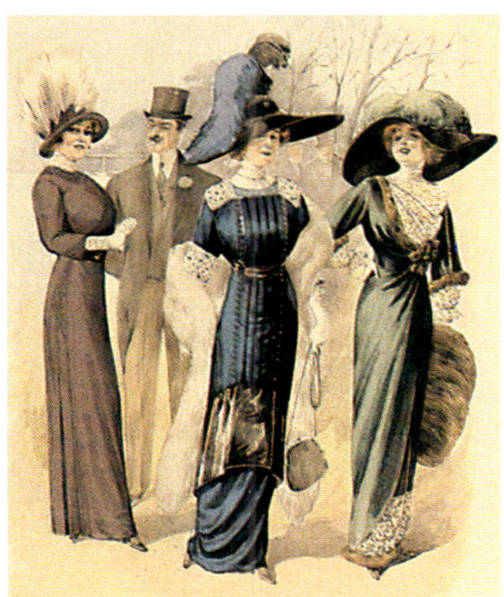

2 : Tenues habillées, 1910

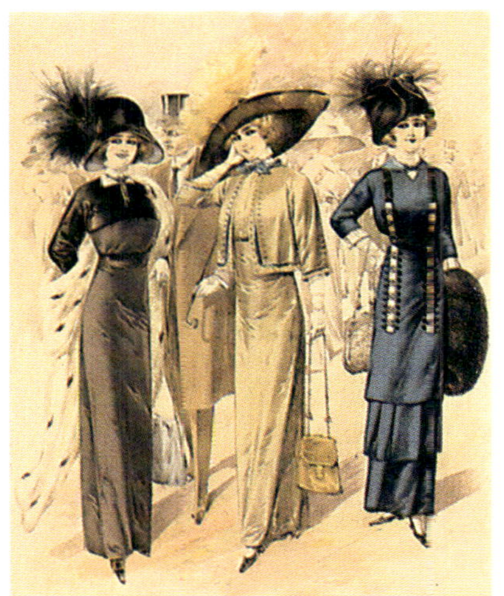

3 : Tenues habillées, 1910

Mode masculine

Dans la rue et au travail, les hommes portaient le **complêt trois-pièces** moyennement cintré et fermé assez haut. La taille se cintra avec le temps et les revers s'allongèrent. Les pantalons à la cheville rajeunirent en s'allongeant. Ils étaient dotés de revers et de plis repassés.

Lors d'occasions officielles en journée, la redingote fut évincée par le **cutaway** dont les pans étaient arrondis à l'avant. Il se portait avec un pantalon rayé sans revers.

Le **smoking** était le costume habillé porté le soir. La queue-de-pie restait toujours réservée aux grandes soirées mondaines officielles.

Le manteau était choisi en fonction du costume porté. À côté de l'élégant **paletot ou Chesterfield**, on appréciait le sportif **ulster**, le confortable **manteau aux manches raglan** et le **manteau court**. Avec l'essor de la mode sportive, on aimait porter le knickerbockers.

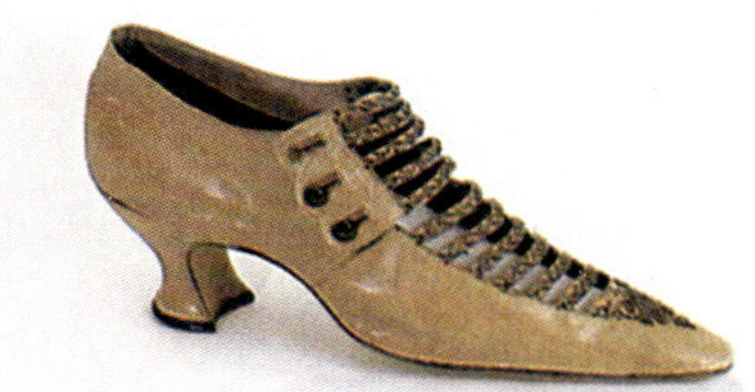

4 : Chaussure Richelieu pour dame

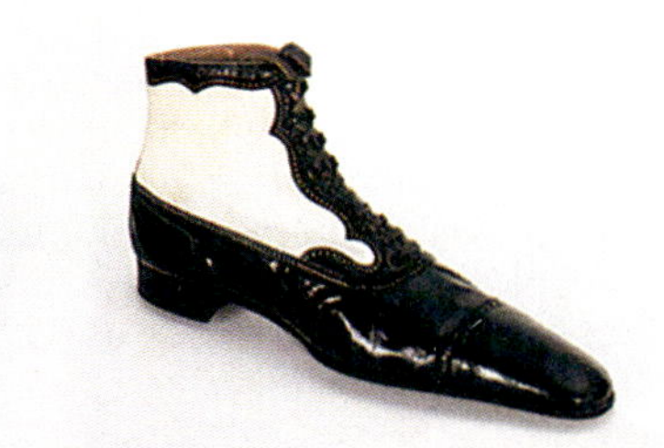

5 : Bottine pour monsieur

Accessoires

Les dames préféraient les petits couvre-chefs avec leurs strictes coiffures ondulées. Lorsqu'autour de 1900, les imposantes constructions capillaires furent à la mode, les chapeaux aussi évoluèrent vers la **« roue de chariot »** et furent abondamment garnis de fleurs, de rubans et de nœuds. En fonction de l'occasion ou du costume porté, les hommes arboraient le chapeau en feutre mou, le rigide **chapeau melon**, l'élégant **haut-de-forme** ou le **canotier**[1] estival.

Avec le raccourcissement des jupes, la chaussure féminine devint un élément essentiel de la mode. Les bottines portees couramment avec une garde-robe de jour furent peu à peu reléguées au second plan par les chaussures mi-hautes ouvertes qu'on appelait **escarpins**. Ils avaient une forme pointue et des talons mi-hauts accolés et s'attachaient avec une courroie. Les chaussures habillées étaient souvent en soie et richement ornées. Hormis des bas noirs, on portait à présent aussi des bas plus clairs ou des bas de couleur. Les hommes portaient des **bottes lacées et des bottes boutonnées** ou encore des chaussures mi-hautes sur lesquelles ils enfilaient des guêtres. Pour les soirées habillées, il convenait de porter des chaussures vernies.

Les dames ne devaient jamais sortir sans leurs **chapeau, gants et sac**. En été, il en allait de même de l'**ombrelle** et en hiver du **manchon**. Les bijoux fantaisie, les boas[2] de plumes et les éventails venaient compléter la toilette[3] du soir. La **pochette, les gants et la canne de promenade** faisaient partie de la panoplie complète des messieurs. Par dessus, on aimait accrocher une épingle de cravate, des boutons de chemise et de manchettes dans des matériaux précieux. La montre portée au poignet fit son apparition.

[1] canotier : chapeau de paille rigide et plat à bord droit ; [2] boa : serpent de très grande taille ; [3] toilette : tenue coûteuse portée en société

15.7.2 Les années 20 (1)
De 1920 à 1929

Caractéristiques de l'époque

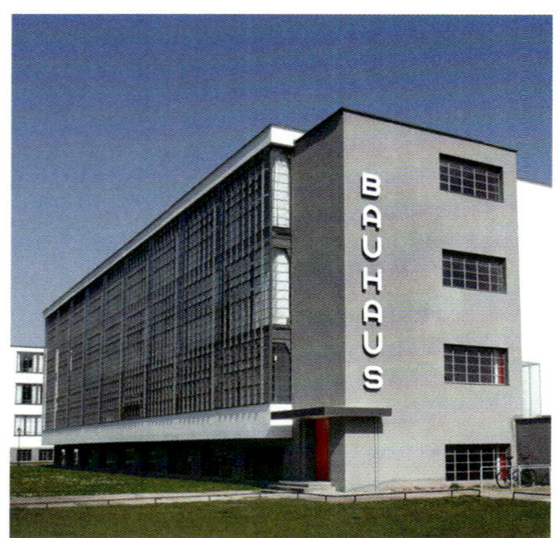

1 : Bauhaus (École de design, Dessau)

Après la Première Guerre mondiale (1914 – 1918), des changements révolutionnaires apparurent, particulièrement dans les vêtements féminins. L'**égalité des femmes**, que ce soit dans la sphère professionnelle, privée et politique, ainsi que leur pratique sportive croissante constituaient des éléments essentiels. Un type de femme nouveau, plus rationnelle vit le jour avec des exigences **vestimentaires** correspondantes. Les femmes ne voulaient plus se sentir contraintes par un corset. Elles renoncèrent aussi à souligner leurs formes féminines et exigeaient plus de liberté de mouvement au niveau des jambes. Il en résulta une marche facilité et des jupes raccourcies. Ce furent surtout les tenues de jour qui purent ainsi être plus pratiques et confortables, avec une prédilection pour les tissus sportifs dans des teintes naturelles. Pour sortir en société, on aimait toutefois porter des matières faisant de l'effet, dans des couleurs lumineuses, ainsi que des garnitures extravagantes. Les stars de la chanson et du cinéma devinrent des modèles dont on imitait la mode.

L'industrie de la mode connut une ascension fulgurante. Le théâtre, l'art et la musique se développèrent aussi. Les divertissements du soir devaient en effet permettre de supporter le stress lié à l'inflation, aux troubles politiques et au chômage. La période entre 1924 et 1929 est désigné aussi désignée sous le nom d'« Années folles ».

Durant les années 20, le Bauhaus, une École d'art fondée en 1919 à Weimar (Allemagne), impulsa un nouvel élan en **architecture**. L'objectif était de combiner art et technique. Le réalisme et la fonctionnalité étaient au premier plan, tandis que le béton, le métal et le plâtre étaient les matériaux de prédilection. En dehors de cela, les ornements fantaisie de l'**Art Déco** utilisés dans la décoration d'intérieur affichaient leur attrait pour l'Art Nouveau.

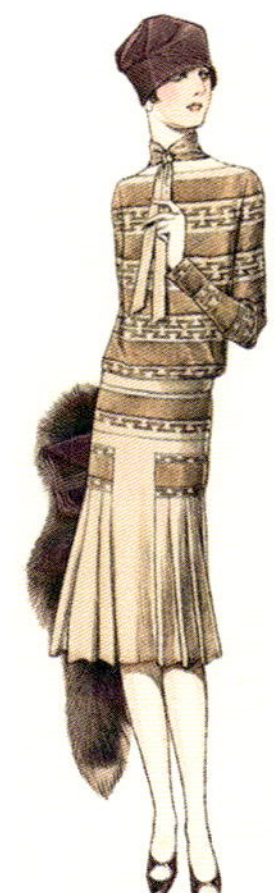
2 : Mode de jour, jupe plissée

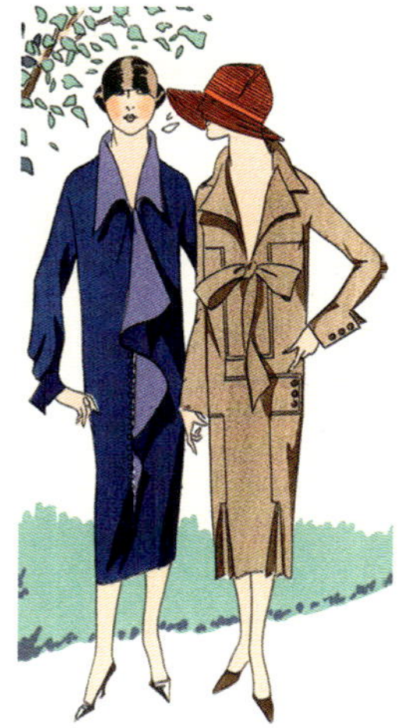
3 : Robes pour femmes en soie (à gauche) et en laine (à droite)

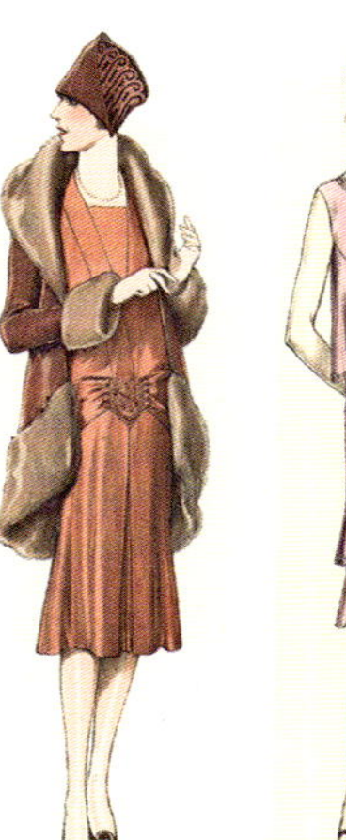
4 : Ensemble de l'après-midi

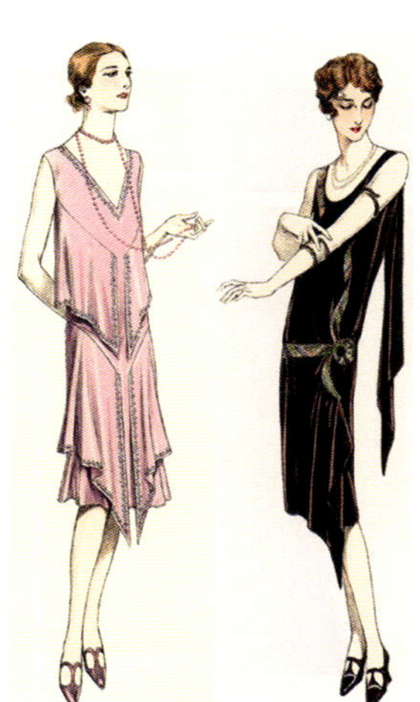
5 : Robes de danse

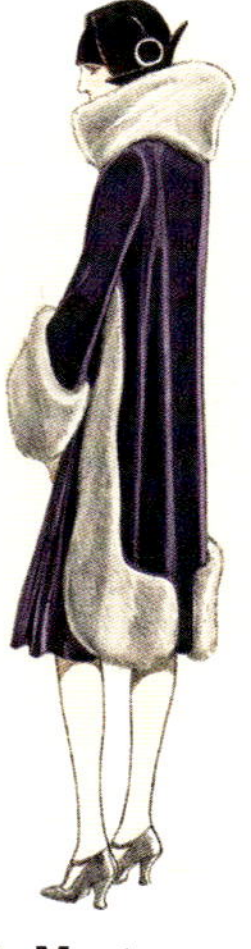
6 : Manteau de velours avec garniture de fourrure

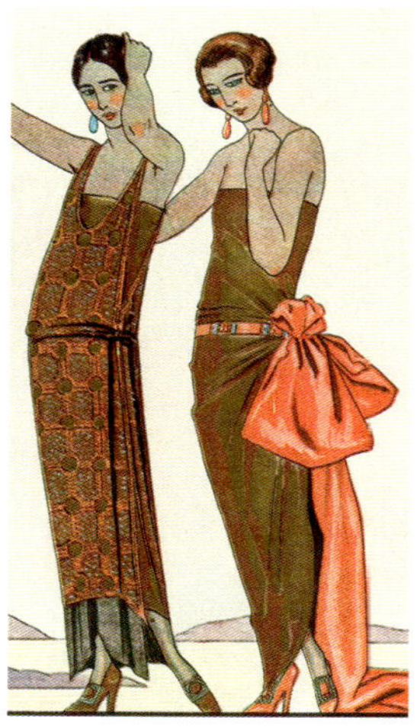
7 : Robes de soirée, atelier de mode Worth, Art Déco 1922

Mode féminine

Après la mode de la période de la guerre (robe à la taille très marquée et jupe froncée), arriva la robe chemise et lâche ou **robe droite**. La longueur des jupes se raccourcit ; en 1920, les robes d'une seule pièce arrivaient la plupart du temps à peine aux mollets. La taille souple et abaissée était soulignée avec une ceinture ou une écharpe. Des tissus en maille confortables et des tissus en soie artificielle abordables firent leur apparition. On aimait aussi porter de longs **pullovers**.

En 1924, les jupes n'atteignaient plus que les genoux et en 1927, elles étaient remontées **au-dessus des genoux**. La coupe des longs hauts était droite afin de ne pas mettre en valeur les seins et la taille. L'idéal vestimentaire était la **garçonne**, la femme androgyne.

Les tenues habillées et les tenues de jour avaient la même coupe. Elles arboraient toutefois de plus profonds **décolletés** et des détails soulignant la féminité, tels que des jupes virevoltantes en forme de cloches ou des pans de jupe plissés ou des empiècements à perles, à paillettes et à franges **(robe Charleston[1])**.

À la fin de la décennie, les vêtements soulignaient de nouveau la silhouette et les jupes étaient redescendues jusqu'aux mollets. Les coupes obliques étaient très populaires, ainsi que les drapés[2], les volants et les ourlets asymétriques et plus longs sur les côtés.

Pour les vestes et les manteaux portés en journée, on préférait les **coupes masculines**. Concernant les formes élégantes, le manteau à nouer à col châle dominait tous les styles. Les manteaux de fourrures et les accessoires en fourrure étaient très à la mode, de même que l'**ensemble** (robe et manteau).

[1] Charleston : danse à la mode dans les années 20 ; [2] drapé : assemblage de plis souples

15.7.2 Années 20 (2)
De 1920 à 1929

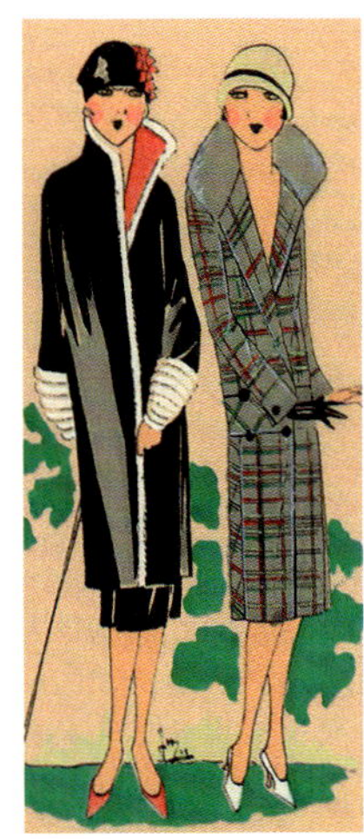
1 : Ensemble, manteau style homme de Jean Patou, 1925

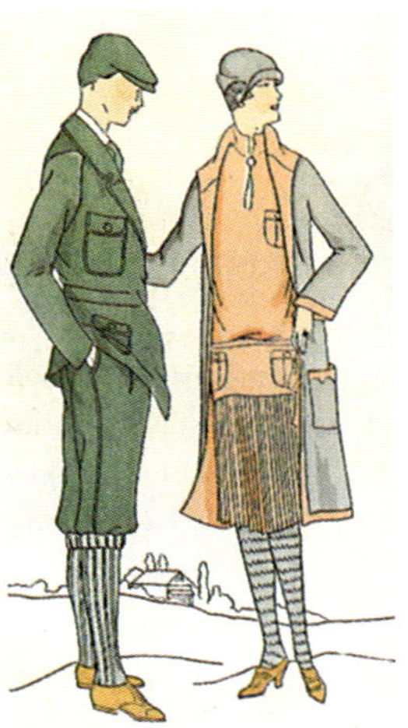
2 : Mode sportive 1926, veste de sport, knickerbocker, casquette

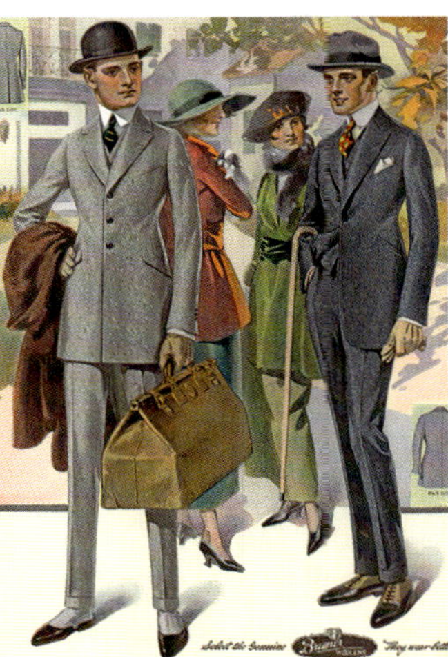
3 : Mode masculine vers 1920, vestons, pantalons étroits, Homburg (à gauche)

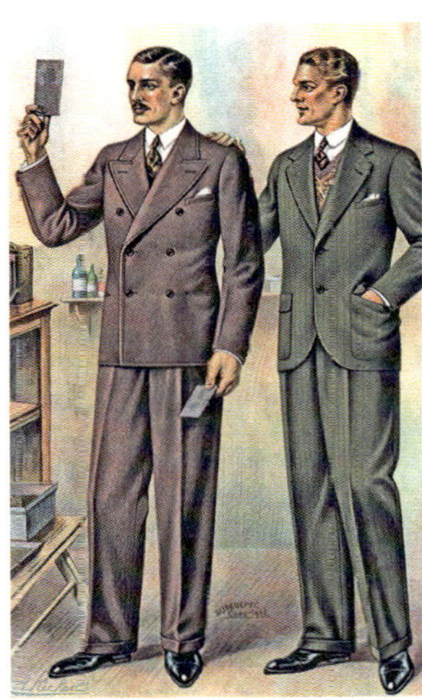
4 : Mode masculine vers 1925, vestes à double et simple boutonnage, pantalons larges à revers

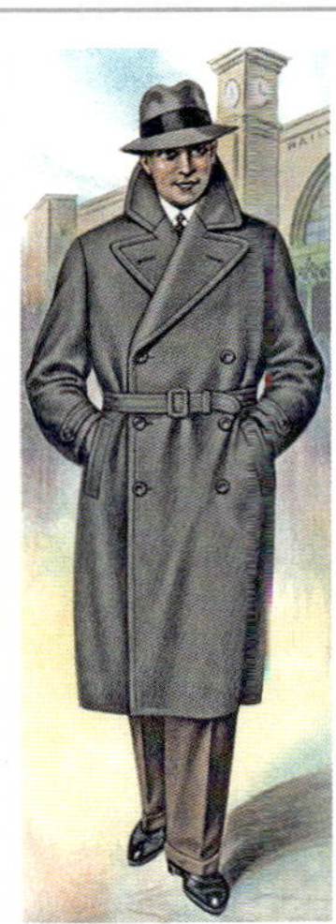
5 : Trenchcoat, double boutonnage avec large revers

Mode masculine

Les tenues de jour des hommes était sérieuses et adaptées aux circonstances ou sportives. Les tissus déclinés dans des couleurs discrètes étaient souvent imprimés de motifs à carreaux, rayures ou de petits motifs. Au début, le veston conservait sa taille haute et son allure guindée. Il était habituellement à simple boutonnage et pourvu de revers étroits. Le **pantalon** devenait plus étroit vers le bas.

Vers 1925, les vestons furent un peu moins cintrés et avaient plus de souplesse. Les pantalons étaient droites.

Vers 1929, les épaules étaient carrées et rembourrées. Les vestons étaient moyennement cintrés et reposaient sur les hanches. Les pantalons à revers à coupe large et droite firent leur apparition.

Les **knickerbockers et les vestons sports** n'étaient désormais plus portés que pour des occasions sportives. En journée, le gilet, élément indispensable d'une tenue correcte était aussi désormais remplacé par un pull.

Une version sportive du manteau apparut : le **trenchcoat**. On préférait porter le **paletot** pour les formes élégantes.

Les tenues habillées restaient formelles. Selon les occasions, on choisissait le port du **cutaway, du smoking ou de la queue-de-pie**. Le **Stresemann** était le petit costume officiel porté en journée qui combinait un veston foncé et un pantalon rayé.

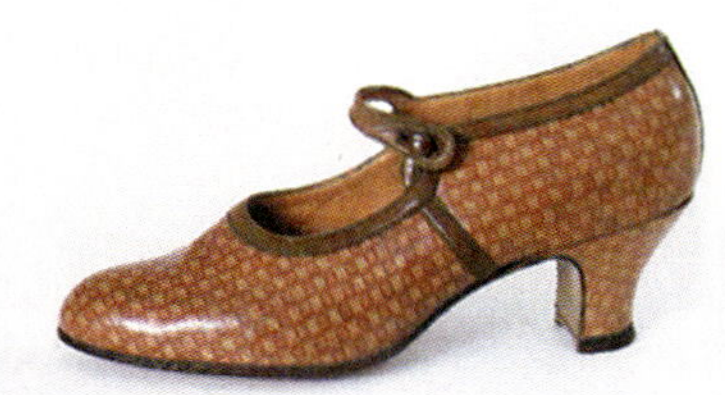
4 : Chaussure pour dame

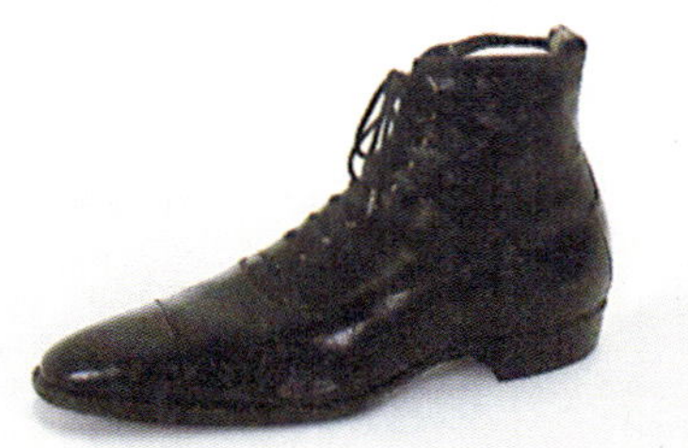
5 : Chaussure pour homme

Accessoires

Sur leurs cheveux courts lissés ou ondulés typiques de la **coiffure à la garçonne**, les dames portaient un petit **chapeau cloche** bien enfoncé sur le front. Pour les sorties en société, elles préféraient porter le **turban** orné d'un bijou à plumes. Les hommes peignaient leurs cheveux courts coupés en brosse et les gominaient pour les lisser. En fonction des occasions, ils optaient pour le chapeau en feutre à faux boutonnage, l'élégant et rigide **Homburg** ou les **casquettes et bonnets** à l'allure plus sportive.

Les chaussures pour dames étaient assez pointues, qu'il s'agisse des élégants **escarpins** et des élégantes **chaussures à brides** à hauts talons ou des **chaussures mi-hautes** plates et sportives. La mode des jupes courtes remit les jambes et donc les bas à l'honneur. Les bas couleur chair en soie naturelle ou artificielle étaient souvent ornés de détails féminins. Chez les hommes, les **mi-chaussures** portées en hiver avec des guêtres s'imposaient peu à peu devant les **bottines** montant sur la cheville.

Les **gants, sacs, écharpes, ombrelles et chapeaux** permettaient d'apporter une touche de couleur. Il en allait de même des **cravates**, à présent colorées et à motifs, qui devenaient des accessoires de mode. Les dames aimaient les longs sautoirs de perles à plusieurs rangées, bracelets et pendentifs d'oreilles. À côté des bijoux véritables apparurent les bijoux fantaisie. Le long fume-cigare ne devait pas manquer lui non plus. Chez les hommes, le port de bijoux consistait en une montre au poignet et une chevalière.

15.7.3 Les années 30

De 1930 à 1939

Caractéristiques de l'époque

Le début de cette décennie fut marqué par les répercussions de la crise économique mondiale de 1929. En raison du chômage, la tendance était à l'économie. Un peu plus tard, le **national-socialisme** influença tous les pans de la vie quotidienne en Allemagne.

L'art n'avait alors plus beaucoup de possibilités de s'exprimer et l'**architecture** devint réaliste et austère. Des édifices publics furent construits dans un **style néoclassique**[1].

La **mode pour dames** était très **féminine**. Le fait de souligner les formes naturelles féminines correspondait aussi à la vision nationale-socialiste de la femme. On portait souvent des uniformes, les tenues de jour étaient plus strictes et avec des détails masculins.

Le style des **vêtements pour hommes** restait **classique, tandis que** la mode du quotidien devint simplement sportive.

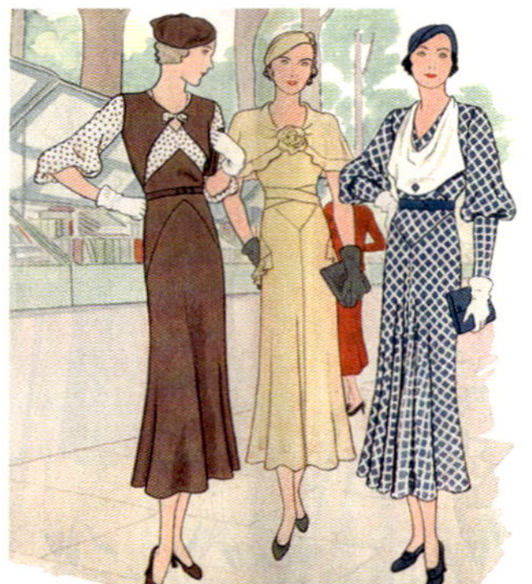

1 : Robes de soirée féminines 1931

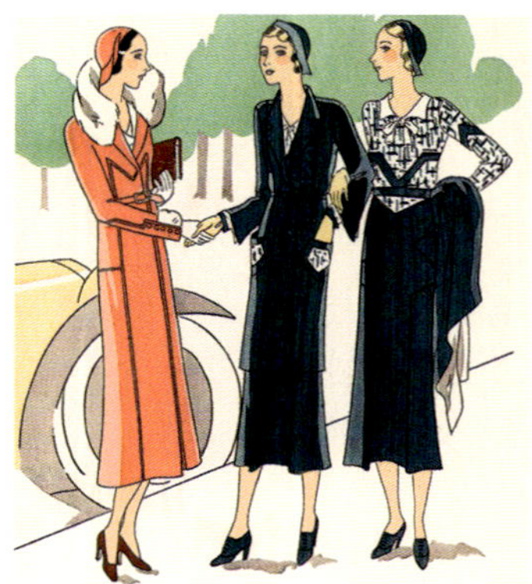

2 : Manteau, deux pièces, ensemble

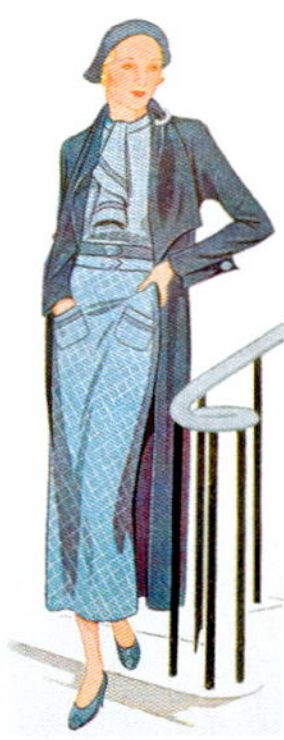

3 : Mode 1935 : jupe, chemisier et manteau

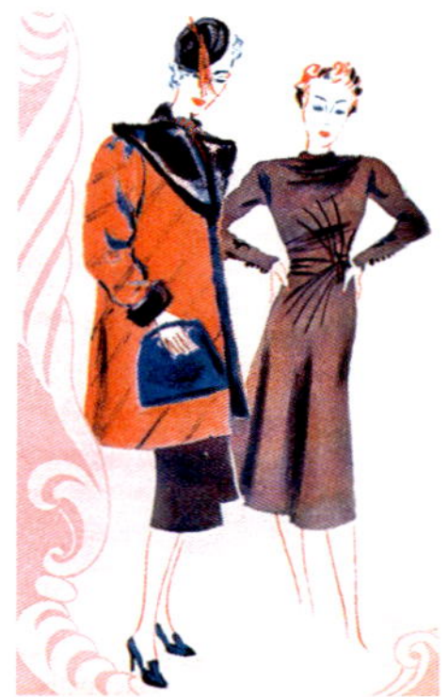

4 : Mode 1938, manteau longueur 7/8, épaulettes

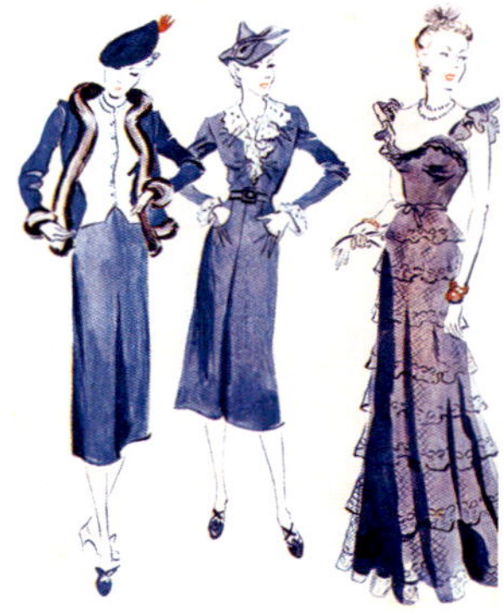

5 : Chanel 1938, ensemble, robe de jour et robe de soirée

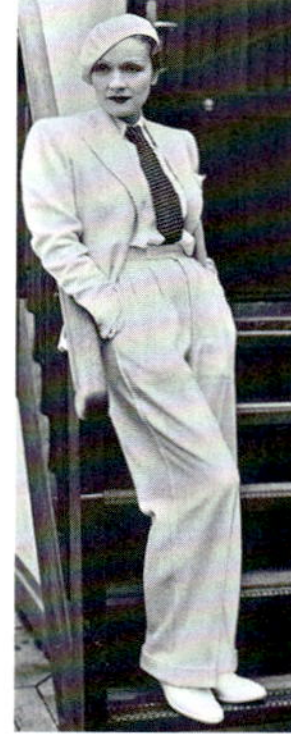

6 : Marlène Dietrich

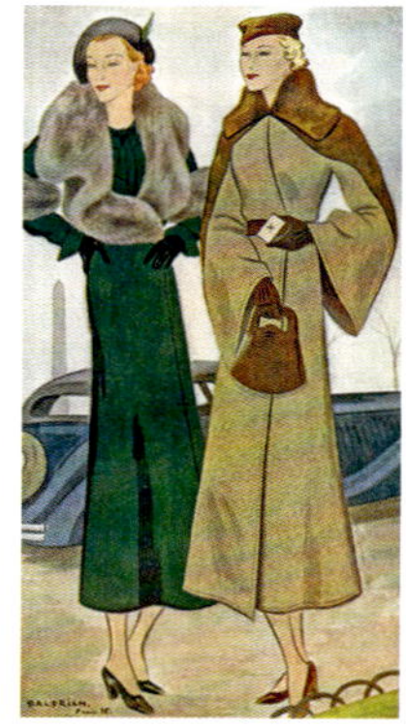

7 : La mode des manteaux de luxe

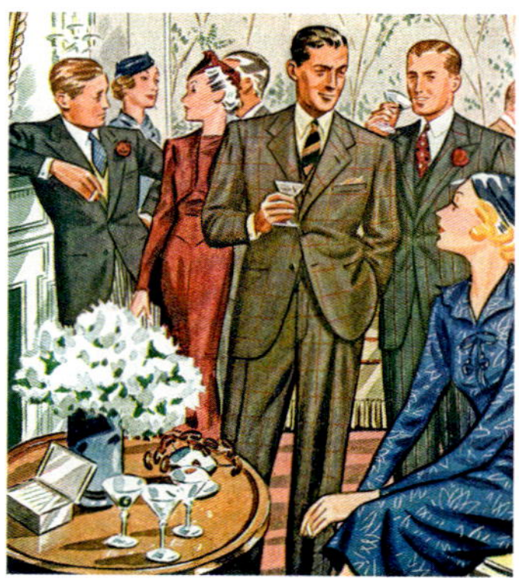

8 : Soirée-cocktail 1937

Mode féminine

Les robes en tissus fluides étaient longues jusqu'aux mollets, **soulignées à la taille**, étroites aux hanches. Elles avaient aussi un ourlet large. Des coupes obliques, des drapés, des effets pointus et des effets d'enroulement soulignent l'élégance de la ligne. Des capitonnages et des manches rembourrées **mettaient en valeur les épaules**. Les robe de soirée étaient décolletées et comportaient une petite traine.

Même les vestes et les manteaux avaient un tracé près du corps. À la fin des années 30, les épaules étaient rembourrées, ce qui les rendait très larges et les jupes recouvraient à peine les genoux. Les manteaux n'avaient souvent qu'une longueur 7/8. Les **détails typiques des uniformes**, tels que les épaulettes, les grands poches plaquées et les larges revers étaient caractéristiques.

Mode masculine

Le **veston cintré** était près du corps (au niveau des hanches), avec des épaules marquées et de petits revers larges. Le **pantalon à revers** large était confortable. La **veste double boutonnage** était appréciée pour les occasions particulières organisées durant la journée.

La **veste Norfolk**[2] **et les knickerbockers** ou le pantalon ceinturé et le blazer constituaient des combinaisons sportives appréciées. Hormis le paletot cintré et l'ulster coupé droit, on portait aussi des trenchcoats et des imperméables.

Accessoires

Avec les coiffures bouclées mi-longues, les dames aimaient porter de **petits chapeaux** décorés ou d'étroits bonnets. Les **escarpins à hauts talons** et les chaussures à talons compensés et semelles épaisses firent leur apparition. Des garnitures blanches, des fleurs en tissus et des ceintures d'ornement venaient accessoiriser les tenues.

Des **chapeaux en feutre** mous ou rigides et des **casquettes** sportives complétaient la garde-robe masculine. Les **mi-chaussures** étroites étaient souvent bicolores.

[1] Néoclassicisme : éléments stylistiques repris, plus clairs et plus classiques ;

[2] veste Norfolk : veste sportive à plis d'aisance, ceinture rembourrée, poches à soufflet et épaulettes

15.7.4 Les années 40

De 1940 à 1949

Caractéristiques de l'époque

Pendant la **Deuxième Guerre mondiale** (1939-1945) et durant la **période d'après-guerre**, la mode eut peu de possibilités de se développer. En raison du manque de tissu et de l'accumulation des restrictions, il fallait souvent transformer ses vêtements et se débrouiller avec ce qu'on avait. La devise était la suivante : « Tout récupérer, ne rien gaspiller ». Les **vêtements pour dames** étaient certes simples et fonctionnels, mais ils étaient quand même habillés. On se contentait de couleurs plus neutres et on renonçait à porter des garnitures voyantes. À Paris, l'année 1947 marqua un nouveau départ pour la **Haute Couture, cette dernière** reprenant sa position dominante. Avec sa nouvelle mode pour dame restée particulièrement féminine et appelée **New Look**[1], Christian Dior fut intronisé « Roi de la mode ».

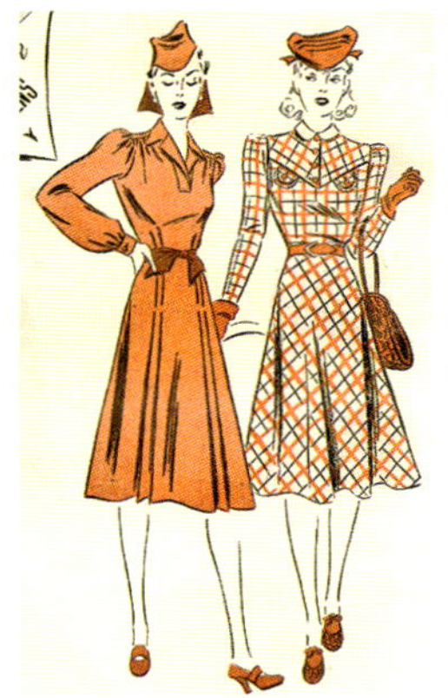

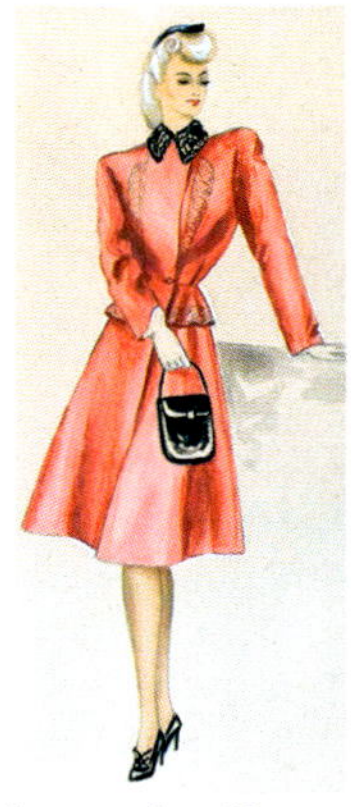

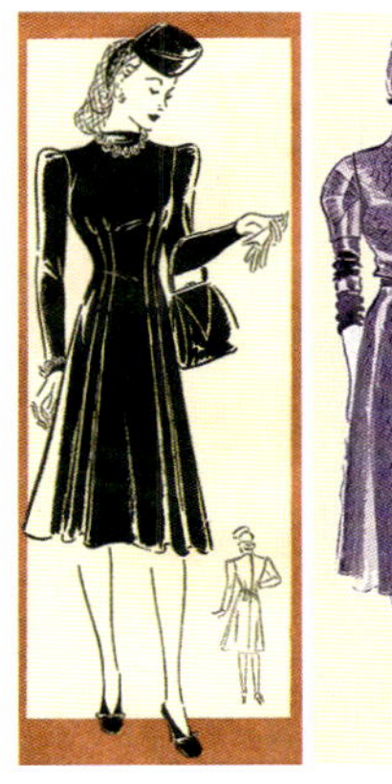

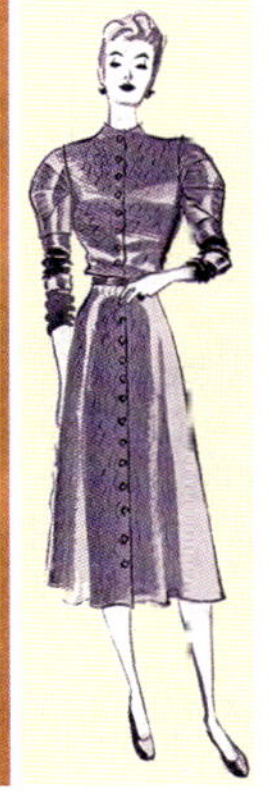

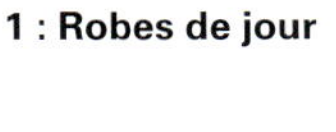

Mode pour dames du début des années 40

1 : Robes de jour 2 : Costume 3, 4 : Robes d'après-midi

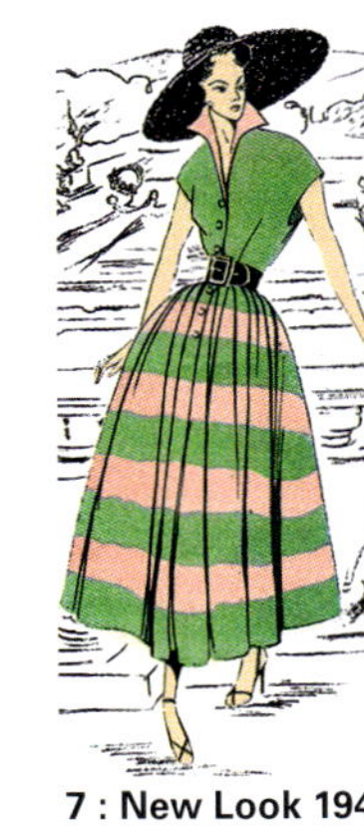

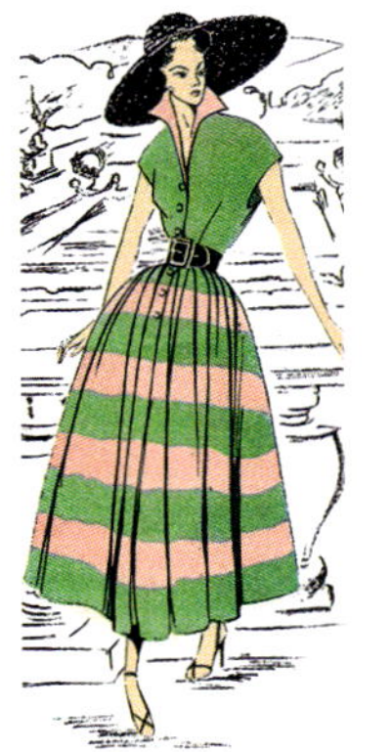

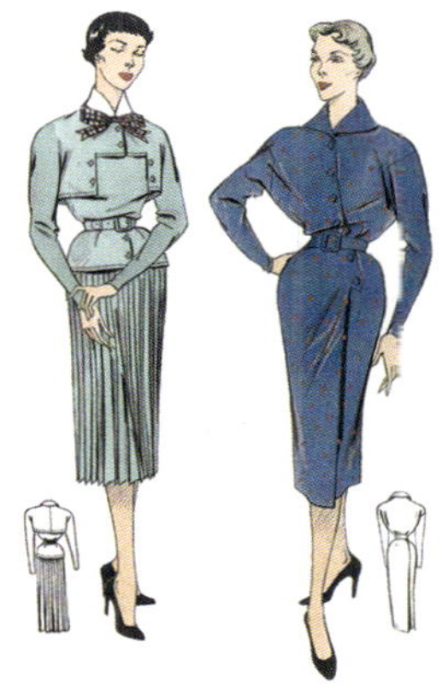

5, 6 : Mode féminine 1947 7 : New Look 1949 8 : Mode féminine 1949

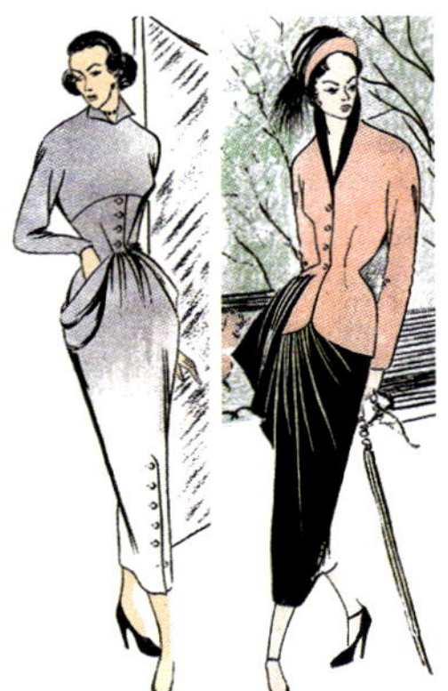

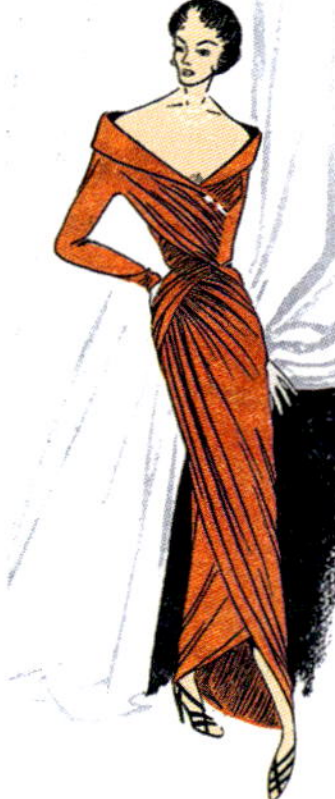

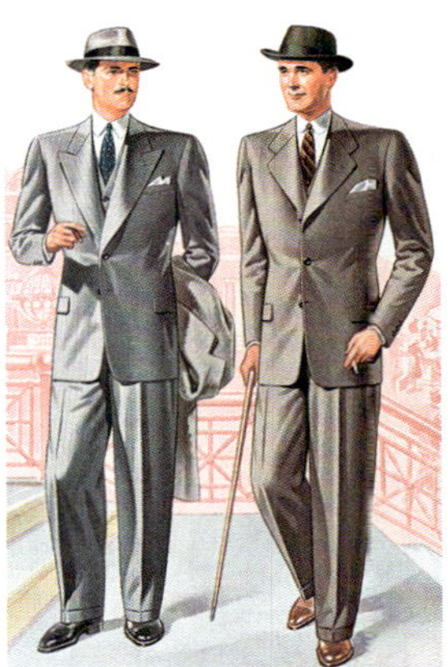

9, 10 : Ligne crayon 1949 11 : Mode de soirée 1949 12 : Mode masculine 1949

Mode féminine

Les formes **étroites** à épaules marquées et les jupes **aux genoux** étaient typiques des années de guerre. Les robes soulignaient beaucoup la taille, les vestes et les manteaux présentaient des détails typiques des uniformes.

Le New Look introduisit en revanche de larges **jupes cercles** descendant jusqu'aux mollets et de petits hauts près du corps aux épaules arrondies. Une alternative à cette ligne jeune et pleine d'allégresse consistait en une élégante **ligne crayon** avec des petits hauts très près du corps et de longues jupes entravées.

Les robes habillées étaient drapées, avaient des effets de tunique et de basques (péplum) et des décolletés raffinés. La **taille** très marquée rendait nécessaire le port d'un corset ou d'un raidissement du buste.

Les vestes et les manteaux étaient taillés près du corps ou évasés dans le dos.

Mode masculine

Elle changea peu et les couleurs et motifs restaient discrets. Le costume de base était la **veste double boutonnage**, ce qui rendait le gilet superflu.

Pendant la période d'après-guerre, les **vestons** s'allongèrent, les épaules s'élargirent énormément et les hanches restèrent étroites. Les **pantalons** étaient larges et à revers. Le **Dufflecoat** sportif fit son apparition.

Accessoires

Avec des cheveux longs et bouclés ou très frisés, on portait des **bonnets** ou des **foulards** drapés. Les chaussures avaient souvent d'épaisses semelles et étaient d'apparence grossière. Le New Look apporta les petites coiffures bouclées et les **chapeaux** sans bords ou à larges bords.

Les **chapeaux de feutre, casquettes à visière ou bérets basques** mous constituaient les couvre-chefs portés par les hommes. Les mi-chaussures solides avaient souvent des semelles en bois auxquelles succédèrent des semelles en crêpe pendant la période d'après-guerre

[1] New Look (angl.) = nouvelle apparence

15.7.5 Les années 50

De 1950 à 1959

Caractéristiques de l'époque

La **reprise** économique et l'amélioration du niveau de vie contribuèrent au fort développement de l'industrie du vêtement. Les idées exclusives de la haute couture furent reprises dans le prêt-à-porter et rendues accessibles à toutes les couches de la société. Le vêtement servait aussi à souligner la position sociale. Des fibres synthétiques abordables et faciles d'entretien stimulèrent la consommation.

Tandis que la **mode masculine** restait assez conventionnelle, les propositions des créateurs de mode pour les **dames** changeaient de saison en saison.

Les silhouettes étaient désignées par des lettres et des formes. Les longueurs de jupe se raccourcirent peu à peu, passant d'une longueur au mollet à un genou bien couvert.

À côté des **tenues de sport et de loisirs** se développa une mode simple et propre à la jeune génération. Les vêtements en maille, en velours côtelé et en cuir et surtout les jeans, firent leur apparition. Les stars de cinéma et de la chanson devinrent les modèles à suivre, avec de nombreuses influences venant des États-Unis.

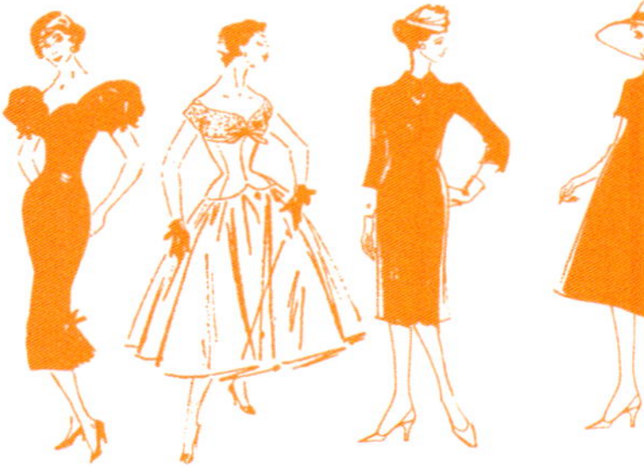

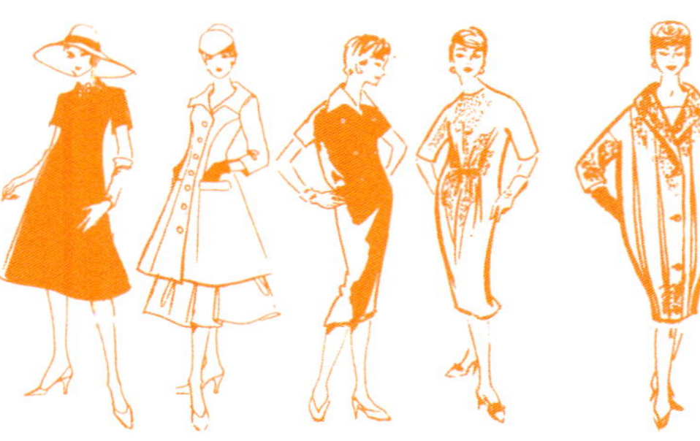

1955 :
Ligne tulipe, coupole, en I

1957 :
Ligne trapèze, en A, sac

1958 :
Ligne tonneau

1 : Lignes mode

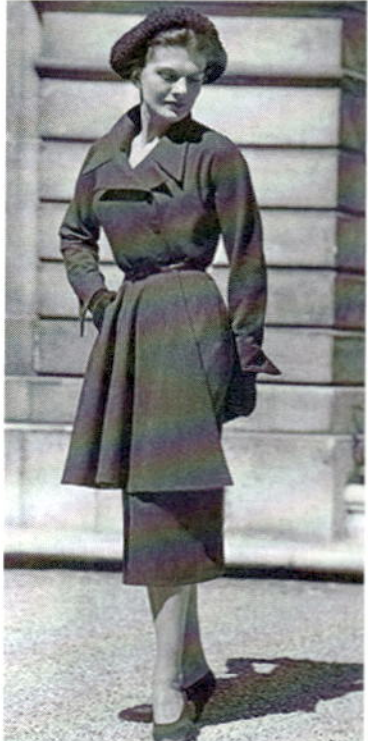

2 : Robe tunique

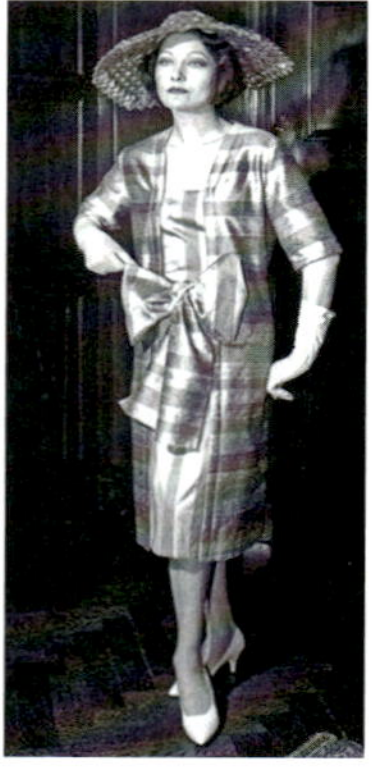

3 : Ligne libérée

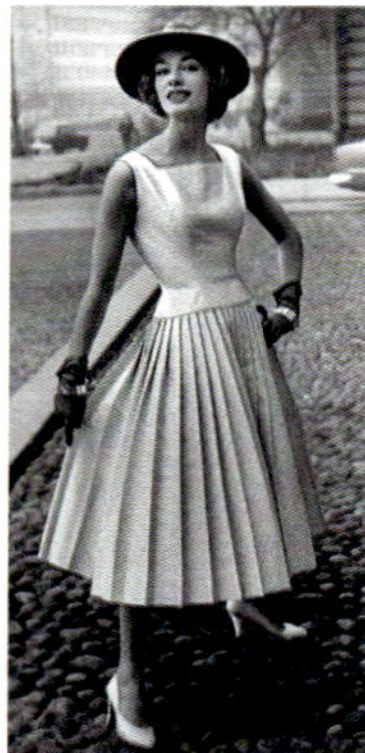

4 : Ligne en X

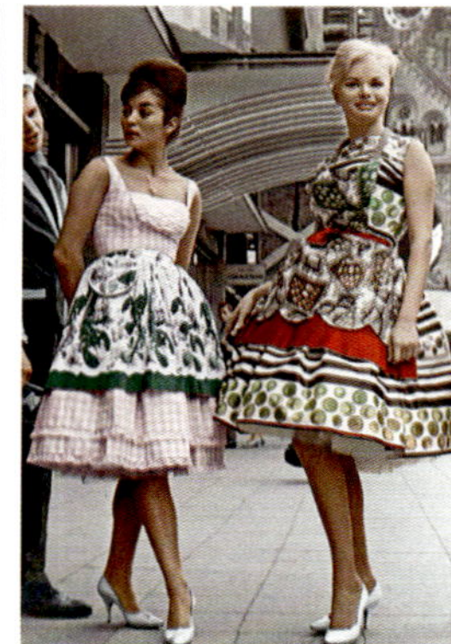

5 : Ligne coupole

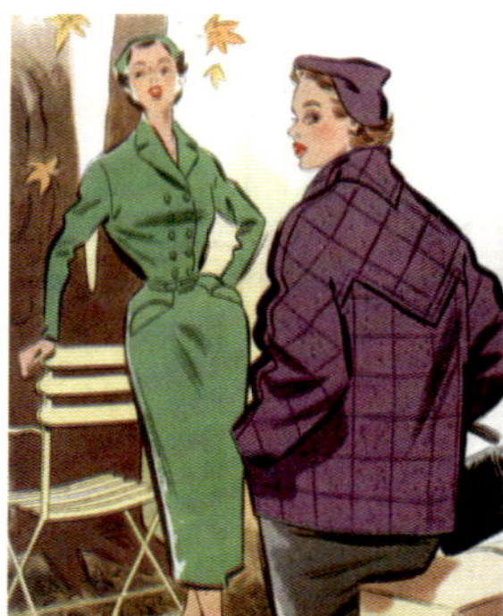

6 : Ligne serrée et forme kimono

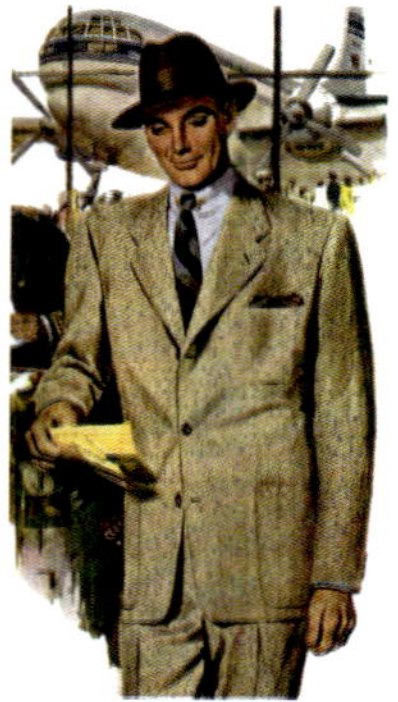

7 : Costume à boutonnage simple

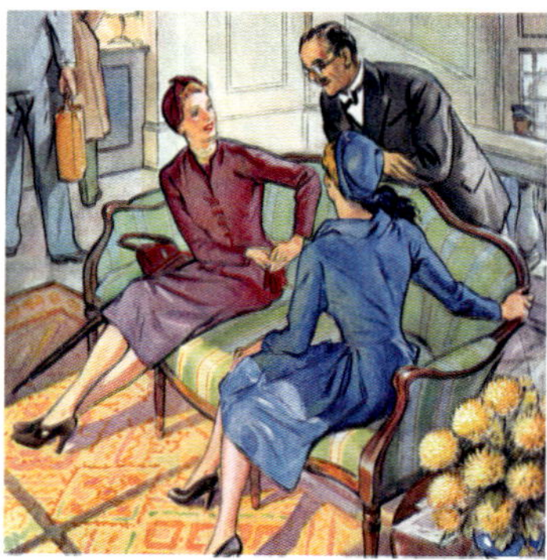

8 : Vêtements de société

[1] mocassins = chaussures à enfiler

Mode féminine

Des jupes étroites, des tailles fines et des hanches soulignées caractérisaient l'élégante mode féminine. Parmi les exemples typiques de cette période, on trouve la **ligne entravée** ou bien **ligne crayon, tulipe, Y et Empire.** La **ligne en X** à découpes princesse, **la ligne coupole** et la **ligne ballon** à jupes mouvantes et **jupons** mais aussi la **ligne trapèze** et la **ligne en A** à formes évasées apportèrent à la mode une touche de jeunesse et d'allégresse. Des hanches soulignées, une taille souple et de petits hauts blousants caractérisaient la **ligne en H** et la **ligne ondulée.** La **ligne libérée** proposa un style de vêtements ne soulignant pas les courbes du corps (la ligne sac) qui atteint son paroxysme avec la **ligne tonneau**.

Mode masculine

Les coupes des vestons et manteaux **sans taille marquée** étaient larges, de même que les **épaules rembourrées.** Les pantalons à la coupe large et confortable devenaient plus étroits vers le bas.

Vers 1955, les vestons devinrent **plus près du corps** et leurs épaules s'arrondirent. Les vestons à boutonnages simples et à courts revers larges ainsi que les élégants vestons à double boutonnage étaient très appréciés.

Accessoires

Le couvre-chef, le sac à main et les gants étaient soigneusement assortis à la tenue. Des chapeaux à larges bords ou de tout petits chapeaux étaient posés sur des cheveux bouclés coupés courts. Les escarpins pointus à **talons aiguille** et les bas nylon étaient très recherchés. Les jeunes filles privilégiaient le port de la queue de cheval et des **ballerines**.

Pour les messieurs, les **chapeaux en feutre** mou ou les **casquettes sportives, les** étroites **mi-chaussures** ou les **mocassins**[1] étaient dans l'air du temps. Le port correct du costume exigeait la présence d'une **pochette** et d'une fine cravate ou d'un nœud papillon.

15.7.6 Les années 60
De 1960 à 1969

Caractéristiques de l'époque

Les tendances de la mode des années 60 ont été marquées par la libération des contraintes et des tabous. Le style non conventionnel adopté par la jeunesse s'imposa et l'industrie textile s'adapta. La **« jeunesse »** était le mot-clé omniprésent de la publicité et des médias. Ce fut surtout la **mini-jupe** qui fit couler le plus d'encre. Un jean, un pull et un tee-shirt faisaient désormais partie de la panoplie du quotidien des ados et des jeunes adultes qui s'inspiraient surtout des stars de la pop et adoptaient au fil du temps la mode des cheveux longs.

La **conquête spatiale,** ainsi que l'**art abstrait** influencèrent également l'univers de la mode. On utilisait des couleurs vives et des matériaux innovants tels que le film plastique et les tissus cirés. Des **mouvements anti-mode** exprimaient aussi la protestation de la jeunesse contre le système politique et social. La mode hippie[1] fanta siste et nostalgique s'élevait ainsi contre la société de consommation et adoptait consciemment une allure négligée en opposition au style vestimentaire classique.

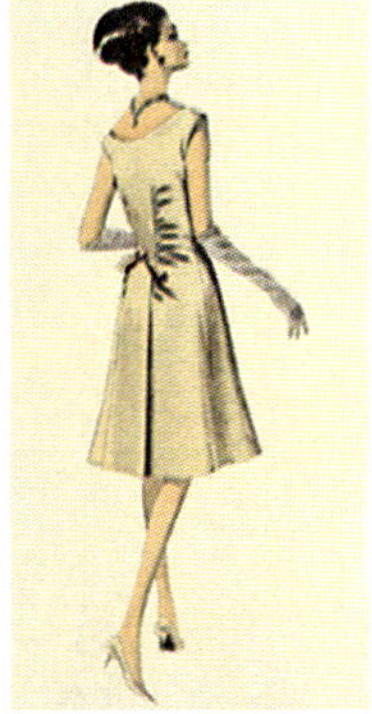
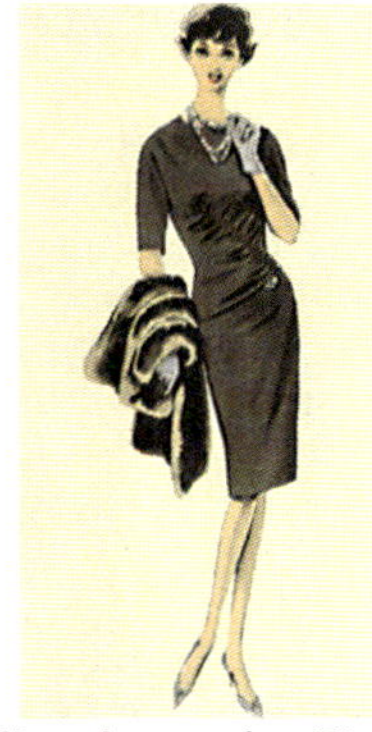
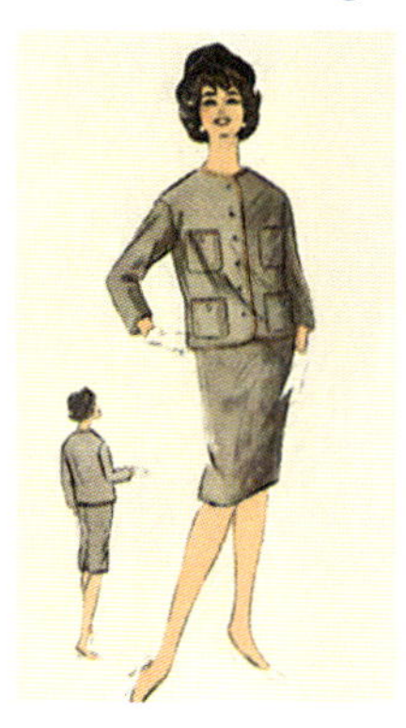
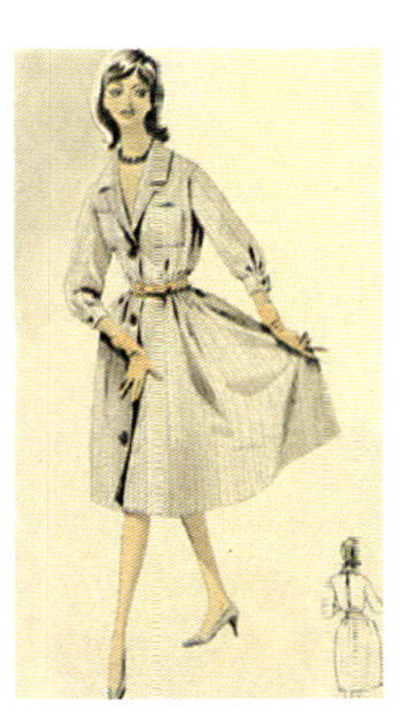

Mode féminine du début des années 60
1 : Robe princesse **2 : Robe fourreau** **3 : Tailleur Chanel** **4 : Robe chemisier**

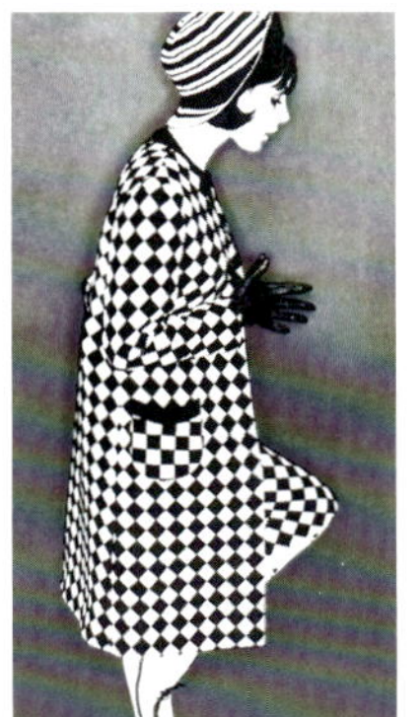
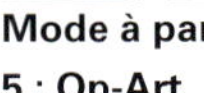
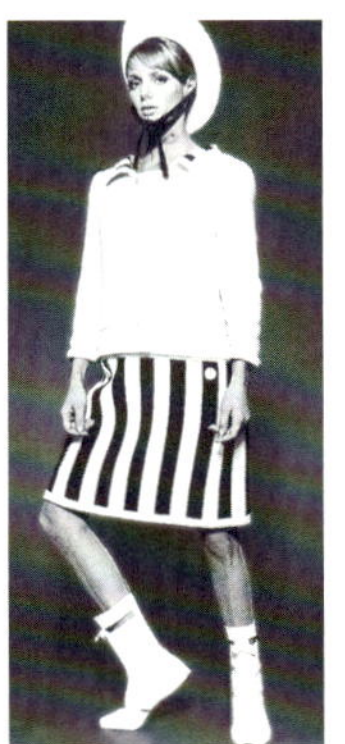
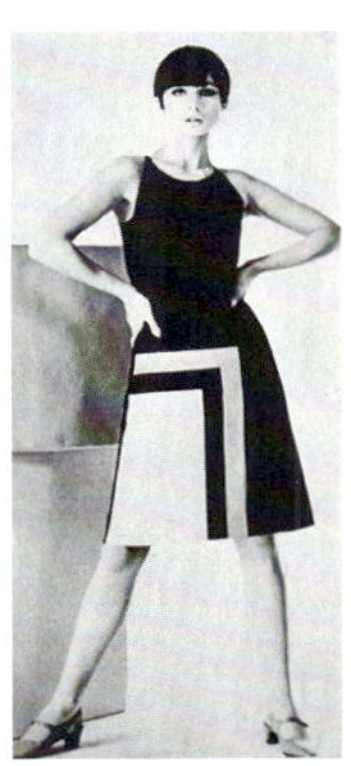
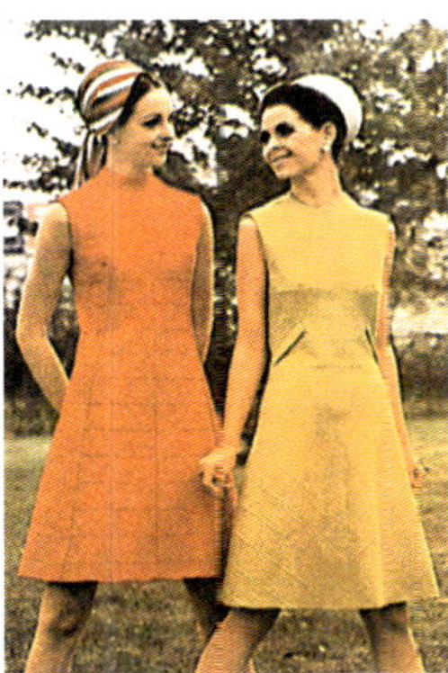

Mode à partir de 1964
5 : Op-Art **6 : Style Courrèges[5]** **7 : Op-art** **8 : Ligne trapèze**

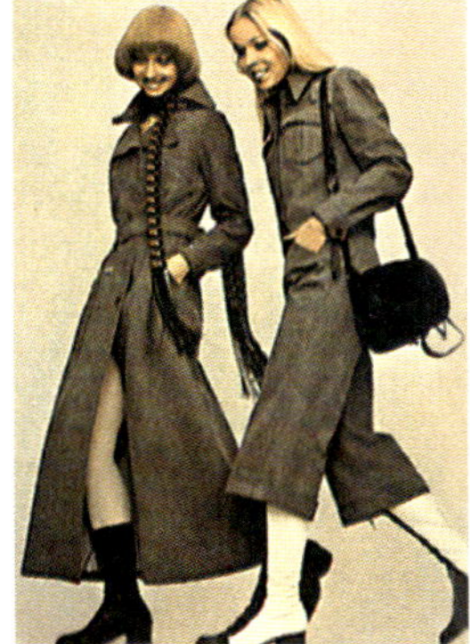
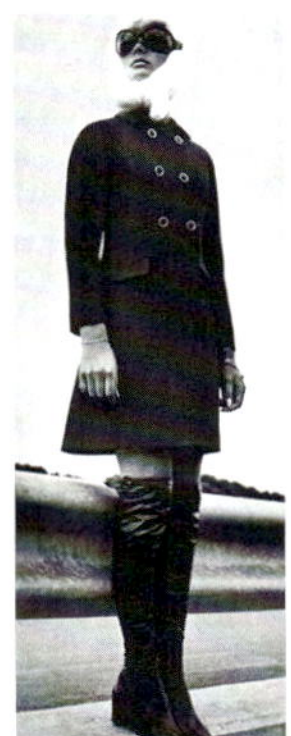
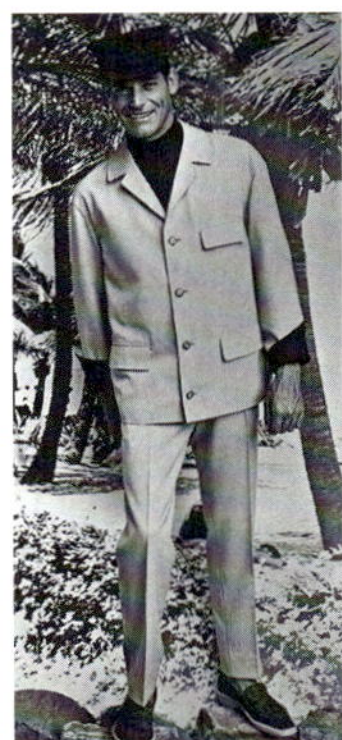
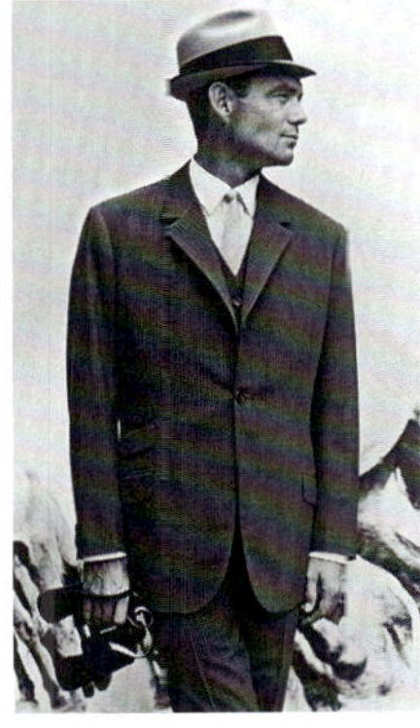

9 : Maxi manteau et combi pantalon **10 : Manteau-court** **11 : Costume décontracté, 1964** **12 : Costume à boutonnage simple, 1964**

Mode féminine

À côté de la ligne féminine près du corps avec ses délicates robes princesses et ses robes fourreaux très Madame, le style **sportif décontracté** à jumpers amples et robes droites commença à s'affirmer. Les blousons, les longs gilets, les robes droites, le costume Chanel, la **mini-jupe et le pantalon pour dame** s'imposerent.

L'**op-art**[3] et le **look spatial** apportèrent une mode futuriste à motifs et coupes géométriques en noir et blanc ou en blanc et argent. Les robes et les manteaux à la **ligne trapèze** soulignaient les panneaux contrastants et les surpiqures apparentes.

Les pantalons au bas de jambes extra-larges firent leur apparition. Les hot pants[4], la mode oversize et le look transparent constituaient des variantes excentriques de la mode.

Mode masculine

Les vestons et les manteaux conservèrent au départ une coupe **droite** et confortable. À partir de 1965 toutefois, la **silhouette** fut davantage mise en avant et les vestons étaient même devenus très cintrés. On privilégiait les pantalons sans revers et les manteaux aux genoux. Les vestes de loisirs et les pulls étaient aussi combinés à des pantalons ceintures très ajustés.

Accessoires

Les chaussures larges à **gros talons** arrivèrent. On préférait mettre la mini-jupe et des collants fins avec des **bottes** de n'importe quelle hauteur. Les chapeaux féminins étaient rares mais on aimait les coiffures en choucroute ou les coupes courtes, les extensions et les perruques.

À côté des chemises colorées, les fins **cols roulés** étaient à la mode. Les larges cravates avaient des motifs colorés.

[1] Hippies : enfants fleurs ;
[3] op-art : art optique, motifs abstraits géométriques ; [4] hot pants : shorts moulants pour femmes ; [5] André Courrèges : couturier français

15.7.7 Les années 70
De 1970 à 1979

Caractéristiques de l'époque

La mode très variée permit de laisser libre cours à un **style personnalisé.** L'**association** de pièces dépareillées était appréciée, aussi bien le **mélange de matières que de motifs.**

Avec la mode féminine, la longueur des jupes oscilla autour de la jupe **midi**. Une alternative à la légère tendance sportive se ressentit dans une **vague nostalgique** qui donna un style féminin rappelant les années 30. Des **looks folkloriques et romantiques** se firent aussi remarquer.

Dans la mode masculine, **les tenues de loisirs, légères** et très variées (vêtements informels) se développèrent à côté des vêtements conservateurs et formels.

La jeunesse préférait porter des **jeans.** Les baskets faisaient désormais partie du quotidien. La mode disco s'imposa à cette époque avec ses couleurs vives et ses matières brillantes. Les **punks**[1] exprimaient aussi leur vision anti-bourgeoise de la société à travers le port de vêtements en cuir moulants et de coiffures surprenantes.

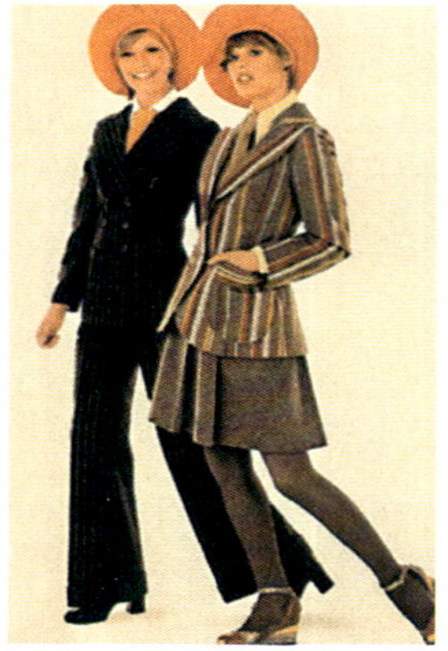
1 : Mode blazer, 1972

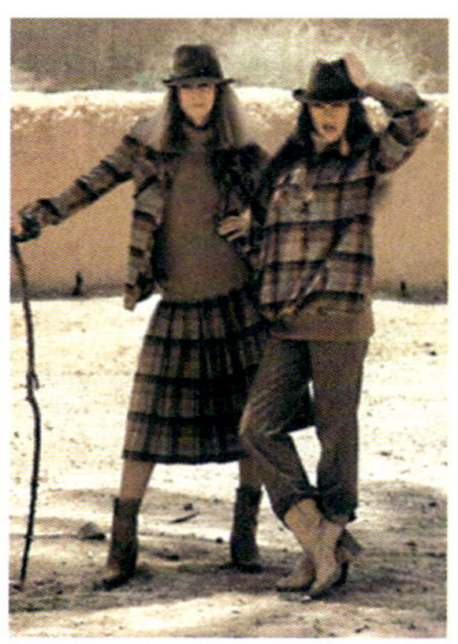
2 : Mode combinée, 1977

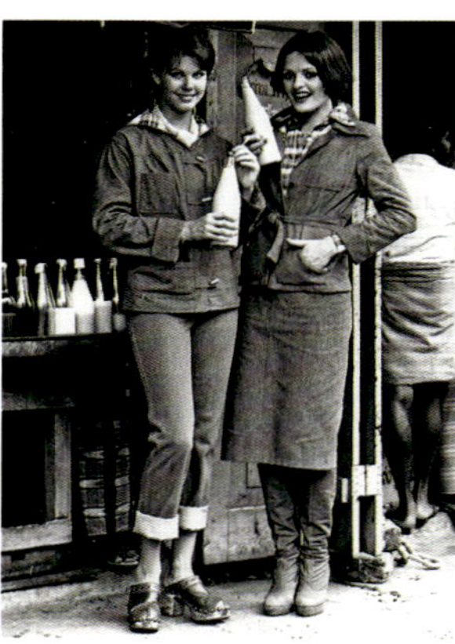
3 : Mode jeans, 1976

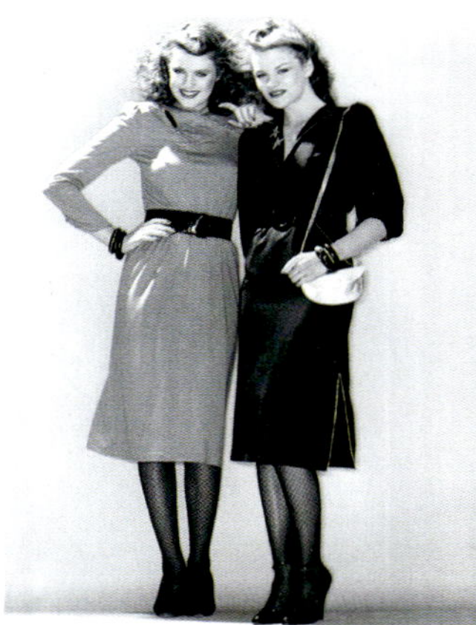
4 : Mode nostalgie, 1978

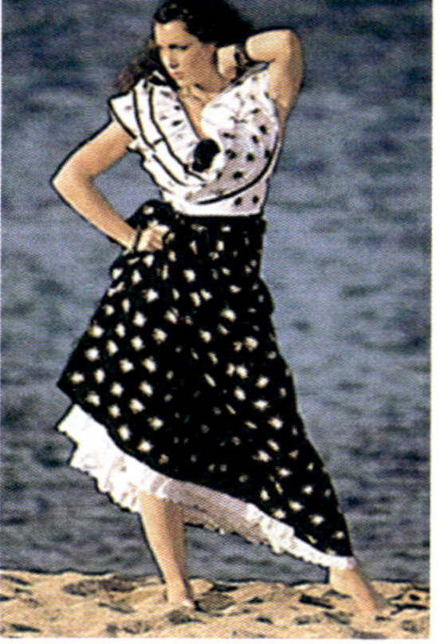
5 : Style folklorique 1978

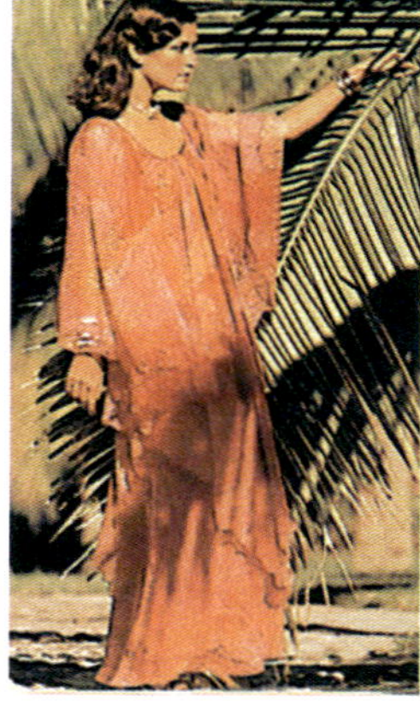
6 : Look exotique, 1977

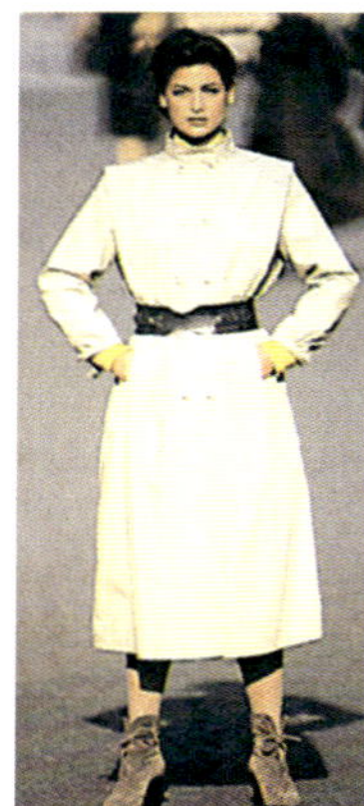
7 : Ligne en T, 1979

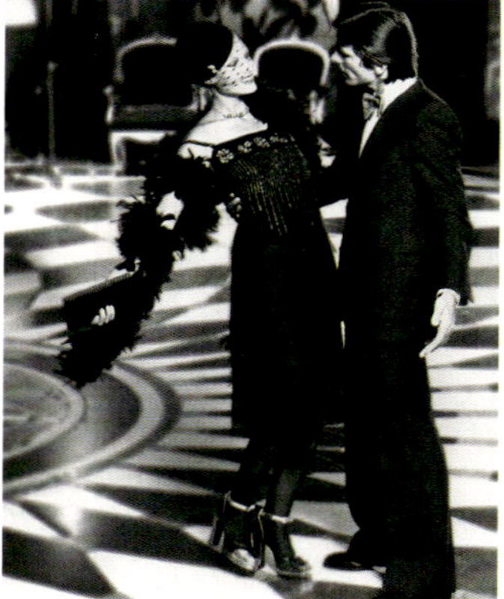
8 : Mode festive, 1975

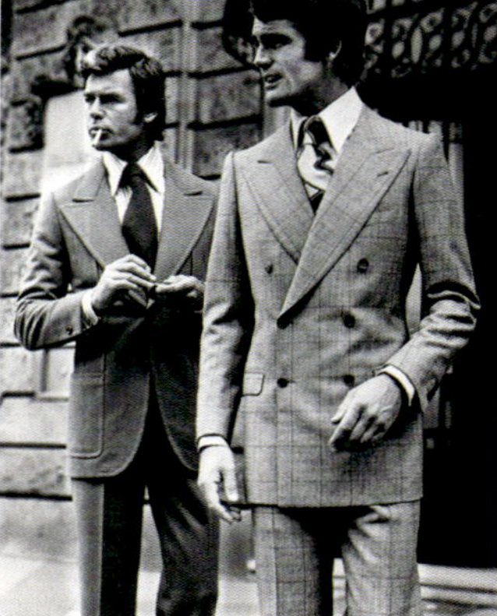
9 : Costumes à boutonnage simple et à double boutonnage

Mode féminine

Les jupes plissées et les robes chemisiers **très courtes,** les pantalons **pattes d'éléphant**, les blousons et les blazers **très cintrés** dominaient la mode de l'époque. Avec la **mode combinée**, un nombre important de formes de chemisiers, de pantalons et de vestes sortirent et les jupes recouvrirent de nouveau les genoux.

Les robes de la nouvelle **ligne féminine** en tissus fluides avaient des parties hautes près du corps, de longues jupes et une taille soulignée par une ceinture.

Les ruchés, les volants et les broderies caractérisaient le **look folklorique et romantique**. La mode de soirée laissait apparaitre des influences exotiques.

Avec la **ligne en T** droite et très épaulée arriva finalement un style plus rationnel. Des coupes **oversize**[2] soulignent la tendance à une mode décontractée.

Mode masculine

L'image de la mode a été marquée d'abord par des vestons **très cintrés** à épaules étroites et à **larges revers**, et par des pantalons **pattes d'éléphant** aux hanches étroites. Puis, une ligne certes **élancée** mais encore confortable s'imposa. Des épaules élargies, des revers rallongés et des pantalons étroits caractérisaient ce style.

Accessoires

Avec cette **vague nostalgique** les chapeaux cloches et les chapeaux à voilette furent à la mode. Pendant quelque temps, les chaussures à grosses semelles et à gros talons furent appréciées. Sinon, la **mode des bottes** aux modèles très variés prédominait.

Les chemises pour hommes arboraient désormais de petits motifs discrets, des rayures et des carreaux. À la place de la cravate, on portait des écharpes et des carrés. Les **sacs à main pour hommes** firent leur apparition.

[1] punk (angl.) : bon à rien, méchant ; [2] oversize (engl.) : grande taille aux proportions volontairement démesurées

15.7.8 Les années 80
De 1980 à 1989

Caractéristiques de l'époque

Un style de vie de plus en plus individualiste, de nouvelles occasions de porter ses vêtements et un nouveau dress-code au travail, au quotidien et pendant les loisirs constituent les bases d'une **mode vestimentaires très différenciée.** De manière générale, la sensibilité à la mode est très grande. Le vêtement constitue l'expression d'une qualité de vie élevée. Des tissus exigeants, des traitements complexes, des détails décoratifs ainsi qu'une grande **variété de formes** caractérisent ces vêtements.

Dans la **mode masculine** la devise du costume veston traditionnel réside dans son élégance, sa coupe classique, sans oublier toutefois son grand confort. Des matières légères, une coupe décontractée et des détails fonctionnels élaborés caractérisent les tenues légères.

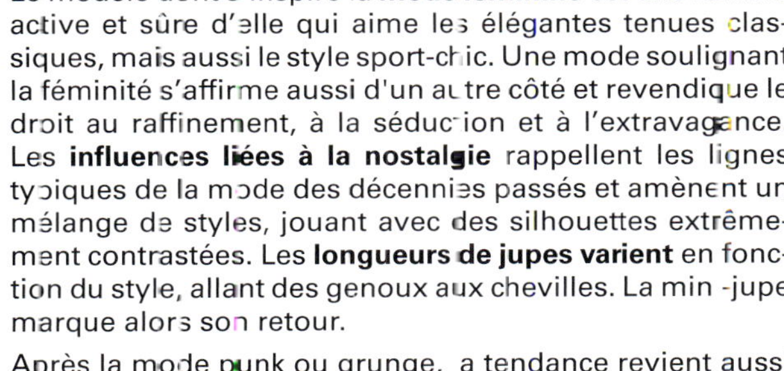

Le modèle dont s'inspire la **mode féminine** est une femme active et sûre d'elle qui aime les élégantes tenues classiques, mais aussi le style sport-chic. Une mode soulignant la féminité s'affirme aussi d'un autre côté et revendique le droit au raffinement, à la séduction et à l'extravagance. Les **influences liées à la nostalgie** rappellent les lignes typiques de la mode des décennies passés et amènent un mélange de styles, jouant avec des silhouettes extrêmement contrastées. Les **longueurs de jupes varient** en fonction du style, allant des genoux aux chevilles. La mini-jupe marque alors son retour.

Après la mode punk ou grunge, la tendance revient aussi clairement chez les **jeunes** à un style soigné correspondant à des idées nouvelles.

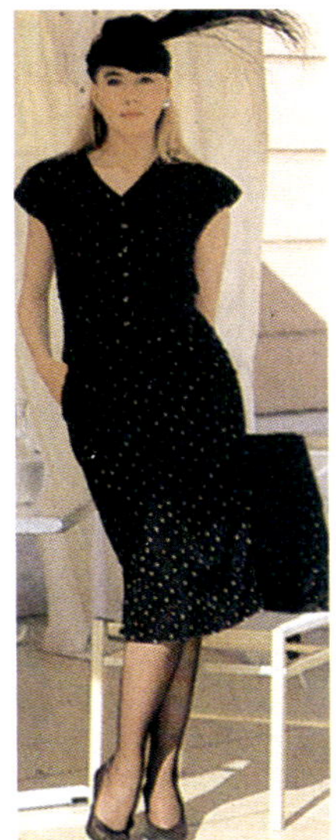

1 : Mode féminine

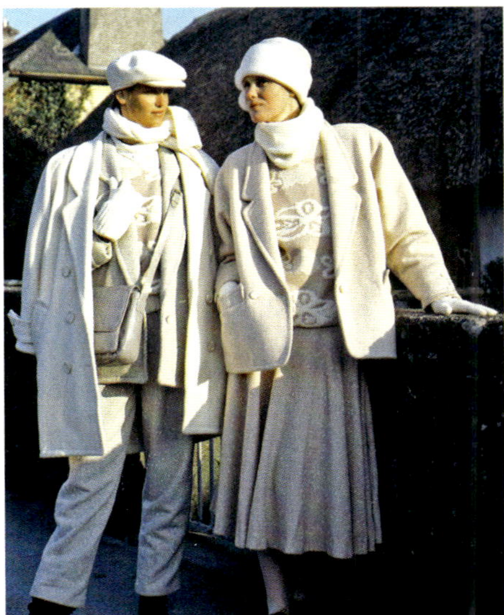

2 : Style sac

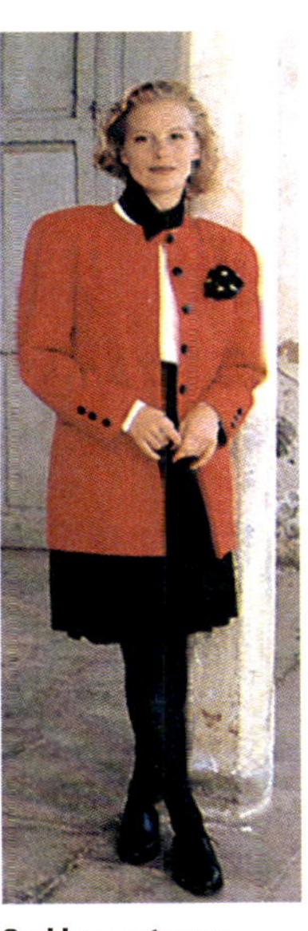

3 : Un costume aux nouvelles proportions

Mode féminine

Dans la mode de jour prédomine le style **sportif et décontracté** avec des coupes simples et confortables. La silhouette mince et ajustée et le look sac très ample et extra-large se font concurrence. Concernant le costume et le manteau, le **style citadin sport-chic** aux formes et aux détails masculins perdure aussi.

L'**élégance féminine** domine l'après-midi et le soir : fluide et près du corps, avec une jupe entravée, volante ou bouffante.

La taille est soulignée, remontée ou descendue. Des coupes de manches généreuses permettent une grande liberté de mouvement. La **partie correspondant aux épaules** est toujours **mise en valeur**. La combinaison des différentes longueurs et largeurs permet aussi l'apparition de **nouvelles proportions.**

4 : Style urbain

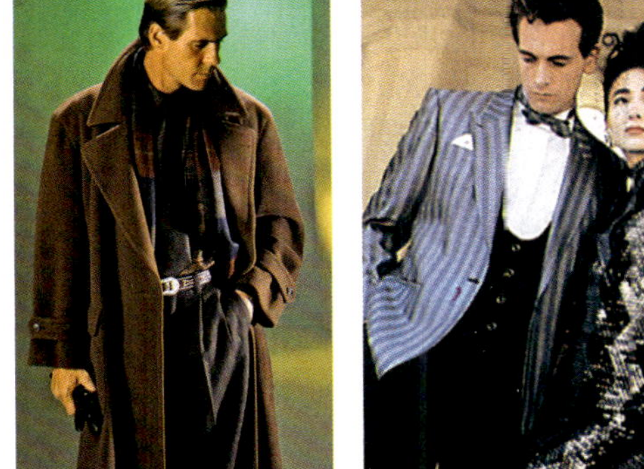

5 : Mode masculine sport-chic

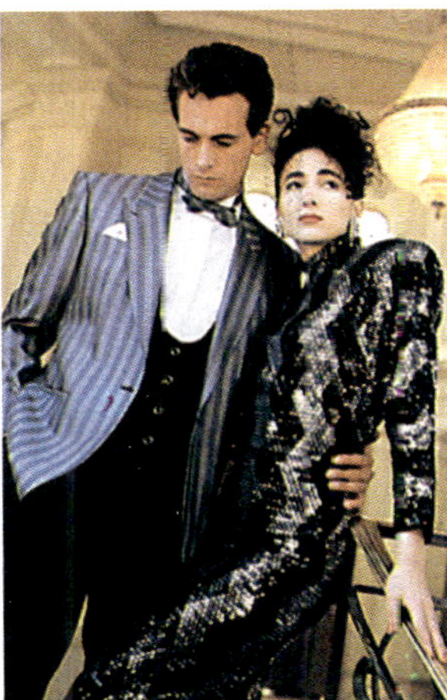

6 : Mode festive « after-six »

Mode masculine

Les vestons des costumes ne changent que peu. La taille, l'accentuation des épaules et les largeurs de revers sont modérées. Le **pantalon à pinces** s'impose. Les manteaux matelassés et les légers manteaux sacs sont très appréciés. Une **mode festive très variée** dynamise également les tenues habillées.

Accessoires

La **variété des accessoires** n'a jamais été aussi importante. L'aspect mode se combine aussi à l'aspect fonctionnel. Les couleurs, les formes et les matières peuvent souligner le style de la tenue ou trancher avec ce dernier, conformément aux grands thèmes actuels de la mode.

15.8.1 Les années 90
De 1990 à 1999

Caractéristiques de l'époque

Dans le débat sur la mode et son rapport à l'écologie, les critiques s'orientent sur les méthodes de production qui entraînent une grande pollution environnementale, les résidus chimiques des vêtements et la consommation excessive de textiles. La **vague écologique** ou la tendance à porter des textiles naturels qui s'en suit ne fit toutefois pas long feu.

La **vague technologique**[1] constitue une retour des fibres chimiques synthétiques à l'aspect brillant (**tissus high-tech**[2]). Les polaires, les tissus en microfibre et les systèmes à membrane expliquent pourquoi la **mode outdoor**[3] notamment est haut de gamme, légère, fonctionnelle et facile d'entretien. Les matières stretch apportent un grand confort, mais aussi une mode moulante, provocante et érotique appelée **mode lingerie**.

Le **purisme** ou le **minimalisme** sont les mots d'ordre de la mode classique qui part du principe que « moins c'est plus ». Cette mode présente des formes droites, une absence de couleur avec cependant des matières haut de gamme et une perfection du travail.

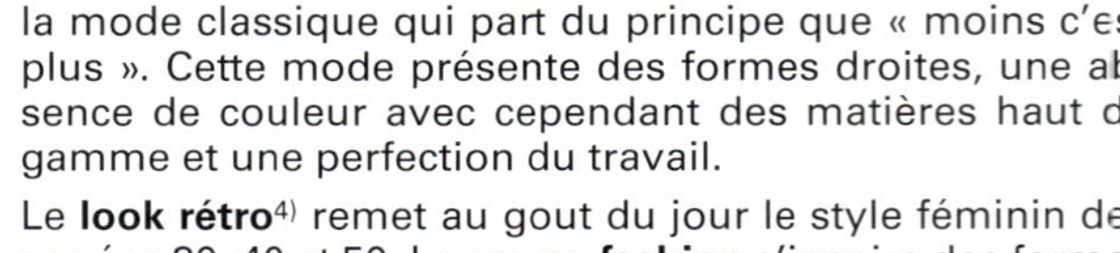

Le **look rétro**[4] remet au gout du jour le style féminin des années 30, 40 et 50. La **young fashion** s'inspire des formes des années 60 et 70. C'est à partir du mouvement anti-mode que s'est constitué le style **grunge ;** le **look superposé** s'est développé en effet avec le look « pauvre » des vêtements d'occasion ou des marchés aux puces. Le sportif et décontracté **casual-wear**[5] et le look **oversize**[6] associés permettent d'allier chic et confort pour une **élégance décontractée** modérée.

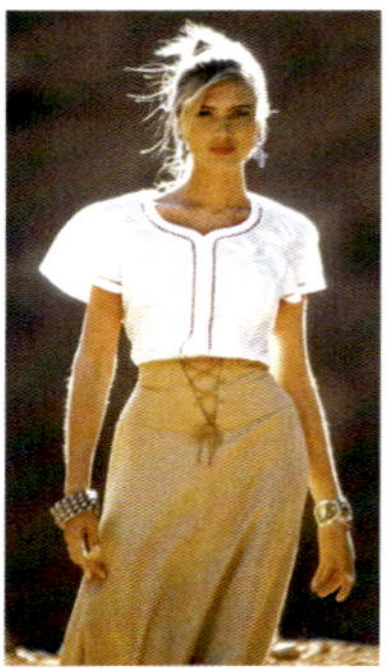

1 : Look nature

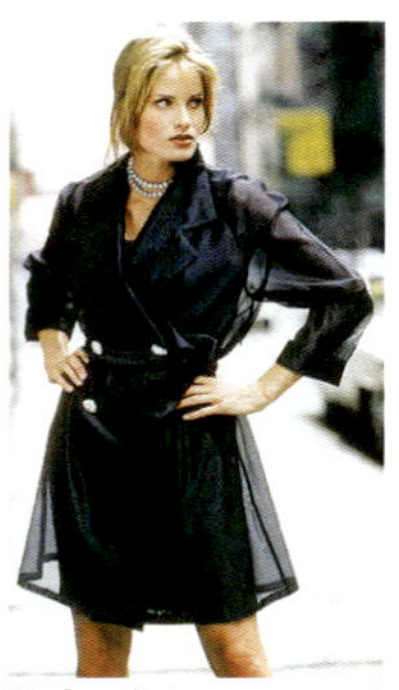

2 : Look transparent

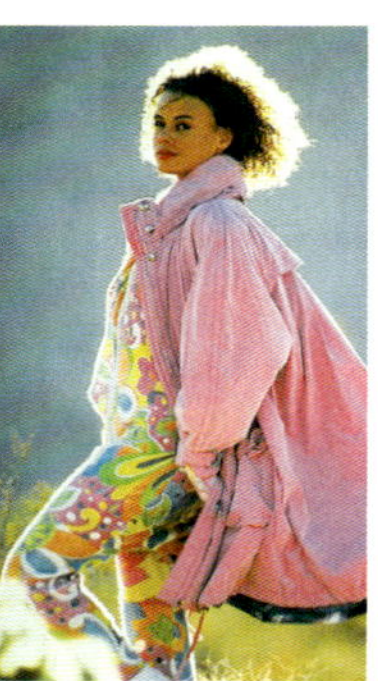

3 : Mode leggings

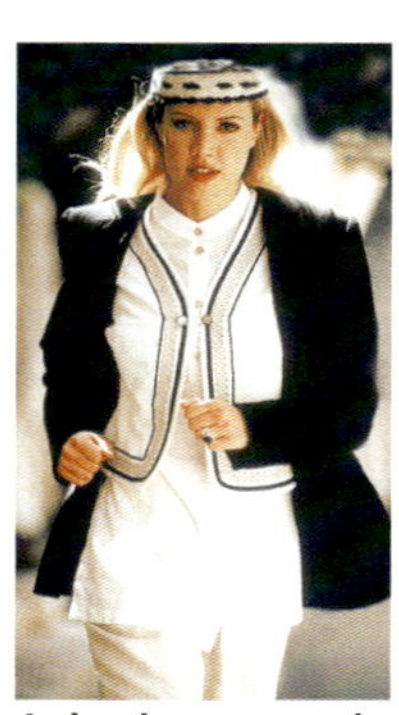

4 : Look superposé

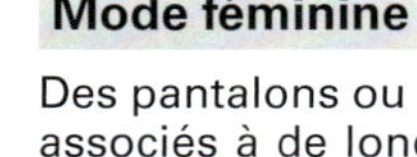

Mode féminine

Des pantalons ou des leggings étroits sont associés à de longs hauts. La féminité retrouvée amène une ligne fluide et étroite, ainsi que le **retour des robes.** Avec la **mode lingerie**, la frontière entre le dessous et le dessus disparait. Les bodys viennent remplacer les chemisiers. La jeunesse aime montrer son nombril avec des pantalons taille basse et de petits hauts courts (**mode girly**[7]), des pantalons flare très longs et des minis en stretch.

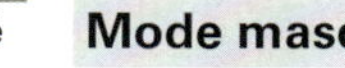

Mode masculine

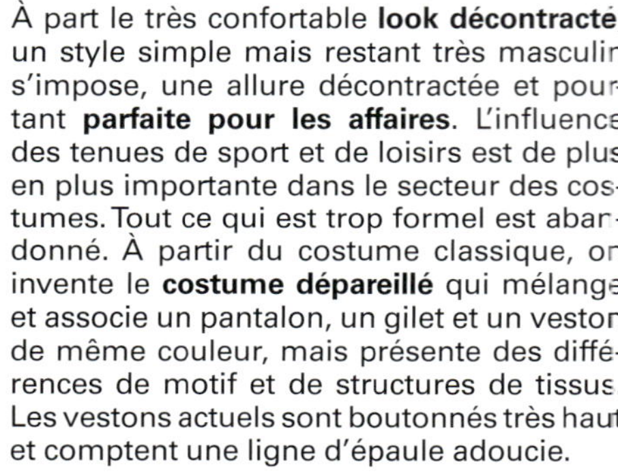

À part le très confortable **look décontracté**, un style simple mais restant très masculin s'impose, une allure décontractée et pourtant **parfaite pour les affaires**. L'influence des tenues de sport et de loisirs est de plus en plus importante dans le secteur des costumes. Tout ce qui est trop formel est abandonné. À partir du costume classique, on invente le **costume dépareillé** qui mélange et associe un pantalon, un gilet et un veston de même couleur, mais présente des différences de motif et de structures de tissus. Les vestons actuels sont boutonnés très haut et comptent une ligne d'épaule adoucie.

Des **matières high-tech** s'imposent dans les manteaux. Dans la mode de loisirs (sportswear), la **couleur** joue un rôle important. La transition est fluide entre la chemisette de loisirs et la chemise classique. Désormais, on accepte aussi de porter un petit haut fin en maille avec un costume d'homme d'affaires.

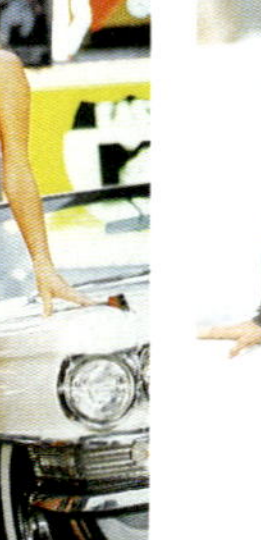

5 : Mode érotique

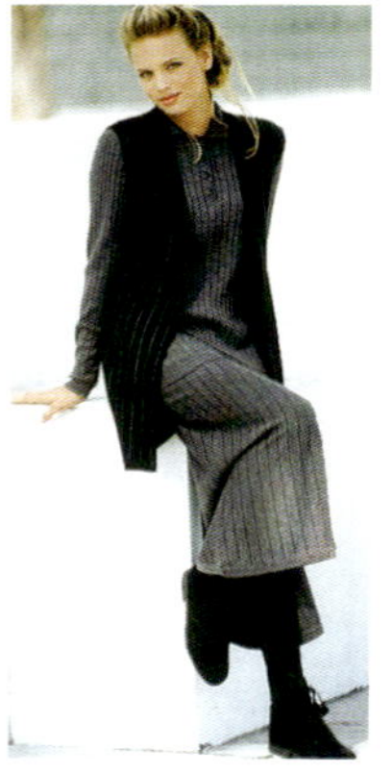

6 : Purisme

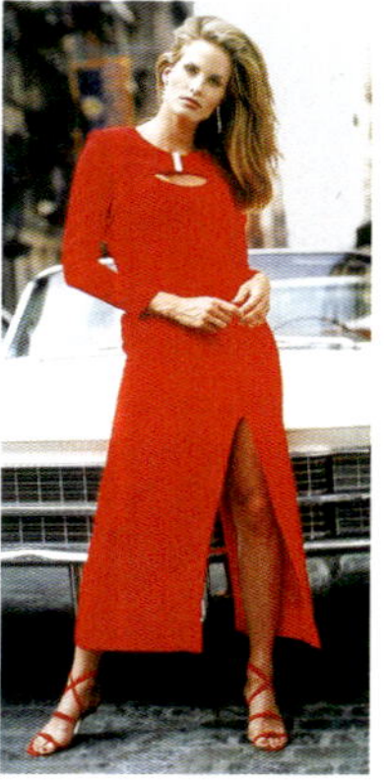

7 : Mode féminine

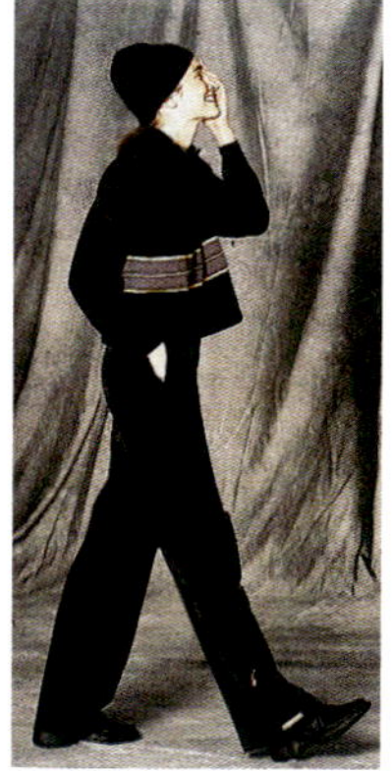

8 : Pantalon flare

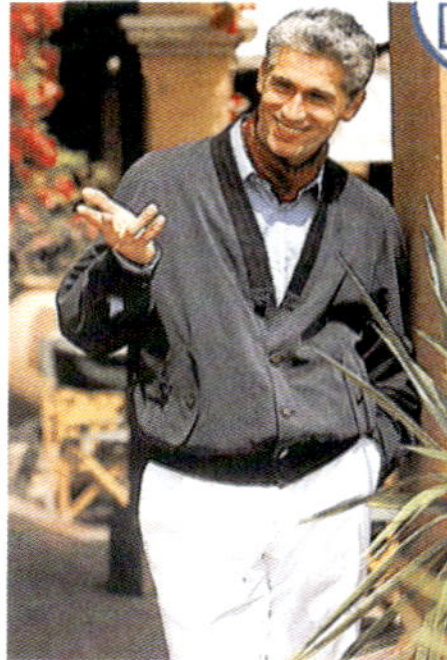

9 : Style décontracté

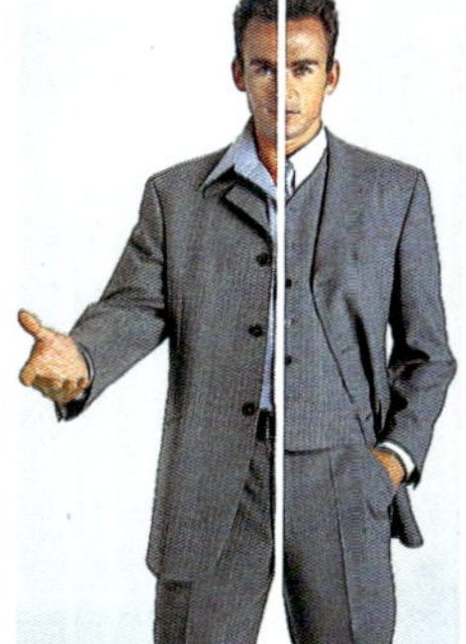

10 : Costumes dépareillés

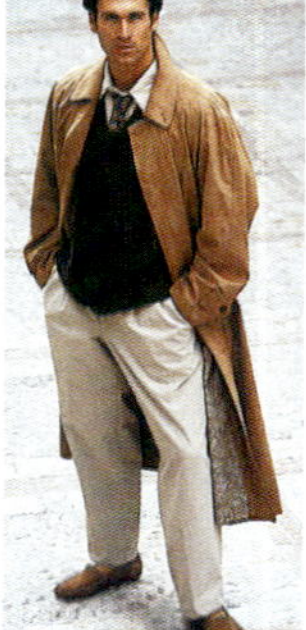

11 : Manteau en microfibres

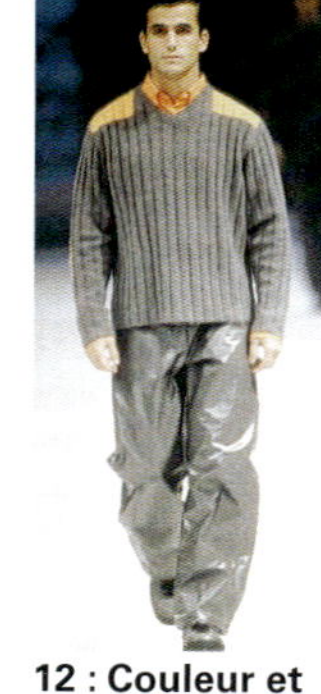

12 : Couleur et high-tech

Accessoires

La jambe féminine est mise en valeur avec des collants et des leggings fantaisie et multicolores. On aime porter de beaux dessous et de la belle lingerie. Le **sac à dos** revient à la mode quelle que soit l'occasion. En fonction de sa tenue, on peut passer des chaussures de sport profilées, aux bottes de baroudeur, aux **chaussures à plateau** ou aux très hauts **talons aiguille**. Les casquettes de baseball se portent à l'envers. La couleur et les motifs de cravates sont d'abord voyants pour devenir plus discrets ensuite.

[1] techno : musique électronique au rythme soutenu ; [2] high-tech : technologie très développée ;
[3] outdoor (angl.) = hors de la maison ;
[4] look rétro : réminiscence des modes passées ; [5] casual (angl.) : décontracté, sportif, wear (angl.) : porter un vêtement ; [6] oversize (angl. : très grande taille; [7] girl (angl.) : fille

15.8.2 Tournant du millénaire

2000 à nos jours

Caractéristiques de l'époque

Les vêtements portés à la veille et au lendemain du passage au nouveau millénaire doivent répondre aux aspirations de l'existence, par ex. *fun and function*[1] ou ***lifestyle***[2]. Ces expressions décrivent l'identification des différentes classes d'âge à un mode de vie et à des expériences qui leur sont propres. Les frontières entre les styles disparaissent. Le look citadin devient sportif et le sportswear, assez élégant pour être porté en ville. Un **look naturel** soigné vient contrecarrer le minimalisme jusque-boutiste qui restreint au minimum toute référence à la mode.

L'ancienne manière de penser de certains groupes-cibles est dépassée par des comportements d'achat différents. D'un côté, les différences entre les classes sociales tendent à disparaitre presque complètement et de l'autre, les marques tendance jouent un rôle important dès le plus jeune âge. Des **labels de designers**[3] sont très prisés si l'on veut sortir du lot et être vu. Toutefois, la baisse des achats d'articles de mode dans les années 90 en raison de la crise économique pousse à être encore plus attentif au rapport qualité-prix. Des consommateurs plus attachés à la qualité se décident à acheter des **basiques** qu'ils peuvent toujours assortir et associer différemment à de nouvelles pièces.

Les attentes de la **young fashion** consistent à garder sa personnalité dans un style sport-chic et sans chichis, tout en restant moderne et cool[4], mais aussi plein d'énergie, tourné vers l'avenir, avec des mélanges de couleurs et de motifs, ou encore des accents de romantisme. Le **style mixte**[5] ou le **freestyle**[6] fait aussi peu à peu son entrée dans le prêt-à-porter féminin et le prêt-à-porter masculin.

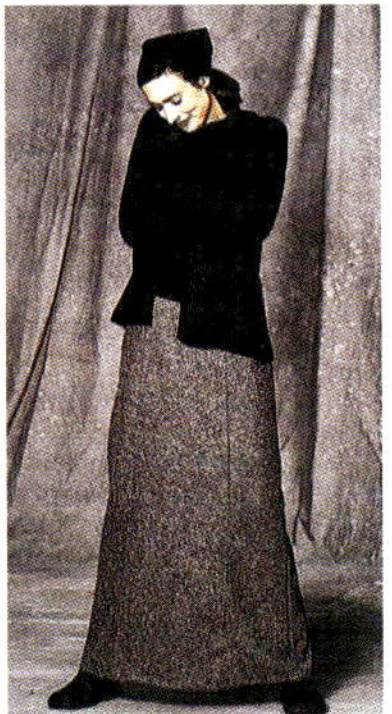

1 : Ligne trapèze

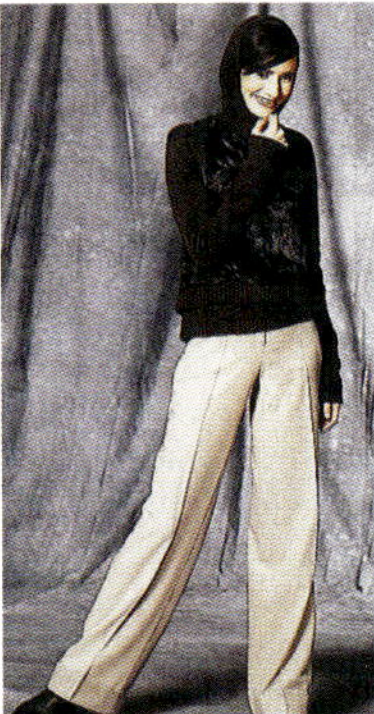

2 : Pantalon ultra long

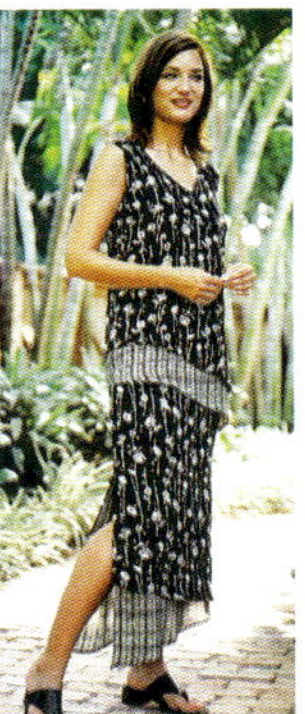

3 : Look superposé

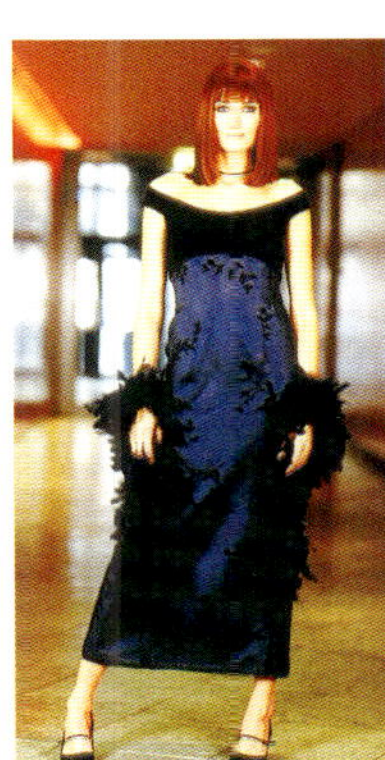

4 : Ligne Empire

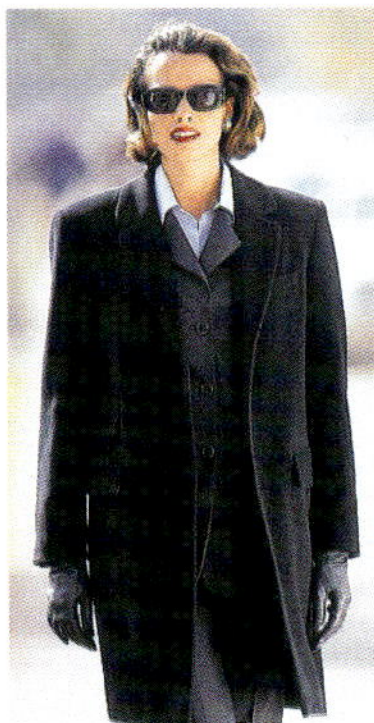

5 : Redingote

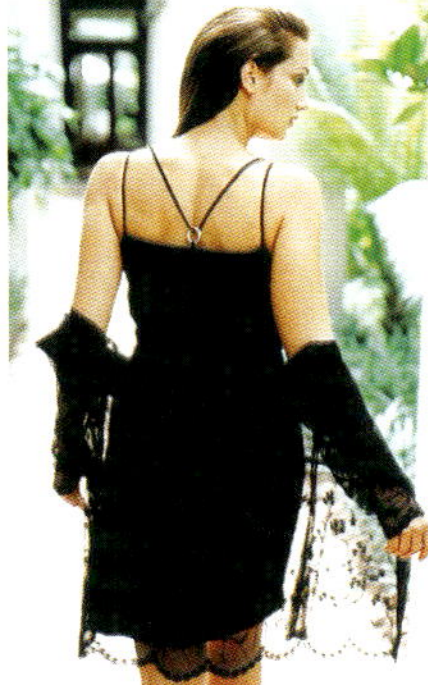

6 : Look transparent

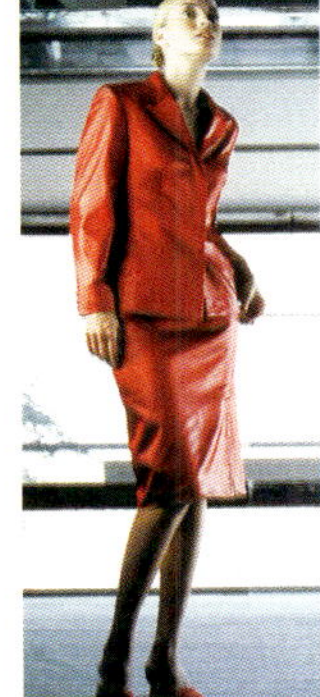

7 : Effet-laqué

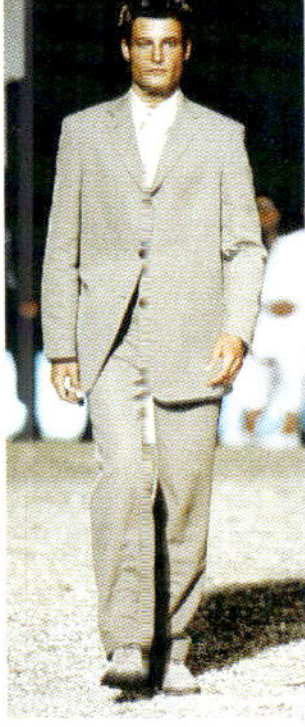

8 : Costume déstructuré

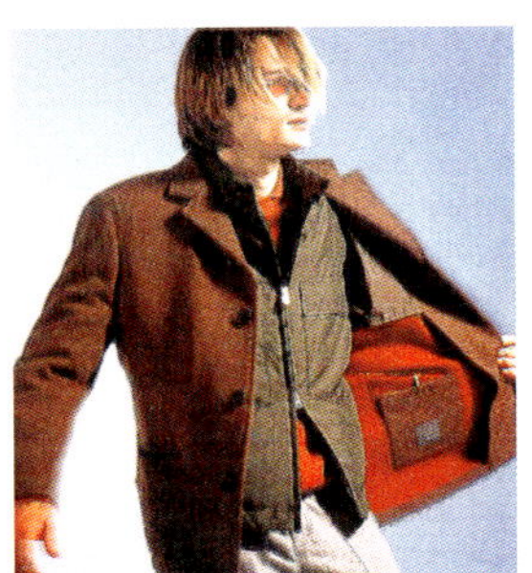

9 : Veste à rangement intérieur

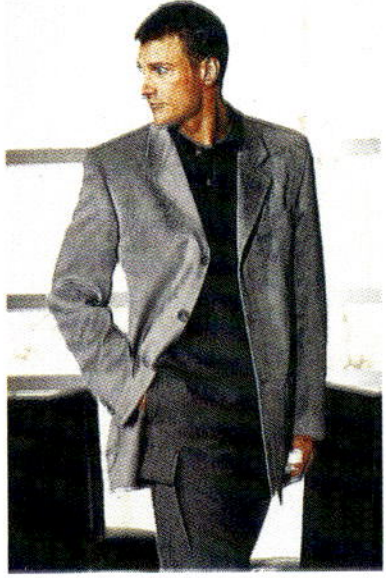

10 : Style décontracté

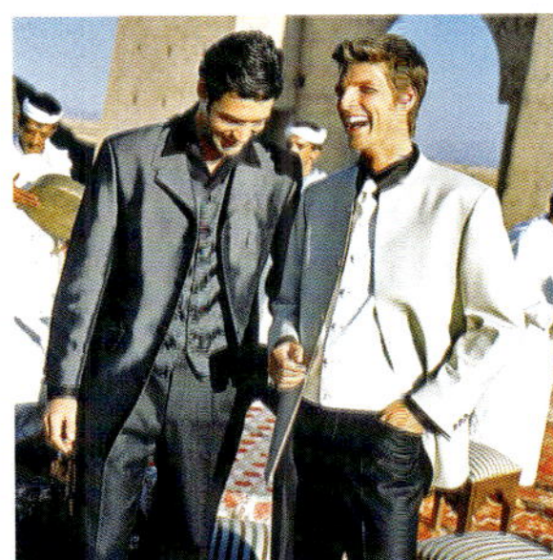

11 : Mode non conventionnelle

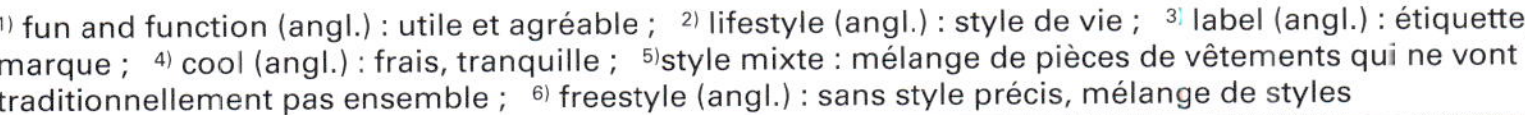

[1] fun and function (angl.) : utile et agréable ; [2] lifestyle (angl.) : style de vie ; [3] label (angl.) : étiquette, marque ; [4] cool (angl.) : frais, tranquille ; [5] style mixte : mélange de pièces de vêtements qui ne vont traditionnellement pas ensemble ; [6] freestyle (angl.) : sans style précis, mélange de styles

Mode féminine

Après avoir renoncé à suivre des sex symbols trop sexys, les nouveaux modèles s'inspirent d'une **élégance** exigeante mettant l'accent sur le **côté féminin** et un romantisme plein de fantaisie, mais s'appuient aussi sur une **mode citadine stricte** et sur des éléments issus du **sportswear.**

La tendance s'oriente vers une mode moins voyante aux formes sobres et longilignes dans des tissus intéressants qui ne doivent pas moins rester confortables, fonctionnelles et adaptés au monde du travail. Dans ce **jeu de contrastes**, on continue de trouver des tissus rustiques et doux à côté de matières brillantes, de dentelles et de broderies. En plus des teintes naturelles, des couleurs vives se mettent en scène. La longueur des jupes et des pantalons varie, allant du genou à la cheville.

Mode masculine

La tendance évolue vers une **élégance intemporelle** et une **mode soignée.** Les vestons déstructurés confèrent à la silhouette une largeur confortable, tout en soulignant le corps. Après les pantalons étroits, on revient aux formes plus larges sans revers ou aux larges revers. Dans le secteur du sportswear, les blousons, les vestes zippées et les vestes chemises sont très appréciés. Les matières vont du **high-tech** à la **tradition.**

Accessoires

Les **dessous** aux mélanges de matières raffinées sont un incontournable de la mode transparente ; le **bien-être** constitue aussi un mot d'ordre dans le secteur des chaussettes, des collants et de la lingerie.

Dans la mode des sacs et des chaussures, des matières textiles sont combinées à des détails utilisant des techniques onéreuses parfaitement maitrisées. Le **manchon** fait un retour anecdotique pour se réchauffer les mains et les sacs à main sont désormais équipés d'un compartiment pour le téléphone portable.

Les chaussures que l'on porte au travail ou pour ses tâches quotidiennes sont décontractées, sportives, neutres, confortables, très souples et fonctionnelles. Elles sont plus extravagantes pour sortir.

15.9.1 Termes techniques de l'histoire du vêtement (1)

Terme	Explication	Époque correspondante
Barbette, la	Ruban de lin noué sous le menton et sur le sommet de la tête, complété d'une tiare (chapel) ou d'une couronne	Période romane
Béret, le	Couvre-chef plat à plumes et orné de petits nœuds	Renaissance
Bordure dentelée, la	Bouts de tissu découpés ou appliqués sur les bordures	Gothique
Bouffantes, les	Coussin placé au niveau de l'assise permettant à la jupe du dessus d'être bouffante	Baroque
Braguette, la	**Brayette;** plastron du pantalon en forme de sac ou de capsule	Gothique tardif, Renaissance
Caleçon, le	D'étroits caleçons longs ; allant jusqu'aux mollets ou aux chevilles, ils furent ensuite rallongés jusqu'aux pieds et maintenus bien tendus par une bande sous-pied	Directoire, Empire, Biedermeier
Canezou, le	Petite veste courte en forme de spencer pour dames, plus tard à épaules carrées	Empire, Biederm., IIe rococo
Caraco, le	Veste courte pour dames pourvue de basques	Mode anglaise
Capote, la	Petit chapeau à rubans noués sous le menton, abondamment garni **(bibi)**	IIe rococo, époque victorienne
Capote, la	Chapeau richement orné semblable à une coiffe avec large visière et rubans à nouer sous le menton	Empire, Biedermeier, IIe rococo
Carrick, le	Manteau à plusieurs cols de différentes longueurs retombant sur les épaules	Empire, Biedermeier
Chamarre, la	Large manteau d'apparat à col châle et à larges manches, souvent doublé de fourrure ou avec empiècements de fourrure	Renaissance
Chapel, le	Diadème ou tiare métallique ou fleuri	Époque romane, Gothique
Chaperon, le	Capuche étroite à empiècement sur les épaules en forme de col et se terminant par une queue à l'arrière	Gothique
Chemise, la	Légère robe décolletée à taille haute, manches bouffantes, dotée d'une traîne	Directoire, Empire
Chiton, le	Robe de lin ceinturée, portée par les hommes et les femmes et dont le drapé est retenu aux épaules par des agrafes	Antiquité grecque
Chendjit, la	Tissu de style **pagne ou jupon,** drapé de nombreuses fois et richement orné	
Chlaine, la	Costume de laine simple pour hommes, posé sur le dos et les épaules et maintenu au devant ou sur l'épaule droite	Antiquité égypt. Antiquité grecque
Chlamyde, la	Court manteau cape en laine pour hommes, posé sur l'épaule gauche et attaché sur l'épaule droite	Antiquité grecque
Clavi, la	Rayures décoratives avec des insignes désignant le rang social, la plupart du temps de couleur pourpre	Époque romaine, époque
Col Berthe, le	Col ou empiècement sur le décolleté des robes pour dames	byzantine
Collerette, la	Large col retombant sur les épaules, porté avec corsage (corset) très décolleté	Biedermeier, IIe rococo
Contouche, le	Robe d'intérieur, pour sortir et voyager, sans découpes horizontales avec de profonds plis dans le dos (plis Watteau), également appelée **« robe battante » ou « contouche »**	Renaissance Rococo
Cotte, la	Robe pour dames ou longue robe pour messieurs en forme de chemise	Époque romane, Gothique
Crinoline, la	Sous-jupe équipée d'abord de crin de cheval et plus tard de cerceaux en acier	Biedermeier, IIe rococo
Culotte bouffante, la	Pantalon recouvrant les cuisses, très rembourré à fermeture serrée à la taille, souvent avec fentes de couleur contrastante, aussi appelé **« pantalon citrouille »**	Mode espagnole
Culotte, la	Culottes au genou, moyennement larges au début puis devenant moulantes	Baroque, Rococo
Dalmatica, la	Longue tunique de dessus non ceinturée à manches larges et longues bandes longitudinales (clavi) ; vêtement porté par la classe dominante.	Antiquité romaine, Époque byzantine
Engageantes, les	Volants en dentelles sur plusieurs niveaux ou ruchés au bas des manches	Baroque, Rococo
Exomide, l'	Court costume des hommes avec épaule droite dénudée	Antiquité grecque
Extension, l'	Très haute perruque pour hommes à étages et à longues boucles	Baroque
Faux-cul, le	Mise en valeur du postérieur par une structure ou un capitonnage sur lequel est drapée la jupe du dessus, également appelée **« cul de Paris » ou « tournure »**	Baroque, Rococo, IIe rococo, Époque victorienne
Fibule, la	Épingle ou agrafe servant à fermer un vêtement ou à en maintenir les pans	Antiquité, Moyen Âge
Fichu, le	Carré de tissu utilisé pour couvrir le décolleté d'un vêtement féminin	Mode anglaise
Fontange, la	Coiffe à ruchés en dentelles empesés et plissés qui se dressent vers le haut, tels les tuyaux d'un orgue	Baroque
Fraise, la	Frisure en forme de roue autour du cou **(fraise)**	Mode espagnole
Hennin, le	Haut chapeau en forme de cône à long voile flottant	Mode de Bourgogne
Himation, l'	Grand carré en laine, savamment drapé autour du corps par les femmes et les hommes pour se couvrir	Antiquité grecque
Houppelande, la	Pardessus ressemblant à un manteau pour femmes et hommes, long et très plissé, la plupart du temps ouvert devant et ceinturé, orné de bordures dentelées	Gothique
Jupe, la	Jupe portée sous d'autre vêtements, visible lorsqu'on repousse la robe portée au dessus (manteau), souvent d'une autre couleur et richement ornée	Baroque, Rococo
Jupe à plis, la	Jupe pour homme arrivant aux genoux avec plis plats sur l'avant	Renaissance
Jupe longue fourreau, la	Longue jupe entravée qui permet à peine de marcher	Style Art nouveau
Jupon, le	Fond de robe empesé, en forme de coupole, la plupart du temps à étages et décoré	Années 50

15.9.1 Termes techniques de l'histoire du vêtement (2)

Terme	Explication	Époque correspondante
Justaucorps, le	Élégante jupe pour hommes arrivant aux genoux, portée près du corps, en velours ou en brocart et ornée de tresses ; plus tard avec des pans en saillie	Baroque, Rococo
Kalasiris, le	Costume national des femmes et des hommes, forme droite à bretelles richement ornementée, en forme de chemise, transparent et aux plis fins	Antiquité égypt.
Manchon, le	Rallonge des manches en forme d'entonnoir au niveau des poignets	Gothique
Manteau, le	Costume de cour féminin ; jupe souvent ouverte à l'avant et corset dans la même matière ; aussi appelé **« robe »**	Baroque, Rococo
Manteau à agrafe ou argent, le	Manteau d'épaules en demi-cercle, fermé devant par deux plaques bijoux (agrafes) et un lien ou une chaîne	Période romane
Manteau à coupe circulaire, le	Manteau d'épaules arrondi, agrafe (broche) à l'avant	Gothique
Mantille, la	Cape souvent triangulaire recouvrant les épaules et éventuellement la tête	Biedermeier, IIe rococo
Mi-parti, le	Chausses de différentes couleurs ou réalisées avec des pièces issues de l'assemblage de différents tissus	Gothique, Renaissance
New Look, le	Mode femme très féminine du « roi de la mode » Christian Dior	Années 40
Paenula, la	Manteau cape ovale ou losange à encolure, fermé sur tout le pourtour ou fendu devant, parfois doté d'une capuche	Antiquité romaine, époque byzant
Palla, le	Étoffe de laine carrée dans laquelle les femmes se drapent lorsqu'elles sortent de chez elles, souvent aussi pour se couvrir la tête	Antiquité romaine
Pallium, le	Étoffe de laine carrée enveloppée autour du corps pour se recouvrir, portée sur une tunique par les hommes	Antiquité romaine
Panier, le	Désignation de la crinoline au XVIIIe s. ; la forme caractéristique était aplatie devant et très élargie sur les côtés	Rococo
Panseron à la polonaise, la	Pourpoint en forme de pointe vers le bas au ventre matelassé	Mode espagnole
Pantalon bouffant, la	Pantalon large à excédent de tissu, long jusqu'aux genoux ou aux mollets, fendu en plusieurs endroits avec rembourrage apparent	Renaissance
Pantalon rhingrave, la	Large jupe-culotte portée par les hommes, simplement posée sur les hanches et fermée sous les genoux, abondamment ornée de rubans noués	Début du baroque
Pélerine, le	Cape en forme de col ou grand col d'épaules sur le manteau	Biedermeier
Péplos, le	Costume féminin en laine, un tissu carré, passé sous les bras autour du corps et agraffé aux épaules	Antiquité grecque
Pointe, la	Allongement des vêtements portés en haut, descendant devant en pointe ou de forme arrondie	Mode esp., Baroque, Rococo, Biedermeier, époque victorienne
Pourpoint, la	Désignation de la tunique de corps boutonnée des hommes ; elle était portée sur la chemise et sous la robe du dessus ou comme vêtement de protection	Gothique, Renaissance, Début du Baroque
Redingote, la	Manteau cintré à pans pleins ou taillés, toujours à double boutonnage, à l'origine un manteau porté par les cavaliers	Mode angl., Empire, Biedermeier
Robe, la	Désignation de la robe portée sur les autres vêtements, aussi appelée **« manteau »**	Baroque, Rococo
Robe Charleston, la	Robe de soirée portant le nom d'une danse à la mode, à taille non marquée (forme droite), souvent à franges	Années 20
Robe Réforme, la	Robe lâche au tomber fluide et souple, portée sans corset	Style Art nouveau
Ropa, la	Robe portée sur les autres vêtements ressemblant à un manteau coupée d'un seul tenant	Mode espagnole
Rotonde, la	Long manteau cape pour femmes à coupe circulaire	Biedermeier
Schecke, le	Courte jupe très cintrée portée sur les autres vêtements par les jeunes hommes	Gothique
Spencer, le	Courte veste cintrée avec revers, sans manches ou à manches courtes	Empire
Stola, la	Vêtement en forme de chemise, porté sur la tunique par la femme, ceinturé	Antiquité romaine
Stuc, la	Empiècement triangulaire orné sur le devant du corset	Baroque, Rococo
Surcot, le	Vêtement de protection pour femmes et hommes, la plupart du temps sans manches et non ceinturé, souvent enjolivé de fourrure	Époque romane, Gothique
Tabard, le	Vêtement de protection à nombreux plis et fermé sur tout le pourtour, porté par les hommes aux genoux ou aux chevilles, la plupart du temps ceinturé	Gothique
Toge, la	Robe officielle et honorifique du citoyen romain, étoffe de laine ovale qui était pliée dans la longueur et savamment drapée autour du corps	Antiquité romaine
Toque, la	Petit chapeau plat à visière étroite ou sans visière	Mode espagnole
Tournure, la	Structure en acier ou à baleines sur laquelle est tendue la robe au niveau des fesses, aussi appelée **« faux-cul »**	Baroque, Rococo, IIe rococo, Époque victorienne
Tunica, la	Chemise pour femmes et hommes, cousue à partir de deux morceaux de tissu	Époque romaine, antique, byzant.
Vertugadin, le	Première crinoline de l'histoire du costume ; structure en baguettes flexibles en forme de cône, sur laquelle la jupe du dessous est tendue.	Mode espagnole
Voile ondulé, le	Coiffe empesée en ruchés ou bandeau recouvert de rangées de ruché	Mode de Bourgogne

Remerciements

Les auteur(e)s remercient les entreprises, organisations et/ou syndicats, éditions et musées qui, par leurs conseils, leurs publications, leurs photos et leurs retouches, ont aidé au traitement des différents sujets abordés, ainsi que tous ceux qui par leurs suggestions, ont contribué à améliorer la qualité de ce livre.

Nous adressons un remerciement particulier aux collaboratrices et aux collaborateurs de la maison d'édition Europa-Lehrmittel.

Nous tenons aussi à remercier très chaleureusement Messieurs Hannes Döllel et Aufkirchen d'Erding pour la présentation des dessins de mode figurant dans le chapitre « Groupes de produits ».

Nous adressons nos remerciements les plus sincères à Messieurs Hans Mengel et Eningen pour les nombreuses prises de vue microscopiques et macroscopiques.

Nous remercions Mesdames Sonja Langer-Korsch et Susanne Kolb-Wachtel pour leur lecture critique du chapitre « Cuir et peaux ».
Nous remercions aussi les entreprises et les personnes suivantes (citées par ordre alphabétique) pour le soutien et l'accèses qu'elles nous ont donnée aux sources iconographiques, aux textes, aux informations fournies oralement et aux références bibliographiques.

Entreprises

Baekert Deutschland GmbH, Bad Homburg
Basler, Goldbach
Bayer AG, fibres chimiques, Leverkusen
Bundesverbandes des Deutschen Textileinzelhandels e.V. (Union fédérale allemande du commerce de textile) (BTE),Cologne
Cab Produktionstechnik GmbH & Co. KG, Karlsruhe
DOB-Verband, Cologne
East West Textilrecycling, Kursun GmbH, Langen
Efka (Frankl & Kirchner), moteurs de machines à coudre, Schwetzingen
Eisele Apparate- und Gerätebau GmbH, Schwäbisch Gmünd
Freudenberg SE non-tissés, Weinheim
Gerber Scientific Europe S. A., Brême
Groz-Beckert KG, Albstadt-Ebingen
Gütermann, fils à coudre, Gutach, Breisgau
HAKA-Verband, Cologne
HB vêtements de protection, Neuwied
Hoechst AG, fibres chimiques, Francfort sur le Main
Hoffmann, machines à repasser, Cologne
Hohenstein Institut für Textilinnovation eGmbH, (Institut d'innovation technique) Boennigheim
Industrieverband Garne e.V., Francfort sur-le-Main
Industrievereinigung Chemiefaser e.V. (Union des industriels des fibres chimiques), Francfort sur-le-Main
Institut des techniques textiles RWTH de l'université d'Aix-la-Chapelle,
secteur : Lifescience und Smart Textiles, Aix-la-Chapelle
Interactive Wear AG, Starnberg
Secrétariat International de la Laine, Dusseldorf
Kampe Gunhild PR, Bad Homburg
Lectra Systèmes, Munich
Marc O'Polo International GmbH, Stephanskirchen
Mayer, usine de métiers à tricoter; Obertshausen
Meyer, Herbert, atelier mécanique, Roetz
Peter Gilles KG, Düsseldorf
Prym-Werke, usine d'aiguilles à coudre, Stolberg
Singer, usine d'aiguilles à coudre, Würselen
Sirel AG, CH-Langendorf (Suisse)
Steinhöfer, Niedernhall
Strauss, Engelbert strauss GmbH & Co. KG, Biebergemünd
Südwesttextil Stuttgart
SW-Agentur Schirmers & Welsing, Bochum
Tempex GmbH, équipements de protection, Heidenheim
Terrot, usine de métiers à tricoter, Stuttgart, maintenant Chemnitz
Texaid, Richterswil (Suisse)
Vastema-Maschinenfabrik, Veringenstadt
Union des industriels du bouton, Waldkraiburg
Verlag textil-praxis international, Leinfelden-Echterdingen
W. L. Gore & Associates GmbH, Feldkirchen-Westerham
Winkelmann Euro-Edition, Francfort sur-le-Main

Personnes

Aplas, Thomas, CHT Tübingen
Bartsch, Stefan, Erima Pfullingen
Baumgärtel, Theo, DTB Heimstetten
Becker, Matthias, Gewerbliche Schule (école professionnelle) Metzingen
Becker, Werner, Fürstenfeldbruck
Berndt, Rainer, CHT Tübingen
Bobrowski, Steffi, Trevira GmbH
Burg, Jürgen, pompiers volontaires, Kaufbeuren
Buschmann, Dr. Hans Jürgen, DTFZ, Krefeld
Doser, Prof. Dr. Michael, ITV Denkendorf
Engelhard, Dr. Stefan, IHK Reutlingen
Friedrich, Dr. Kerstin Grafis Viersen
Geiger, Roland, Mey, Albstadt
German, Dr. Heinz-Peter, Reutlingen
Grynaeus, Dr. Peter, Freudenberg Weinheim
Hang, Lisa, Groz-Beckert KG
Hegemann, Dr. Dirk, Empa St. Gall
Hehl, Jörg, ITV Denkendorf
Hehl, Rudolf, Albstadt
Hepner, Gudrun, Aulendorf
Horter, Hansjürgen, ITV Denkendorf
Hübsch, Simone, Prym GmbH
Kleefisch, Birte, Groz-Beckert KG
Knick, Anja, Rieter AG Winterthur
Kolb, Rudi, TVU Leutershausen
König, Sabine, VAUDE, Tettnang
Krattenmacher, Birgit, IHK Reutlingen
Krause, Michael, Hessnatur Butzbach
Lang, Alexandra, Human Solutions
Littlewood, Glenn, COATS, Global Services
Messerschmidt, Irina IVC, Francfort
Mittermayr, Johann, Woolmark International
Morlock, Simone, Hohenstein Institut
Moskopp, Anke, Bourse du coton de Brême
Müller, Sonja, 2-some, Boxmeer (Hollande)
Nebel, Kai, RRi Reutlingen
Paß, Susanne, DTB
Quednau, Wolfgang, BTTA GmbH, Mönchengladbach
Renner, Ingrid, École de commerce de Metzingen
Rissiek, Anke, Human Solutions Kaiserslautern
Schenek, Prof. Dr. Anton, Hochschule (école supérieure) Reutlingen
Schindler, Dr. Stefan, ITV Denkendorf
Schneider, Christine, Südwesttextil
Seidel, Alexandra, Human Solution Kaiserslautern
Stegmaier, Dr. Thomas, ITV Denkendorf
Tomanin, Lorena, MS SRL Bergame (Italie)
Van Mol, Pierre, Fedustria Bruxelles et Gand
Vois, Jörg, Fuchshuber Techno-Tex, Lichtenstein
Werminghaus, H. Peter, DTB
Wizemann, Gustav, Groz-Beckert

Il n'était pas courant auparavant d'indiquer les sources iconographiques des manuels scolaires de manière aussi détaillée. Aussi, les attributions des illustrations des éditions précédentes étaient-elles incomplètes. Les illustrations enregistrées dans la 10e édition sont mentionnées dans le répertoire suivant.

Répertoire des sources iconographiques

© **dpa-Report – dpa Picture Alliance GmbH,** Francfort sur le Main	306-1
© **Gemeindeverwaltung Gutach (Schwarzwaldbahn / chemin de fer de la Forêt Noire),** Gutach	51-3
© **Maier Sports, Michael Müller**	37-3
© **Otto (GmbH & Co KG),** HAMBOURG	63 ECO
2-some, Textile Consulting & Marketing Conception, MS Boxmeer, Hollande	113-1 ; 2 ; 3 ; 7
Adobe Stock 71194770, © Jeanette Dietl	235-1
Alamy Ltd., Abingdon, Oxon, UK	277-3, 4, 5, 6, 279-6, 282-2, 4, 283-4, 6, 284-2, 3, 4, 285-2, 3, 5, 286-3, 4, 288-3, 289-2, 3, 4, 5, 6, 296-4, 306-2, 3, 4, 5, 6, 7, 307-1, 3, 4, 5, 308-1, 2, 3, 4, 5, 6, 7, 8, 309-1, 2, 3, 4, 5, 6, 7, 8, 9, 10, 11, 12, 310-3, 6, 7, 8
Alpi Karawattenmode GmbH, Krefeld	273-1
akg images GmbH, Berlin	12-1
Amann & Söhne GmbH & Co. KG, Bönnigheim	75-5
Groupe de travail symboles d'entretien, Francfort sur le Main.	Tous les symboles d'entretien
Musée archéologique régional, Schleswig	283-2, 3
Assyst GmbH, Aschheim-Dornach	237-1, 2
Axel Springer Syndication GmbH, ullstein bild, Berlin	310-2, 4, 5
Becker, Werner, Fürstenfeldbruck	45-2
Benninger Zell, Machines de préparation au tissage, Zell	81-2 à 4
Betty Barclay, Gil Bret, Vera Mont, Heidelberg	311-9 ; 312-1 à 7 ; 313-1, 2, 3 ; 314-1 à 7 ; 315-3, 4, 6, 7
Bierbaum-Proenen GmbH & Co KG, Cologne	257-9 à 257-12
Photothèque Monheim	298-1
Blicker, Wilhelm Blicker GmbH & Co KG/Eres, Karlsruhe	314-9,11 ; 315-5
bluesign technologies ag, St. Gall, Suisse	62, 63-3 Bluesign
Bosch, Andrea, Weingarten	198-1, 3, 5, 7, 9, 11, 13 ; 199-15, 17, 19, 21, 23, 24, 26, 28
Boss, Hugo Boss AG, Metzingen	313-4 ; 314-12 ; 315-8
Brandenburgische Universität (Université brandebourgeoise) Cottbus, Bert Dörre, Cottbus	13-4
Bourse du coton de Brême, Brême	11-3
Bullmer GmbH, Mehrstetten	156-2 ; 164-3, 5
Busche, Konrad, GmbH & Co. KG, machines à coudre industrielles, Stuttgart	190-1
Bussmann, Elza, Bernd-Blindow-Schule Friedrichshafen	247-1, 2
CAB Produktionstechnik GmbH, Karlsruhe	45-1
Charmor, Vertriebs GmbH & Co KG, Pocking	253-10 à 12, 15, 16
CHT R. Beitlich GmbH, Tübingen	116-1, 2, 3, 4, 6, 117-1, 2, 3, 4, 5, 6, 118-1, 2, 3, 4, 5, 6
Coats Global Services, Uxbridge/UK	231-1
Coats Opti Germany GmbH, Rhauderfehn	146-17, 18, 19
Continental Clothing Company GmbH, Berlin	63-8 Earth positive
Cradle to Cradle Products Innovation Institute, Niederlande (institut d'innovation des Pays-Bas)	63 Craddle to Craddle
Dastex, Muggensturm	55-4
Deuter, Bernd, Reischmann Mode + Sport/Marc O'Polo, Ravensburg	251-1
Deutsches Pelzinstitut (Institut allemand de la fourrure) Francfort sur-le-Main	152-1 à 4 ; 153-1 à 4 ; 154-1 à 5
Deutsches Schuhmuseum (Musée allemand de la chaussure), Offenbach	281-4, 5 ; 283-5 ; 285-4 ; 287-4 ; 290-5 ; 292-4 ; 293-4 ; 295-4 , 5 ; 297-4, 5 ; 299-4, 5 ; 301-3, 4 ; 303-3 ; 305-4, 5 ; 307-4, 5 ;
Digel – the menswear concept, Nagold	58-2
Döllel, Hannes, Aufkirchen bei Erding	156-1, 2 ; 159-4, 5 ; 239-2, 3, 4 ; 255-1 à 6 ; Page 258 à page 268, toutes les illustrations ; 296-2, 3, 307-2
Dr. Leichum, Handelsmarketing, Francfort sur-le-Main	modèle d'image pour 249-1
DressMaster GmbH & Co KG/ Stones, Herne; S/W-Agentur Bochum	314-10 ; 315-9,10
DTB Dialog Textil Bekleidung, Heimstetten	233-1, 234-1
Du Pont, Luxembourg	39-4

Dürkopp Adler AG, Bielefeld	169-13, 14 ; 180-1, 2, 3, 4, 6, 7, 8 ; 173-1, 8, 9 ; 174-1, 2, 3, 4 ; 181-4, 5, 6 ; 214-4, 238-5
Eastman, machines de coupe, NewYork	164-2
Enka AG, fibres chimiques, Wuppertal	31-2
ENKA International GmbH & Co. KG, Wuppertal	30-1
Erima GmbH, Pfullingen	35-1
Europaen Ecolabel (ecolabel européen)	63 Ecolabel
Commission européenne de la soie, Dusseldorf	21-4, 5, 6 ; 24-1
Fair Wear Fundation, Amsterdam	62, 63 textile équitable
Fairwertung, Dachverband FairWertung e.V., Essen	61-1 bis 5
Fotolia.com © Composer	15 Coco
Fotolia.com © cstyle	60-1 Maïs
Fotolia.com © emer	15 Ramie
Fotolia.com © Firma V	51-1 droite
Fotolia.com © Inzyx	15 Sisal
Fotolia.com © krizz7	60-1
Fotolia.com © lulu	9-2
Fotolia.com © MIKYIMAGENARTE	8-5
Fotolia.com © peht	15 Kapok
Fotolia.com © siwi1	60-1
Fotolia.com © smereka	60-1
Fotolia.com © Yuri Arcurs	54-1
Fotolia.com © Cross Design	60-2
FUCHSHUBER TECHNO-TEX GMBH, Lichtenstein	35-2
Gardeur Dieter Janssen, GmbH & Co KG, Möchengladbach	314- 8 ; 315-1, 2
Gebrüder Sulzer AG, usine de métiers à tisser, CH-Rüti	82-3
GermanFashion, Modeverband Deutschland e.V (Fédération allemande de la mode), Cologne	Tous les symboles d'entretien
Grafis-Software Dr. K. Friedrich GbR, Viersen	156-5 ; 158-1, 3 ; 160-1, 2, 3
Groz-Beckert KG, Albstadt-Ebingen	177 toutes les illustrations
Hacoba-Textilmaschinen (machines textiles), Wuppertal	82-3
Marketing commercial selon le Dr Leichum (HLM)	239-1
Hessnatur Butzbach	13-1
Hofenbitzer, Guido ; Kerschensteinerschule Stuttgart	166- 3 ; 199-16, 18, 20, 22, 25, 27, 31, 32 ; 198-2, 4, 6, 8, 10, 12, 14 ; 243-1
Hohensteininstitut für Textilinnovation eGmbH, Bönnigheim	57-3 ; 58-4, 241-1, 2 ; 242-1, 2 ; 243-1 bis 4 ; 245-1, 2
Human Solutions GmbH, Kaiserslautern	157-2 ; 158-2 ; 240-2, 3 ; 243-1, 2, 3, 4 ; 245-1, 2
IBF Innovative Bio Fibre Corp. AG – Suisse	15 Jute
Institut für Textil- und Verfahrenstechnik/Institut des techniques textiles et de la technologie des procédés (ITV), Denkendorf	57-2, 58-1
Internationaler Verband der Naturtextilwirtschaft (Association internationale de l'industrie des textiles naturels), Selzen	62, 63 textiles naturels, GOTS
Internationales Baumwoll-Institut (Institut international du coton), Francfort sur le Main	8-2, 3, 4 ; 9-1, 3, 4, 5
Kannegiesser, Herbert Kannegiesser GmbH, Vlotho	210-1, 2, 3, 4
Kanz, Josef Kanz GmbH & Co. KG, Neufra	255-7 à 13, 16,17
Kelheim Fibres GmbH, Kelheim	30-4
KS-Formteile, Paul Kessler, Kempen-Tönisberg,	57-5
Kübler, Paul H. Kübler, Bekleidungswerk GmbH & Co KG, Plüderhausen	257-1 à 8
Kuris Spezialmaschinen GmbH, Deggingen	164-1 ; 237-3
Bureau de contact lin, Dusseldorf	12-4, 12-5, 13-2
Lenzing Aktiengesellschaft (Société par actions Lenzing), Lenzing, Autriche	30-2, 3 ; 31-1
Lutz, Edmund Lutz KG, usine de bas et de tricotage, Erlangen	252-15,1 6 ; 253-5 ; 254-10
Malone, Paul/Jung GmbH, Lingen	273-4
Mayer & Cie. GmbH & Co. KG, Albstadt	100-1
Mayser GmbH & Co KG Gamme de produit chapeaux, Lindenberg	272-2 à 1 9 ; 273-10, 12
Salon de Francfort, textiles techniques, Essen	53 Pictogramme
MEV Verlag GmbH, Augsburg	280-1
Mey, Gebrüder Mey GmbH & Co KG, Albstadt	253-1, 4
MS SRL, Caronno Pertusella, (VA) Italie	112-2, 4
Usines Mustang (Lossen-Foto, Heidelberg)	217-1, 2 ; 246-1, 2
Musée national, Copenhague	282-3
NATURANA, Dölker GmbH & Co KG, Gomaringen	252-8 ; 254-1, 3, 4, 5, 8, 9, 11, 12
Nina von C., Karl Conzelmann GmbH & Co., Albstadt	252-2 ; 253-6 à 9
Normenausschuss Textil- und Textilmaschinen (DIN), Berlin	Normes textile et vêtements

OEKO-TEX® Service GmbH, Zurich	62 label écologique
Passigatti, Georgio Passigatti GmbH, Neu-Ulm	273-6 à 9, 11, 13
PFAFF Industriesysteme und Maschinen GmbH, Kaiserslautern	170-1, 2 ; 171-1 ; 173-1 ; 184-1 ; 186-1 ; 187-1 ; 188-1 ; 201-4 ; 202-1 à 6 ; 203-1 à 4
Ploucquet GmbH & Co., vêtements de protection, Heidenheim	55-1, 2, 3
Prym consumer Europe GmbH, Stolberg	197-1 à 15
RAL à but non lucratif GmbH, Sankt Augustin	63 Der blaue Engel
REFA Bundesverband e.V., Darmstadt	228-1, 2
Reiner Lautwein – Artur Images, Hambourg	304-1
Rieter Textile Systems, CH-Winterthur	69-2, 5 ; 70 fil compact, fil siro, fil à buse d'air; 81-1, 2
Usines d'article en acier Robuso, Solingen	167-1 à 3, 5 à 10, 12
Usines Rowenta, Bügeleisenfabrik, Offenbach sur-le-Main	204-1, 2, 3
RRi Reutlingen Research Institute, École supérieure de Reutlingen	13-4, 5 ; 15 chanvre, chanvre macro de Manille
Usine textile SANETTA, Frèes Amann GmbH & Co. KG, Meßstetten	255-14, 15, 18
Schäfer Textil GmbH/Götzburg, Ceceba, Margret, Tom Tailor, Balingen	252-9 à 14 ; 253-12, 13
Schärer Schweiter Mettler AG, lave-vaisselle, CH-Horgen	81-1
SCHIESSER AG, Radolfzell	253-3, 14
Schirrmacher Moden GmbH/von FLOERKE, Bonn	273-2, 5
Schlemming GmbH, Bielefeld	166-17 ; 167-11, 13
Schmetz, usine d'aiguilles à coudre, Herzogenrath	201-1, 2, 3
Schoder Offsetdruck, Gersthofen (association professionnelle du textile et du vêtement d'Augsburg)	214-1, 2, 3, 5 ; 215-1, 2, 4, 5
Schoen-Sandt, machine de découpage, Pirmasens	164-4
Schöneberger Systemtechnik GmbH, Landsberg	238-3, 7
Association Suisse professionnelle de la fourrure, Zurich	152 à 154
Sirtl, Helmut (enregistrement privé)	291-1
Spannagel, Barbara, École de commerce de Metzingen	52-1, 2, 4
Speidel GmbH Lingerie, Bodelshausen	252-1, 4 à 7 ; 253-2, 7 ; 254-2, 6, 7
Éditions Spiegel, Hambourg	248-1
Collections nationales d'antiquités et glyptothèque, Munich	278-3, 4, 5 ; 279-7, 8, 10, 11 ; 280-4, 5
Stadtfeuerwehrverband (Union des pompiers municipaux) Kaufbeuren	51-1 gauche
Stäubli AG, Machines de rentrage de fil, Horgen, Suisse	81-5
Steinhardt, Andrea, École professionnelle du vêtement, Francfort	250-1 à 18
Stoedtner, Dr. Franz, Lichtbildverlag, Dusseldorf	276-1 ; 278-1 ; 284-1 ; 286-1 ; 288-1 ; 294-1 ; 296-1 ; 300-1 ; 302-1 ;
Stoll, H.Stoll GmbH & Co.KG, Reutlingen	100-3
Strobel, usine de machines à coudre Puchheim	191-1
Sunflair Beachfashion, Bayreuth	254-13 à 16
Syndicat professionnel du textile et de l'habillement, Augsburg	227-1
Musée du textile Neumünster	283-1
Union de l'ennoblissement textile TVU, Leutershausen	110-1
TransFair e.V. (commerce équitable Allemagne), Cologne	63 commerce équitable
Trevira GmbH, Hattersheim	37-5 ; 46-3 : 2 illustrations ; 57-4
Institut Trevira, Hoechst AG, Francfort sur-le-Main	311-11, 12 ; 312-8, 9
VAUDE Sport GmbH & Co. KG, Tettnang	269-2 ; 270-1 à 7 ; 271-1 à 12
Veit, Brisay, Kannegießer, machines à repasser, Landsberg	204-4 à 8 ; 206-1, 207-1 à 9, 208-1 à 4 ; 210-1 à 4 ; 238-6
Verband der Deutschen Lederindustrie e.V. (Union allemande de l'industrie du cuir), Francfort sur-le-Main	147-1 ; 148-1 à 3 ; 149-4 à 9 ; 150-1 à 4
Éditions Europa-Lehrmittel Haan, Europa-Buch 5381 2 ; Prof. Schmid	239-1
Éditions Handwerk und Technik (artisanat et techniques), Hambourg; Voigt, Hans Dietrich	239-2
Wahlenmeier, Sandra, Remseck-Neckargröningen	216-1
Wilvorst-Herrenmoden GmbH / AfterSix, Northeim	51-2 ; 251-2 ; 273-3 ; 313-6 ; 315-11
Woolmark Company, Düsseldorf	16-2, 3 ; 19 WOOLMARK®, WOOLMARK Blend®, WOOL-Blend®
YKK Deutschland GmbH, Düsseldorf	146-16
Yuppie, Sportswear in Leather (vêtements de sport en cuir), Bodnegg	150-5
Zucchero GmbH, Munich	251-3 à 8

Index des mots clés

Œil de perdrix 133

A

Absorption de l'humidité 10, 13, 18, 22, 23, 29, 34, 43, 72, 82, 251
Accessoires 272, 273
Acétate 7, 27, 28, 32, 41, 42, 43, 49, 135, 142
Afghalaine 122
Âge de la pierre 282
Âge du bronze 274, 282, 283
Âge du fer 16, 274, 282
Agrafe 286
Agréable pour la peau 13, 148
Aiguille 79, 171, 176
Aiguille à coudre 197
Aiguilles courbes pour le cuir 197
Ajouré 120, 122, 252, 293
Ajout de matière élastique 270
Alcantara® 122
Alcool polyvinylique 7, 33, 39
Alginate 7
All-over (motif) 120
Alpaga 7, 20
Amaretta® 122
Amiante 7
Analyse 25
Analyse de processus 224
Angora 7, 20
Années 20 274, 306, 307, 317
Années 30 274, 308, 312, 314
Années 40 274, 309, 317
Années 50 274, 310, 316
Années 60 243, 274, 275, 311, 314
Années 70 274, 312
Années 80 274, 313
Années 90 274, 314, 315
Années des fondateurs 302, 303
Anorak 264
Anti-mode 311, 314
Antiquité égyptienne 274, 276, 277
Antiquité grecque 274, 278, 279, 298, 316, 317
Antiquité romaine 274, 280, 281, 282, 283, 316, 317
Appareil de teinture 110
Apprêtage 114
Apprêtage anti-glisse 116
Apprêtage de confort 117
Apprêtage de protection antivectorielle 117
Apprêtage des fourrures 152
Apprêtage du jean 118
Apprêt antibactérien 117
Apprêt anti-boulochage 116
Apprêt anti-électrostatique 117
Apprêt anti-mîtes 18, 116
Apprêt anti-tâches 18, 116
Apprêt fonctionnel 117
Apprêt ignifuge 116
Apprêts crêpe 89
Apprêt wellness 117
Aramide 7, 34, 35
Armure 83
Armure aïda 103
Armure cannelée 84
Armure crêpe 89, 125
Armure nattée 84
Armure satin 87
Armure sergé 85
Armure toile 84
Arrondisseur d'ourlet à fil 166
Art nouveau 304, 305
Ascot 273
Assemblage 202, 203
Assurance qualité 234
Astrakan 122, 155
Atlas 101
Atome 25
Au toucher 10, 18, 23, 30, 35, 36
Autres accessoires de mode 273
Avant-garde 275
Avatar 240
Azurant optique 108

B

Bague à coudre 197
Bandages 57
Barbette 287, 316
Barème de tailles 157
Barèmes des mensurations en prêt-à-porter féminin 242
Barèmes des mensurations en prêt-à-porter masculin 243
Barèmes de tailles pour des groupes cibles spécifiques 245
Baroque 294, 295
Barré 120
Batiste 122
batiste opale 122
Belle Époque 304, 305
Béret 292, 316
Bermuda 263
Bibi 303, 316
Bicolore 121
Biedermeier 300, 301
Bikini 254
Blanchiment 108, 118
Blaze 21
Blazer 264
Blouse 257, 283
Blouse romantique 260
Blouson 264
Body 252
Body sculptant 252
Boléro 264, 304
Bord-côtes 98
Bordures dentelées 288, 316
Bottes boutonnées 305
Bottes lacées 305
Bouclé 121, 122
Boucle du fil d'aiguille 176
Boucleur 182
Bouffantes 316
Bougran 141
Boulochage 116
Bourrette 122
Bourrette de soie 22, 23
Boutonnage simple 267
Boutonné 121
Boxer 252
Boxer classique 252
Braguette 290, 293, 316
Brassière 253, 255
Brassière de sport 254
Brayette 290, 293, 316
Brillance 23, 30, 35, 36
Brocart 123
Broché 90, 120, 123
Brodé 120, 123
Broderie à jours 104
Broderie découpée 104
Broyage 13
Busc 294

C

Caban 264
Cachemire 7, 20
Cadre de reférence de la collection 247
Caftan 253
Calandrage 115
Caleçon 252
Caleçon long 252
Calicot 123
Calotte 292
Canevas 123
Canezou 298, 300, 316
Cannelés simples (à effet de chaîne) 84
Canotier 303, 305
Cape 265
Capote 299, 301, 316
Caraco 298, 316
Caraco avec découpe poitrine 253
Caraco moulant 253
Caractéristiques des fibres 42
Caractéristiques du cuir 150
Caractéristiques physiologiques des vêtements 29, 34, 36
Carbatinae 283, 287
Carbone 7, 40
Carbonisation 16, 18, 108
Carré 120, 273
Carreaux tattersall 140
Carrick 299, 301, 316
Cashgora 7, 20
Ceinturon 268
Chaînes moléculaires 25
Chaînes moléculaires de cellulose 10
Chaîne textile 6
Chaînette 101
Chamarre 291, 292, 316
Chameau 7, 20
Changeant 88, 121, 123
Changeant façonné 142
Changeant rayé 142
Chanvre 7, 15
Chanvre de Manille 15
Chanvre de Manille (Abaca) 7
Chapeau cloche 307
Chapeau melon 303, 305
Chapeau rond 299
Chapels 287, 290, 316
Chaperon 290, 316
Charge électrostatique 10, 13, 18, 23, 30, 35, 36
Chariot-plieur 163
Chariots automatiques 163
Charmelaine 123
Charmeuse 102, 123, 141, 142
Chas d'aiguille 176
Chasuble 285
Chausses 290
Chaussures à bec 290
Chaussures de vache-bouche 292
Chemise 283, 298, 316
Chemise de corps 301
Chemise de fête et de smoking 256
Chemise de nuit 253
Chemise de ville 256
Chemise en jean 260
Chemises pour hommes 256
Chemisier 260
Chemisier à enfiler 260
Chemisier à volants 260
Chemisier blousant 260
Chemisier cache-cœur 260
Chemisier col lavallière 260
Chemisier col polo 260
Chemisier kimono 260
Chemisier peplum 260
Chemisiers 260
Chendjit 276, 277
Chenille 124
Chesterfield 305
Chevalerie 286
Cheviotte 124
Chevron 86, 124
Chiffon 124
Chiné 113, 120
Chintz 115, 124
Chintzage 115
Chiton 278, 279, 316
Chlaine 279, 316
Chlamyde 279, 316
Chlorure de polyvinyle 7, 39
Ciré 121, 124
Ciseau électrique à lame circulaire 164
Ciseau électrique à lame verticale 164
Ciseaux 167
Ciseaux coupe-fil 167
Classicisme 298–301
Clavi 285, 316
Cloqué 92, 121, 124
Coco 7, 15
Cocon 21
Code black tie 268
Codes numériques pour armures 83
Coiffe à cornes 290
Col américain 256
Col anglais 256
Col Berthe 300, 316
Col carré 301
Col cassé 256, 301, 303
Col français 256
Col italien 256
Collage 119, 202, 203
Collages 119
Collection 246–249
Collerette 291, 316
Col Lido 256
Col Médicis 292
Col officier 256
Colonnes de mailles 95
Colorabilité 30
Colorants 109
Col ouvert sans bouton 256
Col pelle à tarte 256
Col Picadilly 256
Col roulé 262
Combinaison 257
Combinaison moulante 252
Combinaisons pour salle stérilisée 55
Combiné 254
Complet 256
Complêt trois-pièces 303, 305
Composants de la machine à coudre 170
Composé 236
Conception des produits 250, 251
Conception ergonomique du poste de travail. 226
Confection 275
Confort 269
Consommation énergétique 59
Contouche 316
Contrôle du seyant 234
Contrôles du produit 233
Coordonnés 266
Cord 93
Corroyage 148
Corroyage des fourrures 152
Corsage 291
Corsaire 263
Corset 292, 301
Corseterie 254
Costume 267
Costume 3 pièces de cérémonie (jacquette ou cutaway) 268
Costume classique 267
Costume de cérémonie 3 pièces dépareillé 268
Costume décontracté 267
Costume de la Franconie 286, 287
Costume de mariage 268
Costume de marié 268
Costume de mousquetaire 291
Costume folklorique 267
Costumes dépareillés 314
Costume Werther 298
Côte anglaise 98
Côte fine 96
Côtelé 93, 121, 124
Coton 7–11, 41, 43
Coton créole 9
Coton de Gizeh 9
Coton de Pima 9
Coton gratté 125
Cotonnisation 13
Coton Sea-Island 9
Cotte 286, 287, 316
Coupe 162
Coupe du modèle 156
Coupe-fil automatique 173
Coupe finale 164
Coupe rudimentaire 164
Coupe transversale du tissu 83
Coupe-vent 264, 271
Coussin magnétique 197
Coûts liés à la qualité 235
Couture de revers 196
Couture safety 183
Couture-tricotage de tissus tuftés 102
Couvre-chefs 272
Couvrir 195
Cranteur 163
Cranteur à chaud 165
Cravate 120

Crêpe 89
Crêpe chiffon 124
Crêpe cloqué 125
Crêpe de Chine 125
Crêpe étiré 89
Crêpe Georgette 125
Crêpe lavable 125
Crêpe marocain 125
Crêpe sable 125
Crêpe satin 125
Crépon 126
Cretonne 126
Crin de cheval 7
Crinoline 293, 296, 300, 302, 316
Crissement de la soie 23
Critères de qualité 223
Critères de solidité des couleurs 109
Crochet double rotatif 182
Crochet horizontal 182
Crochet vertical 182
Croisé 126, 142
Crossbred 17
Cube des groupes cibles 248, 249
Cuir croûte/cuir fendu 149
Cuir d'agneau 149
Cuir de chèvre 149
Cuir de porc 149
Cuir de vache 149
Cuir de veau 149
Cuir velours/suédine 149
Cul de Paris 302, 316
Culotte 252, 297, 316
Culotte au genou 292, 295
Culotte bouffante 293
Culotte cache-couche 255
Culotte de golf 263
Culotte échancrée 252
Culotte gainante 254
Culotte hipster 252
Culotte midi 252
Cummerbund 273
Cupro 7, 28, 32
Cutaway 305, 307
Cutter 167
Cutter circulaire 167
Cycliste 271
Cyclodextrine 58
Cylindre 299, 301

D

Daim 149
Dalmatica 285, 316
Damas 126
Damassé 126
Dé à coudre 197
Débardeur 253, 255
Décatir 205
Décatissage 18, 115
Décolleté 294, 306
Découd-vite 167
Découpage grossier 159
Découpe 164
Découpé 120
Découpe finale 159, 163
Découpe princesse 196
Défilés tendances 275
Dégradé 120
Degré de mode 249
Délavé 118
Denim 126
Densité de fibre 43
Dentelle au fuseau 104
Dentelle de Madère 104
Dentelle filet 104
Dentelle Raschel 102, 104
Dentelles 104
Déperlant 54
Dépôt de principe actif 58
Désignation des tailles (codification) 244
Désignation métrique de l'épaisseur 176
Désignations commerciales 84–116, 120–140
Design de mode 216
Designs de formes définies 250
Dessin d'armure 83
Détails d'uniforme 308
Détermination des mesures 240–245
Détermination du temps de travail 229
Détermination du temps par la saisie de temps standards 230, 231
Deuxième rococo 302, 303
Deux-pièces 266
Développement des produits 247–251
Développement d'une collection 246
Dévoré 103, 113, 120, 126
Diagonale 126
Diminution de la longueur des points / compression de couture 173
Directoire 298, 299
Dirndl 261
Dispositif de découpe des bordures 173
Dispositifs de soutien 57
Disque de tension du fil 170
Division du travail 217
Division du voile 65
Documentation 233
Donegal 127
Données technologiques relatives aux fibres 42, 43
Données temporelles 228
Doublage et étirage 65
Double-face 92, 127
Double piqûre de sécurité 188
Doublure 142
Doublure en peluche 142
Doublure matelassée 142
Doublure Raschel 141
Doublure tartan 142
Drap (de laine) 127
Dress-codes 268
Duchesse 136, 142
Dufflecoat 265, 309
Dupion 127
Durabilité 59
Durabilité biologique 43
Duvetine 114, 127

E

Échange de données 160, 221
Échange d'informations 236
Écharpes 273
Écologie 59
Écologie des produits 59, 60
Écologie humaine 59, 61
Effet d'aération 52
Effet de capillarité 52, 56
Effet plaques de verre 52
Effets de brillance 74
Effets de couleurs 74
Effets structurés 74
Élasthanne 7, 39, 41, 43
Élasticité 10, 13, 18, 23, 30, 35, 36, 43
Élastique 7, 33
Élastodiène 7
Éléments de conception 250
Éléments de formation des points 171
Éléments de guidage des fils 170
Élimination 6
Émerisage 114
Empiècement arrondi 256
Empiècement en filet 270
Empilement de couches 163
Empire 298, 299
Enclume à col 205
Encoche 176
Enduction 106, 119
Engageantes 294, 296, 316
Ennoblissement 10, 23, 116
Ennoblissement textile 106
Ensemble 266, 267, 268, 306
Ensemble blouson et pantalon 267
Ensemble d'intérieur 253
Ensembles féminins 266
Enterprice Resource Planning System, systèmes ERP 236, 237
Entoilages 141
Entoilages en laine 141
Entoilages non tissés 141
Entoilages tissés 141
Entraînement de positionnement 172
Entretien des textiles en cupro 32
Entretien des textiles en laine 19
Entretien des textiles en lyocell 31
Entretien des textiles en polyacryle 38
Entretien des textiles en polyamide 35
Entretien des textiles en polyester 37
Entretien des textiles en soie 24
Entretien des textiles en viscose 30
Épingles tête de verre 197
Époque gothique 288–290
Époques stylistiques 274
Ergonomie 225–227
Escafignons 292
Espèces d'animaux à fourrure 151
Essorage 108
Étamine 127
Étamine, lin indien 127
Étanche 54
Étanchéité des coutures 202, 203
États physiques 25
Étiquetage textile 11, 14, 19, 24, 30–32, 35, 37, 38, 45–50
Étirage 10, 13, 18, 23, 65
Étirage maximal 43
Étoffes en coton typiques 11
Étoffes en laine typiques 19
Étoffes en lin 14
Étoffes en soie typiques 24
Étole 273, 280
Étoupe de lin teillé 13
Étoupe de peignage 13
Éventail 295, 297, 301
Exigences en matière de vêtements de sport et de loisirs 269
Exigences en termes de physiologie du vêtement 51
Exigences vis à vis du vêtement 51
Exomide 279, 316
Extravagances de mode 288

F

Fabrication à la pièce 217
Fabrication demi-mesure 216
Fabrication de prototypes 234
Fabrication de tissu 80
Fabrication de vêtements en fourrure 153, 154
Fabrication du cuir 147, 148
Fabrication industrielle demi-mesure 240
Fabrication pilotée par ordinateur 237
Façonnage 205
Façonné 120, 127
Faille 128
Faisceaux de fibrilles 25
Faufiler (bâtir) 195
Fausse fourrure 155
Faux-cul 294, 302, 316, 317
Faux uni 120
Fenêtre de l'enfer 288
Feutrage 18
Feutre de laine 105
Feutre de pied de col 78
Feutre foulé 78, 79
Fibre de coton 10
Fibre de laine 17
Fibres 7
Fibres à polyaddition 33
Fibres bicomposées 27
Fibres biopolymères 28
Fibres chimiques 6, 7, 41
Fibres chimiques cellulosiques 7, 28
Fibres chimiques issues de polymères biologiques 60
Fibres chimiques issues de polymères naturels 7, 28
Fibres chimiques issues de tissus inorganiques 7
Fibres chimiques synthétiques 33
Fibres courtes 27
Fibres d'alginate 28
Fibres de gros titre 42
Fibres de lait 7
Fibres de semences 7
Fibres de titre fin 42
Fibres élastiques 28
Fibres en polycondensat 33
Fibres libériennes 7
Fibres modal 30
Fibres naturelles 7, 41
Fibres polymères 33
Fibres profilées en polyester 56
Fibres recyclées 61
Fibres textiles aux lacto-protéines 28
Fibres végétales 7
Fibrillation 31
Fibroïne 21
Fibule 278, 316
Fiche de production 222
Fiche de référence du modèle 222
Fiche technique du modèle 222
Fichu 298, 316
Figuré 120
Fil à anneaux 70
Fil à buse d'air 70
Fil à coudre retors en coton 75
Fil à coudre retors en polyester 75
Fil-à-fil 88, 128
Filage à buse d'air 65, 69
Filage des fibres chimiques 66, 68
Filage fin 69
Filage par fusion 27
Filage siro 65, 69
Filaments 27, 64, 71
Filaments creux 58
Filaments de viscose 30
Fil à rotor 70
Filature à anneau 69
Filature à rotor 65, 69
Filature compacte 65, 69
Filature de fil peigné 67
Filature de fils cardés 16
Filature de laine 66
Filature des fibres courtes 65
Filature des fibres libériennes 66, 68
Filature des fibres longues 65
Filature de soie 66, 68
Filature du coton 66, 68
Filature semi-peigné 67
Fil cardé 18, 65, 70
Fil compact 70
Fil de bourrette 70
Fil de schappe 70
Fil de soie 75
Filière 27
Fil peigné 18, 70
Fils 64
Fils à âme 73
Fils à coudre 73
Fils à coudre monobrins 75
Fils à coudre texturés 75
Fils assemblés 64
Fils bi-composants 72
Fils crêpe 89
Fils de fibres textiles 64, 65
Fils fantaisie 64, 74
Fils gainés 73, 75
Fils gainés et fils à âme 64
Fils guipés 73
Fil siro 70
Fils retors gainés 64, 73
Fils simples 64
Fils texturés 72
Finesse 10, 18, 23, 30, 35, 36
Finesse de fibre 31, 42
Finesse de la fibre 43
Finette 128
Finissage 106
Finisseur de forme 208
Finition 204
Finition anti-feutrage 18
Fixation 108, 209, 210
Fixer de manière invisible un ourlet ou une doublure 195
Flambage 107
Flammé 121
Flanelle 114, 128
Flanelle peignée 115
Floconné 121
Floqué 128
Flotté 83, 95
Flux de matériaux 238
Flux d'informations 236, 237

Fonction de protection 51
Fonction d'identité 51
Fonctionnement en continu 172
Fonction ornementale 51
Fonctions de base du vêtement ... 51
Fonctions de couture 195
Fonctions physiologiques des vêtements 52
Fondamentaux 62
Fond de poche 142
Fontange 295, 316
Forme en S 304
Formes de machines à coudre ... 168
Formulaires 221–223
Foulage 18, 115
Foulage doux 115
Foulard 110
Foulards 273
Foulé 128
Fourrures 151
Fourrures synthétiques 155
Fraise 292, 316
Freestyle 315
Fresco 128
Frippé 128
Frisé 121, 129
Froissabilité 10, 13, 18, 23, 35
Froissé 121, 128
Frotté 90, 121, 129
Fuseau 263

G

Gabardine 114, 129
Gabarits de coupe 157
Gabarits de marquage 157
Gaine pour femme 252
Galons 268
Gamme de qualité (grade de qualité) 247
Garçonne 306
Garnitures et finitions 250
Gaufrage 115
Gaufré 115, 121, 129
Gaze 129
Génération de vapeur 204
Gestion de la qualité ... 232, 233, 235
Gestion des déchets 59
Gestion des données produit 236, 237
Gestion du cycle de vie du produit 236
Gestion du temps 234
Gilet 264, 297, 299
Gilet chasuble 264
Gilet de bricolage 257
Gilet en tricot 262
Gilet sweat 262
Glacé 121, 129
Gradation 157
Granité 129
Grattage 18, 114
Grenouillère 255
Griffes d'entraînement 178
Grignage des coutures 200
Grignage imputable à la contexture 200
Grignage imputable à la tension des fils 200
Grignage imputable à l'entraînement du tissu 200
Groupe de plis 259
Groupes cibles 248, 249
Groupes de produits 253–273
Grunge 314
Guanaco 7, 20
Guêpière 254
Guêtres 299
Guides 180, 181
Guipure 129
Guipure ou broderie dévorée 104

H

Haïk 277
Haut-de-forme 305
Haute couture 275
Hauts-de-forme 303
Hennin 290, 316
Himation 278, 279, 316
Histoire du vêtement 274–317
Homburg 307
Homespun 130
Hoodie 262
Houppelande 288, 290
Hydrophile 52
Hydrophilisation 117
Hydrophobisation 117
Hygroscopique 52

I

Identification des fibres ... 11, 19, 24, 30, 35, 37, 38, 41
Image microscopique 11, 14, 19, 24, 35, 37, 41
Imitations de fourrures 155
Impression à la laque 113
Impression au rouleau 111
Impression des tracés graphiques 160
Impression directe 113
Impression en relief 111
Impression hélio 111
Impression manuelle 111
Impression numérique 112
Impression par flocage 113
Impression par réserve 113
Impression par rongeage 113
Impression par transfert 112
Impression pigmentaire 113
Impression sur chaîne 113
Imprimé 121
Inflammabilité 18
Influences sur la conception 251
Installations de couture à commande numérique 175
Installations de couture automatisées 175
Instance 219
Interlock 96, 130
Intervalles de gradation 157
Isolation 52
Isolation thermique 10, 13, 18, 23, 29, 34, 36, 51, 52, 56

J

Jacquard 98, 130
Jacquard à maille perdue 97
Jaspé 121
Javanaise 130
Jeans Bootcut 263
Jeans slim 263
Jersey 130
Jersey simple 96, 130
Jersey velours 114, 131
Jet d'encre 112
Jigger 110
Joint de thermocollage 209
Jupe 294, 296, 316
Jupe à cordon 282
Jupe à empiècement 259
Jupe à godets 258
Jupe ample 258
Jupe à panneaux 258
Jupe à plis 292, 316
Jupe à pont 259
Jupe à quilles 258
Jupe au genou 258
Jupe avec ruché à l'ourlet 259
Jupe à volants 258
Jupe ballon 258
Jupe cargo 259
Jupe cloche 258
Jupe coupole 258
Jupe culotte 259
Jupe drapée 259
Jupe droite 258
Jupe entravée 258
Jupe évasée 258
Jupe foulard 259
Jupe longue fourreau 304, 316
Jupe portefeuille 259
Jupes 258, 259
Jupe sport 259
Jupe taille élastique 259
Jupe trompette 258
Jupe zippée 259
Jupon 310, 316
Justaucorps 295, 297, 317
Jute 7, 15

K

Kalasiris 276, 277, 317
Kapok 7, 15
Kasack 260
Kevlar 271
Kit smoking 273
Knickerbockers 263, 307, 308

L

Label de designer 315
Label écologique 62, 63
Laine 7, 16–19, 41, 43
Laine abattue 17
Laine australienne 17
Laine biologique 16
Laine bouillie 78
Laine de délainage 17
Laine de mégisserie 17
Laine de Nouvelle-Zélande 17
Laine de roche 7
Laine du Cap 17
Laine Shetland 17
Laine vierge 7, 19
Lama 7, 20
Lamé 121, 131
Laminage 119
Laminé 119
Lancé 90, 120, 131
Lancé à effet trame 90
Lancé de chaîne 90
Largeur utile 162
Lavage 107
Layette 255
Leggings 252, 263
Liberty 131
Lifestyle 315
Ligne crayon 309, 310
Ligne élancée 302
Ligne Empire 250, 315
Ligne en A 250
Ligne en T 250, 312
Ligne (styling) 250
Ligne trapèze 250, 311
Limite d'extrémité 173
Lin 7, 12–14, 41, 43
Lin de chasse 131
Lin floqué 13
Lingerie 252, 314
Lin peigné 13
Linters 9
Listes 223
Loden 131
Logiciel CAO 156
Logo soie 24
Longueur de la fibre 43
Longueur matelas 162
Look ethnique 261
Look exotique 312
Look rétro 314
Look spatial 311
Look superposé 259, 315
Loop 131
Lurex 40
Lustre 131
Lyocell 28

M

Machine à coudre 169, 171
Machine à coudre à bras libre 168
Machine à coudre à pilier 168
Machine à coudre monobloc 168
Machine à emporte-pièces 164
Machine à perforer 165
Machine à plateau surélevé 168
Machine de teinture à buse 110
Machines à coudre automatiques 174
Machines à coudre industrielles .. 173
Machines à point d'arrêt automatiques 174
Machines automatiques 174
Machines automatiques de découpe (cutters) 164
Macromolécule 25, 26
Macromolécules 25
Madras 132
Maille 95
Maille chargée 95
Mailles endommagées 99
Maillot de bain 254
Maillot de corps 253
Maillot thermique à manches longues 253
Maintien des couches 185
Manches ballon 300
Manches gigot 300
Manches pagode 302
Manchon 288, 295, 297, 299, 301, 305, 315, 317
Manteau 294, 296, 317
Manteau à agrafe or ou argent .. 286, 287
Manteau à cordon 286
Manteau à coupe circulaire .. 288, 317
Manteau à nouer 265
Manteau blazer 265
Manteau cape 283, 285
Manteau classique 265, 305
Manteau court 305
Manteau droit 265
Manteau forme trapèze 265
Manteau raglan 265
Manteaux 265
Mantille 300, 317
Marcel 253
Marengo 132
Marketing commercial selon le Dr Leichum (HML) 248
Marlène Dietrich 253
Marquage 135
Marque déposée 19
Marqueur couleur 165
Marqueur de fils 165
Masse adhésive 209
Masters of Linen 14
Matelas de coupe 163
Matelassage 162
Matelassé 92, 121, 132
Matière 250
Maxi à la cheville 258
Mélange 121
Mélanges 19, 44
Mélanges de fibres 11, 14, 19, 24
Melton 132
Membranes hygroscopiques 54
Membranes micro-poreuses 54
Mensurations 156
Mensurations du corps 239
Mercerisation 10, 107
Mérinos 17
Mesure de protection contre les accidents 214, 215
Mesure des proportions 239
Mesure de travail par la saisie du temps réel 228
Mesures des vêtements 239–245
Mesures du tableau 156
Mesures du vêtement 239
Métal 7, 40
Méthode de travail optimale 230
Méthodes de fabrication 217
Métier à tricoter circulaire 100
Métis 14
Mezzo 258
Microfibres 42
Micromolécules 25
Midi 258
Mille fleurs 120, 132
Mille point 120
Milleraies 120, 140
Mini 258
Mini-jupe 311, 313
Minimalisme 314
Minimaux 120
Mi-parti 288, 290, 292, 317
Mise en forme 159
Modacrylique 7, 33
Modal 7, 28–30, 41, 43
Mode 251, 275
Mode anglaise 298, 299
Mode citadine stricte 315
Mode combinée 312
Mode de Bourgogne 288
Mode de consommation responsable 59, 61
Mode de la rhingrave 295
Mode des mini-jupes .... 31[illegible]

Mode espagnole 291
Mode grande distribution 275
Modélisme (patrons) 156
Mode opératoire 223
Mode outdoor 314
Mode oversize 312
Mode Réforme 304
Mohair 7, 20, 132
Moirage 115
Moiré 115, 121, 132
Moleskine 142
Monforisieren® 115
Monitoring de santé 58
Monofilament 72
Monofilament chimique 71
Monomère 26
Moteur démarreur 172
Motif patchwork 120
Mottled 272
Mouches 295
Moules 287
Mouliné 121, 132
Mousseline 133
Moyen Âge 284–290
Moyen Âge byzantin 284, 285
Moyen-âge et Antiquité 276–283
MTM 228
Multicolore 121
Multifilament 27
Multifilament chimique 71
Multifilament, lisse 72

N

Nanotechnologie 57
Natté 121, 133
Navajo 120
Navettes 182
Négligé 253
Neoprène® 271
New look 309, 317
Niveau de performance 228
Niveau d'exigence 249
Nœud papillon 273
Nombre d'or 239
Non-tissé 78, 79, 105
Non-tissé maintenue par des piqûres 102
Noppé 121
Normes sociales 59, 60
Nouveauté 120
Nuisette 253
Numéro métrique 77
Numérotation des fils simples 76

O

Occasion et fonction 251
Ombré 120, 121
Ondé 121
Ondulé 121
Op-art 311
Organdi 116, 133
Organdi teinté, imprimé ou brodé 133
Organisation de la production 218
Organisation de l'entreprise 218
Organisation des processus 218, 221–223
Organisation du poste de travail 225
Organisation du travail 225–227, 226, 227
Organisation structurelle 218, 219
Organza 133, 141
Orientation du tissu 159
Ornements 250
Ornements à clochettes et ornements à grelot 288
Orthèses 57
Ottoman 133
Ouatine 141
Ourlet plissé 259
Ourlets 191
Outfit 7.0 248
Outillage de couture à la main 197
Outils de coupe 167
Oversize 312
Oxford 88, 133

P

Paenula 280, 281, 284, 285, 317
Pagne 316
Pailles exotiques 272
Paisley 120
Paletot 265, 301, 303, 305, 307
Palla 280, 317
Pallium 281, 317
Panama 134
Panier 296, 317
Panne de velours 134
Panseron à la polonaise 293, 317
Pantalon 283, 299
Pantalon à pinces 263
Pantalon à revers 308
Pantalon bouffant 263, 292, 317
Pantalon cargo 263
Pantalon carotte 263
Pantalon chino 263
Pantalon citrouille 293, 316
Pantalon de ski 271
Pantalon de trekking 271
Pantalon droit 263
Pantalon imperméable 271
Pantalon large 263
Pantalon pattes d'éléphant / flare 263
Pantalons 263
Panty 252, 254
Panty long 254
Parcheminer 116
Paréo 254
Parka 264
Parures d'attache de vêtement 278
Pashmina 273
Passe-lacets 197
Patron de base 156
Patron de production 156
Peau de pêche 127
Peignage 13
Pèlerine 300, 317
Pelliculage 119
Peluche 91, 97, 134
Pepita 88, 134
Péplos 278, 317
Période baroque 294, 295
Période romane 286, 287
Perlé 121
Perméable à la vapeur d'eau 54
Perruque d'extension 295
Personal health monitoring 58
Personnalité du porteur du vêtement 251
Petit manteau espagnol 293
Phase Change Materials (PCM) 56
Photostabilité 35, 36
Physiologie du vêtement 51
Pièces d'extérieur 255
Pied-de-coq 88, 134
Pied Presseur 178, 180, 181
Pied presseur automatique 173
Piqué 93, 97, 121, 134
Piqué de chaîne 93
Piqué gaufré 93, 134
Piquer 191
Piqueuse à plateau 168
Piqueuse rapide 173
Planche à repasser 205
Planche à velours 205
Plan de coupe 159
Plan de coupe dédossé (ouvert) 161
Plan de coupe dossé (plié) 161
Plan de coupe multi tailles 161
Plan de coupe uni taille 161
Plan de répartition des opérations 223
Plante de lin 12
Plaque à aiguille 178
Plaque de détection 165
Plasticité 18, 35, 36
Plastron 303
Plis ciseaux 259
Plis piqués nervures 259
Plissé 121
Plissé accordéon 259
Plissé soleil 259
Plis Watteau 296
Pochette de costume 273
Pocketing 142
Poignet ajustable 256
Poignet simple 256
Poil de bovin 7
Poil de chèvre 7
Poils d'animaux grossiers 7
Poils fins d'animaux 7
Poinçon 166
Poinçon rotatif 166
Point de surjet à deux fils 189
Point de surjet à trois fils 189
Pointe 294, 296, 302, 317
Pointe de l'aiguille 104
Pointes arrondies 177
Pointes tranchantes 177
Pointillé 120
Point invisible 176
Points de gradation 157
Polaire (en anglais) 134, 270
Polarskin 155
Pôles de la mode 275
Pollution environnementale 59
Polo 262
Polyacryle 7, 33, 38, 41, 43
Polyaddition 26
Polyamide 7, 33, 34, 35, 41, 43
Polyamide 6 34
Polyamide 6.6 34
Polyamide aramide 35
Polychloride 7, 33
Polycondensation 26, 34
Polyester 7, 33, 36, 37, 41, 43
Polyéthylène 7, 39
Polymère 25, 26
Polymérisation 26, 34
Polyoléfine 7, 33
Polypropylène 7, 39, 41, 43
Polytétrafluoroéthylène 7, 33, 39
Pompe de filature 27
Pongé 135, 142
Popeline 135
Positionnement de l'aiguille 173
Poste 219
Poste de repassage 206, 207
Pourpoint 292, 293, 295, 317
Pourpoint à panseron 293
Première collection 246
Premiers secours 212
Préparation 165
Préparation du tissage 81
Préparation du travail 234
Présentation des fils à coudre 75
Pressage 204, 205
Pressage final 205
Pressage intermédiaire 205
Presses à repasser 208
Presses à système d'approvisionnement 210
Pression, impression 106, 111
Prêt-à-porter 216, 275
Prince de Galles 88, 135
Principe des pelures d'oignon 52
Principe du tissage 80
Principes de construction des armures 83
Pris de chaîne 83
Prise de mesure 240
Prise de mesures automatisée 240
Prise de mesures individuelle 240
Problèmes techniques de couture 200, 201
Procédé acétate 26, 28
Procédé avec solvant 26, 28
Procédé cupro-ammoniacal 26, 28
Procédé de filage à sec 27
Procédé de filature à anneau 65
Procédé de filature au mouillé 27
Procédé de filature de fil peigné 16
Procédé d'imprégnation 110
Procédé d'insertion de la trame 82
Procédé dit d'étirage 110
Procédé par fausse tors on 71
Procédé viscose 26, 28, 29
Procédure de fabrication 217
Production en flux continu 217
Production en masse 217
Production en série 217
Produits cousus-tricotés 102
Programmes CAC 158
Projet (design) 156
Propriétés du fil 70
Protection climatique 59
Protection contre le froid 54
Protection contre les accidents 203
Protection contre les émissions 59
Protection contre les intempéries 54
Protection de la santé 58
Protection de l'environnement 106
Protection des eaux 59
Prototypes 246
Pull 262
Pull à manches chauve-souris avec encolure bateau 262
Pull camionneur 262
Pullover 262, 306
Pull sans manches 262
Punk 312
Purisme 314
Pyjama 253
Pyjama court 253

Q

Quadrillé 120, 121
Qualité 59
Queue de chaperon 290
Queue-de-pie 268, 299, 301, 303, 307

R

Rainure de fil 176
Ramie 7, 15
Rang de mailles 95
Ratinage 114
Ratiné 114, 121, 135
Rayé 120, 121
Rayures romaines 140
Rayures tennis 88, 135
Réalisation de patrons en 3D 240
Réalisation de plan de coupe 159, 160
Réalisation des patrons et découpe 156–167
Rectification 159
Recyclage 61
Recyclage des fibres 61
Redingote 264, 265, 298, 299, 301, 303, 315, 317
REFA 228
Réforme (époque de la) 291
Règle de l'homme de Vitruve 239
Réglementation de l'étiquetage textile 11, 14, 19, 24, 30–32, 35, 37, 38
Relevé de mesures représentatif 241
Relief 121
Remaillage 99
Renaissance 291–293
Rendre transparent 116
Répartition des surfaces 250
Repassage à la presse 205
Reps 135
Reps cannelé à effet de trame 84
Résistance 10, 13, 18, 23, 30, 35, 36
Résistance à la chaleur 35, 36
Résistance aux produits chimiques 35
Résistance biologique 35, 36
Résistance des coutures 203
Respirabilité 51, 52
Respirant 54
Retors 73
Retors à effets 64
Retors câblés 73
Retors guipés 73
Retors lisses 64
Retors simples 73
Réversible 135
Rhingrave 317
Ridicule 299, 301
Robe 292, 294, 317
Robe à la française 296
Robe ample 261
Robe cache-cœur 261
Robe charleston 306
Robe chasuble 261
Robe chemise 282
Robe chemisier 311
Robe de chambre 253
Robe de coktail 261
Robe de soirée 268
Robe droite 261, 306
Robe Empire 261
Robe folklorique 261
Robe fourreau 261, 311

Robe manteau 261
Robe princesse 261, 311
Robe-pull 262
Robe Réforme 304, 317
Robes 261
Robe-veste 266
Robe volante / contouche . . . 296, 316
Rococo 274, 296, 297, 316, 317
Romantisme 274, 300, 302, 303
Ropa 293, 317
Rotonde 300, 317
Roue de chariot 305
Rubans 143
Ruché à l'ourlet 259

S

Sablé 125
Saharienne 264
Sanforisage 10, 115
Sans couture 270
Sarouel 263
Satin 136, 142
Satin chaîne 87
Satin reps 120
Satin trame 87
Sauté de chaîne 83
Schecke 289, 290, 317
Scie à ruban 164
Seamless 270
Séance de collection 246
Séchage 108
Sécurité sur le lieu de travail 212
Seersucker 136
Semelles en Teflon 204
Semi-côte anglaise 98
Semi-crêpe 89
Sergé 136, 142
Sergé à chevron 86
Sergé à effet chaîne 85
Sergé à effet trame 85
Sergé à faible inclinaison 86
Sergé à forte inclinaison 86
Sergé composé 85
Sergé croisé 85
Sergé satiné 86
Séricine 21, 22
Série de patrons 157
Série zéro 234, 246
Sérigraphie 111
Sérigraphie textile à film rotatif . . 111
Sérigraphie textile à plat 111
Shantung 136
Shetland 136
Short 263
Shorty 252
Silhouette en sablier 300
Silhouettes 250
Sinamay 272
Sinus-Milieus 248
Sisal 7, 15
Slip 252
Slip kangourou 252
Slip tanga 252
Smart clothes 58
Smoking 268, 305, 307
Socquettes en cuir 285, 287
Soft-shell 52, 271
Soie 21–24, 41–43
Soie à boutonnière 75
Soie de schappe 22, 23
Soie du Hunan 136
Soie (du mûrier) 7, 21
Soie grège 22–24, 72, 75
Soie grège dévidée 22
Soie-laine 120, 136
Soie sauvage 22, 23, 137
Soie Tussah 7, 21, 22, 137
Solution filable 26, 27
Soudeuse 202
Soudure 202
Soudure à panne chauffante 203
Soudure et collage 202, 203
Sous-robe 253
Sous-vêtement fonctionnel 270
Sous-vêtements 252
Sous-vêtements et vêtements de nuit 252, 253
Soutane 292
Soutien-gorge à armatures 254
Soutien-gorge à brettelles amovibles 254
Soutien-gorge de maintien 254
Soutien-gorge long 254
Soutien-gorge minimiseur 254
Soutien-gorge push up 254
Soutien-gorge sans armatures . . . 254
Spartiates 301
Spencer 264, 299, 317
Sport chic 313, 315
Stola 284, 317
Stresemann 268, 307
String 252
Strophium 280
Structure 10, 17
Structuré 121
Structure âme-gaine 73
Structure des mensurations des tableaux de prêt-à-porter féminin 242
Structure des mensurations des tableaux de prêt-à-porter masculin 243
Structure des tableaux de mensurations des pantalons . . 245
Structure hiérarchique fonctionnelle 219
Structures à deux couches 56
Style 251
Style 2 en 1 262
Style Art nouveau 274, 304, 305, 316, 317
Style Carmen 260
Style Chanel 266
Style club 267
Style Courrèges 311
Style décontracté 314, 315
Style folklorique 312
Style jean 312
Style mixte 315
Style sac 313
Style urbain 313
Substances dangereuses 213
Suivi de production 223
Supermini 258
Supports de production 221
Surah 137
Sur-chemise 260
Surcot 284, 286–288
Sur mesure 158
Surveillance des fonctions vitales 58
Symbole du coton 11
Symboles de sécurité 211
Symétrie des motifs 159
Synthèse 25
Système d'attributions 219
Système d'entraînement . . . 178, 179
Système de planification de la production et système de commande 218
Système de thermorégulation . . . 270
Système d'organisation «staff and line» 219
Système en ligne directe 219
Système féodal 275
Systèmes CAM 237
Systèmes CAO 156, 157, 160, 240
Systèmes de numérotation des fils 76
Systèmes de saisie de temps 228
Systèmes de travail 224
Système tex 76, 77

T

Tabard 290, 317
Tablier 291
Tablier d'atelier 257
Tablion 285
Taffetas 137, 142
Tailles commerciales pour enfants 244
Tailles de chemises pour homme 244
Tailles de lingerie et de mode balnéaire 244
Tailles de vêtements 241–245
Tailles types 157
Tailleur 266
Tailleur Chanel 311
Tailleur femme col châle 268
Tailleur pantalon 266
Tailleur traditionnel 266
Talon 176
Tankini 254
Tannage 148
Tannerie 147
Tartan 88, 137
Taux d'utilisation du matériau . . . 162
Technique de couture 168–199
Technique d'information 236
Teillage 13
Teinture 106
Teinture en anneau ou en manteau 118
Température appliquée 209
Température de l'indice de Winchill 52
Température ressentie 52
Temps alloué 229
Temps de la commande T 229
Temps de repos 229
Temps des irrégularités 229
Temps de travail 228–231
Temps Modernes 274, 291–297
Temps par pièce 229
Temps par unité / temps normal . 228
Temps plus récents 304–313
Temps standard 229
Ténacité 43
Tendance au boulochage 107
Tendance de la mode 247, 275
Tenue de protection individuelle . 212
Tenue de sécurité 257
Tenue de soirée 268
Tenue de travail 212, 257
Tenues de cérémonie 268
Tenues de protection au travail 55, 203, 257
Tenues de protection contre les intempéries 54, 202
Tenues de sport et de loisirs . . 269–271
Tenues de travail 257
Tenues d'intérieur 253
Test à la lumière 14
Test à l'huile 14
Test de combustion 11, 14, 19, 24, 30, 32, 35, 37, 38, 41
Test de déchirure à sec 41
Test de friction 19
Test de rupture 11, 14
Test de rupture au mouillé 30, 41
Test de solubilité 11, 19, 24, 30, 32, 35, 37, 38, 41
Textiles avec ions d'argent 57
Textiles avec protection anti-rayons ultra-violets 57
Textiles collés 155
Textiles d'ameublement 6
Textiles high-tech 57
Textiles non tissés 78
Textiles techniques 6, 203
Texturage 71
Théorie des proportions 239
Thermo-fixation 108
Thermorégulation 54, 56
Tire-fil 173
Tissage sur un métier à lames 80
Tissage sur un métier à tisser jacquard 80
Tissu 105
Tissu à chaîne renforcée 90
Tissu à chaînes croisées 103
Tissu à effet de couleur 88
Tissu à espaces creux 92
Tissu ajouré 103
Tissu à trame renforcée 90
Tissu crêpe 89
Tissu de paille (Sinamay) 272
Tissu de Saxe 137
Tissu en lin 137
Tissu en microfibre 54, 137, 271
Tissu éponge 90
Tissu éponge tricot-chaîne 102
Tissu peluche 155
Tissu renforcé 137
Tissus à fils relevés 91
Tissus à membrane 271
Tissus double 92
Tissus maintenus par des piqûres 102
Tissus piqués 93
Titrage des fils à coudre 77
Titrage des retors 77
Toge 281, 317
Toile 114, 138
Tolérance cutanée 10, 18, 23, 29, 34, 36, 52
Tondage 114
Tonte d'égalisation 114
Tonte de la laine 16
Tonte rasage 114
Top 260
Top à fines bretelles 253
Top à manches longues 253
Toque 293, 317
Tournant du millénaire 315
Tournure 294, 296, 302, 316, 317
Tracé 250
Traine 289
Traitement écologique des déchets 59, 61
Transport de l'humidité . . . 51, 52, 54, 56
Travail d'équipe 219
Travail des tissus à carreaux 159
Travail des tissus à rayures 159
Travers 120, 121
Trenchcoat 265, 307
Tresses 105
Triacétate 7, 28, 32
Triage 61
Tricorne 295, 297
Tricot à côtes 2 X 2 138
Tricotage 94
Tricotage maintenu par des fils . . 102
Tricot à mailles plates 98
Tricot à mailles retournées 96
Tricot chaîne . . . 94, 101, 102, 105, 141
Tricot chaîne velours 102, 155
Tricot de vêtement entier 100
Tricot éponge 97, 138
Tricotine 138
Tricot intégral (integrated fully fashioned) 100
Tricot jacquard 97, 138
Tricot molletonné 97, 138
Tricot piqué 138
Tricot piqué double, endroit 98
Tricot piqué double / Wevenit 138
Tricots à mailles retournées 99
Tricots à poils longs 155
Tricot simple 101
Tricot simple 2x1 101
Tricots interlock 99
Tricot trame 94, 105
Trois-pièces ou ensemble 266
Tropical 139
T-shirt 253
T-shirt à manches longues 255
T-shirt basique 262
T-shirt de nuit 253
T-shirt long 262
Tulle 139
Tulle bobin 104
Tulle Raschel 102, 104
Tulles 104
Tunica 280
Tunique 260, 281, 283, 284, 285
Tunnel de finissage 208
Turban 290
Tweed 139
Tweed Harris 130
Twill 139
Twill pour fond de poche 142
Twinset 262
Twist 139
Types de couture 192–196
Types de cuir 149
Types de griffes d'entraînement . . 178
Types de machines 169
Types de matelas 162
Types de matelassage 162
Types d'entraînement . . 178, 179, 200
Types de plan de coupe 161
Types de points de couture . 183–187, 192, 195

U

Ulster 265
Uni(-colore) 121
Uniforme 257
Utilisation des ressources 59

V

Vague écologique 314
Vague nostalgique 312
Vague technologique 314
Valeur ajoutée 59
Valeur de chute 162
Valeur de gradation 157
Valeur d'embarrage 162
Velours 91, 114, 139
Velours côtelé 91, 139
Velours de chaîne 91
Velours de laine 139
Velours de trame 91
Velours dévoré 103, 140
Velours milleraies 140
Velventine 140
Vénitien 140
Ventilation 52
Verre 7, 40
Vertugadin 293, 317
Veste à double boutonnage 267
Veste autrichienne 264
Veste avec doublure amovible 271
Veste bord à bord 264
Veste cardigan 262
Veste de motard 264
Veste de smoking blanche 268
Veste en tricot 262
Veste fonctionnelle 269
Veste longue 264
Veste Norfolk 308
Vestes 264
Veste tailleur 264
Veston 267
Veston sport 307
Vêtement de protection contre la chaleur et les flammes 55
Vêtement de protection contre le froid 55
Vêtement de protection contre les bactéries, les rayons et la charge électrostatique 55
Vêtement de protection contre les blessures 55
Vêtement de protection contre les produits chimiques 55
Vêtement fonctionnel 269
Vêtements de bain 254
Vêtements d'occasion 61
Vêtements en maille 262
Vêtements outdoor 269
Vêtements pour enfants 255
Vêtements pour filles 255, 282
Vêtements pour garçons 255
Vêtements pour nourrisson (layette) 255
Vêtements professionnels 55, 257
Vichy 140
Vigogne 7, 20
Viscose 7, 28–30, 41, 43
Viscose-fibres courtes 30
Vitesse d'assemblage 203
Voile 140
Voile ondulé 290, 317
Voiles synthétiques 105
Volant à l'ourlet 259

W

Wearable electronics 58
Whipcord 35, 140
White tie 268
Windstopper 270
Wool Blend® 19
Woolmark® 19, 20, 46
Woolmark Blend® 19

Y

Yack 7, 20
Young fashion 314, 315

Z

Zéphir 140
Zones amorphes 25
Zones cristallines 25